AF472561

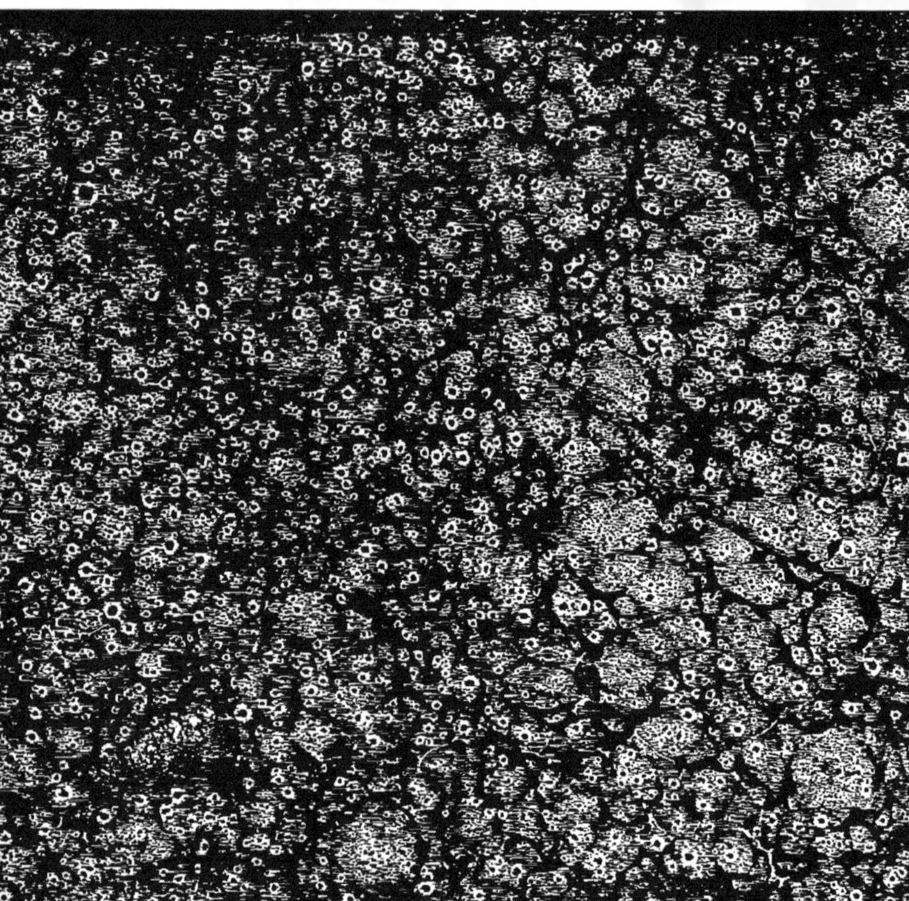

verticale de cette saillie est composée dans sa moitié supérieure, par la terminaison de la *gouttière longitudinale* ou *sagittale;* dans sa moitié inférieure, elle est formée par la *crête occipitale interne,* destinée à l'insertion de la faux du cervelet La branche horizontale répond aux *gouttières latérales.* La *protubérance occipitale interne* se trouve à l'entrecroisement des deux branches, et correspond au pressoir d'Hérophyle ou confluent des sinus.

De *chaque côté* du trou occipital, est une petite saillie lisse, *tubercule jugulaire,* qui renferme dans son épaisseur le canal condylien. Plus en dehors et en arrière, existe une petite portion des gouttières latérales.

(c) La *circonférence* est divisée en quatre *bords* et quatre *angles.*

Des *quatre bords,* les *deux supérieurs,* dentelés, s'articulent avec les bords postérieurs des os pariétaux pour former la *suture lambdoïde.* Les *deux inférieurs* s'articulent par leur moitié antérieure, avec la portion pierreuse, et par leur moitié supérieure avec la portion mastoïdienne du temporal. A l'union de leurs deux moitiés, ces bords présentent l'*éminence jugulaire* pour s'articuler avec la facette de ce nom qui existe sur le bord postérieur du rocher; au devant de cette éminence, les bords inférieurs présentent une échancrure, qui concourt à former le trou déchiré postérieur.

L'*angle supérieur,* quelquefois remplacé par un petit os isolé, *os wormien,* est reçu dans l'angle rentrant, formé par les bords postérieurs des os pariétaux.

L'*angle inférieur,* épais, constitue l'*apophyse basilaire* et s'articule ou se soude avec la face postérieure du corps du sphénoïde.

Les *angles latéraux,* obtus, sont reçus dans l'angle rentrant formé par la réunion du bord postérieur du pariétal avec la circonférence de la portion mastoïdienne du temporal.

OS PARIÉTAUX.

Situation. Au nombre de deux, un droit et un gauche, ils occupent le sommet et les parties latérales du crâne.

Figure. Ce sont des os larges, quadrilatères, recourbés en forme de coquille.

Division. On y distingue deux *faces*, quatre *bords*, et quatre *angles*.

(a) La *face externe* présente au milieu *la bosse pariétale*, recouverte par l'aponévrose épicrânienne et par la peau. Au-dessous de cette bosse est une ligne courbe, à concavité inférieure; elle limite en haut la fosse temporale.

(b) La *face interne* ou *cérébrale* offre dans son milieu une concavité, c'est la *fosse pariétale*. Elle est parcourue par des sillons ramifiés pour l'artère ményngée moyenne. Près du bord supérieur, cette face présente des fossettes pour loger les glandes de Pachioni.

(c) Des *quatre bords*, le *supérieur*, dentelé, s'articule avec celui de l'autre côté pour former la suture sagittale; il est creusé à sa face inférieure d'une demi-gouttière pour concourir à former la gouttière longitudinale ou sagittale, destinée à loger le sinus longitudinal; près de son quart postérieur, ce bord présente le *trou pariétal*, destiné au passage d'une veine. Le *bord inférieur*, mince, concave, s'articule avec la partie postérieure et supérieure de la portion squammeuse du temporal.

Les *bords antérieur* et *postérieur* sont garnis de dentelures et s'articulent le premier avec le frontal et le dernier, avec le bord supérieur de l'occipital.

(d) Des *quatre angles*, les *deux supérieurs* sont droits et ne présentent rien de particulier; des *deux inférieurs*, l'*antérieur* s'articule avec l'extrêmité antérieure des grandes ailes du sphénoïde et présente à sa face interne un canal ou une gouttière pour loger la branche antérieure de l'artère ményngée moyenne; le *postérieur*, tronqué, est reçu dans l'angle rentrant formé par la réunion des circonférences de la portion squammeuse et de la portion mastoïdienne du temporal.

Situation. Au nombre de deux, situés sur les parties latérales et inférieures du crâne, ils occupent la région temporale, ainsi nommée parce que les cheveux de cette partie de la tête sont les premiers atteints par l'âge.

Forme et division. D'une forme très irrégulière, ils sont divisés en trois parties : la portion *écailleuse*, la portion *mastoïdienne* et la portion *pierreuse* ou *rocher*. Dans l'épaisseur du rocher se trouve l'*oreille interne ;* entre le rocher et la portion squammeuse, l'*oreille moyenne.*

A. *Portion écailleuse.* Située au-dessus du conduit auditif externe, cette portion ressemble à une valve de coquille.

1° Sa *face externe,* légèrement convexe, fait partie de la fosse temporale. A sa partie inférieure se trouve l'*apophyse zygomatique;* convexe en dehors, elle se dirige en avant pour s'articuler avec l'os malaire et former ainsi l'*arcade zygomatique;* sa base, qui se continue avec la portion squammeuse, est creusée supérieurement en gouttière pour servir de poulie de renvoi aux fibres postérieures du muscle temporal ; la face inférieure de cette base présente *deux racines :* une antérieure, transversale et encroûtée de cartilage, c'est le *condyle* du temporal; l'autre est antéro-postérieure; à l'union de ces deux racines se trouve un petit *tubercule* pour l'insertion du ligament latéral externe de l'articulation temporo-maxillaire. Entre ces deux racines existe la *cavité glénoïde*, divisée en deux portions par la *fente glénoïdale*, *félure* ou *scissure de Glazer*, qui donne passage aux vaisseaux et aux nerfs auditifs internes; la partie antérieure de cette cavité appartient seule à l'articulation ; la partie postérieure renferme des granulations de la glande parotide.

2° La *face interne*, légèrement excavée, fait partie de l'intérieur du crâne.

3° La *circonférence*, plus que demi-circulaire dans sa portion libre, se confond en bas avec le reste de l'os. Elle s'articule en avant avec les grandes ailes du sphénoïde; en haut, avec le bord inférieur du pariétal.

B. *Portion mastoïdienne*, peu prononcée chez les jeunes sujets et située derrière le conduit auditif externe, elle présente une face *externe*, une *interne* et une *circonférence.*

1° La *face externe* présente en bas l'*apophyse mastoïde*, éminence osseuse, qui renferme les cellules mastoïdiennes. En dedans de cette apophyse se trouve la *rainure digastrique*, pour l'insertion du ventre postérieur du digastrique; plus en dedans encore, une autre rainure, destinée à l'artère occipitale (1). A la partie postérieure de cette face, on rencontre le *trou mastoïdien*, destiné à donner passage à l'artère mastoïdienne et à une veine émissaire de Santorini, qui établit une communication entre les veines extra-crâniennes et les sinus latéraux.

2° La *face interne* est concave et présente une portion de la gouttière latérale, dans la quelle vient s'ouvrir le trou mastoïdien.

3° La *circonférence*, épaisse, s'articule avec la moitié supérieure du bord inférieur de l'os occipital, et elle forme avec la circonférence de la portion squammeuse un angle rentrant, dans lequel est reçu l'angle inférieur et postérieur de l'os pariétal.

C. *Portion pierreuse*, *rocher* ou *pyramide.*

Situation. Située en dedans du conduit auditif externe;

Forme. Sous la forme d'une pyramide tronquée, à trois pans et à trois arêtes.

Direction. Dirigée de dehors en dedans et d'arrière en avant, elle proémine dans l'intérieur du crâne et est très fragile.

Division. On y distingue trois *faces*, trois *bords*, un *sommet* et une *base.*

1° La *face inférieure* rugueuse et inégale fait partie de la face externe de la base du crâne; elle présente en procédant d'arrière en avant :

(1) Le petit complexus ne s'insère point dans cette rainure, comme le dit M. le Professeur Cruveilhier; ce petit muscle s'insère sur la face externe de l'apophyse mastoïde, immédiatement sous le splénius de la tête.

Le *trou stylo-mastoïdien*, ou l'orifice inférieur du *canal de Fallope*, par lequel passe le nerf facial.

L'*apophyse styloïde*, apophyse longue et grêle, donnant insertion aux muscles styliens et aux ligaments stylo-hyoidien et stylo-maxillaire.

La *fosse jugulaire*, au devant et en dedans de l'apophyse styloïde, concourant à former le trou déchiré postérieur et logeant le golfe de la veine jugulaire.

L'*orifice inférieur du canal carotidien*, canal, qui se dirige en avant et s'ouvre sur le sommet du rocher. Ce canal donne passage à l'artère carotide interne et aux nerfs carotiques. Près du sommet, la face inférieure est rugueuse pour l'insertion du muscle péristaphylin interne et du muscle interne du marteau.

L'apophyse styloïde est embrassée à sa base par une lamelle osseuse, *apophyse vaginale*, qui s'étend du canal carotidien jusqu'à l'apophyse mastoïde; entre cette dernière apophyse et la lamelle vaginale se trouve une scissure pour le nerf auriculaire postérieur.

2° La *face supérieure* regarde un peu en avant; elle présente près du sommet une fossette, destinée à loger le ganglion de Gasser; plus en arrière se trouve un sillon antéro-postérieur qui conduit à l'*hiatus de Fallope*; ils donnent passage l'un et l'autre au rameau *grand pétreux superficiel* du nerf vidien. L'hiatus de Fallope, trou irrégulier, communique avec le canal de Fallope. Immédiatement en dehors du sillon précédent, se trouve un autre plus grêle; il conduit dans la caisse du tympan et loge le rameau *petit pétreux superficiel* du ganglion otique.

3° La *face postérieure* présente vers son milieu le *conduit auditif interne*, oblique d'avant en arrière et en dehors et que termine une lame divisée par une crête en deux parties : une supérieure, où se voit l'orifice interne de l'aqueduc de Fallope; et une inférieure, criblée de trous pour le passage du nerf acoustique. Immédiatement derrière le conduit auditif interne est une fente ou fêlure, dans laquelle vient s'ouvrir le conduit, nommé *aqueduc du vestibule.*

4° Des *trois bords* le *supérieur* est creusé en gouttière antéro-postérieure, c'est la *gouttière pétreuse supérieure*. Près du sommet, ce bord présente une dépression pour le passage du nerf trijumeau; vers son milieu, se trouve le relief du canal demi-circulaire supérieur du labyrinthe osseux, contenu dans l'épaisseur du rocher.

Le bord *antérieur* est le plus court et forme avec la portion squammeuse un angle rentrant, dans lequel est reçue l'extrémité postérieure des grandes ailes du sphénoïde. Dans cet angle rentrant s'ouvrent deux petits canaux superposés, qui communiquent avec l'oreille moyenne; le supérieur loge le muscle interne du marteau, l'inférieur appartient au canal d'Eustache. Ces deux conduits sont séparés par une lamelle osseuse très mince, nommée, on ne sait trop pourquoi, *bec de cuiller*.

Le bord *postérieur* présente vers son milieu une échancrure, qui concourt à former le trou déchiré postérieur. Derrière cette échancrure se trouve la *facette jugulaire*, d'une forme quadrilatère et s'articulant avec l'éminence articulaire de l'occipital; au devant de l'échancrure se trouve une petite fossette triangulaire, dans laquelle vient s'ouvrir l'orifice inférieur de l'aqueduc du limaçon.

5° La *base*, dirigée en dehors, présente l'*orifice du conduit auditif externe*.

6° Le *sommet*, tronqué, est reçu dans l'angle rentrant formé par l'apophyse basilaire de l'occipital et par le corps et les grandes ailes du sphénoïde; sur ce sommet, vient s'ouvrir le canal carotidien.

DES OS DE LA FACE.

Les os de la face, au nombre de quatorze, se réunissent pour ne former que deux pièces : la *mâchoire supérieure* et la *mâchoire inférieure;* c'est l'appareil de la mastication. Ces os concourent aussi à former des fosses profondes, destinées à loger les organes de la vision, de l'odorat et du goût.

La mâchoire inférieure est formée par un seul os.

La mâchoire supérieure résulte de la réunion de treize os, dont les deux maxillaires supérieurs en s'unissant constituent la pièce fondamentale.

De ces treize os, six sont pairs et un est impair, c'est le vomer.

OS MAXILLAIRES SUPÉRIEURS.

Situation. Ces deux os occupent le milieu de la face.

Figure. Os courts, insymétriques et d'une forme irrégulière.

Division. On y distingue trois faces et trois bords.

a) La *face externe*, convexe transversalement, est divisée en deux portions par une crête verticale, qui correspond à la première grosse molaire; toute la partie, qui se trouve derrière cette crête, constitue la *tubérosité maxillaire;* celle-ci est parcourue par les *conduits dentaires postérieurs* et *supérieurs*, destinés aux vaisseaux et aux nerfs de ce nom. La portion qui se trouve au-devant de la crête, présente une large fosse, *fosse canine* ou *sous-orbitaire.* A la partie supérieure de cette fosse, on voit le *trou sous-orbitaire*, orifice du *canal sous-orbitaire*, destiné au passage du nerf et des vaisseaux sous-orbitaires. Au-dessus des alvéoles des dents incisives, se trouve la *fossette myrtiforme*, pour l'insertion du muscle de ce nom. De la partie antérieure et supérieure de cette face s'élève l'*apophyse montante* ou *nasale* de l'os maxillaire supérieur. C'est une apophyse verticale, qui s'articule en haut avec le frontal, en avant avec les os nasaux et en arrière avec les os unguis; dans ce dernier point, elle présente la *gouttière lacrymo-*

nasale, dont la partie supérieure en s'unissant à l'unguis forme la *fosse lacrymale;* et la partie inférieure, le *canal nasal.*

La *face externe* de cette apophyse est légèrement excavée; la *face interne* appartient à la paroi externe des fosses nasales.

b) La *face supérieure* ou *orbitaire*, triangulaire et inclinée en dehors, forme la paroi inférieure de l'orbite; elle présente en arrière la *gouttière sous-orbitaire*, qui se continue en avant avec le *canal sous-orbitaire.* Ce canal se divise en avant en deux conduits dont l'un s'ouvre à la partie supérieure de la fosse canine par le trou sous-orbitaire, et dont l'autre, plus étroit, descend le long de la paroi antérieure du sinus maxillaire, pour se rendre aux alvéoles des dents incisives et canine supérieures. C'est le *canal dentaire supérieur et antérieur.*

Le *bord externe* de cette face concourt à la formation de la fente sphéno-maxillaire.

Le *bord interne* s'articule avec l'os unguis, la lame papyracée de l'ethmoïde et l'os palatin.

Le *bord antérieur*, mousse, forme le *rebord orbitaire inférieur* et se termine en dehors par l'*apophyse malaire*, éminence rugueuse qui s'articule avec l'os de la pommette.

c) La *face interne* ou *naso-palatine* est divisée en deux portions par l'*apophyse palatine*, lame horizontale, quadrilatère, qui concourt à former le plancher des fosses nasales et la voûte palatine; par son bord postérieur, cette apophyse s'articule avec la lame horizontale de l'os palatin; par son bord interne, avec l'os de l'autre côté et concourt ainsi à former le *canal palatin antérieur*, qui, simple en bas et bifide en haut, s'ouvre de chaque côté de la cloison nasale.

La portion de la face interne qui est au-dessus de l'apophyse palatine présente une large ouverture, l'orifice *du sinus maxillaire* ou *antre d'Hygmore*, cavité pyramidale creusée dans l'épaisseur de l'os maxillaire; cet orifice est rétréci par l'os palatin, l'ethmoïde, l'os unguis, le cornet inférieur et la muqueuse nasale. Au devant de cet orifice se voit la gouttière lacrymo-nasale et la face interne de l'apophyse montante; derrière cet orifice, il y a une surface rugueuse pour l'articulation avec l'os palatin.

La portion de la face interne qui est au-dessous de l'apophyse palatine appartient à la voûte palatine et présente un sillon antéro-postérieur pour loger les vaisseaux et les nerfs palatins postérieurs.

d) *Bords.* Le bord *antérieur* de l'os maxillaire supérieur présente en bas une portion verticale, surmontée d'une demi-épine pour former l'épine *nasale;* plus haut, ce bord circonscrit l'orifice antérieur des fosses nasales et se confond ensuite avec le bord antérieur de l'apophyse montante.

Le bord *postérieur*, épais et vertical, constitue la limite antérieure de la fente ptérygo-maxillaire. Il s'articule en bas avec l'apophyse pyramidale de l'os palatin et par là avec l'apophyse ptérygoïde; il concourt à former avec l'os palatin le *canal palatin postérieur.*

Le *bord inférieur*, épais, fait partie de l'arcade dentaire supérieure et est creusée d'*alvéoles* pour loger les racines des dents.

OS PALATINS, OS DU PALAIS.

Ces os peuvent être considérés comme des os supplémentaires des os maxillaires supérieurs dont ils étendent l'apophyse palatine et la face nasale.

Situation. Ces os sont placés à la partie postérieure des fosses nasales.

Forme. D'une forme irrégulière, ils sont composés par une *portion horizontale* et une *portion verticale*, réunies à angle droit.

a) La *lame* ou *portion horizontale*, ou palatine (os quadratum) prolonge en arrière, par sa face supérieure, le plancher des fosses nasales; et par sa face inférieure, la voûte palatine; cette face inférieure présente en arrière et en dehors le trou *palatin postérieur*, orifice inférieur du canal palatin postérieur. Cette lame s'articule en dedans avec l'os palatin de l'autre côté; en avant, avec l'apophyse palatine de l'os maxillaire supérieur; par son bord postérieur elle donne insertion au voile du palais. Sur la ligne médiane, ce bord forme avec celui de l'autre côté l'épine nasale postérieure pour l'insertion des muscles palato-staphylins.

b) La *lame* ou *portion verticale*, mince et quadrilatère, présente :

1° Une *face externe*, rugueuse, pour s'articuler avec l'os maxillaire supérieur et former avec lui le canal *palatin postérieur*.

2° Une *face interne*, qui appartient à la paroi externe des fosses nasales et présente deux crêtes : une supérieure, qui donne attache au cornet moyen; et une inférieure, pour l'insertion du cornet inférieur.

La crête inférieure sépare deux légers enfoncements, antéro-postérieurs, dont le supérieur appartient au *méat moyen*, et l'inférieur, au *méat inférieur*.

3° Le *bord antérieur*, mince et irrégulier, rétrécit l'orifice du sinus maxillaire.

4° Le *bord postérieur* se perd sur la face interne de l'apophyse ptérygoïde, et présente à sa réunion avec la portion horizontale une apophyse considérable et pyramidale, c'est l'*apophyse ptérygoïdienne* ou la *grande apophyse* de l'os palatin. Elle est enchassée entre les deux ailes de l'apophyse ptérygoïde du sphénoïde et remplit la fente qui les sépare. Cette apophyse est percée à sa face inférieure de quelques *petits trous palatins postérieurs* ou *accessoires du canal palatin*. Par sa face antérieure, elle concourt à former le canal palatin postérieur, et correspond par sa face externe, à la fosse zygomatique.

5° Le *bord supérieur* de la lame verticale s'unit en grande partie au sphénoïde. On y distingue vers le milieu une échancrure, formant avec le corps du sphénoïde le *trou sphéno-palatin*, qui donne passage aux vaisseaux et aux nerfs de ce nom, et correspond en dehors au ganglion de Meckel ou sphéno-palatin. Cette échancrure sépare deux apophyses, une antérieure ou *orbitaire*, l'autre postérieure ou *sphénoïdale*. L'apophyse sphénoïdale triangulaire concourt à former par sa face supérieure le canal *ptérygo-palatin*.

L'apophyse orbitaire, soutenue par un petit *col*, s'articule en avant, avec l'os maxillaire supérieur; en arrière, avec le sphénoïde; et en dedans, avec l'ethmoïde; sa face supérieure lisse se trouve à la partie la plus reculée du plancher de l'orbite; sa face externe fait partie de la fosse zygomatique.

OS NASAUX, OS PROPRES DU NEZ.

Situation. Ces deux os formant la charpente osseuse du nez, sont situés, l'un à coté de l'autre, à la partie supérieure et moyenne de la face.

Figure. D'une forme quadrilatère allongée, ils sont rétrécis et épais en haut, et deviennent plus minces et plus larges en bas.

Division. On y distingue deux faces et quatre bords.

a. *Face antérieure.* Concave en haut et un peu convexe en bas, elle est recouverte par le muscle pyramidal.

b. *Face postérieure.* Concave, elle appartient à la voûte des fosses nasales et est tapissée par la muqueuse nasale.

c. *Bords.* Le *supérieur,* court et épais, s'articule avec l'échancrure nasale du frontal. Le bord *inférieur*, mince, allongé, et échancré au milieu pour le passage du nerf naso-lobaire, circonscrit l'orifice antérieur des fosses nasales. Le bord *interne* s'articule avec celui de l'autre côté. L'*externe,* plus long que l'interne, s'unit au bord antérieur de l'apophyse montante de l'os maxillaire supérieur.

OS UNGUIS OU LACRYMAUX.

Situation. Ils sont situés à la partie antérieure de la paroi orbitaire interne.

Figure et *division.* Formés par une lame osseuse très mince, à peu près carrée, ils sont divisés en deux faces et quatre bords.

a. La *face externe* présente une crête verticale, au devant de laquelle se trouve une gouttière qui fait partie de la *gouttière* ou *fosse lacrymale;* l'extrêmité inférieure de la crête se recourbe en avant sous forme d'un *crochet* pour s'unir au cornet inférieur.

b. La *face interne* présente une rainure; la portion qui est au devant de la rainure, fait partie du méat moyen; en arrière est une surface rugueuse qui répond à l'ethmoïde et dont elle couvre les cellules antérieures.

c. Bords. Le *supérieur* s'articule avec l'apophyse orbitaire interne du frontal; *l'inférieur*, avec le cornet inférieur; *l'antérieur* avec l'apophyse montante de l'os maxillaire supérieur; et le *postérieur*, avec la lame papyracée de l'ethmoïde.

CORNETS INFÉRIEURS OU SOUS-ETHMOÏDAUX.

Situation. Ils sont fixés sur la paroi externe des fosses nasales, au-dessous de l'ethmoïde.

Figure et division. Alongés et recourbés, ils présentent à considérer deux faces, deux bords, et deux extrêmités.

a. La *face interne*, convexe, regarde la cloison du nez.

b. La *face externe*, concave, fait partie du méat inférieur.

c. Bords. Le bord *supérieur* s'articule en avant avec l'apophyse montante de l'os maxillaire, plus en arrière, il présente *l'apophyse nasale* pour l'articulation avec l'os unguis, et une lame recourbée, *apophyse auriculaire*, destinée à rétrécir l'orifice du sinus maxillaire. Derrière cette apophyse, il s'articule avec l'os palatin. Le bord *inférieur*, libre, regarde vers le plancher des fosses nasales.

d. L'*extrémité antérieure* est moins aigue que la *postérieure.*

VOMER.

Situation. Placé verticalement sur la ligne médiane, il forme la partie postérieure et inférieure de la cloison des fosses nasales.

Forme et division. D'une forme quadrilatère et plane, on distingue deux faces et quatre bords.

a. Les *faces* sont planes et font partie de la paroi interne des fosses nasales.

b. Des bords, le *supérieur*, épais et court, appelé aussi *corps du vomer*, présente une gouttière pour s'articuler avec le bec du sphénoïde.

Le bord *inférieur* s'articule avec les os maxillaires supérieurs et palatins, qui forment une rainure sur la ligne médiane, au point où ils s'articulent entre eux. Le bord *postérieur* est libre, mince et tranchant, incliné de haut en bas et d'arrière en avant. Il sépare les ouvertures postérieures des fosses nasales.

Le bord *antérieur* s'articule en haut avec la lame perpendiculaire de l'ethmoïde et en bas avec le cartilage triangulaire de la cloison du nez.

OS MALAIRES, OS DE LA POMMETTE, OU OS ZYGOMATIQUES, OS JUGAUX.

Situation. Ces os, au nombre de deux, sont placés sur les parties latérales de la face.

Figure. Ils sont irrégulièrement quadrilatères, convexes en dehors et concaves en dedans.

Division. On y distingue trois faces, quatre bords, et quatre angles.

a. La *face antérieure* ou *cutanée,* convexe et lisse, regarde en dehors; elle présente le *trou malaire*, qui commence dans l'orbite. Cette face donne attache inférieurement au muscle grand zygomatique.

b. La *face supérieure* ou *orbitaire*, concave, fait partie de la paroi externe de l'orbite, et présente l'orifice interne du canal malaire; elle s'articule en haut avec le sphénoïde et le frontal, et en bas, avec le sus-maxillaire. Cette face est supportée par une apophyse, nommée *apophyse orbitaire.*

c. La *face postérieure* ou *temporale,* concave et lisse, limite en avant la fosse temporale; elle présente quelques trous, qui viennent du conduit malaire; en avant cette face est raboteuse pour s'articuler avec l'apophyse malaire de l'os sus-maxillaire.

d. Bords. Des deux *supérieurs*, *l'antérieur* est mousse, sémilunaire, et forme le tiers externe de la base de l'orbite; *le pos-*

térieur, mince, contourné en *S*, borne en avant la fosse temporale.

Des deux *inférieurs*, *l'antérieur* s'articule avec l'os sus-maxillaire ; le *postérieur* ou *masséterin*, horizontal et tuberculeux, donne attache au muscle masséter.

e. Angles. Le *supérieur*, épais, s'articule avec l'apophyse orbitaire externe du frontal ; le *postérieur*, coupé en biseau en haut s'articule avec l'apophyse zygomatique ; *l'antérieur* s'unit à l'os maxillaire supérieur, au niveau du canal sous-orbitaire ; *l'inférieur* s'articule avec la partie externe de l'apophyse malaire du même os.

OS MAXILLAIRE INFÉRIEUR.

C'est l'os de la mâchoire inférieure ; il s'articule avec les os temporaux.

Figure. Il a la forme d'une parabole, qui s'ouvre en arrière et se moule pour ainsi dire sur la langue.

Division. On distingue à cet os *le corps*, qui est horizontal et les *branches*, qui montent presque verticalement en formant un angle droit avec le corps.

a. Le *corps*, convexe en avant, concave en arrière, supporte les dents inférieures et présente à examiner une face antérieure une face postérieure et deux bords.

1. La *face antérieure* présente, à sa *partie moyenne*, la *symphyse du menton*, saillie verticale, trace de l'union des deux pièces qui constituent primitivement l'os ; elle se termine en bas par *l'éminence mentonnière* ou le *menton*, éminence triangulaire, verticale et en forme d'arc.

Sur le *côté* de la *ligne médiane*, on remarque, vers le milieu de la hauteur du corps, le *trou mentonnier*, orifice du *canal dentaire inférieur*, par lequel passent les vaisseaux et le nerf mentonniers ; au-dessous de ce trou, se trouve la *ligne oblique externe* elle part de l'éminence mentonnière et peu prononcée d'abord elle dégénère en une crête qui se termine en haut dans l'apophyse coronoïde.

2. La *face postérieure*, concave, présente : à la partie inférieure de la ligne médiane, quatre petits tubercules, deux supérieurs et deux inférieurs, dont l'ensemble constitue *l'épine postérieure du menton;* ils sont aussi nommés *apophyses géni.*

Sur les *côtés* de la ligne médiane, tout-à-fait en bas et contre le milieu de la face postérieure, existe une petite *fossette digastrique* pour l'insertion du ventre antérieur du digastrique ; plus en dehors, on voit la *ligne oblique interne* ou *mylo-hyoïdienne* dont la direction correspond à celle de la ligne externe; au-dessous de cette ligne se trouve une fossette pour loger la glande sous-maxillaire; au-dessus et près de la ligne médiane, un léger enfoncement qui correspond à la glande sublinguale.

3. *Bords. L'inférieur,* épais, appartient à une courbe plus grande que le supérieur, et constitue la base du corps. Le *supérieur* forme *l'arcade alvéolaire* inférieure, et est creusée *d'alvéoles coniques*, servant à l'implantation des racines des dents inférieures.

Dans une bonne conformation, cette arcade est dépassée en avant par la supérieure.

b. Les *branches*, verticales et quadrilatères, ont une *face externe*, lisse en haut, mais rugueuse en bas pour l'insertion du muscle masséter. Leur *face interne* donne attache à sa partie inférieure, au muscle ptérygoïdien interne et présente vers son milieu *l'orifice postérieur du canal dentaire inférieur;* ce canal parcourt la longueur du corps et s'ouvre par une branche au trou mentonnier; tandis que par une autre branche il continue son trajet primitif, jusque près de la ligne médiane. L'orifice postérieur de ce canal présente une espèce d'épine, à laquelle s'attache le ligament sphéno-maxillaire. De cet orifice part le *sillon mylo-hyoïdien*, qui se dirige en bas et en avant et loge l'artère et le nerf du même nom. Le *bord postérieur* des branches forme avec l'inférieur *l'angle* de la mâchoire inférieure; à cet angle vient s'insérer le ligament stylo-maxillaire.

Le *bord antérieur* se confond avec l'apophyse coronoïde.

Le *bord supérieur* présente deux apophyses : l'une antérieure, c'est *l'apophyse coronoïde;* l'autre postérieure, c'est le *condyle;*

entre ces deux saillies se voit *l'échancrure sigmoïde.* L'apophyse coronoïde, triangulaire, à base inférieure, donne insertion au muscle temporal.

Le condyle, éminence oblongue, dirigée transversalement, un peu oblique en dedans et en arrière, s'articule avec la cavité glénoïde du temporal; il est soutenu par un *col* légèrement déjeté en dedans. Ce col présente à sa face interne et antérieure une fossette pour l'insertion du muscle ptérygoïdien externe.

DE LA TÊTE OSSEUSE EN GÉNÉRAL.

Après avoir étudié en détail et séparement chacun des os du crâne et de la face, on n'aurait encore qu'une idée confuse de ces deux parties de la tête, si en même temps on ne les examinait dans leur ensemble pour considérer les parties, qui résultent du concours de plusieurs os, en négligeant les saillies et les enfoncements décrits dans l'examen spécial de chaque os.

L'ensemble des os du crâne forme une boîte osseuse ovoïde, aplatie sur les côtés et en bas, et dont la grosse extrêmité est dirigée en arrière.

Le crâne surmonte la colonne vertébrale en forme de renflement. Mais il convient de démontrer ici que le crâne est une partie intégrante de la colonne vertébrale, et qu'il est formé par l'union de quelques vertèbres soudées entre elles. A cet effet, il est nécessaire d'établir le caractère fondamental de la colonne vertébrale, au moyen duquel il est permis de distinguer toujours l'existence de cette colonne, quand même elle ne soit qu'à l'état rudimentaire d'une manière permanente (1), ou d'une manière passagère comme chez l'embryon. Ce caractère essentiel existe et nous est fourni dans la corde dorsale décrite par J. Müller. L'existence de cette corde suffit pour distinguer un animal vertébré d'un animal invertébré, ainsi l'amphioxus est classé parmi les animaux vertébrés, quoiqu'il n'ait de la colonne vertébrale que

(1) P. ex. chez l'amphioxus, les poissons Ammocètes et Myxines.

la corde dorsale. C'est la première partie de la colonne vertébrale, qui apparaît chez l'embryon; l'ossification commence autour d'elle et finit ensuite par l'envahir.

Cette corde s'étend, chez tous les vertébrés, jusqu'à la partie antérieure de la base du crâne; ce qui prouve que le crâne appartient à la colonne vertébrale.

Il est composé de trois pièces osseuses distinctes, qui viennent se former autour de la corde dorsale, à la base du crâne. Ce sont les corps des vertèbres crâniennes. Ces pièces sont le corps *basilaire-occipital*, le corps *sphénoïdal-postérieur* et le corps *sphénoïdal-antérieur ;* elles sont très distinctes chez tous les mammifères. Les parties latérales de ces vertèbres sont pour le corps occipital, les occipitaux latéraux, complétés par l'occipital supérieur (1); pour le corps sphénoïdal postérieur, les grandes ailes; et pour le sphénoïde antérieur, les petites ailes complétées par les pariétaux et le frontal. Les temporaux y sont intercalés pour former le réceptacle de l'organe de l'ouïe et pour l'articulation temporo-maxillaire.

Le crâne, ainsi formé de trois vertèbres, présente de nombreuses différences, soit dans l'étendue de ses dimensions, soit dans sa forme, d'après l'âge, le sexe et la race. Il est plus considérable proportionnellement chez l'enfant que chez l'adulte; chez l'homme, que chez la femme. Pour établir ces différences il faut déterminer ses dimensions dans tous les sens.

Le crâne se divise en *surface externe* et en *surface interne* ou *encéphalique.*

A. La *surface externe* présente à considérer une *région supérieure* ou *voûte*, une *région inférieure* ou *base* et deux *régions latérales.*

La *région supérieure* ou *voûte* est bornée par une ligne circulaire, qui, partant de la bosse frontale moyenne, aboutit à la protubérance occipitale externe en suivant la ligne demi-circulaire du pariétal, et la ligne demi-circulaire supérieure de l'occipital.

(1) Chez les vertébrés; ces pièces sont représentées chez l'homme par les parties latérales et par la portion écailleuse de l'occipital.

La *région inférieure* ou *base* du crâne, aplatie et très inégale, est bornée en arrière, par la protubérance occipitale externe et par la ligne demi-circulaire supérieure de l'occipital; en avant, par la bosse nasale; elle est circonscrite latéralement par une ligne étendue de l'apophyse mastoïde à l'apophyse orbitaire externe; la moitié antérieure, jusqu'aux apophyses ptérygoïdes, appartient à la face et concourt à former les fosses orbitaires, nasales et zygomatiques.

Les *régions latérales* du crâne sont bornées en arrière par la suture lambdoïde; en avant, par l'apophyse orbitaire externe; en haut, par la ligne courbe temporal du pariétal; et en bas, par un plan horizontal qui passe par l'arcade zygomatique.

1° A la *voûte*, on aperçoit sur la *ligne médiane* la *suture sagittale*, dirigée en arrière et formée par l'articulation des deux pariétaux.

A l'extrêmité antérieure de cette suture, on voit la *suture coronale*, placée transversalement et se dirigeant en bas; elle est formée par l'union des pariétaux avec le frontal. A l'extrêmité postérieure de la suture sagittale, naît la *suture lambdoïde* dont chacune des branches, qui la composent, se dirige en bas, en dehors et en avant. Cette suture se fait entre l'occipital et les pariétaux; on y rencontre souvent de petits os intercalés nommés os *wormiens*, de Wormius, nom de l'anatomiste qui le premier les a bien décrits. L'extrêmité inférieure de la suture lambdoïde se continue avec la suture *mamillaire*, qui entoure la demi-circonférence postérieure de l'apophyse mastoïde, et qui est formée par l'union de la portion mastoïdienne du temporal avec l'angle inférieur et postérieur du pariétal et une portion de l'occipital (1).

(1) Chez le fœtus à terme, il existe ordinairement aux points de croisement ou de terminaison de ces sutures, des espaces membraneux qu'on appelle *fontanelles*. La fontanelle *antérieure* ou *frontale* forme le rendez-vous commun de quatre angles osseux, des angles supérieurs des deux pièces de l'os du frônt, et des angles antéro-supérieurs des pariétaux; elle a une forme losangique. La fontanelle *postérieure* ou *occipitale* occupe le point où la suture sagittale se confond avec la suture lambdoïde; toujours très-étroite e

2° A la *base du crâne,* on remarque, vers le milieu de l'espace compris entre le condyle de l'occipital et le bord antérieur de l'apophyse mastoïde, la *suture pétro-occipitale*, obliquement dirigée d'arrière en avant et de dehors en dedans, sans engrenure et même sans juxta-position complète des os, et terminée en arrière par une ouverture considérable, appelée *trou déchiré postérieur.* Ce trou, formé par la réunion de l'occipital avec le rocher, est ordinairement divisé en deux parties inégales par une petite languette osseuse, qui tantôt appartient au rocher, et tantôt à l'occipital; la partie antérieure du trou, beaucoup plus petite que l'autre, est traversée par les nerfs glosso-pharyngien, pneumogastrique et accessoire de Willis; la portion postérieure est traversée par la veine jugulaire interne. Ce trou déchiré postérieur commence par une partie plus évasée, à bords lisses et arrondis, appelée *fosse jugulaire.*

A l'extrêmité antérieure de la suture pétro-occipitale, on trouve le *trou déchiré antérieur*, formé par l'apophyse basilaire de l'occipital, le corps du sphénoïde et le sommet du rocher. De l'angle interne de ce trou part la *suture sphéno-occipitale,* qui s'étend transversalement d'un trou déchiré antérieur à l'autre. De l'angle externe part la *suture pétro-sphénoïdale*, à l'extrêmité externe de laquelle s'ouvre par un orifice, dirigé obliquement en avant et en bas, la portion osseuse de la trompe d'Eustachi.

Toutes les autres particularités de la base du crâne dépendent de la face inférieure du rocher et de l'occipital.

3° Les *régions latérales* présentent la *fosse temporale*, concave en avant et convexe en arrière, bornée en bas par un plan horizontal, étendu de l'arcade zygomatique jusqu'à la crête transversale de la grande aile du sphénoïde. Cette fosse est sillonnée de sutures nombreuses. On voit descendre verticalement la suture coronale ou fronto-pariétale; elle se divise en une suture postérieure ou *sphéno-pariétale* et en une antérieure ou *sphéno-fron-*

triangulaire, elle est à peine distincte chez un grand nombre de sujets. Les fontanelles *inférieures* ou latérales, au nombre de quatre, deux de chaque côté, se voient au point de terminaison des sutures coronale et lambdoïde.

tale. Chacune de ces deux sutures se bifurque à son tour : l'antérieure se divise en sutures *fronto-jugale* et *sphéno-jugale;* la postérieure, en sutures *sphéno-temporale* et *temporo-pariétale.* Derrière la fosse temporale, se trouve la surface externe de l'apophyse mastoïde et le conduit auditif externe.

B. *Surface intérieure du crâne.* On voit l'intérieur du crâne, après l'avoir ouvert par une coupe horizontale, qui commence un peu au-dessus de la racine du nez et qui se termine à un pouce au-dessus de la protubérance occipitale externe.

1° La *voûte* présente dans son intérieur, le long de la ligne médiane, la *gouttière longitudinale,* qui loge le sinus longitudinal supérieur. Cette gouttière correspond à la face interne de la suture sagittale; elle se termine en arrière à la protubérance interne de l'occipital et en avant, à la crête frontale. Près de la suture sagittale se trouvent les fossettes pour les glandes de Pachioni.

Sur les *côtés* de la *ligne médiane*, la voûte présente en procédant d'avant en arrière, 1° la fosse frontale, 2° la suture coronale, 3° la fosse pariétale, 4° la suture lambdoïde et 5° la fosse occipitale supérieure. On y trouve les gouttières arborisées, formées par l'impression des branches de l'artère ményngée moyenne.

2° La *base du crâne,* obliquement dirigée d'avant en arrière et de haut en bas, est sous-divisée de chaque côté en *trois fosses,* disposées en étages, séparées les unes des autres par le bord postérieur des petites ailes du sphénoïde et par le bord supérieur du rocher.

Les *fosses antérieures du crâne,* concaves sur la ligne médiane et convexes sur les côtés, s'étendent depuis la face postérieure de la portion verticale du frontal jusqu'au bord postérieur des ailes d'Ingrassias; elles sont formées par la portion horizontale du frontal, par la lame criblée de l'ethmoïde, et par la face supérieure des petites ailes et de la partie antérieure du corps du sphénoïde. Elles constituent la partie la plus élevée de la base du crâne et servent à loger les lobes antérieurs du cerveau.

Les *fosses moyennes du crâne* commencent à la limite postérieure des fosses antérieures et se terminent en arrière au bord supérieur du rocher; elles sont formées par la selle turcique et par les grandes ailes du sphénoïde, par la portion écailleuse et par la face antérieure du rocher du temporal. On y remarque, outre les trous décrits avec le sphénoïde, la fente sphénoïdale, situéc en avant et en dedans, et le *trou déchiré antérieur*, situé en dedans et en arrière; de plus, l'origine des gouttières ramifiées de l'artère ményngée moyenne dont le tronc correspond au trou petit rond. Ces fosses moyennes logent la portion saillante des lobes postérieurs du cerveau.

Les *fosses postérieures du crâne* commencent derrière les fosses moyennes, au bord supérieur du rocher et s'étendent jusqu'à la protubérance occipitale interne; elles sont formées par l'apophyse basilaire et la partie inférieure de la portion écailleuse de l'occipital, par la face postérieure du rocher et la face interne de la portion mastoïdienne du temporal; quelquefois l'angle postérieur et inférieur du pariétal descend dans la fosse postérieure du crâne. On aperçoit vers le milieu du bord postérieur du rocher le *trou déchiré postérieur*, auquel aboutit la gouttière pétreuse inférieure, creusée sur la suture pétro-occipitale. De ce trou part une large gouttière, dirigée d'abord en arrière, puis en dehors et en haut, ensuite un peu en arrière et enfin transversalement en dedans vers la tubérosité occipitale interne; c'est la *gouttière latérale*, qui correspond au sinus latéral. Les fosses postérieures du crâne servent à loger le cervelet et la protubérance annulaire.

Toute la surface interne du crâne présente des éminences mamillaires et des dépressions digitales, qui correspondent aux circonvolutions et anfractuosités de l'encéphale, sur lequel se moule la face interne des os du crâne. La surface externe du crâne ne correspond point entièrement à la surface interne, parce que les deux lames de ces os sont separées par le *diploë*, couche spongieuse d'une ou deux lignes d'épaisseur; dans quelques points, des cavités viennent s'interposer aux lames, et soulèvent seulement la table externe, comme aux sinus frontaux. Il arrive même qu'à une tubérosité externe, p. ex. à la tubérosité occipitale externe, corresponde à l'intérieur du crâne, non une cavité, mais une autre éminence; de sorte que dans ce point, l'encéphale, au lieu d'offrir une masse plus considérable, en rapport avec la saillie osseuse externe, est plutôt diminué d'autant.

MÉCANISME DU CRANE.

La conformation particulière du crâne lui donne une grande solidité pour résister à l'action des corps environnants.

La disposition des sutures semble avoir été calculée pour résister de la manière la plus favorable à tous les chocs extérieurs. La voûte proprement dite, par exemple, résiste à la manière des voûtes architecturales. Celles-ci, par leur propre poids ou par les masses qu'elles supportent, tendent à déjeter en dehors les murs ou les piliers qui les soutiennent; on oppose à cet effort les murs-boutants et les arcs-boutants. Le crâne présente des appuis analogues.

Un choc tombant d'aplomb sur le sommet de la tête, tend à enfoncer en dedans la suture sagittale, ou le bord supérieur de chaque pariétal; cette dépression ne peut se faire sans que le bord inférieur des pariétaux ne soit écarté et déjeté en dehors. Or, c'est à cet écartement que s'opposent les temporaux et la forme écailleuse de la suture temporo-pariétale dont le biseau temporal s'applique de dehors en dedans sur le biseau pariétal, est ainsi expliquée; les temporaux font ici la fonction de véritables murs boutants, qui retiennent et assujettissent les pariétaux; les temporaux eux-mêmes sont soutenus par des arcs-boutants, constitués par l'arcade zygomatique, soutenue elle-même par l'os maxillaire supérieur.

Un coup porté sur la partie inférieure des pariétaux produit un effet entièrement contraire; il tend à enfoncer en dedans la partie inférieure de ces os et à déjeter en dehors leur partie supérieure. Ni la suture squammeuse, ni la sagittale ne sau

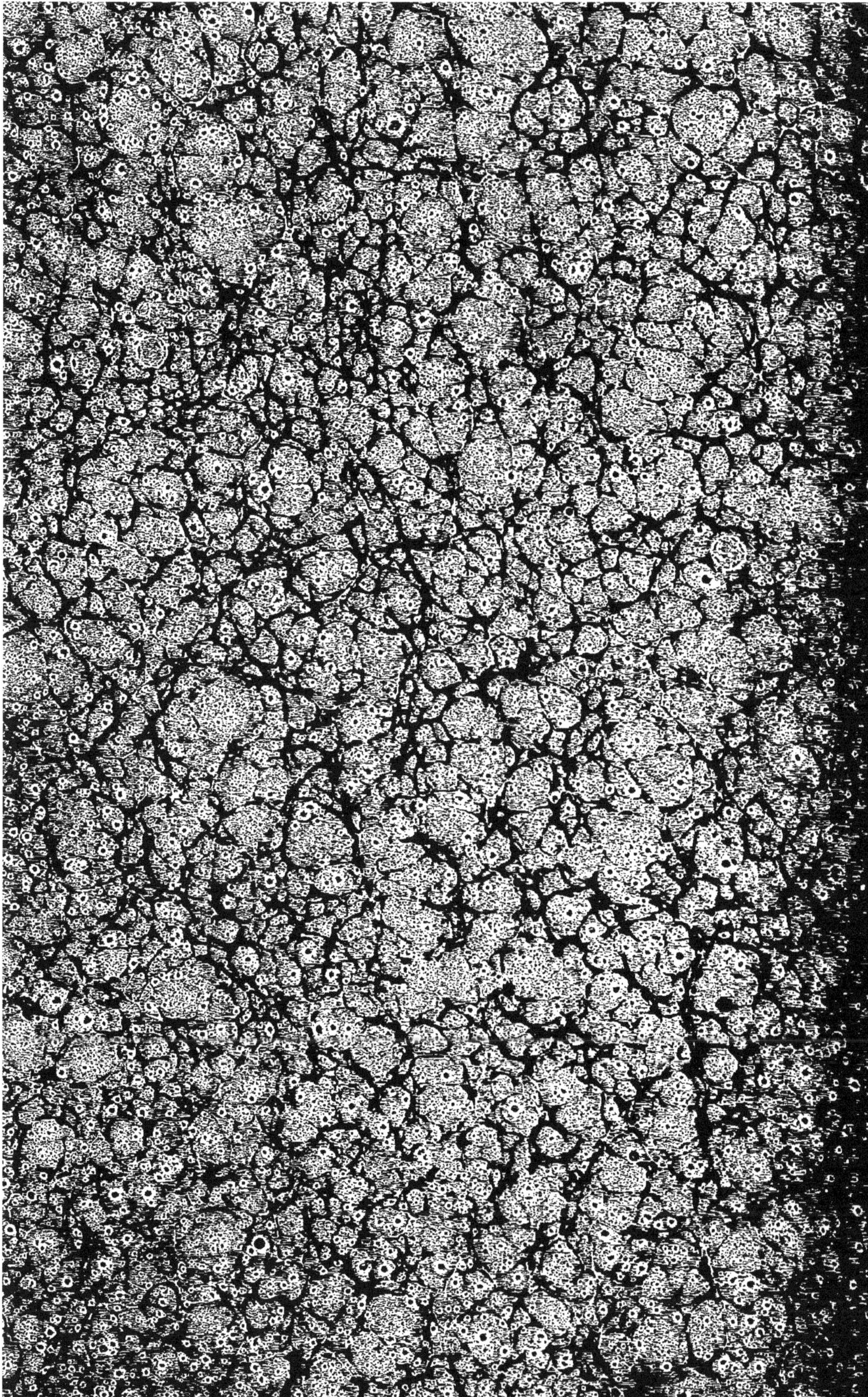

renversée pour les soutenir avec plus d'avantage. Mais pour déchirer des substances dures et résistantes, les canines reposent directement sur un pilier osseux tout compacte, l'apophyse montante de l'os maxillaire supérieur. Les deux petites molaires qui viennent après, reposent uniquement sur la légère lame osseuse, qui forme la paroi antérieure du sinus maxillaire, et ne sont guère soutenues que par les parois des alvéoles.

La première grosse molaire s'implante sur le plus fort pilier de la mâchoire, l'apophyse malaire soutenue par l'os malaire lui-même ; elle occupe cette large base par ses trois ou quatre fortes racines. C'est elle aussi qui supporte le principal effort de la mastication; c'est sous elle que nous mettons les corps durs à casser, bien que par le genre de levier que présente la mâchoire inférieure, la puissance dût avoir plus de force en agissant sur les deux dernières molaires. Mais là la résistance est moindre; en effet, la deuxième grosse molaire, malgré sa triple racine, ne répond qu'au plancher du sinus, et la dernière, bien qu'appuyée sur la tubérosité palatine, qui peut passer pour un troisième pilier, n'y trouve cependant pas la solidité des deux autres.

A part ces portions renforcées du squelette de la face, il y en a d'autres destinées à préserver les cavités contre les chocs extérieurs. Ainsi, tout le contour de l'orbite est formé de tissu compacte et suffisamment épais ; il en est de même du contour des narines et l'arcade alvéolaire supplée à la compacité par l'épaisseur. Partout ailleurs, soit à l'intérieur, soit à l'extérieur, les lames osseuses s'amincissent jusqu'à devenir en certains endroits papyracées, c'est pour l'évider autant que possible, afin de lui donner une très-grande légèreté.

Il reste maintenant encore à étudier les cavités que circonscrivent les os de la face.

Au-dessus du milieu de la face, on voit la saillie du *nez*, formée par les os propres du nez et par les apophyses montantes des os maxillaires; au-dessous de cette saillie, l'*ouverture antérieure des narines*, formée par les os propres du nez, par le raient s'y opposer; mais il y est pourvu par un autre artifice. Le bord supérieur du frontal s'appuie d'ordinaire sur les pariétaux par sa table externe; mais à la partie inférieure de la suture coronale la disposition change. C'est la table interne du frontal qui déborde l'externe et sur laquelle s'appuie la table externe des pariétaux; en sorte qu'un pariétal, poussé en dedans par un coup donné à sa partie inférieure, est retenu par cette saillie de la table interne du crâne.

On peut donc établir : que quel que soit le point dans lequel on heurte ou on comprime le crâne, on trouve les sutures tellement disposées qu'elles résistent soit à l'enfoncement direct, soit à l'écartement. Leur disjonction est impossible sans fracture concomitante et jusqu'à présent les observations recueillies sont unanimes sur ce point.

DU SQUELETTE DE LA FACE EN GÉNÉRAL.

A voir les enfoncements, les cavités, les saillies irrégulières de cette portion du squelette, il paraît difficile au premier abord de déterminer le plan, qui a présidé à sa confection. Mais en y réfléchissant, on reconnaît bientôt que tout y a été disposé pour réunir la légèreté à la force et au libre accomplissement des fonctions de la face. Ainsi il fallait d'abord fournir au crâne des arcs-boutants solides; les os de la pommette, continus avec l'apophyse malaire de l'os maxillaire, et l'arcade alvéolaire ne laissent rien à désirer sous ce rapport. D'un autre côté, la mâchoire supérieure, dans l'acte de la mastication, devait faire en quelque sorte les fonctions d'enclume sur laquelle battrait la mâchoire inférieure. Les portions les moins appuyées de l'arcade dentaire supérieure sont celles aussi, qui supportent le moins d'efforts, et les autres reposent sur des points d'appui ou des piliers solides. Ainsi les dents incisives sont destinées seulement à diviser les aliments mous, et l'on voit la portion d'os, qui leur correspond, porter à faux sur l'orifice des narines, bien que le contour inférieur de cet orifice affecte la forme d'une voûte

TRAITÉ
D'ANATOMIE DESCRIPTIVE
ET
D'HISTOLOGIE SPÉCIALE.

Il a été satisfait à la loi du 25 Janvier 1817.

TRAITÉ

D'ANATOMIE DESCRIPTIVE

ET

D'HISTOLOGIE SPÉCIALE,

PAR

E.-M. Van Kempen,

PROFESSEUR D'ANATOMIE HUMAINE, NORMALE ET PATHOLOGIQUE,
DIRECTEUR DU CABINET D'ANATOMIE HUMAINE
A L'UNIVERSITÉ CATHOLIQUE DE LOUVAIN.

LOUVAIN,
TYPOGRAPHIE DE VANLINTHOUT ET Cie,
IMPRIMEURS-LIBRAIRES DE L'UNIVERSITÉ.

1854.

AVANT-PROPOS.

En publiant ce nouveau Traité d'Anatomie descriptive, j'ai eu pour but de simplifier cette branche des sciences médicales, de la faire connaître de la manière la plus pratique, et d'étendre ses limites pour ce qu'elle renferme de plus important sous le point de vue physiologique et pathologique.

Je me suis efforcé à décrire avec clarté et avec précision la structure des différents viscères du corps humain, lesquels peuvent devenir le siége des lésions pathologiques les plus diverses. Cette description ne comprend pas seulement les caractères physiques, tels qu'ils apparaissent à l'œil nu, mais encore tous ceux qui sont révélés par l'emploi du microscope. C'est cette partie qui constitue l'*histologie spéciale*. Elle est le complément de mon Manuel d'Anatomie générale.

Chaque viscère y est analysé et décomposé en ses différents éléments anatomiques, et chaque élément y est décrit à son tour, de manière à pouvoir toujours être reconnu, lorsqu'il se présente dans les mêmes conditions.

Par la connaissance de cette structure normale des viscères de l'organisme humain, on peut se livrer avec assurance aux recherches d'anatomie pathologique, étude tout aussi intéressante, puisqu'elle nous fait connaître les altérations que les organes ont subies dans leurs éléments, pour la production ou par l'effet des maladies.

Dans la description des organes, tels que les os et leurs articulations, les muscles, les vaisseaux et les nerfs, dont j'ai fait connaître la structure dans mon Manuel d'Anatomie générale, j'ai toujours eu soin de les envisager sous le point de vue pratique; de manière que le praticien y rencontrera un guide certain pour l'étude de la disposition relative de ces organes, soit dans le but de déterminer le siége et l'étendue de quelque lésion, soit lorsqu'il sera obligé d'y pratiquer une opération chirurgicale.

Dans la dernière section qui comprend l'anatomie des sens, je n'ai pas donné la description de la peau, parce que j'ai décrit cette membrane dans mon Manuel d'Anatomie générale. J'ai hésité un moment et j'ai cru reproduire cette description dans le but d'y faire mention des corpuscules du tact, lesquels ont été décrits par R. Wagner et par Meissner. Mais, par mes observations, j'ai pu m'assurer que ce ne sont que des produits artificiels : un groupe de fibres entre-croisées devient apparent dans les papilles cutanées, par l'effet de la soude caustique qu'on est obligé d'employer, pour donner à la peau la transparence nécessaire à l'observation microscopique. Jamais je n'ai vu une fibre nerveuse s'y terminer, par un bout libre; mais toujours cette fibre formait une anse sur les côtés de ces prétendus corpuscules.

Puissé-je, en publiant ce Traité, avoir concouru à aplanir les difficultés qu'on rencontre dans l'étude de l'anatomie humaine!

E.-M. VAN KEMPEN.

Louvain, le 10 *Juillet* 1854.

INTRODUCTION.

Les divers phénomènes de la vie, qu'on observe dans le corps humain, dépendent de l'action combinée de liquides et d'un grand nombre de parties solides, nommées *organes*.

L'étude de l'état *statique* ou des conditions *matérielles* de ces organes et de ces liquides, constitue l'objet de l'*anatomie humaine*. Tantôt elle nous apprend à connaître l'organisme à l'état de santé; c'est l'*anatomie physiologique* ou *normale*. Tantôt, elle décrit l'organisme à l'état de maladie; c'est l'*anatomie pathologique*.

L'anatomie prend le nom d'*anatomie spéciale* ou d'*anatomie descriptive*, lorsqu'elle a pour objet de décrire les qualités matérielles des organes sans entamer leur tissu. Elle nous apprend le nom, le nombre, la situation, la direction, le volume, le poids, la couleur, la consistance, la configuration et les rapports des organes.

Elle prend le nom d'*anatomie générale*, lorsqu'elle a pour objet l'étude de l'*état statique* ou matériel 1° des *éléments anatomiques*, 2° des *tissus* qui résultent de leur combinaison et 3° celle des *systèmes*.

La description des tissus, considérés d'une manière générale, constitue l'*histologie générale;* ce n'est qu'une partie de l'anatomie générale. L'*histologie spéciale* décrit au contraire la texture de chaque organe en particulier.

C'est de l'anatomie descriptive normale et de l'histologie spéciale du corps de l'homme que nous traitons particulièrement dans ce livre.

Mais pour procéder avec ordre, il est nécessaire de classer les organes, suivant leur action, en divers groupes dont chacun renferme tous ceux qui concourent à produire un même phénomène ou une même fonction. Ces groupes d'organes ont été désignés sous le nom d'*appareil*, ainsi les organes, qui produisent la respiration, ou la circulation, constituent l'appareil de la respiration ou de la circulation. Cette classification a l'avantage incontestable de nous préparer par l'étude des organes à celle de leurs fonctions. L'étude des appareils constitue l'*anatomie des appareils.*

Les divers appareils de l'homme se rapportent à deux objets :

1° A la conservation de l'*individu.*

2° A la conservation de l'*espèce.*

Mais parmi les appareils, destinés à la conservation de l'individu, il est une distinction importante à établir. Les uns servent à assurer l'entretien et l'accroissement du corps. Ce sont *les appareils de nutrition.*

Les autres ont pour but de mettre l'homme en relation avec les êtres qui l'environnent. Ce sont les *appareils de relation*, qui se divisent 1° *en appareils de sensation* et 2° *en appareils de mouvement.*

Les organes, qui servent à la conservation de l'espèce, constituent l'*appareil générateur* ou de *réproduction.*

En résumé les organes du corps forment :

1° *Les appareils de nutrition.* { Appareil circulatoire.
— digestif.
— respiratoire.
— urinaire.

2° *Les appareils de relation,* divisés *en appareils de sensation* et en *appareils de mouvement*,

3° *L'appareil générateur.*

Mais afin de partir d'objets simples et faciles pour s'occuper ensuite de ceux, qui sont plus compliqués, l'anatomie descriptive commence par l'étude de l'*appareil de locomotion.*

PREMIER LIVRE.

APPAREIL DE LOCOMOTION.

L'appareil locomoteur se compose :

1° De parties charnues et contractiles ; ce sont les *muscles*, organes actifs de la locomotion, qu'entourent des membranes fibreuses, nommées *aponévroses ;* et 2° d'organes passifs, les *os*, réunis entre eux par des liens, plus ou moins résistants, nommés *ligaments* ou *capsules*.

L'étude de l'appareil locomoteur comprend donc : 1° l'*ostéologie*, ou description des os.

2° La *syndesmologie*, ou celle des articulations.

3° La *myologie* et 4° l'*aponévrologie*, ou l'étude des muscles et des aponévroses.

PREMIÈRE SECTION.

OSTÉOLOGIE.

Les os sont les parties dures et passives de l'appareil locomoteur. Ils forment un système de leviers, servant à augmenter la précision, la force et l'étendue des mouvements, en même temps qu'il détermine la forme générale du corps et qu'il protège les viscères contre les violences extérieures. C'est le *squelette*, qui est dit *naturel*, quand les diverses pièces sont réunies par les liens naturels ; et *artificiel*, quand elles sont liées par des moyens artificiels.

Le squelette, divisé en *tronc* et en *membres*, est parfaitement symétrique; il est composé d'un grand nombre d'os, qui, considérés sous le rapport de leur forme, sont distingués en longs, larges et courts. Les os *larges*, planes ou recourbés, forment des cavités de protection; les os *longs* sont disposés en leviers et les os *courts* forment par leur réunion des leviers brisés.

Le *tronc* a pour centre une colonne flexible et solide, servant à la fois d'axe de soutènement au corps et d'étui protecteur à la masse nerveuse rachidienne. C'est la *colonne vertébrale*, ainsi désignée du nom des pièces qui la composent, les *vertèbres*. Ce sont des os courts, spongieux, recouverts d'une mince couche de substance compacte, formés d'après un type identique, celui d'un anneau, garni à l'extérieur de plusieurs éminences. Cette colonne est surmontée de la *tête*, servant de receptacle à l'encéphale et aux appareils de la vision, de l'audition, de l'odorat, de la gustation et de la mastication.

De chaque côté de cette colonne viennent se fixer *douze côtes*, qui en s'unissant en avant au *sternum*, constituent le *thorax*.

Les *membres*, fixés au tronc par une ceinture composée d'os larges, renferment des os, qui se présentent sous deux formes générales, les uns sont longs, les autres sont courts. Les os longs forment une suite de colonnes ou de leviers superposés. Les os des membres abdominaux sont généralement plus longs et plus volumineux que ceux des membres thoraciques. Les os les plus longs occupent la partie supérieure des membres.

A partir de la racine du membre, les os sont disposés en forme d'éventail ou de pyramide de telle manière que la première brisure n'a qu'un os unique; la seconde en a deux; ces deux brisures sont formées d'os longs et constituent les parties les plus mobiles. Enfin les membres se terminent par un grand nombre d'os courts, remarquables par leur petitesse, par leur structure spongieuse et par leurs ligaments multipliés. Ces os courts se réunissent en différentes séries successives pour former la main et le pied.

Les membres *supérieurs* sont aussi nommés *thoraciques*, parce qu'ils sont unis à la poitrine, et les *inférieurs* sont appelés *pelviens* ou *abdominaux* parce qu'ils correspondent au bassin ou à l'abdomen.

Nombre des os. A l'époque du développement complet, entre la vingt-cinquième et la trentième année, on compte 198 os dans le squelette humain, pourvu toutefois qu'on retranche les osselets de l'ouïe, que l'on décrit avec l'appareil de l'audition, et les os sésamoïdes et wormiens, qui ne sont point constants. De ces os, il y en a 34 seulement d'impairs; tous les autres sont pairs; ce qui réduit à 116 le nombre des os à étudier.

Pour décrire ces différentes pièces séparément il y a des règles à suivre. Voici le plan de description généralement suivi : On commence par déterminer *le nom* de l'os; quelle est sa *situation* sur le squelette, par rapport aux autres os et par rapport aux plans périphériques et médian du squelette; on décrit sa *direction* absolue et relative; on termine par la description *de la configuration* de l'os et *des particularités* qu'il présente. A cet effet, on divise *sa surface* en *régions*, nommées faces, bords et angles.

Sous le rapport de la configuration, on distingue les os *médians* ou *impairs*, des *latéraux* ou *pairs*, à cause de leur *symétrie* ou *asymétrie;* les premiers, aussi nommés *symétriques*, sont situés sur la ligne médiane du squelette et sont divisibles en deux parties semblables; de manière qu'il suffit de décrire un côté de ces os pour connaître l'autre côté. Mais toujours faut-il décrire d'abord les objets situés sur la ligne médiane pour passer ensuite à ceux qui sont placés sur les côtés. Les os *latéraux* ou *pairs* sont aussi nommés *insymétriques;* il suffit de décrire l'un pour connaître l'autre.

Relativement à leur forme et prenant surtout en considération leurs dimensions, on divise les os en *longs*, *courts*, *larges* et *mixtes*.

Les os *longs* sont formés d'un *corps* ou *diaphyse*, et d'*extrémités* ou *épiphyses*. Le corps est presque toujours prismatique et triangulaire, plus ou moins courbé et tordu sur son axe; il présente dans son intérieur le *canal médullaire*, qui, à l'état frais, renferme de la moëlle; les parois de ce canal sont presque entièrement formées de substance compacte. La proportion entre l'épaisseur des parois et le diamètre du canal médullaire présente des variétés qui s'observent non seulement dans les différents individus mais surtout dans les différents âges. Chez le vieillard, l'épaisseur des parois est proportionnellement beaucoup moindre que chez l'adulte ; de là une cause de plus grande fragilité des os dans la vieillesse.

Les extrêmités ou épiphyses des os longs présentent une partie articulaire, lisse, couverte de cartilage à l'état frais ; et une partie non articulaire, inégale, percée de trous et parsemée d'éminences et d'enfoncements. Elles sont formées d'une masse de substance spongieuse revêtue d'une couche mince de tissu compacte.

Les os *larges* se réunissent à plusieurs pour former des cavités et présentent à étudier deux faces et des bords, qui sont articulaires ou qui servent à des insertions musculaires. Dans ce dernier cas, ces bords épais sont divisés en *lèvres* interne et externe, et en *interstice.*

Les os larges sont composés de deux *lames* ou *tables* de tissu compacte, séparées par une épaisseur plus ou moins considérable de tissu spongieux. Ce dernier tissu manque généralement vers le centre et augmente vers la périphérie. De cette disposition il résulte que la lame interne peut se fêler, l'externe restant intacte. La lame interne des os du crâne étant plus cassante que l'externe a reçu le nom de *lame vitrée.* La substance spongieuse de ces os est nommée *diploë.*

Les os *courts*, composés d'une grande masse de substance spongieuse, recouverte d'une mince couche de substance compacte, présentent des facettes articulaires et des facettes destinées à des insertions ligamenteuses et musculaires.

Quant aux diverses particularités que nous présente la surface des os ; ce sont des *éminences* et des *cavités articulaires* ou *non articulaires*, des *trous* et des *conduits* ou *canaux.*

1° *Éminences.* Les éminences osseuses recouvertes de cartilage constituent les *têtes*, lorsqu'elles sont sphéroïdes ; les *con-*

dyles, quand elles sont aplaties dans un sens et allongées dans un autre; les *poulies*, quand ce sont deux éminences articulaires séparées par une gouttière et le tout recouvert de cartilage. Les *dentelures* et les *engrenures* sont des éminences en forme de dents de scie, qui servent aux articulations immobiles.

Toute éminence notable d'un os, dépourvue de cartilage, par conséquent non articulaire, est appelée *apophyse*. D'après leur forme, ces éminences ont reçu diverses dénominations, désignées par autant d'épithètes p. ex. *styloïde*, *coronoïde*, *odontoïde*, etc. Les éminences larges et raboteuses reçoivent le nom de *tubérosités;* plus petites elles sont appelées *tubercules*. Une *crête*, c'est un bord renflé et élevé d'un os; des éminences moins saillantes et linéaires, ce sont des *lignes*, *lignes âpres*, *arcades*, *etc.*

2° *Cavités*. Une cavité osseuse recouverte de cartilage et destinée à recevoir l'extrêmité articulaire d'un os, est appelée *cavité cotyloïde*, si elle est profonde; et *glénoïde*, quand elle est superficielle. Si la surface articulaire est presque plane, on l'appelle *facette*.

Les cavités non articulaires sont de différentes espèces; on appelle *fosse*, toute cavité profonde, irrégulière et largement ouverte ; *empreinte*, toute cavité superficielle; une *cannelure*, *sillon* ou *demi-canal* se distingue d'une *rainure*, en ce que le profil de la gouttière est arrondi dans les premiers et tranchant dans l'autre. Une *échancrure* est une dépression d'un bord. Une *fente* ou *fissure* est une séparation étroite d'un os dans toute son épaisseur; un *trou* est une ouverture qui passe perpendiculairement par l'épaisseur de l'os. *L'hiatus* n'est qu'un petit trou à bords irréguliers, et le *canal* est un trou occupant une certaine étendue dans l'épaisseur de l'os. On appelle *sinus*, *caverne*, *sinuosité*, *cellule*, toute cavité pratiquée entre les deux lames d'un os et qui communique ordinairement au dehors par une ouverture étroite.

Pour n'omettre aucune de ces particularités, on divise la surface de l'os dans le plus grand nombre de faces possibles; on le place devant soi, dans la situation qu'il occupe sur le squelette;

on procède dans l'examen de chaque face d'une manière progressive, c. a. d. qu'on va d'une manière continue d'arrière en avant ou d'avant en arrière. Enfin on examine les différentes faces par opposition, c. a. d. que quand on a terminé la description de la face supérieure, on passe directement à celle de la face inférieure.

Quant à la *structure* et au *développement* du tissu osseux, voyez mon *Manuel d'anatomie générale*, pag. 136.

Je ne décrirai non plus le développement de chaque os en particulier. C'est là une question qui appartient à l'embryogénésie. Il importe cependant de remarquer sous un point de vue pratique que les os longs se développent par trois points principaux d'ossification, qui correspondent à la diaphyse et aux épiphyses. Ces points se réunissent seulement vers l'âge de vingt à vingt-cinq ans.

Dans les os larges, il y a souvent des points d'ossification épiphysaires ou complémentaires des centres osseux primitifs. Ils occupent la circonférence et on les appelle *épiphyses marginales;* elles sont analogues aux épiphyses que présentent les extrêmités des os longs. Elles se soudent plus tard, vers la même époque que les épiphyses, avec le reste de l'os.

DES OS EN PARTICULIER.

DE LA COLONNE VERTÉBRALE.

La partie la plus importante du squelette, celle qui sert de soutien aux autres, c'est la *colonne vertébrale*, aussi nommée *épine* ou *rachis*.

Définition. La colonne vertébrale est une tige osseuse, formant en arrière un cylindre creux pour loger et protéger la moëlle épinière, et en avant une colonne massive qui transmet aux membres abdominaux le poids du tronc et des membres thoraciques.

Situation. Elle est située au centre du tronc, derrière l'appareil digestif, respiratoire, circulatoire et uro-génital. Elle s'étend de la tête avec laquelle elle s'articule, jusqu'au bassin dont elle forme la paroi postérieure.

Composition. La colonne vertébrale est composée de vingt-quatre os, nommés *vertèbres*, dont sept *cervicales*, douze *dorsales* et cinq *lombaires;* ce sont les *vraies vertèbres*, auxquelles on ajoute sous le nom de *fausses vertèbres*, le *sacrum* et le *coccyx*. Ces deux os résultent le premier, de la soudure de cinq et le dernier, de quatre vertèbres incomplètes.

DES VERTÈBRES.

Toute vertèbre présente des caractères par lesquels elle se distingue de tout autre os, et des caractères propres à chaque région; ces derniers caractères subissent quelques modifications sur les limites des régions.

Les vertèbres sont des os courts et symétriques, présentant au milieu un *anneau*, segment du *canal vertébral*. C'est le *trou vertébral* ou *rachidien.* Il présente des différences dans sa forme et dans ses dimensions, qui sont en rapport avec le volume de la moëlle et avec l'étendue des mouvements de chaque région.

1° *Ligne médiane.* Le trou rachidien est circonscrit en avant, par une portion de colonne massive, en forme de disque; c'est le *corps* de la vertèbre. Convexe en avant et légèrement concave en arrière, le corps présente une face supérieure et une inférieure, légèrement concaves et encroûtées de fibro-cartilage pour l'articulation avec le corps des vertèbres voisines. En arrière, l'anneau est formé par l'*apophyse épineuse* dont la base donne naissance aux lames qui, circonscrivant l'arc postérieur de l'anneau vertébral, viennent se joindre en avant au corps par une portion rétrécie, nommée le *pédicule.* L'apophyse épineuse très variable d'après les régions, mais toujours dirigée en arrière, constitue un bras de levier pour les muscles extenseurs.

2° De *chaque côté* du trou vertébral se trouvent : *a.* deux *apophyses articulaires,* une supérieure et une inférieure, encroûtées de cartilage; elles servent à l'articulation avec les apophyses articulaires des vertèbres voisines.

b. Les *apophyses transverses*, une de chaque côté; elles sont dirigées horizontalement en dehors et situées entre l'apophyse épineuse et le corps; elles donnent attache aux muscles moteurs de la colonne vertébrale.

c. Les *échancrures*, deux de chaque côté, une supérieure et une inférieure un peu plus profonde, se trouvent au niveau du *pédicule* ou portion rétrécie au point de jonction de l'arc postérieur avec le corps de la vertèbre. Ces échancrures forment avec celles des vertèbres voisines les *trous de conjugaison,* destinés à livrer passage aux nerfs et aux vaisseaux spinaux.

En résumé, toute vertèbre présente sur la *ligne médiane,* en procédant d'avant en arrière, le *corps* de la vertèbre, le *trou* rachidien et l'*apophyse épineuse* dont la base donne naissance aux *lames* ou à l'arc postérieur.

Sur les *côtés.* Les *apophyses articulaires,* les *apophyses transverses*, les *échancrures* et les *pédicules.*

Ces diverses parties subissent des modifications dans chacune des régions de la colonne vertébrale.

DES VERTÈBRES CERVICALES.

Elles présentent un *corps* peu volumineux, à grand diamètre transversal, et dont la face supérieure est pourvue de chaque côté d'un petit crochet, qui est reçu dans un enfoncement creusé sur chaque côté de la face inférieure de la vertèbre, située au-dessus. De là un engrènement qui fortifie leur union.

Le *trou rachidien* est triangulaire et à diamètre transverse prédominant; ce qui est en rapport avec l'étendue des mouvements d'inclinaison de cette région. Cette partie du canal vertébral a une figure prismatique.

L'*apophyse épineuse*, courte et prismatique, est bi-tuberculeuse ou fourchue à son sommet; sa direction est horizontale un peu inclinée en bas.

Les *lames*, minces et étroites, sont légèrement obliques en bas et en dehors, de manière qu'elles s'imbriquent pendant l'extension de la région cervicale.

Les *apophyses articulaires* ont la forme de petits cylindres dont les faces articulaires sont planes, les supérieures regardant directement en haut et en arrière, les inférieures en bas et en avant.

Les *apophyses transverses*, situées sur le même plan que le corps, doublent le diamètre transverse de la charpente osseuse du cou. Elles sont percées à leur base par un trou vertical, que traversent les vaisseaux vertébraux et qui constitue le caractère le plus distinctif des vertèbres cervicales. Ces apophyses sont creusées en gouttière à leur face supérieure pour loger les nerfs cervicaux, et présentent un bord antérieur et un bord postérieur pour l'insertion des muscles inter-transversaires du cou. Leur sommet est bi-tuberculeux.

Dans la région cervicale, il y a trois vertèbres qu'on peut distinguer de toutes les autres. Ce sont les *deux premières* et la *septième*.

1° *Atlas.* La première vertèbre cervicale ou *atlas* n'a point de corps; il est remplacé par un arc, appelé *arc antérieur*, qui présente sur le milieu de sa face antérieure, convexe, un tubercule, *tubercule antérieur de l'atlas*, et sur sa face postérieure, concave, une facette articulaire pour l'articulation avec l'apophyse odontoïde de l'axis.

Le *trou* de l'atlas est très grand, il y a prépondérance de tous les diamètres; sa partie antérieure est occupée par l'apophyse odontoïde.

L'*apophyse épineuse* manque; elle est remplacée par le *tubercule postérieur*, qui existe sur la face postérieure de l'arc, *arc postérieur* de l'atlas, formé par les lames. Celles-ci présentent sur leur face supérieure, près de leur point de réunion aux apophyses articulaires, des échancrures profondes, quelquefois transformées en trous par des languettes osseuses. Ces échancrures supérieures donnent passage aux vaisseaux vertébraux et au premier nerf cervical. Les *inférieures* sont très profondes.

Les *apophyses articulaires*, nommées *masses latérales*, à cause de leur volume, présentent des facettes supérieures concaves, semblables à des cavités glénoïdes, oblongues d'arrière en avant et en dedans, légèrement inclinées en dedans, pour s'articuler avec les *condyles* de l'occipital ou de la tête. Les facettes articulaires inférieures planes et circulaires, regardent en bas et en dedans. A la face interne des masses latérales se trouvent des rugosités pour l'insertion du ligament transverse.

Les *apophyses transverses* placées sur la même ligne que les apophyses articulaires, sont longues et non bifurquées.

2° *Deuxième vertèbre cervicale, axis* ou *epistropheus.* Son *corps* a beaucoup plus de hauteur que celui des autres vertèbres cervicales; sa face antérieure est pourvue d'une crête verticale séparant deux fossettes; sa face inférieure est coupée obliquement de bas en haut et d'avant en arrière. Sur sa face supérieure s'élève l'*apophyse odontoïde*, espèce de pivot sur lequel roule l'arc antérieur de l'atlas. La tête de cette apophyse est recouverte en avant et en arrière de cartilage, pour s'articuler avec l'arc antérieur de l'atlas et avec le ligament transverse.

L'*apophyse épineuse* est longue et bifurquée. Les *apophyses articulaires* supérieures, placées sur la même ligne que les apophyses transverses sont larges, et regardent en haut et en dehors; les inférieures plus postérieures regardent en bas et en avant.

Les *apophyses transverses*, courtes, non bifurquées, présentent à leur base un trou en forme de canal inflexe, d'abord vertical, puis horizontal. L'échancrure supérieure manque; l'inférieure n'offre rien de particulier.

3° La *septième vertèbre cervicale*, *proéminente* ou *saillante*, établit par son volume et par sa forme, la transition aux vertèbres dorsales. Son apophyse épineuse est plus longue que celle des autres vertèbres du cou, et elle n'est pas bifurquée à son extrémité. Le trou de l'apophyse transverse est petit et ne donne plus passage à l'artère vertébrale.

DES VERTÈBRES DORSALES.

Ces vertèbres sont plus grandes que les vertèbres cervicales. Leur *corps* n'offre aucun diamètre prédominant et il est un peu concave en arrière. On remarque à la partie latérale et postérieure du corps des vertèbres dorsales, quatre facettes articulaires dont deux sont placées au bord supérieur et deux au bord inférieur; ces facettes servent à l'articulation avec la tête des côtes.

Le *trou vertébral* des vertèbres dorsales est arrondi et plus petit que celui des vertèbres cervicales.

L'*apophyse épineuse* est longue, inclinée en bas, et terminée par un tubercule.

Les *apophyses articulaires* constituent des lamelles verticales dont les facettes supérieures regardent en arrière et en dehors; les inférieures, en dedans et en avant.

Les *apophyses transverses*, placées sur la même ligne que les apophyses articulaires, derrière le corps, sont longues, épaisses, courbées en arrière et terminées par un tubercule; garni à sa face antérieure par une facette articulaire pour l'articulation avec la tubérosité de la côte correspondante.

Les *échancrures* sont plus grandes qu'aux vertèbres cervicales.

La *première,* la *onzième* et la *douzième* vertèbres dorsales méritent une description spéciale.

La *première vertèbre dorsale* présente un corps dont le diamètre transversal prédomine encore sur les autres, et dont la face supérieure est pourvue de chaque côté d'un crochet, comme les vertèbres cervicales; la facette articulaire supérieure sur les côtés du corps est plus grande, parce que la tête de la première côte s'articule en entier avec elle. L'apophyse épineuse est longue et presque horizontale.

La *onzième* et la *douzième vertèbres dorsales* ont un corps arrondi très considérable, qui ne présente de chaque côté qu'une seule facette articulaire. Leur apophyse épineuse est courte, large et horizontale. Les apophyses transverses sont rudimentaires et n'ont pas de facettes articulaires. Les apophyses articulaires inférieures de la douzième vertèbre dorsale, sont courbes et à facettes légèrement convexes; par là la douzième se distingue de la onzième.

DES VERTÈBRES LOMBAIRES.

Elles sont au nombre de cinq. Leur *corps* est très volumineux, plus volumineux que celui des vertèbres cervicales et des vertèbres dorsales; il a plus d'étendue transversalement que d'avant en arrière. Il n'offre ni crochets comme celui des vertèbres cervicales, ni facettes articulaires latérales comme celui des vertèbres dorsales.

Le *trou vertébral* est triangulaire et plus grand que dans la région dorsale. Les *échancrures* inférieures sont profondes.

L'*apophyse épineuse* est large, quadrilatère, horizontale et se termine par un bord épais et triangulaire; elle est quelquefois garnie d'une facette articulaire à son bord supérieur et à son bord inférieur, surtout entre la troisième et la quatrième vertèbre

Les *apophyses articulaires* sont très prononcées et recourbées; les facettes supérieures concaves sont dirigées en arrière et en dedans; les inférieures convexes, dirigées en avant et en dehors. Les apophyses articulaires supérieures sont prolongées en arrière par des tubercules, appelés *apophysaires*, qui, destinés à des insertions musculaires, représentent les apophyses transverses des autres régions.

Les *apophyses transverses*, placées au-devant des apophyses articulaires, sur le même plan que les côtes, sont longues, minces, horizontales, un peu tournées en arrière, offrant d'ailleurs beaucoup d'analogie avec les côtes, d'où leur nom d'*apophyses costiformes.* Ces apophyses ne présentent ni de trou à leur base comme les vertèbres cervicales, ni de facette articulaire à leur sommet, comme celles des vertèbres dorsales.

Parmi les vertèbres de la région lombaire, il n'y a que la cinquième, qui présente quelques caractères particuliers.

La *cinquième vertèbre lombaire* présente un corps obliquement coupé de bas en haut à sa face inférieure. Son apophyse épineuse est grêle et oblique. Les apophyses articulaires inférieures sont très distantes et regardent en avant et un peu en dehors.

SACRUM ET COCCYX.

Le sacrum et le coccyx résultent de la soudure de neuf fausses vertèbres dont l'ensemble constitue la région *sacro-coccygienne.* Les cinq premières fausses vertèbres forment le sacrum; les quatre inférieures forment le coccyx.

Le *sacrum*, le plus grand os de la colonne vertébrale, a été ainsi nommé d'ιερος-sacrum (parce que les Grecs emploient souvent le mot ιερος pour μεγας σπονδυλος, la plus grande vertèbre). Il se continue en haut avec la colonne vertébrale et en bas avec le coccyx; enclavé à la manière d'un coin vertical entre les os coxaux, il forme la paroi postérieure et médiane du bassin.

Symétrique comme tous les os impairs, il présente la forme d'une pyramide renversée et courbée, à base supérieure et à sommet tronqué inférieur. On y distingue une *face antérieure*, une *face postérieure*, deux *faces latérales*, une *base* et un *sommet*.

La *face antérieure*, concave, présente sur la ligne médiane quatre lignes transversales saillantes, correspondantes aux points d'union des fausses vertèbres qui le composent. De *chaque côté*, on distingue quatre *trous sacrés antérieurs* et autant de gouttières en dehors de ces trous, pour l'insertion du muscle pyramidal et pour loger les branches antérieures des nerfs sacrés, qui passent par ces trous.

La *face postérieure*, convexe, présente sur la ligne médiane la *crête sacrée*, résultant d'une série de tubercules qui sont les rudiments des apophyses épineuses; en bas elle se bifurque en une gouttière qui est la terminaison du canal sacré.

Sur les *côtés* de la ligne médiane se trouvent deux gouttières, *gouttières sacrées*, une de chaque côté; elles sont la continuation des gouttières vertébrales; et présentent chacune quatre *trous sacrés postérieurs*, que traversent les branches postérieures des nerfs sacrés; en dehors et en dedans de ces trous, il y a de chaque côté une rangée de tubercules qui sont les rudiments des apophyses transverses et articulaires.

Les *faces latérales*, coupées en biseau d'avant en arrière et terminées en bords à leur partie inférieure, présentent en haut une surface articulaire, d'une forme sémilunaire à convexité antérieure; c'est la *surface auriculaire;* elle s'articule avec une facette semblable de l'os coxal. Derrière cette facette auriculaire se trouvent des aspérités pour l'insertion des ligaments sacro-iliaques postérieurs. Le bord inférieur mince et rugueux donne attache aux ligaments sacro-sciatiques.

La *base* du sacrum offre sur la ligne médiane une surface ovalaire, qui s'articule avec le corps de la cinquième vertèbre lombaire; ces deux os s'unissent entre eux dans une direction oblique, de manière à former en avant un angle saillant, nommé *angle sacro-vertébral* ou *promontoire*. Plus en arrière, on trouve l'ouverture triangulaire du *canal sacré*, creusé dans toute la longueur de l'os. Sur les *côtés* de la base on voit une surface triangulaire qui appartient au grand bassin et est séparée de la face antérieure par un rebord mousse appartenant à la marge du détroit supérieur; immédiatement derrière cette surface, on trouve de chaque côté une *apophyse articulaire* pour l'articulation avec la dernière vertèbre lombaire. Les échancrures qui se trouvent au-devant de ces apophyses articulaires concourent à former le dernier trou de conjugaison.

Le *sommet* du sacrum présente : 1° une petite surface ovale qui s'articule avec la première pièce du coccyx, 2° deux petites apophyses, situées derrière la facette articulaire, et nommées *petites cornes du sacrum;* elles sont destinées à s'articuler avec deux apophyses semblables du coccyx.

Le *Coccyx*, ainsi nommé de κοκκυξ coucou, parce que les anciens avaient trouvé quelque ressemblance entre cet os et le bec du coucou, est un os triangulaire et noueux, qui fait suite au sommet du sacrum. Sa direction est la continuation de celle du sacrum. Il est formé par trois, quatre, et rarement par cinq tubercules, aplatis, décroissants, et soudés, qui sont les rudiments des corps des vertèbres dont l'anneau a disparu.

La *face postérieure* est inégale; la *face antérieure* présente de légères saillies transverses et répond au rectum. Les *bords* sinueux donnent attache aux ligaments sacro-sciatiques. La *base* s'articule avec le sommet du sacrum par une facette elliptique; en dehors et en arrière de cette facette, on remarque de chaque côté un prolongement supérieur; ce sont les *petites cornes* du coccyx, qui s'articulent avec les cornes du sacrum et sont les rudiments d'*apophyses articulaires*. Le *sommet* du coccyx quelquefois dévié donne insertion au muscle constricteur de l'anus.

DES OS DE LA TÊTE.

La *tête*, partie la plus élevée du squelette, comprend le *crâne* et la *face*.

Le *crâne* est une boîte ovoïde, qui occupe toute la partie postérieure et supérieure de la tête, et qui loge l'encéphale.

Il est formé par la réunion de *huit os*, assemblés par sutures, quelquefois par juxtaposition. Ces os sont, sur la *ligne médiane* et d'avant en arrière, au nombre de quatre : le *frontal*, l'*ethmoïde*, le *sphénoïde* et l'*occipital;* ils sont impairs. Les quatre autres, situés sur les *côtés* de la *ligne médiane*, sont des os pairs; ce sont les *pariétaux* et les *temporaux*. Les *os wormiens* n'étant point constants ne sont pas comptés parmi les pièces constituantes du crâne.

Les os du crâne sont composés de deux lames de substance compacte, appelées *table externe* et *table interne*, celle-ci est aussi nommée *vitrée* parce qu'elle est très cassante. Ces deux lames sont séparées par le diploë, couche de substance spongieuse qui renferme des canaux veineux.

La face externe des os du crâne est revêtue par le périoste, qu'on nomme *péricrâne*. Leur face interne, parcourue de sillons vasculaires, d'éminences mamillaires et de dépressions digitales se moulant sur les circonvolutions et anfractuosités cérébrales, est doublée par la dure-mère, membrane fibreuse très dense, qui joue le rôle de périoste interne et qui est à peine adhérente aux os, si ce n'est au niveau de leurs sutures.

OS FRONTAL OU CORONAL.

Situation. Il est situé à la partie antérieure et supérieure de la tête.

Figure. C'est un os symétrique, médian, et impair; il est convexe en avant, concave en arrière, à la manière d'une coquille.

Régions. On considère à cet os une *face antérieure*, une *postérieure* et *deux bords.*

A. *Face antérieure.* Elle est sous-divisée en portion *frontale* et en portion *orbitaire*, séparées de chaque côté par un bord saillant, appelé *arcade orbitaire supérieure.* Des deux extrêmités de l'arcade orbitaire, l'interne, appelée *apophyse orbitaire interne*, se dirige en bas et s'articule avec l'os unguis et avec l'apophyse montante de l'os maxillaire supérieur; l'autre, appelée *apophyse orbitaire externe*, se porte également en bas et s'articule avec l'os zygomatique. Vers le tiers interne de l'arcade orbitaire se trouve un *trou* ou une *échancrure*, appelé trou *surcilier* ou *sus-orbitaire*, qui livre passage aux vaisseaux et au nerf de ce nom.

(a) La *portion frontale*, convexe et oblique de haut en bas et d'arrière en avant, présente :

1° Sur la *ligne médiane*, les traces de la suture, qui unit les deux pièces latérales dont se compose l'os dans l'enfance. Cette suture persiste quelquefois jusqu'à l'âge adulte. A la partie inférieure de la ligne médiane est une bosse, nommée *bosse nasale* ou *bosse frontale moyenne.* Au-dessous de cette saillie se trouve l'*échancrure nasale*, articulée avec les os propres du nez; du milieu de cette échancrure s'élève l'*épine nasale*, qui s'articule en avant avec les os propres du nez et présente en arrière une crête pour s'articuler avec la lame perpendiculaire de l'ethmoïde. Cette crête sépare deux gouttières latérales qui font partie des voûtes nasales.

2° De *chaque côté* de la *ligne médiane*, la portion frontale offre d'abord une *bosse frontale latérale*, au-dessous de la quelle se trouve l'*arcade sourcilière* qui donne attache au muscle sourcilier et concourt à produire le relief des sourcils. Tout-à-fait sur le côté, se trouve une surface triangulaire aplatie, qui appartient à la fosse temporale; elle est séparée de la bosse frontale latérale par une crête légèrement courbée et dirigée de haut en bas et d'arrière en avant.

(b) La *portion orbitaire* ou *ethmoïdale* appartient aux cavités orbitaires et aux fosses nasales et par conséquent à la face. Elle a une direction horizontale et présente :

1° Sur la *ligne médiane*, *l'échancrure ethmoïdale*, quadrilatère, s'articulant avec l'ethmoïde et dont les bords présentent de chaque côté deux gouttières obliques pour la formation des *conduits orbitaires internes.* A la partie antérieure des bords de cette échancrure se trouve l'orifice des *sinus frontaux*, creusés dans l'épaisseur de la portion frontale et d'une étendue variable suivant les individus.

2° De *chaque côté* de la *ligne médiane*, une surface osseuse triangulaire, qui constitue la plus grande partie de la voûte orbitaire. Cette surface présente, en dehors et en avant, la fossette, destinée à loger la portion orbitaire de la glande lacrymale. A la partie antérieure et interne se trouve une petite dépression sans importance, mais servant à l'insertion de la poulie cartilagineuse du muscle grand oblique de l'œil.

B. *Face postérieure* ou *cérébrale.* Concave, elle présente : 1° sur la *ligne médiane*, en procédant de haut en bas, une petite portion de la *gouttière longitudinale*, pour loger le sinus veineux longitudinal ; à cette gouttière fait suite la *crête frontale*, pour l'insertion de la faux du cerveau.

2° Sur les *côtés* de la *ligne médiane*, la *fosse frontale*, qui répond à la bosse frontale, mais elle ne présente point une profondeur proportionnelle à la bosse ; derrière les *fosses frontales* se trouvent les *bosses orbitaires*, séparées des précédentes par un angle rentrant. Cette face, se moulant sur les lobes antérieurs du cerveau, est parcourue d'éminences mamillaires, de dépressions digitales et de petits sillons vasculaires.

C. Des *bords*, le *supérieur* ou *pariétal* est dentelé pour s'articuler avec le bord antérieur des os pariétaux. L'*inférieur* ou *sphénoïdal* s'articule avec les petites ailes du sphénoïde ; à leur réunion, se trouve une surface raboteuse pour l'articulation avec l'extrémité supérieure des grandes ailes du sphénoïde.

Situation. Situé à la partie antérieure de la base du crâne et à la partie supérieure des fosses nasales, il occupe la ligne médiane.

Forme et division. Cuboïde et symétrique, il est divisé en une portion médiane, *lame criblée*, et en *deux masses latérales.*

A. La *Lame criblée* est médiane et quadrilatère, allongée dans le sens antéro-postérieur; sa *face supérieure* ou *cérébrale* présente :

1° Sur la *ligne médiane*, l'*apophyse crista-galli*, d'une forme triangulaire et destinée à l'insertion de la faux du cerveau; 2° de *chaque côté*, la *gouttière ethmoïdale*, répondant au bulbe olfactif et percée de deux séries d'ouvertures pour le passage des filets du nerf olfactif; à la partie antérieure il y a une fente, destinée au *rameau interne* du nerf nasal.

Sa *face inférieure* ou *nasale* présente : 1° *sur la ligne médiane*, la *lame perpendiculaire de l'ethmoïde*, d'une forme irrégulièrement quadrilatère, à direction verticale et faisant partie de la cloison nasale.

2° Sur les *côtés* de la *ligne médiane* : une gouttière, criblée de trous pour le nerf olfactif, et appartenant à la voûte des fosses nasales.

La lame criblée s'articule par *son bord antérieur* avec le frontal, par *son bord postérieur* avec le sphénoïde.

B. Les *masses latérales*, nommées *labyrinthe*, à cause des cellules complexes qui les constituent, sont cuboïdes.

La *face supérieure* s'articule avec le bord de l'échancrure ethmoïdale du frontal, et concourt à former les *conduits orbitaires internes.*

La *face inférieure* rétrécit l'orifice du sinus maxillaire par des lamelles irrégulières et s'articule avec le cornet inférieur.

La *face externe* lisse, polie et mince, aussi nommée *lame papyracée*, forme la plus grande partie de la paroi interne de l'orbite, s'articule en haut avec le frontal, en bas avec l'os maxillaire supérieur, en avant avec l'os unguis et en arrière avec le sphénoïde.

La *face interne* forme la partie supérieure de la paroi externe des fosses nasales et présente les deux *cornets ethmoïdaux*, sous forme de lames contournées. Le *supérieur*, le plus petit, est aussi nommé cornet de Morgagni; l'inférieur est le *cornet moyen*; sous chacun de ces cornets se trouve une gouttière, ce sont les *méats supérieur* et *moyen*. Dans le méat supérieur s'ouvrent les cellules ethmoïdales *postérieures;* dans le moyen, les cellules antérieures, les sinus frontaux et maxillaires.

La *face antérieure* s'articule avec l'os unguis.

La *postérieure* s'unit au corps du sphénoïde.

LE SPHÉNOIDE.

Situation. Situé au centre de la base du crâne, il est impair et symétrique.

Forme. Il a été comparé à une chauve-souris à ailes étendues.

Il présente à étudier un *corps* et des *parties latérales.*

A. Le *corps* d'une forme cuboïde se laisse diviser en six faces.

(a) La *face supérieure* ou *cérébrale* offre à l'examen en procédant d'avant en arrière :

1° La *surface olfactive*, lisse, légèrement déprimée pour les nerfs olfactifs;

2° La *gouttière optique*, transversale, et conduisant aux *trous optiques.* Elle répond au chiasma des nerfs optiques.

3° La *fosse sus-sphénoïdale* ou *pituitaire,* ou selle turcique, destinée à loger la glande pituitaire; de chaque côté de cette fosse se trouve la *gouttière carotidienne* ou *caverneuse*, destinée à loger la carotide interne et répondant au sinus caverneux; l'extrêmité antérieure de cette fosse est séparée de la selle turcique par un petit tubercule, c'est l'*apophyse clinoïde moyenne*, unie quelquefois à l'apophyse clinoïde antérieure.

4° Derrière la selle turcique se trouve la *lame quadrilatère* dont la face postérieure fait partie de la gouttière basilaire et dont les bords latéraux sont légèrement échancrés pour donner passage aux nerfs de la sixième paire. Le bord supérieur de cette lame se termine de chaque côté par une petite saillie, nommée *apophyse clinoïde postérieure.*

A la partie antérieure et latérale de cette face naissent les *petites ailes* du sphénoïde, *apophyses d'Ingrassias* ou *ensiformes*, triangulaires, dont la base dirigée en dedans est percée par le *trou optique*, destiné au nerf optique et à l'artère ophthalmique. Cette base se prolonge en arrière par un tubercule, nommé *apophyse clinoïde antérieure.*

(b) La *face inférieure* ou *nasale* présente :

1° Sur la *ligne médiane*, le *bec* du *sphénoïde*, espèce de crête antéro-postérieure pour l'articulation avec le corps du vomer.

2° Sur les *côtés* de la ligne médiane, la *gouttière ptérygo-palatine*, située en dehors d'une rainure ou d'une espèce de fêlure, qui est destinée à s'imbriquer avec les bords de la gouttière du vomer.

3° L'*apophyse ptérygoïde*, verticale, dont la face antérieure fait partie en haut de la fosse sphéno-maxillaire et s'articule en bas avec l'os palatin. La face postérieure de cette apophyse présente la *fosse ptérygoïde* pour l'insertion du muscle ptérygoïdien interne; la lame ou aile interne de cette fosse concourt à former la paroi externe des fosses nasales et est creusée en haut et en arrière d'une petite fossette, nommée *fosse scaphoïde*, pour l'insertion du muscle péristaphylin externe. Le sommet de cette lame est contourné en crochet, pour servir de poulie de renvoi au tendon du péristaphylin externe. La face externe de cette apophyse fait partie de la fosse zygomatique et donne insertion au muscle ptérygoïdien externe. Le sommet de l'apophyse ptérygoïde est profondément échancré pour s'articuler avec l'apophyse pyramidale de l'os palatin, qui complète ainsi la fosse ptérygoïde; tandis que la base se continue avec le corps du sphénoïde et est traversée d'avant en arrière par le *trou vidien*, pour le nerf et l'artère de ce nom.

(c) La *face antérieure* ou *ethmoïdale* du corps présente :

1° Sur la *ligne médiane*, une crête verticale pour s'articuler avec le bord postérieur de la lame perpendiculaire de l'ethmoïde.

2° De *chaque côté*, l'orifice des *sinus sphénoïdaux*, creusés dans l'épaisseur du corps et s'étendant quelquefois jusques dans la base des petites ailes. Ces sinus sont presque entièrement fermés en bas et en avant par une lame osseuse mince et contournée nommée *cornet de Bertin*. Cette face s'articule par ses bords latéraux avec les masses latérales de l'ethmoïde et immédiatement en dessous de ces masses, avec les os palatins.

(d) La *face postérieure*, ordinairement soudée à l'apophyse basilaire de l'occipital chez l'adulte, est articulaire dans le jeune âge.

(e) Les *faces latérales* se confondent avec les grandes ailes.

B. Les *parties latérales* ou *grandes ailes* du sphénoïde sont des lames irrégulières, qui partant des faces latérales du corps, se dirigent en dehors et en avant. Elles présentent trois faces, deux bords et deux extrêmités. La *face supérieure*, concave, répond à la partie saillante et antérieure du lobe postérieur du cerveau on y rencontre du côté du corps et en allant d'avant en arrière 1° le *trou maxillaire supérieur* ou *trou grand rond* pour le passage du nerf maxillaire supérieur, 2° le *trou ovale*, ou *maxillaire inférieur* pour le nerf de ce nom, et enfin le *trou petit rond* ou *sphéno-épineux*, destiné à l'artère ményngée-moyenne. La *face externe* est divisée par une crête transversale en une portion supérieure ou *temporale* qui appartient à la fosse temporale, et en une portion inférieure ou *zygomatique*, qui appartient à la fosse zygomatique et donne insertion à une partie du muscle ptérygoïdien externe.

La *face antérieure* des grandes ailes est quadrilatère et forme la plus grande partie de la paroi externe de l'orbite. Son bord supérieur s'articule avec le frontal ; l'inférieur fait partie de la *fente sphéno-maxillaire*, située à l'angle inférieur-externe de l'orbite; le bord postérieur de cette face concourt à former la *fente sphénoïdale*, limitée en haut par les petites ailes du sphénoïde. Cette fente est oblique en haut en dehors et un peu en avant, elle fait communiquer l'intérieur du crâne avec la cavité orbitaire et livre passage à la veine ophthalmique, aux nerfs de la 3me, de la 4me, de la 6me, et de la branche ophthalmique de la 5e paire de nerfs.

Les deux autres bords sont articulaires, le supérieur s'articule avec le frontal; l'antérieur, avec l'os malaire.

Des *deux bords* des grandes ailes, l'*interne* se continue au milieu avec le corps du sphénoïde; de là part une portion qui se dirige en arrière et en dehors, et s'articule avec le bord antérieur du rocher de l'os temporal; une autre portion se dirige en avant, concourt à former la fente sphénoïdale, et se termine par une surface triangulaire et rugueuse pour s'articuler avec le frontal.

Le *bord externe*, concave, s'articule avec le bord antérieur de la portion squammeuse de l'os temporal.

L'*extrémité antérieure*, mince, s'articule avec l'angle inférieur et antérieur du pariétal.

L'*extrémité postérieure*, aigue, est reçue dans l'angle rentrant formé par la réunion de la portion squammeuse avec la portion pierreuse de l'os temporal. A sa face inférieure, cette extrêmité présente l'*épine* du sphénoïde pour l'insertion du ligament sphéno-maxillaire et du muscle externe du marteau.

OCCIPITAL.

Situation. Situé à la partie postérieure et médiane de la base du crâne, il s'articule en bas avec la colonne vertébrale; en avant, avec le sphénoïde sur la ligne médiane, et avec les pariétaux et les temporaux sur les côtés.

Figure. En forme d'écaille, concave en avant et convexe en arrière, il est impair et symétrique.

Division. Il présente à étudier une *face antérieure* ou cérébrale, une *face postérieure* ou cutanée et une *circonférence.*

(a) La *face postérieure* ou *cutanée,* convexe, offre à l'examen l'orifice inférieur du *trou occipital;* de chaque côté de ce trou, le *condyle occipital,* pour l'articulation avec l'atlas; immédiatement en dehors des condyles se trouve la *surface jugulaire* pour l'insertion du muscle droit latéral de la tête. Au devant des condyles existe la fossette *condylienne antérieure*, où vient s'ouvrir le *canal condylien antérieur*, destiné au passage du nerf grand hypo-glosse; derrière les condyles, on rencontre la *fossette condylienne postérieure*, quelquefois percée d'un trou pour livrer passage à une veine communiquante de Santorini.

Au devant du trou occipital, se voit la face inférieure de l'*apophyse basilaire;* elle répond à la voûte du pharynx.

Derrière le trou occipital, se trouve l'*écaille occipitale;* elle présente :

1° Sur la *ligne médiane*, la *crête occipitale externe*, qui part de la partie postérieure du trou occipital pour se terminer en haut à la *protubérance occipitale externe*. Celle-ci manque chez certains sujets, et chez d'autres elle est remplacée par une dépression.

2° Sur *chaque côté*, les *bosses occipitales supérieure* et *inférieure*. Sur la bosse inférieure se voient des inégalités pour des insertions musculaires ; elles sont bornées en haut par une ligne courbe, à concavité inférieure, c'est la *ligne demi-circulaire supérieure* de l'occipital ; elle part de la protubérance et se dirige horizontalement en dehors. Les inégalités comprises entre la ligne demi-circulaire supérieure et le trou occipital sont divisées en deux séries par une autre ligne à concavité supérieure; c'est la *ligne demi-circulaire inférieure* de l'occipital.

(b) La *face antérieure* ou *cérébrale*, concave, présente : l'orifice interne du trou occipital, par lequel passent la moëlle, les nerfs accessoires de Willis, les enveloppes du centre cérébro-spinal, et les artères vertébrales.

Au devant de ce trou, la *gouttière basilaire* dont les bords latéraux sont creusés en demi-gouttière, pour concourir à former les *gouttières pétreuses inférieures*.

Derrière le trou, se voient quatre fosses, dites *occipitales*, deux *supérieures* ou *cérébrales*, deux *inférieures* ou *cérébelleuses*. Les supérieures répondent aux lobes postérieurs du cerveau; les inférieures, aux hémisphères du cervelet. Ces quatre fosses sont séparées les unes des autres par une saillie cruciale. La branche

bord antérieur du maxillaire et par l'épine nasale antérieure. Cette ouverture conduit dans les *fosses nasales*, en parties séparées sur la ligne médiane par le vomer et par la lame perpendiculaire de l'ethmoïde, qui en forment la *paroi interne.*

La *paroi inférieure* est formée par l'os maxillaire en avant et par le palatin en arrière; on y voit en avant près de la cloison, l'orifice du canal palatin antérieur.

La *paroi supérieure* ou *voûte* est formée par les os propres du nez, par la lame criblée de l'ethmoïde, par le corps du sphénoïde et par une petite portion des os palatins.

La *paroi externe* est formée par les masses latérales de l'ethmoïde, la portion verticale de l'os palatin, l'os lacrymal, le maxillaire supérieur et le cornet inférieur. On y remarque différentes saillies, qui sont le *cornet inférieur*, le *moyen* et le *supérieur* ou de *Morgagni*. Au-dessous de ces cornets, on voit les *méats*. Le *méat inférieur* est une gouttière placée entre le cornet inférieur et le plancher des fosses nasales; on y remarque l'*orifice inférieur du canal nasal.* Le *méat moyen* se trouve entre le cornet moyen et l'inférieur. On y voit deux ouvertures, dont l'antérieure conduit dans les cellules ethmoïdales antérieures; dans lesquelles viennent s'ouvrir le sinus frontal; la postérieure conduit dans le sinus maxillaire. Le *méat supérieur* est situé entre le cornet supérieur et le cornet moyen; les cellules ethmoïdales postérieures et le sinus sphénoïdal viennent s'y ouvrir. A l'extrêmité postérieure du méat, on voit le trou sphéno-palatin.

Les fosses nasales s'ouvrent en arrière, par les *narines postérieures*, formées par le corps du sphénoïde, les ailes internes des apophyses ptérygoïdes, les os du palais et le vomer. A la partie supérieure de ces ouvertures, on voit les orifices des *canaux ptérygo-palatins.*

Sur les côtés, se trouvent les *fosses ptérygoïdiennes*, formées par les deux ailes des apophyses ptérygoïdes et par l'apophyse ptérygoïdienne de l'os du palais.

Les *fosses nasales sont séparées* de la cavité buccale par la *voûte palatine*, plan horizontal compris dans la concavité de l'arcade alvéolaire supérieure; cette voûte est formée par les os maxillaires supérieurs et par la portion horizontale des os du palais, dont on remarque les sutures. En avant, derrière les dents incisives moyennes, est situé le *trou incisif* ou *palatin antérieur*, formé par une gouttière creusée dans les deux os maxillaires et s'ouvrant en haut dans les fosses nasales par deux orifices séparés l'un de l'autre par le vomer. En arrière, au niveau de la dernière dent molaire, on aperçoit le *trou palatin postérieur*, formé par l'os du palais et l'os maxillaire supérieur; derrière lui on trouve un ou deux *petits trous palatins postérieurs*, percés dans l'os du palais lui-même.

Les *orbites* sont placées sur les côtés du nez; elles ont assez bien la forme d'une pyramide quadrangulaire dont la base est dirigée en avant et un peu en dehors, et le sommet en arrière et un peu en dedans; en sorte que les axes des orbites sont obliques, de manière à se croiser immédiatement derrière la selle turcique si on les prolongeait en arrière.

Le *rebord orbitaire* ou la base de la pyramide a la forme d'un carré un peu incliné en bas par son bord externe, il est formé par les os frontal, maxillaire et zygomatique; en supposant ce rebord divisé en deux moitiés par une ligne horizontale, on obtient ce que l'on appelle les *arcades orbitaires* supérieure et inférieure.

La *face supérieure* ou *voûte* de l'*orbite* est formée par la portion orbitaire du frontal et par la petite aile du sphénoïde.

La *face inférieure* ou *plancher* de l'*orbite* est formée par l'os de la pommette, par la face supérieure de l'os maxillaire supérieur et par l'apophyse orbitaire de l'os palatin.

La *face externe* est composée par une partie de la grande aile du sphénoïde et par l'os de la pommette.

La *face interne* est formée par une petite portion du sphénoïde, par la lame papyracée de l'ethmoïde et par l'os unguis.

On remarque dans l'orbite, à la partie antérieure de la paroi interne, la *gouttière* ou la *fossette lacrymale*, formée par l'o unguis et par l'apophyse montante du sinus maxillaire. Cette gouttière conduit en bas dans le *canal nasal*, qui s'ouvre dans le méat inférieur du nez.

On y remarque en arrière et en dehors deux fentes considérables : la *fente sphénoïdale*, dirigée en dehors et en haut ; elle résulte de l'écartement qui existe entre la grande aile et la petite aile du sphénoïde ; et la *fente sphéno-maxillaire* qui se porte horizontalement en dehors et en avant ; elle est formée par la grande aile du sphénoïde, le bord externe de l'os maxillaire supérieur et un peu par l'os de la pommette.

En dehors et en dessous des orbites se trouve la *fosse zygomatique*, bornée en avant par la tubérosité maxillaire, en haut par l'arcade zygomatique et la crête horizontale de la grande aile du sphénoïde, en dehors par la branche de l'os maxillaire inférieur, en dedans par l'aile externe de l'apophyse ptérygoïde. Les parois inférieure et postérieure manquent.

La fosse zygomatique présente en dedans et en avant la *fente ptérygo-maxillaire*, elle se continue à angle droit avec la fente sphéno-maxillaire. C'est vers le point où ces deux fentes se continuent l'une dans l'autre que commence la *fosse sphéno-maxillaire* ou *ptérygo-maxillaire*, qui se dirige profondement en dedans et qui est limitée en avant par l'os maxillaire supérieur, en arrière par le sphénoïde et en dedans par l'os palatin. On lui donne aussi le nom de *fosse ptérygo-palatine*. Dans cette fosse s'ouvrent plusieurs trous au nombre de cinq, savoir : trois en arrière, le *trou grand rond*, le *vidien* et le *ptérygo-palatin ;* un quatrième en dedans, c'est le *sphéno-palatin ;* un cinquième en bas, c'est l'orifice supérieur du *canal palatin postérieur*.

OS HYOÏDE.

Situation. Cet os, situé horizontalement au-dessous de la mâchoire inférieure, n'est pas articulé avec le reste du squelette, en sorte qu'on l'a tantôt décrit avec les os de la tête, tantôt avec ceux du tronc et tantôt avec la langue, à laquelle il appartient réellement. D'autres le considèrent comme représentant les cô tes des vertèbres cervicales, comme les os de la face constitue raient des prolongements costaux des vertèbres crânienne Toutefois il est uni par les petites cornes à l'apophyse styloïd du temporal au moyen du ligament stylo-hyoïdien.

Figure et *division.* L'os hyoïde est composé d'une parti moyenne ou *corps* et de quatre parties latérales ou *cornes,* foi mant ensemble une arcade dont la convexité est dirigée en avan

Le *corps* a une forme à peu près quadrilatère alongée; il es convexe en avant, présente une saillie cruciale, et donne attach à des muscles. En arrière il est concave et lisse.

Les *grandes cornes* sont alongées, dirigées en arrière, et aplatie de haut en bas; elles se terminent en dehors par un tubercule et s'articulent en dedans avec les extrêmités du corps de l'os Elles servent d'attache à beaucoup de muscles et sont unies a cartilage thyroïde du larynx par une membrane.

Les *petites cornes* sont de très-petits points osseux, ovoïdes qui sont articulés au point où les grandes cornes s'unissent a corps de l'hyoïde. Ces petites cornes sont dirigées en haut et e dehors, et servent d'attache à quelques fibres musculaires du mus cle hyoglosse et au ligament stylo-hyoïdien. Ce ligament s'ossifi quelquefois, et d'autres fois il devient cartilagineux dans u point plus ou moins étendu.

SQUELETTE DE LA CAVITÉ THORACIQUE.

Le squelette de la cavité thoracique ou de la poitrine est constitué, en arrière, par la partie antérieure des vertèbres dorsales; sur les côtés, par les côtes; en avant, par les cartilages costaux et le sternum. Nous avons déjà décrit les vertèbres dorsales, et nous passons à la description des *côtes*, des *cartilages costaux* et du *sternum*.

CÔTES.

Définition et situation. Les côtes sont des arcs osseux formant la charpente solide des parois latérales de la poitrine.

Nombre. Elles sont au nombre de douze de chaque côté, et sont désignées par les noms numériques de première, deuxième, etc. en allant de haut en bas. Quelquefois la dernière vertèbre cervicale ou la première lombaire porte une *côte surnuméraire.*

Division. On les divise en *sternales* ou *vraies côtes*, au nombre de sept, elles s'articulent par leurs cartilages avec le sternum; et en *fausses côtes* ou *côtes asternales, abdominales*, au nombre de cinq, dont les cartilages n'arrivent pas jusqu'au sternum. On nomme *côtes flottantes* les deux dernières fausses côtes, parce que leur extrémité antérieure est mobile dans l'épaisseur des parois du ventre.

CARACTÈRES GÉNÉRAUX DES CÔTES.

Direction. Les côtes sont curvilignes représentant des arcs de cercle, convexes en dehors, concaves en dedans; elles sont *tordues* sur leur axe, de manière que l'extrémité postérieure est tournée un peu en haut et l'extrémité antérieure, en bas.

Sur le squelette, elles sont dirigées obliquement en bas et en avant.

Longueur. Les côtes vont en augmentant de longueur depui la première jusqu'à la huitième, et vont ensuite en diminuan depuis la neuvième jusqu'à la douzième.

Les côtes présentent un *corps*, divisé en face *externe* ou *cutanée* convexe; et en *face interne* ou *pulmonaire*, concave et lisse; e *bord supérieur*, curviligne, épais et arrondi; en *bord inférieur* ap partenant à une courbe plus considérable que celle qui est repré sentée par le bord supérieur. Ce bord est mince, tranchant, creus *d'une gouttière* ou sillon, qui empiète sur la face interne de l'os.

Outre le corps on distingue aux côtes *deux extrémités*, un *postérieure* et une *antérieure*.

L'*extrémité postérieure* des côtes est arrondie; elle reçoit l nom de *tête* qui supporte deux facettes articulaires pour s'articule avec les facettes latérales du corps de deux vertèbres dorsales savoir : avec la facette supérieure de la vertèbre correspondant et avec la facette inférieure de la vertèbre supérieure. La tét est supportée par une portion rétrécie, appelée *col de la tête* qui se termine en dehors dans un renflement, appelé *tubérosit* de la côte. Cette tubérosité est divisée en deux portions, qui s réunissent à angle, savoir : 1° une portion interne et inférieur lisse et convexe, articulée avec l'apophyse transverse de la ver tèbre, placée au-dessous de la côte qu'on examine; 2° une portio externe et supérieure, inégale, et donnant attache à des ligaments

Un peu plus en dehors que la tubérosité, la côte forme sa plu forte courbure; dans ce point, on remarque à la face externe un ligne saillante, oblique, appelée *angle* de la côte. Cet angle cor respond au point de la torsion de la côte sur son axe.

L'*extrémité antérieure* de la côte présente une petite facett concave et elliptique pour s'articuler avec le cartilage correspon dant.

CARACTÈRES DIFFÉRENTIELS DES CÔTES.

La *première côte* est la plus courte; elle est courbée suivant se bords et nullement suivant ses faces. Elle est placée de manière que sa face externe soit dirigée en haut et sa face interne en bas; sur la face supérieure on remarque près du bord interne, un tubercule pour l'insertion du muscle scalène antérieur. Ce tubercule sépare deux gouttières; l'antérieure donne passage à la veine et la postérieure, à l'artère sousclavière. La tête de la première côte n'a qu'une seule facette pour son articulation avec la première vertèbre dorsale; le col est alongé, grêle, et cylindrique; la tubérosité, très-saillante, occupe le bord externe et donne à la côte un aspect anguleux; l'angle manque, ainsi que la gouttière du bord inférieur.

La *deuxième côte* est beaucoup plus longue que la première; sa face externe est obliquement dirigée en haut et présente une surface raboteuse pour le muscle grand dentelé. L'angle et la gouttière du bord inférieur sont peu marqués. Cette côte n'est pas tordue sur son axe.

La *onzième côte* est courte; la tête ne présente qu'une seule facette articulaire; l'angle est peu marqué; la tubérosité et la gouttière manquent.

La *douzième côte* est plus courte encore; on n'y remarque ni angle, ni tubérosité, ni gouttière, et sa tête n'a qu'une seule facette; en avant elle est pointue.

Ces deux côtes appartiennent à des arcs de cercle plus grand que celui des autres côtes, et leur extrémité antérieure, très-mince et très-aigue, reste libre dans l'épaisseur des muscles de l'abdomen; de là leur nom de *côtes flottantes*.

CARTILAGES COSTAUX.

Nombre. Il y a douze cartilages costaux, qui prolongent les côtes en avant. On les distingue par les noms numériques de premier, deuxième, etc. en procédant de haut en bas.

Les sept premiers cartilages s'articulent directement avec le sternum, d'où le nom de *côtes sternales* donné à celles des côtes auxquelles appartiennent ces cartilages. Des cinq autres cartilages, les deux derniers restent entièrement libres, de là le nom de côtes flottantes donné à ces côtes auxquelles ils fon suite.

CARACTÈRES GÉNÉRAUX DES CARTILAGES COSTAUX.

Les cartilages costaux sont tous aplatis comme les côtes e offrent assez exactement une largeur et une épaisseur égales celles de la côte à laquelle ils font suite.

Leur *extrémité externe* est reçue dans une cavité creusée au dépens de l'extrémité antérieure de la côte.

Leur *extrémité interne*, beaucoup plus étroite, est anguleus et s'articule avec les fossettes anguleuses correspondantes d sternum.

Leur *face antérieure* ou cutanée est légèrement convexe, e recouverte par les muscles de la région antérieure du tron Leur *face postérieure*, médiastine, est concave.

CARACTÈRES DIFFÉRENTIELS DES CARTILAGES DES CÔTES.

Les cartilages costaux diffèrent par leur longueur. Les sep premiers augmentent successivement de longueur en allant d haut en bas; les huitième, neuvième et dixième côtes, diminuent graduellement de longueur, se fixent par une extrémit effilée au cartilage qui se trouve immédiatement au-dessus. Le cartilages de la onzième et de la douzième côtes sont extrêmement courts et se perdent pour ainsi dire dans les muscles d l'abdomen.

STERNUM.

Situation. Le sternum, placé à la partie antérieure et médian de la poitrine, est un os impair, symétrique, alongé et aplat Il est dirigé de haut en bas et d'arrière en avant, et sa longueur varie de cinq à sept pouces et demi.

Forme. Il a été comparé à une épée de gladiateur; la parti supérieure a été nommée la *poignée* (manubrium); la partie moyenne, le *corps* (mucro); et l'extrêmité inférieure, la *pointe* ou *appendice xyphoïde.*

Division de la surface. On considère au sternum deux faces, deux bords et deux extrêmités.

1° La *face antérieure,* cutanée, légèrement convexe, est un peu rugueuse pour donner attache aux muscles grands pectoraux, aux sterno-cleïdo-mastoïdiens, et à des ligaments. On y aperçoit trois ou quatre lignes transversales saillantes, qui indiquent les points de réunion des cinq pièces qui constituent primitivement cet os. La ligne transversale, située au niveau du deuxième cartilage costal, est la plus manifeste et reste souvent cartilagineuse jusqu'à un âge avancé. A la partie inférieure de cette face on voit quelquefois un trou, par lequel le tissu cellulaire sous-cutané communique avec celui du médiastin antérieur ou de la loge antérieure du thorax. Ce trou indique la séparation longitudinale des deux moitiés latérales du sternum chez le fœtus.

2° La *face postérieure, médiastine,* parallèle à la face antérieure et légèrement concave, donne insertion en haut aux muscles sterno-thyroïdiens; et en bas, aux muscles triangulaires du sternum. Cette face présente chez les jeunes sujets, des lignes transversales correspondantes à celles de la face antérieure; mais elles disparaissent chez l'adulte. Elle est en rapport avec plusieurs organes contenus dans la cavité thoracique, mais plus spécialement avec le cœur.

3° Les *bords*, épais, sont sinueux et inégaux par sept fossettes anguleuses et articulaires, destinées à recevoir les cartilages des côtes.

4° L'*extrêmité supérieure* ou *claviculaire* forme la partie la plus large et la plus épaisse de l'os. Elle présente sur son bord supérieur une échancrure transversale, appelée la *fourchette;* à chaque extrêmité de cette échancrure se trouve une facette articulaire, convexe d'avant en arrière, et concave de haut en bas et de dedans en dehors. Elle sert à l'articulation de la clavicule avec le sternum.

5° L'*extrémité inférieure* ou *abdominale*, aussi appelée *appendice* ou *cartilage xyphoïde*, est mince et alongée, quelquefois bifide ou percée d'un trou, et déjetée en avant, ou en arrière, ou sur les côtés; elle persiste ordinairement à l'état cartilagineux jusque dans un âge avancé.

DU SQUELETTE DU THORAX EN GÉNÉRAL.

La charpente de la portrine ou du thorax est formée par la partie dorsale de la colonne vertébrale en arrière, par les côtes latéralement, par les cartilages des côtes et le sternum en avant. Cette cavité sert non seulement à loger les poumons, le cœur, leurs enveloppes séreuses et les gros troncs vasculaires; mais la partie inférieure et postérieure de cette portion du squelette descend très-bas, et concourt à former les parois abdominales et à loger le foie, la rate et l'estomac.

Les corps des vertèbres dorsales proéminent beaucoup dans la cavité thoracique, et la partagent en deux larges gouttières, qui logent la portion postérieure des poumons.

On a comparé sa forme à celle d'un cône, aplati d'avant en arrière, dont la base, dirigée en bas, est coupée obliquement d'avant en arrière et de haut en bas, et a une circonférence de trente pouces environ. Le sommet, dirigé en haut, est circulaire, et présente une circonférence de seize pouces. Telle est la forme de la poitrine chez l'homme.

Chez la femme, cette enceinte osseuse est moins évasée vers la base; quelquefois même elle est rétrécie vers sa partie inférieure; elle est proportion gardée moins haute que dans l'homme, mais plus large à sa partie supérieure.

SQUELÉTTE DES MEMBRES SUPÉRIEURS.

Les *membres supérieurs* ou *thoraciques*, fixés sur le thorax, sont divisés en quatre parties : l'*épaule*, le *bras*, l'*avant-bras* et la *main*.

L'épaule constitue la *portion basilaire;* elle sert de point d'appui aux trois autres parties dont l'ensemble représente un levier et forme la portion essentiellement mobile du membre.

OS DE L'ÉPAULE.

L'épaule, placée à la partie supérieure et latérale du thorax, se compose de deux os : la *clavicule* et l'*omoplate*. La clavicule fixe l'épaule au tronc, tandis que l'omoplate la met en rapport avec le reste du membre.

CLAVICULE.

Situation. Placée horizontalement entre le sternum et l'omoplate, elle croise transversalement la première côte.

Figure. La clavicule est un os long, contourné en *S* de telle sorte que, dans sa position normale, la convexité qui avoisine le sternum regarde à peu près directement en avant, et celle qui touche à l'omoplate à peu près directement en arrière.

Épaisse et affectant la forme d'un prisme triangulaire dans les deux tiers internes, elle s'amincit et s'aplatit de haut en bas dans son tiers externe. Cette circonstance a paru pouvoir expliquer la fréquence des fractures de l'os à l'union du tiers externe avec le tiers moyen. Elle est formée à l'intérieur uniquement de tissu spongieux à vastes aréoles; et cette structure, qui rend fort bien compte de la facilité avec laquelle elle se brise, explique également la rapidité de la consolidation.

Il y a de notables différences dans la conformation de la clavicule selon les sexes, les âges, et les individus. En général, elle est bien moins courbée et proportionnellement plus longue chez la femme que chez l'homme, chez l'enfant que chez l'adulte; ce qui dépend surtout de ce que chez l'homme adulte sa moitié externe s'incline d'abord fortement en arrière, puis en devant. La clavicule de la femme est aussi plus arrondie; cependant on trouve des clavicules de femme, qui ressemblent parfaitement à celles d'hommes et vice-versa. Il arrive même quelquefois que l'une des clavicules est construite sur le type masculin, et l'autre sur le type féminin. Enfin, il n'est pas rare de rencontrer une des clavicules un peu plus longue que l'autre.

Division. On divise la clavicule en *corps* et en *extrémités.*

Le *corps* présente deux faces, une supérieure, une inférieure et deux bords, l'un antérieur, l'autre postérieur.

1° La *face supérieure* est recouverte par la peau, par le muscle peaucier, enveloppé dans les deux lames du fascia superficialis et par des nerfs cutanés.

2° La *face inférieure* offre vers son milieu une gouttière longitudinale pour l'attache du muscle sous-clavier; près de l'extrémité interne, une tubérosité pour l'insertion du ligament costo claviculaire, qui provient du premier cartilage costal.

Près de son extrémité externe, elle présente contre le bord postérieur une petite éminence d'où part une ligne rugueuse, qui se dirige en avant et en dehors; à cette ligne rugueuse s'insère le ligament trapezoïde; et à l'éminence, le ligament conoïde de l'articulation coraco-claviculaire. Cette face a des rapports importants avec les vaisseaux axillaires et avec les nerfs du plexus brachial, mais seulement par l'intermédiaire du muscle sous-clavier. Tout-à-fait en dedans, dans l'angle très-aigu formé par la clavicule et par la première côte, passe la veine sous-clavière; en dehors de la veine, l'artère déjà un peu plus profonde; et en dehors de l'artère, le plexus brachial mais plus profond encore.

3° Le *bord antérieur*, convexe dans ses deux tiers internes donne attache dans ce point au muscle grand pectoral; et concave dans son tiers externe, il y sert de point d'insertion au muscle deltoïde.

4° Le *bord postérieur*, concave dans ses deux internes, convexe et rugueux dans son tiers externe, donne insertion au muscle sterno-cleïdo-mastoïdien dans l'étendue de son tiers interne; au muscle trapèze, dans son tiers externe; et à l'aponévrose sus-claviculaire, dans son tiers moyen. Ce bord est cotoyé par l'artère scapulaire supérieure et un peu plus haut par la veine jugulaire externe.

Extrémités. 1° *L'extrémité interne* ou *sternale* porte aussi le nom de tête de la clavicule; plus épaisse que le reste de l'os, inclinée en bas et en avant, elle présente une surface articulaire inégale, légèrement convexe de haut en bas, concave d'avant en arrière, et qui s'articule avec la fossette articulaire du sternum, que la tête claviculaire dépasse en tous sens mais surtout en haut et en avant.

2° L'*extrémité externe* ou *acromiale*, mince et aplatie de haut en bas, offre une facette articulaire très-étroite, elliptique, regardant en dehors et en bas, pour s'articuler avec une facette correspondante de l'omoplate.

OMOPLATE.

Situation. L'omoplate occupe la partie postérieure et supérieure du thorax.

Figure. C'est un os large, triangulaire, et très-mince vers le centre.

Division. Il présente à examiner deux faces, trois bords et trois angles.

1° La *face antérieure* ou *costale*, concave, constitue la fosse *sous-scapulaire*, destinée à l'insertion du muscle sous-scapulaire; on y remarque deux crêtes, obliquement dirigées en haut et en dehors, et qui servent de points d'attache à des faiseaux aponévrotiques du même muscle.

2° La *face postérieure* ou *superficielle* est divisée, à l'union de son quart supérieur avec ses trois quarts inférieurs, par l'*épine de l'omoplate*, éminence triangulaire, aplatie de haut en bas et mesurant toute la largeur de l'os. Elle naît de cette face pa un bord épais, se dirige en arrière, puis en haut et en dehors et se termine par l'*acromion*, éminence recourbée, qui surmont en forme de toit la cavité glénoïde; cette éminence présente à l partie interne et antérieure de son pourtour une facette elliptiqu pour s'articuler avec l'extrêmité externe de la clavicule. L'épin de l'omoplate offre à considérer une *face supérieure* et un *face inférieure*, qui font partie l'une de la fosse sus-épineuse et l'autre de la fosse sous-épineuse; un bord externe, court concave, épais et lisse; un bord postérieur, épais, sinueux, qu commence en dedans par une facette triangulaire sur laquell glisse une bandelette aponévrotique du trapèze. Ce bord postérieur donne insertion au deltoïde, et au trapèze.

Toute la partie de la face postérieure de l'omoplate, situé au-dessus de l'épine scapulaire, constitue la *fosse sus-épineuse* remplie par le muscle de ce nom; au-dessous de l'épine on voi la *fosse sous-épineuse*, destinée au muscle sous-épineux. Près d bord externe de cette fosse se voit une crête verticale qui e sépare une surface étroite alongée et divisée en bas par un crête oblique; la portion supérieure donne attache au muscl petit rond; la portion inférieure, au muscle grand rond.

Des *trois bords* de l'omoplate, l'*interne* ou le *spinal* est l plus long; l'*externe*, plus épais, présente en haut une crêt rugueuse pour l'insertion du long chef du muscle triceps brachial; le *supérieur*, plus court et plus mince, présente l'*échancrure scapulaire*, transformée en trou par le ligament scapulair Ce trou donne passage au nerf scapulaire supérieur, les vaisseaux de ce nom passent au-dessus du ligament.

Des *trois angles*, l'*interne* est droit, et présente une surfac rugueuse pour l'insertion du muscle angulaire. L'angle *inférieur* aigu, offre en dedans des inégalités pour l'insertion de la portion inférieure du muscle grand dentelé. L'angle *externe*, épais volumineux, présente la *cavité glénoïde* de l'omoplate pour l'articulation avec la tête de l'humérus. Cette cavité est ovoïde, grand diamètre vertical, à base inférieure, et regarde en dehor

Elle est surmontée en avant par l'*apophyse coracoïde*, éminence en forme de doigt fléchi en crochet, dont la face supérieure, convexe, présente une surface rugueuse pour l'articulation avec la clavicule; son sommet, dirigé en dehors, est rugueux et donne insertion aux muscles petit pectoral, courte portion du biceps brachial, et au muscle coraco-brachial.

L'HUMÉRUS.

C'est le plus long os du squelette après le fémur et le tibia.

Situation. Il est situé entre l'épaule et l'avant-bras.

Direction. Parallèle à l'axe du corps, il est cependant un peu oblique de haut en bas et de dehors en dedans.

Il présente une courbure de torsion, d'où résulte une gouttière oblique, *gouttière radiale*, située à la face postérieure de l'os, et destinée au passage du nerf radial et de l'artère humérale profonde.

Figure. Os long, il a la forme d'un prisme triangulaire surtout vers sa partie inférieure.

Division. On le divise en *corps* et en *deux extrémités.*

1° Le *corps* ou *diaphyse*, arrondi en haut, est prismatique et triangulaire en bas; il présente à examiner *trois faces* et *trois bords.*

La *face externe* regarde en dehors dans sa partie supérieure, inférieurement elle est dirigée en avant; au-dessous du tiers supérieur, elle présente l'*empreinte deltoïdienne*, éminence rugueuse en forme de V ouvert en haut, et destinée à l'insertion du muscle deltoïde; immédiatement au-dessous de cette empreinte, se trouve la terminaison de la gouttière radiale; puis la face s'excave pour l'insertion du muscle brachial antérieur.

La *face interne*, en rapport avec l'artère humérale, regarde en dedans dans sa partie supérieure, et en avant dans sa partie inférieure; elle présente, vers l'union du tiers supérieur avec le tiers moyen et près du bord interne, une petite surface rugueuse, souvent à peine marquée, pour l'insertion du muscle coraco-brachial. Sur cette face existe le trou nourricier principal, dirigé de haut en bas.

La *face postérieure*, lisse et convexe, s'élargit en bas, e donne insertion au muscle triceps brachial.

Bords. Les *bords latéraux*, peu saillants en haut, proéminen en bas et se projettent de côté; l'externe est interrompu par l gouttière radiale.

Le *bord antérieur* est arrondi et mousse; il fait saillie et s divise en haut pour former la *coulisse bicipitale*, dans laquell passe le tendon du long chef du biceps; le bord antérieur d cette coulisse donne insertion au tendon du muscle grand pec toral; le bord postérieur, au grand rond; le tendon du gran dorsal s'insère au fond de la coulisse.

2° *Extrémités.* L'*extrémité supérieure* présente :

La *tête de l'humérus*, encroûtée de cartilage et formant l tiers d'une sphère; elle regarde en haut et en dedans, et s'ar ticule avec la cavité glénoïde de l'omoplate; elle est circon scrite dans ses deux tiers supérieurs par une rainure, nommé *col anatomique*. Outre cette tête, l'extrémité supérieure offr encore deux tubérosités, séparées par la coulisse bicipitale une antérieure ou *petite tubérosité*, qui donne insertion au tendo du muscle sous-scapulaire; et une externe ou *grosse tubérosité* qui présente trois facettes dont la supérieure donne insertio au muscle sus-épineux; la moyenne, au muscle sous-épineux et l'inférieure, au muscle petit rond. L'extrémité supérieur entière est supportée par une partie du corps de l'humérus, q jusqu'au point d'insertion des tendons du grand dorsal et gran rond, a reçu le nom de *col chirurgical*.

L'*extrémité inférieure* s'aplatit d'avant en arrière, en mêm temps qu'elle s'élargit transversalement; l'angle antérieur d corps s'efface, tandis que ses bords latéraux se prononcer davantage et deviennent presque tranchants; enfin l'extrémit inférieure de l'os se recourbe d'arrière en avant, de telle sor que la portion articulaire, au lieu de regarder directement e bas, est en grande partie tournée en avant.

Chaçun des bords latéraux s'écarte de l'axe de l'os en figurar une courbe à concavité latérale et un peu supérieure; mais c écartement n'est pas égal des deux côtés : du côté externe, l'os n'acquiert qu'un accroissement de largeur égal à l'épaisseur de sa diaphyse, c'est-à-dire, sur un adulte, environ de huit lignes; du côté interne, au contraire, l'élargissement est de onze lignes.

Cette extrêmité présente en procédant de dehors en dedans : 1° l'*épicondyle*, éminence rugueuse qui fait suite au bord externe, et donne insertion aux muscles de la région externe et de la couche superficielle de la région postérieure de l'avant-bras; 2° le *condyle* ou *petite tête* de l'humérus, éminence articulaire, alongée d'arrière en avant et destinée à l'articulation avec la tête du radius; 3° *une rainure articulaire*, oblique de dehors en dedans et d'arrière en avant, et qui correspond au bord de la cavité glénoïde du radius; 4° la *trochlée* ou *poulie humérale*, offrant la même direction oblique que la rainure, et destinée à l'articulation avec la grande cavité sigmoïde du cubitus; le bord interne de cette trochlée descend plus bas que le bord externe; 5° l'*épitrochlée*, apophyse rugueuse, qui fait suite au bord interne de l'humérus, et donne insertion aux muscles des plans superficiels de la région antérieure de l'avant-bras. Entre la trochlée et l'épitrochlée, il reste assez d'espace pour loger l'extrêmité supérieure du cubitus.

Au-dessus des surfaces articulaires, se trouve, en avant, une petite cavité qui reçoit l'apophyse coronoïde du cubitus dans la flexion; en arrière, une cavité plus grande, dite *olécrânienne*, qui reçoit l'olécrâne dans l'extension; elles sont situées toutes deux à peu près à égale distance de l'épitrochlée et de l'épicondyle. Dans l'état normal, la partie moyenne de l'olécrâne, logée dans la fossette olécrânienne, est donc à égale distance de ces deux tubérosités.

Les deux saillies de l'épitrochlée et de l'épicondyle se trouvent sur un même plan horizontal; mais la direction transversale de la surface articulaire n'est pas la même à beaucoup près; cette surface est oblique de manière que son extrêmité externe se trouve à trois lignes en dessous de l'épicondyle, tandis que son extrêmité interne descend à huit lignes au-dessous de l'épitrochlée; ce qui dépend surtout de l'allongement du bord interne de l'épitrochlée.

OS DE L'AVANT-BRAS.

Le squelette de l'avant-bras est formé par deux os : le *cubitus* en dedans et le *radius* en dehors ; ils sont contigus en haut et en bas, et laissent entre eux un intervalle, nommé *espace interosseux*. Ces deux os sont dans une sorte d'antagonisme quant à l'épaisseur, de telle sorte que la partie la plus épaisse de l'un répond directement à la portion la plus mince de l'autre.

CUBITUS.

Situation. Placé sur le côté interne de l'avant-bras, entre l'humérus et le carpe, et en dedans du radius, il est plus long et plus volumineux que ce dernier os. Le cubitus déborde le radius en haut, celui-ci le dépasse un peu en bas.

Direction. Tordu sur son axe, il est dirigé obliquement en bas et en dehors.

Figure. Os long, il est volumineux, triangulaire et prismatique en haut, grêle et cylindroïde en bas.

Division. On le divise en *corps* et en *deux extrémités*.

1° Le *corps*, légèrement concave en dehors, présente à considérer trois faces et trois bords.

La *face antérieure*, rétrécie en haut, s'élargit en bas ; elle est légèrement excavée pour des insertions musculaires, et présente le *trou nourricier*, dirigé de bas en haut.

La *face postérieure*, légèrement excavée, est divisée en deux portions par une crête verticale, et donne insertion aux muscles de la région postérieure.

La *face interne*, convexe et lisse, ne présente rien de particulier.

Bord. Le *bord antérieur* peu marqué, commence sous l'apophyse coronoïde et se porte vers l'apophyse styloïde du cubitus.

Le *bord postérieur* prend naissance à l'olécrâne par une extrémité bifurquée, devient très-saillant, et forme la *crête* du cubitus ou la ligne âpre ; il se perd en bas.

Le *bord externe*, légèrement courbé, est mince et tranchant pour l'insertion du ligament interosseux ; il se termine en bas à une facette articulaire.

2° *Extrémités.* L'*extrémité supérieure,* la partie la plus épaisse de l'os, est fortement échancrée en avant, échancrure qui constitue les trois quarts d'un cercle. Cette échancrure est encroûtée de cartilage, et est destinée à l'articulation avec la trochlée humérale. On la nomme la *grande cavité sigmoïde* du cubitus ; elle est composée par une branche verticale, c'est l'*olécrâne;* et par une branche horizontale, c'est l'apophyse *coronoïde* du cubitus.

L'*olécrâne* présente à sa face postérieure des rugosités en bas pour l'insertion du tendon du triceps brachial; plus haut, cette face est polie et sur ce point glisse le même tendon du triceps. La face antérieure de l'olécrâne est articulaire, et offre une crête verticale en d'os d'âne pour correspondre à la gorge de la poulie humérale. Le sommet proémine en avant et a reçu le nom de bec de l'olécrâne.

L'*apophyse coronoïde* est rugueuse à sa face inférieure pour l'insertion du muscle brachial antérieur; sa face supérieure est articulaire, et présente un relief linéaire antéro-postérieur, faisant suite à celui de la face antérieure de l'olécrâne ; son bord interne très-saillant donne insertion au ligament latéral interne de l'articulation du coude; sur le côté externe de cette apophyse se trouve la *petite cavité sigmoïde* du cubitus, articulaire, oblongue d'avant en arrière, et destinée à l'articulation avec la tête du radius; au-dessous de cette dernière cavité se trouve une surface rugueuse pour l'insertion du muscle court supinateur.

L'*extrémité inférieure*, effilée, se termine par un renflement arrondi qu'on nomme la *tête* du cubitus. En dehors, cette tête s'articule avec l'extrémité inférieure du radius; en bas, avec le pyramidal. En dedans, se trouve l'*apophyse styloïde* du cubitus; entre l'apophyse et la face inférieure existe une rainure, dans laquelle s'insère le ligament triangulaire de l'articulation radio-carpienne. La tête est séparée en arrière de l'apophyse styloïde par une coulisse, où passe le tendon du muscle cubital postérieur.

RADIUS.

Situation. Le radius est situé sur le côté externe de l'avant-bras entre l'humérus et le carpe.

Volume. Moins long et moins volumineux que le cubitus.

Direction. Il est dirigé verticalement.

Figure. Os long, prismatique et triangulaire, plus épais en bas qu'en haut, et courbé à sa partie moyenne.

Division. Il est divisé en *corps* et en *deux extrémités.*

1° *Corps.* Le corps, concave du côté interne, offre à examine trois faces et trois bords.

Faces. La *face antérieure*, rétrécie en haut, s'élargit en bas légèrement excavée, elle donne insertion au muscle long fléchisseur propre du pouce, et présente le trou nourricier, dirigé d bas en haut.

La *face postérieure*, excavée, donne insertion aux muscles long abducteur et court extenseur du pouce.

La *face externe*, convexe et lisse, présente vers son milieu une petite surface rugueuse pour l'insertion du muscle rond pronateur

Bords. L'*antérieur* s'étend de la tubérosité bicipitale obliquement en bas et en dehors vers l'apophyse styloïde de cet os. Dans s partie supérieure, où il est très-saillant, il donne insertion a court supinateur, au fléchisseur sublime et au fléchisseur propr du pouce, en procédant de haut en bas.

Le *postérieur* n'est bien prononcé que vers le milieu de l'os.

Le *bord interne,* mince et tranchant, donne insertion au liga ment interosseux.

2° *Extrémités.* L'*extrémité supérieure* ou *humérale* présente *tête* du *radius*, petite éminence arrondie, qui supporte une cavit glénoïde, pour s'articuler avec la petite tête de l'humérus. Le pou tour de la tête du radius est tapissé par une couche de cartilag pour correspondre au ligament annulaire de l'articulation radio cubitale supérieure.

En dedans, ce bord est très-large pour s'articuler avec la petit cavité sigmoïde du cubitus.

La partie du radius, qui fait suite à la tête, est rétrécie et a reçu le nom de *col du radius*; dirigé obliquement en bas et en dedans il se termine là à une apophyse très-saillante, nommée *tubérosité bicipitale* du radius, qui est lisse en avant, et rugueuse en arrière pour l'insertion du tendon du biceps.

L'*extrémité inférieure*, renflée et quadrilatère, constitue à peu près les trois quarts de la surface articulaire pour l'articulation de l'avant-bras avec le poignet. A part quelques crêtes partielles pour limiter des gouttières tendineuses, la face postérieure de cette extrémité ne présente rien de particulier; ces gouttières ou coulisses sont : une externe pour les tendons des muscles long abducteur et court extenseur du pouce; une seconde pour les muscles radiaux externes, une troisième profonde et rétrécie pour le tendon du muscle long extenseur du pouce, et une quatrième interne pour les tendons du muscle extenseur commun des doigts et de l'extenseur propre de l'index. Le bord antérieur de cette extrémité donne insertion aux ligaments radio-carpiens antérieurs. Le côté interne présente une petite cavité sigmoïde pour l'articulation avec la tête du radius; le côté externe se prolonge en bas sous la forme d'une éminence pyramidale, déjetée un peu en dehors; c'est l'*apophyse styloïde* du radius.

A la face inférieure de cette extrémité se trouve une cavité articulaire, rétrécie en avant et en arrière par les surfaces d'implantation des ligaments, et offrant une forme irrégulièrement triangulaire, dont le sommet dirigé en dehors aboutit à la pointe de l'apophyse styloïde; son rebord postérieur descend un peu plus bas que l'antérieur, circonstance qui s'oppose à la production des luxations du carpe en arrière. Cette face articulaire correspond au scaphoïde et au sémilunaire, osselets de la première rangée du carpe.

SQUELETTE DE LA MAIN.

Le squelette de la main a pour base un petit massif osseux, nommé le *carpe*, qui forme la charpente osseuse du poignet. Il est constitué par huit petits os.

Au carpe succède le *métacarpe*, espèce de gril osseux, formé par cinq os longs et parallèles, nommés *métacarpiens*. Le métacarpe correspond à la paume de la main.

Au métacarpe font suite les *doigts*, appendices isolés, composés de trois os qu'on appelle *phalanges*.

DU CARPE.

Le carpe, considéré dans son ensemble, est concave en avant et légèrement convexe en arrière. Le *bord supérieur* représente un condyle pour l'articulation avec l'avant-bras. Le *bord inférieur*, sinueux et inégal, s'articule avec le métacarpe. A la face antérieure, il y a près de chaque extrêmité du carpe deux éminences ou apophyses dont deux internes et deux externes.

Les huit os dont la réunion forme le carpe, sont disposés en *deux séries* ou *rangées* : l'une *supérieure* ou *antibrachiale*, l'autre *inférieure* ou *métacarpienne*. Chacune de ces rangées renferme quatre os. Ce sont pour la supérieure, en allant de dehors en dedans : le *scaphoïde*, le *sémilunaire*, le *pyramidal* et le *pisiforme ;* pour l'inférieure ou métacarpienne : le *trapèze*, le *trapézoïde*, le *grand os* et l'*os crochu* ou *unciforme*.

Ces os sont courts et irrégulièrement cuboïdes; l'étude de chacun de ces os en particulier est oiseuse et il suffit d'examiner la configuration de chaque rangée dans son ensemble.

Dans la *première série* ou *antibrachiale*, le *pisiforme* est hors de ligne; il forme l'*apophyse supérieure interne* du carpe et présente une facette articulaire pour l'articulation avec le pyramidal. L'*apophyse supérieure externe* est constituée par le scaphoïde.

Les trois autres, le *scaphoïde*, le *sémilunaire* et le *pyramidal*, s'articulent avec l'avant-bras et forment par leur réunion, pour cette articulation, un condyle brisé, à grand diamètre transversal.

Inférieurement, ces trois os constituent en dedans une cavité articulaire, qui reçoit la tête, formée par le grand os et l'os crochu de la deuxième rangée; et en dehors, une convexité qui correspond à la cavité formée par le trapèze et le trapézoïde.

Les *facettes latérales*, par lesquelles les os de la première rangée se touchent, sont articulaires pour s'articuler entre eux.

Les *facettes antérieures* et *postérieures* sont rugueuses pour l'insertion des ligaments dorsaux et palmaires.

Les *os* de la *deuxième rangée* forment par leurs facettes supérieures une tête du côté interne et une cavité du côté externe.

La *tête* résulte de l'union de l'os crochu et du grand os ; celui-ci présente une éminence sphérique, nommée *tête*, supportée par un *col*, qui tient à la partie la plus volumineuse ou au *corps* du grand os. La cavité externe est formée par le trapèze et le trapézoïde, et correspond au condyle du scaphoïde.

Les *facettes inférieures* des os de cette rangée forment une ligne sinueuse et anguleuse pour s'articuler avec les métacarpiens; de telle manière que le trapèze s'articule avec le premier métacarpien; le trapézoïde, avec le deuxième; le grand os, avec le troisième; et l'os crochu, avec le quatrième et le cinquième métacarpiens.

Les *facettes latérales* par lesquelles les os de cette rangée se touchent sont articulaires pour s'articuler entre eux.

Les facettes *antérieures* et *postérieures* donnent insertion aux ligaments palmaires et dorsaux.

Aux *extrêmités interne* et *externe* de la deuxième rangée, on voit s'élever de chaque côté une apophyse; l'interne dépend de l'os crochu; et l'externe, du trapèze.

DU MÉTACARPE.

Le métacarpe, squelette de la paume de la main, est formé par cinq os longs, parallèlement disposés, et nommés *métacarpiens.* Distingués par les noms numériques de premier, deuxième, etc. en allant du côté externe vers le côté interne, ils laissent entre eux des intervalles qu'on a appelés *espaces interosseux.* Le métacarpe, concave en avant, convexe en arrière, présente une extrémité supérieure ou carpienne, une extrêmité inférieure ou digitale, un bord externe ou radial, et un bord interne ou cubital.

CARACTÈRES GÉNÉRAUX DES MÉTACARPIENS.

Ce sont des os longs, présentant un *corps* et deux *extrêmités.*

1° Le *corps*, prismatique et triangulaire, est légèrement courbé en avant pour la concavité de la paume de la main; et convexe en arrière pour le dos de la main.

Des *trois faces*, deux sont *latérales* et une est *dorsale.* Il y a deux *bords latéraux* et un bord antérieur.

2° *Extrêmités.* L'*extrêmité supérieure* ou la *base* présente : une large facette articulaire *supérieure* pour l'articulation avec la deuxième rangée du carpe; deux facettes latérales, en partie articulaires, pour l'articulation avec les métacarpiens voisins ; une facette postérieure et une antérieure rugueuses pour l'insertion de ligaments.

L'extrêmité inférieure offre un condyle, oblongue d'arrière en avant et destiné pour l'articulation avec les doigts. Au-dessus et sur les côtés des condyles se trouve une fossette et un petit tubercule, pour l'insertion des ligaments latéraux de l'articulation métacarpo-phalangienne.

CARACTÈRES DIFFÉRENTIELS.

Les métacarpiens diffèrent entre eux par leur longueur et par leur volume. Le premier surtout présente des caractères bien distincts. Son extrêmité supérieure supporte une facette articulaire qui est concave d'avant en arrière et convexe transversalement pour l'articulation avec le trapèze. Son corps est aplati. Il es situé sur un plan antérieur aux autres, et est le plus court de tou les métacarpiens.

DES DOIGTS.

Les doigts sont formés par trois os superposés; ceux-ci von successivement en décroissant, et portent le nom de *phalanges* distinguées par les noms numériques de première, deuxième e troisième, en allant de haut en bas. La première est encore nommé *phalange métacarpienne;* la seconde, *phalange moyenne* ou *phalangine;* et la troisième, *phalange unguéale* ou *phalangette.*

Le pouce n'a que deux phalanges : l'unguéale et la métacarpienne.

Les phalanges sont des os longs, qui présentent un *corps* et *deux extrémités.*

Le *corps* est semblable dans toutes; convexe sur sa face dorsale et un peu concave à la face palmaire.

L'*extrémité supérieure* supporte une facette ovale, concave et à grand diamètre transversal dans les premières phalanges, servant à l'articulation avec les têtes des os métacarpiens; les deuxième et troisième phalanges ont une surface articulaire supérieure, divisée en deux cavités glénoïdes par une crête antéro-postérieure, pour s'articuler avec la poulie de la phalange supérieure. L'extrêmité inférieure des première et deuxième phalanges présentent une trochlée, sur les côtés de laquelle se trouve un tubercule pour l'insertion des ligaments latéraux; celle des troisièmes est raboteuse en avant pour la pulpe des doigts, et lisse en arrière pour l'ongle.

OS SÉSAMOÏDES DES DOIGTS.

A la face palmaire de quelques-unes des articulations digitales se trouvent de petits *os sésamoïdes,* du volume d'une lentille, et renfermés soit dans le ligament antérieur des articulations des doigts, soit dans l'épaisseur des tendons des muscles fléchisseurs. Ils sont ordinairement au nombre de cinq.

Les deux plus grands sont situés à la première articulation du pouce, et se meuvent sur l'extrêmité antérieure du métacarpien correspondant. Ils sont renfermés dans le tendon du court fléchisseur, qui de cette manière s'insère moins parallèlement à la première phalange. Le troisième, plus petit, occupe la seconde articulation du pouce. Le quatrième et le cinquième sont situés à la première articulation de l'index et de l'auriculaire ou petit doigt. Il est rare qu'il y ait un plus grand nombre d'os sésamoïdes, quelquefois même les deux derniers restent cartilagineux.

DU MEMBRE INFÉRIEUR OU ABDOMINAL.

Les membres inférieurs, destinés à la sustentation du tronc et à la progression, se divisent comme le membre supérieur en quatre portions : 1° la *hanche*, 2° la *cuisse*, 3° la *jambe* et 4° le *pied*.

LA HANCHE.

La hanche correspond à l'épaule, et comprend comme elle, la première articulation du membre qu'elle rattache au tronc. Elle ne se compose que d'un seul os; c'est l'*os innominé*, aussi nommé l'*os iliaque*, l'*os coxal*, ou *os de la hanche*.

OS ILIAQUE OU OS COXAL.

Situation. Situé sur le côté de la portion sacro-coccygienne de la colonne vertébrale, il s'unit en avant à celui de l'autr côté pour former le bassin.

Jusqu'à l'âge de la puberté, il est composé de trois pièces réunies par une masse cartilagineuse au centre de la cavi cotyloïde; ce sont l'*ilion*, situé en haut; le *pubis* placé en avan et l'*ischion* occupant la partie inférieure.

Figure. Le plus considérable de tous les os larges, il est co tourné sur lui-même et est aplati d'avant en arrière dans sa part inférieure, et de dehors en dedans dans sa partie supérieure

Division. Il présente à considérer *deux faces* et une *circonféren*

1° *Faces.* La *face externe* présente en arrière et en haut *fosse iliaque externe,* large surface, concave en arrière, conve en avant et appartenant à l'ilion. On y remarque tout-à-fait arrière la *ligne demi-circulaire supérieure*, vers le milieu de cet fosse se trouve la *ligne demi-circulaire inférieure.* Ces deux lign sont concaves en bas, se dirigent de bas en haut et en avant, divisent la fosse en trois portions. Toute la partie qui se trou derrière la ligne demi-circulaire supérieure donne insertion muscle grand fessier; la surface circonscrite par les deux lignes sert d'attache au muscle moyen fessier; et le muscle petit fessier occupe toute la surface, limitée en haut par la ligne demi-circulaire inférieure.

Au-devant de la fosse iliaque externe, on voit la *cavité cotyloïde*, profonde et arrondie, dirigée en bas, en dehors et un peu en avant; elle est destinée à l'articulation avec la tête du fémur, et est recouverte de cartilage dans une grande partie de son étendue. La partie inférieure et interne de la cavité cotyloïde est creusée d'une fossette étendue, qui n'est pas recouverte de cartilage, et qui est remplie de graisse; c'est l'*arrière-fond* de la cavité cotyloïde.

Le bord de la cavité cotyloïde est saillant et tranchant, et a reçu le nom de *sourcil cotyloïdien;* ce bord présente en bas et en dedans une forte échancrure, nommée *ischio-pubienne*, convertie en trou pour le passage des vaisseaux de l'articulation coxo-fémorale; et deux dépressions dont l'une, antérieure et supérieure, est nommée *ilio-pubienne;* et dont l'autre, inférieure et postérieure, est appelée *ilio-ischiatique.*

Immédiatement au-dessus du sourcil cotyloïdien se trouve une légère dépression pour l'insertion de la *portion réfléchie* du tendon du muscle droit antérieur de la cuisse, au-dessous se trouve une gouttière pour le passage du tendon du muscle obturateur externe.

Au-devant et un peu au-dessous de la cavité cotyloïde se trouve le *trou sous-pubien* ou *obturateur*, ovale chez l'homme, *trou ovale*, et triangulaire chez la femme. Il présente à sa partie supérieure et externe la *gouttière sous-pubienne* transformée en canal par la membrane obturatrice, et donnant passage au nerf et aux vaisseaux obturateurs.

En dedans du trou sous-pubien est la *branche descendante du pubis* et *ascendante de l'ischion*, surface osseuse quadrilatère et allongée, qui s'élargit en bas et en haut et s'unit dans ce dernier point à la *branche horizontale du pubis* pour former le *corps du pubis.*

La *face interne* est divisée en deux portions par une ligne saillante horizontale, appelée *ligne innominée*, qui fait partie du détroit supérieur ou de la *marge* du bassin. La portion supérieure de l'os est inclinée en dehors et regarde en haut et en dedans; elle présente une surface concave, lisse, appelée *fosse iliaque interne*, remplie par le muscle iliaque interne et offrant le trou nourricier de l'os. Immédiatement en dessous et en arrière de cette fosse se trouve la *surface auriculaire*, comparée au pavillon de l'oreille, d'une forme sémi-lunaire, à convexité antérieure, et destinée à s'articuler avec la surface correspondante du sacrum. Derrière la surface auriculaire se trouvent des rugosités servant d'attache aux ligaments sacro-iliaques postérieurs.

La portion inférieure de la face interne est concave, et dirigée en dedans et en arrière; elle fait partie de l'*excavation pelvienne*. On y remarque l'orifice interne du trou et de la gouttière sous-pubienne. Derrière ce trou se trouve une surface osseuse quadrilatère, obliquement dirigée d'arrière en avant, de dehors en dedans, et de haut en bas. Cette surface, matelassée par le muscle obturateur interne, forme un plan incliné pour les mouvements de la tête du fœtus dans l'accouchement. La partie antérieure de ce plan osseux correspond à la cavité cotyloïde. En dedans du trou sous-pubien se voit la face postérieure de la branche ascendante de l'ischion et descendante du pubis.

2° *Circonférence.* Elle est divisée en quatre bords : un supérieur, un inférieur, un antérieur, et un postérieur.

Le *bord supérieur*, épais, et recourbé en *S* dans le sens antéro-postérieur, a reçu le nom de *crête iliaque.* On y distingue une *lèvre externe*, une *interne*, et un *interstice* pour faciliter la description des attaches musculaires.

Le *bord inférieur*, dirigé de bas en haut et en dedans, présente en dehors une grosse tubérosité, *tubérosité de l'ischion* ou *ischiatique*, qui donne insertion aux muscles postérieurs de la cuisse, la courte portion du biceps exceptée. En dedans de cette tubérosité, le bord inférieur devient oblique en haut et en dedans, est inégal et légèrement tordu, et concourt à former l'*arcade pubienne*. Au-dessus de cette partie oblique, ce bord devient vertical, constitue la *portion symphysaire*, qui supporte une facette articulaire elliptique pour s'articuler avec l'os de l'autre côté, et constituer ainsi la *symphyse du pubis*.

Le *bord antérieur*, vertical en dehors, devient horizontal en dedans. Il commence à l'extrêmité antérieure de la crête iliaque par l'*épine iliaque antérieure et supérieure*, petite apophyse sous-cutanée, destinée à des insertions musculaires; au-dessous, on rencontre successivement : 1° une *échancrure*, 2° l'*épine iliaque antérieure et inférieure* pour l'insertion du tendon direct du muscle droit antérieur de la cuisse, 3° une *gouttière*, destinée au muscle psoas-iliaque. En dedans de cette gouttière, se trouve la *surface pectinéale*, destinée à l'insertion du muscle pectiné; lisse et triangulaire, elle regarde en avant et en haut, et est limitée en dehors ou à sa base par l'*éminence iléo-pectinée*, qui répond à l'artère fémorale et sur laquelle ce vaisseau doit être comprimé; en dedans, ou à son sommet, par l'*épine* du pubis, qui donne insertion au muscle droit antérieur de l'abdomen, et qu'il faut distinguer de l'*angle* du pubis, formé par la réunion du bord inférieur avec le bord antérieur de l'os coxal. Le bord postérieur de la surface pectinéale est formé par la *crête du pubis* ou *pectinéale*, donnant insertion au *ligament de Gimbernat*.

Le *bord postérieur*, oblique de haut en bas et d'arrière en avant, présente l'*épine iliaque postérieure et supérieure*, qui fait suite à la *tubérosité* de l'os iliaque, c'est-à-dire à l'extrêmité postérieure de la crête iliaque; immédiatement en-dessous se trouve : 1° une *petite échancrure*, 2° une petite lamelle anguleuse, l'*épine iliaque postérieure et inférieure*, 3° plus en avant, une grande échancrure, la *grande échancrure sciatique*, séparée d'une antérieure plus petite, nommée *petite échancrure sciatique*, par l'*épine sciatique*. Celle-ci représente une petite lamelle anguleuse, à laquelle vient s'insérer le petit ligament sacro-sciatique. Les échancrures sciatiques sont transformées en grand et petit trous sacro-sciatiques par les ligaments de ce nom.

LE BASSIN EN GÉNÉRAL.

Le bassin est une espèce de ceinture osseuse, fort irrégulièr dans sa forme, que les anciens accoucheurs comparaient, non sans quelque ressemblance, au plat des barbiers.

Il est formé par quatre os : le sacrum et le coccyx en arrière et les deux os coxaux qui constituent les parties latérales et antérieures du bassin. De la réunion de ces os résulte une grande cavité osseuse irrégulière, ouverte en haut et en bas, qui support en arrière la colonne vertébrale et qui, d'une autre part, es supportée des deux côtés par les fémurs.

Chez l'adulte de taille ordinaire, le bassin partage le corps e deux parties égales.

Dans le fœtus la partie du corps, placée au-dessus du bassin a plus de longueur.

Chez ceux d'une taille très-élevée, c'est la partie, située au dessous de cette portion du squelette, qui a le plus de longueur

Le bassin présente à étudier une surface extérieure, une surface intérieure, et deux circonférences.

La *surface extérieure*, divisée en faces antérieure, postérieure et latérales, ne nous offre d'autres particularités que celles déj décrites avec les faces correspondantes des os constitutifs d bassin.

Surface intérieure. Le bassin, à l'intérieur, est partagé en deu portions par un rebord saillant arrondi, qu'on nomme la *marg* du bassin; la portion supérieure constitue le *grand bassin*, l portion inférieure plus étroite forme le *petit bassin.*

1° Le *grand bassin* largement échancré en avant, où il correspond à l'hypogastre, est constitué par les deux fosses iliaques internes; en bas, il se continue avec le petit bassin.

2° Le *petit bassin* ou bassin proprement dit est une espèce d canal, dans lequel on distingue deux orifices légèrement rétrécis nommés *détroits*, et une cavité qui porte le nom d'*excavatio* *pelvienne.*

Le *détroit supérieur* a une forme, qui se rapproche plus o

moins d'un ovale, ou plutôt d'un cœur de carte à jouer dont l'extrêmité la plus large serait tournée en arrière; mais sur un bassin, tapissé encore sur les côtés par les muscles psoas, cette ouverture représente un triangle tronqué dont la base est tournée en avant.

Il est circonscrit latéralement par la *marge* du bassin ou la *ligne innominée*, qui se termine en avant à l'épine du pubis, et qui est continuée en arrière par l'*angle sacro-vertébral* ou le *promontoire* des accoucheurs. On y distingue *quatre diamètres : l'antéro-postérieur* se mesure de l'angle sacro-vertébral à la face interne de la symphyse du pubis; dans une femme bien conformée il a quatre pouces; le *transversal* se dirige d'une ligne innominée à l'autre, un peu plus près du sacrum que du pubis : il a cinq pouces; les diamètres *obliques* passent de la symphyse sacro-iliaque d'un côté à l'éminence ilio-pectinée de l'autre côté : il a quatre pouces et demi. Chez l'homme, tous ces diamètres ont une étendue moins considérable.

Le *détroit inférieur*, plus rétréci que le supérieur, et formé par la pointe et les deux bords du coccyx, par les échancrures sciatiques, par les tubérosités du même nom et par l'arcade pubienne, présente deux tubérosités latérales, les tubérosités de l'ischion, qui séparent trois échancrures dont une antérieure, l'*arcade pubienne* ou *sous-pubienne*, anguleuse chez l'homme et arrondi chez la femme; et deux postérieures, échancrures sciatiques, séparées en arrière l'une de l'autre par le coccyx. Quand les ligaments sont conservés, le détroit inférieur est limité latéralement par les grands ligaments sacro-sciatiques. On distingue également *quatre diamètres* au détroit inférieur : l'*antéro-postérieur* ou *cocci-pubien*, qui s'étend de l'extrêmité du coccyx à la partie supérieure de l'arcade pubienne; il a quatre pouces, et peut acquérir un demi-pouce de plus par la mobilité du coccyx; le diamètre *transverse* ou *bi-sciatique* va d'une tubérosité de l'ischion à l'autre; il a à peu près quatre pouces, ainsi que les deux diamètres *obliques*, qui s'étendent de la tubérosité sciatique d'un côté, au milieu du ligament sacro-sciatique de l'autre.

L'excavation pelvienne. Entre les deux détroits s'étend l'excavation pelvienne qui n'a *en avant* que la hauteur de la symphyse pubienne, environ dix-huit lignes, et est constituée là, 1° par la symphyse pubienne, 2° par la face postérieure des os du pubis, et 3° par les trous sous-pubiens ; tandis qu'en *arrière*, elle est constituée par la colonne sacro-coccygienne, où elle offre une concavité très-forte. Sur les *côtés*, elle présente un plan incliné *en dedans* et *en avant*, que suit la tête du fœtus dans ses mouvements de rotation pendant l'accouchement.

Circonférences. La *circonférence supérieure* du bassin est constituée par les bords antérieurs et supérieurs des os coxaux et présente les mêmes particularités. *L'inférieure* se confond, au contraire, avec le détroit inférieur du bassin.

La direction du bassin et de ses détroits est une question qui a beaucoup occupé les accoucheurs depuis un siècle.

Détaché du squelette, le bassin prend une position horizontale, lorsqu'on le fait reposer sur les tubérosités sciatiques ; mais sur le squelette, il est incliné par rapport à la colonne vertébrale. Comme cette inclinaison n'est pas la même pour tous les points du bassin, on a admis *deux axes*, ou lignes fictives qui représentent les inclinaisons de ses principales parties ; ce sont l'*axe du grand bassin* et l'*axe du petit bassin.*

L'*axe du grand bassin* ou du détroit supérieur se dirige en bas et en arrière, et est représenté par une ligne fictive, qui partant du nombril passe par le milieu du diamètre transverse du détroit supérieur, et aboutit au sommet du sacrum.

L'*axe du petit bassin* ou du détroit inférieur est au contraire dirigé de haut en bas et d'arrière en avant, et représenté par une ligne fictive qui commence à l'angle sacro-vertébral et passe par le centre du détroit inférieur. Ces deux axes s'extrecroisent dans le petit bassin, et forment par leur ensemble une courbe à concavité antérieure, qui indique l'inclinaison du bassin et que suit le fœtus au moment de l'accouchement. Cette ligne courbe est assez bien représentée par la courbure du sacrum.

Chez l'homme, le bassin est en général moins ample que

chez la femme; les os iliaques ont une direction plus verticale, le sacrum est moins large, l'arcade sous-pubienne forme un angle aigu; tandis que chez la femme, cette arcade est plus arrondie; en même temps qu'il y a chez la femme un plus grand écartement entre les cavités cotyloïdes, les crêtes et les épines iliaques, que chez l'homme. Chez ce dernier, le trou souspubien a une forme ovale; chez la femme, il est au contraire triangulaire.

LE FÉMUR.

Situation. Os de la cuisse, le fémur, le plus long et le plus volumineux de tous les os du squelette, s'étend obliquement en dedans depuis le bassin jusqu'à la jambe.

Direction. Les deux fémurs convergent légèrement entre eux par leurs extrêmités inférieures. Cette convergence est un peu plus marquée chez la femme que chez l'homme, ce qui résulte de l'écartement plus considérable des cavités cotyloïdes.

Division. Il se divise en *corps* et en *extrêmités.*

1° *Corps.* Le corps ou la diaphyse du fémur est légèrement tordu sur lui-même; mais il est essentiellement arqué en avant, d'où résulte en arrière une excavation qu'occupent les muscles fléchisseurs de la jambe.

Il a la forme d'un prisme triangulaire dont la *face antérieure* est arrondie; les *deux faces latérales* sont planes et regardent en arrière.

Les *bords latéraux*, l'*interne* et *externe* sont arrondis; le bord *postérieur* au contraire très-saillant et rugueux a reçu le nom de *ligne âpre*, divisée en *deux lèvres* et en *interstice* pour l'indication de l'insertion de plusieurs muscles. La ligne âpre se bifurque à ses deux extrêmités. La branche externe de la bifurcation supérieure, très-rugueuse, se rend vers le grand trochanter, et donne insertion au muscle grand fessier; la branche interne se termine au petit trochanter et donne insertion au muscle pectiné. Des deux branches de la bifurcation inférieure, l'une, externe, se rend vers la tubérosité externe du fémur et se termine à une fossette dans laquelle s'insère le jumeau externe ; l'autre, interne, se termine à un tubercule saillant, destiné à l'insertion du tendon du grand adducteur, et au-dessous se trouve une fossette pour l'insertion du jumeau interne. Vers la partie moyenne de la ligne âpre se voit le conduit nourricier qui pénètre dans le canal médullaire de l'os.

2° Des *extrémités.* L'*extrêmité supérieure* présente à étudier successivement, la *tête*, le *col*, et deux éminences inégales, appelées *trochanters,* le *grand* et le *petit.*

La *tête du fémur* est une portion d'un sphéroïde de deux pouces environ de diamètre, plus qu'hémisphérique, regardant obliquement en haut, en dedans et en avant. Elle s'étend davantage en avant et en arrière qu'en haut et en bas. Elle est encroûtée d'un cartilage d'autant plus épais qu'on l'examine plus près du centre ; elle présente immédiatement au-dessous du centre une dépression inégale qui donne attache au ligament rond du fémur.

Col du fémur. La tête est soutenue par un *col*, espèce de pédicule allongé, aplati d'avant en arrière, de manière que le diamètre vertical est deux fois plus considérable que l'antéro-postérieur. Le col forme avec la diaphyse un angle plus ou moins obtus, ouvert en dedans, qu'on nomme *angle du fémur*. Cet angle varie d'après les individus et influe sur la stature; chez la femme, cet angle est presque droit. Le col du fémur se rétrécit presque subitement à quelques lignes en dehors de la tête, et s'élargit de nouveau en se réunissant au corps de l'os. Sa face postérieure, légèrement concave, est plus longue que l'antérieure. Les bords supérieur et inférieur sont arqués.

Le *grand trochanter,* situé à la partie externe et supérieure du col, sur la même ligne que le corps du fémur, est une éminence quadrilatère, aplatie de dedans en dehors, faisant saillie sous la peau, se trouvant sur la même ligne que la pointe du coccyx et l'épine sciatique, par conséquent un peu au-dessous de la ligne qui passe par le centre de la cavité cotyloïde. Sa *face externe*, rugueuse et légèrement convexe, présente une ligne oblique de haut en bas et d'arrière en avant, destinée à l'insertion du moyen fessier; elle se termine en bas par une ligne transversale ou crête, crête du vaste externe.

Sa *face interne* est excavée et constitue la *fosse digitale* ou *trochantérienne*, dans laquelle s'insèrent les tendons des muscles obturateurs. Le *bord supérieur* donne attache en arrière au pyramidal et en avant au muscle petit fessier, qui s'insère aussi au *bord antérieur*. Le *bord postérieur* est destiné à l'insertion du muscle carré de la cuisse.

Le *petit trochanter*, apophyse conoïde, fait saillie à la partie supérieure de la face interne de l'os, et est embrassé par le tendon du muscle psoas-ilique qui s'y insère.

Le grand et le petit trochanters sont réunis en avant et en arrière par des lignes obliques rugueuses dont la postérieure, saillante, sert de point d'insertion au muscle carré de la cuisse; tandis que l'antérieure, moins prononcée, est destinée au vaste interne. Ces lignes sont nommées *inter-trochantériennes.*

L'*extrémité inférieure* du fémur, beaucoup plus volumineuse que le corps et l'extrêmité supérieure, présente en avant et sur la ligne médiane la poulie, exclusivement destinée à la rotule, et qu'on nomme *trochlée fémorale.*

Sur les côtés et en bas, cette extrêmité présente les *deux condyles* du fémur, aplaties transversalement, convexes et articulaires dans le sens antéro-postérieur; ils jouent dans les cavités glénoïdes du tibia. L'*interne* descend un peu plus bas que l'*externe*, mais en revanche celui-ci se prolonge davantage en avant; ils sont séparés en arrière par une échancrure profonde, nommée *échancrure intercondylienne.*

Les faces, par lesquelles les condyles se regardent, sont excavées et donnent insertion aux ligaments croisés de l'articulation du genou.

L'extrêmité inférieure du fémur présente sur sa face externe et interne une tubérosité, ce sont les *tubérosités du fémur.* L'*externe*, moins saillante que l'*interne*, présente deux dépressions, séparées par un tubercule; dans la supérieure s'insère le jumeau externe; dans l'inférieure plus allongée, le tendon du muscl poplité.

ROTULE

Situation et forme. La *rotule,* os *sésamoïde*, renfermé dans l tendon du triceps crural, et situé au-devant du genou, est u os spongieux, aplati d'avant en arrière, ayant une forme triai gulaire à angles arrondis et à sommet inférieur; celui-ci donn attache au ligament rotulien, et la base, placée en haut, se d'insertion au tendon du triceps.

La *face antérieure* est légèrement convexe, et sous-cutanée.

La *face postérieure* est articulaire en grande partie, et répon à la trochlée fémorale; elle est partagée en deux portions in gales par une crête saillante, qui descend de la base vers sommet; la portion externe est plus large et plus profonde qu l'interne.

DE LA JAMBE.

Le squelette de la jambe se compose de deux os, l'un intern volumineux et fort, seul articulé avec le fémur, et supportai seul le poids du corps, c'est le *tibia;* tandis que l'autre extern mince et grêle, emprunte plutôt au premier un appui, qu n'est destiné à lui en servir, et semble dans l'étendue de la jaml n'avoir pour objet que de multiplier les points d'attaches muscu laires; c'est le *péroné.* Le tibia et le péroné ne sont pas su un même plan horizontal; lorsque la jambe est couchée sur face postérieure, le tibia dépasse de beaucoup l'autre en avan De là le précepte de se placer en dedans du membre, poı scier de front les deux os dans l'amputation de la jambe.

TIBIA.

Situation. Unique colonne sur laquelle repose le poids d

corps, le tibia est situé entre le fémur et le pied sur lequel il s'appuie.

Figure. Os long, renflé à son extrémité supérieure, il prend la forme d'un prisme triangulaire à sa partie moyenne, diminue de volume de manière qu'à son tiers inférieur, il est plus ténu qu'en tout autre point; ce qui explique la fréquence des fractures en cet endroit. C'est là aussi qu'il prend une forme arrondie, au lieu de la forme prismatique et triangulaire qu'il affectait plus haut; ce qui est d'une assez grande importance pour juger de la valeur des différents procédés d'amputation.

Direction. Sur le squelette, le tibia ne suit point la direction du fémur; il est fortement déjeté en dehors par son extrémité inférieure; de manière qu'à l'articulation du genou les deux os sont réunis à angle très obtus, saillant en dedans.

Considéré dans son axe propre, le tibia présente une double inflexion telle, que son extrémité supérieure est dirigée en dehors; tandis que son extrémité inférieure est dirigée en dedans. Trop d'inclinaison en dedans produit la *cambrure* des jambes.

Division. On y distingue *un corps* et *deux extrémités.*

1° Le *corps* présente trois faces, séparées par trois bords.

La *face externe,* légèrement excavée jusqu'à sa partie moyenne pour l'insertion du muscle tibial antérieur, se dévie inférieurement en avant; déviation qui est en rapport avec celle des tendons de cette région.

La *face interne,* lisse et un peu convexe, est sous-cutanée.

La *face postérieure,* convexe en haut, présente près de l'extrémité supérieure une ligne oblique de haut en bas et de dehors en dedans pour l'insertion du muscle poplité, du soléaire, et des muscles de la couche profonde. Cette ligne limite en bas une surface triangulaire, destinée à l'insertion du muscle poplité; immédiatement en dessous se trouve le trou nourricier de l'os.

Le *bord antérieur*, arrondi et mousse en bas, est saillant et tranchant dans ses deux tiers supérieurs, d'où le nom de *crête du tibia.* A sa partie supérieure, il est incliné en dehors; à sa partie inférieure, en dedans.

Le *bord externe*, tranchant, donne attache au ligament int(
osseux, se bifurque à sa partie inférieure, et circonscrit u
cavité triangulaire pour l'articulation avec le péroné.

2° *Extrêmités*. *L'extrêmité supérieure*, présente *deux cavit glénoïdes*, destinées à l'articulation avec les condyles du fému l'*interne*, ovale d'avant en arrière, est plus profonde que l'*extern* celle-ci, un peu plus oblique en bas et en dehors a une forn à peu près circulaire. Elles sont séparées par l'*épine du tibi* petite éminence conoïde, qui sépare de légères dépressions po térieures et antérieures, destinées à l'insertion des ligamer croisés et des fibro-cartilages semi-lunaires.

L'extrêmité supérieure présente sur sa face antérieure la *tul rosité antérieure* du tibia, surface triangulaire dont le somn rugueux et dirigé en bas donne insertion au ligament rotulien.

Sur les côtés de cette extrêmité, on rencontre les *tubérosi latérales* du tibia; l'*interne*, la plus considérable, est pourv d'une gouttière horizontale pour l'insertion d'une portion du te don du muscle demi-membraneux; l'*externe* offre en arrière u facette plane, circulaire et articulaire, qui regarde en bas et dehors, et est destinée à l'articulation avec la tête du péroné.

L'extrêmité inférieure ou *tarsienne*, moins volumineuse que supérieure, se termine par une cavité articulaire, quadrilatèr oblongue transversalement, que divise une crête antéro-pos rieure, et qui s'articule avec la trochlée de l'astragale.

En *dedans* de cette cavité, se voit une apophyse épaisse courte, aplatie de dehors en dedans; c'est la *malléole interne* d(la face interne est convexe et placée immédiatement sous la pea tandis que sa face externe fait partie de la cavité articulaire in rieure du tibia; le bord postérieur de cette malléole est creı en gouttière oblique pour les tendons du muscle tibial postéri(et du fléchisseur commun des orteils.

L'extrêmité inférieure du tibia présente en dehors une surf: triangulaire, excavée, large et lisse en bas, étroite et rugueuse haut, et destinée à l'articulation avec le péroné.

PÉRONÉ.

Situation et *figure.* C'est un os très-grêle et aussi long que le tibia dont il occupe le côté externe et un peu postérieur.

Division. Il présente à examiner un *corps* et *deux extrémités.*

1° *Corps.* Le corps est triangulaire et tordu sur lui-même, de telle manière que les faces présentent des déviations, qui sont en rapport avec les changements de direction que subissent les tendons des muscles.

La *face externe,* creusée en gouttière pour l'insertion des muscles péroniers latéraux, se dévie inférieurement en arrière.

La *face interne,* divisée en deux portions inégales par une crête longitudinale à laquelle s'attache le ligament interosseux, devient antérieure en bas.

La *face postérieure* devient interne en bas, et se termine là par une face inégale pour l'articulation avec le tibia.

Les *bords latéraux* et *antérieur* suivent les déviations des faces.

2° *Extrémités.* L'*extrémité supérieure* ou *tête* du péroné est supportée sur un *col* peu rétréci ; on voit à sa partie supérieure la facette articulaire, circulaire et plane, qui l'unit au tibia. Son pourtour est rugueux et présente en arrière une petite éminence conoïde, l'*apophyse styloïde.*

L'*extrémité inférieure* est plus grosse que la supérieure ; elle descend plus bas que le tibia pour former la *malléole externe;* à sa face interne se trouve une surface articulaire, qui s'articule avec l'astragale, et complète la mortaise, que forment les os de la jambe pour l'articulation avec le pied ; derrière cette face articulaire, il y a une fossette dans laquelle s'insère le ligament péronéo-astragalien postérieur. La face externe est convexe, raboteuse, et sous-cutanée. Le bord postérieur offre une gouttière longitudinale pour les tendons des muscles péroniers latéraux.

DU PIED.

Le pied, dernière partie du membre inférieur, est destiné à porter le poids du corps, et à lui fournir en même temps une assiette ferme et solide sur le sol. Pour remplir cette fonction, a été configuré en une sorte de voûte à trois piliers dont les de plus puissants sont représentés par le calcanéum en arrière, p la tête du premier métatarsien en avant; le troisième, situé avant et en dehors, est constitué par la tête du cinquième m tatarsien. Cette voûte est d'ailleurs fort irrégulière.

Direction. Le pied, dirigé horizontalement d'avant en arrièr forme avec la jambe un angle droit, disposition conforme av la destination de l'homme à l'attitude bipède; de cette maniè tout le poids du corps est transmis par le tibia au pied sa perte de force.

Figure. Le pied a la forme d'une voûte, épaisse et étroite arrière, et qui s'aplatit à son extrêmité antérieure, où elle e digitée.

On y distingue le *dos*, la *plante du pied* et les *bords* do l'un est *externe* ou *péronéal* et l'autre *interne* ou *tibial.*

Division. Le pied résulte de la réunion de vingt-six os, présente en arrière, dans sa moitié postérieure, le *tarse,* pet massif osseux, composé de sept pièces osseuses.

Au tarse succède le *métatarse,* formé de cinq os longs et p rallèles, et auquel font suite les *orteils.*

Le pied présente dans sa composition plusieurs traits d'an logie avec la main; mais il y a de grandes différences en rappo avec leur destination et qui méritent d'être notées. Ainsi, so le rapport du volume et du poids, le pied l'emporte sur main; cette augmentation porte sur la longueur et l'épaisse et non sur la largeur; car la main est plus large que le pie Une seconde différence caractéristique vient du défaut d'oppos tion du gros orteil. Une troisième différence résulte du mod d'articulation de la jambe avec le pied. Ce n'est point en eff avec l'extrêmité postérieure du tarse que la jambe s'articule mais avec sa face supérieure; et l'axe du pied n'est pas sur même ligne que l'axe de la jambe : les deux axes forment u angle droit; l'inverse a lieu pour la main.

TARSE.

Le *tarse*, massif osseux, constitue la moitié postérieure du pied, et a la forme d'une voûte convexe en haut et concave en bas et en dedans. Cette voûte sert à protéger les vaisseaux et les nerfs de la plante du pied contre leur compression pendant la marche.

Il est formé de sept os, disposés sur deux rangées. La *première rangée* ou *jambière*, se compose de deux os, l'*astragale* et le *calcanéum*; la *deuxième* ou *rangée métatarsienne* se compose des cinq autres : le *cuboïde*, le *scaphoïde* et les trois *cunéiformes*.

PREMIÈRE RANGÉE. — L'ASTRAGALE.

Les os de cette rangée sont superposés et l'astragale seul concourt à l'articulation de la jambe avec le pied.

L'*astragale* occupe la partie supérieure du tarse.

Figure et division. D'une forme cuboïde, on y distingue une partie postérieure, volumineuse, qui est le *corps* de l'os; une partie antérieure, appelée *tête;* et une partie intermédiaire rétrécie, appelée *col.*

La *face supérieure* de l'astragale présente sur le corps de l'os une poulie articulaire peu prononcée qui s'articule avec le tibia.

La *face inférieure* s'articule avec le calcanéum par deux facettes, l'une postérieure concave, l'autre antérieure plane, séparées par une rainure, oblique de dehors en dedans et d'avant en arrière, et qui est destinée à l'insertion du ligament interosseux.

La *face interne* présente une facette articulaire qui s'unit à la malléole interne.

La *face externe* en offre une semblable, mais plus étendue, qui s'unit à la malléole externe.

L'*extrémité antérieure* ou la *tête* s'articule par une surface convexe avec le scaphoïde.

L'*extrêmité postérieure* présente une coulisse oblique de haut en bas et de dehors en dedans pour le tendon du long fléchisseur du gros orteil.

LE CALCANÉUM.

Situation et figure. Placé au-dessous de l'astragale, c'est le plus volumineux de tous les os du tarse. Sa forme est cuboïde.

La *face supérieure* forme par sa moitié postérieure le *talon;* cette portion, rétrécie transversalement et arquée d'avant en arrière, varie en longueur chez les différents individus. Immédiatement au-devant se trouvent deux surfaces articulaires une postérieure convexe, et une antérieure plane quelquefois double; celle-ci est supportée par une portion saillante de l'os, nommée *petite apophyse* du calcanéum. Ces deux surfaces articulaires, destinées à l'articulation avec l'astragale, sont aussi séparées par une rainure oblique.

La *face inférieure* est inégale et se termine en arrière par *deux tubérosités* qui supportent là le poids du corps et donnent attache à différents muscles.

La *face interne*, concave, porte le nom de *voûte du calcanéum.*

La *face externe*, superficielle, présente vers son milieu deux coulisses destinées aux tendons des péroniers latéraux. A son extrêmité antérieure se trouve en haut un petit tubercule, qui sert à indiquer le côté externe de la ligne inter-articulaire médio-tarsienne; elle se trouve immédiatement au-devant de ce tubercule.

L'*extrêmité* ou *face postérieure,* triangulaire, forme la saillie du talon et donne attache en bas au tendon d'Achille.

L'*extrêmité* ou *face antérieure* présente une surface articulaire concave de haut en bas et un peu convexe transversalement, et destinée à s'articuler avec le cuboïde. Toute la partie antérieure qui supporte la facette articulaire, porte le nom de *grande apophyse du calcanéum.*

DEUXIÈME RANGÉE DU TARSE.

Constituée par cinq os, elle est simple du côté externe et se bifurque du côté interne. Ainsi, elle n'est formée en dehors que par le *cuboïde;* et en dedans, par le *scaphoïde* en arrière, et par les *trois cunéïformes* en avant.

LE CUBOÏDE.

Situation et figure. Situé au côté externe et antérieur du tarse, il a une forme cuboïde et présente six faces.

La *face supérieure,* raboteuse et plane, regarde légèrement en dehors.

La *face externe* et l'*inférieure* se confondent, et présentent une gouttière oblique pour le tendon du long péronier latéral; derrière cette gouttière se trouve un tubercule pour l'insertion du ligament calcanéo-cuboïdien.

La *face interne* s'articule avec le troisième cunéïforme et quelquefois en arrière avec le scaphoïde.

La *face antérieure* présente une large facette articulaire, subdivisée en deux portions par une ligne saillante; elle s'articule avec les deux derniers os du métatarse, suivant une ligne oblique de dehors en dedans et d'arrière en avant. Cette ligne suffisamment prolongée tombe sur l'extrémité antérieure du premier métatarsien.

La *face postérieure* s'unit au calcanéum; elle est concave transversalement, et convexe de haut en bas; elle se prolonge en bas et en arrière par une petite éminence, nommée le *bec* du cuboïde; ce bec emboîte le calcanéum et rend la désarticulation médio-tarsienne quelquefois très-difficile.

LE SCAPHOÏDE.

Situation. Aussi nommé *os naviculaire*, le scaphoïde est situé sur le côté interne du tarse, entre la tête de l'astragale et les trois cunéïformes.

Figure. Il a la forme d'une nacelle, concave en arrière e convexe en avant.

La *face postérieure*, concave, s'articule avec la tête de l'as tragale.

Sa *face antérieure*, convexe, est articulaire et divisée par deu saillies en trois facettes, qui correspondent aux trois cuné formes.

La *circonférence*, convexe en haut et en dehors, est échancré en bas; elle présente en dedans un tubercule, qui fait saillie a bord interne du pied, et qui donne insertion au tendon du tibia postérieur. Il se trouve immédiatement au devant de l'extrémit interne de l'articulation médio-tarsienne.

LES TROIS CUNÉÏFORMES.

Ces os sont situés sur le côté interne du pied, entre le sca phoïde qui est en arrière, et les trois premiers métatarsiens qu sont en avant.

Ils sont distingués par les noms numériques de *premier* *deuxième* et *troisième*, en allant de dedans en dehors; ou d'aprè leur volume, en *grand*, c'est le premier; en *moyen*, c'est le tro sième; et en *petit*, c'est le deuxième.

La base de ces os est dirigée en haut, excepté celle du pre mier dont la base, située en bas, présente en arrière un *tubercu* pour le tendon du muscle tibial antérieur.

Ces os s'articulent entre eux pour ne former qu'une seule pièce le troisième s'articule en dehors avec le cuboïde; en arrière il s'articulent tous avec le scaphoïde; et en avant, avec les trois pre miers métatarsiens; de manière que le premier métatarsien s'ar ticule avec le premier cunéïforme, suivant une ligne oblique d'ar rière en avant et en dehors, comme pour tomber sur le milieu d cinquième métatarsien; pour l'articulation avec le deuxième mé tatarsien, les trois cunéïformes constituent *une mortaise* dont l fond est formé par le deuxième cunéïforme; de cette manière le deuxième métatarsien est emboîté par les trois cunéïforme et s'articule latéralement avec le premier et le troisième, tandis qu'en arrière il répond au deuxième cunéïforme.

DU MÉTATARSE.

Il est composé de cinq os longs, nommés *métatarsiens*, parallèles entre eux et constituant un gril quadrilatère dont les intervalles ont reçu le nom d'*espaces interosseux*. On les distingue par les noms numériques de premier, deuxième, etc. en allant de dedans en dehors.

Ils ressemblent en tous points aux os du métacarpe, mais ils sont plus volumineux qu'eux. Autrement l'analogie est si grande entre les os métacarpiens et les os métatarsiens, qu'il faut un peu d'attention pour pouvoir les distinguer les uns des autres.

Une différence capitale entre le métatarse et le métacarpe, est que le premier métatarsien est situé sur le même plan que les autres, et qu'il leur est parallèle; tandis que le premier métacarpien a une direction oblique et est hors de rang, pour pouvoir faire l'opposition aux autres doigts ou former pince avec eux.

L'extrêmité antérieure des métatarsiens est plus grêle et plus mince que celle des métacarpiens. Le premier métatarsien, formant la colonne interne de sustentation du pied, est aussi plus volumineux que le premier du métacarpe.

LES ORTEILS.

Ils sont formés de *trois phalanges;* le gros orteil n'en renferme que deux : la première, et l'unguéale.

Les phalanges du pied ressemblent à celles des doigts, mais elles sont plus courtes et plus minces, à l'exception de celles du gros orteil, qui, quoique plus courtes, sont cependant beaucoup plus épaisses que celles du pouce.

OS SÉSAMOÏDES DES ORTEILS.

Ils sont au nombre de trois. Deux sont placés à la face plantaire de l'extrêmité antérieure du premier métatarsien; le troisième occupe le tendon fléchisseur du gros orteil, vis-à-vis de l'articulation phalangienne de cet orteil. Souvent il y a un quatrième et un cinquième, situés, l'un au côté externe de l'os cuboïde dans le tendon du long péronier latéral, l'autre au côté interne du premier cunéïforme dans le tendon du muscle tibial antérieur.

COMPARAISON ENTRE LE SQUELETTE DES MEMBRES SUPÉRIEURS ET CELUI DES MEMBRES INFÉRIEURS.

La portion pubienne de l'os iliaque peut être comparée à la *clavicule* et la portion iliaque, à l'omoplate.

Le fémur est l'analogue de l'humérus, mais il a beaucoup moins de mobilité et sa partie supérieure est courbée à angle presque droit; ses trochanters représentent les tubérosités de l'humérus.

Le tibia et le péroné correspondent au cubitus et au radius en effet, de part et d'autre, ils tiennent ensemble à leurs extrêmités, et sont réunis par une membrane fibreuse intermédiaire La rotule représente l'olécrâne. Le mouvement de charnière du genou s'exécute d'avant en arrière, et celui du coude d'arrière en avant. Cependant il y a des disques cartilagineux et des ligaments croisés dans l'articulation fémoro-tibiale.

Le pied a la plus grande analogie avec la main, sous le rappor du métatarse et des orteils; mais le gros orteil est, proportionnellement aux autres, beaucoup plus gros que le pouce et bien moins écarté. Son os métatarsien, le plus court et le plus mobile du métatarse, se trouve sur un même plan que les autre et ainsi le gros orteil ne peut point faire opposition aux autre comme le pouce le fait aux doigts. Le petit orteil, comme l doigt, est aussi plus mobile que les autres. Les phalanges de orteils plus courtes et plus grêles que celles des doigts leu ressemblent par le nombre et par la disposition de leurs articulations. Les orteils se meuvent cependant plus facilement vers le côté du dos du pied, que les doigts vers celui de la main. Mais le tarse diffère du carpe par son volume, sa forme, sa situation par rapport aux os de la jambe, et par le nombre et l'arrangement des os; l'astragale seul peut être comparé au scaphoïde de la main, et deux des cunéïformes, au trapèze et au trapézoïde.

Le membre inférieur diffère du supérieur par les points suivants.

1° La rotule est mobile, l'olécrâne ne l'est point.

2° L'extrêmité inférieure du tibia constitue la partie principale de l'articulation du pied, tandis qu'à la main c'est le radius ou l'analogue du péroné, qui remplit ce rôle.

3° Le péroné n'arrive point jusqu'au fémur; il est immobile et beaucoup plus grêle que le tibia.

4° Le membre inférieur est plus fort et plus long que le supérieur.

5° Le pied forme un angle considérable avec la jambe, au lieu que la main se trouve dans l'axe de l'avant-bras.

6° Le tarse est la plus longue partie du pied, tandis que le carpe est la plus courte de la main; le métatarse est plus court et le métacarpe, plus long.

7° Le pouce fait opposition aux autres doigts ce qui est impossible pour le gros orteil.

Ces différences sont en rapport avec la destination des membres; les supérieurs sont destinés au toucher et à la préhension, les inférieurs à la station et à la progression.

COMPARAISON ENTRE LE SQUELETTE DE LA FEMME ET CELUI DE L'HOMME.

Le squelette de la femme est en général plus petit et plus faible que celui de l'homme. Il est composé d'os plus minces, plus délicats et moins anguleux que ceux du dernier. C'est surtout la brièveté des membres inférieurs qui détermine la stature moins élevée de la femme. De là résulte aussi que le squelette du tronc, ayant la même hauteur que celui de l'homme, pr sente cependant une longueur proportionnelle plus considérab par rapport à la tête et aux membres.

Les différentes parties du squelette examinées en particuli présentent les modifications suivantes.

Le crâne de la femme a un volume un peu moins considérab que celui de l'homme, tandis que la face est moins longue et pl étroite que chez ce dernier; voilà pourquoi le crâne de la femn est relativement à la face plus développé. Ses parois sont pl minces; le front est plus étroit et moins élevé; les sinus frontau et toutes les ouvertures sont plus rétrécis. Les orbites sont rel tivement plus vastes; les fosses nasales et la cavité buccale pl étroites; le menton est plus arrondi; la mâchoire inférieure l'os hyoïde décrivent une arcade moins large. Le thorax d'ur hauteur moins élevée que celui de l'homme, est cependant pl large à son extrémité supérieure, jusqu'au niveau de la quatrièn côte; il se rétrécit ensuite au-dessous de ce point. Les claviculo plus droites, moins contournées, écartent les épaules proportio nellement à la largeur des hanches et les rejettent convenableme en arrière. Les os des membres supérieurs sont moins long ceux de la main sont en même temps plus grêles, et les phalang surtout sont plus effilées et plus délicates.

Les vertèbres lombaires sont plus élevées et par là le tro gagne en hauteur ce qu'il perd par la région thoracique. Le sacru moins étroit est même un peu plus excavé.

Le bassin est la partie du squelette qui offre les différenc capitales. Les os iliaques sont plus évasés et plus distants, pa ticulièrement les épines iliaques supérieures et antérieures. I petit bassin a plus de largeur et moins de hauteur; les di mètres de ses détroits ont tous plus d'étendue, même d'u manière absolue. L'extrêmité supérieure de la symphyse pubien est plus renversée en avant que chez l'homme; l'arcade sou pubienne est moins anguleuse et plus arrondie. Par suite de prédominance des diamètres horizontaux, il existe un plus gra écartement entre les trochanters et les articulations coxo-fém rales; ces dernières cependant sont plus délicates, et moins développées que chez l'homme. Les fémurs, plus arqués, descendent en même temps plus obliquement en dedans; le col est moins oblique et s'unit au corps sous un angle de 125°, tandis que celui de l'homme forme un angle plus obtus, de 135°. Les os de la jambe et du pied sont aussi plus étroits et moins longs que ceux de l'homme.

DEUXIÈME SECTION.

LA SYNDESMOLOGIE.

La *syndesmologie* (συνδεσμος-ligament et λογος-traité) ou l'*arthrologie* (αρθρον-jointure) a pour objet l'étude des *articulations* On appelle ainsi la jonction de deux ou de plusieurs os, qui se touchent dans une portion de leur étendue.

Avant de décrire la forme générale des articulations, il convien d'examiner d'abord les divers éléments qui entrent dans leu composition, savoir : 1° les os, 2° les cartilages, 3° les fibro cartilages, 4° les ligaments, et 5° les membranes synoviales.

Des *os*. Ils constituent la partie fondamentale des articulations A leurs points de jonction, ils présentent des surfaces qui s'adap tent les unes aux autres; la forme de ces surfaces offre de nom breuses variétés suivant les mouvements que l'articulation es destinée à produire; les unes permettent des mouvements très étendus, les autres les circonscrivent, dans les limites les plu restreintes. De cette importance de la forme des surfaces articu laires pour les mouvements, il résulte que toutes les autres partie des articulations doivent être subordonnées à ces surfaces; et qu la forme des surfaces osseuses étant connue, il est permis d'e déduire la disposition des autres éléments de l'articulation.

Les extrémités articulaires des os longs augmentent considéra blement de volume par une accumulation de substance spon gieuse, recouverte d'une mince couche de substance compacte par là la surface articulaire gagne en étendue, sans que l'extrêmit de l'os augmente de poids. Sur le pourtour de ces extrêmité existent des enfoncements ou des saillies, destinés à l'insertio des ligaments. Les os longs forment tous par leur réunion de articulations très-mobiles; tandis qu'en général les os larges e les os courts ne s'articulent entre eux que par des articulation très-peu mobiles.

Des *cartilages*. Le tissu cartilagineux entre dans la compositio de presque toutes les articulations et plus particulièrement dans celles qui sont le siège de mouvements étendus et répetés (1). Il possède des caractères variables suivant qu'il appartient à des articulations très-mobiles ou à des articulations peu ou point mobiles ; de là la distinction du tissu cartilagineux, 1° en celui des articulations mobiles, 2° en celui des synchondroses, et 3° en celui des sutures.

Le *cartilage des sutures* est celui qui forme une mince couche sur les bords des os, réunis par suture ; on peut le considérer comme le cartilage d'ossification non encore ossifié. Ordinairement il est envahi par l'ossification dans un âge avancé. Il agit comme moyen d'union et amortit les chocs auxquels l'articulation est exposée.

Les *cartilages des synchondroses* sont alongés et aplatis ; ils réunissent les extrêmités des os, par exemple les cartilages des côtes ; ils agissent comme moyens d'union et concourent à la production des mouvements par leur élasticité. Ces cartilages comme celui des sutures sont recouverts par le périoste ou périchondre qui s'étend d'un os à l'autre.

Le cartilage des articulations mobiles, nommé plus spécialement *cartilage articulaire, diarthrodial* ou d'*incrustation*, est d'un blanc nacré, d'un aspect homogène, et doué d'une grande élasticité. Il forme des lamelles minces qui tapissent la surface osseuse des articulations. Ces lamelles se moulent exactement sur les surfaces des os, ainsi qu'on peut le voir sur les extrêmités des os longs sciés, ou qu'on a exposées pendant quelque temps à la macération ; dans ce dernier cas on peut enlever les cartilages articulaires qui représentent le moule des surfaces osseuses, de là leur nom de cartilage d'incrustation.

L'épaisseur des cartilages articulaires augmente avec la mobilité de l'articulation et avec l'intensité des pressions auxquelles elle est soumise ; cette épaisseur varie aussi d'après la forme des surfaces articulaires : sur les surfaces convexes, le cartilage articulaire

(1) V. Anat. génér. pag. 131.

est disposé en lamelle mince vers la périphérie, et épaisse ver le centre; sur les surfaces concaves, au contraire, le cartilag mince au centre, devient épais à la périphérie, disposition qu devient très-apparente sur une coupe verticale d'une tête et d'un cavité articulaires.

La surface adhérente présente un grand nombre de petite saillies et de dépressions pour s'engrener avec les petits prolon gements de la surface osseuse (1). La surface libre est lisse, polie et visqueuse, recouverte par une couche de synovie. Elle n'es point enveloppée par un périchondre, mais le cartilage regard librement vers l'intérieur de l'articulation; cependant cette fac libre est tapissée par une couche d'épithéléon qui représente ici l membrane synoviale dont la couche dermatique a disparu.

Les cartilages articulaires préservent les surfaces osseuses contr les effets nuisibles du frottement; par leur flexibilité, elles s'a daptent les unes aux autres, et la pression est également reparti sur toute leur étendue; par la viscosité de leur face libre les sur faces articulaires glissent facilement les unes sur les autres. Pa leur élasticité, tout choc est amoindri.

Des *fibro-cartilages*. Le tissu fibro-cartilagineux entre dans l composition des articulations, soit pour en augmenter la solidi par le tissu cellulaire condensé qu'il renferme, soit pour les pr server contre les effets nuisibles des pressions ou des chocs, p l'élasticité du tissu cartilagineux qui le pénètre (2).

Dans les articulations le tissu fibro-cartilagineux se présen sous trois formes : 1° sous forme de fibro-cartilages inter-art culaires libres, 2° de fibro-cartilages adhérents, et 3° de bou relets glénoïdiens.

Des *fibro-cartilages inter-articulaires libres*. Ce sont des lam interposées aux surfaces articulaires et libres par leurs deux face Les fibro-cartilages inter-articulaires ont la forme de disque épais à la périphérie et minces au centre, d'où le nom improp

(1) V. Anat. génér. pag. 149.

(2) Voyez mon Manuel d'Anatomie générale, pag. 135.

de *ménisques;* quelquefois ils présentent une ouverture vers leur partie centrale. Ils sont tapissés à leurs deux faces par la synoviale de l'articulation, et ils adhèrent par leur circonférence aux ligaments périphériques. On les rencontre dans l'articulation temporo-maxillaire, sterno-claviculaire, tibio-fémorale, acromio-claviculaire et radio-cubitale inférieure. Ces fibro-cartilages sont destinés à diminuer l'influence des pressions sur les surfaces articulaires comme dans l'articulation sterno-claviculaire, ou à régulariser le contact des surfaces osseuses, p. ex. dans l'articulation temporo-maxillaire, ou à augmenter la profondeur des surfaces articulaires comme cela a lieu dans l'articulation tibio-fémorale.

Des *fibro-cartilages inter-articulaires adhérents.* Ce sont des lames de tissu fibro-cartilagineux, étendues entre les surfaces articulaires, auxquelles elles sont intimement unies. Leur bord libre est recouvert par le périoste. En général, ils sont formés de couches concentriques de fibres de tissu cellulaire condensé, auxquelles est associé une quantité plus ou moins considérable de tissu cartilagineux mou. On les rencontre principalement à la colonne vertébrale entre les corps des vertèbres et dans la symphyse pubienne. Ils servent de moyen d'union, en même temps qu'ils amortissent les chocs, et concourent ainsi à augmenter la solidité d'une partie du squelette.

Les *bourrelets glénoïdiens.* Ce sont des cercles de tissu fibro-cartilagineux, qui matelassent le bord libre des cavités articulaires. Coupés suivant leur épaisseur, ils présentent une forme triangulaire dont la base correspond à leur point d'insertion et le sommet, à leur bord libre. Ils sont tapissés par la synoviale dans toute l'étendue de la face qui regarde la cavité articulaire, et dans une grande partie de la face opposée. Ces fibro-cartilages augmentent la profondeur de la cavité articulaire et diminuent les effets d'une pression exercée sur le bord osseux de la cavité. On les rencontre dans l'articulation scapulo-humérale et coxo-fémorale.

Du côté de la surface articulaire, ils se continuent insensiblement avec le cartilage diarthrodial; tandis que de l'autre côté ils se continuent avec le périoste. Presque uniquement composé de tissu cellulaire condensé, ils renferment très peu de cartilag

Ligaments. Ce sont des organes d'un blanc nacré, flexibles très résistants; ils s'étendent d'un os à l'autre en passant sur capsule synoviale, ou étant enveloppés par elle. Ils servent ain à lier solidement les diverses parties du squelette, à permett certains mouvements et à en empêcher d'autres.

D'après leur situation, ils sont distingués en *inter-osseux* placés entre les surfaces articulaires, et en *périphériques;* ceux-ont une face profonde, tapissée par la synoviale, et une fa superficielle, qui correspond aux muscles, aux vaisseaux, et au nerfs voisins.

Leurs extrêmités sont intimement unies aux os qu'ils so destinés à réunir.

Ils se présentent sous deux formes bien distinctes, 1° so forme de ligaments rubanés ou de cordons, et 2° sous forme capsules.

Les *capsules* fibreuses, ligaments capsulaires ou orbiculaires embrassent tout le pourtour de l'articulation, et s'insèrent chaque côté par une extrêmité circulaire aux os, qu'ils sont de tinés à lier. On les compare en général à des manchons do les extrêmités adhèrent aux os. Leur face profonde est intim ment unie à la synoviale qui les tapisse.

Les *ligaments rubanés* ou *cordons* s'étendent d'un os à un autr et présentent en général le plus d'épaisseur du côté, suiva lequel les mouvements sont le plus restreints. Ces ligaments so toujours placés hors de la synoviale; les inter-osseux même sont qu'enveloppés par cette membrane. Dans les articulatio en charnière ou trochléennes, ils sont situés sur les côtés; o les nomme *latéraux;* ces ligaments sont placés plus près de flexion que de l'extension.

Les ligaments sont formés de tissu cellulaire condensé et re ferment peu de vaisseaux sanguins (1).

(1) Voyez mon Manuel d'Anatomie génér. pag. 85.

Les *ligaments jaunes-élastiques* ont des caractères tout opposés à ceux des ligaments ordinaires. Comme leur nom l'indique, ils sont jaunes; examinés à l'œil nu, ils sont composés de faisceaux de fibres en apparence parallèles, mais en réalité entrecroisés (1). Leur usage est de soutenir sans effort certaines parties mobiles, que leur élasticité ramène constamment dans la situation naturelle dont elles ont été distraites par les puissances musculaires.

Membranes synoviales. Elles se présentent sous la forme de poches membraneuses, minces et molles, demi-transparentes, semblables aux membranes séreuses, et placées entre les surfaces articulaires des os, auxquelles elles adhèrent d'une manière extrêmement intime. Les cartilages ne sont donc pas à nu dans l'intérieur des articulations comme on pourraît le croire, mais ils sont recouverts par la synoviale, poche sans ouverture qui, après avoir tapissé le cartilage supérieur, se replie en bas pour tapisser de même le cartilage inférieur. Mais au niveau des cartilages la membrane synoviale est réduite à son épithéléon (2).

Vers leur intérieur les capsules synoviales forment des prolongements rougeâtres, frangés, graisseux, envisagés autrefois comme des glandes, et nommés alors glandes ou franges synoviales, appareils synoviaux, glandes de Havers.

Les capsules synoviales sécrètent la synovie, humeur visqueuse qui sert à lubrifier les surfaces articulaires et à en faciliter les mouvements.

Chaque articulation n'a qu'une seule capsule synoviale; cependant il y en a deux, lorsque l'articulation renferme un cartilage interarticulaire complet.

Plusieurs articulations sont considérablement fortifiées par les muscles et les tendons qui les entourent, par exemple, l'articulation scapulo-humérale, l'articulation du coude, etc.

Les articulations reçoivent une grande quantité de vaisseaux sanguins; aussi toutes les grandes articulations sont remarquables

(1) Anat. génér. pag. 89.

(2) Anat. génér. pag. 200.

par le grand nombre d'anastomoses artérielles dont elles son entourées. Les parties des articulations qui sont pourvues de vais seaux sanguins, sont la membrane synoviale, les ligaments, l graisse, et les extrêmités des os; mais les cartilages en sont en tièrement privés.

Classification. Le but des articulations dans le squelette es double; tantôt, elles sont destinées uniquement à rendre un partie plus solide en devenant le siège de la décomposition d'u choc ou d'un ébranlement; tantôt, elles servent, à la fois, produire des mouvements et à augmenter la solidité du squelette en décomposant les chocs auxquels elles sont exposées. D'aprè ce principe les articulations sont ou *mobiles* ou *immobiles*, et le surfaces par lesquelles les os se touchent, sont en rapport ave ce double but. Dans les premières, il y a contiguité des surface articulaires et glissement réciproque de ces surfaces les unes su les autres, ou bien les surfaces articulaires se tiennent par u corps flexible intermédiaire. Dans les secondes, les surfaces son maintenues réunies, soit par le fait de leur position, soit par celu de la soudure.

D'après cela, en prenant uniquement en considération la sur face articulaire, on peut diviser les articulations en deux grande classes : 1° en *articulations immobiles* et 2° en *articulations mobiles*

I. DES ARTICULATIONS IMMOBILES. Les *articulations immobiles* o *synarthroses* comprennent :

1° Les *sutures*, 2° la *gomphose*, et 3° la *schindylèse*.

(a) Les sutures sont divisées d'après la disposition des surface articulaires :

1° En *suture dentée*, lorsque les bords des os s'engrènent entr eux par des dents semblables à celles d'une scie, par exemple l'articulation des pariétaux entre eux. Tel est en général le mod d'union des os du crâne desséché; mais, pendant la vie, les o de la tête sont unis par une lame cartilagineuse très-mince.

2° En *suture par harmonie*, quand les bords des os sont sinueu et presque droits, comme ceux des os propres du nez.

3° En *suture écailleuse* ou *squammeuse*, quand les bords repo sent l'un sur l'autre, comme les écailles d'une huître, par exemple, l'articulation du temporal avec le pariétal.

4° En *suture limbeuse*, lorsque les bords des os s'engrènent par des dentelures et reposent à la fois l'un sur l'autre, comme dans l'articulation du frontal avec les pariétaux.

(b) La *gomphose*, c'est l'enclavement des dents dans leurs alvéoles.

(c) La *schindylèse* est cette articulation, où une lame mince est reçue dans une gouttière d'un autre os. Telle est l'articulation du vomer avec les maxillaires supérieurs et les palatins.

II. DES ARTICULATIONS MOBILES. Dans les articulations mobiles, les surfaces articulaires sont tantôt entièrement *libres*, en contact immédiat, ou uniquement en contact médiat par l'intermède de lames de tissu fibro-cartilagineux; et tantôt elles sont *continues* au moyen d'un tissu flexible intermédiaire.

De là la division de cette classe en deux ordres. Le premier comprend les articulations à *surface libre*, ce sont les *diarthroses*. Le second comprend les articulations à *surface continue* par l'intermède d'un tissu fibreux ou fibro-cartilagineux, ce sont les *amphiarthroses* ou *symphyses* et *syndesmoses;* on les appelle aussi *articulations mixtes*.

(*a*) Des *diarthroses*. Dans les *diarthroses*, les surfaces articulaires, revêtues de cartilages permanents pour prévenir l'usure des os, sont humectées par de la synovie, et maintenues réunies par des ligaments; quelquefois des disques fibro-cartilagineux facilitent ces rapports, en même temps qu'ils atténuent l'effet de la pression sur les cartilages.

On a divisé les diarthroses en six genres :

1° En *enarthroses*, 2° en *articulations condyléennes*, 3° en articulations *trochléennes*, 4° en articulations *trochoïdes*, 5° en articulations *par emboîtement réciproque*, et 6° en *arthrodies*. Cette classification, qui remonte à l'époque de Vésale (1), mais que Cruveilhier a reproduite de nos jours, repose sur la forme même

(1) De humani corporis fabrica. Cap. IV. Cependant Vésale a suivi en grande partie la classification d'Hippocrate (lib. de articulis).

des surfaces articulaires; elle est la plus rationnelle, puisque ce sont ces surfaces qui font modifier les mouvements. A la seule inspection d'une extrémité articulaire, on connaît le genre d'articulation auquel elle a appartenu.

Dans l'*énarthrose*, il y a une *tête articulaire*, reçue dans une *cavité* tantôt peu profonde (*cavité glénoïde*), tantôt très-profonde et moulée sur la tête (*cavité cotyloïde*). Cette tête est portée par un col plus ou moins long, suivant les os. Les surfaces articulaires sont revêtues d'une couche de cartilage, plus épaisse vers le centre des têtes que vers leur périphérie; tandis que dans les cavités articulaires, elle est plus épaisse vers leur périphérie. Ces articulations sont pourvues d'une capsule fibreuse en forme de manchon, s'étendant d'un os à l'autre; souvent on y rencontre un ligament interarticulaire. Une membrane synoviale tapisse tout l'intérieur. Ces articulations réunissent toutes les conditions de mouvement, puisqu'elles peuvent effectuer des mouvements dans tous les sens : mouvements de rotation sur l'axe, de flexion, d'extension, d'adduction, d'abduction et de circumduction.

Dans l'*articulation condyléenne*, c'est un *condyle* ou une tête aplatie dans le sens transversal ou antéro-postérieur, reçu dans une *cavité glénoïde;* cette articulation est pourvue d'une capsule ou de ligaments latéraux et d'une synoviale. Ce changement dans la forme des surfaces articulaires a amené une réduction dans les mouvements : la rotation a disparu et il ne reste plus que les mouvements dans les quatre sens déterminés : flexion, extension, abduction et adduction; la combinaison de ces quatre mouvements produit la circumduction.

Dans l'*articulation trochléenne* ou *ginglymoïdale* ou *en charnière*, c'est une *poulie* ou *trochlée*, reçue dans une forte échancrure exactement moulée sur elle, et ne permettant que des mouvements de flexion et d'extension. Les ligaments latéraux sont les principaux moyens d'union, et sont plus rapprochés du sens de la flexion, de manière à permettre les mouvements de flexion les plus étendus et à limiter ceux de l'extension. Ces articulations sont aussi pourvues d'une synoviale.

Dans l'*articulation trochoïde*, c'est un os qui sert de pivot à un autre, et autour duquel ce dernier décrit des arcs de cercle de droite à gauche et vice-versa, ou bien d'avant en arrière et d'arrière en avant. Il y a un ligament annulaire, tapissé par une synoviale.

Dans l'*articulation par emboîtement réciproque*, les surfaces articulaires tiennent le milieu entre la tête et le condyle, se moulent l'une sur l'autre et peuvent jusqu'à un certain point pivoter sur elles-mêmes. C'est l'énarthrose à son minimum de développement. Mais cette espèce d'articulation ne jouit point de mouvement de rotation. Pour moyen d'union, il y a une capsule fibreuse, tapissée par la synoviale.

Dans l'*arthrodie*, les surfaces articulaires sont tout-à-fait aplaties et planes, réunies par deux ou plusieurs ligaments, lubrifiées par une synoviale, et ne subissent plus qu'un glissement obscur.

(*b*) Des *amphiarthroses*. Elles comprennent les *symphyarthroses* ou *symphyses*, les *synchondroses* et les *syndesmoses*.

Dans la *symphyarthrose* ou *symphyse*, les surfaces correspondantes de deux os sont réunies par du tissu fibro-cartilagineux intermédiaire et par des ligaments périphériques, et ne permettent que des mouvements très-obscurs, comme l'articulation des corps des vertèbres entre-eux, et celle des os coxaux entre eux et avec le sacrum.

Dans la *synchondrose*, les os sont liés entre eux par un simple cartilage, p. ex., l'union des côtes avec le sternum par l'intermède des cartilages costaux, disposition qui existe surtout pour la première côte; c'est encore le cas pour les os de la tête. Le périoste seul recouvre ces articulations.

Dans la *syndesmose*, l'union des os a lieu au moyen d'un ligament intermédiaire, p. ex., les lames et les apophyses épineuses des vertèbres sont liées deux à deux par des ligaments.

Dans la description des articulations en particulier, on examine successivement : 1° les *surfaces articulaires*, 2° les moyens d'union ou *ligaments périphériques et interarticulaires*, 3° la *membrane sy-*

noviale et 4° les *mouvements.* On prend en même temps en cons dération les rapports de l'articulation avec les muscles, les vai seaux et les nerfs importants, qui sont situés dans son voisinag

DES ARTICULATIONS DE LA COLONNE VERTÉBRALE.

Les vertèbres sont unies entre-elles par des articulations, q se répètent entre les différentes pièces, en conservant toujou les mêmes caractères; ce sont les *articulations communes* d vertèbres. Aux extrémités de la colonne vertébrale, où les ve tèbres subissent des modifications importantes et où elles se lie à d'autres pièces du squelette, se trouvent des articulations pa ticulières; ce sont les articulations *propres* à quelques vertèbr

DES ARTICULATIONS COMMUNES DES VERTÈBRES.

Ces articulations ont lieu par *arthrodie,* pour les apophys articulaires; et par *amphiarthrose,* pour les corps, les lames, les épines.

1° Articulations des apophyses articulaires. Surfaces artic laires planes des apophyses articulaires; ligaments capsulaires fix au pourtour des facettes articulaires; lâches au cou; très-serrés dos et aux lombes; dans ces deux régions, elles sont fortifié du côté interne par les ligaments jaunes. Ces articulations so toutes pourvues d'une capsule synoviale très-lâche, qui fait so vent hernie entre les fibres éraillées de la capsule fibreuse.

2° Articulations des corps. Les surfaces articulaires sont l faces supérieure et inférieure de chaque vertèbre, encroûtées cartilage. Ces faces en s'unissant aux vertèbres voisines circo scrivent des espaces lenticulaires, destinées à recevoir les disqu intervertébraux.

Moyens d'union. Ce sont les disques ou fibro-cartilages inte vertébraux, et les ligaments périphériques communs à tous l corps des vertèbres.

Des *fibro-cartilages* ou *disques intervertébraux.* Les corps d vertèbres sont unis entre eux, deux à deux, par des disques fibro-cartilagineux, qui remplissent, à l'exception de l'intervalle de l'atlas et de l'axis, tous les espaces lenticulaires compris entre les corps des vertèbres du cou, du dos, et des lombes, entre la dernière lombaire et le sacrum, entre le sacrum et le coccyx, enfin entre les diverses pièces coccygiennes.

Les disques intervertébraux ont une forme lenticulaire, et les plus minces existent entre les vertèbres dorsales supérieures; ceux qui se trouvent entre les vertèbres cervicales ont plus d'épaisseur; mais les plus épais de tous sont compris entre les vertèbres lombaires. Ils concourent à former la convexité antérieure des régions du cou et des lombes, parce que dans ces régions, ils sont plus épais en avant qu'en arrière.

Structure. Ces disques sont formés par du tissu fibro-cartilagineux; les lames les plus externes sont concentriques, formées par des fibres de tissu cellulaire condensé, qui se portent d'un corps de vertèbre à celui de la vertèbre voisine, et se dirigent obliquement de droite à gauche; les suivantes ont une direction inverse; ces couches s'entrelacent et laissent entre elles de petits espaces, remplis d'une substance molle, spongieuse, qui est du tissu cartilagineux; au centre de chaque disque, un peu plus près du bord postérieur que de l'antérieur, cette substance molle constitue toute la masse et fait hernie à la surface, après l'incision; elle devient plus sèche et plus jaune dans la vieillesse. Elle renferme les corpuscules des cartilages et on y rencontre de grandes cellules à plusieurs membranes concentriques. C'est surtout aux ligaments intervertébraux que la colonne vertébrale doit sa mobilité.

Ligaments périphériques. Ces ligaments sont communs à tous les corps des vertèbres, et sous forme de deux cordons, ils recouvrent leurs faces antérieures et postérieures.

Le *ligament vertébral commun antérieur* ou *grand surtout ligamenteux antérieur*, membrane nacrée, séparée par des vaisseaux en une portion médiane et en deux parties latérales, naît à l'atlas par une extrémité arrondie, s'élargit ensuite, et se termine à la partie supérieure du sacrum. Elle est la plus mince au niveau de la cinquième vertèbre cervicale et à la douzième dorsale o première lombaire. Ses fibres ne s'étendent pas d'une maniè continue depuis l'atlas au sacrum; mais chaque corps don naissance à quelques-unes, tandis que d'autres viennent s'y te miner; elles dépassent rarement la longueur de trois vertèbre Sur la seconde vertèbre lombaire elles sont remplacées par l tendons des piliers du diaphragme.

Le *ligament vertébral commun postérieur* ou *grand surtout lig menteux postérieur*, plus épais que l'antérieur, d'un aspect nacr commence à l'occipital et finit au sacrum; s'élargissant régulièr ment au niveau des disques intervertébraux, il présente des bor festonnés.

Sa face postérieure est séparée de la dure-mère spinale p du tissu cellulaire lamelleux. Sa face antérieure adhère intim ment aux disques intervertébraux, et est séparée de la part moyenne des corps par les veines, qui, de l'intérieur de c corps, vont se porter aux sinus veineux vertébraux.

3° ARTICULATIONS DES LAMES DES VERTÈBRES. Les lames sont uni entre elles par des ligaments de tissu jaune élastique; ces lig ments, formés de fibres verticales et composés de deux moiti réunies à angle aigu, sont plus larges que les espaces qu' remplissent; puisqu'ils s'attachent au milieu de la face antérieu des lames d'une vertèbre pour se rendre au bord supérieur d lames de la vertèbre sousjacente. Ces ligaments concourent maintenir la colonne vertébrale dans l'extension, et agissent air à la manière des muscles qui sont en contraction continue.

4° ARTICULATIONS DES APOPHYSES ÉPINEUSES. Les apophyses ép neuses sont liées entre elles par les *ligaments interépineux*, q remplissent les espaces interépineux; ces ligaments manque entre les apophyses épineuses des vertèbres cervicales, où sont remplacés par les muscles interépineux.

Le *ligament surépineux* est étendu entre les sommets des ap physes épineuses, et peut être considéré comme un épaisseme des ligaments interépineux. Il manque à la région cervicale, il est remplacé par le *ligament jaune de la nuque*, étendu l'apophyse épineuse de la septième vertèbre cervicale jusqu'à la protubérance occipitale externe; ce dernier ligament est rudimentaire chez l'homme.

A la partie inférieure du dos et dans la région lombaire, il existe des ligaments *intertransversaires*, étendus entre les apophyses transverses.

DES ARTICULATIONS PROPRES A CERTAINES VERTÈBRES.

1° De l'*articulation occipito-atloïdienne.* L'arc antérieur de l'atlas est uni au pourtour antérieur du trou occipital, par deux *ligaments occipito-atloïdiens antérieurs* dont l'un *superficiel* et médian s'étend, sous forme d'un cordon, de l'apophyse basilaire de l'occipital au tubercule antérieur de l'atlas; et dont l'autre *profond,* plus large et plus mince, naît au pourtour antérieur du trou occipital pour se terminer au bord supérieur de l'arc antérieur. Le ligament *occipito-atloïdien postérieur* unit l'arc postérieur de l'atlas au pourtour postérieur du trou occipital; ce ligament est très mince, et donne passage de chaque côté à l'artère vertébrale.

Le *ligament occipito-atloïdien latéral* est étendu entre la base d'une apophyse transverse de l'atlas et la surface jugulaire de l'occipital.

L'occipital s'articule par ses condyles avec les masses latérales de l'atlas par une double *condylarthrose.*

Les *surfaces articulaires* sont : du côté de l'occipital, deux condyles obliques de dehors en dedans et d'arrière en avant, inclinées en bas et en dehors, encroûtées de cartilage; du côté de l'atlas, deux cavités glénoïdes, obliques et inclinées de manière à regarder en haut et en dedans.

Moyens d'union. Chacune de ces articulations est entourée par une capsule fibreuse, lâche en avant et en arrière, mais serrée en dehors; forte et épaisse au côté externe et antérieur, elle est mince dans les autres sens.

Ces articulations sont pourvues d'une synoviale très lâche.

Les *mouvements* de la tête sur l'atlas sont bornés à ceux de flexion, d'extension et de latéralité; les muscles droits antérieurs effectuent les premiers, les droits postérieurs les seconds, le droits latéraux les troisièmes. Tous ces mouvements sont extrê mement restreints, à cause de l'emboîtement des surfaces arti culaires et de la brièveté du bras de levier.

2° De l'*articulation occipito-atloïdo-axoïdienne.* L'axis, articulé d'abord à l'atlas, se lie ensuite avec l'occipital; de manière qu' y a à examiner ces deux espèces d'articulations.

L'axis est unie à l'atlas par son apophyse odontoïde, par se apophyses articulaires et par les ligaments atloïdo-axoïdiens an térieur et postérieur. De ces deux ligaments, l'*antérieur* et étend du tubercule et du bord inférieur de l'arc antérieur jusqu'à l base de l'apophyse odontoïde, le *postérieur* mince remplit l'espac circonscrit par l'arc postérieur de l'atlas et les lames de l'axis.

Articulation des apophyses articulaires. L'axis et l'atlas s'artic lent entre eux par leurs apophyses articulaires au moyen d'un *double arthrodie.* Les surfaces articulaires sont planes et entou rées par une capsule fibreuse. Chacune de ces articulations e pourvue d'une capsule synoviale.

Articulation de l'apophyse odontoïde avec l'arc antérieur de l'atla (atloïdo-odontoïdienne). C'est une *trochoïde;* l'apophyse odontoïd est reçue dans un anneau formé en avant par l'arc antérieur d l'atlas, et en arrière, par le ligament transverse.

Surfaces articulaires. Pour cette articulation, l'apophyse odon toïde présente à sa face antérieure une surface articulaire con vexe qui répond à une surface concave et articulaire, creusée su la face postérieure de l'arc antérieur de l'atlas; et à sa face pos térieure existe une autre surface articulaire convexe, qui répon au ligament transverse.

Moyens d'union. Un ligament très-fort, *ligament transverse* est horizontalement étendu d'une masse latérale à l'autre, e passant derrière l'apophyse odontoïde, qui se trouve ainsi em brassée par un anneau, moitié osseux, et moitié fibreux. L bord inférieur de ce ligament est plus étroit que le supérieur exerce ainsi un étranglement sur le col de l'apophyse odontoïd Sa face antérieure est polie et encroûtée de cartilage; sa fa postérieure est recouverte par le ligament occipito-axoïdien postérieur. Du bord supérieur du ligament transverse part une languette fibreuse qui va se fixer, par une extrémité étroite, à l'occipital au-devant du ligament occipito-axoïdien. Du bord inférieur part un autre languette qui va se fixer à la face postérieure de l'axis; de là le nom de *ligament cruciforme*, donné à son ensemble.

Cette articulation est pourvue de deux synoviales dont une entre l'apophyse odontoïde et l'arc antérieur de l'atlas, et dont l'autre se trouve entre cette apophyse et le ligament transverse.

L'axis est liée à l'occipital par les ligaments occipito-odontoïdiens et par le ligament occipito-axoïdien postérieur.

Les *ligaments occipito-odontoïdiens* sont très solides et forment le principal moyen d'union entre la tête et la colonne vertébrale. Ils sont au nombre de trois dont un *médian* s'étend du sommet de l'apophyse-odontoïde jusqu'au pourtour antérieur du trou occipital, et dont deux *latéraux*, courts et cylindroïdes, partent des deux côtés du sommet de l'apophyse odontoïde, et se portent transversalement en dehors pour s'insérer dans une fossette, située en dedans des condyles.

Le *ligament occipito-axoïdien*, aussi nommé *appareil ligamenteux*, est une membrane épaisse et matte qui recouvre le ligament cruciforme et les ligaments odontoïdiens, et qui s'étend de la gouttière basilaire jusqu'à la face postérieure du corps de l'axis, où il se continue avec le ligament vertébral commun postérieur.

L'articulation atloïdo-axoïdienne est le siége des mouvements de rotation de la tête sur la colonne vertébrale. A cet effet, l'occipital ne forme qu'une seule pièce avec l'atlas dont l'arc antérieur tourne autour de l'apophyse odontoïde, comme autour d'un pivot, en décrivant de chaque côté un quart de cercle. Les ligaments odontoïdiens latéraux s'opposent à un mouvement plus étendu. La présence du ligament transverse et de l'apophyse odontoïde s'oppose à tout mouvement de flexion entre ces deux os.

DES ARTICULATIONS DE LA COLONNE VERTÉBRALE AVEC LE SACRUM ET DU SACRU AVEC LE COCCYX.

L'articulation sacro-vertébrale. L'articulation de la base du sa crum avec la cinquième vertèbre lombaire ressemble en tou points aux articulations des autres vertèbres.

Le disque intervertébral est très-épais en avant et concou ainsi à former l'angle sacro-vertébral. Cette articulation présent sur ses côtés deux ligaments particuliers : le *ligament sacro vertébral*, faisceau court et épais, qui s'étend de l'apophys transverse de la cinquième vertèbre lombaire à la base du sa crum ; et le *ligament iléo-lombaire* qui s'étend de cette même ap physe transverse à la crête iliaque de l'os coxal. Quelques un considèrent le ligament précédent comme une dépendance d ligament iléo-lombaire (voyez symphyse sacro-iliaque).

L'articulation sacro-coccygienne est aussi en tout point sembl ble à celle des corps des autres vertèbres.

DE LA COLONNE VERTÉBRALE EN GÉNÉRAL.

La colonne vertébrale, cylindre protecteur de la moëlle ép nière, et base de sustentation en haut pour la tête, en avant pour poitrine et le ventre, se compose de vingt-six pièces, réunies de tel sorte que la colonne dans son ensemble peut exécuter des mouv ments considérables et très-variés; tandis que celui de chaque ve tèbre est si borné que la moëlle épinière n'en peut éprouver aucu compression.

La colonne vertébrale, mesurée depuis l'atlas jusqu'à la base d sacrum, présente une longueur qui est en général égale au tie de la hauteur totale du corps. Cette longueur reste la même da les deux sexes; et examinée chez un adulte, en suivant les cou bures antéro-postérieures de la colonne vertébrale, elle se d compose de la manière suivante : la portion cervicale mesu quatre pouces et demi; la portion thoracique, onze pouces e demi; la portion lombaire, sept pouces et la portion sacro-cocc gienne, cinq pouces et demi; ce qui fait en tout deux pieds quatre pouces et demi. De cette longueur, les disques intervertébraux forment à la région cervicale un pouce; à la région thoracique, un pouce et un quart; à la région lombaire, environ deux pouces.

L'épaisseur et la largeur de la colonne vertébrale varient suivant les régions; elle présente la plus grande épaisseur dans la région lombaire, et le plus de largeur dans la région sacrée où elle se rétrécit insensiblement en une extrêmité pointue. La colonne vertébrale diminue successivement de volume en allant de bas en haut, de la région lombaire jusqu'à la cinquième vertèbre dorsale; puis les vertèbres augmentent de volume jusqu'à la première dorsale, et elles vont ensuite en diminuant de nouveau jusqu'à l'axis et l'atlas, beaucoup plus larges que les autres vertèbres cervicales.

La colonne vertébrale, verticalement dirigée, présente dans ce sens quatre courbures antéro-postérieures qui alternent; ce sont : en avant, une convexité à la région cervicale, et une à la région lombaire; une concavité à la région dorsale, et une à la région sacrée. Les régions concaves en avant concourent à former des cavités splanchniques, le thorax et le bassin; ces régions sont immobiles à cause de leur connexion avec des pièces osseuses latérales, les côtes et les os coxaux. Les régions convexes en avant sont les régions mobiles; elles sont concaves en arrière pour loger des masses considérables de muscles. Chez l'adulte, la région dorsale offre aussi constamment une courbure latérale dont la convexité regarde le plus souvent à droite, circonstance attribuée par plusieurs anatomistes à la présence de l'artère aorte, par Bichat à la prédominance d'action du bras droit; et Béclard avait embrassé cette opinion, ayant vu chez des gauchers la convexité à gauche. Mais peut être ne sont-ce que des coïncidences qui sont dûes, comme la courbure même, au développement originairement plus considérable du côté droit ou du côté gauche.

On considère à la colonne vertébrale quatre faces, une *antérieure*, une *postérieure* et deux *latérales*.

La *face antérieure* est constituée, pour les régions lombaire et dorsale, uniquement par la série des corps des vertèbres et de disques intervertébraux, limités en arrière par les trous de conjugaison. Il n'en est plus ainsi à la région cervicale. En avant de trous de conjugaison se trouvent les racines antérieures de apophyses transverses, terminées à leur extrêmité libre par u petit renflement assez sensible. Il y a donc en dehors de la séri des corps des vertèbres cervicales une gouttière longitudinale occupée par le muscle long du cou; et puis la série des renflement des apophyses transverses. Cette série s'arrête brusquement à l sixième vertèbre; l'apophyse transverse de la septième se déjett en arrière, de sorte que le renflement de la sixième vertèbre offrant en même temps un plus grand développement, proémin plus que les autres. C'est ce renflement que M. Chassaignac désigné sous le nom de *tubercule carotidien*; la carotide primitiv se trouve en avant et un peu en dedans.

La *face postérieure* présente sur la ligne moyenne la série de apophyses épineuses; de chaque côté les gouttières vertébrales Les apophyses épineuses sont horizontales dans la région cervicale inclinées et imbriquées au dos, et de nouveau horizontales aux lom bes; les intervalles qui les séparent sont aussi plus étroits au do que partout ailleurs. Ces apophyses se suivent généralement suivan une ligne droite, cependant il est assez commun d'en voir un ou plusieurs se dévier à droite ou à gauche.

Les gouttières vertébrales, larges à la région cervicale, von en se rétrécissant jusqu'à la fin de la région sacrée. Dans l région dorsale, ces gouttières sont limitées en dehors par le apophyses transverses; mais cette série d'apophyses se continu dans la région lombaire avec la série de *tubercules apophysaire* qui existent jusques dans la région sacrée. Dans la région cer vicale, on retrouve des tubercules analogues, qui représenten les apophyses transverses de la région dorsale, d'autant mieu qu'ils donnent attache au muscle transversaire épineux.

Les *faces latérales* sont occupées par les côtes, les apophyse transverses et les trous de conjugaison.

Canal rachidien. Le canal vertébral ou cavité rachidienne, con tinu en haut avec la cavité crânienne, prolongé en bas jusqu'au coccyx, est partout beaucoup plus large que la moëlle qu'il est destiné à contenir. Il est plus large au cou que partout ailleurs, au dos il est rétréci, et se dilate de nouveau aux lombes, pour aller en se rétrécissant dans le sacrum, où il se termine dans une gouttière, transformée en canal par une lame fibreuse. Il renferme les membranes d'enveloppe de la moëlle, la moëlle elle-même, les racines des nerfs et enfin des vaisseaux.

Mouvements de la colonne vertébrale. La colonne vertébrale jouit de quatre mouvements principaux, la flexion en avant, la flexion en arrière, la flexion latérale et la rotation ou torsion sur son axe.

Flexion en avant et en arrière. Il y a trois points principaux où se concentrent les mouvements de flexion de la colonne vertébrale; ces points sont compris, le premier entre la troisième et la septième vertèbres cervicales, le second entre la onzième vertèbre dorsale et la deuxième lombaire, le dernier entre la quatrième lombaire et le sacrum. Cette triple flexion se révèle à la face antérieure du corps par trois plis cutanés plus ou moins marqués suivant les sujets : l'un au cou et les deux autres à l'abdomen. La situation de ces plis change comme la mobilité des vertèbres, qui passe d'une articulation à l'autre, sans dépasser toutefois les limites indiquées.

Flexion latérale. La flexion à droite ou à gauche est le plus considérable aux vertèbres du cou, surtout aux six supérieures; elle diminue beaucoup entre la septième cervicale et la première dorsale, devient très-faible entre les six ou sept dorsales supérieures, va ensuite en croissant jusqu'au sacrum, en restant cependant toujours moindre aux lombes qu'au cou. Les points où elle est le plus manifeste se rapprochent donc de ceux de la flexion antéro-postérieure, cependant sans siéger constamment dans les mêmes articulations.

Torsion de la colonne sur son axe. Ce mouvement est encore le plus étendu dans les vertèbres cervicales; de la septième cervicale jusqu'au niveau de la septième à la neuvième dorsales, il est presque nul; ensuite la torsion devient très-prononcée entre les trois ou quatre vertèbres suivantes ; mais de la onzième ou do zième dorsale jusqu'à la fin de la région lombaire, elle est si pe marquée qu'on peut à peine en constater l'existence. Ce défa de torsion dans les vertèbres lombaires dépend de la direction (leurs apophyses articulaires, celles de chaque vertèbre supérieu étant enclavées dans celles de la vertèbre située au-dessous.

En résumé donc, il est établi :

1° Que les vertèbres du cou en général, et particulièrement (la troisième à la septième, sont les plus mobiles de toutes.

2° Que les vertèbres dorsales qui supportent les vraies côt ont très-peu de mouvement, les autres jouissent de mouvemen de flexion médiocre, mais la torsion y est très-prononcée.

3° Au contraire, les vertèbres lombaires ont la flexion en to sens très-marquée, et la torsion à peu près nulle.

ARTICULATIONS DE LA TÊTE.

Tous les os du crâne et de la face s'articulent par *synarthro* ou *suture,* à l'exception du maxillaire inférieur.

ARTICULATION TEMPORO-MAXILLAIRE.

C'est une *double condylarthrose*, existant entre les os temporau et l'os maxillaire inférieur.

Surfaces articulaires. Le maxillaire présente deux condyles aplatis d'avant en arrière, et dirigés presque transversalement e dedans, l'extrémité interne regardant un peu en arrière. En div sant ce condyle par un plan vertical et transversal, on a une moiti postérieure revêtue par la synoviale, mais sans cartilage, et un moitié antérieure cartilagineuse, convexe, regardant obliquemer en haut et en avant. Ce cartilage d'encroûtement n'est que d fibro-cartilage et non du véritable cartilage comme dans les autre articulations.

La surface articulaire des temporaux est constituée en arriè par une portion de la cavité glénoïde, en avant par une éminen transversale qui porte le nom de *condyle* du temporal ; toute cett surface est tapissée non par un véritable cartilage d'incrustation, mais par une mince couche de fibro-cartilage. La portion postérieure de la cavité glénoïde, celle qui se trouve derrière la fissure glénoïdale, n'est point tapissée par la synoviale mais par le périoste. Le petit intervalle qui reste libre entre le périoste et l'article est occupé par de solides granulations de la glande parotide. Au point de réunion du condyle temporal avec la racine antéro-postérieure de l'apophyse zygomatique se trouve le petit tubercule, auquel s'insère le ligament latéral interne.

Fibro-cartilage interarticulaire. Petit disque ou ménisque, interposé aux surfaces articulaires, d'une forme oblongue transversalement, il est concave à sa face inférieure pour répondre au condyle du maxillaire; sa face supérieure est convexe en arrière au niveau de la cavité glénoïde, et concave en avant pour répondre au condyle du temporal; par cette conformation, il empêche le condyle maxillaire et le condyle temporal de jouer immédiatement l'un sur l'autre. Ce fibro-cartilage, épais à sa périphérie, est très-mince au centre et quelquefois même perforé; à son bord antérieur et interne, il donne insertion à une portion du muscle ptérygoïdien externe, qui le fixe sur le condyle maxillaire dont il suit tous les mouvements; en dehors, il est uni au ligament latéral externe.

Moyens d'union. Une capsule très-lâche entoure d'abord l'articulation, en adhérant au contour du fibro-cartilage, en sorte que quelques anatomistes l'ont décrite comme formant deux capsules séparées, de même qu'il y a deux synoviales. A cette capsule les auteurs ont ajouté divers ligaments, comme le stylo-maxillaire, étendu entre l'apophyse styloïde et l'angle du maxillaire inférieur; le latéral interne de Weitbrecht ou le sphéno-maxillaire, s'insérant à l'épine du sphénoïde d'un côté, et à l'épine de l'ouverture du canal dentaire inférieur de l'autre côté; mais ces ligaments ne sont que des portions d'aponévroses, et ne font rien à la solidité de l'articulation. Le seul ligament qui mérite réellement ce nom, est le *ligament latéral externe*, épaississement externe de la capsule articulaire; il suffisait d'ailleurs avec son congénère ou celui de l'autre côté, les deux articulations temporo-maxillaires n'éta que les deux moitiés d'un ginglyme, analogue à l'articulation f moro-tibiale. Ce ligament latéral, plus large en haut qu'en ba s'insère d'une part au côté externe du col du condyle maxillair de l'autre, au tubercule de l'apophyse zygomatique, qui répo en dehors à l'axe du condyle temporal.

Synoviales. Cette articulation est pourvue de deux synovial dont l'une est située au-dessus; et l'autre, au-dessous du fibr cartilage inter-articulaire; la supérieure est la plus lâche; que quefois, quand il y a une ouverture dans le fibro-cartilage, ell communiquent entre elles par cette ouverture, et ne forme qu'une seule capsule synoviale, rétrécie vers son milieu.

Mouvements. Cette articulation permet des mouvements d'abai sement et d'élévation, des mouvements en avant et des mouv ments de latéralité. Dans le mouvement d'abaissement, les condyl maxillaires se portent en avant sous les condyles des temporau et entraînent avec eux les fibro-cartilages; dans l'élévation, l condyles sont ramenés dans leur position première. Dans ces deu mouvements, les branches du maxillaire se meuvent autour d'u axe transversale dont les extrémités correspondent aux ouvertur internes des conduits dentaires inférieurs; ces points sont imm biles, et les vaisseaux et les nerfs qui y passent, ne sont point t raillés pendant ces mouvements. Dans le mouvement du maxillai en avant, l'os ne s'écarte point de la mâchoire supérieure, et condyle maxillaire se place également au-dessous du condyle ten poral. Dans le mouvement de latéralité, l'os se porte alternativ ment à droite et à gauche; le condyle maxillaire du côté où porte la mâchoire inférieure, se place sous le condyle temporal.

ARTICULATIONS DES CÔTES.

Les côtes s'articulent, 1° par leurs têtes, avec les corps d vertèbres dorsales, *articulations costo-vertébrales;* 2° par leu tubérosités, avec les apophyses transverses de ces mêmes vertèbre *articulations costo-transversaires;* et 3° par leurs cartilages, les se premières s'articulent avec le sternum, *articulations chondro-sternales.*

1° Des *articulations costo-vertébrales.* Elles ont lieu entre la tête des côtes et les facettes correspondantes des vertèbres dorsales, et constituent de *doubles arthrodies.*

Surfaces articulaires. Du côté des côtes, la tête supporte deux facettes planes, séparées par une crête disposée en angle saillant. Du côté des vertèbres, leurs corps présentent de chaque côté deux demi-facettes, qui, par leur réunion à celles des vertèbres voisines, forment de petites cavités anguleuses à angle rentrant, dont le fond répond au disque intervertébral. De manière que chaque côte s'unit aux corps de deux vertèbres et au fibro-cartilage intermédiaire, à l'exception de la première, de la onzième et de la douzième côtes dont les têtes ainsi que les vertèbres correspondantes ne présentent qu'une facette unique.

Moyens d'union. Il y a 1° un ligament périphérique antérieur, *ligament vertébro-costal antérieur*, ou *rayonné*, étendu des corps des vertèbres et du disque intervertébral à la côte; 2° *un ligament interarticulaire*, s'insérant d'un côté au sommet de la tête des côtes et de l'autre au disque intervertébral. Ce dernier n'existe point pour les trois côtes exceptionnelles, mentionnées plus haut.

Synoviale. Il y a deux synoviales séparées par le ligament inter-articulaire. Il n'y en a qu'une dans les articulations où ce dernier ligament manque.

2° Des *articulations costo-transversaires.* Elles ont lieu entre les facettes articulaires des tubérosités des côtes et celles des apophyses transverses des vertèbres dorsales. Elles n'existent point pour les deux dernières côtes. Ce sont des *arthrodies.*

Moyens d'union. Ces articulations sont entourées d'une espèce de capsule, très-forte en dehors, où elle prend le nom de *ligament costo-transversaire postérieur*, qui est étendu du sommet de l'apophyse transverse correspondante à la portion rugueuse de la tubérosité des côtes; en dedans, cette capsule est fortifiée par un *ligament costo-transversaire interosseux*, qui s'insère à la face antérieure de l'apophyse transverse et à la face postérieure du col de la côte correspondante. Il y a un *ligament costo-transversaire supérieur,* étendu du sommet d'une apophyse transverse au bord supérieur du col de la côte, placée immédiatement au-dessous

Synoviales. Ces articulations sont pourvues chacune d'une synoviale.

3° Des *articulations chondro-sternales.* Elles ont lieu entre le extrêmités anguleuses des cartilages des sept premières côtes e les cavités creusées sur les bords du sternum.

Moyens d'union. Ces articulations sont pourvues de deux ligaments, un antérieur et un postérieur. L'antérieur, nommé *ligamen rayonné* ou *chondro-sternal antérieur,* se porte de l'extrêmité interne du cartilage costal à la face antérieure du sternum, où il s'entrecroise avec celui de l'autre côté ; il est recouvert par les insertion sternales du grand pectoral. Le *ligament rayonné* ou *chondro-stern* postérieur occupe la face thoracique des parties correspondante Il y a quelques fibres qui occupent le bord supérieur et le bor inférieur de l'articulation. Les cartilages de la sixième et septième côtes donnent naissance au *ligament chondro-xiphoïdien*, q s'entrecroise sur la ligne médiane avec celui de l'autre côté, sert à fixer l'appendice xyphoïde.

Synoviale. Il y a une synoviale pour chaque articulation, ma elle manque le plus souvent pour le premier cartilage costa celui-ci se continue directement avec le sternum.

De l'*union des cartilages costaux avec les côtes.* Les cartilag sont immobiles sur les côtes, et sont reçus par leur extrémi externe dans une fossette elliptique que présente l'extrêmité co respondante des côtes. Le périoste seul sert ici de moyen d'unio

Les cartilages des sixième, septième, huitième et quelquefo des cinquième et neuvième côtes, s'articulent entre eux par d apophyses, qui partent des bords correspondants et qui sont uni par un ligament antérieur et un postérieur. Ces articulations so pourvues d'une synoviale.

Des *mouvements des côtes.* L'articulation des côtes avec les ve tèbres permet à ces arcs osseux des mouvements d'élévatior d'abaissement, des mouvements obscurs dans le sens antéro-po térieur, et de torsion. L'extrêmité postérieure des côtes étant plus élevée que l'antérieure, et formant avec la colonne vertébrale un angle aigu ouvert en bas, il en résulte 1° que par l'élévation des côtes les espaces deviennent plus considérables, puisque ces os forment alors un angle droit avec la colonne vertébrale ; 2° que leurs extrêmités antérieures s'élévant, entraînent avec elles le sternum, qui est porté en haut et en avant ; 3° que, par l'élasticité des cartilages, elles subissent en même temps un mouvement de torsion, par lequel leur bord inférieur est projeté en dehors. Par la combinaison de ces mouvements, la capacité du thorax augmente dans le sens antéro-postérieur et transversal pendant l'inspiration. La contraction du diaphragme produit l'augmentation du diamètre vertical.

ARTICULATIONS DU MEMBRE SUPÉRIEUR.

Des *articulations de l'épaule.* Les deux os de l'épaule s'articulent entre eux, par des articulations intrinsèques de l'épaule; ce sont les articulations *acromio* et *coraco-claviculaires.* Ils forment avec des os voisins les *articulations extrinsèques* de l'épaule, ce sont les articulations *sterno-claviculaire* et *scapulo-humérale.*

DE L'ARTICULATION STERNO-CLAVICULAIRE.

C'est une articulation *par emboîtement réciproque.*

Surfaces articulaires. L'extrêmité sternale ou antérieure de la clavicule, aussi nommée *tête* de la clavicule, inclinée en bas et en avant, présente une surface triangulaire, inégale, légèrement convexe de haut en bas, et concave d'avant en arrière; elle s'articule avec une fossette articulaire, convexe et concave en sens opposés, et creusée sur le côté de l'extrêmité supérieure du sternum. Ces deux surfaces ne sont point égales en dimensions, c'est-à-dire que la tête claviculaire dépasse en tous sens, mais surtout en haut et en avant, la circonférence de la cavité du sternum. Toutes deux sont revêtues d'une épaisse couche (cartilage, surtout la facette de la clavicule.

Fibro-cartilage interarticulaire. Ces surfaces articulaires so séparées par un fibro-cartilage inter-articulaire, biconcave, min vers le centre et épais à la périphérie; quelquefois il est per d'un trou au centre; il adhère à la capsule fibreuse, la divi en deux loges, et est fixé en bas au cartilage de la première côt en haut et en arrière à l'extrêmité claviculaire.

Moyens d'union. Cette articulation est pourvue d'un ligame capsulaire et de deux ligaments accessoires.

La capsule fibreuse, lâche en avant, y est très résistant tandis qu'en arrière elle est plus étroite et plus mince. Cet capsule a été décomposée en ligaments *sterno-claviculaires* ant rieur et postérieur.

Des deux ligaments accessoires ou *surajoutés*, l'un est le *lig ment interclaviculaire*, faisceau très distinct et aplati, éten transversalement au-dessus du sternum, entre les têtes des de clavicules; l'autre, le *ligament costo-claviculaire*, faisceau cour aplati et très fort, se rend obliquement en dehors et en haut (la partie interne et supérieure du cartilage de la première cô à un tubercule, qu'offre en dedans la face inférieure de la clavicul

Synoviale. Cette articulation est pourvue de deux synoviale celle qui existe entre le cartilage interarticulaire et le sternun est la plus lâche. Il y a une synoviale entre la clavicule et le ca tilage de la première côte.

L'articulation sterno-claviculaire est en rapport en arrière, (côté droit, avec le tronc artériel brachio-céphalique; du cô gauche, avec les artères sous-clavière et carotide primitive; d deux côtés, mais plus superficiellement, avec la veine sous-cl vière. Le nerf pneumo-gastrique et la plèvre se trouvent tout pr de cette articulation.

ARTICULATION ACROMIO-CLAVICULAIRE.

C'est une *arthrodie.*

Surfaces articulaires. Elles sont très petites, planes, creusées l'une sur l'extrêmité externe de la clavicule; l'autre, sur le sommet de l'acromion. Ces surfaces sont encroûtées de cartilage.

Fibro-cartilage interarticulaire. Il n'existe pas toujours et occupe seulement la moitié supérieure.

Moyens d'union. Cette articulation est pourvue d'une capsule fibreuse et d'un ligament surajouté.

La capsule fibreuse, très forte en haut et un peu moins en bas, a été divisée en un ligament *supérieur*, et en un ligament *inférieur.*

Synoviale. Toute l'articulation est tapissée d'une synoviale.

Le ligament surajouté, *ligament coraco-claviculaire*, étendu de la clavicule à l'apophyse coracoïde, est très gros et très fort, et constitué par deux faisceaux, manifestement séparés par un espace anguleux rempli de tissu cellulaire. Le faisceau *postérieur* et interne, *ligament conoïde* de Boyer, a la figure d'un cône renversé, dont le sommet s'insère à la partie la plus large de l'apophyse coracoïde; et la base, à une tubérosité que présente en arrière la face inférieure de la clavicule, près de son extrêmité externe.

Le faisceau *antérieur*, nommé par Boyer *ligament trapézoïde*, est plus long, plus large, moins serré que le précédent; il naît du bord interne de l'apophyse coracoïde, se porte en dehors et en haut, et se termine à une ligne oblique, qui fait suite en dehors à la tuberosité où s'insère le ligament conoïde, et qui se prolonge jusqu'à l'extrêmité de l'os. Il y a une synoviale entre la clavicule et l'apophyse coracoïde :

L'omoplate présente encore deux ligaments, qui lui sont propres; ce sont le *ligament acromio-coracoïdien* et le *ligament coracoïdien* ou transverse. Ce dernier transforme l'échancrure coracoïdienne en un trou.

Le ligament acromio-coracoïdien, aplati et d'une forme triangulaire, naît par son sommet à l'extrêmité de l'acromion, se dirige en avant en s'élargissant, et se termine par sa base au bord exter[n] et postérieur de l'apophyse coracoïde. Ce ligament surmonte [en] forme de voûte l'articulation scapulo-humérale; il concourt à f[or]mer le triangle *coraco-claviculaire*, borné en dedans par le bord e[x]terne de l'apophyse coracoïde; en dehors et en arrière, par la cl[a]vicule et le sommet de l'acromion, sans autre limite en avant q[ue] le ligament acromio-coracoïdien.

Mouvements. L'épaule subit des mouvements en haut, en ba[s,] en avant, en arrière et des mouvements de circumduction. [La] présence de la clavicule est nécessaire pour rendre possibles l[es] mouvements en arrière et en dehors; ces mouvements manque[nt] chez les animaux sans clavicule.

ARTICULATION SCAPULO-HUMÉRALE.

C'est une *énarthrose*, formée par la tête de l'humérus et [la] cavité glénoïde de l'omoplate.

Surfaces articulaires. La tête de l'humérus, le col anatomiq[ue] de cet os, et un espace de deux à trois lignes de hauteur, sit[ué] au-dessous de la tête entre la grande et la petite tubérosité, et q[ui] n'est tapissé que par la synoviale, font partie de cette articulati[on.]

La tête de l'humérus, le tiers à peu près d'une sphère, présen[te] une surface, deux ou trois fois plus étendue que celle de [la] cavité glénoïde; l'axe de cette tête regarde en haut, en deda[ns] et un peu en arrière. Son grand diamètre n'est point tout-à-f[ait] vertical mais oblique en haut et en arrière; tandis que celui [de] la cavité glénoïde de l'omoplate est oblique en haut et en ava[nt,] qu'il croise en X.

La cavité glénoïde de l'omoplate est une surface articula[ire] concave, ovoïde, ayant sa base en bas, son grand diamètre ve[r]tical, incliné en haut et en avant, et supporté par le col [de] l'omoplate; elle regarde directement en dehors.

Cartilage d'incrustation. Ce cartilage est épais au centre de [la] tête, et s'amincit vers sa périphérie. Dans la cavité glénoïde, [il] recouvre la partie supérieure, s'amincit inférieurement, et [...]

génère là en un fibro-cartilage dense et épais, confondu avec le *bourrelet glénoïdien* qui matelasse tout le pourtour, augmente la profondeur de la cavité, et se continue supérieurement avec le long chef du biceps.

Malgré la présence de ce bourrelet glénoïdien, une portion de la tête de l'humérus est constamment en contact avec le ligament capsulaire, et est loin de pouvoir loger dans la cavité glénoïde; inconvénient, auquel obvie l'existence d'une *cavité supplémentaire*, ou la *voûte acromio-coracoïdienne*, formée par l'acromion, l'apophyse coracoïde et le ligament intermédiaire. A cinq, six ou sept lignes au-dessus de la cavité glénoïde, se trouve le sommet de cette voûte. Elle s'avance comme un toit par-dessus la tête humérale, à plus d'un pouce au-devant de la cavité glénoïde. Sa longueur totale varie de neuf à quinze lignes, et le plus souvent elle est d'un pouce. Elle forme donc autour de la cavité glénoïde une demi-ceinture, qui la protège plus ou moins en haut, en avant, et en arrière. Quand la voûte a quinze lignes de longueur, plus de la moitié supérieure de la cavité s'en trouve entourée; le quart seulement, quand la voûte a le moins de longueur, et dans les cas ordinaires, environ le tiers. Cette voûte descend plus bas en arrière qu'en avant, la différence est de trois lignes quelquefois d'un demi pouce; en même temps le bord inférieur de l'acromion est beaucoup plus éloigné de la cavité articulaire que l'apophyse coracoïde. Cette double disposition explique pourquoi la luxation de la tête de l'humérus est plus fréquente en avant qu'en arrière.

Moyens d'union. Cette articulation est pourvue de ligaments passifs, ce sont le ligament capsulaire, plus deux ligaments accessoires; et de ligaments actifs, ce sont les muscles environnants.

Ligament capsulaire. Du côté de l'omoplate, la capsule est fixée en haut d'une manière assez faible, non point au bourrelet glénoïdien, mais à une ou deux lignes plus en arrière sur le col de l'omoplate; inférieurement, elle se continue avec le fibro-cartilage glénoïdien, et est soutenue en ce point par le long chef du triceps brachial. Du côté de l'humérus, elle s'insère, en haut à la

grande et à la petite tubérosité de cet os, où elle est soutenue p
différents tendons; en bas, dans l'intervalle qui sépare ces tubéi
sités. Dans ce point elle s'amincit, prend une texture plus lâche,
dépourvue de tendons qui la fortifient, de saillies osseuses où e
puisse solidement adhérer, elle se continue insensiblement avec
périoste. De manière que sous l'influence de violences, elle te
à se décoller de l'omoplate en haut, et de l'humérus en bas.

La capsule fibreuse, isolée des muscles qui l'entourent, p
sente en bas le plus d'épaisseur. Dans les autres points, e
est plus faible par elle-même; mais les tendons des muscles en
ronnants la fortifient beaucoup. En avant, elle est fortifiée par
tendon du muscle sous-scapulaire; en haut et en arrière, par
tendons des muscles sus-épineux, sous-épineux, et petit-rond;
bas, par le tendon du long chef du triceps près de son insertioı
l'omoplate; ce dernier tendon empêche en partie la tête de sor
de la cavité glénoïde par en bas. Ces muscles constituent d
rapports intimes de cette capsule, et forment en même temps l
ligaments actifs de cette articulation; puisque dans la paraly
de ces muscles, la tête de l'humérus s'éloigne un peu de sa cav
glénoïde.

Cette capsule est fort peu extensible; elle est très-spacieus
et en quelque point qu'on l'examine, elle a tout juste assez d
tendue pour recouvrir toute la portion de la tête humérale q
la cavité glénoïde ne peut loger. Cependant elle est assez lâc
pour permettre à la tête de l'humérus un écartement d'un pou
de la cavité glénoïde. C'est à cet écartement que sur le viva
et même en partie sur le cadavre, s'opposent les muscles en
ronnants. Cette grande laxité de la capsule est en rapport av
la grande liberté des mouvements qu'exécute le membre sup
rieur dans cette articulation.

La capsule fibreuse de l'articulation scapulo-humérale présen
ordinairement deux trous : l'un est supérieur et antérieur, sit
sous le tendon du muscle sous-scapulaire; l'autre est supérie
et postérieur, au niveau du tendon du muscle sous-épineux; l'ı
et l'autre donnent passage à un prolongement de la synoviale po

former une bourse muqueuse sous les tendons de ces muscles. En dehors, au niveau de la coulisse bicipitale, elle présente une petite ouverture pour donner passage au tendon du long chef du biceps brachial.

Ligaments accessoires. Ce sont les ligaments *coracoïdien* ou *coraco-huméral* et le ligament *acromien.* Le premier se porte de l'apophyse coracoïde en bas et en dehors pour s'insérer à la grande tubérosité; le dernier, signalé par Malgaigne, naît de l'acromion, passe entre les tendons du sus-épineux et sous-épineux et se termine à la même tubérosité que le précédent.

Ligaments actifs. Indépendamment des muscles dont les tendons fortifient la capsule de cette articulation, et qui concourent à fixer la tête humérale contre la cavité glénoïde; cette articulation est traversée par le tendon du long chef du biceps brachial. Ce tendon naissant à l'extrêmité rétrécie de la cavité glénoïde, contourne la partie supérieure de la tête de l'humérus pour s'engager dans la coulisse bicipitale de cet os; il est entouré par une gaîne de la synoviale, et empêche la tête de sortir par l'extrêmité supérieure de la cavité glénoïde. Il joue ainsi le rôle d'un ligament inter-articulaire actif.

Synoviale. La synoviale est lâchement unie à la capsule fibreuse, et présente trois prolongements dont deux traversent les ouvertures du ligament capsulaire, pour former des bourses muqueuses; et dont le troisième forme une gaîne autour du tendon du long chef du biceps, qu'elle accompagne jusques dans la coulisse bicipitale, où en se réfléchissant sur elle-même, elle se termine par un cul-de-sac.

Rapports. Cette articulation, entourée par les tendons du sous-scapulaire en avant, du sus-épineux, sous-épineux et petit rond en haut et en arrière, par le tendon du long chef du triceps en bas, est recouverte en dehors par le muscle deltoïde, qui en est séparé par une bourse muqueuse et par un prolongement de l'aponévrose sous-épineuse. Mais de tous les rapports le plus important est celui, qu'elle affecte en avant avec les vaisseaux axillaires, et avec les branches terminales du plexus brachial dont elle est séparée uniquement par le muscle sous-scapulaire. Le nerf axillaire plus particulièrement que les autres, se met en rapport avec la partie interne et inférieure de la capsule, lorsqu'il contourne le col chirurgical de l'humérus pour gagner la face profonde du muscle deltoïde. De manière que, dans les luxations de la tête humérale en bas et en dedans, ce nerf est comprimé ou déchiré ; ce qui occasionne la paralysie du muscle deltoïde.

Mouvements. Comme toute énarthrose, cette articulation est le siège des diverses espèces de mouvement; elle permet les mouvements de flexion et d'extension, d'adduction et d'abduction de circumduction et de rotation. Ces mouvements sont limités par la rencontre de la tête humérale avec les apophyses de l'omoplate.

ARTICULATION DU COUDE OU ARTICULATION HUMÉRO-CUBITALE.

C'est une articulation *trochléenne* ou *ginglymoïdale*, qui a lieu entre l'humérus et les os de l'avant-bras.

Surfaces articulaires. Pour cette articulation, l'extrêmité inférieure de l'humérus présente la petite tête ou le condyle, qui répond à la cavité glénoïde du radius; et la trochlée ou poulie humérale, qui est embrassée par la grande cavité sigmoïde du cubitus. Il y a une rainure articulaire, placée entre le condyle et la trochlée de l'humérus ; elle correspond au bord interne de la cavité glénoïde ou cupule du radius. Ces surfaces sont encroûtées de cartilage articulaire.

Moyens d'union. Cette articulation est pourvue d'une espèce de capsule, mince et lâche en arrière, et divisée en *quatre ligaments :* deux *latéraux,* un *antérieur,* et un *postérieur.*

Le ligament *antérieur*, composé de fibres verticales et obliques entrecroisées, naît au-devant de l'extrêmité inférieure de l'humérus, au-dessus des fossettes qui surmontent la trochlée et la petite tête de cet os; il s'insère en bas à l'extrêmité antérieure de l'apophyse coronoïde du cubitus, et plus en dehors, au bord supérieur du ligament annulaire de l'articulation radio-cubitale supérieure.

Le ligament *postérieur*, à peine distinct, est formé par quelques fibres transversales qui se rendent de l'épitrochlée à l'épicondyle de l'humérus, en passant au-devant du tendon du triceps brachial. Ce tendon remplace en partie le ligament postérieur.

Des ligaments *latéraux*, l'*externe* naît par une extrêmité rétrécie à l'épicondyle de l'humérus, s'élargit en descendant, et se confond avec le bord supérieur du ligament annulaire du radius. Ce ligament ne se fixe point au radius, pour ne pas mettre obstacle aux mouvements de rotation de cet os. On peut considérer ce ligament comme allant s'insérer au cubitus; mais sur son trajet, il présente une ouverture pour livrer passage à la tête du radius.

Le ligament latéral *externe* est recouvert par le tendon d'insertion du court supinateur, et par celui des muscles superficiels de la région postérieure. Il a pour but de fixer le ligament annulaire du radius.

Le ligament latéral *interne*, le plus fort de tous, naît à l'épitrochlée de l'humérus, descend en rayonnant, et s'insert au bord interne de la grande cavité sigmoïde du cubitus.

Synoviale. La bourse synoviale tapisse toute la face profonde des ligaments, les surfaces articulaires, et du côté de l'humérus elle s'étend dans les fossettes olécrânienne et coronoïde; après avoir tapissé les surfaces articulaires, elle s'engage entre les os de l'avant-bras, pour tapisser l'articulation radio-cubitale supérieure et la face profonde du ligament annulaire; de ce ligament, elle se réfléchit sur elle-même pour se jeter sur la tête du radius, et former ainsi une espèce de cul-de-sac circulaire, en se continuant ensuite avec elle-même au point où on l'a supposé partir.

La synoviale est très-lâche en arrière; elle est tapissée à l'extérieur par de petits amas de graisse, surtout dans la fossette olécrânienne et entre le radius et le cubitus.

Rapports. L'articulation du coude est entourée par plusieurs muscles dont quelques uns peuvent être considérés comme des ligaments actifs, ce sont : en avant, immédiatement sur l'articulation, le muscle brachial antérieur et plus superficiellement le tendon du biceps ; en arrière, le tendon du triceps ; en dedans, les muscles épitrochléens ; en dehors, les muscles épicondyliens : le court supinateur, et les muscles superficiels de la région postérieure.

Cette articulation est en rapport en avant avec l'artère humérale, avec la terminaison de cette artère en radiale et cubitale, et avec le nerf médian ; mais elle en est séparée par le muscle brachial antérieur. Sur le côté externe de la face antérieure de l'articulation, descend le nerf radial ; tandis que le nerf cubital parcourt cette espèce de gouttière, placée en dedans et en arrière de l'articulation, entre l'épitrochlée et l'olécrâne.

Mouvements. Cette articulation ne permet que des mouvements de flexion et d'extension ; la flexion s'opère jusques sous un angle fort aigu, mais non autant que celui de la jambe sur la cuisse ; l'extension ne peut aller au delà du redressement en ligne droite des deux segments ; l'apophyse coronoïde et l'olécrâne limitent ces deux mouvements. Tout mouvement de latéralité est impossible.

ARTICULATIONS RADIO-CUBITALES.

L'espace interosseux, qui existe entre le cubitus et le radius est en grande partie fermé par le *ligament interosseux* de l'avant bras. C'est une membrane épaisse, formée de tissu connectif con densé ; elle est perforée par plusieurs ouvertures, et s'étend du bord interne du radius au bord externe du cubitus. A son extrémité supérieure elle n'arrive que jusqu'à la tubérosité bicipitale du radius ; tandis qu'en bas elle remplit tout l'intervalle, circonscrit par les extrémités inférieures des os de l'avant-bras. Ce ligament est remplacé en haut par la *corde ligamenteuse* de Weitbrecht aussi nommée *ligament rond* ou *oblique* du cubitus ; cette corde s'étend du côté externe de l'apophyse coronoïde du cubitus, obliquement en bas et en dehors jusqu'en dessous de la tubérosité bicipitale du radius.

Les extrémités supérieure et inférieure du cubitus et du ra

dius s'articulent entre elles par une double trochoïde, et constituent les articulations radio-cubitales supérieure et inférieure.

ARTICULATION RADIO-CUBITALE SUPÉRIEURE.

C'est une *trochoïde,* formée par la tête du radius et la petite cavité sigmoïde du cubitus.

Surfaces articulaires. La petite cavité sigmoïde du cubitus, située sur le côté externe de l'extrêmité supérieure de cet os, est oblongue et concave d'avant en arrière; elle est un peu plus large à son milieu qu'à ses extrêmités.

La tête du radius présente sur son côté interne une surface convexe et oblongue d'avant en arrière. Ce n'est que le bord élargi de la cupule ou cavité glénoïde du radius.

Ces deux surfaces sont tapissées par un cartilage diarthrodial.

Moyens d'union. Les surfaces articulaires sont maintenues en rapport par un seul ligament, c'est le *ligament annulaire du radius.* Il s'insère par ses deux extrêmités aux deux extrêmités de la petite cavité sigmoïde du cubitus, et forme avec cet os un anneau ostéo-fibreux, dans lequel est reçue la tête du radius. Il constitue environ les trois-quarts d'un cercle, et a une largeur de trois lignes environ; son bord inférieur, rétréci, exerce une espèce d'étranglement sur le col de la tête du radius; tandis que son bord supérieur, plus large, se continue avec les ligaments antérieur et latéral externe de l'articulation du coude; par cette double insertion le ligament annulaire est tendu en haut, et maintenu en rapport avec la tête du radius. Par sa face externe, ce ligament donne insertion à des fibres du muscle court supinateur; par sa face interne, il est tapissé par la synoviale.

On peut considérer comme ligament actif de cette articulation, le muscle court supinateur.

Synoviale. La synoviale de cette articulation n'est qu'un prolongement, une espèce de diverticulum de la synoviale de l'articulation du coude. Ce prolongement tapisse les surfaces articulaires, la face profonde du ligament annulaire, et se jette de là sur la tête du radius en formant un cul-de-sac circulaire, qui établit sa continua tion avec la synoviale du coude, d'où on l'a supposé partir.

Rapports. Cette articulation est en rapport en avant avec nerf radial, qui se divise à son niveau en branche profonde c musculaire et en branche superficielle ou cutanée.

ARTICULATION RADIO-CUBITALE INFÉRIEURE.

C'est une *trochoïde*, formée en sens inverse de la supérieur Dans cette articulation, c'est le cubitus qui présente une peti tête; et le radius, au contraire, une petite cavité, semblable à petite cavité sigmoïde du cubitus.

Surfaces articulaires. Du côté du radius, il y a sur le cô interne de l'extrêmité inférieure de cet os, une petite cavi oblongue d'avant en arrière; du côté du cubitus, la petite tê de cet os, qui est articulaire dans ses deux tiers externes. C surfaces sont encroûtées de cartilage.

Moyens d'union. Quelques fibres épaisses entourent la part antérieure, postérieure, et supérieure de l'articulation, constitue une espèce de ligament capsulaire mince et lâche, et ont été d crites sous le nom de ligaments *antérieur* et *postérieur*. Ces lig ments se rendent des extrêmités antérieure et postérieure de cavité sigmoïde du radius aux bords antérieur et postérieur l'apophyse styloïde du cubitus.

Le *fibro-cartilage triangulaire* naît par son sommet d'une c pression ou rainure, située entre la tête du cubitus et son ap physe styloïde, et se termine par sa base au bord interne de facette articulaire inférieure du radius. Ce fibro-cartilage lie in mement les deux os de l'avant-bras, égalise leur surface artic laire inférieure, et correspond par sa face inférieure au carpe, par sa face supérieure à la tête du cubitus. Il est quelquef perforé à son centre, et laisse alors communiquer l'articulati radio-cubitale inférieure avec l'articulation radio-carpienne.

Le carré pronateur peut être considéré comme ligament actif

Synoviale. Elle est lâche, sacciforme, s'élève entre les ext mités inférieures du radius et du cubitus, et se continue en bas avec la synoviale des articulations du carpe, quand le fibro-cartilage triangulaire présente une ouverture de communication entre l'articulation radio-cubitale inférieure et l'articulation radio-carpienne.

Mouvements. Ces articulations ne permettent que des mouvements de rotation du radius autour de son axe; le cubitus reste immobile. Ce sont ces mouvements qui produisent la *pronation* et la *supination* de l'avant-bras et de la main. Dans le mouvement de pronation, la tête du radius pivote dans son ligament annulaire de dehors en dedans; tandis que l'extrêmité inférieure de cet os, étant très-large, entraîne avec elle toute la main et décrit un demi-cercle autour de la tête du cubitus; de manière que le radius vient croiser en avant le cubitus, et que la face dorsale de la main devient antérieure. Dans la supination, le mouvement de rotation a lieu en sens inverse; le radius se place en dehors du cubitus et la paume de la main devient antérieure. Lorsque ces mouvements sont très-prononcés, l'humérus pivote dans l'articulation scapulo-humérale.

Le ligament interosseux sert à des insertions musculaires, et limite le mouvement de supination.

ARTICULATION RADIO-CARPIENNE.

C'est une *condylarthrose*, formée entre le carpe et l'extrêmité inférieure de l'avant-bras.

Surfaces articulaires. L'extrêmité inférieure de l'avant-bras présente une *cavité glénoïde* ou mortaise, oblongue transversalement, limitée en dehors et en dedans par l'apophyse styloïde du radius et du cubitus, échancrée en avant et en arrière, et formée en dehors par la face inférieure du radius, et en dedans par le fibro-cartilage triangulaire qui recouvre la face inférieure de la tête du cubitus; de manière que ce dernier os ne concourt pas à la formation de cette articulation.

Du côté du carpe, le scaphoïde, le sémilunaire et le pyramidal forment par leur réunion un *condyle brisé*, à grand diamèt transversal, et plus étendu en arrière qu'en avant. Ce condyle e reçu dans la cavité glénoïde de l'extrêmité inférieure de l'avan bras, de manière que le scaphoïde et le sémilunaire corresponde au radius; et le pyramidal, au fibro-cartilage triangulaire.

Ces surfaces sont encroûtées de cartilage.

Moyens d'union. Cette articulation est entourée d'une véritab capsule fibreuse, offrant une épaisseur plus considérable sur s côtés; de manière qu'on y a distingué quatre ligaments : t antérieur, un postérieur, et deux latéraux; mais ces ligamen ne sont nulle part bien distincts ni isolés les uns des autres.

Le *ligament antérieur* naît au bord antérieur de l'apophy styloïde, de la surface articulaire du radius, et du fibro-car lage triangulaire, descend obliquement en dedans, et s'insère à face antérieure du scaphoïde, du sémilunaire et du pyramidal

Le *ligament postérieur,* plus lâche que l'antérieur, s'étend ob quement en bas et en dedans, du bord postérieur de la surfa articulaire du radius à la face postérieure de la première rang du carpe.

Le ligament *latéral externe*, sous forme d'un cordon, se por du sommet de l'apophyse styloïde du radius jusqu'à la face e terne du scaphoïde et du trapèze.

Le ligament *latéral interne*, plus large et plus long que le pr cédent, unit l'apophyse styloïde du cubitus au pyramidal et l'os pisiforme, et envoie un prolongement vers le ligament ann laire antérieur du carpe.

Synoviale. Elle est lâche en arrière, et s'engage souvent entre l osselets de la première rangée du carpe, pour se continuer avec synoviale générale du carpe et s'étendre jusque dans les premièr articulations métacarpo-carpiennes. Dans ce cas, l'inflammatic d'un point de la synoviale du carpe peut s'étendre jusque dai l'articulation radio-carpienne. La synoviale de cette articulatic est séparée de celle de l'articulation radio-cubitale inférieure p le fibro-cartilage triangulaire; quelquefois cependant ce cartila est perforé, et les deux synoviales communiquent entre elles.

Rapports. Cette articulation est en rapport en avant, avec les tendons des fléchisseurs des doigts et avec le nerf médian; en arrière, avec les tendons des extenseurs. Ces tendons fortifient dans ces sens l'articulation. Le ligament latéral externe est en rapport immédiat avec l'artère radiale, qui le croise au moment où elle devient dorsale.

Mouvements. Cette articulation permet à la main des mouvements sur l'avant-bras, dans le sens de flexion, d'extension, d'abduction, d'adduction, et de circumduction.

ARTICULATIONS DU CARPE.

Les osselets de chaque rangée se lient intimement entre eux, pour présenter une surface articulaire soit au radius, soit au métacarpe, soit l'une rangée à l'autre.

1° Des *articulations des os de chaque rangée* entre eux. Les os de chaque rangée s'articulent entre eux par *amphiarthrose*, à l'exception cependant du pisiforme, qui s'articule par arthrodie avec l'os pyramidal; ces deux osselets sont réunis par une capsule fibreuse, tapissée par une synoviale.

Moyens d'union. Le scaphoïde, le sémilunaire et le pyramidal sont liés entre eux par des ligaments périphériques *palmaires* et *dorsaux,* à fibres transversales; et par des ligaments *interosseux,* disposés, sous forme de fibro-cartilages denses et serrés, près de la partie supérieure des interlignes articulaires de ces trois os.

Les quatre os de la deuxième rangée sont aussi réunis par des ligaments *dorsaux* et *palmaires* transverses, et par des ligaments *interosseux.* Il n'y a pas de ligament interosseux entre le trapèze et le trapézoïde.

2° De l'*articulation médio-carpienne* ou des deux rangées entre elles. Pour cette articulation, la face inférieure de la première rangée présente au milieu une surface concave et de chaque côté, un petit condyle à surface presque plane. La face supérieure de la deuxième rangée, au contraire, présente une tête, formée par le grand os et l'os crochu; de chaque côté de la tête, se trouve une surface concave dont l'externe, constituée par le trapèze et l trapézoïde, répond au scaphoïde; l'interne, appartenant à l'o crochu, répond au pyramidal.

Ces surfaces sont encroûtées de cartilage.

Moyens d'union. Les deux rangées sont liées par une capsul fibreuse, très-serrée en avant, et lâche en arrière. On y a distingu des ligaments *dorsaux, palmaires* et *latéraux*, qui se renden d'une rangée à l'autre, et dont la description spéciale est tout-à fait oiseuse.

Synoviale. Une synoviale commune tapisse les surfaces, par les quelles les deux rangées sont en contact; elle fournit en hau deux prolongements qui se portent entre le scaphoïde, le sémi lunaire et le pyramidal jusqu'aux ligaments interosseux, quelque fois jusqu'à la synoviale radio-carpienne; en bas, elle donne troi prolongements qui descendent entre les quatre os de la rangé métacarpienne, pour aller revêtir encore les surfaces de l'artic lation carpo-métacarpienne commune, et les articulations mét carpiennes supérieures.

Mouvements. Les os de chaque rangée exécutent les uns su les autres des mouvements obscurs, à peine appréciables; ent les deux rangées, au contraire, s'exécutent des mouvements d flexion et d'extension; ce dernier est très limité à cause de l résistance du ligament antérieur.

3° *Articulations carpo-métacarpiennes.* Elles ont lieu entre le facettes supérieures des métacarpiens et la face inférieure de l deuxième rangée du carpe. Ces articulations sont très solides, et l'exception de la première, et de la cinquième, elles ne perme tent que des mouvements très obscurs.

L'articulation carpo-métacarpienne, commune aux quatre de niers métacarpiens, constitue une *arthrodie* très serrée, et à su face articulaire anguleuse. On y rencontre des ligaments *dorsau* et *palmaires*; les premiers sont plus forts et plus développ que les derniers.

Le *deuxième* métacarpien s'articule à la fois avec le trapèze, trapézoïde et le grand os; l'interligne articulaire figure un zi zag, composé d'un angle droit saillant en arrière, d'un angle droit saillant en avant, et d'un second angle droit saillant en arrière. Cette articulation est pourvue d'un ligament *palmaire*, qui s'étend du métacarpien au côté interne du trapèze; mais le ligament palmaire est remplacé en grande partie par le tendon du muscle radial antérieur. Il y a trois ligaments *dorsaux* dont deux latéraux, obliques, proviennent du trapèze et du grand os; tandis que le médian est vertical et s'insère au trapézoïde.

Le *troisième* métacarpien s'articule, suivant une ligne transversale, avec le grand os. Cette articulation est pourvue de trois ligaments *palmaires*, le premier venant du trapèze, le deuxième du grand os et le troisième de l'os crochu; les ligaments *dorsaux*, au nombre de deux, viennent l'un du grand os; et l'autre, de l'os crochu.

Le *quatrième* métacarpien s'unit presque transversalement avec l'os crochu. Il n'y a qu'un ligament *palmaire* et un *dorsal*, qui s'étendent de l'os crochu au métacarpien.

L'articulation du *cinquième* métacarpien avec l'os crochu suit à peu près la direction d'une ligne, obliquement dirigée de dedans en dehors, et qui viendrait aboutir à la partie moyenne du second os du métacarpe. Cette articulation est pourvue d'une capsule lâche, fortifiée en dedans et en arrière par le tendon du muscle cubital postérieur.

L'articulation carpo-métacarpienne commune renferme un ligament *interosseux*; il s'étend du grand os et de l'os crochu vers le côté interne du troisième métacarpien.

Synoviale. Cette articulation est pourvue d'une synoviale qui n'est que le prolongement de la synoviale générale du carpe; elle s'engage même entre les extrémités supérieures des quatre derniers métacarpiens. Souvent, les articulations du 4e et 5e métacarpiens ont une synoviale, séparée de l'autre par le ligament interosseux.

Articulations métacarpiennes. Les quatre derniers métacarpiens sont intimement unis les uns aux autres par leurs *extrémités supérieures*, au moyen de ligaments transverses *palmaires*, *dorsaux*, et *interosseux*.

Les *extrémités inférieures* de ces quatre métacarpiens sont liée entre elles, par le ligament *palmaire transverse* du métacarpe. C ligament, transversalement étendu d'une articulation métacarpo phalangienne à l'autre, se confond vis-à-vis de chaque articulatio avec leur ligament antérieur, et s'oppose à un écartement tro considérable de ces extrémités. Les extrémités inférieure et su périeure du premier métacarpien ne sont point unies aux autre métacarpiens.

Articulation carpo-métacarpienne du pouce. Cette articulation s distingue des autres articulations carpo-métacarpiennes princip lement par sa grande mobilité; elle constitue une articulation *pa emboîtement réciproque.*

Les *surfaces articulaires* sont du côté du trapèze une facett articulaire, concave transversalement et convexe d'avant en arriè re; du côté du premier métacarpien, une surface concave et co vexe en sens opposé, qui enfourche la précédente. Ces surface sont encroûtées de cartilage diarthrodial.

Moyens d'union. Cette articulation est pourvue d'une capsul fibreuse très lâche, plus épaisse à la face dorsale qu'ailleurs; el est fortifiée et souvent remplacée en dehors par le tendon du lon abducteur du pouce. Weitbrecht avait divisé cette capsule en qua tre ligaments : deux latéraux, un palmaire et un dorsal.

Synoviale. Elle est bien distincte, et séparée de la synovial générale du carpe; cette synoviale est aussi très lâche.

Rapports. En dedans se trouve l'artère radiale; en dehors, l tendon du long abducteur; en arrière, les tendons des extenseurs en avant, les muscles de l'éminence thénar.

Mouvements des articulations carpo-métacarpiennes. Dans le articulations des second, troisième, et quatrième métacarpiens les mouvements sont très obscurs et limités à un léger gliss ment antéro-postérieur. Tout mouvement latéral est impossibl par l'engrènement des surfaces articulaires et par les ligamen transverses, qui lient les extrémités supérieures des métacarpie entre elles. Dans l'articulation du cinquième métacarpien, le mouvements antéro-postérieurs sont plus étendus, mais ceux d latéralité sont aussi restreints que dans les précédentes.

L'articulation carpo-métacarpienne du pouce permet des mouvements de flexion, d'extension, d'adduction, d'abduction et de circumduction. C'est le mouvement de flexion qui prédomine; dans ce mouvement, le métacarpien est porté en dedans et un peu en avant, et par là le pouce vient faire opposition aux autres doigts pour faire pince avec eux. C'est là le caractère distinctif de la main.

ARTICULATIONS DES DOIGTS.

Ce sont, 1° les articulations métacarpo-phalangiennes, et 2° les articulations phalangiennes.

Articulations métacarpo-phalangiennes. Ce sont des *condylarthroses.*

Surfaces articulaires. Les premières phalanges présentent à leur extrêmité supérieure une surface concave et ovoïde, à grand diamètre transversal, et destinée à recevoir le condyle antéro-postérieur des extrêmités inférieures des métacarpiens. Ces surfaces en s'articulant se coupent ainsi à angle droit, disposition, qui est très favorable pour l'étendue des mouvements latéraux.

Moyens d'union. Chacune de ces articulations est pourvue de deux ligaments *latéraux* très forts, un interne et un externe. Ils s'insèrent aux tubercules qui sont situés derrière un enfoncement sur chaque côté des condyles métacarpiens; de là ils se dirigent en bas et en avant, se confondent par leur bord antérieur avec le ligament antérieur, et vont se terminer en s'élargissant sur les côtés de la cavité articulaire de la phalange.

Un troisième ligament, nommé ligament *antérieur*, ou ligament *glénoïdien* par M. Cruveilhier, est destiné plutôt à augmenter en avant la capacité de la cavité glénoïde de la première phalange qu'à renforcer l'articulation, ou qu'à limiter certains mouvements. C'est un fibro-cartilage qui s'épaissit en bas, où il s'insère au bord antérieur de la cavité articulaire de la phalange; sur les côtés, il se continue avec les ligaments latéraux de l'articulation et avec le ligament palmaire transverse du métacarpe. Situé au-devant du

condyle des métacarpiens, il présente une face profonde, concave, qui se moule sur ce condyle; et une face antérieure
creusée en gouttière, pour donner passage aux tendons des mus
cles fléchisseurs des doigts. Aux bords de cette face vient s'insé
rer la gaîne tendineuse correspondante.

Synoviale. Cette membrane, exactement protégée en avant e
sur les côtés par des ligaments très forts, devient libre à la fac
dorsale, où elle est très lâche, et où elle n'est recouverte qu
par le tendon du muscle extenseur des doigts.

Dans l'articulation métacarpo-phalangienne du pouce, le liga
ment antérieur renferme deux os sésamoïdes, destinés à proté
ger cette articulation en avant.

Articulations phalangiennes. Ce sont des articulations *troch
léennes.*

Surfaces articulaires. Pour ces articulations, l'extrêmité infé
rieure de la première et de la deuxième phalange présente un
poulie articulaire et antéro-postérieure, qui répond à deux petite
cavités glénoïdes, séparées par une crête antéro-postérieure e
dos d'âne, et situées sur l'extrêmité correspondante de la pha
lange sous-jacente.

Moyens d'union. Ils sont en tout semblables à ceux des arti
culations métacarpo-phalangiennes; ainsi il y a deux ligament
latéraux, obliques, et un ligament palmaire, épais, formé de fi
bro-cartilage; le ligament dorsal manque, et est remplacé par l
tendon du muscle extenseur.

Synoviale. Elle est lâche en arrière pour faciliter le mouvemen
de flexion.

Mouvements. Les phalanges exécutent les unes sur les autre
seulement des mouvements de flexion et d'extension; ceux d
flexion sont le plus étendus, et sont favorisés par l'insertion in
férieure des ligaments latéraux sur un plan antérieur à celui d
leur insertion supérieure.

Les articulations métacarpo-phalangiennes, au contraire, n
permettent pas seulement des mouvements de flexion et d'ex
tension; mais elles sont aussi le siège de mouvements de latéra

lité, d'abduction, d'adduction et de circumduction; ce qui dépend du grand développement transversal de la cavité glénoïde de la première phalange, dont la capacité est encore augmentée en avant par le ligament antérieur ou glénoïdien.

ARTICULATIONS DU MEMBRE INFÉRIEUR.

ARTICULATIONS DU BASSIN.

Indépendamment de l'articulation sacro-coccygienne qui est décrite, le bassin comprend, 1° les articulations sacro-iliaques, entre le sacrum et les os coxaux; et 2° la symphyse du pubis, ou articulation des os coxaux entre eux.

1° *Articulation sacro-iliaque.* Nommée *symphyse* sacro-iliaque, elle est formée par la réunion des facettes auriculaires du sacrum et de l'os-coxal.

Moyens d'union. Ces surfaces sont réunies par une mince couche de fibro-cartilage, qui renferme en plusieurs points du cartilage gélatiniforme. Ce faible moyen d'union interarticulaire est soutenu par des *ligaments périphériques*, très résistants, distingués en *antérieur*, *supérieur* et *postérieur*. Les ligaments antérieur et supérieur sont minces, et ne sont formés que par le périoste légèrement épaissi, qui se rend de la face antérieure du sacrum vers l'os coxal. Le *ligament sacro-iliaque postérieur*, très-fort, occupe en arrière l'espace que laissent entre eux le sacrum et l'os iliaque; il est formé de cordons transverses et obliques, parmi lesquels on distingue surtout le ligament *sacro-iliaque vertical postérieur* ou *sacro-épineux*, qui se rend de l'épine iliaque postérieure et supérieure à un tubercule épais de la troisième vertèbre sacrée. Ce ligament vertical a aussi reçu le nom de *grand ligament vertical postérieur,* pour le distinguer d'un ligament plus court, qui s'étend de l'épine iliaque postérieure et inférieure au même tubercule du sacrum que le précédent.

Au-dessus de la symphyse sacro-iliaque se trouve le *ligamen* *iléo-lombaire*, qui naît du sommet de l'apophyse transverse d la cinquième vertèbre lombaire, et se divise en deux faisceau dont l'un se termine à la tubérosité postérieure de la crête ili que; et dont l'autre s'insère à la base du sacrum, et s'étend a devant de la symphyse jusqu'à l'os iliaque.

La partie inférieure du sacrum et le coccyx sont unis à l'c coxal par des ligaments larges et triangulaires, nommés *ligamen* *sacro-sciatiques*. Ces ligaments, au nombre de deux, un grand et u petit, concourent à former latéralement les parois du petit bassi

Le *grand ligament sacro-sciatique* naît par une extrémité larg et mince à l'épine postérieure et inférieure de l'os coxal, et sp cialement aux bords du sacrum et du coccyx; de là, il se dirige e bas, en dehors et en avant, se rétrécit et s'épaissit, s'élargit c nouveau pour s'insérer, par un bord recourbé en gouttière, à lèvre interne de la tubérosité de l'ischion. A cet endroit, le bor recourbé en gouttière se continue avec l'aponévrose pelvienn latérale ou obturatrice.

Le *petit ligament sacro-sciatique*, plus court et plus mince qu le précédent, naît de l'épine sciatique de l'os coxal par un extrémité rétrécie, se dirige en haut, en dedans et en arrièr en s'élargissant, et se confond enfin avec la face antérieure c grand ligament sacro-sciatique.

Ces deux ligaments sacro-sciatiques divisent la grande écha crure sciatique en deux *trous*, nommés *sacro-sciatiques*, do l'un postérieur et supérieur, le plus grand, donne passage au mu cle pyramidal, au-dessus du quel sortent l'artère et le nerf fessie supérieurs; au-dessous, au contraire, les artères ischiatique honteuse commune, les nerfs grand sciatique, petit sciatiqu honteux commun, et les branches nerveuses pour les muscl obturateur interne, jumeaux pelviens et carré des lombes. Par petite ouverture sort le muscle obturateur interne, et par cet même ouverture rentrent dans le bassin les vaisseaux et le ne honteux communs, ainsi que le nerf destiné au muscle obtur teur interne.

Par ces différents ligaments, le sacrum se trouve enclavé, comme un double coin, entre les os iliaques, de manière à ne pouvoir être déplacé, ni en bas, ni en arrière, sans écarter fortement les deux os, ni sans léser la symphyse pubienne. La science ne possède que quelques cas de cette luxation, et encore n'a-t-elle lieu le plus souvent que d'un côté.

Cette articulation ne possède point de synoviale, mais elle subit un relâchement assez considérable vers la fin de la grossesse.

2° *Symphyse pubienne.* Cette articulation est formée par deux facettes elliptiques, à grand diamètre vertical, et qui se trouvent à la partie antérieure du bord inférieur des os coxaux. Ces facettes, obliques d'avant en arrière et dehors en dedans, interceptent un espace triangulaire, large en avant, rétréci en arrière, et destiné à recevoir le ligament interosseux.

Moyens d'union. Le principal moyen d'union est le *ligament interosseux;* d'une forme triangulaire à base antérieure, il remplit l'espace intercepté par les surfaces articulaires; véritable fibro-cartilage, semblable à celui des disques intervertébraux, il est formé de couches concentriques de fibres, étendues d'une surface articulaire à l'autre, et renferme dans son centre un noyau de cartilage gélatiniforme; c'est dans ce point que les surfaces osseuses sont le plus lâchement réunies.

La symphyse du pubis est entourée de ligaments *périphériques* dont le *postérieur* n'est que le périoste, qui s'étend d'un os coxal à l'autre, en passant sur la saillie verticale que forme dans ce point le ligament interosseux. Le ligament *antérieur*, formé de fibres obliques et entrecroisées, se confond avec le ligament interosseux. Le *supérieur* s'étend d'une épine du pubis à l'autre, et se confond avec cette couche fibreuse qui matelasse toute la marge du grand détroit du bassin. Le ligament *inférieur*, nommé *ligament sous-pubien*, épais et triangulaire, à base inférieure libre et arrondie, se continue en haut avec le ligament interosseux. Il arrondit en avant l'arcade pubienne, et est formé de fibres croisées en sautoir.

Synoviale. Dans la plupart des cas, cette articulation se relâche vers la fin de la grossesse, quelquefois au point que la démarche en devient vacillante. Souvent on y distingue alors une véritable synoviale.

Membrane obturatrice. Le trou sous-pubien est fermé par une membrane fibreuse, qui s'insère à tout le pourtour du trou, et qui est destinée à des insertions musculaires. En haut et en dehors, elle concourt à circonscrire le canal sous-pubien, destiné au passage des vaisseaux et du nerf obturateurs.

Mouvements. Ces articulations intrinsèques du bassin ne permettent que des mouvements de glissement très obscurs, qui deviennent plus manifestes pendant la grossesse.

ARTICULATION COXO-FÉMORALE.

C'est une *énarthrose*, ou une articulation en *noix*, disposition dans laquelle des corps solides se meuvent l'un sur l'autre au moyen de surfaces sphériques.

Surfaces articulaires. Cette articulation est formée par deux os, par l'os iliaque qui offre la cavité cotyloïde, et par le fémur qui présente une tête articulaire.

Tête du fémur. Supportée par le col du fémur, et regardant en haut, en dedans et en avant, elle est encroûtée de cartilage, et présente une dépression rugueuse au-dessous de son centre.

Cavité cotyloïde. La cavité articulaire la plus profonde du corps, regarde en dehors, en bas, et un peu en avant, est encroûtée de cartilage plus épais à la périphérie qu'au centre, et présente une dépression rugueuse, remplie de graisse qu'on nomme *glande cotyloïdienne.*

Mais cette cavité n'est point en état de retenir la tête du fémur; à cet effet, son bord libre est matelassé par un bourrelet glénoïdien, fibro-cartilage, qui augmente la profondeur de la cavité cotyloïde, égalise la circonférence, amortit les chocs, et joue en même temps le rôle de soupape. Il s'oppose à ce que les fluides ou les tissus membraneux extérieurs pénètrent dans la cavité cotyloïde; et la pression de ces fluides, jointe à sa propre élasticité, fait qu'il se maintient continuellement en contact avec tout le pourtour de la tête du fémur.

Le *bourrelet glénoïdien*, formé de tissu fibro-cartilagineux, s'insère au sourcil cotyloïdien, et passe sur l'échancrure inférieure et interne, qu'il transforme en un trou vasculaire, destiné au passage des vaisseaux articulaires; coupé suivant son épaisseur, il présente une forme triangulaire dont la base répond au bord adhérent; et le sommet, au bord libre.

Moyens d'union. Le *ligament orbiculaire* ou la *capsule* s'insère à tout le pourtour de la cavité cotyloïde, et s'étend de là au col du fémur. Elle embrasse l'articulation, le bourrelet glénoïdien, et une grande partie du col du fémur. Au col du fémur, elle s'insère seulement en haut et en avant à la ligne inter-trochantérienne antérieure; de manière que ses bords inférieur et postérieur restent libres, et que par là on peut pénétrer dans la cavité de la membrane capsulaire sans léser ses fibres. Elle s'insère au pourtour du bord de la cavité cotyloïde, dans quelques points avec plus de résistance que dans d'autres; les points les plus minces se trouvent l'un, vis-à-vis de l'échancrure cotyloïdienne; le second, un peu plus haut; et le troisième, immédiatement au-dessous du premier. Cette capsule n'a pas plus de longueur qu'il ne faut pour s'étendre de l'os coxal au fémur; à sa partie inférieure et interne elle est très-lâche, et permet ainsi une abduction très-étendue de la cuisse. Quelquefois, elle offre à sa face antérieure une ouverture, par laquelle la synoviale envoie un prolongement, pour constituer une bourse muqueuse sous le muscle psoas-iliaque.

Ligament supérieur. Il recouvre toute la partie supérieure et antérieure du col du fémur. Sa forme est celle d'un triangle dont le sommet s'insère à l'épine iliaque antérieure et inférieure. De cette insertion, le ligament supérieur ou accessoire passe au-devant de l'articulation, s'unit intimement à la capsule fibreuse, et arrivé près de la tête du fémur, il se divise en deux faisceaux. Un de ces faisceaux contourne circulairement le col en forme de cravatte, c'est la zone orbiculaire ou le *ligament annulaire* de la tête du fémur, décrit par G. et E. Weber; tandis qu l'autre s'insère à la ligne intertrochantérienne antérieure. C ligament est très-résistant, et plus fort que le tendon d'Achill et le ligament rotulien.

Ligament rond. Outre la membrane capsulaire qui envelopp extérieurement l'articulation, celle-ci possède encore un ligame inter-articulaire, le *ligament rond.* Il s'étend de la petite fossett creusée au-dessous du centre de la tête du fémur, jusqu'à l' chancrure cotyloïdienne. Il contourne la tête du fémur et répon alors à l'arrière-fond de la cavité cotyloïde, de manière que ligament n'empêche point les surfaces articulaires de se trouv dans toute leur étendue en un contact parfait. Son extrêmi inférieure s'attache à toute l'étendue de l'échancrure cotyloïdienn et bouche ainsi le trou formé par le bourrelet cotyloïdien. (ligament descend verticalement de la fossette de la tête du f mur à l'échancrure cotyloïdienne; il limite l'adduction.

Pression de l'air. Les frères Weber ont prouvé que la tê du fémur est maintenue en contact avec la cavité cotyloïde, p la pression de l'air atmosphérique, vérité qui s'applique égal ment à toutes les autres articulations du corps.

Le bourrelet glénoïdien soutient la tête dans la cavité cot loïde, mais ce fibro-cartilage serait bientôt usé, s'il devait à l seul supporter d'une manière continue tout le poids du memb inférieur, qui pèse environ vingt livres. La capsule fibreuse la zone orbiculaire peuvent être coupées sur le cadavre sa que la tête sorte de sa cavité, elles ne servent donc point maintenir la tête dans la cavité cotyloïde, mais à limiter ce tains mouvements. Le bourrelet glénoïdien sert de soupape po empêcher l'air de pénétrer dans la cavité cotyloïde; car d qu'on a fait une ouverture à la cavité cotyloïde par le bassin, tête descend et n'est retenue que par le ligament glénoïdie ou sort quand ce dernier est coupé. Si cette ouverture arti cielle est bouchée, on peut réappliquer la tête dans la cavi cotyloïde, et elle y sera maintenue par la pression de l'air sur face externe. Cette pression est égale à une colonne de mercur qui a la hauteur barométrique et la circonférence de la cavité cotyloïde; il est donc facile de mesurer cette pression; elle est égale au poids du membre inférieur. Cette disposition fait que, lorsque la jambe a quitté le sol, pendant la marche ou la course, elle se trouve suspendue au tronc, obéit librement à l'impulsion de sa propre pesanteur, et oscille régulièrement comme un pendule.

Synoviale. La synoviale tapisse la face profonde de la capsule fibreuse, le col du fémur, les surfaces articulaires, le bourrelet glénoïdien et le ligament rond ou inter-articulaire; de l'insertion cotyloïdienne de ce ligament, elle gagne le fond de la cavité cotyloïde, où elle est soulevée par de la graisse, et forme ainsi un repli qui renferme des vaisseaux articulaires. Souvent elle envoie en avant un prolongement, par une ouverture de la capsule fibreuse, pour former la bourse muqueuse du muscle psoas-iliaque.

Rapports. Cette articulation est entourée de muscles forts et nombreux. En arrière et en dehors, elle est recouverte par les muscles fessiers, par le pyramidal, l'obturateur interne, les jumeaux pelviens, et le nerf sciatique; en avant, par le muscle psoas-iliaque et le droit antérieur de la cuisse; en bas, elle est contournée par le muscle obturateur externe et les vaisseaux circonflexes internes. Les vaisseaux cruraux et le nerf crural descendent au-devant de l'articulation.

Mouvements. Cette articulation permet tous les mouvements. Le mouvement d'extension est limité par la tension de la capsule fibreuse, qui se confond avec le ligament supérieur à la ligne intertrochantérienne. Ce même ligament contribue à fixer le bassin sur le fémur, pendant la station.

L'adduction est limitée par le ligament supérieur et par le ligament rond. Ces ligaments sont tendus pendant l'extension, et par là l'adduction est très bornée pendant la station, à moins qu'on ne se fléchisse sur les jambes. Alors on peut même croiser les cuisses, parce que dans cet état les ligaments indiqués sont relâchés.

ARTICULATION FÉMORO-TIBIALE.

C'est l'articulation du genou; elle constitue une *articulatio trochléenne*, ou une *ginglyme angulaire*, et est formée par l'e: trêmité inférieure du fémur, par l'extrêmité supérieure du tib: et par la rotule.

Surfaces articulaires. L'extrêmité inférieure du fémur présen deux *condyles*, oblongs d'avant en arrière, séparés en arriè par l'échancrure intercondyléenne, et réunis en avant par *trochlée* fémorale. L'extrêmité supérieure du tibia présente deu *cavités glénoïdes*, séparées par l'épine du tibia; dans ces cavit jouent les condyles du fémur. La rotule correspond par sa fa postérieure à la trochlée fémorale. Ces surfaces sont encroûté de cartilage diarthrodial.

Fibro-cartilages inter-articulaires. Entre les condyles du fém et les cavités glénoïdes, existent deux lames fibro-cartilagine ses, nommées à cause de leur forme *cartilages semi-lunaires.* Le face inférieure du côté du tibia est plane, leur face supérieure c côté des condyles est excavée. Épais à leur circonférence extern ils sont minces et tranchants à leur circonférence interne.

Le cartilage semi-lunaire *externe* décrit un cercle presque con plet, parce que ses deux extrêmités s'insèrent dans deux poin très rapprochés entre les tubercules, qui forment l'épine du tibi L'*interne* constitue un demi-cercle dont les extrêmités sont inséré l'une au devant, et l'autre derrière l'épine du tibia. Ces fibro-cart lages sont libres de toute adhérence par leurs deux faces; la ci conférence du cartilage semi-lunaire interne est unie au ligame latéral interne, tandis que celle de l'externe ne prend aucu adhérence avec le ligament latéral externe. Mais l'extrêmité po térieure du cartilage semi-lunaire externe est unie, par un faiscea fibreux, au ligament croisé postérieur; quelquefois les extrêm tés du cartilage semi-lunaire interne sont aussi liées aux ligamen croisés antérieur et postérieur. En avant, les deux fibro-cartilag sont presque toujours unis par un ligament transversal. Ces fibr cartilages, liés au tibia, suivent les mouvements des condyl du fémur, et l'externe par suite de ses insertions, présente la plus grande mobilité. Les cartilages semi-lunaires servent surtout à bien fermer l'articulation du genou, et à maintenir les surfaces articulaires en contact; ils remplissent les vides qui se trouvent autour des points par lesquels les surfaces articulaires se touchent, et empêchent ainsi les parties molles voisines de s'y engager par la pression de l'air. Ces cartilages répartissent convenablement la pression, et préservent l'articulation contre des ébranlements violents.

Moyens d'union. Cette articulation est pourvue de ligaments *périphériques* et de ligaments *interarticulaires.*

Les *ligaments périphériques* sont au nombre de quatre : un *antérieur*, un *postérieur* et deux *latéraux.*

Le ligament *antérieur*, *ligament rotulien*, est la continuation du tendon du muscle triceps crural; il s'étend du sommet de la rotule à la partie inférieure et rugueuse de la tubérosité antérieure du tibia, et passe sur la partie lisse de cette tubérosité au moyen d'une bourse muqueuse intermédiaire; il a une longueur de deux pouces environ. Recouvert par l'aponévrose du membre inférieur, il est en rapport par sa face profonde avec une grande masse de graisse, qui le sépare de la synoviale.

La rotule est encore fixée contre la poulie fémorale par le tendon du triceps et par un appareil ligamenteux rotulien. Cet appareil ligamenteux est formé en dehors, par un ligament propre qui s'étend de la tubérosité externe du fémur au bord externe de la rotule; de ce bord part un faisceau, appartenant au fascia lata, et qui s'insère à la tubérosité externe du tibia; du côté interne, la rotule est fixée par le tendon du vaste interne; celui-ci se fixe à la fois au bord interne de la rotule et à la tubérosité interne du tibia; sous ce tendon se trouve un faisceau rayonné, qui, partant de la tubérosité interne du fémur, se porte en avant en s'élargissant, et se termine au bord interne de la rotule.

Ligament postérieur. Ce ligament s'étend de la face postérieure de l'extrémité inférieure du fémur, jusqu'au bord postérieur des cavités glénoïdes du tibia. Il forme une espèce de demi-capsu pour chaque condyle du fémur, présente des ouvertures vascula res, et est essentiellement constitué par une expansion apon vrotique du tendon du muscle demi-membraneux, et par des e pansions fibreuses de la tête du jumeau externe et du tend du muscle poplité. Ces tendons empêchent ce ligament, penda la flexion du genou, de s'engager entre les surfaces articulaire

Ligaments latéraux. L'*externe*, arrondi sous forme de tendo naît à la tubérosité externe du fémur, immédiatement au-dess de l'insertion du muscle poplité, se dirige en bas et un peu e arrière, et se termine à la tête du péroné, où il est embrassé p la bifurcation du tendon du muscle biceps crural.

Le ligament externe recouvre le tendon du muscle poplité.

Le côté externe et antérieur de l'articulation est considérabl ment fortifié par la bandelette large de l'aponévrose de la cuiss Cette bandelette s'insère à la tubérosité externe du tibia et au bo externe de la rotule.

Le ligament latéral *interne* est rubané, rétréci en haut et élar en bas ; il naît par son extrêmité étroite à la tubérosité interne d fémur, au-dessous de l'insertion du tendon du troisième adducteu s'ammincit et s'élargit considérablement, passe sur le côté d la ligne interarticulaire, adhère là à la synoviale articulaire et a cartilage semi-lunaire interne, et se termine au bord et à la fac internes du tibia, immédiatement sous la tubérosité interne de c os. L'insertion inférieure de ce ligament est recouverte par le tendons qui forment la patte d'oie, mais par l'intermédiaire d'un bourse muqueuse.

Les ligaments latéraux sont plus rapprochés de la face post rieure, sens de la flexion, que de la face antérieure. Ils ont po usage de limiter le mouvement d'extension de la jambe, et so alors tendus; tandis qu'ils se relâchent pendant la flexion, permettent ainsi à la jambe d'exécuter de légers mouvements d pronation et de supination ou de rotation. Le ligament latér externe se relâche bien plus que l'interne, d'où résulte un mo vement plus libre pour le condyle externe, qui est aussi pourv d'un cartilage semi-lunaire plus mobile que l'interne.

Ligaments interarticulaires. Ces ligaments, aussi nommés *croisés*, à cause de leur disposition en sautoir, sont au nombre de deux. Ils sont distingués en *antérieur* et en *postérieur*, d'après leur insertion inférieure. L'antérieur naît à la face interne du condyle externe, se dirige obliquement en avant et en bas, et s'insère au devant de l'épine du tibia. Le postérieur naît à la face externe du condyle interne, se dirige en bas et en arrière, et se fixe derrière cette épine. A ce dernier point d'insertion, le ligament croisé postérieur est uni par un faisceau fibreux à l'extrêmité postérieure du cartilage semi-lunaire externe; quelquefois, au cartilage semi-lunaire interne. Ces ligaments sont des cordons très forts, entourés de la synoviale, et servent à limiter l'extension et la flexion, comme le font l'apophyse coronoïde et l'olécrâne pour l'articulation du coude. Dans ces deux mouvements, ils obligent les condyles du fémur à rouler sur la surface du tibia; et quand un de ces mouvements s'arrête à un certain degré, ils empêchent les condyles de se déplacer sur cette surface.

Synoviale. La membrane synoviale tapisse non seulement les surfaces articulaires des trois os qui constituent l'articulation du genou, mais encore les cartilages semi-lunaires; elle embrasse les ligaments croisés, et envoie des prolongements sacciformes entre des parties voisines, pour les préserver contre le frottement pendant les mouvements de cette articulation. Pour la décrire dans toute son étendue, on peut la faire partir du bord supérieur de la rotule. De là, elle passe sous le tendon du triceps, et forme de chaque côté un large prolongement, qui s'avance plus haut sous le vaste interne que sous le vaste externe; elle s'étend jusqu'à environ trois pouces au-dessus de la trochlée fémorale, quand la jambe est placée dans l'extension.

Quelquefois le prolongement, qui passe derrière le tendon du triceps crural, constitue une synoviale isolée, ou communique avec celle de l'articulation par une ouverture rétrécie. La synoviale tapisse les parties latérales de l'extrêmité inférieure du fémur jusqu'à un pouce environ au-dessus de la surface articulaire, pénètre dans l'articulation, recouvre la trochlée et les condyles du fémur, le ligament postérieur et les ligaments croisés, tapisse l deux faces des cartilages semi-lunaires, envoie un prolongeme autour du tendon du muscle poplité, recouvre les cavités glénc des, et arrive ainsi au sommet ou extrêmité inférieure de la rotul A cet endroit, elle est soulevée de chaque côté de la rotule p de la graisse, et forme ainsi deux replis festonnés, nomm *ligaments ailés*. Ceux-ci descendent, et arrivés à l'extrêmité ant rieure des cartilages semi-lunaires, ils se confondent en un rep unique, mince, transparent, et fixé à la partie antérieure l'échancrure intercondylienne; c'est le *repli muqueux*. De cet dernière disposition, il résulte une augmentation de la surface sécrétion, en même temps que la synoviale présente trois loge une antérieure pour la rotule, et deux latérales pour les condyle Ces replis graisseux ont aussi reçu le nom de *franges synoviale d'appareils* synoviaux ou de *glandes de Havers*. Ils servent surto à combler les vides qui pourraient se former entre les surfac articulaires pendant les mouvements de l'articulation.

Par le prolongement qu'elle envoie sur le tendon du musc poplité, la synoviale de l'articulation du genou communique que quefois avec celle de l'articulation péronéo-tibiale supérieur Sur 160 cas Gruber a trouvé 11 fois l'existence de cette con munication.

Cette synoviale est soulevée en différents points par une gran quantité de graisse, surtout au niveau et sur les côtés du ligame rotulien, disposition qui peut en imposer pour une collection pus ou autre liquide morbide.

Rapports. En *avant*, cette articulation est recouverte par fascia lata, séparé lui-même de la peau par le fascia superficiali qui renferme vis-à-vis de la rotule une bourse muqueuse sou cutanée ou prérotulienne. En arrière, elle est en rapport p son ligament postérieur avec l'artère poplitée, qui est située dedans de l'axe du membre et fournit les branches articulaire la veine est accollée à l'artère, mais elle est un peu plus exter et plus superficielle. Le nerf sciatique poplité interne se trou plus en dehors encore et sur un plan plus superficiel; il descer sur la ligne médiane du creux du jarret; le nerf sciatique poplité externe descend sur la tête du jumeau externe le long du tendon du biceps fémoral. Ces vaisseaux et nerfs sont plongés dans une grande quantité de graisse, qui recouvre toute l'étendue du ligament postérieur. Sur le côté externe de l'articulation sont insérés le tendon du biceps fémoral, la tête du muscle jumeau externe, le plantaire grêle, et le tendon du poplité. Sur le côté interne, sont situés la tête du jumeau interne, le tendon du demi-membraneux, et ceux qui forment la patte d'oie de la jambe : les tendons du demi-tendineux, du droit interne et du couturier; sous le tendon du couturier descend le nerf saphène interne, et la veine saphène interne monte là, immédiatement sous la peau et le fascia superficialis, derrière le condyle interne du tibia et du fémur.

Mouvements. Cette articulation permet des mouvements de flexion très étendus, qui ne sont limités que par les ligaments croisés, et très peu par le contact de la jambe avec la cuisse. Quand la jambe se trouve dans la demi-flexion elle peut exécuter des mouvements de pronation et de supination sur le fémur; et par là cette articulation diffère de celle du coude; ces mouvements de latéralité dépendent de l'état de relâchement dans lequel se mettent les ligaments latéraux pendant la flexion de la jambe. L'extension est limitée par les ligaments latéraux et par les ligaments croisés; dans cet état, l'articulation du genou, pour transmettre à la jambe tout le poids du corps, présente une grande solidité, non-seulement par la force de ses ligaments, mais encore par l'étendue de ses surfaces articulaires.

ARTICULATIONS PÉRONÉO-TIBIALES.

Les os de la jambe, parallèles entre eux et séparés l'un de l'autre par l'espace interosseux, sont en contact par leurs deux extrémités. A ces points de contact se trouvent les articulations péronéo-tibiales, une supérieure et une inférieure.

ARTICULATION PÉRONÉO-TIBIALE SUPÉRIEURE.

C'est une *arthrodie*.

Surfaces articulaires. La tête du péroné présente une face circulaire plane, regardant en haut et en dedans; elle répon une facette correspondante, située sur la partie postérieure externe de la tubérosité externe du tibia. Ces surfaces articulai sont encroûtées de cartilage.

Moyens d'union. Les ligaments de cette articulation sont nombre de deux, appelés *antérieur* et *postérieur*, d'après l situation relative.

Le *ligament antérieur*, composé de fibres parallèles, s'étend la tubérosité externe du tibia, obliquement en bas et en deho à la tête du péroné. Le muscle extenseur commun des ort recouvre ce ligament.

Le *ligament postérieur* suit la même direction que l'antérie mais il est bien plus mince et est recouvert par le muscle popl

Le *tendon du biceps* crural par son insertion à la tête du pér contribue à renforcer cette articulation.

Synoviale. La synoviale ne présente rien de particulier mérite d'être noté. Cependant sous un point de vue chirurgi il importe de remarquer que cette synoviale communique q quefois avec l'articulation du genou. Cette communication ex à la face postérieure de l'articulation. C'est à cause de c disposition qu'on rejette l'extirpation de la tête du péroné d l'amputation de la jambe au-dessous des tubérosités du tibi

ARTICULATION PÉRONÉO-TIBIALE INFÉRIEURE.

Cette articulation est intimement liée à l'articulation ti tarsienne dont elle ne peut être séparée qu'anatomiquement

C'est une *amphiarthrose*.

Surfaces articulaires. L'extrémité inférieure du tibia prés à sa face externe une surface triangulaire à base inférieu concave d'avant en arrière, rugueuse en haut et lisse en bas;

n'est tapissée que par un petit liseré de cartilage diarthrodial, qui se continue avec celui de la face inférieure du tibia.

L'extrémité inférieure du péroné offre pour cette articulation une surface correspondante légèrement convexe, rugueuse en haut, et lisse en bas où elle est également recouverte de cartilage articulaire dans une petite étendue.

Moyens d'union. Il y a trois ligaments, un antérieur, un postérieur et un interosseux.

Le *ligament antérieur* s'étend obliquement en bas et en dehors, du bord antérieur de la surface articulaire du tibia vers le bord antérieur de la malléole externe. Ce ligament dépasse un peu en bas l'extrémité inférieure du tibia, et concourt à former la mortaise pour l'articulation du coude-pied.

Le *ligament postérieur* s'étend transversalement de l'une malléole à l'autre, en formant une arcade à concavité postérieure ; il est uni au ligament péronéo-astragalien postérieur, et augmente également la profondeur de la mortaise pour l'articulation avec le pied.

Le *ligament interosseux* est composé de fibres transversales, étendues entre les deux os, et insérées à la partie rugueuse des surfaces articulaires. En haut ce ligament est séparé de la membrane interosseuse par une ouverture, qui est traversée par la branche antérieure de l'artère péronière.

Synoviale. Cette articulation est tapissée par un prolongement de la synoviale de l'articulation du coude-pied. Mais ce n'est qu'à une hauteur d'une ligne environ.

Mouvements. Ils sont très limités, ce qui est en rapport avec la destination de la jambe à la station et à la marche. Les os de la jambe ne sont point soudés entre eux; par leurs articulations ils acquièrent plus d'élasticité sans perdre de leur solidité, et résistent ainsi mieux aux chocs et aux autres violences extérieures qui pourraient produire des fractures.

LIGAMENT INTEROSSEUX.

L'espace interosseux, compris entre le péroné et le tibia, rempli par une membrane fibreuse, nommée *ligament inter seux*. Ce ligament s'insère au bord externe du tibia, et à u crête verticale de la face interne du péroné. Il sert à augmenter surface d'insertion pour les muscles de la jambe, et don passage en haut aux vaisseaux tibiaux antérieurs; et en bas, a vaisseaux péroniers.

ARTICULATION TIBIO-TARSIENNE.

C'est *une articulation trochléenne* ou *ginglymoïdale*. Elle constituée par l'union de la jambe avec le pied.

Surfaces articulaires. Les os de la jambe forment par la r nion de leurs extrêmités inférieures une mortaise articulaire grand diamètre transversal; elle présente vers son milieu u crête antéro-postérieure, destinée à jouer dans la gorge de poulie de l'astragale. De chaque côté, elle est fermée par u malléole; la malléole externe est beaucoup plus longue que l' terne.

Pour son articulation avec la jambe, le pied présente l'ast gale, l'os le plus élevé du tarse. Cet os offre à sa face su rieure une trochlée, à grand diamètre antéro-postérieur; ses fa latérales correspondent aux malléoles. Toutes ces surfaces a culaires sont encroûtées de cartilage.

Moyens d'union. Cette articulation est pourvue de ligamei latéraux dont trois externes, et un interne.

Les ligaments *latéraux externes* ou *péronéo-tarsiens* sont rondis, semblables à des tendons, et sont distingués en *an rieur*, en *moyen* et en *postérieur*.

Tous les trois naissent de la malléole externe; le *moyen* d cend verticalement et s'insère à la face externe du calcané (*péronéo-calcanéën*); l'*antérieur* se dirige en avant, s'élargit, se termine à l'astragale, au devant de la partie articulaire de face externe (*péronéo-astragalien antérieur*); le *postérieur* se dirige transversalement en dedans, de la fossette qui termine en arrière la malléole externe jusqu'à la face postérieure de l'astragale (*péronéo-astragalien postérieur*). Ces ligaments sont recouverts par la gaîne tendineuse, destinée aux muscles péroniers latéraux.

Ligament latéral interne ou *tibio-tarsien*. D'une forme triangulaire, et appelé pour cela *ligament deltoïdien*, il naît au bord inférieur de la malléole interne; épais et très fort, il descend en s'élargissant pour s'insérer, par une couche profonde, à la face interne de l'astragale, et par une couche superficielle, à la petite tubérosité du calcanéum et au ligament calcanéo-scaphoïdien inférieur.

Le ligament antérieur et le ligament postérieur manquent, mais dans ces points l'articulation est fortifiée par les tendons nombreux qui passent par cette région.

Synoviale. Elle est lâche en arrière, mais surtout en avant; et elle se prolonge par un cul-de-sac dans l'articulation tibio-péronière inférieure.

Mouvements. L'articulation tibio-tarsienne ne permet que des mouvements de flexion et d'extension; tout mouvement de latéralité est impossible.

Cette articulation présente une grande solidité pour la transmission du poids du corps au pied. La jambe s'articule à angle droit avec le pied; et l'astragale est emboîté sous forme d'un tenon dans la mortaise, formée par les os de la jambe.

ARTICULATIONS DU TARSE.

1° De l'*articulation astragalo-calcanéenne* ou des os de la première rangée entre eux. Ces os sont réunis entre eux par une *double arthrodie*, une antérieure et une postérieure.

Surfaces articulaires. Pour l'articulation astragalo-calcanéenne postérieure, le calcanéum présente une surface articulaire convexe, qui est reçue dans une surface concave de l'astragale. Pour l'antérieure, les deux os s'opposent une surface articulaire pre que plane. Ces surfaces sont encroûtées de cartilage.

Moyens d'union. Le principal moyen d'union entre ces der os, est un *ligament interosseux,* très-fort, étendu de la rainu oblique de l'astragale à celle du calcanéum. Comme ligamen périphériques, il n'existe que quelques fibres éparses au cô externe et au côté postérieur de l'articulation. Au côté intern elle est fortifiée par les gaînes fibreuses des tendons des mu cles jambier postérieur, fléchisseur commun des orteils, et fl chisseur propre du gros orteil.

Synoviale. L'articulation postérieure est pourvue d'une syn viale propre, très-lâche; l'antérieure reçoit un prolongement (la synoviale de l'articulation astragalo-scaphoïdienne.

Mouvements. Cette articulation est le siège des mouvemen d'adduction et d'abduction du pied.

2° Des *articulations des os* de la *deuxième rangée.* Les os cette rangée s'articulent entre eux d'une manière très-serrée.

Le scaphoïde s'articule en avant par *arthrodie* avec les tr cunéïformes (articulation *cunéo-scaphoïdienne*). Pour cette ar culation le scaphoïde présente sa face antérieure convex divisée en trois facettes par deux crêtes verticales, auxquel répondent les faces postérieures des cunéïformes. Ces os sc unis entre eux par trois ligaments *dorsaux* et par trois *plant res,* qui se rendent du scaphoïde aux trois cunéïformes. premier cunéïforme a de plus un ligament *dorsal interne,* sit immédiatement au-dessus du tendon du muscle tibial postérie Le ligament plantaire du premier cunéïforme est le plus fort (trois; il s'étend du tubercule du scaphoïde à celui du prem cunéïforme, et est en partie confondu avec le tendon du m cle tibial postérieur; ce dernier tendon envoie aussi des exp sions aux autres cunéïformes, et fortifie ainsi ces articulatio

Cette articulation est pourvue d'une synoviale commune, (envoie des prolongements entre les trois cunéïformes.

Les trois cunéïformes s'articulent entre eux (articulatic *cunéënnes*); le troisième s'articule en outre avec le cuboïde (

ticulation *cuboïdo-cunéënne*) ; et ce dernier os s'unit au scaphoïde (articulation *scaphoïdo-cuboïdienne*). Toutes ces articulations sont des *arthrodies*.

Les cunéïformes s'opposent mutuellement des surfaces, en partie encroûtées de cartilage, et en partie rugueuses pour l'insertion des ligaments interosseux. Ces os se réunissent de manière à former en avant une mortaise dont le fond est constitué par le deuxième cunéïforme. Dans cette mortaise est reçue l'extrémité postérieure du deuxième métatarsien.

Chaque articulation cunéënne est pourvue d'un ligament *dorsal*, d'un ligament *plantaire*, et d'un ligament *interosseux*. Les deux premiers s'étendent transversalement d'un cunéïforme à l'autre; le dorsal est plus fort que le plantaire. Le ligament interosseux constitue cependant le principal moyen d'union; il s'insère à la partie rugueuse des faces latérales, par lesquelles ces os se touchent.

La synoviale de l'articulation cunéo-scaphoïdienne envoie un prolongement dans chacune de ces articulations.

L'articulation *cuboïdo-cunéënne* est en tout semblable aux articulations cunéënnes.

L'articulation *scaphoïdo-cuboïdienne* n'est souvent qu'une *syndesmose*. Il existe un ligament *dorsal* oblique, un ligament *plantaire* transversal, et un ligament interosseux, très fort. Quelquefois le scaphoïde et le cuboïde sont unis par arthrodie; ils se touchent par une facette articulaire plane; et leur articulation est pourvue d'une synoviale.

Ces articulations ne permettent que des mouvements de glissement très obscurs, limités par le nombre, par la force, et par la situation des ligaments. Elles ont pour but principal d'augmenter la solidité du tarse, en devenant le siége d'une décomposition des chocs et de la pression dont il peut être le siége.

3° De l'*articulation médio-tarsienne*. Cette articulation consiste dans l'union des deux rangées entre elles. Elle a lieu entre le calcanéum et l'astragale d'un côté, et le cuboïde et le scaphoïde de l'autre côté.

L'*articulation astragalo-scaphoïdienne* est une *énarthrose*. La tête de l'astragale est reçue dans une cavité, qui est formée en grande partie par la cavité glénoïde du scaphoïde; cette cavité est complétée en bas et en dedans par le ligament *calcanéo-scaphoïdien inférieur,* triangulaire et très-fort, et étendu de la petite apophyse du calcanéum à la partie inférieure et interne du scaphoïde; au côté externe, la tête de l'astragale est soutenue par le ligament *calcanéo-scaphoïdien externe.* Ce ligament est situé sur le dos du pied, dans le creux astragalo-calcanéen, et s'étend du côté interne de l'extrêmité antérieure du calcanéum au côté externe du scaphoïde. Il constitue la clef de l'articulation astragalo-scaphoïdienne. Ces deux ligaments sont les moyens d'union du scaphoïde avec le calcanéum, quoique cependant ces os ne soient pas contigus. Le ligament calcanéo-scaphoïdien inférieur est quelquefois ossifié.

L'articulation astragalo-scaphoïdienne ne possède qu'un seul ligament propre, c'est le ligament *astragalo-scaphoïdien supérieur.* Il s'insère en arrière au col de l'astragale, et en avant au pourtour supérieur du scaphoïde; il a une direction oblique en avant et en dehors, est mince, et est recouvert par le muscle pédieux.

Cette articulation est pourvue d'une synoviale propre, très-lâche, et prolongée en arrière dans l'articulation astragalo-calcanéënne antérieure.

L'*articulation calcanéo-cuboïdienne* est une articulation *par emboîtement réciproque.* La surface articulaire du côté du calcanéum est un peu concave de haut en bas, et convexe transversalement; celle du cuboïde est concave et convexe en sens opposés, et se prolonge en arrière et en bas, par un bec qui emboîte le calcanéum, et qui rend quelquefois la désarticulation médio-tarsienne assez difficile.

Les moyens d'union de cette articulation sont :

1° Le ligament *calcanéo-cuboïdien supérieur* ou *dorsal*, très-mince, étendu de la face supérieure de l'extrêmité antérieure du calcanéum au cuboïde;

2° Le ligament *calcanéo-cuboïdien interne*, court, fort, et étroit, situé dans le creux astragalo-calcanéen, en dehors du ligament calcanéo-scaphoïdien supérieur, avec lequel il forme un Y ouvert en avant, et la *clef* de l'articulation médio-tarsienne;

3° Le ligament *calcanéo-cuboïdien inférieur* ou *plantaire*, le plus fort et le plus large de tous les ligaments du pied, est étendu de la face inférieure du calcanéum à celle du cuboïde. Il est composé de fibres superficielles plus longues, et d'un plan profond de fibres plus courtes.

Cette articulation est pourvue d'une synoviale propre.

Quant à la direction des surfaces articulaires de toute l'articulation médio-tarsienne, il importe de savoir qu'elle varie selon que le pied est tendu ou fléchi. Lorsqu'il est fléchi, l'astragale et le calcanéum sont à peu près sur la même ligne; quand il est tendu, le calcanéum déborde l'astragale en avant au moins de trois lignes.

L'articulation médio-tarsienne est le siège des mouvements de rotation ou de torsion du pied; par lesquels le bord interne ou le bord externe est rélevé, de manière que la plante du pied regarde soit en dedans soit en dehors.

ARTICULATION TARSO-MÉTATARSIENNE.

Constituée en arrière par les trois cunéïformes et le cuboïde, en avant par les cinq os métatarsiens, cette articulation constitue une *arthrodie* complexe, à ligaments tellement forts et serrés que les luxations y sont à peine possibles bien qu'on en ait observé quelques unes.

Surfaces articulaires. Les surfaces sont planes; celles des métatarsiens et des cunéïformes sont triangulaires; celle du cuboïde est divisée en deux portions par une crête verticale. Elles sont encroûtées de cartilage.

Le cuboïde, placé au côté externe du tarse, s'articule seul

avec les deux derniers métatarsiens; chacun des trois autre répond à l'un des trois os cunéïformes.

La direction exacte de l'interligne articulaire est assez impoi tante à connaître. La portion de l'articulation qui répond l'union du cinquième métatarsien avec le cuboïde, présente un double obliquité : d'abord dans la direction d'une ligne qui, d côté externe de l'articulation, viendrait se rendre sur la fac interne de l'articulation métatarso-phalangienne du gros orteil puis, dans le sens d'une autre ligne qui, du même point, ira aboutir à la partie moyenne du premier os du métatarse. L'a ticulation du quatrième métatarsien suit la direction d'une ligr courbe, commencée en dehors suivant les deux inflexions pr citées, et terminée en dedans à quatre lignes environ au devai de son extrêmité externe. L'articulation du troisième métatarsie avec le troisième cunéïforme déborde ordinairement la précéden d'une demi ligne en avant; elle est à peu près transversale. I deuxième métatarsien, plus prolongé en arrière, est logé dai une espèce de mortaise, formée par les trois cunéïformes, et doi la paroi interne est profonde de quatre lignes; et la paroi extern de deux lignes; la paroi postérieure est à peu près plane transversale. Enfin l'articulation du premier métatarsien dépas de trois lignes, en avant, l'articulation du troisième; elle e oblique dans le sens d'une ligne qui, de son côté interne, ira se rendre sur la partie moyenne du cinquième os du métatars

Moyens d'union. Cette articulation a pour moyens d'union d ligaments *dorsaux,* des ligaments *plantaires* et trois ligamen *interosseux.*

Chacun des os du métatarse reçoit un ligament *dorsal* ' chacun des os du tarse avec lequel il est en contact. Il y en donc un pour le premier, trois pour le second, un et quelqu fois deux pour le troisième, et un pour chacun des deux autre

Les ligaments *plantaires,* simples, ont à peu près la même di position, bien que plus confuse.

Les ligaments *interosseux* demandent une description à pa: Le premier ou l'*interne* est le plus fort, et a été justement appe la *clef de l'articulation*. Il part du côté externe du premier cunéiforme et du côté interne du deuxième, pour s'insérer sur les faces correspondantes du premier et du deuxième métatarsien. Le deuxième ligament interosseux ou *moyen* s'attache sur la face externe du deuxième cunéiforme et sur la face interne du troisième, et de là se rend au côté externe du deuxième métatarsien et au côté interne du troisième. Le dernier ou ligament interosseux *externe* s'implante d'une part sur la face externe du troisième cunéiforme et sur la face interne du cuboïde, pour aller au côté externe du troisième et au côté interne du quatrième os du métatarse.

On rencontre quelquefois des variétés dans cette articulation dont il faut tenir compte. Tantôt l'extrêmité postérieure du cinquième métatarsien offre un prolongement styloïde extrêmement long. Tantôt le troisième cunéïforme présente au-devant du cuboïde une saillie quelquefois un peu plus grande ou un peu plus petite que celle qui a été indiquée. La profondeur de la mortaise des cunéïformes n'est pas non plus toujours la même. Sa paroi externe est fréquemment beaucoup plus courte qu'il n'a été dit. La paroi interne, au contraire, existe toujours, et quelquefois même le premier cunéïforme fait une très grande saillie.

Synoviale. Cette articulation renferme quatre synoviales. La première est destinée pour l'articulation du premier métatarsien avec le premier cunéïforme; la seconde occupe l'articulation du deuxième métatarsien avec la mortaise cunéënne; la troisième appartient à l'articulation du troisième métatarsien, et la quatrième tapisse l'articulation des deux derniers métatarsiens.

Mouvements. Cette articulation ne permet que des mouvements très obscurs, à peine appréciables.

ARTICULATIONS DU MÉTATARSE.

Les quatre métatarsiens externes sont articulés entre eux par les faces latérales de leurs extrêmités postérieures; ils forment des *arthrodies* très serrées.

Ces extrêmités sont maintenues en contact par des ligaments *interosseux*, qui se trouvent immédiatement au-devant des facettes articulaires, entre les extrêmités des métatarsiens. Il y a aussi des ligaments *dorsaux* et *plantaires*, formés de fibres transversales, qui se rendent d'un os à l'autre. Les ligaments plantaires sont beaucoup plus forts et plus épais que les dorsaux.

Les extrêmités antérieures des cinq métatarsiens sont réunies non par des facettes, qui se meuvent les unes sur les autres, mais par le *ligament transverse* du métacarpe. Ce ligament se rend transversalement d'un métatarsien à l'autre, et se confond avec les ligaments glénoïdiens des articulations métatarso-phalangiennes. Il est recouvert par l'abducteur transverse du gros orteil.

Mouvements. Les extrêmités postérieures des métatarsiens ne peuvent exécuter que des mouvements de glissement très obscurs, et seulement dans le sens vertical. Leurs extrêmités antérieures sont un peu plus mobiles.

ARTICULATIONS DES ORTEILS.

1° *Articulations métatarso-phalangiennes.* Ce sont des *condylarthroses*. Les condyles des métatarsiens sont reçus dans les cavités glénoïdes des phalanges postérieures ou métatarsiennes La tête ou condyle du premier métatarsien est énorme; elle offre de bas en haut deux gouttières, séparées par une saillie moyenne comme une double poulie; ces gouttières logent deux os sésamoïdes à leur partie inférieure; il y en a en outre un troisième au côté interne.

Moyens d'union. Chacune de ces articulations est pourvue de deux ligaments *latéraux* et d'un ligament plantaire; le ligament dorsal manque, il est remplacé par le tendon des extenseurs des orteils. Le ligament *plantaire* est très fort; formé de fibrocartilage, il s'étend du métatarsien à la phalange correspondante et se confond sur les côtés avec les ligaments latéraux; sa face inférieure forme une espèce de gouttière pour donner passage aux tendons des fléchisseurs des orteils.

Synoviale. Il y a une synoviale pour chaque articulation; elles sont très lâches à la face dorsale.

Mouvements. Ces articulations permettent des mouvements de flexion, d'extension, et des mouvements d'adduction, d'abduction et de circumduction beaucoup plus limités.

2° *Articulations phalangiennes.* Ce sont des articulations *ginglymoïdales*, qui se ressemblent en tous points. L'extrêmité antérieure des deux premières phalanges présente une poulie, à grand diamètre transversal; à cette poulie répond la double cavité glénoïde, creusée sur l'extrêmité postérieure des deux dernières phalanges.

Les moyens d'union sont deux ligaments *latéraux* et un *plantaire*, semblable à celui des articulations métatarso-phalangiennes. Les synoviales qui tapissent les articulations, sont également très lâches à la face dorsale.

Ces articulations n'exécutent que des mouvements de flexion et d'extension.

BIBLIOGRAPHIE POUR L'OSTÉOLOGIE ET LA SYNDESMOLOGIE.

A. *OSTÉOLOGIE.* Les ouvrages principaux sont :

A. Vesalii, Tabulæ ossium humanorum. Edit. *Sandifort* Lugd. Bat. 1782. fol.

G. Fallopii, Expositiones in librum *Galeni* de ossibus. Francfort. ad Moen. 1600. fol.

B. Eustachii, Examen ossium et de motu capitis, in opusc. anat. Venet. 1564. 4.

J. Ph. Ingrassias, In *Galeni* librum de ossibus commentarius, Panormi. 1603. fol.

L'ouvrage capital d'ostéologie, qui a servi de modèle à tous les auteurs modernes, et qui n'a pas encore son pareil est celui de

B.-S. Albinus, Tabulæ sceleti et musculorum corp. hum. Lugd. Bat. 1747. fol. max.; et Tabulæ ossium. Leidæ 1753. fol. max.

Cet ouvrage excelle par l'exactitude des dessins, par la beauté de l'exécution, et par l'élégance des descriptions. Aucune des nombreuses copies, qu'on en a faites, n'approche de l'original.

B. *SYNDESMOLOGIE*. Le principal ouvrage est celui de

J. Weitbrecht, Syndesmologia, sive historia ligamentorum corpor. human. Petropoli. 1742. 4. Tab. XXVI. Il existe de cet ouvrage une traduction allemande par *Loschge*, Zweite Auflage. Erlangen. 1804.

TROISIÈME SECTION.

LA MYOLOGIE ET L'APONÉVROLOGIE.

La *Myologie* a pour objet l'étude et la description des *muscles*, instruments actifs de l'appareil locomoteur. Les muscles sont des organes charnus et contractiles, qui, sous l'influence du système nerveux, ont la propriété de se raccourcir tout-à-coup et de s'étendre alternativement. Ils forment la majeure partie de la masse du corps, et constituent ce que l'on nomme vulgairement la *chair*.

C'est à l'aide de ces organes, combinés avec les os, que l'homme peut agir sur les corps, qui l'environnent, leur imprimer des changements, se mouvoir, et exprimer d'une manière précise ses sentiments et ses idées, soit par la voix, soit par des signes, soit par des gestes et par des mouvements partiels de la face.

Bichat a divisé les muscles en deux systèmes, division qui est encore admise aujourd'hui, savoir : 1° en ceux de la vie organique, et 2° en ceux de la vie animale, qui sont sous la dépendance de la volonté. Ce sont ces derniers seuls qui font l'objet de la myologie. Les muscles qui sont soustraits à l'influence de la volonté, sont décrits dans la splanchnologie.

A la description des muscles se rattache celle des tendons, des gaînes et des bourses muqueuses, et des poulies cartilagineuses.

Sous le point de vue anatomique, les muscles se distinguent des autres organes par leurs caractères physiques, chimiques, et microscopiques. Pour la description de ces différents caractères du tissu musculaire, ainsi que pour celle de la disposition générale des muscles dans le corps, ou du système musculaire, je renvoie à mon Manuel d'anatomie générale (1). Je renvoie encore à l'anatomie générale pour l'étude de la structure des tendons et des parties accessoires du système musculaire (2).

(1) V. Anat. génér. pag. 116.

(2) V. Anat. génér. pag. 124 et 128.

Les muscles présentent une grande symétrie dans leur distribution. La majeure partie se trouve en nombre pair; ils occupent la même place de chaque côté de la ligne médiane. Ceux du côté droit sont cependant assez souvent plus développés que ceux du côté gauche. Il y a cinq muscles impairs chez l'homme, et six chez la femme; ils sont situés sur la ligne médiane, et composés de deux moitiés parfaitement semblables, à l'exception du diaphragme qui n'est pas symétrique.

Plan de description. Les principaux chefs auxquels on rattache la description des muscles, sont : leur *nomenclature*, leur *situation*, leur *forme*, leurs *insertions* d'origine et de terminaison, leur *direction*, leurs *rapports* et leur *action*.

Nomenclature. Pour base de la nomenclature des muscles on peut choisir différentes circonstances, telles que leur situation, muscles externes, internes, supérieurs, inférieurs, radiaux, etc; leur direction, muscles obliques, droits; leur forme et volume, longs, courts, vastes, ronds, orbiculaires; leurs points d'insertion, muscles sterno-hyoïdien, sterno-thyroïdien, etc; leur action, fléchisseurs, extenseurs, abducteurs, adducteurs, etc.

Insertions. Les muscles s'insèrent à différentes parties molles, mais le plus grand nombre se fixent aux os. Ceux-ci servent de leviers aux muscles, et donnent ainsi aux mouvements plus de variété et plus d'étendue.

Les muscles ne se contractent que jusqu'à un certain point; un muscle détaché se raccourcit des trois-quarts de sa longueur; mais sur le squelette où il y a une résistance à vaincre, et où les surfaces articulaires opposent un certain obstacle, le raccourcissement des muscles n'est que du tiers environ de leur étendue; de manière que sans leurs insertions au squelette, ils ne feraient que se raccourcir, sans produire un mouvement bien étendu. Si, au lieu de se fixer à un levier brisé, formé par les os du membre supérieur, le muscle biceps brachial s'insérait par son extrémité inférieure à une partie molle; ce muscle, par sa contraction, élèverait cette partie jusqu'au niveau du tiers moyen du bras. Mais, par son insertion aux os du membre supérieur, il produit un mouvement très étendu, par lequel la main est rapprochée de la tête. Ce mouvement n'est pas un simple mouvement d'élévation, c'est un mouvement de flexion qui suit la contraction du biceps; ce qui dépend de la forme des surfaces articulaires des os et de l'insertion du muscle par rapport à ces surfaces.

Les muscles par leurs insertions aux os forment les trois espèces de leviers. Le levier du premier genre, ou l'*intermobile*, est employé, quand la partie doit être plus spécialement maintenue en équilibre comme, p. ex., la tête sur la colonne vertébrale, et le tronc sur les membres inférieurs. Le levier du second genre, ou le levier *interrésistant*, se rencontre là, où il faut un grand déploiement de force. Ce genre de levier est très favorable à la puissance musculaire, parce que son bras de levier est plus grand que celui de la résistance. Il existe à l'articulation du pied avec la jambe. Tout le poids du tronc passe par cette articulation; la puissance musculaire, qui soulève ce poids dans la marche, s'insère au talon; et le point d'appui se trouve aux orteils. Le troisième genre de levier ou l'*interpuissant* est le plus répandu. Ce genre est le moins favorable pour la puissance, parce que le bras de levier de la résistance est le plus considérable; mais par une sorte de compensation, les mouvements gagnent en vitesse et en étendue ce qu'ils perdent en force.

Les insertions ont lieu le plus souvent par des tendons, par de petites aponévroses, et quelquefois par les fibres charnues directement. Les tendons occupent le point habituellement mobile des insertions. Ils ont pour grand avantage de ménager la surface osseuse pour l'insertion d'un grand nombre de muscles, et de concentrer la puissance musculaire sur un seul point du squelette.

Avant leur insertion aux os, les tendons subissent ordinairement une légère déviation de leur direction primitive; ces déviations ont lieu par les saillies osseuses des articulations, par des poulies de renvoi, par des coulisses courbées, etc; de manière que les tendons, au lieu de s'insérer à la surface osseuse, d'une manière parallèle à la direction du muscle, s'insèrent au contraire, sous une incidence oblique, en formant un angle ex trêmement aigu. L'incidence perpendiculaire est la plus favorabl à la puissance musculaire, on ne la rencontre que rarement e surtout là où il faut une grande force, p. ex. au talon pou soulever le poids du corps, à la mâchoire inférieure, à la parti postérieure et antérieure du crâne, etc.

Quand les tendons sont réfléchis dans leur trajet par une cou lisse osseuse, comme aux malléoles, p. ex.; ou au moyen d'un poulie cartilagineuse, comme le tendon du muscle grand obliqu de l'œil; alors le muscle agit, comme s'il avait une directio égale à celle du tendon après sa réflexion.

Rapports des muscles avec les artères. Les reliefs musculaire de différentes régions sont des points de ralliement pour aller à l recherche des artères. Dans la profondeur des parties, ce son les muscles qui fournissent des données précieuses, et qui serven comme de flambeau au chirurgien pour reconnaître avec sûret la situation d'une artère. Il existe en général au milieu de masses musculeuses un espace assez considérable, destiné au vaisseaux et aux nerfs principaux. Ces organes sont séparés de parties voisines par une gaîne celluleuse, espèce de canal, fourn par l'aponévrose d'enveloppe. Un grand nombre d'artères ont u muscle, qui les accompagne plus particulièrement; ce muscle reçu le nom de *muscle satellite* de telle ou de telle artère.

Quand les muscles sont traversés par des vaisseaux, ils fournis sent à ceux-ci des arcades, ou des anneaux aponévrotiques, dé pourvus de toute contractilité; de cette manière, la circulatio n'est aucunement gênée dans ces points, pendant la contractio des muscles.

De *l'action des muscles.* Les muscles sont les *organes actifs* d la locomotion. Par leur contraction, leurs points d'insertion s rapprochent. La fibre musculaire seule se contracte, les tendon n'exercent qu'une influence passive. La contraction a lieu à l suite d'une irritation, appliquée soit sur le muscle lui-même soit sur le nerf destiné au muscle. La volonté exerce cette irr tation par l'intermédiaire des nerfs.

La force de la contraction dépend du nombre des fibres, de l'intensité de l'irritation, et du degré de vitalité du muscle. Le *moment* du muscle est celui où par suite de sa contraction il a tellement changé sa direction relativement à celle de l'os, que son incidence est devenue perpendiculaire et qu'il peut déployer toute l'énergie dont il est susceptible.

A l'état de contraction, les muscles sont durs et gagnent autant en épaisseur, qu'ils perdent en longueur.

Les muscles impriment aux os des mouvements très variés. Ces mouvements sont *simples* ou *composés.* Dans le premier cas, une seule partie du corps est mise en mouvement, suivant une direction unique et par la contraction d'un seul muscle ou d'un petit nombre de muscles. Dans les mouvements composés plusieurs parties sont mises en mouvement, suivant une direction commune, ou suivant des directions diverses, par la contraction de plusieurs muscles à la fois. Il s'opère dans ce dernier cas des changements étendus dans la situation et la forme de tout le corps ou de tout un membre.

Les mouvements simples se réduisent à la flexion, l'extension, l'adduction, l'abduction et à la rotation. Dans la *flexion*, les divers segments d'un membre ou du tronc sont rapprochés et ces parties sont raccourcies. Dans l'*extension*, les parties s'allongent, et leurs segments s'écartent les uns des autres pour se placer dans une direction longitudinale. L'*abduction* et l'*adduction* sont des mouvements qui ont lieu dans le sens transversal. La fusion de ces quatre mouvements produit la *circumduction.* Dans la *rotation*, la partie pivote sur son axe.

Les muscles qui concourent à la production d'un même mouvement, sont nommés *congénères.* Ceux qui produisent un mouvement en sens opposé à celui, produit par d'autres muscles, portent le nom d'*antagonistes*, par rapport à ces derniers.

Aponévroses. A la description des muscles se rattache celle des *aponévroses.* Ce sont des membranes de tissu cellulaire condensé, qui forment une enveloppe commune à tous les muscles d'un membre ou du tronc; on les a nommées *aponévroses d'enveloppe*, pour les distinguer des aponévroses d'insertion. Elles servent à fournir aux muscles un point d'appui pendant leur contraction, en même temps qu'elles empêchent toute déviation de leur direction pendant leur action. Dans différents points les aponévroses servent de points d'origine aux muscles, et dans d'autres, elles reçoivent des expansions aponévrotiques des tendons de quelques muscles; ces derniers sont les muscles tenseurs de ces aponévroses.

Les aponévroses présentent une *circonférence d'origine* et une *circonférence de terminaison*, qui s'insèrent aux saillies osseuses superficielles. Leur face *superficielle* est séparée de la peau par le fascia superficialis, s'il existe; et les vaisseaux et les nerfs superficiels sont placés entre cette face superficielle des aponévroses et le fascia superficialis.

La face superficielle présente souvent des arcades et des ouvertures nerveuses et vasculaires, par lesquelles des nerfs et des vaisseaux deviennent superficiels, et par où le tissu cellulaire profond communique avec le profond.

De la face *profonde* des aponévroses partent des cloisons transversales, qui séparent les différents plans de muscles, et ceux-ci sont separés les uns des autres par d'autres lamelles aponévrotiques; de manière que chaque muscle est contenu dans une espèce de cornet fibreux, qui l'isole des muscles voisins, mais qui est traversé par les vaisseaux et les nerfs destinés au muscle. Cette face des aponévroses envoie aux vaisseaux principaux des membres, une gaîne ou un *canal fibreux* pour les isoler de toutes les parties voisines.

Dans la description des muscles, on peut suivre un ordre physiologique ou un ordre anatomique; c'est ce dernier seul que nous adoptons; le premier est plutôt employé par le physiologiste. Nous examinerons les muscles d'après les grandes régions du corps, en suivant un ordre topographique, qui se présente naturellement à la dissection.

DES MUSCLES EN PARTICULIER.

MUSCLES DE LA TÊTE. — I. RÉGION CRANIENNE.

Les muscles de cette région sont : le *muscle occipito-frontal* et les *auriculaires*.

OCCIPITO-FRONTAL.

Situation et *forme.* Ce muscle recouvre la voûte du crâne, d'où son nom d'*épicrânien*; il est large, mince, et digastrique (1); ses deux ventres sont réunis par une large aponévrose, nommée *aponévrose épicrânienne.* Pour en faciliter la description, il convient d'examiner séparément la portion ou muscle occipital, la portion ou muscle frontal, et l'aponévrose intermédiaire ou épicrânienne.

APONÉVROSE ÉPICRANIENNE. Aussi nommée *calotte aponévrotique*, elle s'étend de la suture coronale jusqu'à la partie supérieure de l'occipital. En avant, elle est mince, s'avance par un prolongement triangulaire jusque près de la racine du nez, entre les muscles frontaux, auxquels elle sert d'insertion sur les côtés de la ligne médiane. En arrière, elle devient resplendissante et beaucoup plus épaisse, et donne insertion sur les côtés de son bord postérieur aux muscles occipitaux. Sur la ligne médiane, elle s'avance entre ces muscles, et se termine à la protubérance occipitale externe et au tiers externe de la ligne demi-circulaire supérieure de l'occipital. Dans la région temporo-pariétale, elle est fixée à la ligne demi-circulaire, qui limite en haut la fosse temporale, et se perd insensiblement en bas; quelquefois ses bords latéraux sont distincts et se fixent à la face externe de l'arcade zygomatique.

(1) Albinus tab. II. fig. 6. 7.

La face externe de cette aponévrose est intimement unie au cuir chevelu par du tissu cellulo-adipeux dense, dans lequel se ramifient les vaisseaux et les nerfs occipitaux, frontaux, temporaux et auriculaires.

La face profonde est lâchement unie au péricrâne par un tissu cellulaire lamelleux, qui ne renferme jamais de la graisse, et qui permet à l'aponévrose de se mouvoir sur le crâne.

Muscle occipital. Mince, quadrilatère, et membraneux, il occupe la partie supérieure et externe de l'occipital.

Insertions. Il naît de la moitié externe de la ligne demi-circulaire supérieure de l'occipital, et de la partie la plus postérieure de l'apophyse mastoïde, au moyen de fibres aponévrotiques auxquelles succèdent des fibres charnues. Celles-ci se portent parallèlement en haut et un peu en dehors, pour se terminer, après un trajet d'un pouce et demi environ, au bord postérieur de l'aponévrose épicrânienne.

Sur la ligne médiane, les deux muscles occipitaux sont séparés par un intervalle, occupé par l'aponévrose épicrânienne.

Muscle frontal. Large, membraneux, et irrégulièrement quadrilatère, il recouvre la bosse frontale latérale.

Insertions. Ce muscle naît à l'extrêmité supérieure des os propres du nez, à l'extrêmité interne de l'arcade orbitaire et de l'arcade sourcilière, et à la peau des sourcils, par des fibres charnues; quelques unes se continuent avec celles du muscle orbiculaire des paupières et du muscle sourcilier; les plus internes descendent sur le dos du nez, à côté de la ligne médiane pour s'insérer à l'aponévrose du muscle transversal du nez; ces derniers faisceaux constituent de chaque côté le muscle *pyramidal.* De ces points d'origine, les fibres charnues se portent verticalement en haut, étant un peu obliques en dehors; et se terminent à la partie latérale du bord antérieur de l'aponévrose épicrânienne, au niveau de la suture coronale suivant une ligne courbe à convexité supérieure; les fibres les plus externes traversent la partie antérieure de la région temporale.

Les muscles frontaux laissent entre eux sur la ligne médiane, un intervalle triangulaire, à base supérieure, que remplit l'aponévrose épicrânienne.

Rapports. Le muscle occipito-frontal répond par sa face profonde au péricrâne, dont elle est séparée par du tissu cellulaire lamelleux. Sa face superficielle est intimement unie au cuir chevelu par du tissu cellulo-adipeux dense, qui rend la préparation de ce muscle assez difficile. Les vaisseaux et les nerfs frontaux et occipitaux rampent, dans ce tissu cellulaire dense, à la surface externe de ce muscle.

Action. Ce muscle est destiné à agir sur les téguments du crâne, et principalement sur la peau du front et des sourcils. La portion occipitale fixe l'aponévrose épicrânienne; celle-ci sert de point d'appui au muscle frontal, qui par sa contraction élève la peau du front, des sourcils, et de la racine du nez, dilate les traits, et produit des rides transversales. Quand ces deux portions se contractent et se relâchent alternativement, le cuir chevelu se porte en avant et en arrière dans sa totalité. Les cheveux ne subissent aucune influence par l'action de ce muscle, puisque les fibres charnues ne se terminent point aux follicules pileux. Les mouvements des poils dépendent, au contraire, de la contraction des fibres charnues sans stries transversales, qui entourent les follicules pileux, et dont la contraction produit la chair de poule.

MUSCLES AURICULAIRES.

Les muscles du pavillon de l'oreille sont distingués en *intrinsèques*, et en *extrinsèques*. Les premiers s'insèrent par leurs deux extrémités aux différentes pièces du pavillon ; ils seront décrits avec l'organe de l'ouïe. Les extrinsèques s'insèrent, au contraire, par une de leurs extrêmités au crâne, et par l'autre au pavillon de l'oreille; ce sont ces derniers seuls que nous décrirons ici. Ils sont au nombre de trois : un élévateur ou *auriculaire supérieur*, un rétracteur ou *auriculaire postérieur*, et un protracteur ou *auriculaire antérieur*. Ces muscles ne sont qu'à l'état rudimentaire chez l'homme.

Muscle auriculaire supérieur. Triangulaire, rayonné, (membraneux, il est situé au-dessus du pavillon de l'oreille.

Insertions. Il naît au bord latéral de l'aponévrose épicrânienn au moyen de fibres charnues; celles-ci descendent, vont en co vergeant, et s'insèrent par un tendon rétréci à la partie supérieu de la face interne du pavillon.

Rapports. Uniquement recouvert par la peau, à laquelle adhère intimement, il recouvre l'aponévrose temporale.

Action. Il élève le pavillon de l'oreille.

Muscle auriculaire antérieur. Mince et rétréci, il est sit au devant du pavillon de l'oreille.

Insertions. Il naît au-dessus de l'arcade zygomatique à l'ap névrose épicrânienne, se dirige en arrière, et se termine à l'e trêmité antérieure de l'hélix.

Rapports. Uni à la peau par du tissu cellulo-adipeux dens il recouvre les vaisseaux temporaux superficiels. Quelquef cependant il est placé sous ces vaisseaux, immédiatement s l'aponévrose temporale.

Action. Il porte le pavillon en avant.

Muscle auriculaire postérieur. Formé par deux faisceaux ch nus arrondis, il est placé derrière le pavillon de l'oreille.

Insertions. Ces deux faisceaux charnus naissent par des fib aponévrotiques, à l'apophyse mastoïde, au-dessus de l'inserti du sterno-cleïdo-mastoïdien; ils se dirigent en avant, et se t minent à la face interne de la conque de l'oreille.

Action. Il porte le pavillon de l'oreille en arrière, et augmen la profondeur de la conque du pavillon.

II. MUSCLES DE LA FACE.

De ces muscles les uns entourent les ouvertures naturelles la face, soit comme dilatateurs, soit comme constricteurs; s'insèrent par une de leurs extrémités au squelette et par l'aut à la peau ou à d'autres muscles. Les autres occupent les cavit mêmes, et appartiennent soit aux organes qui y sont contenu soit aux parois qui circonscrivent ces cavités. Ils s'insèrent par une de leurs extrêmités au squelette, et se terminent par l'autre, à des organes complexes p. ex., à l'œil, etc., ou à une autre partie du squelette, p. ex., à la mâchoire inférieure.

MUSCLES DE L'OUVERTURE PALPÉBRALE.

Ce sont : le *muscle orbiculaire des paupières*, qui est constricteur de la fente palpébrale, le *sourcilier*, qui concourt à la même action que le précédent, et le *muscle* releveur *de la paupière supérieure*, qui est dilatateur de cette ouverture. Ce dernier muscle sera décrit avec ceux de l'orbite.

MUSCLE ORBICULAIRE DES PAUPIÈRES. Ce muscle, mince, membraneux, et d'une forme ovoïde, est situé immédiatement sous la peau à laquelle il adhère assez intimement, recouvre la base de l'orbite et la face antérieure des paupières, et entoure la fente palpébrale.

Insertions. Il naît à l'angle interne de l'œil, par un tendon d'origine, nommé *tendon direct* du muscle orbiculaire, ou *ligament palpébral* interne. Ce tendon a une longueur de deux lignes et demie, et une largeur d'une demi ligne; il devient saillant sous la peau en tirant les paupières en dehors; il naît à l'apophyse montante de l'os maxillaire supérieur, se porte transversalement en dehors, passe au-devant du sac lacrymal, et se divise en deux faisceaux, qui se rendent l'un au cartilage tarse supérieur, et l'autre au cartilage tarse inférieur. Par son bord postérieur, ce ligament est intimement uni à la paroi fibreuse externe du sac lacrymal, de sorte qu'on considère cette paroi fibreuse comme le *tendon réfléchi* du muscle orbiculaire.

Les fibres charnues naissent de ce tendon, de l'apophyse orbitaire interne du frontal, de l'apophyse montante de l'os maxillaire supérieur, et du tiers interne de l'arcade orbitaire inférieure. De là ces fibres se portent en dehors, et circonscrivent des courbes concentriques à l'ouverture palpébrale, les unes en passant au-dessus, les autres, en dessous de cette ouverture. Ces fibres forment dans l'épaisseur des paupières une couche musculeuse pâle, unie à la peau par du tissu cellulaire lâche, qui n'est jamais rempli de graisse; c'est le *muscle ciliaire* ou *palpébral*. L'autre couche plus externe, plus épaisse, et plus rouge, située au niveau de la base de l'orbite, constitue le *muscle orbiculaire*. A l'angle externe de l'œil, les fibres les plus externes se continuent directement entre elles; tandis que celles du muscle ciliaire se continuent par un raphé fibreux intermédiaire.

Rapports. La face superficielle de ce muscle est unie à la peau par un tissu cellulaire lâche sans graisse, vis-à-vis du muscle ciliaire ou palpébral, et par un tissu cellulo-adipeux dense au niveau de la base de l'orbite ou de la portion orbiculaire. La face profonde recouvre les cartilages tarses, le *ligament palpébral* supérieur et inférieur, ou l'aponévrose qui fixe ces cartilages au pourtour de l'orbite. En haut, elle est en rapport avec le muscle frontal et avec le muscle sourcilier; en arrière, avec l'aponévrose temporale; en bas, avec l'insertion supérieure des muscles élévateurs de la lèvre supérieure; près du bord libre, ce muscle recouvre les follicules pileux et les glandes sébacées des cils. A l'angle interne il recouvre le sac lacrymal, de telle manière que son tendon direct passe transversalement au devant de ce sac, et qu'il le divise en deux portions inégales : l'une supérieure plus petite et l'autre inférieure plus grande.

Action. Ce muscle ferme la fente palpébrale par le rapprochement des paupières. Intimement uni à la peau, il la ramène en dedans vers son point fixe, à l'insertion du tendon direct; de là les rides ou les plis de la peau qui convergent vers l'angle interne de l'œil, pendant la contraction de tout le muscle. La portion palpébrale, ou muscle ciliaire, produit à lui seul l'occlusion des paupières dans le clignotement; cette portion se contracte sans l'influence de la volonté, et d'une manière indépendante de la portion orbiculaire.

Muscle sourcilier. Faisceau charnu, arqué à concavité inférieure, il est situé dans l'épaisseur des sourcils.

Insertions. Il commence à l'extrémité interne de l'arcade sourcilière par deux ou trois petits faisceaux, se dirige en haut et en dehors, et se termine en partie dans le muscle orbiculaire des paupières et dans le muscle frontal, et en partie à la peau de cette région.

Rapports. Il recouvre l'arcade sourcilière, et est recouvert par la peau, par le muscle orbiculaire des paupières, et par le muscle frontal.

Action. Il fronce le sourcil, produit les rides verticales du front et exprime les passions tristes.

MUSCLES DU NEZ.

Ce sont les muscles *pyramidaux*, les *élévateurs communs de l'aile du nez et de la lèvre supérieure*, le *transversal du nez*, les *muscles myrtiformes*, et les *naso-labiaux.*

MUSCLE PYRAMIDAL. Situé sur le dos du nez, à côté de la ligne médiane, il doit être considéré comme un prolongement des fibres internes du muscle frontal dont il forme le pilier. D'une forme triangulaire, à base inférieure, il s'insère en bas à l'aponévrose du muscle transversal du nez.

Rapports. Sous-cutané, il recouvre les os propres du nez.

Action. Sa principale action est de donner un point d'appui au frontal, qui de cette manière concourt à froncer les sourcils et à exprimer les passions tristes.

ÉLÉVATEUR DE L'AILE DU NEZ ET DE LA LÈVRE SUPÉRIEURE. Placé de chaque côté du nez, il est mince, allongé, et triangulaire.

Insertions. Il naît à la face externe de l'apophyse montante du maxillaire supérieur, immédiatement au-dessous de l'insertion du tendon direct de l'orbiculaire des paupières; quelques fibres se continuent avec celles du frontal. Rétréci à son origine, ce muscle descend en s'élargissant, se porte légèrement en dehors, et se termine par deux faisceaux dont l'interne s'insère à la peau et au cartilage de l'aile du nez, et l'externe, à la peau de la lèvre supérieure.

Rapports. Il est recouvert par la peau, et près de son insertion supérieure par l'orbiculaire des paupières; il recouvre muscle myrtiforme, le transversal du nez, et l'apophyse mo tante du maxillaire; en dedans, il est longé par le pyramida en dehors, par l'élévateur propre de la lèvre supérieure.

Action. Il élève l'aile du nez et la lèvre supérieure, dila ainsi l'ouverture nasale, et joue le rôle d'un muscle respirate dans la respiration difficile; quand il se contracte fortemen il ride la peau du nez transversalement et exprime ainsi dédain.

TRANSVERSAL DU NEZ. Mince et triangulaire, il est situé milieu environ de la face latérale du nez.

Insertions. Il prend son origine, par une extrêmité rétréci à la partie interne et inférieure de la fosse canine, se diri en haut et en dedans, s'élargit, et se termine par une min aponévrose, qui croise les cartilages latéraux et ceux de l'aile nez, pour se joindre sur la ligne médiane à celle de l'autre cô

Rapports. A son origine, il est recouvert par l'élévateur co mun de l'aile du nez et de la lèvre supérieure; sur le dos nez, il est souscutané.

Action. Il comprime la partie inférieure du nez et élargit ai l'ouverture nasale.

MUSCLE MYRTIFORME. Recouvert par les deux muscles pré dents, il commence dans la fossette myrtiforme du maxillai se dirige en haut et en dedans, pour se terminer à la peau au cartilage de l'aile du nez.

Action. Il abaisse l'aile du nez et rétrécit transversalem l'ouverture nasale.

MUSCLE NASO-LABIAL. Aussi nommé muscle *moustachier*, et si le long de la sous-cloison du nez, il sort du muscle orbicula des lèvres, a une forme triangulaire, se porte en avant, et termine en se rétrécissant à la sous-cloison du nez.

Action. Il abaisse la pointe du nez et rétrécit d'avant en rière l'ouverture nasale.

MUSCLES DE L'OUVERTURE BUCCALE.

Les muscles de cette région sont en grande partie situés suivant les rayons de cette ouverture; un seul l'entoure circulairement. Ils sont divisés en constricteur de l'ouverture buccale, c'est l'orbiculaire des lèvres, et en dilatateurs de cette ouverture, ce sont les muscles qui s'insèrent aux lèvres et à la commissure de la bouche.

Orbiculaire des lèvres. Muscle impair, large et circulaire, il entoure l'ouverture buccale, et est placé entre la peau et la muqueuse des lèvres.

Ce muscle ne s'insère au squelette que par les muscles *incisifs supérieurs* et *inférieurs* (Cowper), faisceaux grêles, qui s'insèrent dans les fossettes alvéolaires des dents incisives externes, et se continuent avec les fibres de l'orbiculaire. Les fibres charnues les plus internes de ce muscle, ou les plus rapprochées de l'ouverture, sont moins courbées que les externes et se rendent vers la commissure de la bouche. Ces fibres forment un faisceau arrondi qui sur le bord libre des lèvres se renverse un peu en dehors, surtout dans les grosses lèvres du nègre. La portion la plus externe, beaucoup plus mince, est formée de fibres plus arquées. Arrivées aux commissures de la bouche, les fibres musculaires de la lèvre supérieure ne se continuent pas avec celles de la lèvre inférieure, mais elles s'entre-croisent et se continuent avec les muscles qui se terminent à la commissure de la bouche et surtout, avec les fibres du muscle buccinateur.

Rapports. Intimement uni à la peau, il est séparé de la muqueuse buccale, par les glandes mucipares labiales, par les vaisseaux et par les nerfs des lèvres.

Action. Il ferme la bouche par le rapprochement des lèvres et par le concours de l'élévation de la mâchoire inférieure ; les différentes parties de ce muscle, une moitié latérale, ou l'une ou l'autre moitié renfermée dans l'une des deux lèvres, peuvent se contracter séparément. Quand toutes les parties se contractent simultanément avec force, et que les mâchoires restent réunies, les lèvres se projettent en avant pour former un cône solide ou creux comme dans l'action de fumer, de siffler, dans le jeu des instruments vent, dans la succion, et dans l'expression des passions tristes. l contraction de la couche marginale des deux lèvres, fait rentr en dedans la portion rouge, qui disparaît ainsi.

Élévateur propre de la lèvre supérieure. Mince, membr neux, et quadrilatère, il occupe le milieu de la face, immédi tement en dehors de l'élévateur commun.

Insertions. Il commence à la partie interne de l'arcade orl taire inférieure, se dirige de là en bas et en dedans pour terminer à la peau de la lèvre supérieure.

Rapports. Recouvert en haut par le muscle orbiculaire d paupières, et plus bas par la peau, il recouvre la fosse canin les muscles qui s'y insèrent, et le trou sous-orbitaire avec l vaisseaux et le nerf qui le traversent.

Action. Il élève la lèvre supérieure et la porte un peu en deho

Petit zygomatique. Situé sous forme d'une petite languel charnue, en dehors du muscle précédent, il s'insère en haut la face externe de l'os malaire, se continue quelquefois avec d faisceaux du muscle orbiculaire des paupières, se dirige en b et en dedans, et se perd dans la peau de la lèvre supérieure manque quelquefois.

Action. Il élève la lèvre supérieure.

Muscle grand zygomatique. Situé en dehors du précédent, constitue un faisceau charnu rubané, dirigé obliquement de ha en bas et de dehors en dedans.

Insertions. Il naît par des fibres aponévrotiques au bord in rieur de l'os malaire, s'étend de là à la commissure de la boucl où il s'unit au muscle canin et au muscle triangulaire ou aba seur de la commissure.

Action. Il porte la commissure en haut et en dehors.

Élévateur de la commissure ou canin. Muscle rubané, quadrilatère allongé, il prend son origine dans la fosse cani se dirige en bas et en dehors, est recouvert par les deux zy matiques et l'élévateur propre de la lèvre, et se termine à commissure de la bouche.

Action. Il élève la commissure et la porte un peu en dedans. Quand ce muscle se contracte avec les zygomatiques, la commissure est portée directement en haut.

Muscle triangulaire ou abaisseur de la commissure. C'est un muscle membraneux et triangulaire à base inférieure, situé au-dessous de la commissure buccale.

Insertions. Il s'insère en bas au bord inférieur du corps du maxillaire inférieur, à la partie de cet os qui se trouve entre le bord inférieur et la ligne oblique externe, depuis le menton jusqu'à un demi-pouce du masseter; de là les fibres se dirigent vers la commissure, les antérieures obliquement en haut et en dehors en décrivant des arcades à concavité interne, les externes presque verticalement; toutes se concentrent en un faisceau étroit, qui se rétrécit successivement, et dont les fibres, arrivées à la commissure buccale, se continuent les unes avec le canin et les zygomatiques, et les autres plus profondes avec l'orbiculaire des lèvres et avec le buccinateur.

Rapports. En haut il est recouvert par la peau et en bas, par le peaucier dont quelques fibres le traversent; sa face profonde répond à l'abaisseur de la lèvre inférieure, au muscle buccinateur, et au trou mentonnier, qui donne passage au nerf et aux vaisseaux mentonniers.

Action. Il abaisse la commissure de la bouche et est l'antagoniste des muscles zygomatiques et canin.

Muscle carré ou abaisseur de la lèvre inférieure. Membraneux et losangique, il est placé en dedans du précédent, qui le recouvre un peu.

Insertions. Il naît à la ligne oblique externe du maxillaire inférieur, au niveau de la dent canine et des trois molaires antérieures; quelques fibres se continuent avec celles du muscle peaucier. De cette insertion les fibres se dirigent en haut et en dedans, de manière que les deux muscles se touchent par leur bord interne, près du bord libre de la lèvre, et finissent même par s'entre-croiser. Ces fibres se terminent à la peau qui recouvre la portion inférieure de l'orbiculaire.

Il est séparé en bas de celui du côté opposé par la houp du menton.

Action. Il abaisse la lèvre inférieure et la tend transversalemeı

Élévateur du menton ou houppe du menton. C'est un faisce arrondi, situé au niveau du menton.

Insertions. Il naît de la fossette incisive inférieure, se diri en bas et en avant, se confond avec celui de l'autre côté et termine à la peau du menton.

Action. Il élève le menton qu'il fronce.

Muscle rieur de santorin (*risorius Santorini*). Large, min et triangulaire, le muscle risorius naît par des fibres éparses l'aponévrose massetérine. Ces fibres se dirigent de haut en b et de dehors en dedans, au niveau des arcades dentaires, se réunissent en un faisceau étroit, qui se confond avec triangulaire de la bouche.

Action. Il porte la commissure de la bouche en haut et en (hors et produit avec le grand zygomatique la fossette de la joı

Aponévrose buccale. Cette aponévrose, aussi appelée *génienn* est mince et celluleuse, recouvre la face externe du musc buccinateur, se continue avec la lame fibreuse du conduit Sténon, et arrivée près du muscle masseter, elle se sépare deux feuillets dont l'un superficiel constitue l'aponévrose *paro déo-massetérine;* et l'autre profond, l'aponévrose *buccinato-ph ryngienne.* L'aponévrose parotidéo-massetérine, mince et cell leuse, recouvre le muscle masseter et la glande parotide, envo au niveau du bord antérieur de cette glande un feuillet da l'excavation parotidienne, s'insère en haut à l'arcade zygoma que, se continue en bas avec le feuillet superficiel de l'apon vrose cervicale, et se confond en arrière avec les cartilages les lames fibreuses de l'oreille externe.

L'aponévrose buccinato-pharyngienne, feuillet profond de l ponévrose génienne, et recouverte par les muscles masseter ptérygoïdien interne, se fixe au sommet de la lame interne de fosse ptérygoïde, et à l'extrêmité postérieure des arcades dentaire de là elle s'étend en dedans du ptérygoïdien interne, où elle (

renforcée par le ligament stylo-maxillaire, pour recouvrir les constricteurs du pharynx; elle se continue en haut avec le tendon du muscle péristaphylin externe, qui en est le muscle tenseur, et se perd enfin à la base de l'apophyse styloïde et à la trompe d'Eustache. En bas, elle se continue avec le feuillet profond de l'aponévrose cervicale.

L'aponévrose génienne concourt à former les parois buccales et celles du pharynx.

Muscle buccinateur. Situé dans l'épaisseur de la joue, il est large, mince, et irrégulièrement quadrilatère.

Insertions. Direction. En arrière, il naît par sa partie moyenne à l'aponévrose buccinato-pharyngienne, entre le sommet de l'aile interne de l'apophyse ptérygoïde et l'extrémité postérieure de l'arcade dentaire inférieure; ce point d'insertion lui est commun avec le constricteur supérieur du pharynx; en haut, il s'insère au maxillaire supérieur au niveau des dents molaires; en bas, à la face externe du maxillaire inférieur, vis-à-vis des trois dernières molaires.

De ces trois points d'origine, les fibres charnues se dirigent en avant : les moyennes horizontalement, les supérieures obliquement en bas, et les inférieures un peu en haut; et arrivées à la commissure de la bouche, elles se continuent avec l'orbiculaire des lèvres et avec les élévateurs et les abaisseurs de l'angle de la bouche. A la commissure, les fibres supérieures s'entrecroisent avec les fibres inférieures pour se rendre dans le faisceau de l'orbiculaire de la lèvre inférieure; tandis que les inférieures se rendent dans la lèvre supérieure.

Les deux buccinateurs et l'orbiculaire semblent ne former qu'un seul et même muscle, largement perforé au centre par l'ouverture de la bouche. Aussi les anciens ne les décrivaient-ils que comme un seul muscle.

Rapports. La face externe est recouverte en avant, où elle est superficielle, par les muscles de la commissure buccale; en arrière, où elle est profonde, elle est en rapport en dehors avec le muscle ptérygoïdien interne, la branche de la mâchoire inférieure et le muscle masseter. Une boule de graisse, form la saillie de la joue, est toujours placée entre le muscle bucci teur et la branche du maxillaire inférieur. Cette face est aussi rapport avec le nerf et les vaisseaux buccaux, et avec l'artère la veine faciales. La face profonde est séparée de la muque génienne par un tissu cellulaire dense, qui renferme des gl des muqueuses buccales, souvent très développées vis-à-vis dernières molaires supérieures.

Au niveau de la première grosse molaire supérieure, ce mus est traversé par le canal de Sténon, conduit excréteur de la gla parotide.

Action. Il produit l'allongement transversal de l'ouverture b cale et par là les plis verticaux de la joue, lorsqu'il se contra pendant la vacuité de la cavité buccale. En appliquant les jo contre les arcades dentaires, il rétrécit la cavité buccale, et c court ainsi à la mastication, en portant successivement les ma res alimentaires entre les dents. Il agit de la même manière d la déglutition, dans l'expuition des liquides, dans l'expulsion gaz, pendant l'action de fumer, ou pendant le jeu des instrume à vent.

MUSCLES DE L'ORBITE.

La cavité orbitaire renferme les muscles du globe de l'œil, e releveur de la paupière supérieure. Ceux du globe sont au no bre de six, et se distinguent en quatre *droits* et en deux *obliq*

RELEVEUR DE LA PAUPIÈRE SUPÉRIEURE. Faisceau mince, apl et triangulaire, il est placé immédiatement sous la voûte o taire, et recouvre le muscle droit supérieur.

Insertions. Direction. Il naît par de courtes fibres aponévr ques, au-devant du trou optique, à la partie supérieure et terne de la gaîne fibreuse du nerf optique, au même point les muscles droit interne et droit supérieur de l'œil. De là i dirige en avant, suit l'axe de l'orbite, se recourbe sur le gl de l'œil, s'élargit, et se termine par une large aponévrose cartilage tarse supérieur.

Rapports. Recouvert par le périoste et par le nerf frontal, il recouvre le muscle droit supérieur.

Action. Il relève la paupière supérieure et la porte en arrière. L'action de ce muscle est influencée par la situation du globe oculaire : lorsque celui-ci est abaissé, l'élévation de la paupière est limitée par la tension de la conjonctive; s'il est élevé, les cils de la paupière viennent presque toucher les sourcils.

MUSCLES DROITS DU GLOBE DE L'OEIL. Les quatre *muscles droits de l'œil* naissent au fond de l'orbite, immédiatement au-devant du trou optique, tout autour de la gaîne fibreuse du nerf optique; ils se dirigent en avant, en s'écartant et en décrivant une courbure sur le grand diamètre de l'œil, de manière à former une pyramide à quatre pans et à base antérieure; de là leur distinction en *supérieur*, en *inférieur*, en *externe*, et en *interne*. Ils sont rubanés, triangulaires à base antérieure, et se terminent par un tendon aplati à la face externe de la sclérotique, à trois lignes environ derrière la cornée transparente. Ils sont séparés du globe de l'œil et du nerf optique par de la graisse, des vaisseaux, des nerfs, et surtout par l'*aponévrose du globe de l'œil* ou membrane de Ténon, que nous décrirons avec le globe.

Par leur face externe, ces muscles répondent au périoste de l'orbite.

MUSCLE DROIT SUPÉRIEUR. Situé immédiatement au-dessous du releveur de la paupière supérieure, il a une forme rubanée et triangulaire à base antérieure.

Insertions. Direction. Il naît à la gaîne fibreuse du nerf optique au-devant du trou optique, et au sphénoïde entre ce trou et la fente sphénoïdale; cette insertion a lieu au moyen de courtes fibres aponévrotiques; de là le faisceau charnu, rétréci et mince, se dirige en avant suivant l'axe de l'orbite, s'élargit, se recourbe sur le globe de l'œil, et se termine par une mince aponévrose resplendissante, qui s'insère à la sclérotique, à trois lignes au-dessus de la cornée transparente.

MUSCLE DROIT INFÉRIEUR. Situé à la partie inférieure de l'orbite et au-dessous du globe de l'œil, il est rubané et triangulaire.

Insertions. Direction. Il s'insère, en arrière, au *ligament* Zinn, cordon fibreux qui lui est commun avec le droit inter et le droit externe, et qui s'attache au corps du sphénoïde passant par la fente sphénoïdale. De là ce muscle se dirige avant suivant l'axe de l'orbite, se recourbe en s'élargissant s le globe de l'œil et se termine par une mince aponévrose à face inférieure de la sclérotique, à trois lignes derrière la co née transparente.

Muscle droit interne. Un peu plus court et plus épais que l autres droits, il occupe le côté interne du globe de l'œil.

Insertions. Direction. Il naît au ligament de Zinn et à la gaî fibreuse du nerf optique, se dirige en avant, s'élargit, se recour sur le globe de l'œil, et se termine sur la face interne de sclérotique par une mince aponévrose, à trois lignes derrière cornée transparente.

Muscle droit externe. Situé sur le côté externe du globe oc laire, il est plus long que les autres droits, mais plus épais q le supérieur et l'inférieur.

Insertions. Direction. Il prend son origine au ligament de Zin et à la gaîne fibreuse du nerf optique, en formant une arcad aponévrotique qui donne passage aux nerfs oculo-moteur extern oculo-moteur commun, et nasal. De ce point d'insertion, il s dirige en avant suivant la paroi externe de l'orbite, se recour sur le globe oculaire, et se termine au côté externe de la scl rotique, à trois lignes environ de la cornée transparente.

Action. Ces muscles, étant recourbés sur le globe de l'œi impriment à cet organe un mouvement de rotation autour d'u de ses axes. Par la contraction du droit supérieur, la pupille la cornée transparente sont portées en haut, attollens oculi *superbus;* par l'inférieur, la pupille et la cornée transparente son dirigées en bas, deprimens oculi, *humilis;* dans ces deux cas le globe tourne autour de son axe transversal. Par le droit intern et par le droit externe, le globe se meut autour de son axe ver tical, et la pupille et la cornée transparente sont tournées e dedans ou en dehors, adducens et abducens oculi.

Par l'action combinée de deux muscles droits contigus, le mouvement produit est intermédiaire à ceux qui résultent de l'action séparée de ces mêmes muscles.

Lorsque les quatre muscles droits se contractent simultanément, le globe de l'œil semblerait devoir être refoulé dans l'orbite, pourvu toutefois que le coussinet graisseux, situé derrière lui, n'y mette un obstacle; et ce coussinet, en réagissant sur le contenu de l'œil, devrait même produire un raccourcissement dans cet organe. D'autres ont dit que ces muscles allongent alors le globe de l'œil. Mais rien ne prouve que ces deux changements aient lieu dans l'état normal.

Muscles obliques de l'oeil. Ces muscles, au nombre de deux, distingués en *supérieur* ou *grand oblique* et en *inférieur* ou *petit oblique*, sont moins forts que les droits; situés l'un au-dessus et l'autre au-dessous du bulbe de l'œil, ils se terminent par des rubans aponévrotiques à la moitié postérieure de la sclérotique, à huit lignes derrière la circonférence de la cornée et à cinq lignes au-devant de l'extrémité postérieure de l'axe de l'œil.

Muscle grand oblique de l'oeil. Aussi nommé muscle trochléaire ou pathétique, il est situé à l'angle supérieur et interne de l'orbite, et présente la forme d'un ruban charnu, grêle, mais très long, et réfléchi près de son extrémité antérieure.

Insertions. Direction. Il naît par de courtes fibres aponévrotiques à la partie supérieure et interne de la gaîne fibreuse du nerf optique, immédiatement au-devant du trou optique, entre le droit supérieur et le droit interne. De ce point d'origine il se porte directement en avant, entre le muscle droit supérieur et le droit interne, et arrivé près de la base de l'orbite, il se termine par un tendon grêle. Celui-ci traverse la poulie fibro-cartilagineuse, fixée à la partie antérieure de l'angle supérieur et interne de l'orbite, se réfléchit à angle aigu, est entouré par une synoviale qui se confond avec l'aponévrose du bulbe, se dirige en dehors, en arrière et en bas, contourne le globe de l'œil sous le muscle droit supérieur, et s'insère en s'épanouissant à la face supérieure de la sclérotique, derrière le grand diamètre transversal de l'œil.

Muscle petit oblique. Le plus court et le plus petit des muscl de l'orbite, il occupe la partie antérieure et inférieure de cet cavité.

Insertions. Direction. Il prend son origine à la partie antérieu et interne de la face orbitaire du maxillaire supérieur, immédi tement derrière le rebord orbitaire inférieur, entre le sac lacrym et le canal sous-orbitaire; quelquefois même il naît du sac lacr mal. De cette insertion antérieure, il se dirige en dehors, arrière, et en haut, passe sous le droit inférieur, s'engage ent le globe de l'œil et le droit externe, et se termine par un tend rubané à la face externe de la moitié postérieure de la sclér tique, entre le droit supérieur et le droit externe.

Action. L'action du *grand oblique* est déterminée par la directi du tendon réfléchi. D'après cette disposition, il imprime au glo de l'œil un mouvement de rotation d'arrière en avant, de bas haut et de dehors en dedans, de manière que la cornée et la p pille regardent en bas et en dehors.

Il est donc nommé improprement muscle *pathétique.*

Quand il agit avec le muscle droit interne, la pupille est dirig en dedans et en bas, comme dans le strabisme convergent d deux yeux.

Le muscle *petit oblique* porte la partie postérieure de l'œil da la rotation en dehors et en bas, imprime au globe de l'œil mouvement de totalité, en avant et en dedans; de manière q la pupille et la cornée regardent en haut et en dedans.

MUSCLES DE LA RÉGION TEMPORO-ZYGOMATIQUE.

Cette région comprend les muscles de la mastication : le *te poral*, le *masseter,* et les *ptérygoïdiens*, distingués en *interne* et *externe.*

Aponévrose temporale. Très forte, et resplendissante, ce aponévrose se fixe en haut à toute l'étendue de la ligne den circulaire, qui limite supérieurement la fosse temporale; bas, elle se divise en deux feuillets, séparés par de la grais et des vaisseaux. La disparition de cette graisse par l'amaigrissement produit la dépression des tempes. Le feuillet superficiel de cette aponévrose s'insère à la lèvre externe du bord supérieur de l'arcade zygomatique; et l'interne, à la face interne de cette même arcade. Cette aponévrose emboîte le muscle temporal dans la fosse temporale.

MUSCLE MASSETER. Situé sur la face externe de la branche du maxillaire inférieur, il présente une forme quadrilatère allongée, et une épaisseur assez considérable.

Insertions. Direction. La portion antérieure et superficielle naît par une forte aponévrose resplendissante aux deux tiers antérieurs du bord inférieur de l'arcade zygomatique, se dirige obliquement en bas et *en arrière*, et s'insère par des lames aponévrotiques et par des fibres charnues, à la face externe de la branche du maxillaire inférieur, jusqu'à l'angle de cet os. La portion postérieure et profonde naît, par des fibres charnues et par de courtes fibres aponévrotiques, au tiers postérieur du bord inférieur de l'arcade zygomatique, et à toute l'étendue de sa face interne; elle se dirige de là, en bas et un peu *en avant;* et s'insère sur la branche de la mâchoire inférieure, au-dessous de l'échancrure sigmoïde et sur le tendon du muscle temporal. Cette insertion a lieu par des fibres charnues entremêlées de courtes fibres aponévrotiques.

Rapports. Ce muscle est recouvert par la peau et son pannicule adipeux, par le muscle rieur de Santorin, par l'aponévrose massetérine, qui se dédouble en arrière pour embrasser la parotide, par cette glande elle-même en partie, et par les vaisseaux transverses de la face, par les nombreuses divisions du nerf facial, et le canal de Sténon. En haut et en avant, il est un peu recouvert par l'orbiculaire des paupières et par le muscle grand zygomatique. Outre la branche du maxillaire à laquelle il s'insère, ce muscle recouvre le tendon terminal du muscle temporal, et le buccinateur dont il est séparé par une masse de graisse. Son bord postérieur est embrassé par la glande parotide, l'antérieur est longé, au niveau du corps du maxillaire, par l'artère et la veine faciale. Aussi, peut-on le considérer comme le muscle satellite de cette artère.

Action. Il élève la mâchoire inférieure; il la porte en même temps un peu en avant, quand sa portion antérieure et superficielle agit seule.

MUSCLE TEMPORAL. Il remplit la fosse temporale, et présente une forme triangulaire à base supérieure. Il est large, rayonné, et recouvert par l'aponévrose temporale et par l'arcade zygomatique.

Insertions. Direction. Il prend son origine, par les fibres charnues, à toute l'étendue de la fosse temporale et à la face profonde de l'aponévrose temporale. De là, toutes les fibres se dirigent en bas, les moyennes verticalement, les antérieures obliquement en arrière, et les postérieures obliquement en avant; elles vont ainsi en convergeant, et s'insèrent par un tendon résistant à l'apophyse coronoïde du maxillaire inférieur.

Rapports. Ce muscle est recouvert par la peau et le pannicule adipeux, par le muscle auriculaire supérieur et l'auriculaire antérieur, en avant par l'orbiculaire des paupières et le frontal, par les vaisseaux et nerfs temporaux superficiels, par des branches du nerf facial, par l'aponévrose temporale, et par l'arcade zygomatique. Il recouvre les vaisseaux et les nerfs temporaux profonds, le ptérygoïdien externe, l'artère maxillaire interne, et une petite portion du muscle buccinateur.

Action. Il est élévateur du maxillaire inférieur, et serre les deux mâchoires l'une contre l'autre.

MUSCLE PTÉRYGOÏDIEN INTERNE. Semblable au masseter, il recouvre la face interne de la branche du maxillaire inférieur.

Insertions. Direction. Il naît par des fibres charnues et des faisceaux aponévrotiques à toute l'étendue de la fosse ptérygoïde, se dirige de haut en bas, de dedans en dehors, et un peu en arrière, pour se terminer par de bandelettes aponévrotiques entremêlées de fibres charnues, à la face interne de la branche du maxillaire inférieur, où il s'insère depuis le bord inférieur jusque près de l'orifice interne du canal dentaire inférieur.

Rapports. Par sa face externe, ce muscle est en rapport en haut, avec le ptérygoïdien externe; plus bas, avec les vaisseaux et avec les nerfs dentaires inférieurs et le nerf lingual, qui descendent entre lui et la branche du maxillaire inférieur. Par sa face interne, il forme avec le pharynx, qui est en dedans, le triangle pharyngo-maxillaire à base inférieure. Dans ce triangle se trouvent la carotide et la veine jugulaire internes, les nerfs glosso-pharyngien, pneumo-gastrique, spinal ou accessoire de Willis, grand hypoglosse, et le nerf grand sympathique avec son ganglion cervical supérieur; ce même triangle renferme l'apophyse styloïde, les muscles et les ligaments qui s'y insèrent. Près de son insertion maxillaire, la face interne de ce muscle est recouverte, en arrière, dans une petite étendue par la glande parotide, et en bas, par la glande sous-maxillaire; un peu plus haut, elle répond au muscle buccinateur dont elle est séparée par de la graisse.

Action. Quand les deux muscles se contractent en même temps, la mâchoire inférieure est élevée, et portée un peu en avant. Quand un seul se contracte, il l'élève et la porte du côté opposé.

Muscle ptérygoïdien externe. Il occupe la partie supérieure de la fosse zygomatique, est situé en dehors de la partie supérieure du ptérygoïdien interne, et croise ce dernier muscle en se dirigeant obliquement de dedans en dehors et en arrière. Il est conoïde, à base interne.

Insertions. Direction. Large à son origine, il naît par des fibres charnues et aponévrotiques à toute l'étendue de la paroi interne de la fosse zygomatique : à la face externe de l'apophyse ptérygoïde, et à cette portion de la face externe de la grande aile du sphénoïde, qui se trouve séparée de la fosse temporale par une crête transversale. De ces points d'origine, les fibres charnues se dirigent en dehors et un peu en arrière, constituent un corps musculaire qui se rétrécit successivement, et qui s'insère par des faisceaux aponévrotiques et charnus à la fossette interne du col du condyle maxillaire. Un faisceau charnu se fixe au fibro-cartilage interarticulaire.

Rapports. La face interne de ce muscle répond à la partie supérieure du ptérygoïdien interne qu'il croise en sautoir. Sa face externe est recouverte par le muscle temporal et l'artère maxillaire interne, qui traverse quelquefois ce muscle, et le sépare alors en deux faisceaux. Près de son insertion externe, ce muscle forme avec l'insertion maxillaire du ptérygoïdien interne, un petit espace triangulaire par lequel passe toujours l'artère maxillaire interne, au moment où elle contourne le col du condyle de la mâchoire inférieure.

Action. Quand les deux muscles ptérygoïdiens externes se contractent en même temps, ils portent la mâchoire directement en avant; lorsqu'un seul se contracte, elle est portée en avant et du côté opposé; ils agissent ainsi alternativement dans le broiement des aliments.

MUSCLES DU PHARYNX.

Le pharynx renferme dans ses parois des fibres musculaires disposées en arcades, et destinées à rétrécir ce canal; ces fibres par leur réunion forment les *constricteurs* du pharynx. Ils sont au nombre de trois paires, s'insèrent en avant et en dehors aux parties solides voisines, et se terminent en arrière et sur la ligne médiane à un *raphé fibreux* commun. Entre ces fibres transversales du pharynx, s'engagent des fibres musculaires longitudinales, qui servent à raccourcir ce canal, et qui sont les antagonistes des constricteurs. Ces fibres longitudinales constituent les muscles *stylo-pharyngiens*, et *pharyngo-staphylins*.

MUSCLES CONSTRICTEURS DU PHARYNX.

Muscle constricteur inférieur. Le plus inférieur, le plus superficiel, et le plus considérable des constricteurs, il a une forme membraneuse et irrégulièrement quadrilatère.

Insertions. Direction. Il naît 1° au côté externe du cartilage cricoïde et à la petite corne du cartilage thyroïde, m. *crico-pharyngien;* 2° à la face externe du cartilage thyroïde, derrière l'insertion du muscle sterno-thyroïdien, et au bord postérieur de ce cartilage, c'est la portion, nommée m. *thyro-pharyngien;* 3° à la grande corne du cartilage thyroïde, un peu au bord supérieur de ce cartilage et au ligament thyro-hyoïdien latéral; c'est la portion, appelée m. syndesmo-pharyngien. Les fibres inférieures se portent transversalement en dedans; les moyennes et les supérieures se dirigent obliquement en haut et en dedans pour se terminer au raphé fibreux médian. Les fibres supérieures recouvrent le constricteur moyen, et forment avec celles de l'autre côté un angle aigu, qui s'étend quelquefois jusque près de l'apophyse basilaire.

Rapports. Il est recouvert par l'aponévrose buccinato-pharyngienne, qui le sépare de l'aponévrose prévertébrale, à laquelle il répond par l'intermédiaire d'un tissu cellulaire lâche, dépourvu de graisse; en avant, il est aussi recouvert par le muscle sterno-thyroïdien, et par le lobe latéral du corps thyroïde. Il recouvre le muscle constricteur moyen et les insertions inférieures des muscles stylo-pharyngien et pharyngo-staphylin. Son bord inférieur est soulevé par le nerf laryngé inférieur. Son bord supérieur est séparé du muscle constricteur moyen par le nerf laryngé supérieur.

Action. Par ses fibres inférieures, il rétrécit seulement le pharynx; par ses fibres obliques, il rétrécit ce canal et élève le larynx.

Muscle constricteur moyen. Il est en grande partie recouvert par le précédent.

Insertions. Direction. Il naît par deux portions à l'os hyoïde : la portion inférieure, m. *cérato-phyryngien*, s'insère à la grande corne, derrière l'insertion du muscle hyoglosse, et est recouverte par l'artère linguale, la portion supérieure, m. *chondro-pharyngien*, provient de la petite corne de l'os hyoïde et d'une petite portion du ligament stylo-maxillaire. De ces points d'origine, les fibres vont en s'irradiant en dedans et en arrière, les inférieures obliquement en bas, les supérieures en haut, et les moyennes transversalement, pour se terminer au raphé médian.

Rapports. Recouvert en grande partie par le constricteur inférieur, il recouvre les muscles pharyngo-staphylin, stylo-pharyngien et constricteur supérieur. Près de son origine, il est sépar[é] du constricteur supérieur par l'entrée du stylo-pharyngien dan[s] les parois du pharynx.

Action. Il rétrécit la partie moyenne du pharynx, et il e[n] élève fortement la paroi postérieure pour la rapprocher du voil[e] du palais et de la base de la langue.

Muscle constricteur supérieur. Il est caché entièrement sur l[a] ligne médiane par le muscle précédent, et en partie seulemen[t] sur les côtés; il est membraneux et irrégulièrement quadrilatèr[e]

Insertions. Direction. Le constricteur supérieur naît à quatr[e] points bien distincts. Ce sont en procédant de bas en haut

1° La base de la langue, où les fibres du constricteur se conti[-] nuent avec le muscle hyoglosse, m. *glosso-pharyngien* de Santorini

2° L'extrémité postérieure de la ligne oblique interne d[u] maxillaire inférieur, m. *mylo-pharyngien;*

3° L'aponévrose buccinato-pharyngienne, entre l'apophys[e] ptérygoïde et l'insertion précédente, m. *bucco-pharyngien;*

4° Le bord postérieur de l'aile interne de l'apophyse ptér[y-] goïde; cette insertion a lieu entre le ptérygoïdien interne et [le] péristaphylin externe, qui sont situés en dehors, et le musc[le] péristaphylin interne, qui est en dedans. C'est le muscle ptéryg[o-] pharyngien de Santorini.

Un faisceau provient quelquefois de la trompe d'Eustach[e] m. *salpingo-pharyngien;* un autre, de l'apophyse basilaire de l'o[c-] cipital, ou du rocher du temporal, m. céphalo-pharyngien.

De ces points d'origine, les fibres se dirigent horizontalemen[t] en dedans; les supérieures, souvent un peu obliquement en ba[s] pour se réunir sur la ligne médiane à celles de l'autre côté.

Comme le bord supérieur de ce muscle reste à une distan[ce] d'un demi-pouce de la base du crâne, les parois latérales d[u] pharynx sont constituées dans ce point par les muscles périst[a-] phylins, recouverts par l'aponévrose buccinato-pharyngienn[e.] Celle-ci s'insert dans cet endroit à la base du crâne, et y pren[d] le nom d'aponévrose céphalo-pharyngienne.

Rapports. La face externe est recouverte en arrière par constricteur moyen et le stylo-pharyngien, et forme sur les côtés la paroi interne du triangle pharyngo-maxillaire. Ce triangle, formé en dehors par le muscle ptérygoïdien interne, renferme la carotide et la veine jugulaire internes, et plusieurs nerfs. La face interne du constricteur supérieur, tapissée en grande partie par la muqueuse pharyngienne, est en rapport, d'arrière en avant, avec les muscles péristaphylin interne et pharyngo-staphylin, et tout à fait en avant avec l'amygdale.

Action. Il rétrécit la partie supérieure du pharynx, porte la paroi postérieure de ce canal vers le voile du palais, et comprime l'amygdale.

MUSCLES ÉLÉVATEURS DU PHARYNX.

Ils sont au nombre de deux paires, les *stylo-pharyngiens* et les *salpingo-pharyngiens*. Ces derniers sont des faisceaux charnus, qui naissent des trompes d'Eustache, et qui se confondent avec le constricteur supérieur. Nous les avons décrits avec ce dernier muscle.

Muscle stylo-pharyngien. Situé en partie sur les côtés du pharynx, et en partie dans l'épaisseur des parois de ce canal, ce muscle est large et rayonné à son extrémité inférieure; arrondi, allongé et rétréci, à son extrêmité supérieure.

Insertions. Direction. Il prend son origine par des fibres aponévrotiques, à la face interne de l'apophyse styloïde, un peu au-dessus de l'insertion du muscle stylo-glosse ; de là il se dirige en bas et en dedans, s'engage entre le constricteur supérieur et le moyen, et se termine en s'irradiant en un grand nombre de faisceaux, qui se confondent avec ceux des constricteurs. Quelques faisceaux vont s'insérer au bord postérieur du cartilage thyroïde.

Rapports. Par son extrémité supérieure ce muscle sépare la carotide et la veine jugulaire internes, qu'il laisse en dedans, de l'artère carotide externe et de la glande parotide, qui sont placées en dehors. Le nerf glosso-pharyngien le contourne; d'abord placé en dedans de ce muscle, il passe derrière lui, et descend ensui sur sa face externe.

Action. Il raccourcit la partie supérieure du pharynx, qu'il (late transversalement. Il élève le larynx et le porte en arrière.

MUSCLES DU VOILE DU PALAIS.

Les muscles du voile du palais, au nombre de cinq paire sont renfermés dans l'épaisseur de ce repli, les uns en totalit les autres, seulement par une de leurs extrêmités. Les premie sont les muscles palato-staphylins, pharyngo- et glosso-staph lins; les derniers, les muscles péristaphylins externes et intern

MUSCLE PALATO-STAPHYLIN. Ce muscle, aussi nommé *azyg uvulœ*, est un petit faisceau arrondi, d'une ligne d'épaisseur, situé sur le côté de la ligne médiane, immédiatement sous muqueuse qui tapisse la face dorsale du voile.

Insertions. Direction. Il naît à l'épine nasale postérieure, d cend verticalement et se perd entre les glandules mucipares la luette.

Action. Il raccourcit et élève la luette, en même temps q l'incline un peu en arrière.

MUSCLE GLOSSO-PALATIN. Situé dans l'épaisseur du pilier an rieur du voile du palais, ce muscle ne représente qu'une langue charnue, mince, et arquée.

Insertions. Direction. Il naît sur le côté de la base de la langu où ses fibres se continuent en partie avec celles du muscle sty glosse; de ce point, il se dirige en haut et en dedans dans l paisseur du pilier antérieur, et arrivé à la base de la luette, il continue avec celui de l'autre côté.

Action. Il rétrécit l'isthme du gosier. La base de la langue et voile du palais se rapprochent jusqu'à se toucher, et les pili antérieurs se rapprochent dans le sens transversal.

MUSCLE PHARYNGO-STAPHYLIN. Il occupe le pilier postérieur voile du palais; et rétréci à son milieu, il s'élargit à ses de extrêmités.

Insertions. Direction. Il naît au bord postérieur du cartilage thyroïde, reçoit des fibres du constricteur moyen, et monte dans le pilier postérieur en se rétrécissant, pour s'épanouir ensuite et se terminer dans le voile du palais. Il occupe toute l'étendue du diamètre antéro-postérieur de ce repli, et se continue sur la ligne médiane avec le muscle de l'autre côté.

Rapports. Ce muscle n'est recouvert en dedans que par la muqueuse pharyngienne. En dehors, il se trouve en rapport avec le constricteur inférieur, et un peu plus haut avec le stylo-pharyngien et le constricteur supérieur.

Action. Par leur contraction, ces muscles rapprochent les piliers postérieurs du voile du palais l'un de l'autre, et en même temps ils tendent et abaissent ce repli en le portant en arrière.

Muscle péristaphylin interne. Situé sur le bord latéral de l'orifice postérieur des fosses nasales, il représente un cordon charnu qui vient s'épanouir dans le voile du palais.

Insertions. Direction. Il naît par de courtes fibres aponévrotiques à la face inférieure du rocher, près du sommet, et à celle du cartilage de la trompe d'Eustache, dans l'étendue de trois lignes environ. De là, il se dirige en bas et un peu en dedans, arrive au bord du voile du palais, dans lequel il s'épanouit et se termine sur la ligne médiane, en se continuant avec celui de l'autre côté.

Rapports. Renfermé dans l'épaisseur de la partie supérieure et latérale des parois du pharynx, il n'est recouvert en dedans que par la muqueuse pharyngienne, au point où elle se continue en avant avec la muqueuse nasale. En dehors, il est longé parallèlement par le muscle péristaphylin externe, dont il est séparé en bas par l'insertion ptérygoïdienne du constricteur supérieur du pharynx.

Action. Ce muscle relève le voile du palais, le porte un peu en arrière, et agrandit l'isthme guttural dans le sens vertical.

Muscle péristaphylin externe. Situé en dehors du précédent, il est aplati, allongé, et se réfléchit par son extrémité inférieure.

Insertions. Direction. Il s'insère par son extrémité supérieure dans la fossette scaphoïde qui surmonte l'aile interne de l'apophyse ptérygoïde, et à la partie voisine du sphénoïde et du cartilage de la trompe d'Eustache. De ce point d'origine, il descend verticalement le long du bord postérieur de l'aile interne de l'apophyse ptérygoïde, et se termine par un tendon qui se réfléchit à angle droit sous le crochet de cette apophyse, par l'intermédiaire d'une synoviale et d'un petit ligament. Ce tendon réfléchi se porte transversalement en dedans, pénètre dans le voile du palais, s'épanouit, et se termine en partie au bord postérieur de la voûte palatine, et en partie en se continuant avec celui de l'autre côté.

Rapports. Situé par sa portion verticale en dehors du péristaphylin interne, il en est séparé en bas par le constricteur supérieur du pharynx ; en dehors, il est en rapport avec l'insertion supérieure du muscle ptérygoïdien interne.

Action. Il est tenseur du voile du palais et le porte un peu en avant.

MUSCLES DE LA RÉGION ANTÉRIEURE ET LATÉRALE DU COU.

Cette région comprend les muscles peauciers et les sterno-cléïdo-mastoïdiens, les muscles de la région sous-hyoïdienne et ceux de la région sus-hyoïdienne. Les muscles profonds du cou ou prévertébraux et les muscles scalènes appartiennent au système des muscles de la colonne vertébrale.

MUSCLE PEAUCIER DU COU. Ce muscle, aussi nommé *platysma-myoïdes,* ou *latissimus colli,* occupe la partie antérieure et latérale du cou. Il est mince, large, et présente une forme quadrilatère allongée.

Insertions. Direction. Il prend son origine à la face antérieure du thorax, immédiatement au-dessous de la clavicule, et à la partie antérieure de l'épaule, au-dessous de l'acromion. Cette origine a lieu par des faisceaux charnus d'inégale longueur, qui proviennent les uns de la peau, et les autres de la clavicule, de l'acromion ou de l'aponévrose d'enveloppe du muscle grand pectoral. De là les faisceaux se dirigent en haut et en dedans pour gagner la partie inférieure de la face, et arrivés près du maxillaire inférieur, les faisceaux les plus profonds s'insèrent au bord inférieur du corps de cet os; les autres plus superficiels traversent en partie le triangulaire des lèvres pour se continuer avec le carré du menton, et en partie se rendent directement vers la commissure de la bouche; les faisceaux les plus externes se terminent d'une manière très variable à la peau de la région parotidienne. Les faisceaux les plus internes, arrivés près du menton, s'entre-croisent avec ceux de l'autre côté, et sont quelquefois recouverts par un petit faisceau transversal, nommé le *transverse* du menton.

Rapports. Les deux peauciers laissent entre eux, sur la ligne médiane, un espace triangulaire à base inférieure. Ils sont recouverts par la peau, le pannicule adipeux, et sont enveloppés par le fascia superficialis du cou. Chez les animaux, le peaucier se trouve plus superficiellement, immédiatement sous la peau, et le pannicule adipeux est au-dessous de lui, de manière que Meckel compare le peaucier de l'homme aux intercostaux et aux muscles larges de l'abdomen. Ce muscle recouvre immédiatement la veine jugulaire externe, qui suit la même direction oblique. Il croise le muscle sterno-cleïdo-mastoïdien dont il est séparé par le feuillet superficiel de l'aponévrose cervicale et par les branches superficielles du plexus cervical. Outre ces rapports immédiats, il en présente d'autres avec un grand nombre de parties, sous-jacentes à l'aponévrose cervicale, mais dont l'énumération est oiseuse.

Action. Il fronce la peau du cou, tend le feuillet superficiel de l'aponévrose cervicale et l'aponévrose massetérine, concourt à l'abaissement de la mâchoire inférieure et de la commissure buccale, et contribue de cette manière à l'expression des passions tristes.

Muscle sterno-cléïdo-mastoïdien. Ce muscle occupe par son extrémité inférieure la région antérieure, et par son extrémité supérieure la région latérale du cou; simple en haut, et bifide en bas, il est aplati, quadrilatère alongé, et épais.

Insertions. Direction. Le nom de ce muscle indique ses points d'insertion. Il naît inférieurement au moyen de deux chefs, séparés au niveau de l'articulation sterno-claviculaire par un espace cellulaire. Le chef interne ou *sternal*, s'insère par un tendon aplati à la face antérieure du sternum, immédiatement au-dessous de la fourchette de cet os. De là, il se dirige en haut et en dehors et s'unit bientôt au chef externe. Le chef externe ou *claviculaire*, mince et large, naît par des fibres aponévrotiques et charnues au tiers interne du bord postérieur de la clavicule, monte verticalement, passe en dessous du chef sternal, avec lequel il se confond pour s'insérer ensemble au bord antérieur et à la base de l'apophyse mastoïde par un tendon très résistant, et au tiers externe de la ligne demi-circulaire supérieure de l'occipital par une aponévrose mince, et très adhérente à la peau.

Dans le tendon d'origine se trouve quelquefois mais très rarement, un petit cartilage ou un os sésamoïde. Quelques anatomistes regardent comme tels les osselets *supersternaux*, décrits par Breschet, et qui existent quelquefois au nombre de deux au-dessus de la fourchette du sternum.

Les deux chefs restent souvent distincts, et ne sont que superposés; c'est pourquoi Theile les décrit, comme deux muscles séparés, sous le nom d'*abaisseurs* de la tête (nutatores Santorini).

Rapports. La face *superficielle* de ce muscle est successivement recouverte par la peau et le pannicule adipeux, par le peaucier et le fascia superficialis, par la veine jugulaire externe, qui croise en sautoir la direction du muscle, par les nerfs superficiels du plexus cervical: l'auriculaire principal, le cutané moyen et inférieur du cou, et les rameaux sternaux.

La face *profonde* est en rapport avec un grand nombre de muscles, de vaisseaux et de nerfs.

a. *Muscles.* Le sterno-cléïdo-mastoïdien recouvre, à l'exception du thyro-hyoïdien, tous les muscles de la région sous-hyoïdienne, et tous ceux qui viennent s'insérer aux apophyses transverses des vertèbres cervicales et à l'apophyse mastoïde.

b. *Vaisseaux.* La face profonde de ce muscle est en rapport avec un grand nombre de ganglions lymphatiques, avec la veine jugulaire interne, et en bas avec la veine sous-clavière. Mais de tous les rapports le plus important est celui que le sterno-cléïdo-mastoïdien affecte avec l'artère carotide primitive. Il est le *muscle satellite* de cette artère. Dans le tiers inférieur du cou, ou dans l'étendue de la moitié inférieure de la carotide primitive, celle-ci est recouverte par le muscle sterno-cléïdo-mastoïdien, au niveau de l'intervalle qui sépare ses deux chefs. Dans le tiers moyen du cou, ou dans la moitié supérieure de l'artère, elle cotoie le bord antérieur du muscle, qui fait relief sous la peau. Plus haut, dans le tiers supérieur du cou, au niveau de la fossette nommée *trigone cervical*, le bord antérieur de ce muscle présente le même rapport avec les branches de division de la carotide primitive; mais il en est séparé à son insertion mastoïdienne par la glande parotide.

Par son extrêmité inférieure, le sterno-cléïdo-mastoïdien recouvre l'artère sous-clavière et l'origine de ses branches collatérales. Par son extrêmité supérieure, il recouvre l'artère occipitale dont il est séparé par le splénius de la tête, par le petit complexus et par le ventre postérieur du digastrique.

c. *Nerfs.* Ce muscle recouvre le plexus cervical, l'origine du plexus brachial, la portion cervicale du grand sympathique, et quelques nerfs crâniens : le pneumo-gastrique, le spinal, et le nerf grand hypoglosse.

Le bord antérieur du sterno-cléïdo-mastoïdien est saillant sous la peau, et circonscrit en bas la fossette sus-sternale, en haut le trigone cervical. Le bord postérieur limite en avant le triangle sus-claviculaire, limité en arrière par le trapèze, et en bas par la clavicule.

Action. Lorsque les deux muscles se contractent à la fois, ils fléchissent la tête directement sur le cou. Quand un seul se contracte, il incline la tête de son côté et lui imprime un mouvement de rotation, de manière que la face regarde du côté opposé. Quand la tête est fixée, ces muscles peuvent élever le sternum et la clavicule, et agissent ainsi dans les inspirations profondes ou difficiles.

MUSCLES DE LA RÉGION SOUS-HYOÏDIENNE.

Ils sont au nombre de quatre paires, ce sont les mus omoplato-hyoïdiens, sterno-hyoïdiens, sterno-thyroïdiens, thyro-hyoïdiens. Ils sont disposés en un plan superficiel et un plan profond; les deux premiers forment le plan superfi

MUSCLE OMOPLATO-HYOÏDIEN. Le plus externe du plan superfi des muscles de la région sous-hyoïdienne, il s'étend de l'o plate à l'os hyoïde. Ce muscle est grêle, très long, et prése un tendon mitoyen et deux ventres; c'est donc un mu digastrique.

Insertions. Direction. Il s'insère par sa portion inférieure bord supérieur de l'omoplate, en dedans de l'échancrure c coïdienne; de là, le muscle se dirige en avant et en deda longe le bord postérieur de la clavicule; et arrivé sous le mu sterno-cléïdo-mastoïdien, il présente son tendon mitoyen, se recourbe en haut et donne naissance au ventre supéri Celui-ci se dirige en haut et en dedans, et se termine au b inférieur du corps de l'os hyoïde, immédiatement en dehors muscle sterno-hyoïdien.

Rapports. Recouvert par le muscle trapèze, par l'aponévr sus-claviculaire et le sterno-cléïdo-mastoïdien, il est embrassé le feuillet profond de l'aponévrose cervicale, et recouvre d son trajet : le plexus brachial, l'artère sous-clavière, l'artère *ca tide primitive*, la veine jugulaire interne, le nerf pneumo-gas que, le corps thyroïde et le muscle thyro-hyoïdien.

Action. Lorsque les deux muscles agissent à la fois, ils abais l'os hyoïde et le portent en arrière. Un seul tire l'hyoïde de côté. Ces muscles sont tenseurs du feuillet profond de l'apo vrose cervicale.

MUSCLE STERNO-HYOÏDIEN. Situé sur le côté de la ligne médi il est mince, rubané, et plus court que le précédent.

Insertions. Direction. Il naît à la face postérieure de l'artic tion sterno-claviculaire, un peu à l'extrémité interne de la cl cule et à la partie voisine du sternum. De ce point d'origine, i dirige en haut et un peu en dedans, se place à côté de celui de l'autre côté, et se termine au bord inférieur du corps de l'os hyoïde, en dedans de l'omoplato-hyoïdien et à côté de la ligne médiane.

Rapports. Recouvert à son origine par le muscle sterno-cleïdo-mastoïdien, il devient sous-aponévrotique dans tout le reste de son étendue. Il recouvre à son origine la division du tronc brachio-céphalique artériel à droite, et à gauche la carotide primitive et la sous-clavière gauches. Il est cependant séparé de ces artères par les troncs veineux correspondants et par le muscle sterno-thyroïdien; plus haut et plus en dedans, il recouvre la trachée-artère, le larynx, et le corps thyroïde, mais par l'intermédiaire du sterno-thyroïdien et du thyro-hyoïdien.

Action. Il abaisse l'os hyoïde et le fixe pour donner un point d'appui aux muscles abaisseurs de la mâchoire inférieure.

Muscle sterno-thyroïdien. Ce muscle, situé sous le précédent, est plus large et plus court que lui.

Insertions. Direction. Il s'insère par son extrêmité inférieure au-dessous du précédent, à la face postérieure du sternum et au cartilage de la première côte, monte verticalement, présente au niveau de la fourchette du sternum une intersection aponévrotique, qui l'unit quelquefois à celui de l'autre côté, et il se termine à la face externe du cartilage thyroïde, suivant une ligne oblique limitée par deux tubercules de cette face.

Rapports. Recouvert par le sterno-thyroïdien et inférieurement encore par le sterno-cléïdo-mastoïdien, il recouvre les gros troncs artériels qui partent de la crosse de l'aorte, les troncs veineux correspondants, la trachée-artère et le plexus veineux thyroïdien inférieur, le corps thyroïde, la partie inférieure du larynx, et l'insertion thyroïdienne du constricteur inférieur du pharynx.

Action. Il abaisse le larynx.

Muscle thyro-hyoïdien. Continuation du muscle précédent, il est court, quadrilatère et rubané.

Insertions. Direction. Il naît à la face externe du cartilage thyroïde, à la ligne oblique qui sert d'insertion au muscle sterno-thyroïdien ; souvent il reçoit quelques faisceaux charnus de dernier muscle ou du constricteur inférieur du pharynx. De c origine, il monte verticalement, et se termine à la moitié terne de la grande corne, et à la partie externe du corps de hyoïde.

Rapports. Sa face antérieure est en rapport avec le mus omoplato-hyoïdien et le sterno-hyoïdien. Sa face profonde c respond à la partie supérieure du cartilage thyroïde, à la m brane thyro-hyoïdienne, au nerf et aux vaisseaux laryngés su rieurs qui traversent cette membrane.

Action. Il abaisse l'os hyoïde, ou quand celui-ci est fixé élève le larynx.

MUSCLES DE LA RÉGION SUS-HYOÏDIENNE.

Ces muscles appartiennent à l'os hyoïde, à la mâchoire in rieure, et à la langue.

MUSCLE DIGASTRIQUE. Il est étendu transversalement de l'apoph mastoïde jusqu'au menton, décrit une courbe à concavité su rieure, et est formé par deux portions charnues, réunies au mo d'un tendon mitoyen.

Insertions. Direction. Le ventre postérieur de ce muscle s'ins dans la rainure profonde, située en dedans de l'apophyse m toïde, se dirige de là en bas, en avant et en dedans, se rétr successivement, et se termine au tendon mitoyen situé au-des de l'os hyoïde, au niveau de la petite corne. Ce tendon mito traverse le muscle stylo-hyoïdien, et un anneau fibreux, fixé à l hyoïde et dans lequel il glisse au moyen d'une synoviale. Il fixé en dedans à l'aponévrose sus-hyoïdienne dont il est le m cle tenseur. A ce point il se recourbe en haut, et s'épanouit p donner naissance au ventre antérieur. Celui-ci se dirige obliq ment en dedans et en haut, s'élargit successivement et s'ins par des faisceaux charnus et aponévrotiques à la fossette dig trique du maxillaire inférieur, à côté de la symphyse du m ton et au-dessous des apophyses géni. Les ventres antérieurs c conscrivent un espace triangulaire, à base inférieure, et occupé par l'aponévrose sus-hyoïdienne, portion de l'aponévrose cervicale qui se fixe en bas à l'os hyoïde. Quelquefois on voit cet espace occupé par un plan charnu qui lie les deux muscles digastriques.

Rapports. Ce muscle est recouvert en arrière par le sterno-cléïdo-mastoïdien, plus en avant, par la glande parotide, par la glande sous-maxillaire, l'aponévrose et le peaucier. Au niveau de son ventre antérieur, il devient beaucoup plus superficiel, n'étant plus recouvert que par la peau, le peaucier, et par l'aponévrose cervicale.

Par sa face profonde, ce muscle est en rapport, au niveau du trigone cervical et immédiatement en dedans du muscle sterno-cléïdo-mastoïdien, avec l'artère carotide externe et ses branches, avec la carotide interne accompagnée de la veine jugulaire interne. De manière qu'on peut couper transversalement dans toute l'étendue de la région sus-hyoïdienne, jusque sur le muscle digastrique, sans intéresser une branche artérielle notable. La veine faciale seule passe sur ce muscle pour se rendre dans la veine jugulaire interne.

Le digastrique recouvre différents nerfs qui accompagnent les carotides, ce sont : le nerf pneumo-gastrique, l'accessoire de Willis ou le spinal, le grand sympathique, et le grand hypoglosse. Ce dernier nerf longe le tendon mitoyen, au-dessous duquel il apparaît.

En dedans et en avant des carotides, le digastrique repose sur le muscle hyo-glosse, et sur le muscle mylo-hyoïdien.

La courbure qu'il décrit, est remplie d'arrière en avant par la glande parotide et par la glande sous-maxillaire.

Action. Le mouvement produit varie suivant l'état de fixité ou de mobilité du maxillaire inférieur. Quand la mâchoire inférieure est fixée, et que les deux digastriques se contractent, l'os hyoïde est élevé directement. Un seul muscle porte l'os hyoïde de son côté. Quand la mâchoire est mobile, et que l'os hyoïde est fixé par les muscles de la région sous-hyoïdienne, les digastriques abaissent la mâchoire inférieure.

Muscle stylo-hyoïdien. Il s'étend de l'apophyse styloïde à l'os hyoïde ; il est grêle, long, et fusiforme.

Insertions. Direction. Il prend son origine vers le milieu de l'apophyse styloïde, se dirige en bas, en avant et en dedans, est ordinairement traversé par le tendon mitoyen du digastrique, et se termine à l'extrémité du corps de l'os hyoïde.

Rapports. Recouvert par la glande parotide, et la sous-maxillaire, ainsi que par l'aponévrose cervicale, le peaucier et la peau, il recouvre les mêmes vaisseaux et nerfs que le ventre postérieur du digastrique.

Action. Il porte l'os hyoïde en haut et en arrière.

Muscle mylo-hyoïdien. Ce muscle est situé au-dessus des ventres antérieurs des digastriques, et présente une forme membraneuse et quadrilatère.

Insertions. Direction. Il naît par de courtes fibres aponévrotiques entremêlées de fibres charnues, à toute l'étendue de la ligne oblique interne du maxillaire inférieur. De là, les fibres charnues se dirigent en bas, en dedans et en arrière, et se terminent : les externes, à la partie supérieure du corps de l'os hyoïde, et les internes, à un raphé fibreux médian, ou en se continuant avec celles de l'autre côté. De cette manière, les deux mylo-hyoïdiens réunis constituent un plancher musculeux pour la cavité buccale.

Rapports. Par sa face superficielle ou inférieure, le mylo-hyoïdien est en rapport avec la glande sous- maxillaire, le ventre antérieur du digastrique, l'aponévrose cervicale, le peaucier et la peau. Par sa face profonde ou supérieure, il est en rapport avec le muscle génio-hyoïdien, le génio-glosse et l'hyo-glosse, avec la glande sublinguale, avec un prolongement de la glande sous-maxillaire, avec le conduit de Warthon, le nerf grand hypoglosse et le nerf lingual.

Action. Il est élévateur de l'os hyoïde, ou quand cet os est fixé, il abaisse la mâchoire inférieure.

Muscle génio-hyoïdien. Situé au-dessus du précédent et à côté de la ligne médiane, il est rubané, et triangulaire alongé.

Insertions. Direction. Il naît par son extrêmité rétrécie au tubercule inférieur de l'apophyse géni; de là, il se dirige en bas et en arrière, s'élargit un peu, et s'insère au corps de l'os hyoïde.

Rapports. Par sa face inférieure il répond au muscle mylo-hyoïdien; par sa face supérieure, au génio-glosse; et par son côté interne, au muscle de l'autre côté.

Action. Il est élévateur de l'os hyoïde, quand la mâchoire inférieure est fixée; il abaisse au contraire celle-ci, quand l'hyoïde est fixé par les muscles sous-hyoïdiens.

MUSCLES DE LA LANGUE.

Muscle stylo-glosse. Long et grêle à son origine, il s'élargit près de la langue. Il est placé en dedans du stylo-hyoïdien.

Insertions. Direction. Il naît du sommet de l'apophyse styloïde et du ligament stylo-maxillaire, se porte de là en avant et en dedans, et arrivé à la base de la langue, il se termine en se divisant en deux faisceaux. L'interne de ces faisceaux s'engage transversalement en dedans dans l'épaisseur de la langue, en passant entre les deux portions du muscle hyo-glosse. Le faisceau externe longe le bord de la langue jusque près de la pointe de cet organe, et pendant ce trajet, un grand nombre de faisceaux pénètrent transversalement dans la substance charnue de la langue.

Rapports. Ce muscle est recouvert par le stylo-hyoïdien, la glande parotide, le ptérygoïdien interne et la glande sublinguale. Le long du bord de la langue, près de la pointe, il se met en rapport avec le nerf lingual. Il répond en dedans au constricteur supérieur du pharynx et par là avec l'amygdale; au niveau de la langue, il répond en dedans au muscle hyo-glosse.

Action. Il élève la langue de son côté et la raccourcit. Quand les deux muscles agissent à la fois, ils élargissent la base de la langue et la rapprochent de l'isthme du gosier et de la voûte palatine.

Muscle hyo-glosse. Étendu de la grande corne et du corps de l'os hyoïde à la face inférieure du bord de la langue, ce muscle a une forme quadrilatère.

Insertions. Direction. D'après les points d'origine de ce mus(Albinus le divise en basio-glosse, en cérato-glosse et en ch dro-glosse. Il naît : 1° à la partie externe du corps de l'os hyo (basio-glosse); 2° à la grande corne de cet os (cérato-gloss et quelquefois il y a un faisceau qui provient de la petite co de l'hyoïde (chondro-glosse). De ces points d'origine, il mo verticalement et se termine en s'élargissant un peu, dans substance propre de la langue, à la face inférieure du bord cet organe.

Rapports. Sa face externe, tapissée en haut par la muque buccale et le muscle stylo-glosse, est recouverte par le ten(mitoyen du digastrique et par le muscle stylo-hyoïdien, par glande sous-maxillaire, le muscle mylo-hyoïdien et la glande blinguale, par le nerf lingual qui est en haut, le conduit de Wl ton, qui est au milieu, et par le nerf grand hypo-glosse, si au-dessous du tendon mitoyen du digastrique. Ce dernier r est séparé de l'artère linguale par le muscle hyo-glosse. C'est rapport chirurgical le plus important.

La face *interne* répond, près de l'insertion inférieure du m cle, au constricteur moyen du pharynx, et à l'artère lingu: Cette artère passe entre ces deux muscles. Un peu plus haut, c(face répond au muscle génio-glosse. A la face inférieure de la l gue, elle est séparée de ce dernier muscle, par le muscle ling

Action. Ils abaissent la langue contre le plancher, la rapp chent de l'os hyoïde, et la resserrent dans son diamètre tra versal. Quand la langue est sortie de la bouche, ils concour à la faire rentrer.

Muscle lingual. Faisceau charnu longitudinal, placé entre l'h glosse et le génio-glosse, il appartient à la substance charnue langue.

Insertions. Direction. Il sort de la base de la langue, se di en avant à la face inférieure de cet organe, et se termine au de\ du muscle hyo-glosse en se confondant avec les fibres du st glosse. Il s'étend jusqu'à la pointe de la langue.

Rapports. En rapport en dehors avec le muscle hyo-glosse, il séparé en dedans du muscle génio-glosse par l'artère linguale.

Action. Ce muscle raccourcit la langue dont il renverse la pointe en bas et en arrière.

MUSCLE GÉNIO-GLOSSE. Situé en dedans du muscle hyo-glosse, à côté de la ligne médiane, et au-dessus du muscle génio-hyoïdien, le génio-glosse a une forme triangulaire et rayonnée.

Insertions. Direction. Il naît par son extrêmité rétrécie aux tubercules géni supérieurs, au moyen de courtes fibres aponévrotiques. De là le muscle se dirige en arrière, s'irradie, et s'insère par ses fibres inférieures au corps de l'os hyoïde, immédiatement au-dessus du génio-hyoïdien; celles qui sont un peu plus supérieures se portent en arrière et se continuent avec le muscle stylo-glosse et avec le constricteur supérieur du pharynx. Les fibres les plus supérieures gagnent la face inférieure de la langue, depuis la base jusqu'à la pointe de cet organe. Dans l'épaisseur de la langue, les fibres des muscles génio-glosses s'entre-croisent sur la ligne médiane et gagnent réciproquement le côté opposé.

Les fibres les plus antérieures se recourbent en arcade, et arrivent jusqu'à la pointe de la langue.

Rapports. En dedans, il répond à celui de l'autre côté.

En dehors, il est recouvert près de son extrêmité antérieure par la muqueuse linguale et par la glande sublinguale, plus en arrière il vient en rapport avec le muscle hyo-glosse, dont il est séparé en haut par le lingual. Entre ce dernier muscle et la terminaison supérieure du génio-glosse, se trouve l'artère linguale; son bord supérieur est recouvert par le frein de la langue; son bord inférieur répond au muscle hyo-glosse.

Action. Les muscles génio-glosses, par leurs fibres qui s'insèrent à l'os hyoïde et à la base de la langue, portent l'os hyoïde en avant, et font sortir la langue de la cavité buccale; par leurs fibres antérieures, et avec le concours des muscles hyo-glosses, ils font rentrer la langue. Quand toutes les fibres se contractent à la fois, la langue est abaissée, et creusée en gouttière.

Le fascia superficialis, membrane mince, formée de tissu cel lulaire condensé (1), existe dans cette région comme dans toute celles, où la peau jouit d'une grande mobilité, et où des vaisseau et des nerfs nombreux sont placés entre les téguments externe et les aponévroses d'enveloppe des muscles. Telles sont les région du cou, de l'abdomen, du périnée, et des membres. La face ex terne ou superficielle du fascia superficialis se continue par de lamelles nombreuses avec la face adhérente de la peau. La fac profonde est unie et lisse, et envoie dans quelques points de petit prolongements, qui s'unissent aux aponévroses sous-jacentes.

Le *fascia superficialis* du *cou* présente les mêmes caractères qu dans les autres régions du corps, où il existe; en bas, il se per dans la région du thorax ; en haut, dans les téguments de la tête Sur les côtés, il se dédouble en deux lames, qui embrassent l peaucier du cou. La lame profonde est très délicate, lâche, e semblable à du tissu cellulaire aréolaire, dépourvu de graisse.

Au cou, il existe profondément une aponévrose bien distinct de l'aponévrose cervicale proprement dite; c'est l'*aponévrose pré vertébrale.* Elle recouvre les muscles prévertébraux et les scalènes Nous la décrirons avec ces muscles.

L'*aponévrose cervicale,* ou *fascia cervicalis,* embrasse l'ensem ble des organes du cou, et ressemble en tous points aux apo névroses d'enveloppe des membres. Comme celles-ci, elle n forme pas seulement une gaîne commune à tous les organes d cou, mais par des prolongements profonds, elle les sépar les uns des autres, et constitue pour ainsi dire autant de gaîne qu'il y a d'organes. Dans quelques points, ces prolongement sont minces, à peine distincts, et sont souvent négligés dan la description de cette aponévrose. Telles sont les gaînes de l'œ sophage, de la trachée-artère, etc.

L'aponévrose cervicale proprement dite, considérée sur la *lign*

(1) Anat. génér. pag. 184.

médiane, forme un feuillet unique, très épais, espèce de *ligne blanche*, qui s'insère à l'os hyoïde et à l'angle saillant du cartilage thyroïde.

Sur les côtés de la ligne médiane, elle se sépare en deux feuillets, qui doivent être examinés dans la région sus-hyoïdienne et dans la région sous-hyoïdienne.

Dans la *région sus-hyoïdienne*, l'aponévrose cervicale, très forte sur la ligne médiane, s'insère à l'os hyoïde en bas, et au bord inférieur du maxillaire inférieur, en haut. Elle recouvre la partie médiane du muscle mylo-hyoïdien, et remplit l'espace triangulaire qui existe entre les ventres antérieurs des muscles digastriques. Au niveau de ces derniers muscles, elle se dédouble en un feuillet superficiel, et en un feuillet profond.

Le *feuillet superficiel* se continue en bas avec le feuillet superficiel de la région sous-hyoïdienne; il se dirige en dehors en passant sur la face inférieure de la glande sous-maxillaire, recouvre les vaisseaux et les nerfs dans le trigone cervical, pour se continuer avec la gaîne celluleuse du muscle sterno-cléïdo-mastoïdien. En haut, près de la glande parotide et du muscle masseter, le feuillet superficiel de l'aponévrose cervicale se continue avec l'aponévrose parotidéo-massetérine; au-devant du masseter, il s'insère au bord inférieur du corps du maxillaire inférieur. Au niveau de l'angle de la mâchoire, ce feuillet superficiel fournit un prolongement qui s'insère à cet angle, et qui se continue avec le ligament stylo-maxillaire, épaississement du feuillet profond. Par ce prolongement, la loge aponévrotique de la glande parotide est entièrement séparée de celle de la glande sous-maxillaire.

Le feuillet *profond* embrasse les ventres antérieurs des digastriques, s'unit au tendon mitoyen de ces muscles, qui sont tenseurs de cette aponévrose, et de là il passe au-dessus de la glande sous-maxillaire, sur la face inférieure du mylo-hyoïdien, avec lequel il se fixe à la ligne oblique interne du maxillaire inférieur. Plus en arrière, il recouvre le muscle hyo-glosse, passe sur le stylo-glosse, s'insère à l'apophyse styloïde sous forme de ligament styloïdien, et se continue avec le ligament stylo-maxillaire Il tapisse le trigone cervical en dedans des vaisseaux carotides, e se continue enfin avec l'aponévrose buccinato-pharyngienne Celle-ci passe sur la face postérieure du pharynx, et arrive à l base du crâne.

Au niveau de l'angle de la mâchoire inférieure, ce feuillet s' insère par le ligament stylo-maxillaire et se continue au moyei de ce ligament avec le feuillet superficiel. De là résulte une log aponévrotique complète, destinée à la glande sous-maxillaire et qui renferme en outre l'artère faciale, la veine faciale, de ganglions lymphatiques et du tissu cellulaire adipeux.

Dans la *région sous-hyoïdienne*, l'aponévrose cervicale gagn latéralement le bord antérieur du sterno-cléïdo-mastoïdien, o elle se dédouble en deux feuillets : un superficiel, et un profond

Le *feuillet superficiel* se continue en haut avec la lame super ficielle de la région sus-hyoïdienne; en bas, il passe au-devan de la fourchette du sternum et se continue avec l'aponévros du muscle grand pectoral. En dehors, il recouvre le muscl sterno-cléïdo-mastoïdien, et arrivé au bord postérieur de c muscle, il s'unit de nouveau au feuillet profond. Il forme ains avec ce dernier feuillet une gaîne complète pour le muscle sterno cléïdo-mastoïdien. Dans la région latérale du cou, les deux feuil lets confondus ne constituent qu'une seule lame, c'est l'*aponévros sus-claviculaire*. Celle-ci s'insère en bas à la clavicule, et se dé double en arrière pour former la gaîne fibreuse du muscle tra pèze, avec lequel l'aponévrose cervicale se fixe aux apophyse épineuses des vertèbres.

Le *feuillet profond* de l'aponévrose cervicale passe sur la fac interne du muscle sterno-cléïdo-mastoïdien, et forme la lam interne de la gaîne aponévrotique de ce muscle.

En bas, ce feuillet s'insère à la fourchette du sternum, en s continuant avec le ligament inter-claviculaire; et plus en dehors au bord postérieur de la clavicule dans toute l'étendue de l'inser tion inférieure du muscle sterno-cléïdo-mastoïdien. Au niveau d la fourchette du sternum, il existe entre les deux feuillets d l'aponévrose cervicale, quelques petites veines et du tissu cellulo-adipeux, dans lequel sont logés un ou deux ganglions lymphatiques.

Sur les côtés, le feuillet profond est appliqué sur le muscle sterno-thyroïdien, plus en dehors sur le sterno-hyoïdien, puis sur les gros vaisseaux, et se continue, au niveau du bord postérieur du muscle sterno-cléïdo-mastoïdien, avec le feuillet superficiel pour former l'aponévrose sus-claviculaire. Près de la clavicule, il se continue avec le tendon mitoyen du muscle omoplato-hyoïdien, auquel il fournit une gaîne complète. Par là, ce muscle conserve sa courbure, et devient tenseur de l'aponévrose cervicale. Cette tension de l'aponévrose prévient les effets nuisibles que pourrait produire la pression de l'air atmosphérique sur la trachée-artère et sur les gros troncs vasculaires du cou.

Le feuillet profond de l'aponévrose cervicale envoie plusieurs prolongements entre les diverses parties sous-jacentes. Il en part une lame celluleuse très fine, qui sépare les muscles sterno-hyoïdiens des muscles sterno-thyroïdiens. Une autre lame passe entre ces derniers muscles et la trachée-artère, et forme des gaînes minces et celluleuses au corps thyroïde, à la trachée-artère et à l'œsophage.

En dehors des muscles sous-hyoïdiens, le feuillet profond fournit une gaîne ou canal fibreux commun à la carotide primitive, à la veine jugulaire interne et au nerf pneumo-gastrique. Par ce canal ces organes sont séparés du nerf grand sympathique, situé sur un plan plus profond.

Immédiatement en dehors de ce canal, le feuillet profond s'insère par un prolongement, aux apophyses transverses des vertèbres cervicales, et s'unit en ce point à l'aponévrose prévertébrale.

MUSCLES DE LA FACE DORSALE DU TRONC.

Les muscles de la nuque, du dos, et de la région postérieure des lombes sont disposés en plusieurs plans. On peut en distinguer six. Le *premier* plan, le plus superficiel, est formé pa muscle trapèze et le grand dorsal. Ces muscles sont larges, une forme triangulaire, et sont destinés au membre supérie Le *second* plan comprend le rhomboïde et l'angulaire; ceu sont quadrilatères et appartiennent à l'omoplate. Le *troisi* plan renferme les petits dentelés, destinés aux côtes. Le *q trième* est constitué par les splénius de la tête et du cou. *cinquième* plan comprend les muscles profonds du dos. Ils une direction longitudinale, et remplissent les gouttières po rieures de la colonne vertébrale. Ils parcourent une grande ét due de la colonne vertébrale, et s'insèrent dans les différe régions à des parties similaires de la colonne vertébrale. Souv on a divisé un même muscle, qui parcourt différentes régio en autant de portions qu'il y a des régions, et on a donné noms particuliers à chacune de ces portions. De là la grande c fusion qui règne dans la description de ces muscles (1). Les m cles de ce plan sont continuellement renforcés sur leur trajet de nouveaux faisceaux, en même temps qu'ils se terminent plusieurs chefs; mais il n'y a rien de constant dans ces faisce d'origine ni dans ceux de terminaison. Ils agissent sur des p tions entières de la colonne vertébrale ou sur la tête; imprim à ces parties des mouvements d'extension, d'inclinaison et rotation. Quelques uns agissent même sur les côtes, qu'ils vent ou abaissent. Ce plan renferme 1° le sacro-lombaire e cervical descendant; 2° le long dorsal, le transversaire de la que et le petit complexus; 3° l'épineux; 4° le transversaire neux du cou et du dos, et le grand complexus. Le *sixième* p comprend le compliqué de l'épine, les obliques et les droits p térieurs de la tête, les interépineux, les droits latéraux de la té et les intertransversaires.

(1) V. J. Müller. Vergleichende Anatomie der Myxinoïden. I. Thl. p. 254.

MUSCLES DU PREMIER PLAN.

Ce sont le trapèze et le grand dorsal.

Muscle trapèze. Le plus superficiel de la région cervicale postérieure et de la région dorsale, il est large, a une forme triangulaire, et représente avec celui de l'autre côté un trapèze, disposition que les anciens avaient comparée à un capuchon, de là son nom de *cucullaris*.

Insertions. Direction. Il prend son origine : 1° au tiers interne de la ligne demi-circulaire supérieure de l'occipital, par de courtes fibres aponévrotiques, intimement unies à la peau; 2° au ligament de la nuque, depuis la tubérosité occipitale externe jusqu'à l'apophyse épineuse de la septième vertèbre cervicale; 3° aux apophyses épineuses de cette dernière vertèbre et de toutes les vertèbres dorsales, et aux ligaments interépineux correspondants. Cette insertion a lieu par des fibres aponévrotiques resplendissantes, qui forment au niveau des dernières vertèbres cervicales et des premières dorsales une aponévrose demi-elliptique. De ces insertions multiples, les fibres charnues se dirigent toutes en dehors, les supérieures obliquement en bas et en avant, les moyennes transversalement, et les inférieures obliquement en haut; elles convergent vers l'épaule, et se terminent par des fibres aponévrotiques et charnues : les supérieures, au tiers externe du bord postérieur de la clavicule et au bord interne de l'acromion; les moyennes, au bord postérieur de l'épine de l'omoplate; et les inférieures par une petite aponévrose triangulaire, au tubercule qui existe à l'extrémité interne de cette épine.

Rapports. Recouvert par la peau, il y adhère assez intimement par un tissu cellulaire dense et abondant. Il recouvre tous les muscles de la région postérieure du tronc, et forme par son bord antérieur la limite postérieure du triangle sus-claviculaire, circonscrit en bas par la clavicule, et en avant par le sterno-cléïdo-mastoïdien.

Action. Ce muscle agit dans l'action de hausser les épaules, quand on porte un fardeau, ou que l'on fait un geste de pitié. La portion antérieure, qui se rend à la clavicule et à l'acromion, élève l'épaule pendant l'inspiration, dans les dyspnées ou la respiratio difficile. La portion inférieure agit dans les expirations complexe telles que la toux et l'éternuement. Prenant son point d'appui su l'épaule, quand elle a été fixée préalablement, ces muscles main tiennent la tête dans l'extension; un seul incline la tête de so côté, et lui imprime un mouvement de rotation par lequel la fa regarde du côté opposé.

Muscle grand dorsal. Situé immédiatement sous la peau, dai toute la région lombaire, dans la partie inférieure du dos, dans le bord postérieur du creux de l'aisselle, il a une form triangulaire, est très large et membraneux.

Insertions. Direction. Il naît : 1° du tiers postérieur de la lèv externe de la crête iliaque, 2° des apophyses épineuses de tout les vertèbres lombaires et sacrées, et des six ou huit derniè vertèbres dorsales inférieures. Cette insertion a lieu par un aponévrose très forte et resplendissante, qui n'est que la lan postérieure ou superficielle de l'aponévrose lombo-dorsale abdominale postérieure. Le grand dorsal reçoit aussi trois quatre chefs d'origine, qui proviennent du bord supérieur d trois ou des quatre dernières côtes. Ces chefs s'entre-croisent av les digitations inférieures du muscle grand oblique de l'abdome

De ces insertions multiples, les fibres se portent toutes dehors; les supérieures horizontalement, les moyennes obliqu ment en haut, et les inférieures presque verticalement en ha et en dehors; elles convergent à l'angle inférieur de l'omoplate, sont souvent renforcées là par un faisceau qui naît de cet angl elles passent ensuite derrière le muscle grand rond, le contou nent en dessous, pour se placer au-devant de lui, et se term nent par un tendon aplati et large dans le milieu de la coulis bicipitale de l'humérus, entre le tendon du grand rond qui e en arrière, et celui du grand pectoral qui est en avant. Un p avant leur terminaison les fibres subissent une torsion, manière que les inférieures deviennent supérieures. Cette torsi disparaît pendant l'élévation du bras.

Le tendon terminal s'unit ordinairement par son bord inférie avec celui du muscle grand rond dont il est séparé en haut par une bourse muqueuse. Il envoie une expansion à l'aponévrose brachiale.

Rapports. Recouvert par la peau, et par l'insertion du trapèze aux vertèbres dorsales inférieures, il recouvre les muscles profonds du dos. Près de son origine à la crête iliaque, son bord externe forme avec le grand oblique un petit triangle à base inférieure. Dans ce triangle se voit le muscle petit oblique de l'abdomen. Le grand dorsal concourt à former le bord postérieur du creux de l'aisselle. A son insertion humérale, le tendon terminal de ce muscle limite en arrière la paroi externe du creux axillaire. Il est donc en rapport en avant avec le muscle coraco-brachial, le biceps, les vaisseaux axillaires, et avec les branches terminales du plexus brachial.

Action. Quand le bras est élevé, le grand dorsal l'abaisse; une fois abaissé, il le porte en arrière, dans l'adduction, lui imprime un mouvement de rotation en dedans, et le rapproche de la ligne médiane. Il peut ainsi par une action énergique imprimer un mouvement de torsion au tronc, pour regarder derrière soi. Prenant son point fixe au bras, comme dans l'action de grimper, il concourt à élever le tronc. D'après un grand nombre de physiologistes, ce muscle serait inspirateur par ses chefs costaux. Cependant, si on remarque que ce muscle forme avec celui de l'autre côté une espèce de sangle charnue, qui par sa contraction doit comprimer les viscères de l'abdomen et la plus grande portion du thorax, il semble plus juste de l'envisager comme expirateur, n'agissant que dans les expirations complexes, comme la toux, et l'éternuement; on en sent du reste la contraction, quand on saisit le bord postérieur de l'aisselle, pendant qu'on tousse ou qu'on éternue.

MUSCLES DU DEUXIÈME PLAN.

Ce sont le rhomboïde et l'angulaire.

Muscle rhomboïde. Situé immédiatement au-dessous du muscle

trapèze et à la partie supérieure du thorax, il a une for quadrilatère et membraneuse.

Insertions. Direction. Il naît : 1° du ligament de la nuque au niv des deux dernières vertèbres cervicales, 2° des apophyses épineu des quatre ou cinq premières dorsales, et 3° des ligaments int épineux correspondants, au moyen de longues fibres aponévr ques. De là les fibres charnues se dirigent en bas et en deh pour se terminer aux trois-quarts inférieurs du bord interne l'omoplate; le quart supérieur donne insertion à l'angulaire.

Souvent le rhomboïde est divisé en deux portions. L'une su rieure, plus petite, constitue le *petit rhomboïde*, et s'insère au niv de l'épine de l'omoplate. L'autre inférieure, plus considérat forme le *grand rhomboïde.*

Rapports. Recouvert par le trapèze et le grand dorsal, il rec vre le petit dentelé supérieur et les muscles profonds.

Action. Il élève l'omoplate en dedans, et contribue à fixer paule. Quand celle-ci a été préalablement fixée, il imprime tronc un mouvement de rotation vers le côté opposé.

MUSCLE ANGULAIRE. Il occupe la partie postérieure et laté du cou, et constitue un faisceau charnu, aplati, simple à son ex mité inférieure, et divisé à son extrémité supérieure en trois en quatre chefs.

Insertions. Direction. Il s'insère par trois ou quatre chefs te neux aux tubercules postérieurs des apophyses transverses trois ou quatre premières vertèbres cervicales, en dehors l'insertion du splénius du cou et du cervical descendant. chefs d'origine donnent naissance à autant de faisceaux char qui se dirigent en bas, en dehors et en arrière, se confonde et s'insèrent au bord interne de l'omoplate, depuis l'angle su rieur jusqu'au niveau de l'épine de l'omoplate.

Rapports. Il est recouvert à son origine par le muscle ste cléïdo-mastoïdien, un peu plus bas par la peau, et dans sa grande partie inférieure par le muscle trapèze. Il répond dedans au splénius du cou, au cervical descendant, au p dentelé supérieur et au rhomboïde.

Action. Ce muscle élève l'angle supérieur de l'omoplate, et imprime à cet os un mouvement de rotation par lequel l'articulation scapulo-humérale est abaissée. Quand il agit de concert avec le muscle trapèze, il élève directement l'épaule; il agit ainsi dans les inspirations difficiles.

Quand l'omoplate est fixé, l'angulaire incline le cou de son côté. Si les deux agissent à la fois, ils concourent à fixer le cou.

MUSCLES DU TROISIÈME PLAN.

Ce plan comprend les muscles petits dentelés, au nombre de deux : un supérieur, et un inférieur.

PETIT DENTELÉ SUPÉRIEUR. Situé à la partie supérieure du dos, sous le muscle rhomboïde, il a une forme quadrilatère et membraneuse.

Insertions. Direction. Il naît, au moyen de languettes aponévrotiques très resplendissantes, de l'extrêmité inférieure du ligament de la nuque, et des apophyses épineuses de la septième vertèbre cervicale et des deux ou trois premières vertèbres dorsales. De ces points d'origine les fibres se dirigent en bas et en dehors, et se terminent par quatre digitations, qui s'insèrent au bord supérieur et à la face externe de la deuxième, troisième, quatrième et cinquième côte. Les digitations inférieures sont les plus longues.

Rapports. Recouvert par le trapèze et par le rhomboïde, il recouvre l'extrêmité inférieure du splénius et les muscles profonds du dos.

Action. Il élève les côtes auxquelles il s'insère, et concourt ainsi à l'inspiration; quand les côtes sont fixées, il concourt à l'extension du cou et de la partie supérieure du thorax.

PETIT DENTELÉ INFÉRIEUR. Situé à la partie inférieure du dos, il présente la même forme que le précédent, mais il est un peu plus mince et plus large.

Insertions. Direction. Il naît du feuillet postérieur de l'aponévrose lombo-dorsale, au niveau des deux dernières vertèbres dorsales et des trois premières vertèbres lombaires, au-devai de l'insertion du muscle grand dorsal. De cette insertion les fibr charnues se dirigent en haut et en dehors, et se terminent par qu tre digitations, au bord inférieur des quatre dernières côtes. L chef inférieur est le plus court et le plus faible, et s'insère a cartilage de la dernière côte. Ce faisceau manque quelquefois.

Rapports. Il est recouvert par le grand dorsal, et recouvre le muscles profonds du dos et les intercostaux. Par son insertio inférieure, il est uni à l'insertion postérieure du muscle transver de l'abdomen.

Action. Le petit dentelé inférieur abaisse les dernières côtes et concourt ainsi à l'expiration. Il fixe les muscles profonds dar la gouttière vertébrale.

Une lame mince, transparente, formée de tissu cellulai condensé, et étendue entre les deux petits dentelés, constit l'*aponévrose vertébrale*. Cette aponévrose recouvre les muscles pr fonds du dos, se continue en haut et en bas avec les muscl petits dentelés, et est formée principalement de fibres, qui portent transversalement des apophyses épineuses aux angles d côtes. Les petits dentelés sont les muscles tenseurs de cet aponévrose.

MUSCLES DU QUATRIÈME PLAN.

Ce sont les splénius de la tête et du cou.

Muscle splénius de la tête. Il occupe la région de la nuqu sous le trapèze et sous l'insertion supérieure du muscle stern cléïdo-mastoïdien. Il est aplati, quadrilatère, mais très épais.

Insertions. Direction. Il naît à l'extrêmité inférieure du ligamer de la nuque jusqu'au niveau de la quatrième vertèbre cervical et aux apophyses épineuses de la septième vertèbre cervicale des deux premières dorsales, au moyen de bandelettes aponévr tiques. Il se dirige en haut, en dehors, et un peu en avant, po s'insérer à la partie postérieure et supérieure de l'apophy mastoïde et au tiers externe de la surface rugueuse, renfermée entre les deux lignes demi-circulaires de l'occipital.

MUSCLE SPLÉNIUS DU COU. Placé un peu plus bas que le précédent, il est plus long mais moins large et moins épais que lui.

Insertions. Direction. Il s'insère aux apophyses épineuses de la troisième, quatrième, cinquième et sixième vertèbres dorsales, et aux ligaments interépineux, au moyen de fibres aponévrotiques très longues. Les faisceaux charnus, qui succèdent à cette aponévrose d'insertion, se dirigent en haut, en dehors et en avant, et se divisent en deux ou en trois faisceaux, qui s'insèrent aux apophyses transverses des deux ou des trois premières vertèbres cervicales. Ces deux muscles ne doivent être considérés que comme deux portions d'un seul muscle. Ils ne sont point séparés à leur insertion vertébrale; leur structure, leur direction et leur terminaison est la même, l'un se termine aux apophyses transverses des vertèbres cervicales, et l'autre à une portion du crâne qui est l'analogue d'une apophyse transverse.

Rapports. Recouverts en haut par le sterno-cléïdo-mastoïdien, plus bas par le trapèze, le rhomboïde et le petit dentelé supérieur, ils recouvrent le cervical descendant, le petit complexus, le transversaire de la nuque, le grand complexus et le transversaire épineux. Les splénius des deux côtés circonscrivent en haut, un espace triangulaire dans lequel se voient les deux complexus.

Action. Les splénius d'un seul côté impriment à la tête et au cou un mouvement de rotation, par lequel la face regarde du côté du muscle qui agit. Quand les muscles des deux côtés agissent à la fois, ils concourent à porter la tête et le cou dans l'extension. Quand un seul agit avec le sterno-cléïdo-mastoïdien, il incline la tête vers l'épaule.

MUSCLES DU CINQUIÈME PLAN.

Cette couche comprend les muscles profonds du dos. Ils ont une direction longitudinale, parcourent différentes régions, s'insèrent dans toutes ces régions, à des parties analogues du squelette et ont été injustement séparés en différentes portio auxquelles on a donné des noms particuliers. Cette couche muscles est enveloppée dans la région lombaire par une apo vrose très résistante, qui a reçu le nom d'*aponévrose lombo-d sale* ou d'*aponévrose abdominale postérieure.*

Aponévrose lombo-dorsale. Elle convertit la gouttière ve brale et sacrée en un canal ostéo-fibreux, rempli par une ma musculaire très épaisse.

Elle est formée par trois feuillets : un superficiel ou po rieur, un moyen, et un antérieur.

Le feuillet *superficiel* très fort recouvre les muscles profo du dos; il s'insère à la face postérieure du coccyx, à la cr sacrée, aux apophyses épineuses des vertèbres lombaires et dix dernières vertèbres dorsales, et au tiers postérieur de lèvre externe de la crête iliaque. Il est formé de fibres trans sales et obliques très fortes, et se continue en haut avec l'a névrose vertébrale. Au côté externe du muscle sacro-lombai ce feuillet se confond avec le feuillet moyen.

Le feuillet *moyen* prend son origine au sommet des apoph transverses des vertèbres lombaires, passe au-devant des mus profonds du dos, derrière le carré des lombes, s'insère en à la crête iliaque et au ligament iléo-lombaire, et en haut bord inférieur de la dernière côte.

Le feuillet *antérieur* ou profond, très mince, prend son orig à la base des apophyses transverses des vertèbres lombai passe au-devant du muscle carré des lombes, et arrivé au b externe de ce muscle, il s'unit aux deux autres feuillets.

Cette aponévrose donne insertion aux muscles grand-dor petit dentelé inférieur, et au muscle transverse de l'abdom Elle embrasse par le feuillet postérieur et le moyen, les mus profonds de la région lombaire; par le feuillet antérieur e moyen, le muscle carré des lombes.

Muscle sacro-épineux. Les muscles sacro-lombaire et long sal naissent par un corps musculeux commun, nommé mu *sacro-épineux, extensor dorsi communis, opistothenar.* Ce co musculeux s'insère à la face postérieure du sacrum, aux apophyses épineuses des vertèbres lombaires, à la partie postérieure de la crête iliaque et aux ligaments sacro-iliaques postérieurs. De là il se dirige verticalement en haut, fournit des chefs d'insertion aux apophyses transverses des vertèbres lombaires, et arrivé au niveau de la dernière côte, il se divise en deux portions, une externe et une interne. Ces portions continuent leur trajet le long du dos et du cou jusqu'à la tête, et ont été décrits, l'externe sous le nom de muscle sacro-lombaire, et l'interne sous celui de muscle long dorsal.

Muscle sacro-lombaire. Le plus externe, il a une forme alongée.

Insertions. Direction. Il naît du corps musculeux commun, monte le long du dos, et s'insère par des chefs tendineux au bord inférieur de l'angle de toutes les côtes et quelquefois à l'apophyse transverse de la septième vertèbre cervicale. Ces chefs sont externes. Pendant son trajet sur les côtes, il reçoit de nouveaux faisceaux *(musculi accessorii)*, qui naissent du bord supérieur des six ou sept côtes inférieures. Ces chefs d'origine sont placés au côté interne du muscle.

Muscle cervical descendant. C'est la continuation du sacro-lombaire dans la région du cou. Il n'y a pas de ligne de démarcation tranchée.

Insertions. Il prend son origine au bord supérieur de la troisième, quatrième, et cinquième côte, par autant de chefs, se dirige en haut, et se termine aux apophyses transverses de la troisième vertèbre cervicale jusqu'à la sixième, par autant de chefs tendineux.

Action. Les chefs qui s'insèrent aux bords inférieurs des côtes agissent dans l'expiration; ceux qui s'insèrent aux bords supérieurs concourent à l'inspiration. Les muscles d'un côté agissent dans l'inclinaison latérale de la colonne vertébrale. Quand ils se contractent des deux côtés à la fois, ils agissent par les côtes sur la colonne vertébrale pour la fixer.

Muscle long dorsal. Situé le long du côté interne du sacro-lombaire, il est très long et épais.

Insertions. Direction. Il naît du corps musculeux commun, mo parallèlement avec le sacro-lombaire, et reçoit des languet charnues, qui partent des apophyses transverses des derniè vertèbres dorsales, et qui manquent souvent. Il monte le long dos et se termine par deux séries de chefs. Les externes s'insèr au bord inférieur des huit ou neuf côtes inférieures, entre l'an et la tubérosité de ces os.

Ce muscle se continue dans la région cervicale, par le *trans saire de la nuque*, qui se termine aux apophyses transve des vertèbres cervicales, parce que ces parties représentent à fois et les côtes et les apophyses transverses. Il se continue jus la tête par la portion, qu'on a nommée *petit complexus* et qu termine à l'apophyse mastoïde, l'analogue des côtes et des a physes transverses.

MUSCLE TRANSVERSAIRE DE LA NUQUE. C'est la continuation long dorsal dans la région de la nuque. Il est placé en dedan cervical descendant, et en dehors du petit complexus.

Insertions. Direction. Il naît aux apophyses transverses des ou sept vertèbres dorsales supérieures, par autant de chefs, m verticalement, et constitue un corps musculeux aplati de de en dedans, qui est lié au long dorsal par une languette char Il se termine aux apophyses transverses des cinq ou six vertè cervicales supérieures

MUSCLE PETIT COMPLEXUS. Continuation du long dorsal jusqu tête. Situé entre le transversaire et le grand complexus, i membraneux et aplati de dehors en dedans.

Insertions. Direction. Il prend son origine par six ou sept c tendineux, aux apophyses transverses des deux ou trois premi vertèbres dorsales et des quatre ou cinq dernières vertèbres ce cales. Il se dirige en haut, s'incline un peu en dehors, et s'in au bord postérieur de l'apophyse mastoïde, immédiatement dessous du splénius de la tête.

Action. Le long dorsal abaisse les côtes par ses chefs cost Par leurs insertions vertébrales, tous ces muscles agissent l'extension ou dans l'inclinaison latérale de la colonne vertéb

MUSCLE ÉPINEUX DU DOS. Il est placé sur le côté des apophyses épineuses des vertèbres dorsales. Il est alongé et fusiforme.

Insertions. Direction. Il naît par quatre languettes tendineuses distinctes, au sommet des apophyses épineuses des deux vertèbres lombaires supérieures et des deux dorsales inférieures. Il monte verticalement, reçoit quelques minces faisceaux charnus du muscle long dorsal, et se termine au sommet des sept ou huit premières vertèbres dorsales par autant de chefs tendineux.

MUSCLE ÉPINEUX DE LA NUQUE. A côté ou au-dessus des inter-épineux du cou existe souvent un ou deux faisceaux charnus, qui sont les analogues de l'épineux du dos.

Insertions. Direction. Il naît au sommet des apophyses épineuses des deux dernières vertèbres cervicales et quelquefois de la première dorsale ; de là il monte verticalement, et se termine par un chef au sommet de l'apophyse épineuse de la deuxième vertèbre cervicale, et quelquefois par deux chefs à la deuxième et à la troisième vertèbre cervicale.

Action. Les épineux concourent à étendre la portion correspondante de la colonne vertébrale.

MUSCLE TRANSVERSAIRE ÉPINEUX. Placé en dedans du long dorsal, dans la gouttière vertébrale, il est épais à son extrêmité supérieure, et s'amincit successivement à son extrêmité inférieure.

Insertions. Direction. Il naît par des chefs tendineux aux apophyses épineuses des six dernières vertèbres cervicales et des quatre ou cinq vertèbres dorsales supérieures. Il se dirige obliquement en bas et en dehors pour se terminer aux apophyses transverses des cinq vertèbres cervicales inférieures et des dix ou douze vertèbres dorsales. Son extrêmité inférieure est ordinairement liée par quelques faisceaux à l'épineux du dos.

La portion de ce muscle qui se termine aux apophyses transverses des vertèbres cervicales, a reçu le nom de *demi-épineux du cou.* Celle qui s'insère aux apophyses transverses des vertèbres dorsales constitue le *demi-épineux du dos.*

Rapports. Ce muscle est placé en dedans du grand complexus et recouvre le compliqué de l'épine.

Action. Le transversaire épineux incline la colonne vertéb de son côté et la fait tourner du côté opposé. Quand les d agissent à la fois, ils concourent à étendre la colonne vertébr

MUSCLE GRAND COMPLEXUS. C'est la continuation du muscle p cédent jusqu'à la région de la tête. Il est placé à la nuque er le petit complexus, qui est en dehors, et le transversaire épin qui est en dedans. Il est très épais à son extrémité supérieur s'amincit à son extrémité inférieure.

Insertions. Direction. Il naît, à côté de la crête occipitale, moitié interne de la surface rugueuse, circonscrite par les d lignes demi-circulaires de l'occipital. De ce point d'origine il cend obliquement, s'aplatit, et se termine par des chefs tendin aux apophyses transverses des six vertèbres cervicales inférie et des six premières vertèbres dorsales.

La portion interne de ce muscle, celle qui se termine apophyses transverses des vertèbres dorsales, présente vers milieu un tendon mitoyen, et constitue le muscle *digastrique* (*nuque*.

MUSCLES DU SIXIÈME PLAN.

MUSCLE COMPLIQUÉ DE L'ÉPINE. Il est aussi nommé *muscle* *tifide du rachis, multifidus spinæ*. Il est situé dans la goutt vertébrale, en dedans du transversaire épineux. Il est com d'une série de paquets musculeux, qui sont plus épais dan région lombaire que dans la région cervicale.

Insertions. Direction. Il naît aux tubercules latéraux de la postérieure du sacrum, aux tubercules apophysaires supéri des vertèbres lombaires, aux apophyses transverses de toute vertèbres dorsales, et aux apophyses articulaires des quatr cinq dernières vertèbres cervicales. De ces points d'origine faisceaux charnus se portent en haut et en dedans pou terminer aux apophyses épineuses sus-jacentes.

Action. Quand les muscles des deux côtés agissent à la f ils étendent la colonne vertébrale ; quand un seul agit, il impr un mouvement de rotation à la colonne vertébrale.

Muscle oblique inférieur ou grand oblique. Cylindroïde, situé en dehors du grand droit postérieur de la tête.

Insertions. Direction. Il naît à l'apophyse épineuse de l'axis, se dirige en haut et en dehors, et se termine à la face postérieure de l'apophyse transverse de l'atlas.

Action. Il imprime à la tête et à l'atlas un mouvement de rotation, par lequel la face regarde de son côté.

Muscle oblique supérieur ou petit oblique. *Insertions.* Il naît au sommet de l'apophyse transverse de l'atlas, se dirige obliquement en haut et en dedans, et se termine à la ligne demi-circulaire inférieure de l'occipital, immédiatement en dehors du grand droit postérieur.

Action. Il concourt à l'extension de la tête sur la colonne vertébrale. Il ne peut point produire la rotation de la tête, puisque celle-ci ne peut pas exécuter ce mouvement sur l'atlas.

Muscles inter-épineux. Ce sont de petits cordons charnus, situés entre les apophyses épineuses. Ils sont très développés à la région cervicale, et sont au nombre de deux dans chaque espace inter-épineux. Ils manquent entre les deux premières vertèbres cervicales.

Dans la région dorsale, ils sont plus tendineux et manquent ordinairement depuis la troisième jusqu'à la dixième vertèbre dorsale.

Dans la région lombaire, il y en a toujours quatre paires entre les cinq vertèbres lombaires; quelquefois on en voit encore une cinquième paire entre la dernière vertèbre lombaire et l'apophyse épineuse de la première sacrée.

Dans chaque espace, ils sont séparés l'un de l'autre par le ligament inter-épineux.

Action. Ils agissent comme extenseurs de la colonne vertébrale en rapprochant les apophyses épineuses entre elles.

Muscle grand droit postérieur de la tête. Les muscles droits postérieurs de la tête ressemblent aux muscles inter-épineux.

Insertions. Le grand droit postérieur naît par de courtes fibres aponévrotiques à l'apophyse épineuse de l'axis, monte verticalement, devient plus large, et s'insère par de fibres charnues à l partie interne de la ligne demi-circulaire inférieure de l'occipital et un peu au-dessous de cette ligne.

Action. Quand un seul agit avec l'oblique inférieur du mêm côté, il concourt à la rotation de la tête et porte la face de so côté. Quand les deux agissent à la fois, ils portent la tête dan l'extension.

MUSCLE PETIT DROIT POSTÉRIEUR DE LA TÊTE. Situé au-devant d précédent, et un peu plus rapproché de la ligne médiane, il a un forme triangulaire.

Insertions. Direction. Il naît par de courtes fibres aponévrotiqu au tubercule postérieur de l'atlas, se dirige en haut en s'élargi sant un peu, et se termine à côté de la ligne médiane, au pou tour postérieur du trou occipital.

Action. Il est extenseur de la tête.

MUSCLE DROIT LATÉRAL DE LA TÊTE. D'une forme quadrilatère aplatie, il ressemble aux intertransversaires, et occupe l'espa intertransversaire le plus élevé.

Insertions. Il naît de l'apophyse transverse de l'atlas, mon verticalement, et s'insère à la surface jugulaire de l'occipital, su face, située en dehors du trou occipital.

Action. Il incline la tête de son côté.

MUSCLES INTERTRANSVERSAIRES. Petits muscles quadrilatères, occupent les espaces entre les apophyses transverses. Ils sont plus développés à la région du cou, où ils sont au nombre deux dans chaque espace, et distingués en *antérieurs* et en *po térieurs*. Les antérieurs s'insèrent aux racines antérieures, et l postérieurs, aux racines postérieures des apophyses transvers de deux vertèbres voisines. Il existe aussi une paire entre l apophyses transverses de la septième vertèbre cervicale et de première dorsale.

A la région *dorsale*, ils n'existent qu'entre les dernières vert bres dorsales; il y a ordinairement un seul muscle pour chaq espace intertransversaire.

A la région *lombaire*, il y en a quatre paires de chaque côt entre les apophyses transverses des cinq vertèbres lombaires. Les antérieurs sont minces et quadrilatères, et s'insèrent aux apophyses transverses. Les postérieurs s'insèrent aux tubercules apophysaires supérieurs, et se rendent en haut aux tubercules apophysaires inférieurs, situés entre les apophyses transverses et les apophyses articulaires.

Dans quelques cas il existe de chaque côté entre la dernière vertèbre sacrée et la pièce inférieure du coccyx, un faisceau charnu et tendineux, qu'on a comparé au *muscle sacro-coccygien postérieur* des animaux.

Action. Ils inclinent la colonne vertébrale d'un côté, ou quand ceux des deux côtés agissent à la fois, ils concourent à fixer la colonne vertébrale dans l'extension.

MUSCLES DE LA RÉGION PRÉVERTÉBRALE.

Ces muscles forment la couche musculaire la plus profonde de la région antérieure du cou, et recouvrent la face antérieure de la portion cervicale de la colonne vertébrale. Ils sont au nombre de trois paires. Ce sont les grands et les petits droits antérieurs de la tête, et les longs du cou.

MUSCLE GRAND DROIT ANTÉRIEUR DE LA TÊTE. Situé au devant des vertèbres cervicales supérieures, il est alongé, épais à son extrêmité supérieure, et effilé à son extrêmité inférieure. Il présente vers son milieu un faisceau aponévrotique, qui en fait un muscle digastrique incomplet.

Insertions. Direction. Il naît de la face inférieure de l'apophyse basilaire de l'occipital, à côté de la ligne médiane, par des faisceaux charnus et aponévrotiques; il se dirige en bas et un peu en dehors, se rétrécit, et s'insère par quatre ou cinq chefs tendineux aux apophyses transverses des quatre ou cinq dernières vertèbres cervicales.

Rapports. En dedans, il recouvre un peu l'extrêmité supérieure du long du cou; en dehors, le droit latéral. Il est recouvert par les gros vaisseaux et les nerfs du cou, par la partie cervicale de l'appareil digestif et de l'appareil respiratoire, mais il en est séparé par l'aponévrose prévertébrale.

Action. Quand un seul agit, il tourne la tête un peu de son côté. Quand les deux agissent à la fois, ils fléchissent la tête sur la colonne vertébrale.

Muscle petit droit antérieur de la tête. Recouvert en partie par le bord externe du muscle précédent, il a une forme quadrilatère et est très court.

Insertions. Direction. Il naît à la face inférieure de l'occipital, immédiatement au-devant de son articulation avec l'atlas, descend verticalement, et se termine à la face antérieure de l'apophyse transverse et de l'arc antérieur de l'atlas.

Action. Il fléchit la tête et la porte un peu de son côté.

Muscle long du cou. Il recouvre les corps de toutes les vertèbres cervicales et les trois premières vertèbres dorsales. Il est alongé, mince, et effilé à ses deux extrémités.

Insertions. Les insertions de ce muscle sont très compliquées; il semble être composé de la réunion de deux muscles. La portion inférieure, moins développée que la supérieure, naît par des chefs tendineux rétrécis, aux corps des trois premières vertèbres dorsales et de la dernière vertèbre cervicale, et aux disques intervertébraux correspondants; de là elle se dirige en dehors et en haut, et s'insère par deux ou trois chefs aux apophyses transverses des deux ou trois dernières vertèbres cervicales. La portion supérieure commence au tubercule antérieur de l'atlas et aux corps de la deuxième, troisième et quatrième vertèbre cervicale, se dirige en bas et en dehors, pour se terminer aux apophyses transverses de la deuxième, troisième, quatrième, cinquième et sixième vertèbre cervicale, par autant de chefs tendineux.

Action. Quand les deux muscles agissent ensemble, ils fléchissent la portion cervicale de la colonne épinière. Quand la portion inférieure d'un côté agit seule, elle imprime au cou un mouvement de rotation vers le côté opposé; quand c'est la portion supérieure qui se contracte seule, le mouvement de rotation a lieu vers le côté du muscle qui agit.

MUSCLES DE LA RÉGION LATÉRALE DU RACHIS.

Ce sont les scalènes, et les surcostaux. Les scalènes existent ı la région latérale du cou; ils s'insèrent en haut aux apophyses ransverses et se terminent aux deux premières côtes. Les surcos-aux existent dans toute l'étendue de la région dorsale, et se endent aussi des apophyses transverses à une côte sous-jacente.

Muscle scalène antérieur. Situé en dehors du long du cou, sur le côté des vertèbres cervicales, il a une forme triangulaire et alongée.

Insertions. Direction. Il naît par des chefs tendineux aux apo-hyses transverses de la troisième, quatrième, cinquième et ixième vertèbre cervicale. Il se dirige en bas et en dedans, se étrécit, forme un corps musculeux unique, et se termine par ın petit tendon aplati, au tubercule qui existe à la face supé-ieure de la première côte, près du bord interne de cette côte.

Rapports. En avant, il est en rapport avec le nerf phrénique et la veine sous-clavière; celle-ci est séparée de l'artère sous-clavière par l'insertion inférieure de ce muscle. Plus superficiel-ement se trouve l'omoplato-hyoïdien et le sterno-cléïdo-mastoï-lien. En arrière, ce muscle forme avec le scalène postérieur et le noyen, un triangle, qui renferme en haut et en arrière le plexus rachial, en bas et en avant, l'artère sous-clavière. En dedans, l est séparé du long du cou par l'artère vertébrale.

Action. Il élève la première côte, et incline la portion cervi-ale du rachis de son côté.

Muscle scalène moyen. Situé derrière le scalène antérieur, l présente la même forme, mais un volume un peu plus consi-érable que ce dernier muscle.

Insertions. Direction. Il naît des apophyses transverses des cinq, ix ou sept premières vertèbres cervicales, par autant de chefs endineux, auxquels font suite les faisceaux charnus. Ceux-ci se lirigent en bas et un peu en dehors, se confondent en un seul orps musculaire, pour s'insérer par de fibres charnues et aponé-rotiques à la face supérieure et au bord interne de la première côte, dans l'étendue d'un pouce environ. Souvent ce mus s'étend par une languette charnue jusqu'au bord supérieur de deuxième côte.

Quelquefois il y a un faisceau accessoire, nommé *scalenus mi mus* par Albinus. Il naît des apophyses transverses de la cinquiè et de la sixième côte, ou de la sixième et de la septième, se diri en dehors, passe au-devant du plexus brachial, et vient s'insé au bord interne de la première côte, près de l'insertion du scalè moyen.

Rapports. Par sa face antérieure ce muscle est en rapport av le scalène antérieur, dont il est séparé par le plexus brachial par l'artère sous-clavière, qui repose sur la première côte. Par face postérieure, il répond à l'angulaire de l'omoplate et au scalè postérieur.

Action. Prenant son point fixe sur la colonne vertébrale, il élè la première côte et quelquefois la deuxième. Quand l'extrêm inférieure devient fixe, il incline la portion cervicale du rachis son coté; et la maintient dans l'extension, quand il agit av ceux de l'autre côté.

Muscle scalène postérieur. Le plus petit des trois scalènes est ordinairement uni au moyen, et il est placé derrière lui. Il une forme triangulaire, rétrécie en bas, et élargie en haut.

Insertions. Direction. Il naît, par deux ou trois chefs tendine aux apophyses transverses des deux ou trois dernières vertèb cervicales, se dirige en bas et en dehors, et se termine au bo supérieur de la deuxième côte, en passant derrière la premièr

Rapports. En avant, il répond au scalène moyen; en arriè au cervical descendant et au premier surcostal; et par son ins tion inférieure, il répond au premier chef du muscle gra dentelé.

Action. Il incline le cou de son côté, ou redresse la colon vertébrale; et agissant en sens inverse, il élève la deuxième cô

Aponévrose prévertébrale. Elle s'insère en haut à la fa inférieure de l'apophyse basilaire de l'occipital au-devant du gra droit antérieur de la tête, recouvre tous les muscles préver braux, et se continue en bas avec le ligament vertébral commun antérieur. De chaque côté, cette aponévrose est fixée aux sommets des apophyses transverses des vertèbres cervicales. A cette insertion, elle s'unit en avant, au feuillet profond de l'aponévrose cervicale par un prolongement, situé immédiatement en dehors des gros vaisseaux du cou. Elle est séparée du pharynx et de l'œsophage par un tissu cellulaire très lâche et dépourvu de graisse. En dehors de son insertion aux apophyses transverses des vertèbres cervicales, l'aponévrose prévertébrale recouvre les scalènes, et s'insère avec eux aux deux premières côtes. Elle forme une gaîne autour des vaisseaux sous-claviers et du plexus brachial, et envoie de sa face antérieure un prolongement horizontal, qui se dirige en avant vers la clavicule. Arrivé près du muscle sous-clavier, ce prolongement se sépare en deux feuillets, dont l'un s'insère derrière ce muscle; tandis que l'autre passe en-dessous de lui, pour se continuer avec l'aponévrose coraco-claviculaire. De cette manière, la cavité axillaire est séparée du triangle sus-claviculaire, et il n'existe entre ces régions, d'autre communication que celle établie par la gaîne des vaisseaux.

MUSCLES SURCOSTAUX COURTS. Aussi nommés *petits élévateurs des côtes*, ils sont au nombre de douze de chaque côté, et recouvrent l'extrémité postérieure des côtes. Ils ont une forme triangulaire, à base inférieure, et sont en partie charnus et en partie aponévrotiques.

Insertions. Direction. Ils prennent leur origine au sommet des apophyses transverses de la septième vertèbre cervicale et des onze vertèbres dorsales supérieures. Ils se dirigent obliquement en bas et en dehors, suivant la direction des intercostaux externes, et se terminent, en s'élargissant, au bord supérieur du col de toutes les côtes. Chacune des côtes reçoit un muscle qui naît de la vertèbre, placée immédiatement au-dessus.

MUSCLES SURCOSTAUX LONGS. *Longs élévateurs des côtes.* Ils occupent l'extrémité postérieure des trois ou des quatre côtes inférieures.

Insertions. Direction. Ils naissent du sommet des apophyses transverses de la huitième ou neuvième, de la dixième et de onzième vertèbre dorsale, se dirigent en bas et en dehors, passe derrière une côte, pour s'insérer à la côte suivante.

Rapports. Les muscles surcostaux courts et longs remplisse la partie postérieure des espaces intercostaux, se continuent dehors avec les muscles intercostaux externes, et sont recouve en arrière par le muscle sacro-lombaire, le long dorsal, et cervical descendant.

Action. Ils élèvent les côtes, et concourent ainsi à l'inspi tion. Par leur insertion vertébrale, ils contribuent au redres ment de la colonne vertébrale.

MUSCLES DU THORAX.

Ces muscles s'étendent dans les régions mammaires, int costales et sternale, et concourent à former les parois latéra et antérieures de la cavité thoracique. Les uns lient les memb supérieurs au thorax, les autres occupent les espaces interc taux. Ils forment cinq plans. Le premier plan comprend les gran pectoraux; le second, les muscles sous-claviers et petits pec raux; le troisième, le grand dentelé; le quatrième, les musc intercostaux externes et internes; le cinquième, les sous-costa et le triangulaire du sternum.

MUSCLE GRAND PECTORAL. Il occupe transversalement la pa antérieure du thorax et du creux de l'aisselle, et s'étend de poitrine à la partie supérieure du bras. Il a une forme triangulai à base interne et supérieure, et à sommet externe; il est larg rayonné et épais.

Insertions. Direction. Par sa base, il naît aux deux tiers intern du bord antérieur de la clavicule, au moyen de fibres charnu et aponévrotiques, c'est la portion *claviculaire;* une autre porti nommée *sterno-costale*, naît à la face antérieure du sternum p des fibres tendineuses qui s'entre-croisent sur la ligne média avec celles de l'autre côté, et elle naît aussi par des lamell aponévrotiques aux cartilages des six premières côtes, et à portion osseuse de la sixième. Souvent le grand pectoral reçoit un faisceau d'origine de l'aponévrose abdominale antérieure.

De ces points d'insertion, les fibres charnues se dirigent toutes en dehors, les moyennes transversalement, les supérieures obliquement de haut en bas, et les inférieures de bas en haut, elles vont en convergeant, les inférieures se contournant un peu en haut, et se terminent par un tendon aplati au bord antérieur de la coulisse bicipitale de l'humérus. Ce tendon envoie une expansion à l'aponévrose brachiale, et une autre en arrière qui recouvre le tendon du long chef du biceps, et qui s'unit au tendon du grand dorsal.

La portion claviculaire est ordinairement séparée de la portion costo-sternale par un espace de tissu cellulaire. Et quoiqu'on en ait dit, cet espace ne présente aucun intérêt pour la ligature de l'artère axillaire; celle-ci se trouve bien en dehors de cet espace.

Quelquefois il y a un faisceau charnu longitudinal, qui recouvre l'insertion sternale; c'est le muscle *sternal.*

Rapports. Il est recouvert successivement par la peau et son pannicule adipeux, par la mamelle et l'origine du muscle peaucier, et par une mince aponévrose. Il recouvre les côtes et les muscles intercostaux correspondants, le muscle grand dentelé, le muscle petit pectoral avec lequel il forme la paroi axillaire antérieure, et près de son insertion humérale, le muscle biceps huméral et le coraco-brachial. Indépendamment de ces rapports avec les muscles voisins, le grand pectoral affecte des rapports très importants avec les vaisseaux et les nerfs du creux de l'aisselle. Il passe au-devant des gros vaisseaux axillaires, des branches nerveuses terminales du plexus brachial et des ganglions lymphatiques de cette région; mais il en est séparé, en procédant de haut en bas, par l'aponévrose coraco-claviculaire, par le petit pectoral, et par la courte portion du biceps et le coraco-brachial.

Le bord supérieur de ce muscle, cotoyé par la veine céphalique et par une branche de l'artère acromiale, longe le bord antérieur du muscle deltoïde. Le bord inférieur du grand pectoral forme un relief musculaire qui limite en avant le creux de l'aisselle.

Action. Avec le concours du grand dorsal et du grand ron il produit l'adduction du bras. Agissant seul, il porte le bras avant et en dedans, lui imprime un mouvement de rotation dehors en dedans, et contribue ainsi à la pronation du memb supérieur. Il abaisse le bras, quand celui-ci a été préalableme élevé. Si l'extrêmité inférieure de l'humérus est fixée, comr lorsqu'on tombe sur le coude, le bras étant un peu écarté, contraction du grand pectoral produit la luxation de la tête l'humérus. Le bras étant fixé, comme dans l'action de grimpe le muscle agit sur le tronc, le tourne de son côté quand seul agit, ou l'élève en avant ou en arrière quand il agit avec concours de celui de l'autre côté, et que les bras sont fixés s un plan antérieur ou postérieur au tronc. Il n'est que rareme inspirateur par son quart inférieur, en élevant un peu les côte Par ses trois quarts supérieurs, il devient expirateur.

Aponévrose coraco-claviculaire. La face antérieure du gra pectoral et du grand dentelé est recouverte par une aponévro très mince. Mais après avoir enlevé le grand pectoral, on re contre une aponévrose très résistante et épaisse dans sa part supérieure, c'est l'aponévrose coraco-claviculaire, nommée *fasc clavicularis* par Blandin, et *ligament suspenseur de l'aisselle* p Gerdy.

L'aponévrose coraco-claviculaire naît au cartilage de la pr mière côte, à l'apophyse coracoïde et à la clavicule, entoure sous-clavier d'une gaîne, et se continue derrière le muscle sou clavier avec l'aponévrose cervicale. Elle s'étend de la clavicule bord supérieur du petit pectoral, forme une gaîne à ce muscl et se continue avec l'aponévrose du creux de l'aisselle et par avec la peau de cette région. De là son nom de ligament suspe seur de l'aisselle, qui lui a été donné par Gerdy.

Cette aponévrose recouvre les vaisseaux axillaires dans triangle sous-claviculaire, formé par la clavicule en haut et p le petit pectoral en bas.

Muscle petit pectoral. Recouvert par le grand pectoral, il une forme triangulaire et aplatie, à base interne.

Insertions. Direction. Il prend son origine par trois lamelles aponévrotiques à la face antérieure et au bord supérieur de la troisième, quatrième, et cinquième côte; quelquefois une quatrième languette provient de la deuxième côte. A ces insertions aponévrotiques succèdent des faisceaux charnus, qui se réunissent bientôt en un seul corps charnu. Celui-ci se dirige en haut et en dehors, se rétrécit successivement, et s'insère par un court tendon aplati, au sommet et au bord antérieur de l'apophyse coracoïde.

Rapports. Sa face antérieure est en rapport avec le muscle grand pectoral dont il est séparé par les vaisseaux thoraciques supérieurs et les nerfs thoraciques antérieurs. Sa face postérieure est en rapport avec les vaisseaux axillaires et les branches terminales du plexus brachial, avec les muscles intercostaux et le grand dentelé. Son bord supérieur forme avec la clavicule, un triangle dont la base répond au thorax. Dans ce triangle, fermé en avant par l'aponévrose coraco-claviculaire, sont placés les vaisseaux axillaires et le plexus brachial dans la disposition suivante : la veine est en dedans et en avant contre le thorax, immédiatement en dehors et un peu plus en arrière se trouve l'artère axillaire; plus en dehors et plus en arrière encore, le plexus brachial. Le bord inférieur du petit pectoral dépasse un peu celui du grand pectoral. Le petit pectoral concourt à former la paroi antérieure de la cavité axillaire.

Action. Il abaisse l'épaule et la porte en avant. L'épaule étant fixée, il élève les côtes, auxquelles il s'insère, et concourt à l'inspiration.

Muscle sous-clavier. Situé à la face inférieure de la clavicule, il a une forme conoïde, à base supérieure.

Insertions. Direction. Il naît de la face inférieure de la clavicule, par des fibres charnues et aponévrotiques. Il se dirige en bas et en dedans, se rétrécit, et s'insère par un petit tendon arrondi au cartilage de la première côte.

Rapports. Recouvert en haut par la clavicule, en avant par le grand pectoral, il recouvre les vaisseaux axillaires et le plexus brachial.

Action. Il abaisse l'épaule ou élève la première côte, suiva
qu'il prend son point fixe à son insertion costale, ou à son i
sertion claviculaire.

Muscle grand dentelé. Il occupe la plus grande partie de
paroi latérale du thorax. Il est large, membraneux, et a la form
d'un trapèze, dont le bord antérieur dentelé est le plus long
recourbé à convexité antérieure.

Insertions. Direction. Il s'insère à la face externe des huit
neuf premières côtes, par autant de digitations charnues; ma
la première digitation s'insère à la fois à la première et à
deuxième côte. Ces digitations très larges décrivent par leu
insertions une courbe à convexité antérieure; les quatre ou ci
inférieures s'entre-croisent avec les digitations supérieures
muscle grand oblique de l'abdomen. Toutes se dirigent en deho
et en arrière; la supérieure se porte en même temps un peu
bas, pour s'insérer à la face interne de l'angle supérieur de l'om
plate; la deuxième, troisième, et quatrième vont horizontaleme
en arrière s'insérer le long du bord spinal de l'omoplate, au-deva
du rhomboïde; les autres digitations plus inférieures se dirige
en même temps un peu en haut, vont en convergeant, et s'i
sèrent par de faisceaux aponévrotiques à la face interne de l'ang
inférieur de l'omoplate.

Rapports. Il tapisse la paroi latérale du thorax, et est sépa
des côtes et des muscles intercostaux correspondants par
tissu cellulaire lâche. Il est recouvert en avant et en haut p
le grand et le petit pectoral, en arrière par le muscle sous-sc
pulaire. Entre ces muscles il constitue la paroi interne du cre
de l'aisselle. A son extrémité supérieure, il répond à l'inserti
inférieure des scalènes, et est recouvert par les vaisseaux ax
laires et par le plexus brachial.

Action. Il sert à fixer l'omoplate pour donner un point d'app
aux muscles, qui de cet os vont à l'humérus. Il n'est inspirate
que dans des cas très rares.

Muscles intercostaux. Dans chaque espace intercostal il exis
deux lames charnues obliques par rapport aux côtes. Une de c

lames est externe à l'autre, c'est un *intercostal externe;* l'interne constitue un *intercostal interne.* Il y a donc en tout autant de muscles intercostaux externes et internes qu'il y a d'espaces intercostaux. Il y a onze espaces de chaque côté, de manière qu'il y a onze paires de muscles intercostaux externes, et autant d'intercostaux internes. Ces muscles sont en partie charnus et en partie aponévrotiques, et s'insèrent au bord supérieur et au bord inférieur des côtes qui circonscrivent chaque espace.

Muscles intercostaux externes. Ils naissent de la lèvre externe du bord inférieur de la côte supérieure, se dirigent obliquement en bas et en avant, pour s'insérer au bord supérieur de la côte sous-jacente. Ils ne remplissent pas toute l'étendue des espaces intercostaux : ils s'étendent du col des côtes, où ils se continuent avec les surcostaux, jusqu'au point où commencent les cartilages costaux. Entre ces cartilages, ils sont continués jusqu'au sternum par des fibres aponévrotiques, qui suivent la même direction oblique que le plan musculaire.

Muscles intercostaux internes. Ils naissent de la lèvre interne du bord inférieur d'une côte pour se rendre obliquement de dedans en dehors et de haut en bas à la lèvre interne du bord supérieur de la côte sous-jacente. Ils ont donc une direction en sens opposé des intercostaux externes, ils sont aussi plus minces, moins aponévrotiques, et remplissent les espaces intercostaux depuis le sternum jusqu'au niveau de l'angle des côtes.

Rapports. Le long du bord inférieur des côtes, et entre les insertions supérieures des muscles intercostaux, sont placés les vaisseaux et les nerfs intercostaux. La face interne de ces muscles est tapissée par la plèvre, mais par l'intermédiaire d'une lame de tissu cellulaire condensé, assez semblable à une aponévrose, qui acquiert à la suite d'inflammations chroniques des plèvres, un épaississement très considérable. La face externe de ces muscles répond aux muscles superficiels du thorax, et du dos.

Action. Ces muscles agissent dans l'inspiration et dans l'expiration, en élévant ou en abaissant les côtes, suivant qu'ils prennent leur point d'appui en haut, quand la première côte élevée et fixée, ou en bas, quand c'est la dernière côte q été préalablement abaissée et fixée.

Muscles sous-costaux. *Infracostales de Verheyen.* Ils sont si à la face interne des côtes à deux pouces environ de l'articula costo-vertébrale. Ils font suite aux muscles intercostaux intern et varient beaucoup en nombre. Quelquefois on en rencont chaque espace intercostal, mais le plus souvent, ils ne sont manifestes qu'au niveau des quatre derniers espaces.

Insertions. Ils naissent à la face interne d'une côte, desc dent, passent sur la côte suivante, et s'insèrent à la face a rieure de la deuxième côte sous-jacente. D'autres sont plus co et s'étendent de la face antérieure d'une côte, à la face a rieure de la côte suivante.

Action. Elle est la même que celle des intercostaux.

Muscle triangulaire du sternum. *Petit dentelé antérieur.* S à la face interne des cartilages costaux, entre le sternum et vraies côtes, il est membraneux et a une forme irrégulièrem triangulaire.

Insertions. Direction. Il prend son origine à la face interne extrêmités antérieures et des cartilages de la deuxième, t sième, quatrième et cinquième côte, au moyen de langue aponévrotiques. De là naissent les fibres charnues qui se dirig en bas et en dedans, pour se terminer aux cartilages de troisième, quatrième, cinquième et sixième côte, au bord sternum et au cartilage xyphoïde.

Par son bord inférieur, il semble quelquefois se continuer le muscle transverse de l'abdomen; aussi ces deux muscles ont considérés par quelques anatomistes comme ne formant q seul muscle.

Rapports. Il sépare de la plèvre les vaisseaux mammaires ternes, qui sont placés au-devant de ce muscle.

Action. Il abaisse les cartilages costaux et concourt à prod l'expiration.

MUSCLES DU MEMBRE SUPÉRIEUR.

Le membre supérieur est lié au tronc, par des muscles qui s'étendent de la nuque, du dos, et de la poitrine, jusqu'à l'épaule et au bras. Mais un grand nombre de muscles ne s'étendent pas au-delà des limites naturelles des divers segments du membre thoracique. Ce sont les muscles de l'épaule, du bras, de l'avant-bras et de la main.

MUSCLES DE L'ÉPAULE.

Ces muscles se rendent des os de l'épaule vers l'humérus, les uns en suivant une direction verticale, et les autres en se portant transversalement en dehors. Les premiers sont le muscle deltoïde et le coraco-brachial; les derniers, le muscle sus-épineux, le sous-épineux, le petit rond, le grand rond et le sous-scapulaire. Ils ont pour fonctions d'élever tout le membre supérieur, de lui imprimer des mouvements de rotation en dedans et en dehors, de l'abaisser, de le porter en arrière, et de fixer la tête de l'humérus dans la cavité glénoïde de l'omoplate.

Muscle deltoïde. *Levator humeri.* Il constitue la masse charnue, épaisse et arrondie, qui entoure en dehors l'articulation scapulo-humérale. Il est triangulaire, épais, rayonné et fasciculé.

Insertions. Direction. Il naît par sa base, au tiers externe du bord antérieur de la clavicule, au sommet et au bord externe de l'acromion, à la lèvre inférieure du bord postérieur de l'épine scapulaire, et un peu à l'aponévrose sous-épineuse. Cette insertion se fait par des fibres charnues et aponévrotiques. De là les faisceaux charnus, épais et distincts, se dirigent en bas, vont en convergeant, et s'insèrent par une extrémité rétrécie à l'empreinte deltoïdienne de l'humérus. L'insertion humérale a lieu par trois lames aponévrotiques, épaisses et courtes, qui pénètrent dans l'épaisseur du muscle, et se fixent sur l'os en formant un V, ouvert en haut.

Il existe une bourse muqueuse entre ce muscle et la grosse tubérosité de l'humérus.

Rapports. Ce muscle est successivement recouvert par la p et le pannicule adipeux, par le fascia superficialis et par une a névrose très mince. Entre la peau et l'aponévrose, se trouv des nerfs acromiens, le cutané de l'épaule, et quelques faisce d'origine du muscle peaucier.

Les parties recouvertes par ce muscle sont très variées. Ai l'on trouve à la partie postérieure, le muscle sus-épineux, petit rond, et plus bas le grand rond et le grand dorsal, sépa du petit rond par le long chef du triceps brachial. En avant, et haut en bas, on rencontre les ligaments coraco-claviculair l'apophyse coracoïde, l'origine du coraco-brachial et de la cot portion du biceps, descendant verticalement du sommet de ce apophyse, mais bientôt cachés par le tendon du grand pectoral enfin le tendon lui-même. En haut, et au milieu se trouve le li ment acromio-coracoïdien et le muscle sus-épineux.

Au centre de toutes ces parties proémine l'articulation scap humérale, entourée des muscles qui fortifient la capsule articula C'est le rapport principal du muscle deltoïde. La saillie articul donne au muscle deltoïde le relief si caractéristique de c région, et si important pour le diagnostic des luxations.

Le deltoïde recouvre l'artère acromiale, la circonflexe po rieure, et la circonflexe antérieure, les veines qui accompagn ces artères, et le nerf axillaire, qui s'épuise dans ce muscle.

Il est séparé de toutes ces parties par une lamelle aponévr que, provenant de l'aponévrose sous-épineuse. Cette aponévro arrivée au bord postérieur du muscle deltoïde, se sépare en d feuillets, un externe et un interne. L'externe, mince, recou le muscle deltoïde et se continue en bas avec l'aponévrose l chiale. L'autre, interne, passe sous le muscle deltoïde et continue avec l'aponévrose du coraco-brachial et du biceps.

Action. Il élève le bras, et le porte en dehors. Par sa port antérieure, il le dirige en même temps en dedans; par sa port postérieure, le mouvement a lieu en arrière. Quand le bras élevé et fixé, comme dans l'action de grimper, il fixe l'épa Quand le bras est abaissé et fixé, il abaisse l'épaule.

Muscle coraco-brachial. *Muscle perforé de Cassérius.* Il est situé à la partie supérieure et interne du bras ; intimement uni, par sa moitié supérieure, à la courte portion du biceps, il a une forme conoïde, aplatie, et alongée.

Insertions. Direction. Il naît du sommet de l'apophyse coracoïde par des fibres charnues et par un tendon aplati, qui lui est commun avec la courte portion du biceps. De ce point d'insertion il descend le long de la paroi externe du creux axillaire, se dirige un peu en arrière, et se termine par une bandelette aponévrotique vers le milieu du bord interne de l'humérus.

Rapports. Il est recouvert par l'aponévrose brachiale et forme un relief musculaire, à la paroi externe de l'aisselle. En avant, il répond au tendon du grand pectoral, au deltoïde et plus immédiatement au muscle biceps. En dedans et en arrière, il répond à l'artère axillaire ; c'est le *muscle satellite* de cette artère. Souvent son bord interne recouvre l'artère. En ce point, il est aussi en rapport avec la veine axillaire, qui est en dedans de l'artère, et avec les branches terminales du plexus brachial. Derrière ces vaisseaux et nerfs, il répond au muscle sous-scapulaire et aux tendons du grand dorsal et du grand rond. Son insertion inférieure est recouverte par l'artère brachiale. Il est traversé par le nerf musculo-cutané.

Action. Il élève le bras, le porte en avant, et lui imprime un mouvement de rotation en dehors ou de supination. Prenant son point fixe sur l'humérus, il incline l'omoplate en avant, et écarte du thorax l'angle inférieur et la base de l'omoplate.

Muscle sus-épineux. Situé dans la fosse sus-épineuse, il a une forme conoïde, à base interne.

Insertions. Direction. Il naît par des fibres charnues à une grande partie de la fosse sus-épineuse, et à l'aponévrose sus-épineuse. Il se dirige horizontalement en dehors, se rétrécit, passe sous le ligament acromio-coracoïdien, et s'insère par un tendon aplati à la facette supérieure de la grande tubérosité de l'humérus. Ce tendon s'unit intimement à la capsule de l'articulation scapulo-humérale, sur laquelle il passe.

Rapports. Dans la fosse sus-épineuse, il est recouvert par l trapèze dont il est séparé par une couche de graisse et par l'a ponévrose sus-épineuse; il recouvre en ce point le nerf et le vaisseaux sus-scapulaires. Près de son insertion humérale, il es recouvert par le deltoïde, par le ligament acromio-coracoïdien, e recouvre l'articulation scapulo-humérale.

Action. Il élève l'humérus, lui imprime un mouvement de ro tation en dehors, et fixe la tête de cet os dans la cavité glénoïde Il joue le rôle d'un ligament actif.

Muscle sous-épineux. Il remplit la fosse sous-épineuse, et pré sente une forme triangulaire, à base interne.

Insertions. Direction. Il s'insère à toute l'étendue de la foss sous-épineuse, et à une partie de l'aponévrose qui recouvre c muscle. Il se dirige en dehors et en haut, se rétrécit, et se ter mine par un tendon aplati à la facette moyenne de la grand tubérosité de l'humérus.

Rapports. Il est recouvert en dedans par la petite aponévros triangulaire du trapèze, en dehors et en haut par la portio postérieure du deltoïde. Il recouvre le nerf et les vaisseaux sus scapulaires, les vaisseaux sous-épineux et l'articulation scapul humérale. Son bord inférieur est longé par le muscle petit ron Souvent il existe sous son tendon une bourse muqueuse, pr longement de la synoviale de l'articulation scapulo-humérale.

Action. Il porte le bras dans la supination ou dans la rotatio en dehors, l'abaisse quand il est élevé, et fixe la tête de l'h mérus dans sa cavité glénoïde.

Muscle petit rond. Situé le long du bord inférieur du muscl précédent, il est souvent confondu avec lui; mais il reçoit u nerf bien distinct, fourni par le nerf axillaire, tandis que l sous-épineux reçoit son nerf du sus-scapulaire. Ce muscle a un forme quadrilatère, alongée, et aplatie.

Insertions. Direction. Il prend son origine à une surface qu drilatère verticale, qui limite en dehors la fosse sous-épineuse au-dessus de la surface destinée au muscle grand rond. Cett insertion a lieu par des fibres charnues et par des cloisons ap névrotiques, qui le séparent du sous-épineux et du grand rond. De ce point d'origine, il se dirige en haut et en dehors, longe le sous-épineux, et se termine par un tendon aplati à la facette inférieure de la grande tubérosité de l'humérus. Ce tendon, comme ceux du sus-épineux et du sous-épineux, s'unit intimement à la capsule de l'articulation scapulo-humérale.

Rapports. Recouvert par le muscle deltoïde, il recouvre l'articulation scapulo-humérale. Son bord supérieur longe le muscle sous-épineux, et son bord inférieur est longé par le muscle grand rond dont il est séparé en dehors par le long chef du triceps brachial.

Action. Il produit les mêmes effets que le précédent.

Muscle grand rond. Etendu de l'angle inférieur de l'omoplate à l'humérus, il occupe le bord postérieur du creux axillaire. Il a une forme quadrilatère, très alongée, et aplatie.

Insertions. Direction. Il naît à la portion quadrilatère inférieure de la surface osseuse alongée, qui limite en dehors la fosse sous-épineuse. Cette insertion a lieu par des fibres charnues, et par des bandelettes aponévrotiques, qui le séparent des muscles voisins. De ce point il se dirige en dehors, en avant, et un peu en haut, pour se terminer par un tendon aplati au bord postérieur de la coulisse bicipitale. Ce tendon envoie une expansion à l'aponévrose brachiale.

Rapports. Il longe le bord inférieur du petit rond, et en est séparé en dehors par le long chef du triceps. Il forme avec le grand dorsal le bord postérieur du creux de l'aisselle; ce dernier muscle le recouvre d'abord près de l'angle inférieur de l'omoplate, puis il le contourne, en passant au-dessous et ensuite au-devant de lui. Son tendon d'insertion à l'humérus forme avec celui du grand dorsal la limite postérieure de la paroi externe du creux axillaire; il est donc en rapport en avant avec tous les organes, situés le long de cette paroi : les vaisseaux axillaires, les branches terminales du plexus brachial, le coraco-brachial et le biceps brachial.

Action. Il abaisse le bras, le porte dans l'adduction en arrière, et lui imprime un mouvement de rotation en dedans.

Muscle sous-scapulaire. Logé dans la fosse sous-scapulaire qu'il remplit, il est large, épais, et d'une forme triangulaire.

Insertions. Direction. Il naît à toute l'étendue de la fosse sou scapulaire par des fibres charnues et par deux lames aponévrot ques. Celles-ci s'insèrent aux crêtes qui parcourent la fosse sou scapulaire, et paraissent indiquer une division du muscle en tro portions, qui correspondent aux muscles de la face postérieure d l'omoplate. De ce point d'origine, le sous-scapulaire se dirige e haut et en dehors, se rétrécit, et s'insère par un tendon aplati la petite tubérosité de l'humérus.

Ce tendon s'unit intimement à la capsule de l'articulation sc pulo-humérale. Entre ce muscle et l'apophyse coracoïde, il exis une bourse muqueuse, qui n'est qu'un prolongement de la syn viale scapulo-humérale.

Rapports. Il recouvre la fosse sous-scapulaire et l'articulatio scapulo-humérale. Par sa face antérieure, il forme la paroi po térieure du creux axillaire, et répond en dedans au muscle gra dentelé, en s'appliquant contre le thorax; et en dehors, a vaisseaux axillaires, aux branches terminales du plexus brachia au coraco-brachial et à la courte portion du biceps, qu'il sépa de l'articulation scapulo-humérale.

Action. Il abaisse le bras, quand celui-ci est élevé, le por dans l'adduction, et lui imprime un mouvement de rotation dedans. Il fixe la tête de l'humérus dans sa cavité glénoïde.

MUSCLES DU BRAS.

Les muscles du bras suivent un trajet longitudinal pour rendre à l'avant-bras. Les uns occupent la région antérieure, les autres, la région postérieure; les premiers sont fléchisseur les derniers, extenseurs de l'avant-bras. Les muscles de la régi antérieure sont : le biceps brachial et le brachial antérieur. I région postérieure comprend le triceps seul.

RÉGION ANTÉRIEURE DU BRAS.

MUSCLE BICEPS BRACHIAL. Le plus superficiel de la région antérieure, et situé immédiatement sous l'aponévrose, le biceps est un muscle long, offrant un corps épais, et divisé à son extrêmité supérieure en deux chefs : un interne, *court chef;* et un externe, *long chef.*

Insertions. Direction. Le chef interne ou court chef, aussi nommé courte portion du biceps, naît du sommet de l'apophyse coracoïde de l'omoplate, par un tendon qui lui est commun avec le coraco-brachial, descend, et s'unit au long chef vers le tiers inférieur du bras. Le chef externe ou long chef, aussi nommé longue portion du biceps, s'insère à l'extrêmité supérieure de la cavité glénoïde de l'omoplate, par un tendon qui se continue avec le bourrelet glénoïdien de cette cavité. Ce tendon traverse l'articulation scapulo-humérale, passe sur la partie supérieure de la tête de l'humérus, se recourbe, et pénètre dans la coulisse bicipitale de l'humérus, dans laquelle il est fixé par une lame fibreuse. A la sortie de cette gouttière, il s'épanouit et donne naissance à un corps charnu, qui descend verticalement et s'unit au court chef, vers le tiers inférieur du bras. Le corps musculeux commun, épais, continue le trajet descendant, arrive au pli du coude, et se termine par un tendon, qui envoie de son côté interne une expansion aponévrotique à l'aponévrose anti-brachiale, et se porte un peu en arrière et en dehors, entre le rond pronateur et long supinateur, pour s'insérer à la partie la plus postérieure de la tubérosité bicipitale du radius. Il glisse sur la partie antérieure de cette tubérosité au moyen d'une bourse muqueuse.

Il existe une bourse muqueuse entre le sous-scapulaire et l'origine du court chef.

Rapports. Dans l'articulation scapulo-humérale, le long chef du biceps est entouré par une gaîne de la synoviale qui l'accompagne jusque dans la coulisse bicipitale. Sorti de l'articulation, le long chef est placé avec le court chef dans la paroi externe du creux axillaire, limitée en avant par le tendon du grand pecto en arrière, par les tendons du grand dorsal et du grand ro ils se trouvent là en dehors du coraco-brachial et n'affectent des rapports éloignés avec les vaisseaux axillaires et les br ches terminales du plexus brachial, qui sont placés en ded du coraco-brachial.

A la région du bras, le biceps forme un relief musculaire rondi, et répond par sa face antérieure à l'aponévrose brachi Sa face postérieure repose sur le muscle brachial antérieur d elle est séparée par le nerf musculo-cutané. Mais le rapport plus important est celui qu'il affecte avec l'artère brachiale. Il le *muscle satellite* de cette artère. Celle-ci cotoie le bord inte du biceps et est accompagnée de ses veines satellites et du n médian. Elle est même recouverte un peu par ce muscle, cl les individus musculeux.

Au pli du coude, le tendon terminal du biceps est séparé l'articulation du coude par le muscle brachial antérieur, si derrière lui. Du côté interne, il répond à l'artère brachiale e sa division en radiale et en cubitale; le nerf médian se trouve en dedans de l'artère. Du côté externe, il répond au long su nateur et au nerf radial. L'expansion aponévrotique du tend du biceps passe au-devant de l'artère humérale et la sépare la veine médiane-basilique.

Action. Son premier effet est de produire la supination l'avant-bras, lorsque celui-ci était porté dans la pronation; il fléchit ensuite sur le bras, et le porte en même temps en ava vers la poitrine. Il est tenseur de l'aponévrose anti-brachiale, fixe la tête de l'humérus dans sa cavité glénoïde.

Quand l'avant-bras est fixé et étendu, il contribue à ser l'omoplate contre l'humérus.

Muscle brachial antérieur. Ce muscle, long et épais, embras les deux tiers inférieurs de l'humérus, sur un plan postérieur précédent.

Insertions. Direction. Il naît aux deux tiers inférieurs des de faces latérales et des trois bords de l'humérus, à la cloison interm culaire interne et à l'externe, par des fibres charnues. Ces fibres descendent, les moyennes verticalement, les latérales obliquement vers l'axe du membre, et constituent un corps musculeux épais et prismatique, qui se termine par un tendon très court à la face inférieure de l'apophyse coronoïde du cubitus.

Rapports. Recouvert par le biceps brachial, il embrasse l'humérus et recouvre l'articulation du coude. Par son bord externe il répond au long supinateur et au premier radial externe. Par son bord interne, il est en rapport en bas avec le rond pronateur. L'artère brachiale, ses veines satellites, et le nerf médian descendent sur la face antérieure de ce muscle. Il les sépare de l'articulation du coude. Le nerf musculo-cutané passe entre ce muscle et le biceps. Le nerf radial descend le long de son bord externe. Il embrasse par son extrêmité supérieure, l'insertion humérale du deltoïde.

Action. Il fléchit l'avant-bras sur le bras, en le dirigeant en dehors, lorsqu'il se contracte seul. Quand il combine son action à celle du biceps, l'avant-bras est fléchi directement sur le bras. Il fléchit le bras sur l'avant-bras, quand celui-ci a été préalablement fixé. Il tend l'aponévrose anti-brachiale.

RÉGION POSTÉRIEURE DU BRAS.

Muscle triceps brachial. Ce muscle occupe la face postérieure tout entière de l'humérus. Il est long, épais, et divisé supérieurement en trois chefs : un médian ou long chef, un interne, et un externe; ces derniers sont aussi nommés *vaste interne*, et *vaste externe*.

Insertions. Direction. Le long chef ou longue portion du triceps naît par un tendon aplati à une crête rugueuse, placée immédiatement au-dessous de la cavité glénoïde de l'omoplate. Il descend verticalement, se contourne sur lui-même, et s'unit vers le milieu de la région aux chefs latéraux.

Le chef externe, ou vaste externe, naît à la face postérieure de l'humérus, au-dessus de la gouttière radiale, au bord externe de cet os, et à la cloison intermusculaire externe. Le chef terne, ou vaste interne, naît à la face postérieure de l'humé au-dessous de la gouttière radiale, au bord interne, et à la son intermusculaire interne. Ces insertions ont lieu par des fi charnues, et sont séparées par la gouttière radiale. De là fibres charnues de ces deux portions se dirigent en bas et en rière, vers l'axe du membre, et se confondent avec la lo portion, pour ne former qu'un corps musculeux unique. Cel descend verticalement, et se termine par un tendon aplati et fort à la partie la plus saillante de l'olécrâne. Ce tendon en des expansions à l'aponévrose anti-brachiale et glisse sur la p la plus élevée de l'olécrâne, au moyen d'une bourse muque

Rapports. Il est sous-aponévrotique, recouvre l'humérus pond par sa longue portion à l'articulation scapulo-humérale par son tendon terminal à l'articulation du coude. La lo portion est recouverte par le deltoïde en arrière, et sépa grand rond du petit rond. Le nerf radial et l'artère hum profonde passent entre le vaste interne et l'externe dans la g tière radiale. Le nerf axillaire et l'artère circonflexe postéri passent entre le tendon du long chef, qui est en dedans, col chirurgical de l'humérus qui est en dehors. Le nerf cu est placé contre le vaste interne, immédiatement derrière la son intermusculaire interne.

Action. Il étend l'avant-bras sur le bras, et est tenseu l'aponévrose anti-brachiale.

MUSCLES DE L'AVANT-BRAS.

Les muscles de l'avant-bras suivent pour la plupart un rection longitudinale, et sont destinés : les uns, à l'avant lui-même pour produire la pronation et la supination; e autres, à la main et aux doigts qu'ils portent dans la flexio dans l'extension, dans l'abduction ou dans l'adduction. Ils distribués dans la région antérieure ou palmaire, dans la r externe ou radiale, et dans la région postérieure ou dorsal

RÉGION ANTÉRIEURE DE L'AVANT-BRAS.

Les muscles de la région antérieure sont destinés les uns à la pronation de l'avant-bras, les autres à la flexion de la main et des doigts. Ils sont disposés en quatre plans. Le premier plan comprend en allant de dehors en dedans : le rond pronateur, le radial antérieur ou grand palmaire, le palmaire grêle et le cubital antérieur. Ces muscles naissent tous de l'épitrochlée de l'humérus et vont en divergeant en bas. Le deuxième plan est formé par un seul muscle : le fléchisseur superficiel des doigts. Le troisième plan renferme le fléchisseur profond des doigts et le fléchisseur propre du pouce. Le quatrième n'occupe que le quart inférieur de cette région, et est représenté par un seul muscle, le carré pronateur.

Muscle rond pronateur. Le plus externe du plan superficiel, il présente une forme conoïde, aplatie, à base supérieure.

Insertions. Direction. Il naît de la partie inférieure du ligament intermusculaire interne du bras, et de la face antérieure de l'épitrochlée humérale, au moyen d'un cornet aponévrotique qui l'isole des muscles voisins; il reçoit un faisceau d'origine de l'apophyse coronoïde, en dedans du tendon du brachial antérieur. Ce dernier faisceau est aponévrotique ou charnu, et forme avec l'autre portion une arcade et quelquefois une double arcade pour le passage du nerf médian et de l'artère cubitale. De ces points d'origine, le rond pronateur se dirige en bas et en dehors, se rétrécit, et s'insère par un tendon aplati, au milieu de la face externe du radius.

Rapports. Ce muscle est sous-aponévrotique et forme le relief musculaire interne de la dépression angulaire qu'on remarque au pli du coude. Son insertion radiale est recouverte par le muscle long supinateur et les radiaux externes. En dehors, il répond au tendon du biceps, au brachial antérieur, qu'il recouvre à son insertion cubitale, et au court supinateur dont il longe le bord inférieur. En dedans, il est en rapport avec le radial antérieur; en arrière, avec le fléchisseur sublime et avec l'articulation du coude.

Indépendamment de ces rapports avec les muscles de ce région, le rond pronateur affecte des rapports importants av des vaisseaux et des nerfs. L'artère brachiale et sa division radiale et en cubitale se trouve en dehors de son extrémité s périeure. Cette artère est accompagnée là de ses veines satellit et du nerf médian. Ce dernier nerf et l'artère cubitale traverse le rond pronateur pour s'engager entre le fléchisseur sublime le fléchisseur profond. L'artère radiale, ses veines satellites, la branche superficielle du nerf radial descendent entre l'ext mité inférieure de ce muscle et le long supinateur.

Action. Il imprime au radius un mouvement de rotation dehors en dedans, et produit ainsi la pronation de l'avant-bra qui entraîne la main dans le même mouvement. Quand cet ef est produit, il fléchit l'avant-bras sur le bras. Il peut fléchir bras sur l'avant-bras, quand celui-ci a été préalablement fix

MUSCLE RADIAL ANTÉRIEUR. *Grand palmaire.* Situé en deda du précédent, il est long, penniforme, et rétréci à ses extrémit en forme de fuseau.

Insertions. Direction. Il naît de la face antérieure de l'épitroch humérale, au moyen d'un cornet aponévrotique, qui l'isole d muscles voisins. Il se dirige presque verticalement en bas, peu en dehors, et se termine vers le milieu de l'avant-bras p un tendon aplati d'abord et puis arrondi. Ce tendon continue trajet descendant oblique, passe sous le ligament annulaire carpe, parcourt le canal ostéo-fibreux, formé par le scaphoïd le trapèze et une lame fibreuse, est entouré dans ce canal p une gaîne muqueuse, et se termine à l'extrémité supérieure deuxième métacarpien.

Rapports. Il est sous-aponévrotique, son tendon surtout très superficiel. Ce tendon forme un relief pendant la contracti du muscle. Le radial antérieur recouvre le fléchisseur sublime d doigts, répond en dedans au palmaire grêle, et en dehors au ro pronateur. Le rapport principal de ce muscle est celui que son te don affecte avec l'artère radiale. Cette artère et ses veines satelli se trouvent entre ce tendon qui est en dedans et celui du lo supinateur, qui est en dehors. Le tendon saillant du radial antérieur guide le médecin pour aller à la recherche du pouls.

Action. Il fléchit la main, la porte dans l'abduction et concourt à la pronation.

MUSCLE PALMAIRE GRÊLE. Situé en dedans du précédent, il est long, fusiforme, et seulement charnu dans son quart supérieur. Il manque quelquefois.

Insertions. Direction. Il naît à l'épitrochlée humérale par un cornet aponévrotique grêle, qui n'arrive à l'épitrochlée que par l'intermédiaire de l'insertion du radial antérieur ou du fléchisseur sublime. Il descend, et se termine après un court trajet par un tendon grêle, qui se confond avec le ligament annulaire antérieur du carpe et avec l'aponévrose palmaire moyenne.

Action. Il fléchit la main sur l'avant-bras, et est tenseur de l'aponévrose palmaire.

MUSCLE CUBITAL ANTÉRIEUR. Situé sur le côté interne du plan superficiel, il est long, et demi-penniforme.

Insertions. Direction. Il prend son origine : 1° à l'épitrochlée humérale et au bord interne de l'olécrâne par une arcade aponévrotique, sous laquelle passe le nerf cubital, 2° à la moitié supérieure de la crête du cubitus par l'aponévrose anti-brachiale; 3° à la cloison intermusculaire qui le sépare du fléchisseur superficiel des doigts. Il descend verticalement, et se termine par un tendon qui occupe le bord antérieur du muscle et que les fibres charnues accompagnent jusque près du carpe. Ce tendon s'insère à l'os pisiforme, et par l'articulation de cet os avec le pyramidal, à l'extrêmité supérieure du cinquième métacarpien; il envoie de son côté externe une expansion aponévrotique vers le ligament annulaire antérieur du carpe. Cette expansion recouvre l'artère cubitale et le nerf cubital au moment de leur passage sur le ligament annulaire antérieur du carpe.

Rapports. Il est sous-aponévrotique, et recouvre le côté interne de l'articulation du coude, le fléchisseur profond des doigts et le carré pronateur. En dehors il répond au palmaire grêle et au fléchisseur superficiel des doigts. Son rapport principal est celui de l'artère cubitale. Il est le *muscle satellite* de cette artère. L'artère cubitale, dans le tiers moyen de l'avant-bras, est recouverte par le muscle cubital, et elle cotoie le côté externe du tendon de ce muscle, dans le tiers inférieur de l'avant-bras. Le nerf cubital présente les mêmes rapports; il est placé en dedans de l'artère; mais dans le tiers supérieur, ce nerf est éloigné de l'artère, et passe sous la partie supérieure du muscle cubital, en traversant l'arcade aponévrotique de ce muscle.

Action. Il fléchit la main sur l'avant-bras et la porte dans l'adduction.

FLÉCHISSEUR SUPERFICIEL DES DOIGTS. *Fléchisseur sublime* ou *perforé.* Il forme le deuxième plan musculaire de la région antérieure. Large et membraneux à son extrémité supérieure, il présente quatre chefs à son extrémité inférieure.

Insertions. Direction. Il naît : 1° de l'épitrochlée humérale et du ligament interne de l'articulation du coude, par un faisceau charnu épais et par des bandelettes aponévrotiques qui le séparent des muscles voisins; 2° de la partie oblique du bord antérieur du radius, au-dessous de l'insertion du court supinateur au moyen de languettes aponévrotiques. Entre ces deux faisceaux d'origine, existe une arcade pour le passage du nerf médian et de l'artère cubitale. Il descend verticalement, fournit un petit faisceau au fléchisseur propre du pouce, et se divise en quatre faisceaux auxquels succèdent autant de tendons. Ceux-ci, disposés sur deux plans, passent sous le ligament annulaire antérieur du carpe, avec les tendons du fléchisseur profond des doigts et avec le nerf médian, et arrivés dans la paume de la main, ils vont en divergeant gagner l'articulation métacarpo-phalangienne des quatre derniers doigts, auxquels ils sont destinés. Fixés contre cette articulation et la première phalange par une gaîne fibreuse, ils sont traversés au niveau du milieu de la première phalange, par le tendon du fléchisseur profond, qui, d'abord postérieur, leur devient ainsi antérieur; et ils se terminent à l'extrémité supérieure de la deuxième phalange. Ce muscle a été nommé perforé, parce que ses tendons sont traversés par ceux du fléchisseur profond qui a été nommé *perforant*. Sous le ligament annulaire, ces tendons et ceux du fléchisseur profond sont embrassés par une gaîne muqueuse, qui se divise en bas en autant de prolongements qu'il y a des paires de tendons. Ces prolongements les accompagnent jusque près de l'articulation métacarpo-phalangienne.

Rapports. A l'avant-bras, il est recouvert par les muscles du plan superficiel, et recouvre le fléchisseur profond. Il recouvre l'artère cubitale dans son tiers supérieur. Le nerf médian descend sur la ligne médiane, entre le fléchisseur superficiel et le profond; près du carpe, ce nerf se place en dehors des tendons du fléchisseur superficiel. A la paume de la main, les tendons du fléchisseur sublime sont recouverts par l'aponévrose palmaire et par l'arcade artérielle superficielle.

Action. Il fléchit la deuxième phalange sur la première, et la main sur l'avant-bras.

Fléchisseur profond des doigts. Placé en dedans du fléchisseur propre du pouce, avec lequel il forme le troisième plan, il est plus volumineux que le fléchisseur superficiel.

Insertions. Direction. Il naît : 1° à la face interne de l'apophyse coronoïde, 2° aux trois quarts supérieurs de la face antérieure, de la face interne, et du bord antérieur du cubitus; 3° aux deux tiers internes du ligament interosseux; 4° quelques faisceaux charnus proviennent du côté interne, de l'aponévrose qui donne insertion au fléchisseur sublime, et du côté externe, du radius en dessous de la tubérosité bicipitale. Il descend verticalement, et se divise en quatre chefs, auxquels font suite autant de tendons. Ceux-ci passent sur un même plan sous le ligament annulaire antérieur du carpe, derrière les tendons du fléchisseur sublime et derrière le nerf médian. Ils sont liés entre eux par de minces languettes tendineuses, à l'exception de celui de l'index, qui conserve ainsi une liberté d'action indépendante. A la paume de la main, ils vont en divergeant gagner l'articulation métacarpo-phalangienne des quatre derniers doigts, auxquels ils sont destinés, passent au-devant de cette articulation et de la première phalange, derrière le tendon du fléchisseur sublime, perforent ce dernier tendon, passent sur la deuxième phalange, et s'insèrent à l'extrêmité supérieure de la troisième phalange. Ces tendons sont maintenus contre les phalanges par une gaîne tendineuse, qui s'insère aux bords des phalanges et dont l'intérieur ainsi que les tendons sont tapissés par des gaînes muqueuses.

Rapports. Recouvert par le fléchisseur sublime, par le nerf médian et par l'artère cubitale, il recouvre le carré pronateur. En dehors il répond au fléchisseur propre du pouce dont il est séparé par le nerf et les vaisseaux interosseux antérieurs.

Action. Il fléchit les phalanges des quatre derniers doigts, et la main sur l'avant-bras.

Muscles lombricaux. Languettes charnues accessoires aux tendons du fléchisseur profond, ces muscles sont au nombre de quatre, distingués en premier, en second etc., en procédant de dehors en dedans. Ils naissent du côté externe de ces tendons, descendent, passent sur le côté externe de la première phalange des quatre derniers doigts, et se confondent avec le tendon de l'extenseur commun des doigts.

Action. Ils fléchissent la première phalange des doigts, et maintiennent le rapport entre les tendons des extenseurs et des fléchisseurs.

Long fléchisseur du pouce. Placé sur le côté externe du fléchisseur profond des doigts, il est long et demi-penniforme.

Insertions. Direction. Il naît à la partie oblique du bord antérieur du radius, au tiers moyen de la face antérieure de cet os, et à la partie voisine du ligament interosseux. Il reçoit souvent un faisceau charnu du fléchisseur superficiel des doigts. Il descend verticalement, et se termine par un tendon qui occupe son bord antérieur. Ce tendon passe sous le ligament annulaire antérieur du carpe, est entouré là par une gaîne muqueuse propre, entièrement isolée de celle des tendons des fléchisseurs des doigts, et arrivé au trapèze, il se refléchit en dehors, passe entre les deux chefs d'origine du court fléchisseur du pouce, descend le long du premier métacarpien, est fixé contre l'articulation métacarpo-phalangienne et la première phalange par une gaîne fibreuse tapissée d'une gaîne muqueuse, et se termine à l'extrêmité supérieure de la dernière phalange du pouce.

Rapports. En dedans, il est séparé du fléchisseur profond des doigts par le nerf et les vaisseaux interosseux antérieurs; en dehors il répond au tendon du long supinateur. Au devant de ce muscle descend l'artère radiale, entre le long supinateur et le tendon du radial antérieur. Il est aussi recouvert par ce dernier tendon et par le fléchisseur superficiel des doigts.

Action. Il fléchit la deuxième phalange du pouce.

Muscle carré pronateur. Il occupe le quart inférieur de cette région, et constitue à lui seul le quatrième plan musculaire. Il est court, épais, et quadrilatère.

Insertions. Direction. Il naît à la partie inférieure du cubitus: au quart inférieur de la face antérieure de cet os et de son bord antérieur qui est devenu interne. Il se dirige transversalement en dehors, recouvre la partie inférieure du ligament interosseux, et se termine au quart inférieur de la face antérieure du radius, de son bord interne, et de son bord antérieur qui est devenu externe.

Rapports. Il est recouvert par les tendons des fléchisseurs des doigts et du pouce, par le nerf médian, et par les vaisseaux radiaux et cubitaux.

Action. Il imprime au radius un mouvement de rotation en avant et en dedans, et produit la pronation du bras.

RÉGION EXTERNE DE L'AVANT-BRAS.

Les muscles de cette région sont disposés sur trois plans : le premier comprend le long supinateur; le deuxième, les radiaux externes; et le troisième, le court supinateur.

Muscle long supinateur. C'est un muscle long, penniforme, formant le plan le plus superficiel de cette région.

Insertions. Direction. Il naît au quart inférieur environ d bord externe de l'humérus et de la cloison intermusculaire e terne, entre le vaste externe et le brachial antérieur.

Il descend verticalement, s'aplatit de dehors en dedans a niveau du bras, et d'avant en arrière, au niveau de l'avant-bras et arrivé vers le milieu du radius, il se termine par un tendo d'abord aplati et puis rétréci, qui s'insère à la base de l'apophys styloïde du radius.

Rapports. Ce muscle est sous-aponévrotique, forme sous l peau le relief musculaire externe du pli du coude, et recouv successivement en procédant de haut en bas; le brachial ant rieur, les radiaux externes, le court supinateur, l'insertion ra diale du rond pronateur, le fléchisseur superficiel des doigts, e le long fléchisseur du pouce. Le principal rapport est celui qu' présente avec l'artère radiale dont il est le *muscle satellite.* L'a tère radiale, dans le tiers supérieur de l'avant-bras, est recou verte par le long supinateur; elle cotoie le côté interne du tendo de ce muscle dans les deux tiers inférieurs de l'avant-bras. I recouvre aussi le côté externe de l'articulation du coude et l nerf radial.

Action. Il imprime au radius un mouvement de rotation e dehors, produit ainsi la supination de l'avant-bras et de la main et contribue à la flexion de l'avant-bras sur le bras.

PREMIER RADIAL EXTERNE. *Long radial externe.* Situé sous l précédent, il est long et penniforme.

Insertions. Direction. Il naît au bord externe de l'humérus, au dessous du long supinateur, et à la face antérieure de l'épicondyl de l'humérus, par de courtes fibres tendineuses et par des fibre charnues. Aplati de dehors en dedans à son extrémité supérieure et d'avant en arrière un peu plus bas, il descend verticalemen et se termine vers le milieu de l'avant-bras par un tendon aplati qui se rétrécit successivement. Ce tendon contourne le côté ex terne du radius, devient dorsal, passe sous le ligament annulair dorsal du carpe, et s'insère à la face dorsale de l'extrémité supé rieure du deuxième métacarpien.

Rapports. A son origine, il est recouvert par le long supinateur, plus bas il devient sous-aponévrotique; à la face dorsale, un peu au-dessus du ligament dorsal du carpe, son tendon est croisé par le long abducteur et le court extenseur du pouce; au-dessous de ce ligament, par le tendon du long extenseur du pouce. Il recouvre le côté externe de l'articulation du coude et le court radial externe.

Action. Il étend la main et la porte dans l'abduction, il concourt à la supination et à la flexion de l'avant-bras.

Second radial externe. *Court radial externe.* Situé au-dessous du précédent, il présente la même forme, mais il est un peu plus court.

Insertions. Direction. Il naît par des fibres tendineuses et charnues, à la face antérieure de l'épicondyle de l'humérus et au ligament latéral externe de l'articulation du coude. Il descend verticalement, présente un corps musculeux épais et court, et arrivé vers le milieu de l'avant-bras, il se termine par un tendon aplati, qui se rétrécit successivement. Ce tendon contourne le radius, devient dorsal, passe sous le ligament annulaire dorsal du carpe, dans la même gaîne que le long radial externe, et s'insère à l'extrêmité supérieure du troisième métacarpien.

Rapports. Il présente les mêmes rapports que le précédent. A son origine, il recouvre le court supinateur, et il est recouvert par le premier radial externe.

Action. Elle est la même que celle du muscle précédent.

Muscle court supinateur. C'est le plus profond de cette région, et il embrasse le quart supérieur du radius. Il a la forme d'une membrane charnue, contournée en cylindre autour du radius.

Insertions. Direction. Il naît à l'épicondyle de l'humérus, au côté externe et à la face postérieure du ligament annulaire du radius, au quart supérieur du bord externe du cubitus, immédiatement au-dessous de la petite cavité sigmoïde de cet os. De là les fibres charnues se dirigent obliquement en bas et en dehors, puis en avant et en dedans, en contournant le radius, et se terminent au quart supérieur du radius, à toute cette partie qui se trouve au-dessus de la portion oblique du bord antérieur, à l'exception de la tubérosité bicipitale.

Rapports. Il est séparé des radiaux externes qui le recouvrent, par une couche de tissu cellulaire souvent adipeux ; en arrière il est recouvert par les muscles du plan superficiel de la région postérieure. Il recouvre le côté externe de l'articulation du coude. L'artère radiale et le nerf radial descendent au devant de ce muscle; la branche profonde de ce dernier nerf le traverse pour gagner la région dorsale.

Action. Il imprime au radius un mouvement de rotation en dehors, et produit ainsi la supination de l'avant-bras et de la main.

RÉGION DORSALE DE L'AVANT-BRAS.

Cette région présente deux plans musculaires : le premier, superficiel, comprend, en allant de dehors en dedans, le muscle extenseur commun des doigts, l'extenseur propre du petit doigt, le cubital postérieur et l'anconé; le second, ou plan profond, présente, dans le même sens, les muscles grand abducteur, court extenseur et long extenseur du pouce, et enfin l'extenseur propre de l'indicateur. Il est à remarquer que tous les muscles du plan superficiel prennent leur origine à l'épicondyle et se dirigent de haut en bas et de dehors en dedans; tandis que ceux du plan profond naissent spécialement du cubitus et se dirigent en sens contraire, de haut en bas et de dedans en dehors.

Muscle extenseur commun des doigts. Le plus externe du plan superficiel de la région dorsale de l'avant-bras, il est long, fusiforme, et divisé à son extrémité inférieure en quatre chefs.

Insertions. Direction. Il naît par un cornet aponévrotique à l'épicondyle de l'humérus, descend verticalement, s'élargit un peu, et se divise en quatre chefs, auxquels succèdent autant de tendons. Ceux-ci, disposés sur deux plans, le superficiel comprenant les tendons des doigts médians, et le profond, ceux des doigts extrêmes, passent sous le ligament dorsal du carpe dans une gaîne particulière tapissée d'une gaîne muqueuse, arrivent sur la face dorsale du métacarpe, et vont en divergeant gagner l'articulation métacarpo-phalangienne des quatre derniers doigts, auxquels ils sont destinés. Près de cette articulation, ces tendons communiquent entre eux par une bandelette transversale, à l'exception de celui de l'indicateur; ils fournissent ensuite de chaque côté une expansion à l'articulation métacarpo-phalangienne, passent sur la première phalange, reçoivent en s'élargissant les tendons des lombricaux, et se terminent en se divisant en trois faisceaux. Le faisceau médian s'insère à l'extrêmité supérieure de la deuxième phalange, les deux latéraux continuent leur trajet sur les côtés de la deuxième phalange, pour s'insérer à l'extrêmité supérieure de la troisième phalange. Le chef du petit doigt manque quelquefois.

Rapports. Sous-aponévrotique, il recouvre le côté externe de l'articulation du coude et les muscles du plan profond. Il n'offre du reste aucun rapport important.

Action. Il est extenseur des quatre derniers doigts, et de la main.

Extenseur propre du petit doigt. Situé en dedans du précédent, il est long, grêle, et très rétréci à son extrêmité supérieure.

Insertions. Direction. Il naît par une extrêmité rétrécie et par l'intermédiaire du précédent, à l'épicondyle de l'humérus. De là il descend, se dirige un peu en dedans, et se termine par un tendon grêle. Celui-ci passe sous le ligament dorsal du carpe dans une gaîne propre, située vis-à-vis de l'articulation radio-cubitale inférieure; au-dessous de ce ligament, il est appliqué contre le cinquième métacarpien par une gaîne fibreuse, tapissée d'une gaîne muqueuse, et arrivé près de l'articulation métacarpo-phalangienne, il se confond avec le tendon fourni au petit doigt par l'extenseur commun des doigts.

Action. Il étend le petit doigt.

Muscle cubital postérieur. Situé le long de la face postérieure du cubitus, en dedans des deux précédents, il est long, penniforme, et rétréci à ses deux extrêmités.

Insertions. Direction. Il naît par un cornet aponévrotique rétréci, à l'épicondyle de l'humérus, descend obliquement en dedans, est fixé contre la face postérieure du cubitus par l'aponévrose anti-brachiale, et se termine par un tendon que les fibres accompagnent jusqu'au carpe. Ce tendon passe sous le ligament dorsal du carpe dans une gaîne propre, tapissée par une gaîne muqueuse, et s'insère à l'extrêmité supérieure du cinquième métacarpien.

Action. Il étend la main et la porte dans l'adduction.

Muscle anconé. Il est situé au côté interne de l'extrêmité supérieure du muscle précédent. Il est court, aplati et triangulaire.

Insertions. Direction. Il naît par un tendon très court à l'épicondyle de l'humérus. De là les fibres charnues se dirigent de dehors en dedans, et s'insèrent directement au bord et à la face externe de l'olécrâne.

Rapports. Son bord supérieur est souvent intimement uni au triceps; son bord inférieur répond au muscle cubital postérieur. Il est sous-aponévrotique, et recouvre l'articulation du coude, le court supinateur et les vaisseaux récurrents radiaux postérieurs.

Action. Il est extenseur de l'avant-bras.

Long abducteur du pouce. Le plus externe du plan profond de la région dorsale, il est large en haut, se rétrécit en bas, et est penniforme.

Insertions. Direction. Il naît à la face postérieure du radius, du ligament interosseux, et d'une petite partie du cubitus. De là il se dirige en bas, et un peu en dehors, croise les tendons des radiaux externes, est sous-aponévrotique, et se termine par un tendon qui passe sous le ligament dorsal du carpe, immédiatement derrière l'apophyse styloïde du radius, dans une gaîne fibreuse, qui lui est commune avec le court extenseur du pouce. A la sortie de cette gaîne, le tendon terminal envoie une expansion qui sert d'insertion au court abducteur du pouce, et s'insère à l'extrêmité supérieure du premier métacarpien. Ce tendon croise l'artère radiale au moment, où celle-ci contourne le côté externe du carpe.

Action. Il produit l'abduction du pouce et de toute la main; il concourt à produire la supination.

Muscle court extenseur du pouce. Il est situé entre le long bducteur du pouce, qui est en dehors, et le long extenseur, ui est en dedans. Il est aplati, alongé, mince et rétréci.

Insertions. Direction. Il naît à la face postérieure du radius et u ligament interosseux, se dirige en bas et en dehors à côté u long abducteur, croise les tendons des radiaux externes, et e termine par un tendon grêle et aplati. Ce tendon passe sous ligament dorsal du carpe, dans la première coulisse du radius, ans la même gaîne fibreuse que le tendon du long abducteur, t est entouré par une gaîne muqueuse. Il descend ensuite sur le remier métacarpien, et s'insère à l'extrêmité supérieure de la remière phalange du pouce. Au niveau du carpe, ce tendon roise l'artère radiale.

Action. Il est extenseur et abducteur du pouce.

Muscle long extenseur du pouce. Situé en dedans du précé- ent, il est plus long, plus épais que lui, et demi-penniforme.

Insertions. Direction. Il s'insère par des fibres charnues, au ilieu de la face postérieure du cubitus et du ligament interos- eux, se dirige en bas et un peu en dehors, se rétrécit et se termine rès du carpe par un tendon grêle. Ce tendon passe dans une aîne propre du ligament dorsal du carpe, croise ensuite les ten- ons des radiaux externes, et longe le premier métacarpien et la ice dorsale de la première phalange du pouce, pour se terminer à extrêmité supérieure de la deuxième phalange. Le tendon de ce uscle forme relief sous la peau, et limite en dedans la fossette, ommée *tabatière chirurgicale*, circonscrite en dehors par le relief es tendons du long abducteur et du court extenseur du pouce. ans cette fossette on sent battre l'artère radiale.

Action. Il est extenseur et abducteur du pouce.

Muscle extenseur propre de l'index. Il est situé le long du ord interne du muscle précédent. Il est penniforme, alongé, t mince.

Insertions. Direction. Il naît à la face postérieure du cubitus, u peu au-dessous du précédent; quelques fibres proviennent du gament interosseux. Il descend verticalement, et recouvert par les tendons de l'extenseur commun des doigts, son tendon passe sous le ligament dorsal du carpe dans la même gaîne que ce dernier muscle, gagne l'articulation métacarpo-phalangienne de l'index, et se confond avec le tendon, fourni à l'index par l'extenseur commun.

Action. Il est extenseur de l'index.

MUSCLES DE LA MAIN.

Les muscles de la main, situés à la région palmaire et entre les métacarpiens, se laissent naturellement diviser en trois groupes bien distincts. Le premier groupe est destiné au pouce, forme l'éminence *thénar,* et comprend le court abducteur, l'opposant, le court fléchisseur et l'adducteur du pouce. Le deuxième groupe, auquel il faut joindre un petit cutané palmaire, appartient au petit doigt, et constitue l'éminence *hypothénar.* Ce groupe renferme l'adducteur, le court fléchisseur et l'opposant du petit doigt. Le troisième groupe comprend les muscles interosseux, situés entre les métacarpiens.

MUSCLES DU POUCE.

Muscle court abducteur du pouce. C'est le plus externe et le plus superficiel. Il a une forme triangulaire et aplatie.

Insertions. Direction. Il prend son origine à la partie externe et antérieure du ligament annulaire antérieur du carpe, au scaphoïde, et à une expansion aponévrotique du tendon du long abducteur. De là il se dirige en bas et un peu en dehors, pour s'insérer au côté externe de la première phalange du pouce.

Action. Il écarte le pouce des autres doigts.

Muscle opposant du pouce. Situé sous le précédent, il a une forme rhomboïdale.

Insertions. Direction. Il naît du même point que le précédent et du trapézoïde, se dirige obliquement en dehors, et se termine à toute l'étendue du bord externe du premier métacarpien.

Action. Il porte le pouce en dedans, de manière que sa face palmaire vienne se mettre en contact avec celle des autres doigts.

Muscle court fléchisseur du pouce. Situé plus bas que le précédent, il a une forme triangulaire, et est bifide à son extrémité supérieure.

Insertions. Direction. Par son chef externe il naît au côté externe et inférieur du ligament annulaire du carpe, et par son chef interne, aux ligaments de la seconde rangée du carpe. De là il se dirige en bas et en dehors pour se terminer au côté externe de l'extrémité supérieure de la première phalange du pouce. Le tendon terminal très court embrasse l'os sésamoïde externe. Les deux chefs d'origine forment une gouttière pour le tendon du long fléchisseur du pouce.

Action. Il fléchit la première phalange du pouce, et concourt à produire l'opposition aux autres doigts.

Muscle adducteur du pouce. Il est situé plus bas que les précédents. Il a une forme triangulaire, rayonnée, et est très considérable.

Insertions. Direction. Il s'insère au bord antérieur du troisième métacarpien, et à la deuxième rangée du carpe où il s'unit au petit fléchisseur. Il se dirige transversalement de dedans en dehors, se rétrécit successivement par la convergence des fibres charnues, et se termine au côté interne de l'extrémité supérieure de la première phalange du pouce.

Action. Il porte le pouce contre le doigt indicateur, pour former pince avec lui.

MUSCLES DU PETIT DOIGT.

Ces muscles forment l'éminence hypothénar, et sont recouverts par un petit muscle cutané, nommé cutané palmaire.

Muscle cutané palmaire. *Palmaris brevis.* Situé sous la peau du milieu de l'éminence hypothénar, il a une forme quadrilatère et membraneuse.

Insertions. Direction. Il naît au bord interne de l'aponévrose palmaire moyenne, se dirige transversalement en dedans, et se termine à la peau du bord cubital de la main.

Action. Il tend l'aponévrose palmaire moyenne, dans le sens transversal, et ride la peau de l'éminence hypothénar.

Muscle adducteur du petit doigt. Le plus interne et le plus superficiel de l'éminence hypothénar, il est alongé, fusiforme, et aplati.

Insertions. Direction. Il naît par des fibres charnues et aponévrotiques à l'os pisiforme et aux ligaments de cet os. Il se dirige en bas, le long du bord cubital de la main, et se termine au côté interne de l'extrémité supérieure de la première phalange du petit doigt.

Il est recouvert par le palmaire cutané, et par l'aponévrose palmaire interne, recouvre l'opposant, et longe le côté interne du court fléchisseur du petit doigt.

Action. Il écarte le petit doigt du doigt annulaire.

Muscle court fléchisseur du petit doigt. Ce muscle est situé le long du bord externe du précédent, et présente la même forme que lui. Il manque assez souvent.

Insertions. Direction. Il naît du ligament annulaire du carpe, et de l'os crochu, descend, et se termine au tendon de l'abducteur.

Action. Il fléchit la première phalange, et porte le petit doigt dans l'abduction.

Muscle opposant du petit doigt. Situé sous les précédents, il a une forme irrégulièrement triangulaire.

Insertions. Direction. Il naît aux mêmes points que le précédent, se dirige en bas et en dedans, et se termine au bord interne du cinquième métacarpien.

Action. Il porte le petit doigt vers le pouce.

MUSCLES INTEROSSEUX.

Ils occupent les espaces interosseux du métacarpe, et sont distingués en palmaires et en dorsaux.

Muscles interosseux palmaires. Ils sont au nombre de trois, et ont une forme alongée et aplatie. Ils ne s'insèrent qu'à une face latérale d'un seul métacarpien, ne remplissent pas tout l'espace interosseux correspondant, et permettent ainsi aux interosseux dorsaux de faire saillie dans la région palmaire.

Le *premier* interosseux palmaire naît de la face interne du deuxième métacarpien et se termine au bord interne de la première phalange de l'index, et de son tendon extenseur.

Le deuxième et le troisième naissent de la face externe du quatrième et du cinquième métacarpien et se terminent en bas au côté externe de la première phalange de l'annulaire et du doigt auriculaire ou petit doigt.

Muscles interosseux dorsaux. Ils sont au nombre de quatre, un dans chaque espace interosseux. Ils apparaissent seuls à la face dorsale de la main, et naissent des faces latérales des deux métacarpiens qui circonscrivent chaque espace; delà ils descendent, et se terminent : le premier, au côté externe de la première phalange et du tendon extenseur de l'index; le deuxième et le troisième, au côté externe et à l'interne de la première phalange du médius; et le quatrième, au côté interne de la première phalange et au tendon de l'extenseur du doigt annulaire.

Action. Les interosseux palmaires portent les doigts auxquels ils se terminent, vers le doigt médius. Les interosseux dorsaux inclinent les doigts de leur côté. Par une action plus énergique, les muscles interosseux dorsaux et palmaires produisent la flexion des doigts sur les métacarpiens, les phalanges restant étendues.

APONÉVROSE DU MEMBRE THORACIQUE.

L'aponévrose du membre thoracique est plus ou moins dense suivant les régions où on l'examine, et elle a pour usage de maintenir les muscles dans leur position et de les soutenir dans leurs contractions.

Pour la commodité de la description, on l'a divisée en aponévrose scapulaire, brachiale, anti-brachiale et de la main. Mais ces portions se continuent entre elles d'une manière non interrompue.

L'*aponévrose scapulaire* enveloppe tout l'omoplate avec les muscles qui en remplissent les fosses. On y distingue : l'aponévrose *sous-scapulaire,* mince, qui emboîte le muscle .sous-scapulaire dans la fosse de ce nom ; l'aponévrose *sus-épineuse,* elle recouvre le muscle de ce nom et se fixe aux bords de la fosse sus-épineuse; l'aponévrose *sous-épineuse,* très forte, elle s'insère au pourtour de la fosse sous-épineuse, envoie une intersection entre le sous-épineux et le petit rond, et arrivée au bord postérieur du deltoïde, elle se sépare en un feuillet superficiel et en un feuillet profond. Le feuillet superficiel, très mince, recouvre la face externe du muscle deltoïde, et se continue avec l'aponévrose du bras. Le feuillet profond passe entre le deltoïde et les parties sous-jacentes à ce muscle, et se continue avec le tendon de la courte portion du biceps.

L'*aponévrose brachiale,* peu épaisse, mais étroitement appliquée sur les muscles du bras, se compose de fibres longitudinales et circulaires.

Par sa circonférence supérieure, elle naît aux points d'origine du deltoïde : à la clavicule, à l'acromion, et à l'épine de l'omoplate; elle recouvre le deltoïde par une lame très mince, qui se continue en arrière avec l'aponévrose sous-épineuse. Dans l'aisselle, elle jette autour des vaisseaux et des nerfs une gaîne, peu serrée, qui se continue en haut avec l'aponévrose coraco-claviculaire. L'aponévrose descend sur le bras, et est considérablement fortifiée par des expansions des tendons du grand pectoral, du grand dorsal et du deltoïde, qui sont les tenseurs de cette aponévrose.

A la partie inférieure du bras, l'aponévrose brachiale se fixe aux saillies qui entourent l'articulation huméro-cubitale, et se continue de là sur l'avant-bras, dont elle devient l'aponévrose propre.

L'aponévrose est très mince en haut et en avant, fort épaisse en arrière et en bas. Vers le milieu du côté interne du bras, elle présente une ouverture semi-lunaire ou en arcade pour le passage de la veine basilique et du nerf cutané brachial interne. Elle est séparée du fascia superficialis par les vaisseaux et les nerfs superficiels.

Elle enveloppe non seulement tout le bras, mais elle envoie dans sa profondeur deux cloisons très fortes, qui se fixent l'une au bord interne, l'autre au bord externe de l'humérus. Ce sont les *ligaments intermusculaires* du bras. Par là l'aponévrose brachiale forme deux gaînes distinctes, l'une postérieure pour le muscle triceps, l'autre antérieure subdivisée pour le biceps et le brachial antérieur. La gaîne antérieure donne aussi naissance à une gaîne particulière, destinée à l'artère et aux veines humérales et au nerf médian.

L'*aponévrose anti-brachiale* entoure uniformément tout l'avant-bras. Elle se continue au coude, par sa circonférence supérieure, avec l'aponévrose brachiale; elle y est considérablement fortifiée par des expansions des tendons des muscles biceps, brachial antérieur et triceps, par lesquels elle est tendue. Elle s'insère dans sa longueur à la crête du cubitus, dont elle reçoit un grand nombre de fibres circulaires. Au poignet, elle se continue, en avant et en arrière, avec les *ligaments annulaires* du carpe.

La face superficielle est séparée de la peau et du fascia superficialis par les vaisseaux et les nerfs sous-cutanés. Au pli du coude, elle est séparée des vaisseaux et des nerfs sous-jacents, par une couche de tissu cellulaire adipeux, et elle y présente une large ouverture en arcade, par laquelle passe une veine qui établit une communication entre les veines profondes et les superficielles.

De sa face profonde, elle envoie des cloisons verticales entre les muscles des plans superficiels, antérieurs et postérieurs; elle envoie, dans chaque région, une autre cloison transversale, qui s'interpose entre les muscles du plan superficiel et ceux qui sont plus profonds. Ces lames transversales se fixent au bord interne du cubitus et au bord externe du radius, recouvrent les vaisseaux et les nerfs anti-brachiaux, et envoient des prolongements jusqu'au ligament interosseux, formant des loges séparées pour chaque muscle.

Le *ligament annulaire dorsal* du carpe est une bande de fibres obliques, de la largeur de six à huit lignes, et qui fait suite à la portion dorsale de l'aponévrose anti-brachiale. Elle naît à l'apophyse styloïde du radius, se dirige en bas et en dedans, pour se terminer au bord cubital du carpe, et principalement au pisiforme et au pyramidal. De la face profonde de ce ligament partent des prolongements qui s'insèrent aux bords des coulisses, creusées sur l'extrêmité inférieure des os de l'avant-bras. De là résultent six gaînes, ou des canaux ostéo-fibreux par lesquels les tendons des muscles de la région postérieure, entourés de leurs gaînes muqueuses, sont maintenus en place. En procédant de dehors en dedans, la première gaîne, située derrière l'apophyse styloïde du radius, renferme le long abducteur et le court extenseur du pouce; la seconde, les deux radiaux externes; la troisième, le long extenseur du pouce; la quatrième, l'extenseur commun des doigts et l'extenseur propre de l'index; la cinquième, située entre les extrêmités inférieures des os de l'avant-bras, loge le tendon de l'extenseur du petit doigt; la sixième, le cubital postérieur.

Le *ligament annulaire antérieur du carpe* est une bande transversale, qui transforme la face antérieure du carpe en un canal ostéo-fibreux. Il est formé de deux plans de fibres, un plan superficiel et un profond. Le plan superficiel naît du tendon du cubital antérieur et des apophyses internes du carpe, s'insère aux apophyses externes et se continue avec le ligament dorsal. Ce plan recouvre l'artère et le nerf cubital. Son bord supérieur se continue sans interruption avec l'aponévrose anti-brachiale; son bord inférieur, avec le plan profond, ou *ligament palmaire* propre du carpe. Ce dernier est étendu, transversalement entre les apophyses du carpe, et se continue en haut avec le feuillet profond de l'aponévrose anti-brachiale, en bas, avec l'aponévrose palmaire. Du côté externe, ce ligament présente une portion réfléchie, qui se dédouble pour embrasser le tendon du radial antérieur. Sous le ligament annulaire antérieur du carpe passent le nerf médian et les tendons des fléchisseurs des doigts et du pouce, entourés de deux gaînes muqueuses, dont une commune pour le fléchisseur ublime et le fléchisseur profond, et une propre pour le tendon u long fléchisseur du pouce.

L'*aponévrose de la main* doit être étudiée à la face dorsale et la face palmaire.

A la face dorsale, il y a un feuillet superficiel, très mince, qui ait suite au ligament dorsal du carpe. Il recouvre les tendons xtenseurs des doigts, s'insère au bord cubital et au bord radial u métacarpe, et se continue au niveau des premières phalanges les doigts avec les tendons des extenseurs.

Le feuillet profond est constitué par quatre lamelles, qui reouvrent les interosseux dorsaux et qui se fixent aux métacarpiens le chaque espace interosseux.

A la face palmaire de la main, on peut distinguer une *aponévrose palmaire moyenne*, une *interne*, une *externe* et une *profonde*.

L'aponévrose *palmaire moyenne*, extrêmement dense et forte, l'apparence nacrée, et très adhérente à la peau, a la forme d'un riangle à base inférieure. Elle naît en haut de l'épanouissement lu tendon du palmaire grêle, de l'aponévrose anti-brachiale et du igament annulaire antérieur du carpe. Très rétrécie à son origine entre les éminences thénar et hypothénar, elle s'élargit en descendant, mais en même temps elle perd de sa force; ses fibres vont en divergeant, s'écartent, et laissent des trous que traversent des lobules de graisse. A la partie inférieure du métacarpe, elle se sépare en quatre languettes, irrégulièrement unies par des fibres transversales, et bifurquées pour le passage des tendons fléchisseurs. Chacune des branches de leur bifurcation se contourne en arrière et va se perdre sur les côtés des articulations métacarpophalangiennes. Ces languettes terminales de l'aponévrose palmaire moyenne forment avec les fibres transverses intermédiaires des arcades ogivales, sous lesquelles passent les vaisseaux et les nerfs collatéraux des doigts avec les muscles lombricaux.

Les deux bords latéraux se continuent : l'interne avec l'aponévrose *palmaire interne*, l'externe avec l'aponévrose *palmaire externe*, lames celluleuses minces, qui recouvrent les muscles du pouce et ceux du petit doigt.

L'*aponévrose palmaire profonde* recouvre les muscles interos seux et l'arcade palmaire profonde. Elle se continue en haut ave les ligaments du carpe, en bas, avec le ligament antérieur de articulations métacarpo-phalangiennes et avec le ligament trans verse du métacarpe.

Cette aponévrose s'unit de chaque côté à l'aponévrose palmair moyenne, par une lame antéro-postérieure. Ces lames latérale séparent la région palmaire moyenne de la région palmaire extern et de l'interne. Il en résulte une gaîne fibreuse, nommée *gaîne d creux de la main*. Elle renferme, en procédant d'avant en arrière l'arcade palmaire superficielle, le nerf médian et ses branches, le tendons du fléchisseur superficiel et du fléchisseur profond ave les muscles lombricaux, enfin la terminaison de la gaîne muqueus du carpe, qui entoure l'ensemble des tendons fléchisseurs.

Gaînes tendineuses des doigts. Pour que les tendons des fléchis seurs ne se déplacent point le long des doigts, ils sont enveloppé par une forte gaîne tendineuse. Il n'existe rien de pareil à la fac dorsale.

La gaîne tendineuse de chaque doigt commence au-dessou des articulations métacarpo-phalangiennes, et se continue ave chacun des faisceaux terminaux de l'aponévrose palmaire moyen ne. Elle se termine à la troisième phalange en s'entrelaçant ave l'épanouissement du tendon du fléchisseur profond. Elles s'atta chent aux bords des deux premières phalanges. Formées de fi bres très denses, entre-croisées transversalement et d'un aspec nacré, elles sont fort épaisses au niveau des phalanges mêmes mais elles disparaissent entièrement vis-à-vis des articulation phalangiennes et laissent voir à nu la gaîne muqueuse. Ces gaîne sont tapissées par une membrane synoviale ou gaîne muqueuse

La synoviale se porte de la paroi des *gaînes* sur les tendons en formant en haut et en bas des culs-de-sac très apparents Elle fixe ces tendons en arrière par un repli triangulaire, form de deux feuillets adossés. L'un de ces replis attache le tendo du fléchisseur superficiel à la face antérieure de la premièr phalange, et un autre, le tendon profond à la seconde.

Ces muscles, larges et aplatis, ou alongés et rubanés, occu-
ent tout l'espace compris entre le bord inférieur du thorax et
bord supérieur du bassin. Ils forment ainsi la paroi antérieu-
, très étendue, et les parois latérales de l'abdomen. En arrière
ır leur union avec la colonne vertébrale, ils concourent à for-
er la paroi postérieure de cette cavité. Ces muscles sont au
ombre de six paires : les obliques externes, les obliques internes,
s transverses, les grands droits, les pyramidaux, et les carrés
s lombes. A ces muscles il faut ajouter le diaphragme, qui est
ıpair.

MUSCLE OBLIQUE EXTERNE DE L'ABDOMEN. *Grand oblique de l'abdo-en.* Le plus considérable et le plus superficiel des trois muscles rges de l'abdomen, il est irrégulièrement quadrilatère, recourbé n peu sur lui-même, et composé d'une partie charnue et d'une rge partie aponévrotique.

Insertions. Direction. Il naît, suivant une ligne courbe à con-exité supérieure et externe, à la face externe des huit derniè-s côtes par autant de digitations charnues. Les cinq digitations ıpérieures s'entre-croisent avec celles du grand dentelé; les ois ou quatre inférieures, avec celles du grand dorsal. De ces ısertions, les fibres charnues se dirigent toutes en avant, en edans et en bas, les supérieures presque transversalement, les ıoyennes obliquement en bas, et les postérieures, presque ver-calement en bas et un peu en dedans. Elles se terminent : les ostérieures, aux deux tiers antérieurs de la lèvre externe de la rête iliaque par des fibres aponévrotiques; les moyennes et les ıpérieures à une large aponévrose, nommée *aponévrose du mus-e oblique externe*, formant le feuillet *superficiel* de l'*aponévrose bdominale antérieure.* L'aponévrose du muscle grand oblique est ırmée de fibres, obliquement dirigées en bas et en dedans et enforcées en bas par des fibres transversales. Elle présente un rand nombre d'ouvertures vasculaires et nerveuses. Sa face su-erficielle est recouverte par deux feuillets du fascia superficialis, par de la graisse et la peau. Sa face profonde répond à l'aponévrose et à la partie charnue du petit oblique. Elle a une forme irrégulièrement quadrilatère. Le *bord externe* est concave et dentelé; le bord *supérieur* est court, et donne insertion à un faisceau charnu ou aponévrotique du muscle grand pectoral.

Le bord *interne* de cette aponévrose s'entre-croise sur la ligne médiane avec l'aponévrose de l'autre côté et avec les feuillets aponévrotiques sous-jacents. De là un entrelacement fibreux médian, nommé *ligne blanche*. La ligne blanche s'étend, vis-à-vis de la colonne vertébrale, de l'appendice xyphoïde jusqu'à la symphyse du pubis. Dans la région épigastrique, elle a une largeur de quatre à six lignes; près du nombril, elle s'élargit un peu, se confond intimement avec la peau et avec les restes du cordon ombilical. Au-dessous de l'ombilic, elle se rétrécit considérablement, devient linéaire, mais elle s'épaissit au contraire pour opposer une plus forte résistance aux viscères, qui sont plus spécialement poussés contre cette partie des parois abdominales dans toute espèce d'efforts. Elle se termine en bas en se continuant avec le ligament pubien supérieur et avec le fibrocartilage de la symphyse du pubis. A cette insertion inférieure elle est fortifiée par un ligament triangulaire, qui, s'insérant par sa base à la symphyse du pubis, se termine par son sommet dans la ligne blanche.

La ligne blanche répond en arrière au péritoine, dont elle est séparée dans la partie sous-ombilicale par le cordon de l'ouraque et par la vessie elle-même, lorsque celle-ci est fortement distendue.

Le bord *inférieur* de l'aponévrose du grand oblique présente un peu au-dessus et en dehors du pubis, un écartement de ses fibres d'où résulte une ouverture, nommée *anneau inguinal antérieur* ou *cutané*. On l'a nommé à tort anneau inguinal *externe*, car il est plutôt interne relativement à l'ouverture postérieure du canal inguinal. L'anneau inguinal antérieur, ouverture antérieure du canal inguinal, donne passage au cordon spermatique chez l'homme et au ligament rond chez la femme. Il a une forme à-peu-près triangulaire, dont la base répond à l'intervalle qui sépare l'épine p bienne de la symphyse; cette base se trouve à dix lignes environ au-dessus et en dehors de la symphyse. Le centre de l'ouverture est à un pouce et demi en dehors du bord supérieur de la symphyse. Le sommet est arrondi par des fibres en arcades, et par là cet anneau prend une forme ovoïde. Son grand diamètre est parallèle à l'arcade crurale et conséquemment dirigé en haut et en dehors. Il est un peu plus large chez l'homme que chez la femme. De tout le pourtour de cette ouverture part une lame celluleuse très mince, qui entoure le cordon spermatique chez l'homme, le ligament rond chez la femme, et qui se continue plus bas avec la gaîne, fournie à ces cordons par le fascia superficialis. Les deux fortes bandelettes de l'aponévrose du grand oblique, qui circonscrivent cette ouverture, ont reçu le nom de *piliers* de l'anneau. Le pilier *interne* ou supérieur, plus large, s'insère au-devant de la symphyse du pubis en s'entre-croisant avec celui de l'autre côté. Le pilier *externe* ou inférieur, plus rétréci, se fixe en partie à l'épine du pubis et en partie à la symphyse.

En dehors et en dessous de cette ouverture, le bord inférieur de l'aponévrose du grand oblique est étendu du pubis jusqu'à l'épine iliaque antérieure et supérieure. Ce bord est fortifié par des fibres provenant de l'épine iliaque antérieure et supérieure, et constitue *l'arcade crurale.* Il a été improprement nommé *ligament de Poupart* ou de *Fallope,* puisqu'il n'est que le bord inférieur de l'aponévrose du muscle oblique, et non un ligament distinct. Près du pubis, les fibres tendineuses de ce bord, se continuant en avant avec le pilier inférieur de l'anneau, se réfléchissent un peu en arrière pour s'insérer à l'épine du pubis et à la crête pectinéale; de là résulte le *ligament de Gimbernat,* d'une forme triangulaire, à base semi-lunaire dirigée en dehors et en arrière.

L'arcade crurale s'insère de cette manière à l'épine iliaque antérieure et supérieure, à l'épine pubienne, et à la crête pectinéale du pubis. Elle est obliquement dirigée en bas et en dedans, un peu arquée à concavité supérieure. Elle est légèrement recourbée en arrière, formant ainsi une gouttière, ouverte en haut, dans laquelle s'insèrent en dehors les fibres inférieures du petit oblique et du muscle transverse, et qui, en dedans, fait partie du canal inguinal. Cette partie réfléchie ne se continue pas avec le fascia transversalis, mais elle est seulement adaptée contre ce fascia.

A son extrêmité externe, dans l'étendue de trois pouces, ou au niveau du psoas-iliaque et des vaisseaux cruraux, cette arcade se continue en bas avec l'aponévrose crurale. En arrière, au niveau du psoas-iliaque seulement, elle est intimement unie à l'aponévrose iliaque et au fascia transversalis; en dedans du psoas, elle passe en forme de pont sur les vaisseaux cruraux.

En avant, cette arcade répond au pli de l'aine, et donne insertion au feuillet profond du fascia superficialis.

Rapports. Par son bord externe, ce muscle répond en haut au grand dentelé, en bas au grand dorsal dont il est séparé souvent près de la crête iliaque, par un espace triangulaire, dans lequel on voit l'oblique interne. Le bord supérieur est en rapport avec le grand pectoral. Le bord inférieur avec l'aponévrose crurale. La face profonde répond aux côtes, aux muscles intercostaux, au petit oblique et à son aponévrose. La face antérieure répond au fascia superficialis et à la peau. Dans cette région, le fascia superficiel est divisé en deux lames bien distinctes, appelées lame superficielle et lame profonde, et séparées chez les sujets gras, par une couche de tissu adipeux plus mou que celui qui double la peau. La lame superficielle se continue avec le fascia superficialis de la cuisse. La lame profonde s'insère à l'arcade crurale et fournit une gaîne au cordon testiculaire. Dans l'épaisseur du fascia superficiel, au-devant de l'aponévrose du grand oblique, se trouve logée l'artère tégumenteuse abdominale.

Action. Quand il se contracte en même temps que le diaphragme, il diminue la capacité de la cavité abdominale, comprime les viscères, et agit ainsi dans l'excrétion des matières fécales et de l'urine, dans le vomissement et dans l'accouchement. Il abaisse les côtes, et agit comme muscle expirateur. Quand les côtes ont été préalablement fixées, les deux muscles agissant à la fois produisent la flexion du tronc. Un seul produit la rotation du corps, de manière que la face antérieure du tronc tourne vers le côté opposé au muscle qui agit. Il peut prendre son point d'appui sur le thorax et agir sur le bassin, et concourt ainsi dans le décubitus sur le dos, à soulever le bassin. Il agit de la même manière dans l'action de grimper, et dans les divers mouvements gymnastiques où le thorax et les membres supérieurs sont fixés.

MUSCLE OBLIQUE INTERNE DE L'ABDOMEN. *Petit oblique de l'abdomen.* Situé sous le précédent, il présente la même forme que lui, mais il est plus petit, plus étroit, et ses fibres ont une autre direction. Elles se dirigent en haut et en dedans. De cette direction opposée des deux muscles résulte une augmentation dans la résistance des parois abdominales.

Insertions. Direction. Il naît : 1° à l'aponévrose lombo-dorsale, entre la dernière côte et la crête iliaque; 2° aux deux tiers antérieurs de l'interstice de cette crête, entre le grand oblique et le transverse; 3° à l'épine iliaque antérieure et supérieure et au tiers externe de l'arcade crurale, creusée en gouttière pour cette insertion. De là toutes les fibres se dirigent en dedans, les supérieures verticalement en haut et en dedans, les moyennes plus obliquement en haut, et les inférieures horizontalement en dedans et même un peu obliquement en bas. Elles se terminent : les supérieures par des digitations charnues, aux cartilages des quatre dernières côtes, dans les espaces desquels elles sont séparées des intercostaux par une intersection aponévrotique, ou confondues avec eux. Ces fibres continuent leur insertion par une lame aponévrotique jusqu'aux cartilages de la huitième et septième côte, et quelquefois jusqu'à l'appendice xyphoïde. Les fibres moyennes et inférieures, celles qui naissent de la crête iliaque et de l'arcade crurale, se terminent au bord convexe du feuillet médian de l'aponévrose abdominale antérieure. Ce feuillet médian ou l'aponévrose du petit oblique, arrivé ou bord externe du muscle grand droit de l'abdomen, se divise dans l'étendue de ses trois quarts supérieurs en deux lames. L'antérieure s'unit à l'aponévrose du grand oblique, et se rend à la ligne blanche en passant au-devant du muscle droit; tandis que la lame postérieure s'unit à l'aponévrose du muscle transverse, et se rend à la ligne blanche en passant derrière le grand droit. L'aponévrose du petit oblique ne se divise point dans son quart inférieur; elle s'unit là intimement à la partie inférieure de l'aponévrose du muscle transverse, passe avec elle au-devant du grand droit de l'abdomen pour s'insérer à la ligne blanche et au pubis, sans adhérer à l'aponévrose du grand oblique; de manière que, dans le quart inférieur des parois abdominales, on peut séparer assez facilement l'aponévrose du grand oblique de celle du petit oblique.

Le bord inférieur du muscle petit oblique demande une description toute particulière. Les fibres inférieures, partant de l'arcade crurale, se dirigent en dedans, suivant la direction de cette arcade, passent sur le cordon spermatique, et s'insèrent au pubis. Ces fibres inférieures se confondent avec celles du muscle transverse, et il n'existe point de séparation distincte entre le bord inférieur de ces deux muscles. Chez l'homme, on voit partir de ce bord inférieur, un faisceau qui recouvre le cordon spermatique et descend avec lui dans les bourses jusqu'au testicule. Il décrit des anses à concavité supérieure, et constitue le muscle crémaster.

Le *muscle crémaster,* formé à l'état normal de fibres pâles, présente des insertions difficiles à déterminer, qui ont été le sujet de nombreuses contestations, et d'une grande divergence dans les descriptions, qu'on en a faites. Lorsqu'on examine ce muscle chez un sujet, atteint d'une hydrocèle ou d'une hernie ancienne, on le trouve composé, comme l'a démontré Scarpa, de deux faisceaux distincts. L'un de ces faisceaux, externe au cordon spermatique, naît de l'arcade crurale, accompagne le cordon, en sortant avec lui par l'anneau inguinal antérieur, envoie pendant ce trajet sur la face antérieure du cordon des fibres en arcade qui s'unissent du côté interne à un faisceau tout à fait semblable à l'externe. Ce faisceau externe, arrivé près du testicule, a considérablement perdu en volume, et s'épanouit sur la face antérieure de la tunique vaginale du testicule. Il remonte sur le côté interne du cordon, est renforcé par les fibres en anses qui viennent du côté externe, et constitue ainsi le faisceau interne. Ce faisceau traverse l'anneau inguinal antérieur, et va s'insérer au pubis près de l'épine. Ce dernier faisceau manque quelquefois. L'épanouissement du crémaster sur la tunique vaginale commune du cordon et du testicule, constitue la membrane erythroïde. Ce muscle se forme par la descente du testicule, qui, pénétrant de l'abdomen dans les bourses, entraîne avec lui les fibres du bord inférieur du petit oblique.

Rapports. Il est recouvert par le grand oblique, et recouvre le muscle transverse. Son aponévrose forme une gaîne fibreuse au grand droit de l'abdomen. Son bord inférieur passe sur le cordon spermatique et obture le côté interne de l'anneau inguinal antérieur.

Action. Son action sur les viscères de l'abdomen et sur les côtes est la même que celle du grand oblique; mais quand un seul se contracte, il imprime au tronc un mouvement de rotation, de manière que la face antérieure regarde du côté du muscle qui agit. S'il agit sur le bassin, il le tourne du côté opposé.

Le muscle crémaster a pour action de soulever le testicule en totalité pendant l'orgasme vénérien.

Muscle transverse de l'abdomen. Il est situé sur un plan plus profond que le petit oblique, et présente une forme irrégulièrement quadrilatère.

Insertions. Direction. Il naît : 1° à la face interne des cartilages des six dernières côtes par autant de digitations, qui s'entrecroisent avec celles du diaphragme; 2° à l'aponévrose lombo-dorsale ou abdominale postérieure; 3° aux trois quarts antérieurs de la lèvre interne de la crête iliaque et au tiers externe de l'arcade crurale. De ces points d'origine les fibres charnues se dirigent transversalement en dedans, et se terminent à une aponévrose, nommée aponévrose du muscle transverse.

Elle forme le troisième feuillet de l'aponévrose abdominal et se termine à la ligne blanche. Les trois quarts supérieurs cette aponévrose passent derrière le grand droit de l'abdom en s'unissant à la lame postérieure de l'aponévrose du pet oblique. Le quart inférieur, avec l'aponévrose du petit obliqu se rend à la ligne blanche en passant au-devant du grand dro de l'abdomen. Au point où le quart inférieur de cette aponévros se sépare de ses trois quarts supérieurs, on remarque derrière grand droit une ligne de démarcation d'une forme semi-lunair c'est la ligne demi-circulaire de Douglas, qu'on a indiqu comme le point le plus convenable des parois abdominales po pratiquer l'opération de la paracenthèse.

Rapports. Une mince lame de tissu cellulaire sépare le muscl transverse du petit oblique, qui le recouvre. Sa face profond est tapissée par une mince aponévrose, nommée *fascia transve salis*, et elle est séparée du péritoine par cette aponévrose et pa une couche de tissu cellulaire sous-péritonéal, appelé *fascia pr pria*. Ses digitations costales s'entre-croisent avec celles du dia phragme.

Action. Il est expirateur, et fait partie de la presse abdominal Il concourt à rétrécir la cavité abdominale et à comprimer le viscères y contenus; il agit ainsi dans la défécation, dans l'excré tion des urines, dans le vomissement, et dans l'accouchement.

GRAND DROIT DE L'ABDOMEN. Ainsi nommé de la direction verti cale de ses fibres, il est situé à côté de la ligne médiane, e s'étend du pubis jusqu'au thorax. Il est très long, rubané, ré tréci en bas, et s'élargit en haut, en même temps qu'il s'aminci

Insertions. Direction. Ce muscle prend habituellement son poin fixe sur le pubis. Ce point doit donc être considéré comme l'ori gine du muscle. Il naît au corps du pubis, entre la symphys et l'épine, par un tendon aplati et rétréci, qui s'élargit ensuit De là les fibres charnues se dirigent en haut et un peu en de hors, à côté de la ligne médiane, forment un corps musculeu rubané, élargi en haut, et qui se termine par trois chefs ou dig tations. L'interne s'insère au cartilage de la septième côte et a ligament chondro-xiphoïdien ; le chef moyen, un peu plus large, au cartilage de la sixième côte; et le chef externe, le plus large, au cartilage de la cinquième côte.

Ce muscle est remarquable par des intersections aponévrotiques, qui coupent transversalement les fibres charnues. Elles sont nommées *lignes transversales*, varient en nombre, de trois à cinq, et sont plus nombreuses au-dessus qu'au-dessous du nombril. En général, il y en a une qui se trouve au niveau du nombril; la plus élevée se trouve à environ un pouce au-dessous de l'insertion supérieure, et la troisième occupe le milieu de l'espace, intercepté par les deux premières. S'il en existe une quatrième et une cinquième, elles sont situées au-dessous du nombril. Quelquefois ces intersections n'occupent pas toute l'épaisseur du muscle; cependant aucune des fibres du droit antérieur ne s'étend dans toute la longueur du muscle sans avoir été interrompue par une intersection aponévrotique. Ces insertions servent à diviser le muscle grand droit en plusieurs petits corps musculeux, qui sont pourvus chacun d'un nerf particulier, et qui sont doués d'une action spéciale.

Rapports. Ce muscle est enveloppé d'une gaîne aponévrotique dont le mode de formation a été décrit avec les muscles larges de l'abdomen. Au niveau du thorax, la lame antérieure de cette gaîne est formée seulement par l'aponévrose du grand oblique, et le muscle repose directement sur les cartilages costaux correspondants, sans intermédiaire de lame aponévrotique. Au-dessous du thorax, jusqu'au niveau du quart inférieur, la lame antérieure est formée par l'aponévrose du grand oblique, intimement unie au feuillet antérieur de l'aponévrose du petit oblique; la lame postérieure, par l'union du feuillet postérieur de cette dernière aponévrose avec l'aponévrose du muscle transverse. Dans le quart inférieur, la lame antérieure, beaucoup plus épaisse, est formée par les aponévroses des deux obliques et du transverse; la lame postérieure manque dans ce point. Elle y est remplacée par le fascia transversalis, et le muscle droit répond par là au péritoine.

Action. Quand le thorax est fixé, il abaisse les côtes, auxquelles il s'insère, et concourt à l'expiration. Les côtes étant fixées, il comprime les viscères, et maintient la cavité thoracique dans la verticale. Il fléchit le thorax et la colonne vertébrale quand les muscles extenseurs cessent d'agir. Il fléchit le bassin quand il prend son point fixe à son insertion thoracique.

MUSCLE PYRAMIDAL. Situé au-devant de l'extrêmité inférieure du grand droit de l'abdomen, à côté de la ligne blanche, il a une forme pyramidale, à base inférieure.

Insertions. Direction. Il naît au corps et à la symphyse du pubis, monte verticalement, se rétrécit successivement, et après un trajet de deux pouces environ, il se termine à la ligne blanche. Il est renfermé dans la lame antérieure de la gaîne du grand droit. Ces muscles manquent souvent. Quelquefois il n'en existe qu'un seul; il arrive même qu'il en existe deux d'un côté et un seul de l'autre, ou deux de chaque côté.

Action. Il est tenseur de l'aponévrose abdominale et de la ligne blanche.

APONÉVROSE TRANSVERSE DE L'ABDOMEN. *Fascia transversalis.* C'est une lame de tissu cellulaire condensé, qui tapisse la face profonde du muscle transverse de l'abdomen. Elle répond au péritoine par le tissu cellulaire sous-péritonéal, nommé *fascia propria*. Le fascia transversalis se perd en haut sur le diaphragme; en arrière, il se continue avec l'aponévrose lombo-dorsale, et au niveau de la crête iliaque, avec l'aponévrose iliaque. En dedans et en avant, il se confond avec la lame postérieure de la gaîne du muscle droit de l'abdomen; mais dans le quart inférieur de l'abdomen, il passe derrière le muscle pour arriver à la ligne blanche.

Dans la région inguinale, entre l'épine iliaque antérieure et supérieure et le bord externe du grand droit de l'abdomen, l'aponévrose transverse acquiert une épaisseur plus considérable (ligamentum inguinale internum seu posterius Hesselbachii). Entre l'épine iliaque et les vaisseaux cruraux, elle s'insère à l'arcade crurale et à l'aponévrose iliaque. En dedans des vaisseaux cruraux, l'aponévrose transverse s'insère à la crête pecti néale, derrière le ligament de Gimbernat; de là elle se dirige en dehors et en bas, pour se continuer avec la gaîne des vaisseaux cruraux. Entre ces deux points, du ligament de Gimbernat aux vaisseaux, elle est accollée à la partie réfléchie de l'arcade crurale, et constitue le *septum crurale*, traversé par quelques vaisseaux lymphatiques au niveau de l'anneau crural des modernes.

Au milieu de l'espace compris entre la symphyse du pubis et l'épine iliaque antérieure et supérieure, à un demi pouce environ au-dessus de l'arcade crurale, le fascia transversalis présente une fossette, dans laquelle existe l'*anneau inguinal postérieur* ou *abdominal*, circonscrit en bas et en dedans par un repli falciforme du fascia transversalis, et dont la concavité regarde en dehors et en haut. L'anneau inguinal postérieur, improprement nommé *anneau interne*, constitue l'orifice postérieur du canal inguinal, et est formé non pas par une perte de substance du fascia transversalis, mais parce que cette aponévrose envoie une gaîne en forme de doigt de gant autour du cordon spermatique et du testicule chez l'homme, et du ligament rond chez la femme.

Canal inguinal. On nomme ainsi le trajet creusé dans l'épaisseur du bord inférieur de la paroi antérieure de l'abdomen, depuis l'anneau inguinal postérieur jusqu'à l'anneau inguinal antérieur, et situé immédiatement au-dessus de l'arcade crurale. Il donne passage au cordon testiculaire chez l'homme et au ligament rond chez la femme.

Sa *longueur* varie d'un pouce et demi à deux pouces chez l'homme. Il est un peu plus long, et beaucoup plus étroit chez la femme.

Sa *direction* est oblique de haut en bas, de dehors en dedans et d'arrière en avant.

Ce canal présente à considérer deux orifices et le trajet ou le corps.

Des *deux orifices*, le *postérieur* est formé par le fascia transversalis; l'*antérieur*, par l'écartement de deux bandelettes de l'aponévrose du grand oblique.

Le *trajet* ou le *corps* du canal, cylindroïde comme le cordon qu'il embrasse, n'est séparé de l'arcade crurale que par un intervalle de quatre à cinq lignes. Pour en faciliter la description, on peut décomposer sa circonférence en quatre parois; l'antérieure est formée par l'aponévrose du grand oblique; la postérieure, par le fascia transversalis; l'inférieure, par une gouttière résultant de la partie réfléchie de l'arcade crurale, accolée au fascia transversalis; la supérieure à la rigueur n'existe pas, elle est représentée par les bords inférieurs du petit oblique et du transverse réunis. Le cordon spermatique traverse quelquefois les fibres du muscle petit oblique.

Rapports. La paroi antérieure du canal inguinal et son anneau antérieur sont recouverts par la peau et le fascia superficialis. Ce fascia fournit au cordon testiculaire une gaîne, à laquelle vient se joindre celle qui part de l'anneau antérieur. Cet anneau n'est avoisiné par aucun vaisseau.

La paroi postérieure et l'anneau abdominal du canal inguinal sont tapissés par le péritoine dont les rapports méritent d'être signalés. Le péritoine adhère assez intimement au pourtour de l'anneau postérieur, tandis qu'il est séparé de la paroi postérieure du canal ou du fascia transversalis, par du tissu cellulaire sous-péritonéal infiltré de graisse, dans lequel rampent les vaisseaux épigastriques. Vis-à-vis de l'anneau postérieur, le péritoine offre un petit enfoncement, dernier vestige de la continuation du péritoine avec la tunique vaginale propre, et qu'on nomme *fossette inguinale externe*. C'est par là que se font les hernies inguinales ordinaires ou *externes*. Cette fossette est limitée en dedans par l'artère épigastrique, qui fait relief. Entre l'artère épigastrique et l'artère ombilicale, existe une seconde dépression du péritoine, *fossette inguinale moyenne*, répondant à la paroi postérieure du canal. Les hernies qui se forment par cette voie, prennent le nom de *hernies* inguinales internes. Plus en dedans, entre le cordon fibreux de l'artère ombilicale et le bord externe du muscle grand droit de l'abdomen, se trouve une troisième dépression, nommée *fossette inguinale interne* ou *vésico-pubienne*. Par là se forment les *hernies sus-pubiennes*.

Un rapport de la plus haute importance est celui de l'artère et des veines épigastriques avec l'anneau inguinal postérieur et avec le corps du canal.

L'artère épigastrique, née de l'iliaque externe au moment où ce vaisseau s'engage dans le canal crural, se dirige en dedans et en bas, puis en haut, pour décrire ainsi une anse à concavité supérieure, qui embrasse l'anse à concavité inférieure que décrit le cordon spermatique à son entrée dans le canal inguinal. Dans ce trajet, l'artère contourne la demi-circonférence inférieure et interne de l'anneau inguinal postérieur, et croise la paroi postérieure du canal, pour se perdre ensuite dans le muscle droit de l'abdomen. Quand l'artère épigastrique naît de l'hypogastrique, comme l'a observé Hesselbach, et comme nous possédons une pièce dans notre collection d'anatomie, elle monte plus en dedans, sur la face postérieure du ligament de Gimbernat. Lauth a observé un cas, où il y avait deux artères épigastriques, une interne et l'autre externe à l'anneau inguinal postérieur.

Chez *l'enfant*, le canal inguinal n'est pour ainsi dire qu'une simple ouverture, ses deux anneaux se répondant exactement. De plus, il est occupé par la tunique vaginale qui communique encore avec le péritoine; à la naissance, cette communication a lieu des deux côtés sur près de la moitié des sujets. Elle s'oblitère avec le temps, et le canal inguinal se forme par l'élargissement du bassin, l'anneau postérieur étant tiré en dehors, tandis que l'antérieur, fixé au pubis, reste à la même place.

Muscle carré des lombes. Il est situé sur le côté de la portion lombaire du rachis, entre l'os iliaque et la dernière côte. Il a une forme quadrilatère, alongée, et aplatie.

Insertions. Direction. Il prend son origine au ligament iléo-lombaire et à la lèvre interne de la crête iliaque, dans l'étendue d'un pouce en dehors de ce ligament. Cette insertion a lieu par des fibres aponévrotiques et charnues. De ce point il se dirige verticalement en haut, et se termine au bord inférieur de la douzième côte, et par des languettes aponévrotiques, aux apophyses transverses des quatre premières vertèbres lombaires.

Souvent il existe une portion antérieure et interne, qui naît par des chefs tendineux au sommet des apophyses transverses des quatre dernières vertèbres lombaires. Elle se dirige en haut et en dehors, croise la première portion, et s'insère au bord inférieur de la douzième côte, sur un plan antérieur à la précédente.

Rapports. Il est embrassé par une gaîne fibreuse, formée par la lame moyenne et la lame antérieure de l'aponévrose lombodorsale. Le dernier nerf dorsal et les deux premiers lombaires croisent la face antérieure de ce muscle immédiatement sous le feuillet aponévrotique. La face antérieure répond aussi au rein correspondant et au colon lombaire, qui longe le bord externe de ce muscle. Son bord interne répond en avant au muscle psoas.

Action. Il abaisse la dernière côte, et agit dans l'expiration comme antagoniste des muscles scalènes. Un seul incline latéralement la portion lombaire du rachis; les deux se contractant à la fois, concourent à fixer cette portion.

DIAPHRAGME.

Le diaphragme (διὰ-entre et φράσσειν-je ferme) est un muscle de très grande importance (post cor facile princeps, Haller); il constitue le principal agent des mouvements respiratoires, en même temps qu'il concourt à l'exécution de plusieurs autres actes de la vie.

Situation. Il est transversalement étendu dans l'ouverture inférieure du squelette de la cavité thoracique, et établit la limite naturelle entre la poitrine et l'abdomen. Il divise ainsi le corps en une partie *sus-diaphragmatique* et en une partie *sous-diaphragmatique*.

Figure. Il a la forme d'une cloison charnue et aponévrotique dont la face supérieure, convexe, constitue le plancher du thorax; et la face inférieure, concave, la voûte de l'abdomen. Il est rétréci au milieu, s'élargit de chaque côté, et prend sous ce rapport la forme d'un huit de chiffre renversé ∞, à grand diamètre transversal; il descend plus bas en arrière qu'en avant, et décrit une courbe à concavité inférieure et antérieure. Ce muscle quoique médian et impair, n'est point symétrique : les ouvertures qui le traversent ne sont point disposées de la même manière de chaque côté de la ligne médiane, et la portion du côté droit est plus développée que celle du côté gauche.

Le point le plus élevé du diaphragme est parallèle, chez l'adulte, au bord supérieur du tiers moyen de la septième côte, ou ce qui est la même chose, au niveau du cartilage de la cinquième côte; mais à droite, il s'élève d'un demi-pouce ou d'un pouce plus haut, à cause de la présence du foie, qui est placé de ce côté.

Division. Le diaphragme est divisé en une portion supérieure, nommée *costale*, et en une portion inférieure ou *vertébrale*, connue sous le nom de *piliers* du diaphragme. La portion costale a une direction transversale et présente à son centre une aponévrose resplendissante, nommée *trèfle aponévrotique*, *centre tendineux*, ou *centre phrénique;* elle est entourée dans tout son pourtour de faisceaux charnus.

Le *trèfle aponévrotique* a une très grande étendue et ressemble par sa forme à une feuille de trèfle. Il est largement échancré en arrière, du côté de la colonne vertébrale; et en avant, il est découpé en trois folioles dont l'une médiane se dirige en avant, et les deux autres latérales se portent obliquement en dehors et en arrière. La médiane est la plus courte et la plus large; celle du côté droit est la plus considérable, et celle du côté gauche la plus petite; mais ces proportions peuvent varier beaucoup suivant les individus. Entre la foliole droite et la médiane, près de leur bord postérieur existe une ouverture aponévrotique quadrangulaire; c'est le *trou carré*, ou l'ouverture de la veine-cave inférieure. Il donne passage à cette veine dont les parois sont intimement unies à son pourtour, et quelquefois même il envoie des prolongements aponévrotiques sur ces parois pour entourer la veine d'un véritable canal fibreux.

Le trèfle aponévrotique est composé de fibres dont le plus

grand nombre partent de la rainure postérieure, et vont en rayon-nant en avant et en dehors dans chaque foliole; les fibres rayon-nées sont coupées transversalement ou obliquement par de faisceaux de fibres droites ou courbes.

Insertions et direction des faisceaux charnus. Les faisceaux char-nus de la *portion costale* du diaphragme naissent de toute la parti antérieure et latérale de la circonférence du trèfle aponévrotique de là ils se dirigent en rayonnant dans tous sens, décrivent de arcades à concavité inférieure, et vont s'insérer à la face intern de la base du thorax.

Les faisceaux *antérieurs* et *médians*, extrêmement courts viennent se terminer à la face postérieure de l'appendice xyphoïde ils laissent entre eux, sur la ligne médiane, un espace celluleu plus ou moins considérable, par lequel le tissu cellulaire d thorax se continue avec celui de l'abdomen; c'est par là qu peuvent se former des hernies, nommées diaphragmatiques; c que du pus venant du médiastin peut pénétrer dans l'abdome Immédiatement en dehors de ces faisceaux médians, se trou ordinairement un espace triangulaire, où le péritoine et les pl vres ne sont séparés que par une couche de tissu cellulaire. C faisceaux médians manquent quelquefois, et d'autres fois ils so remplacés par des fibres aponévrotiques.

Les fibres charnues plus externes se dirigent toutes en deho et en bas, en décrivant des arcades à concavité inférieure; ar vées près des côtes, elles descendent verticalement dans u étendue d'autant plus considérable qu'elles sont plus postérie res, pour s'insérer à la face interne des cartilages des six de nières côtes, par autant de digitations. Ces digitations s'ent croisent avec celles du muscle transverse de l'abdomen, s'insèrent tout près du point où les cartilages costaux se con nuent avec la portion osseuse des côtes, auxquelles ils font sui De l'extrémité libre des folioles latérales et de la partie exter de l'échancrure postérieure du trèfle aponévrotique partent (fibres charnues, qui se dirigent en bas et un peu en dedar à côté de la portion lombaire du diaphragme, et vont s'insé à la face interne de la douzième côte et à une arcade aponévrotique, nommée improprement *ligament cintré externe* du diaphragme; ce n'est que le bord supérieur épaissi du feuillet antérieur de l'aponévrose lombo-dorsale, ou abdominale postérieure; il est étendu du sommet de l'apophyse transverse de la première vertèbre lombaire jusqu'au corps de la dernière côte. Les fibres charnues de cette portion, souvent interrompues par des intersections aponévrotiques, constituent un plan mince, et forment avec le faisceau, destiné au cartilage de la douzième côte, un angle aigu ouvert en bas et en arrière, souvent même elles croisent ce faisceau près du trèfle aponévrotique. C'est à cet endroit, qu'il existe souvent des éraillures ou un espace triangulaire, dans lequel le péritoine se met en contact avec la plèvre diaphragmatique; cette disposition explique comment l'inflammation de la plèvre peut s'étendre au péritoine.

La *portion lombaire*, verticale, forme avec la portion costale un angle presque droit; de manière que l'ensemble du muscle suit une courbe à concavité antérieure et inférieure.

Cette portion est composée de chaque côté par trois piliers, nommés *piliers du diaphragme*. Ces piliers ne sont bien distincts qu'à leur origine à la colonne vertébrale; ils ne sont pas symétriques : ceux du côté droit sont plus volumineux et descendent plus bas que ceux du côté gauche. L'*interne* naît de la partie antérieure du corps de la quatrième et troisième vertèbres lombaires, du disque intervertébral correspondant, au moyen d'un tendon aplati, composé de plusieurs bandelettes aponévrotiques superposées, qui se continuent en dedans avec le ligament vertébral commun antérieur, et auxquelles font suite les fibres charnues. Le *pilier moyen*, plus externe, beaucoup plus grêle que l'interne, et séparé de ce dernier par le nerf grand splanchnique, naît des parties latérales de la deuxième et troisième vertèbres lombaires, par une bandelette aponévrotique et de fibres charnues. Le troisième pilier ou l'*externe* prend son origine sur le côté du corps de la première vertèbre lombaire et d'une arcade aponévrotique, nommée *ligament cintré interne* du diaphragme. Cette arcade, étendue entre le corps et l'apophyse transverse de la même vertèbre lombaire, embrasse l'extrémité supérieure du muscle psoas et donne passage au nerf grand sympathique, qui suit le bord antérieur de ce dernier muscle. De ces insertions multiples partent des faisceaux charnus, qui montent verticalement, deviennent de plus en plus volumineux, s'irradient, et vont s'insérer à l'échancrure postérieure du trèfle aponévrotique.

Ouverture aortique et ouverture œsophagienne. Les deux piliers laissent entre eux un espace vertical; mais au niveau de la dernière vertèbre dorsale, ces deux piliers s'envoient réciproquement un faisceau charnu. Ces faisceaux de communication s'entre-croisent en sautoir; celui du pilier droit est le plus antérieur et le plus volumineux; quelquefois cependant c'est celui du côté gauche, qui étant toujours grêle, se trouve le plus antérieur. Par l'entre-croisement de ces deux faisceaux de communication, l'espace intermédiaire aux piliers internes est transformé en deux ouvertures dont l'une est inférieure, c'est l'*ouverture aortique;* et dont l'autre est supérieure, c'est l'*ouverture œsophagienne.*

L'*ouverture aortique* a la forme d'une porte gothique ou en ogive, dont la partie postérieure ou la base est constituée par la colonne vertébrale, et dont tout le pourtour est aponévrotique. Par cette ouverture passe l'aorte descendante, qui devient abdominale à ce point; à droite de l'aorte, se trouvent l'origine de la veine azygos, et de gros vaisseaux lymphatiques, qui constituent le réservoir de Pecquet, origine du canal thoracique. A gauche de l'aorte, passe quelquefois le nerf grand splanchnique gauche ou même le grand sympathique de ce côté.

L'*ouverture œsophagienne*, située au-dessus et un peu à gauche de l'ouverture aortique, a une forme elliptique à grand diamètre antéro-postérieur. Elle est charnue dans tout son pourtour, et donne passage à l'œsophage, accompagné des nerfs pneumo-gastriques. Quelquefois des faisceaux charnus partent de son pourtour et vont s'unir à ceux de l'œsophage.

Rapports. La *face supérieure*, convexe, est en rapport de chaque côté, avec la base des poumons, qui se moule sur le diaphragme, et comme le diaphragme descend plus bas en arrière qu'en avant; il en résulte que la base des poumons suit la même inclinaison. Ce rapport n'a lieu que par l'intermédiaire des plèvres. Au milieu, cette face est en rapport avec le cœur, qui repose sur le diaphragme par sa face inférieure; mais ce rapport est aussi médiat, il a lieu par l'intermédiaire du péricarde. Ce sac séreux est intimement uni au trèfle aponévrotique par le feuillet fibreux qu'il en reçoit; de manière qu'on croyait anciennement que le péricarde était une dépendance du trèfle aponévrotique dont on faisait le centre de toutes les aponévroses du corps. Mais dans le jeune âge, cette adhérence n'est pas si intime, et le péricarde peut en être séparé dans toute son étendue.

La *face inférieure* est en rapport avec le foie, l'estomac et la rate; plus en arrière, avec les reins surmontés des capsules surrénales; à droite et en arrière, avec la veine-cave inférieure. Le pancréas et la troisième portion du duodénum passent transversalement au-devant des piliers du diaphragme. Ces piliers sont aussi recouverts au niveau de l'ouverture aortique par le plexus solaire et par les ganglions semi-lunaires de ce plexus. Toute la face inférieure est tapissée par le péritoine, à l'exception des points où elle est en rapport avec le bord postérieur du foie, avec les reins, le pancréas et la troisième portion du duodénum.

Les *trois ouvertures* du diaphragme ont des rapports avec les divers organes, auxquels elles donnent passage et qui ont été indiqués avec la description de ces ouvertures.

La *circonférence* de ce muscle s'entre-croise dans sa portion costale avec les digitations du muscle transverse de l'abdomen.

Usages. Le diaphragme est le principal agent des phénomènes mécaniques de la respiration; il produit l'inspiration. Par sa contraction, le diamètre vertical de la cavité thoracique est augmenté; de là résulte un vide virtuel qui est aussitôt comblé par l'air extérieur qui se précipite dans les poumons. Pour produire cet effet, les piliers du diaphragme en se contractant, fixent le centre aponévrotique, qui descend un peu. Les fibres

38

charnues arquées de la portion costale, prenant leur point d'appui sur le centre aponévrotique fixé, se contractent à leur tour; leur courbure s'efface, et elles deviennent droites; de cette manière toute la portion costale du diaphragme, qui était voûtée d'abord, devient plane, et descend dans l'abdomen. En même temps, celles de ces fibres, qui s'insèrent aux cartilages des côtes, et dont le point d'appui se trouve sur un point bien plus élevé que l'insertion costale, produisent par leur contraction l'élévation des côtes inférieures; ce qui contribue à l'élargissement de la base du thorax.

Au moment où le diaphragme par sa contraction s'enfonce dans l'abdomen, il conserve sa direction oblique de haut en bas et d'avant en arrière, rétrécit ainsi cette cavité suivant la même direction, et les viscères abdominaux sont poussés en bas et en avant. Ceux-ci soulèvent la paroi abdominale antérieure, qui réagit par son élasticité pour remettre les viscères en place, dès que l'action du diaphragme a cessé.

Par ces mouvements imprimés aux viscères de l'abdomen pendant la respiration, le diaphragme favorise en plusieurs points les fonctions de ces organes. Il facilite la circulation des liquides dans le foie, des matières contenues dans les intestins, dans les vaisseaux chylifères, etc.

Quand la contraction du diaphragme se combine avec celle des muscles de l'abdomen : des obliques, des transverses, et des droits antérieurs; la cavité abdominale est rétrécie dans tous ses diamètres, et les viscères y contenus sont comprimés par une véritable presse, qu'on a nommée la *presse abdominale*. Les matières renfermées dans ces organes, tendent alors à s'échapper et c'est ainsi que ces muscles agissent dans la défécation, dans l'excrétion des urines avec le concours du releveur de l'anus, dans la parturition et dans le vomissement.

Pendant la contraction du diaphragme, l'ouverture œsophagienne se rétrécit et comprime un peu l'œsophage; ce qui empêche les matières contenues dans l'estomac de refluer vers l'œsophage pendant l'inspiration. L'ouverture aortique et celle de

Action. Il élève l'extrémité inférieure du rectum dans la défécation, le bas-fond de la vessie dans l'excrétion des urines; les vésicules séminales, la prostate, et le vagin dans l'accouplement.

Muscle ischio-coccygien. Situé au devant du petit ligament sacro-sciatique, le long du bord postérieur du releveur de l'anus, entre ce dernier muscle et le pyramidal, il a une forme triangulaire, à base interne, et est composé de fibres charnues et de fibres aponévrotiques.

Insertions. Direction. Il naît à l'épine sciatique par son extrémité rétrécie, se dirige en dedans et un peu en arrière, s'élargit, et se termine au bord du coccyx. Il répond en avant au rectum.

Action. Il s'oppose à un refoulement trop considérable du coccyx, ramène cet os à sa position normale, quand il en a été écarté, et sert à le fixer sur la ligne médiane.

MUSCLES DU PÉRINÉE.

Le périnée, tel qu'il a été compris par les chirurgiens, représente chez l'homme un triangle à base postérieure, circonscrit latéralement par les branches de l'arcade pubienne, et en arrière par une ligne étendue d'une tubérosité sciatique à l'autre et qui passe par le milieu de l'anus. Le raphé de la peau le divise en deux triangles latéraux tout-à-fait semblables.

Chez la femme, le périnée présente à peu près la forme d'un croissant dont la partie moyenne, étendue de la vulve à l'anus, n'a guère qu'un pouce de longueur, et dont les cornes remontent entre les branches de l'ischion et les grandes lèvres.

Les muscles de cette région appartiennent aux organes génito-urinaires. Ce sont les muscles transverses du périnée, les ischio-caverneux, les bulbo-caverneux, le constricteur du vagin et l'ischio-bulbaire.

Muscle transverse superficiel du périnée. Situé transversalement au-devant de l'anus, il a une forme aplatie, rubanée, et triangulaire alongée.

Insertions. Direction. Il prend son origine à la lèvre interne de la tubérosité ischiatique, quelquefois à la branche ascendante de l'ischion. De ce point il se dirige en dedans et un peu en avant, s'élargit, et arrivé sur la ligne médiane, il se continue en partie avec celui de l'autre côté, et en partie avec les bulbo-caverneux et avec le sphincter de l'anus ; chez la femme, il se continue avec le constricteur du vagin.

Rapports. Recouvert par la peau, le pannicule adipeux, le fascia superficialis, et par l'aponévrose périnéale superficielle, il recouvre l'aponévrose périnéale profonde, et se continue souvent en avant avec le muscle transverse profond. C'est derrière le bord postérieur de ce muscle que l'aponévrose périnéale superficielle se continue avec l'aponévrose périnéale profonde; c'est derrière ce bord aussi, que les vaisseaux et les nerfs superficiels du périnée se recourbent pour pénétrer en avant dans le triangle du périnée. Le muscle transverse forme la base du triangle dont le bord interne est constitué par le bulbo-caverneux, et le bord externe, par l'ischio-caverneux.

Action. Il comprime le rectum, concourt à la défécation, aide le releveur de l'anus, et tend les aponévroses du périnée.

Muscle transverse profond. Situé au-dessus de l'aponévrose périnéale profonde, il a une forme triangulaire et membraneuse.

Insertions. Il naît entre l'aponévrose périnéale profonde et le releveur de l'anus, au point de réunion de la branche descendante du pubis avec la branche ascendante de l'ischion; il se dirige en dedans et en avant, arrive sur la ligne médiane entre la portion membraneuse et le bulbe de l'urèthre, pour se continuer avec celui de l'autre côté, avec le bulbo-caverneux, et s'insérer sur le bulbe.

Action. Il dilate le canal de l'urèthre.

Muscle ischio-caverneux. Situé le long de la branche du pubis sur la racine du corps caverneux, il a la forme d'une languette charnue rubanée.

Insertions. Direction. Il s'insère à la lèvre interne de la tubérosité de l'ischion, au devant du muscle transverse, se dirige en avant sur la face inférieure de la racine du corps caverneux, et se termine en partie à la face externe de cette racine et en partie à la face dorsale du corps caverneux de la verge ou du clitoris. Ce muscle est beaucoup plus petit chez la femme que chez l'homme.

Rapports. Il forme le bord externe du triangle du périnée, et est recouvert par l'aponévrose périnéale superficielle.

Action. Il comprime l'extrêmité inférieure de la racine du corps caverneux, en écarte la paroi inférieure de la paroi supérieure, et concourt ainsi à l'érection en facilitant l'arrivée du sang artériel. Peut-être abaisse-t-il aussi la verge.

Muscle bulbo-caverneux. Situé à la face inférieure de la portion bulbeuse de l'urèthre, à côté de la ligne médiane, il a une forme quadrilatère, membraneuse, et mince. Il n'existe que chez l'homme.

Insertions. Direction. Il naît au raphé fibreux médian, à l'aponévrose périnéale superficielle, quelques fibres se continuent avec les muscles transverses du périnée et avec le sphincter de l'anus. De là ses fibres se dirigent en avant et en dehors, recouvrent la face inférieure du bulbe et d'une partie de la portion spongieuse de l'urèthre, et se terminent les externes à la racine du corps caverneux, les moyennes dans la gouttière formée par le canal de l'urèthre et le corps caverneux, les fibres les plus internes contournent le corps de la verge pour s'insérer à la face dorsale près du ligament suspenseur.

Rapports. Immédiatement recouvert par l'aponévrose périnéale superficielle, il répond plus superficiellement au dartos et au sphincter de l'anus. Il recouvre le canal de l'urèthre.

Action. Il comprime l'urèthre, expulse par saccades le liquide qui s'y trouve, et interrompt quelquefois l'écoulement. Il agit volontairement dans l'excrétion des urines, et involontairement dans l'éjaculation du sperme.

Muscle constricteur du vagin. Muscle impair, médian, il embrasse l'orifice du vagin, et a une forme orbiculaire. Il répond aux muscles bulbo-caverneux de l'homme.

Insertions. Direction. Il prend son origine, par son extrémité postérieure rétrécie, en se continuant avec les fibres du sphincter de l'anus et des muscles transverses; de là, il se dirige en avant entoure l'orifice du vagin, se continue par son bord supérieur avec le releveur de l'anus, et se termine en avant par deux faisceaux qui s'insèrent à la face inférieure des racines du clitoris en dessous et derrière l'insertion des muscles ischio-caverneux

Action. Il rétrécit l'orifice du vagin.

Muscle ischio-bulbaire. *Muscle constricteur de l'isthme de l'urèthre. Muscle de Wilson. Muscle de Güthrie.* Il naît à l'union de la branche descendante du pubis avec la branche ascendante de l'ischion, au-dessus de l'aponévrose périnéale profonde, au-dessous de la portion antérieure du releveur de l'anus, *muscle de Güthrie;* quelques faisceaux proviennent de la face postérieure de la symphyse du pubis, *muscle de Wilson.* De là ces fibres se rendent vers la portion membraneuse de l'urèthre qu'elles entourent. Les fibres inférieures, *muscle de Güthrie*, ont une direction transversale; les supérieures, *muscle de Wilson*, descendent verticalement vers le canal de l'urèthre.

Action. Il rétrécit le canal de l'urèthre et concourt ainsi à l'expulsion des liquides.

APONÉVROSES DU PÉRINÉE.

Les aponévroses du périnée sont au nombre de deux : 1° l'aponévrose périnéale superficielle, 2° l'aponévrose périnéale profonde. Mais il existe encore dans cette région un fascia superficialis très distinct.

Le *fascia superficialis* du périnée est séparé en deux feuillets par une couche de graisse, beaucoup plus épaisse que le pannicule sous-cutané. Le premier feuillet se continue sur les côtés avec celui de la cuisse et de la fesse. Le feuillet profond en contact avec l'aponévrose superficielle du périnée dont il est séparé par une mince couche de graisse, s'insère *en arrière* sur le bord du coccyx, et sur le fascia-lata qui recouvre le bord périnéal du grand fessier; en dehors, sur la lèvre externe de l'arcade pubienne, et se continue en avant avec le dartos.

APONÉVROSE SUPERFICIELLE DU PÉRINÉE. Elle naît de chaque côté à la lèvre externe de la tubérosité ischiatique, de la branche ascendante de l'ischion et descendante du pubis, recouvre la face inférieure des muscles du périnée, et se confond en avant avec la gaîne fibreuse du corps caverneux de la verge ou du clitoris. Chez la femme, elle recouvre le constricteur du vagin. Le bord postérieur se réfléchit derrière le muscle transverse du périnée et se continue avec l'aponévrose périnéale profonde et avec l'aponévrose rectale ou anale. Celle-ci est une mince lame de tissu cellulaire, qui recouvre la face inférieure du releveur de l'anus.

Rapports. Les muscles du périnée se trouvent au-dessus, les vaisseaux et les nerfs superficiels au-dessous de cette aponévrose.

APONÉVROSE PÉRINÉALE PROFONDE. *Ligament triangulaire. Ligament périnéal de Carcassone.* Elle s'étend transversalement de la lèvre interne de la branche ascendante de l'ischion, et de la branche descendante du pubis d'un côté, à celle de l'autre côté, constitue un feuillet fibreux triangulaire dont le sommet antérieur se continue avec le ligament sous-pubien; tandis que le bord postérieur ou la base se continue avec l'aponévrose périnéale superficielle, en passant derrière les muscles transverses, qui sont les tenseurs des aponévroses du périnée.

Cette aponévrose est recouverte par les muscles du périnée et par les racines du corps caverneux de la verge ou du clitoris. Les vaisseaux et les nerfs de la verge, les releveurs de l'anus et la prostate se trouvent au-dessus. Elle renferme dans son épaisseur l'artère transverse du périnée, située à dix lignes environ au devant de l'anus.

L'aponévrose profonde du périnée est traversée vers son centre par la portion membraneuse de l'urèthre chez l'homme, par l'urèthre en général chez la femme, et par les veines dorsales de la verge ou du clitoris. Elle forme quelquefois un obstacle au cathétérisme.

APONÉVROSES PELVIENNES.

Les aponévroses pelviennes, au nombre de deux, une supé rieure, et une latérale, naissent par une lame commune dont l partie antérieure, forte et courte, part de la face postérieure d la symphyse du pubis, se dirige d'avant en arrière sous forme d faisceaux résistants, et s'insère à la prostate et au col de la vessie C'est le *ligament pubio-prostatique*, ou *le ligament antérieur* de l vessie. Plus en dehors, cette lame commune s'insère à la branch horizontale du pubis, au-dessus de l'insertion du muscle obtu rateur interne, et forme une arcade qui circonscrit l'ouvertur du canal sous-pubien. Derrière cette arcade, elle s'insère à l marge du détroit supérieur du bassin jusqu'à la symphyse sacro iliaque. De ces points d'origine la lame commune descend ver ticalement, forme en arrière une grande arcade pour les vais seaux fessiers, et recouvre le muscle obturateur interne jusqu'a point où s'insère le muscle releveur de l'anus. Arrivée à cett insertion, elle est considérablement fortifiée par une band fibreuse très résistante, étendue de la symphyse pubienne l'épine sciatique, et se sépare en un feuillet supérieur, *aponé vrose pelvienne supérieure*, et en un feuillet latéral, *aponévros pelvienne latérale* ou *obturatrice*.

L'*aponévrose pelvienne supérieure* concourt à former le planche du bassin, et tapisse la face supérieure du releveur de l'anus de l'ischio-coccygien, et du pyramidal. Sa portion antérieure s perd sur les côtés de la prostate, de la vessie, du vagin chez l femme, et du rectum. Sa portion postérieure passe derrière l rectum, se confond avec celle de l'autre côté, et s'insère plus e arrière, à la face antérieure du coccyx et du sacrum.

La face supérieure de cette aponévrose répond au péritoine pa l'intermédiaire du tissu cellulaire sous-péritonéal ou fascia propria quelquefois infiltré de graisse.

L'*aponévrose pelvienne latérale* ou *obturatrice*, continuation d la lame commune, descend verticalement, continue à recouvri le muscle obturateur interne, passe sur le nerf et les vaisseau honteux communs, et se confond avec le bord réfléchi du grand ligament sacro-sciatique.

Cette aponévrose forme la paroi externe de l'excavation périnéale dont la paroi interne est constituée par le releveur de l'anus, tapissé à sa face inférieure par une mince lame de tissu cellulaire, nommée *aponévrose rectale* ou *anale*. Celle-ci se continue à l'insertion supérieure du releveur de l'anus, avec l'aponévrose pelvienne latérale ou obturatrice. C'est à l'ensemble de ces deux aponévroses que Velpeau a donné le nom d'*aponévrose anale* ou *ischio-rectale*.

MUSCLES DU MEMBRE INFÉRIEUR.

Ils sont distingués en ceux de la région coxale, de la cuisse, de la jambe et du pied.

MUSCLES DE LA RÉGION COXALE.

Les muscles de cette région sont situés à la face externe et à la face interne de l'os coxal, occupent les parois du grand et du petit bassin, et s'étendent de là à l'extrémité supérieure du fémur. Ils produisent la flexion, l'extension, l'adduction l'abduction de la cuisse, et la rotation de tout le membre inférieur. Quand la cuisse est fixée, ils exercent leur action sur la partie inférieure du tronc et sur le bassin : ils produisent la flexion, l'extension, l'inclinaison latérale et la rotation de ces parties.

A la face interne de l'os iliaque, dans la cavité abdominale, se trouve le muscle psoas-iliaque, qui gagne la région crurale, en passant sous l'arcade crurale. A la face externe de cet os sont situés les muscles fessiers, qui se recouvrent, et qui constituent les fesses. Sous les fessiers, entre le sacrum et le coccyx d'un côté, et le grand trochanter de l'autre côté, sont placés, dans une direction transversale, le muscle pyramidal, les jumeaux pelviens, et le carré de la cuisse. L'obturateur interne et l'externe occupent la face interne et la face externe de la portion antérieure de l'os coxal. Ils se rendent vers le grand trochanter en passant entre les muscles précédents.

Muscle psoas-iliaque. *Fléchisseur de la cuisse.* C'est un muscle très étendu et considérable, situé en partie sur le côté de la portion lombaire de la colonne vertébrale et en partie dans la fosse iliaque jusqu'au petit trochanter. L'extrêmité supérieure est bifide, et présente une longue portion, aplatie, nommée *grand psoas*, et une large portion, rayonnée, appelée *muscle iliaque.*

Insertions. Direction. La *longue portion* ou *grand psoas* naît par des faisceaux charnus à la face latérale du corps de la dernière vertèbre dorsale et des quatre premières vertèbres lombaires, à la base des apophyses transverses de ces mêmes vertèbres, et aux disques intervertébraux correspondants. Au niveau du milieu des corps des vertèbres, les fibres charnues s'insèrent à des arcades aponévrotiques, sous lesquelles passent les vaisseaux lombaires. Aux apophyses transverses l'insertion a lieu au moyen de lamelles aponévrotiques. De ces insertions, le psoas se dirige en bas et en dehors, passe sur le côté du détroit supérieur dont il rétrécit le diamètre transverse d'un demi-pouce, et arrivé près de l'arcade crurale, il reçoit la portion iliaque.

Le *muscle* ou *portion iliaque* naît de toute l'étendue de la fosse iliaque interne et du ligament iléo-lombaire, de l'épine iliaque antérieure et supérieure, de l'échancrure sous-jacente, de l'épine iliaque antérieure et inférieure, et de la capsule de l'articulation coxo-fémorale. De là les fibres se dirigent en bas et en dedans, et vont en convergeant s'insérer sur le tendon qui occupe le côté externe de la longue portion. Le psoas-iliaque sort du bassin, passe sous l'arcade crurale, entre l'éminence iléo-pectinée et l'épine iliaque antérieure et inférieure, se dirige en bas, en arrière et en dedans, et s'insère au petit trochanter du fémur.

Il existe une bourse muqueuse entre la face antérieure de l'articulation coxo-fémorale et le muscle psoas-iliaque.

Rapports. Le psoas, situé entre les piliers du diaphragme et le carré des lombes, répond en dehors et en avant au péritoine; au rein correspondant et au colon lombaire, mais par l'intermédiaire de son aponévrose. Il renferme le plexus lombaire; et son bord antérieur est cotoyé par le grand sympathique.

La portion iliaque, recouverte par son aponévrose, par le tissu cellulaire sous-péritonéal, et par le péritoine, répond en avant, du côté droit au cœcum, et du côté gauche à la fin du colon.

A l'arcade crurale, le psoas-iliaque remplit le côté externe de cette arcade, et à cet endroit, le nerf crural, qui a occupé la profondeur du muscle, devient plus superficiel, et se place sur son côté interne, contre lequel il est maintenu par l'aponévrose de ce muscle; l'artère et la veine crurales sont situées en dedans du nerf crural et du muscle psoas-iliaque. En dehors, il répond au droit antérieur et plus superficiellement au couturier; en dedans, au pectiné. Par sa face postérieure, il répond à l'articulation coxo-fémorale.

Action: Le psoas-iliaque fléchit la cuisse sur le bassin et lui imprime un mouvement de rotation en dehors. Quand il prend son point fixe sur le fémur, il fléchit le tronc sur les membres inférieurs, et lui imprime un mouvement de rotation du côté opposé; quand les deux agissent à la fois, la flexion du tronc est directe.

Muscle petit psoas. Situé au devant de la longue portion du précédent, il est long, charnu dans son quart supérieur, et tendineux dans ses trois quarts inférieurs. Il manque très souvent.

Insertions. Direction. Il naît aux corps de la douzième vertèbre dorsale et de la première vertèbre lombaire, au disque intervertébral correspondant, au devant du grand psoas. Il passe sous le ligament cintré interne du diaphragme, descend verticalement, et se termine, après un très court trajet, par un tendon très long et aplati. Ce tendon se dirige en bas, se place en dedans du grand psoas, et arrivé sur le côté du détroit supérieur du bassin, il s'élargit, se confond avec l'aponévrose lombo-iliaque, et s'insère au détroit supérieur du bassin et à l'éminence iléo-pectinée.

Action. Il est tenseur de l'aponévrose lombo-iliaque, et il concourt à la flexion du bassin ou du tronc.

Aponévrose lombo-iliaque. Cette aponévrose forme une gaîne au muscle psoas-iliaque et au petit psoas. Elle s'insère sur la face latérale des corps des vertèbres lombaires, aux arcades aponévrotiques qui servent d'insertion au grand psoas; plus haut, elle naît du ligament cintré interne du diaphragme. De là elle descend, recouvre le psoas, et s'insère du côté interne à la marge du détroit supérieur. Cette insertion forme avec l'insertion vertébrale une large arcade, sous laquelle passent le nerf obturateur et le nerf lombo-sacré. En dehors elle se confond avec la lame qui recouvre le muscle iliaque. Cette lame s'insère à la lèvre interne de la crête iliaque, où elle s'unit au fascia transversalis; en avant et en bas, elle s'insère aux épines iliaques antérieures, se continue avec la partie externe de l'arcade crurale et avec le fascia transversalis, en dehors des vaisseaux cruraux. Elle sépare de ces vaisseaux le nerf crural qu'elle maintient contre le muscle psoas-iliaque.

L'aponévrose lombo-iliaque est très résistante à son extrémité inférieure et près de son insertion au détroit supérieur du bassin. Elle se continue sous l'arcade crurale avec le feuillet profond de l'aponévrose crurale et s'insère derrière les vaisseaux cruraux à l'éminence iléo-pectinée.

Muscle grand fessier. Le plus superficiel de la fesse, il est quadrilatère, épais et fasciculé. C'est le muscle le plus volumineux du corps, ce qui est en rapport avec la station bipède.

Insertions. Direction. Il naît : 1° à la surface rugueuse derrière la ligne demi-circulaire supérieure de la fosse iliaque externe; 2° au ligament sacro-iliaque postérieur, et sacro-épineux; 3° à l'aponévrose lombo-dorsale; 4° à la face postérieure du sacrum, du coccyx et du grand ligament sacro-sciatique; 5° quelques faisceaux naissent en avant à l'aponévrose d'insertion du muscle moyen fessier. Ces insertions ont lieu au moyen de fibres aponévrotiques et de fibres charnues entremêlées. De là elles se dirigent en bas, en avant et en dehors, passent sur le grand trochanter, qu'elles contournent en décrivant des arcades à convexité antérieure, et se terminent par de gros faisceaux tendineux, à la branche externe de la bifurcation supérieure de la ligne âpre du fémur, et à l'aponévrose crurale. Cette aponévrose se dédouble près du grand trochanter pour embrasser le grand fessier, un peu au-dessus de son insertion inférieure.

Il existe une bourse muqueuse entre la tubérosité ischiatique et le grand fessier, une autre entre ce muscle et le grand trochanter, et une troisième sur l'extrêmité supérieure du vaste externe.

Rapports. Recouvert par la peau, le pannicule adipeux très épais, par la lame superficielle mince de l'aponévrose fessière dont la lame profonde passe entre ce muscle et le moyen fessier, le grand fessier recouvre ce dernier muscle, le pyramidal, les tendons des muscles obturateurs, les jumeaux pelviens, le carré crural, le vaste externe, le grand adducteur, et l'extrêmité ischiatique des muscles de la région postérieure de la cuisse. Il recouvre les vaisseaux fessiers, ischiatiques, et honteux communs, le nerf fessier supérieur, le nerf grand sciatique, le petit sciatique ou fessier inférieur, le nerf honteux commun, le nerf du muscle obturateur interne, et ceux des jumeaux pelviens et du carré crural.

Action. Prenant son point d'appui sur le bassin, il produit l'extension, la rotation en dehors et l'abduction de la cuisse. Quand les fémurs sont fixés, comme dans la station, et que les deux muscles agissent en même temps, ils produisent l'extension du bassin et par conséquent du tronc. Quand un seul agit sur le bassin, comme dans la station sur une jambe, il imprime au bassin un mouvement de rotation par lequel sa face antérieure regarde du côté opposé. Par ses fibres inférieures, il est adducteur de la cuisse, quand celle-ci est mobile.

Muscle moyen fessier. Recouvert par le grand fessier, il est moins volumineux que lui, et présente une forme triangulaire et rayonnée, à base supérieure.

Insertions. Direction. Il naît : 1° à la fosse iliaque externe, à toute la surface triangulaire, située entre les deux lignes demi-circulaires de cette fosse; 2° à la lèvre externe de la crête iliaque jusqu'à l'épine iliaque antérieure et supérieure ; 3° à une cloison aponévrotique qui le sépare du tenseur du fascia lata ; et 4° à la face profonde d'une aponévrose très forte qui recouvre sa partie antérieure. De ces insertions, les faisceaux charnus se dirigent en bas, en dehors et en avant, les antérieurs allant un peu obliquement d'avant en arrière; ils vont en convergeant, et se terminent par un tendon aplati à la ligne oblique de la face externe du grand trochanter.

Il existe une bourse muqueuse entre le tendon terminal de ce muscle, et la partie supérieure du grand trochanter.

Rapports. Il est sous-aponévrotique par sa partie antérieure, et sous-jacent au grand fessier par sa portion postérieure. Son bord antérieur répond en haut à l'origine du muscle tenseur du fascia lata. Son bord inférieur est cotoyé par le muscle pyramidal.

Le moyen fessier recouvre le petit fessier, l'articulation coxo-fémorale, les vaisseaux fessiers et le nerf fessier supérieur.

Action. Il étend la cuisse et la porte dans l'abduction. Par ses faisceaux antérieurs, il produit la flexion de la cuisse et sa rotation en dedans. Quand il prend son point d'appui sur le fémur, il est extenseur du bassin, l'incline de son côté, et imprime au tronc un mouvement de rotation, par lequel sa face antérieure regarde du côté opposé. Quand les deux muscles agissent à la fois, ils étendent le bassin, surtout si c'est la portion postérieure du muscle qui se contracte. La portion antérieure de ces muscles peut concourir à fléchir le bassin sur les membres inférieurs.

Muscle petit fessier. Situé sous le moyen fessier, il a une forme rayonnée et triangulaire, à base supérieure.

Insertions. Direction. Il naît à la fosse iliaque externe, à toute la surface qui se trouve au devant de la ligne demi-circulaire inférieure, et à la crête iliaque sous l'extrêmité antérieure du moyen fessier. De là les faisceaux charnus se dirigent en dehors et en bas, et vont en convergeant se terminer à une aponévrose large et rayonnée. Celle-ci se rétrécit considérablement, et s'insère au bord antérieur et à la moitié antérieure du bord supérieur du grand trochanter.

Rapports. Sous-jacent au moyen fessier et au grand, il recouvre toute la partie postérieure et externe de l'articulation coxo-fémorale, et la portion réfléchie du tendon du droit antérieur de la cuisse.

Action. Il est extenseur de la cuisse, produit la rotation du membre en dedans, par la contraction de sa moitié antérieure; et la rotation en dehors, par sa moitié postérieure. Par sa portion antérieure, il devient fléchisseur de la cuisse. S'il prend son point d'appui sur le fémur, dans la station sur un seul membre, il incline le bassin de son côté, et lui imprime un mouvement de rotation, de manière que sa face antérieure regarde de son côté.

Muscle pyramidal. *Muscle pyriforme.* Il occupe en partie l'intérieur du bassin, et en partie la région fessière. Sa forme est triangulaire, aplatie, à base interne.

Insertions. Direction. Il prend son origine à la face antérieure du sacrum, depuis le bord inférieur du deuxième trou sacré antérieur jusqu'au quatrième; cette insertion se fait par des fibres charnues et par des bandelettes aponévrotiques, qui constituent deux, trois, ou quatre digitations. Quelques faisceaux charnus naissent de la face antérieure de la symphyse sacro-iliaque, du grand ligament sacro-sciatique, et de la partie supérieure de l'échancrure sciatique. De ces points d'origine, le pyramidal se dirige transversalement en dehors, sort du bassin par le grand trou sacro-sciatique, se rétrécit, et se termine par un tendon arrondi à la partie postérieure du bord supérieur du grand trochanter.

Rapports. Il répond en avant, dans le bassin, au rectum, aux vaisseaux hypogastriques et au plexus sacré; hors du bassin, à l'articulation coxo-fémorale. Sa face postérieure est entièrement recouverte hors du bassin par le grand fessier. Son bord supérieur cotoye le bord inférieur du muscle moyen fessier; c'est entre ces deux bords, que les vaisseaux fessiers et le nerf fessier supérieur sortent du bassin. Le bord inférieur longe le jumeau pelvien supérieur; c'est sous ce bord que l'artère honteuse commune, l'artère ischiatique, le nerf grand sciatique, le petit sciatique, et le nerf honteux sortent du bassin. Ce bord inférieur longe le muscle ischio-coccygien dans le bassin.

Action. Il est rotateur de la cuisse en dehors, et la porte dans l'abduction quand elle a été préalablement fléchie. Dans la station, il contribue à maintenir le bassin en équilibre sur les membres inférieurs.

MUSCLE OBTURATEUR INTERNE. Situé en partie à l'intérieur, et en partie à l'extérieur du bassin, il a une forme triangulaire, rayonnée, et se réfléchit à angle droit par son extrêmité inférieure.

Insertions. Direction. Il s'insère par sa base, à la face postérieure de la membrane obturatrice, à tout le pourtour du trou sous-pubien, à la surface osseuse quadrilatère qui répond à la cavité cotyloïde, à l'arcade aponévrotique du canal sous-pubien, et à l'aponévrose obturatrice. De ces différents points, les fibres charnues vont en convergeant vers le petit trou sacro-sciatique, sortent du bassin par cette ouverture en se réfléchissant à angle droit sur la tubérosité de l'ischion, constituent un corps musculeux rétréci, qui se dirige horizontalement en dehors, et se termine par un tendon aplati dans la fossette digitale du grand trochanter. Ce tendon commence dans le muscle par plusieurs prolongements aponévrotiques.

Il existe une bourse muqueuse entre ce muscle et la tubérosité de l'ischion, au point où il se réfléchit.

Rapports. Recouvert par l'aponévrose pelvienne latérale ou obturatrice, il forme la paroi externe de l'excavation périnéale ou ischio-rectale dont la paroi interne est constituée par le releveur de l'anus. L'artère honteuse commune, ses veines satellites, et le nerf honteux commun, sont placés entre la face interne de ce muscle et son aponévrose, au niveau de la tubérosité de l'ischion.

Hors du bassin, il répond en avant à l'articulation coxo-fémorale et au tendon du muscle obturateur externe; en arrière, au muscle grand fessier, au nerf grand sciatique, et au petit sciatique. Il est embrassé par les jumeaux pelviens, qui lui forment une espèce de gouttière charnue, placée tantôt devant, et tantôt derrière le tendon du muscle obturateur interne.

Action. Il est rotateur de la cuisse en dehors. Dans la station, ces muscles contribuent à maintenir le bassin en équilibre.

MUSCLES JUMEAUX PELVIENS. Ce sont des languettes charnues,

fusiformes, situées l'une au-dessus, et l'autre au-dessous du tendon de l'obturateur interne.

Insertions. Direction. Le *jumeau supérieur* naît à l'épine sciatique; l'*inférieur*, à la tubérosité de l'ischion. De là ils se dirigent transversalement en dehors et s'insèrent sur le tendon de l'obturateur interne, près de la cavité digitale.

Action. Ils sont rotateurs de la cuisse en dehors.

Muscle carré de la cuisse. Situé transversalement au-dessous du jumeau inférieur, il a une forme quadrilatère, alongée, et aplatie.

Insertions. Direction. Il naît à la face externe de la tubérosité ischiatique, se dirige transversalement en dehors, et se termine à la ligne inter-trochantérienne postérieure.

Rapports. Recouvert par le muscle grand fessier, par le nerf grand sciatique, et le petit sciatique, il recouvre les vaisseaux circonflexes internes. Son bord inférieur longe le bord supérieur du grand adducteur.

Action. Il est rotateur de la cuisse en dehors.

Muscle obturateur externe. Situé en dedans et en dessous de l'articulation coxo-fémorale, il a une forme triangulaire, rayonnée, à base supérieure et interne, et se réfléchit à angle droit par son extrêmité inférieure.

Insertions. Direction. Il naît par sa base, à la face antérieure de la membrane obturatrice, et au pourtour du trou sous-pubien. De ces points d'origine les fibres charnues vont en convergeant vers le bord inférieur du col du fémur, se réfléchissent autour de ce col en passant au-dessous, se dirigent horizontalement en dehors, et constituent un corps musculeux qui se rétrécit successivement, pour s'insérer par un tendon aplati dans la partie inférieure de la fossette digitale du grand trochanter.

Rapports. Dans sa portion verticale, à son origine, il est recouvert par le psoas-iliaque, le pectiné et les deux premiers adducteurs. En passant sous le col du fémur, il se met en rapport avec la capsule de l'articulation coxo-fémorale. Sa partie réfléchie est en rapport en arrière avec le carré de la cuisse.

Action. Il est rotateur de la cuisse en dehors.

MUSCLES DE LA CUISSE.

Les muscles de la cuisse suivent en général la direction longitudinale. Les uns naissent au bassin et se terminent au fémur, ou aux os de la jambe. Les autres partent du fémur et s'étendent jusqu'à la jambe. Ils occupent la région antérieure, la région postérieure, la région externe, et la région interne. Dans la région antérieure, se trouvent le couturier et le triceps crural; dans la région postérieure, le biceps crural, le demi-tendineux et le demi-membraneux; dans la région externe, le tenseur du fascia lata; dans la région interne, le droit interne, le pectiné et les trois adducteurs.

RÉGION ANTÉRIEURE.

Muscle couturier. Le plus superficiel de cette région, il occupe à la fois la région antérieure et la région interne. Il est aplati, rubané et très long; c'est le muscle le plus long du corps.

Insertions. Direction. Il prend son origine à l'épine iliaque antérieure et supérieure, et à la moitié supérieure de l'échancrure sous-jacente, au moyen d'une courte bandelette aponévrotique. De là le muscle se dirige en bas, en dedans et un peu en arrière, descend dans la gouttière, formée par les adducteurs et le vaste interne, passe sur la partie postérieure de la face interne du condyle interne du fémur, décrit une arcade pour se porter en avant, et se termine au niveau de l'articulation du genou par un tendon aplati. Ce tendon se dirige en avant et en dehors audessous de la tubérosité interne du tibia, s'élargit, donne une expansion aponévrotique à l'aponévrose jambière, passe sur les tendons du droit interne et du demi-tendineux par l'intermédiaire d'une bourse muqueuse, s'unit à ces tendons par des bandelettes aponévrotiques pour former la patte d'oie, et s'insère à l'extrêmité supérieure de la crête du tibia.

Rapports. Il est sous-aponévrotique dans toute son étendue;

placé à son origine entre l'extenseur du fascia lata qui est en dehors, et le psoas-iliaque qui est en dedans, il recouvre le triceps crural, la portion interne du grand adducteur, le droit interne, et se place sur le côté interne de l'articulation du genou.

Son rapport principal est celui de l'artère crurale ; il est le *muscle satellite* de cette artère. Dans le tiers supérieur de la cuisse l'artère crurale se trouve en dedans de ce muscle ; dans le tiers moyen, elle passe entre le couturier et l'insertion inférieure du moyen adducteur ; immédiatement en dessous de ce point, au moment où l'artère traverse l'anneau du troisième adducteur, elle se place en dehors du couturier.

Dans le tiers inférieur de la cuisse, il recouvre le nerf saphène interne, qui devient sous-cutané au moment où le couturier devient tendineux, en passant sous le tendon de ce muscle. Dans ce même point, son bord postérieur est cotoyé par la veine saphène interne.

Action. Il produit la flexion de la jambe et de la cuisse ; rapproche l'une jambe de l'autre, et lui imprime un mouvement de rotation en dedans. Quand il prend son point fixe sur la jambe, il fléchit le bassin sur la cuisse, et si l'autre jambe est levée, il imprime au bassin un mouvement de rotation vers le côté opposé.

MUSCLE TRICEPS CRURAL. Il est composé de trois portions : une longue portion, et deux portions latérales. La *longue portion*, nommée *droit antérieur,* occupe la ligne médiane de la région antérieure ; les portions latérales, distinguées en *vaste interne* et en *vaste externe*, embrassent tout le fémur, à l'exception de la ligne âpre.

Insertions. Direction. La *longue portion* ou le *droit antérieur,* fusiforme et penniforme, naît à l'épine iliaque antérieure et inférieure par un tendon très fort, auquel se joint le *tendon réfléchi,* qui s'insère au-dessus du sourcil de la cavité cotyloïde. A ce tendon succède le corps charnu, composé de fibres internes, obliques en bas et en dedans, et de fibres externes, obliques en bas et en dehors. Il descend verticalement, et se termine par un tendon, d'abord rétréci et puis élargi, au bord supérieur de la rotule, à laquelle fait suite le ligament rotulien; et par là, il s'insère à la tubérosité antérieure du tibia.

Le *vaste externe* naît : 1° à une ligne horizontale qui limite en bas la face externe du grand trochanter, à une petite partie du bord antérieur de ce même trochanter; 2° à la branche externe de la bifurcation supérieure de la ligne âpre du fémur, au devant de l'insertion du grand fessier; 3° à la lèvre externe de la ligne âpre elle-même. Ces insertions ont lieu par une forte aponévrose qui recouvre la face externe de cette portion, et qui se continue en bas avec la cloison intermusculaire externe. De là les fibres charnues se dirigent en bas, en avant et en dedans et se terminent par une aponévrose très forte, qui s'unit au côté externe du tendon de la longue portion ou droit antérieur, et s'insère à la moitié supérieure du bord externe de la rotule.

Cette portion est séparée du vaste interne qu'elle recouvre, par des vaisseaux et des nerfs.

Le *vaste interne* embrasse tout le fémur. Il prend son origine : 1° à la ligne inter-trochantérienne antérieure par des fibres charnues; 2° à la lèvre interne de la ligne âpre du fémur, au devant de l'insertion des adducteurs, au moyen d'une forte aponévrose qui concourt avec le tendon du troisième adducteur à former l'anneau de l'artère crurale; 3° aux trois faces et aux bords latéraux du fémur.

De ces insertions, toutes les fibres charnues se dirigent en bas, les moyennes verticalement, les internes obliquement en avant et en dehors, et les externes obliquement en avant et en dedans. Elles se terminent à une forte aponévrose, qui s'insère au bord interne de la rotule et à la tubérosité interne du tibia. Quelques faisceaux charnus viennent s'insérer sur le côté interne du tendon de la longue portion ou droit antérieur.

Plusieurs auteurs décrivent la masse charnue qui répond à la partie médiane de l'aponévrose terminale du vaste interne, sous le nom de muscle *crural*. De là la dénomination de *triceps crural* :

donnée aux deux vastes; et de *quadriceps crural*, à la réunion des vastes avec le droit antérieur de la cuisse.

Rapports. Ce muscle est sous-aponévrotique à son insertion inférieure, mais à son origine il devient plus profond et est recouvert par le couturier, le psoas iliaque, le tenseur du fascia lata, et par le moyen fessier. En dedans il répond aux adducteurs; en arrière, au biceps fémoral. Le vaste interne est longé dans une certaine étendue par l'artère crurale, et il concourt à former la gaîne fibreuse destinée à cette artère.

Action. Il étend la jambe sur la cuisse. Quand la jambe est fixée, il étend la cuisse sur la jambe. Par sa longue portion, il peut fléchir le bassin sur la cuisse, s'il prend son point fixe à son insertion inférieure.

Muscle sous-crural. *Muscle articulaire du genou.* C'est une dépendance du vaste interne. Il occupe le quart inférieur de la face antérieure du fémur. Quelques faisceaux charnus naissent à cette face antérieure, et se terminent à la partie supérieure de la synoviale articulaire du genou.

Il tend la synoviale pendant les mouvements du genou.

RÉGION EXTERNE.

Muscle tenseur du fascia lata. Il occupe le quart supérieur de la région externe, et est enveloppé par l'aponévrose crurale. Il a une forme quadrilatère, alongée, et aplatie.

Insertions. Direction. Il naît à la face externe de l'épine iliaque antérieure et supérieure, se dirige en bas et un peu en arrière, et se termine au-dessous du quart supérieur de la cuisse, à l'aponévrose crurale. A partir de cette insertion, l'aponévrose s'épaissit considérablement sous forme d'une bande, qui s'insère au bord externe de la rotule et à la tubérosité externe du tibia.

Rapports. Il est sous-aponévrotique, et recouvre le vaste externe. En dedans il répond au couturier; en arrière, au moyen fessier.

Action. Il est tenseur de l'aponévrose crurale, et extenseur de la jambe.

Muscle droit interne. Le plus interne et le plus superficiel de cette région, il a une forme rubanée, triangulaire, à base supérieure; il est très long, et a une direction verticale.

Insertions. Direction. Il naît par un tendon large et mince, au corps, et à la branche descendante du pubis, à côté de la symphyse. De ce point, il descend verticalement, et se termine près du genou par un tendon grêle, qui contourne d'arrière en avant les tubérosités internes du fémur et du tibia, et s'insère à la face interne et à la crête du tibia, derrière le tendon du couturier, et au-dessus de celui du demi-tendineux. Il est uni à ces tendons pour former la patte d'oie.

Rapports. Il est sous-aponévrotique, répond en dehors aux adducteurs ; près de l'articulation du genou, il est croisé par la veine saphène interne, et est situé entre le couturier qui est en avant, et le demi-membraneux qui est en arrière.

Action. Il porte la jambe en dedans et la rapproche de celle de l'autre côté; il concourt en même temps à la flexion de la jambe, et lui imprime un mouvement de rotation en dedans.

Muscle pectiné. Situé en dedans de l'articulation coxo-fémorale et de la portion crurale du psoas-iliaque, au devant de l'obturateur externe, il a une forme quadrilatère, alongée et aplatie.

Insertions. Direction. Il prend son origine à la surface pectinéale, limitée en arrière par la crête du pubis et en dehors par l'éminence iléo-pectinée. De là il se dirige en bas, en dehors et en arrière, pour s'insérer par un tendon aplati, à la branche interne de la bifurcation supérieure de la ligne âpre du fémur.

Rapports. Le pectiné, recouvert par son aponévrose, forme la paroi postérieure et interne du canal crural, et répond en dehors et en avant à l'artère et à la veine crurales. Ces vaisseaux descendent entre ce muscle et le psoas-iliaque. En dedans il répond aux adducteurs et en arrière, à l'obturateur externe et à l'articulation coxo-fémorale.

Action. Il est adducteur et fléchisseur de la cuisse, et la croise avec l'autre.

Muscle long adducteur. *Moyen adducteur.* Placé le long du bord interne du précédent, il a une forme aplatie et triangulaire, à base inférieure.

Insertions. Direction. Il s'insère par un tendon très fort à la branche horizontale du pubis, immédiatement au-dessous de son épine. De là il se dirige en bas, en arrière et en dehors, s'élargit insensiblement, et se termine par un tendon aplati à la lèvre interne de la ligne âpre du fémur, à peu-près vers le milieu de l'os.

Rapports. Il est sous-aponévrotique; son insertion inférieure est recouverte par le couturier. C'est dans ce point que les vaisseaux cruraux descendent entre ces deux muscles. Il recouvre le petit adducteur et le grand.

Action. Il a la même action que le précédent, mais il ne croise pas autant les cuisses.

Muscle court adducteur. *Petit adducteur.* Recouvert par le précédent, il a une forme quadrilatère alongée.

Insertions. Direction. Il naît à la branche descendante du pubis, au-dessous de l'insertion du long adducteur, par des fibres charnues et aponévrotiques. De ce point, il se dirige en bas, en dehors et en arrière, et s'insère par un tendon aplati à la partie supérieure de la ligne âpre du fémur, immédiatement au-dessous de l'insertion inférieure du muscle pectiné. Cette insertion inférieure présente une ou deux arcades aponévrotiques, destinées au passage des vaisseaux perforants.

Rapports. Il est placé entre le long adducteur, et le grand adducteur. En dedans, il répond au droit interne et en dehors, au pectiné. Souvent son tendon fémoral est uni à celui du pectiné.

Action. La même que celle du pectiné.

Muscle grand adducteur. Situé sous les deux muscles précédents, il est triangulaire à base inférieure, fasciculé et très épais.

Insertions. Direction. Il naît à la face antérieure des branches du pubis et de l'ischion, et à la face inférieure de la tubérosité ischiatique. Cette insertion a lieu par des fibres charnues et aponévrotiques. De là ce muscle se dirige en bas et en dehors, s'élargit, et se termine à toute l'étendue de la ligne âpre du fémur, depuis le petit trochanter jusqu'au condyle interne. Les faisceaux les plus internes s'insèrent par un tendon arrondi à un tubercule qui se trouve sur le condyle interne du fémur. Cette dernière portion est séparée de celle qui s'insère à la ligne âpre du fémur, par les vaisseaux cruraux, qui deviennent poplités. A ce point de passage des vaisseaux, le tendon de la portion interne du grand adducteur envoie une expansion aponévrotique vers l'aponévrose d'origine du vaste interne, et forme de cette manière l'anneau ou le canal fibreux pour livrer passage à l'artère crurale.

Rapports. Le rapport principal est celui des vaisseaux cruraux, qui le traversent. Il répond en arrière aux muscles de la région postérieure, en avant aux autres adducteurs.

Action. Il est adducteur des cuisses, agit principalement dans l'équitation. Il ne concourt point à la flexion du fémur comme les autres adducteurs, et peut même agir comme extenseur de cette partie du membre.

Les adducteurs, prenant leur point fixe sur le fémur dans la station, concourent à maintenir le bassin en équilibre.

RÉGION POSTÉRIEURE.

Muscle biceps fémoral. Situé sur le côté externe de cette région, il est long, bifide à son extrêmité supérieure, offrant une *longue portion* et une *courte portion.*

Insertions. Direction. La *longue portion* naît à la partie supérieure et externe de la tubérosité de l'ischion par un tendon aplati, confondu avec celui du demi-tendineux. De là elle se dirige en bas et un peu en dehors, et arrivée vers le quart inférieur du bord externe du fémur, elle se joint à la courte portion.

La *courte portion* prend son origine vers le milieu de la ligne âpre du fémur et à l'aponévrose d'origine du vaste externe, se dirige de là en bas, en dehors et un peu en arrière, et se joint à la longue portion, immédiatement au-dessus de l'articulation du genou.

Le corps musculeux commun descend verticalement et se termine par un tendon très fort. Ce tendon occupe le bord postérieur du muscle, embrasse le ligament latéral externe de l'articulation du genou, envoie une expansion à l'aponévrose jambière, et s'insère à la tête du péroné et par une branche de bifurcation à la tubérosité externe du tibia. Il existe une bourse muqueuse entre ce tendon et le ligament latéral externe de l'articulation.

Rapports. Il est sous-aponévrotique dans toute son étendue, seulement l'insertion supérieure de la longue portion est recouverte par le grand fessier. Il forme la paroi externe du triangle supérieur du creux du jarret, et répond en dedans aux vaisseaux poplités et au nerf grand sciatique. Ce nerf longe d'abord le côté externe de la longue portion, passe au devant de cette portion et se trouve au creux du jarret en dedans du biceps. En haut, ce muscle est en rapport en dedans avec le demi-tendineux et le demi-membraneux ; en bas, avec le jumeau externe et le plantaire grêle. Son tendon terminal est longé en bas, par le nerf sciatique poplité externe, ou nerf péronier.

Action. Il fléchit la jambe sur la cuisse, et lui imprime un mouvement de rotation en dehors. Par sa longue portion, il peut concourir à l'extension de la cuisse sur le bassin. Quand, au contraire, il prend son point fixe sur la jambe, il produit l'extension du bassin par sa longue portion, et par sa courte portion il fléchit la cuisse sur la jambe, comme pour s'asseoir. Il est tenseur de l'aponévrose jambière.

Muscle demi-tendineux. Situé sur le côté interne de la région postérieure, derrière le demi-membraneux, il est long, penniforme, et tendineux dans sa moitié inférieure.

Insertions. Direction. Il s'insère à la partie externe et supérieure de la tubérosité ischiatique, par un tendon aplati, qui se confond avec celui de la longue portion du biceps. De ce point, le demi-tendineux se dirige en bas et en dedans, et arrivé un peu au-dessus du condyle interne du fémur il se termine par un tendon grêle et long. Ce tendon contourne d'arrière en avant les tubérosités internes du fémur et du tibia, passe derrière et sous le tendon du droit interne, et s'insère avec ce dernier tendon à la partie supérieure de la face interne et de la crête du tibia, derrière l'insertion du tendon du couturier. Le tendon du demi-tendineux est uni par des expansions aponévrotiques aux tendons du droit interne et du couturier pour former la *patte d'oie;* celle-ci est séparée du ligament latéral interne et du tibia par une bourse muqueuse.

Rapports. Il est sous-aponévrotique, et recouvert à son insertion supérieure par le grand fessier. Il répond en avant au demi-membraneux, et en dehors au biceps et au nerf grand sciatique.

Action. Il fléchit la jambe sur la cuisse, et la tourne en dedans; après avoir produit cette action, il étend la cuisse sur le bassin. Prenant son point fixe sur la jambe, il étend le bassin sur la cuisse, dans la station.

Muscle demi-membraneux. Situé sur le côté interne de la région postérieure, il est long, aplati, et aponévrotique dans sa moitié supérieure.

Insertions. Direction. Il naît par un tendon aplati à la partie la plus élevée de la tubérosité ischiatique, au-dessus du tendon du demi-tendineux dont il est séparé par une bourse muqueuse. Ce tendon descend, se dirige un peu en dedans, s'élargit et arrivé vers le milieu de la région il donne naissance au corps charnu; celui-ci se termine par un tendon qui passe derrière le condyle interne du fémur, pour s'insérer par une portion verticale au bord interne et à la face postérieure du tibia, par une portion horizontale, dans la gouttière horizontale de la tubérosité interne de cet os, et par une portion réfléchie postérieure, au ligament postérieur de l'articulation du genou.

Rapports. En arrière, il est en rapport avec le demi-tendineux; il forme avec ce muscle le côté interne du triangle supérieur du creux du jarret et répond en dehors aux vaisseaux poplités et au nerf grand sciatique. En avant, il est en rapport avec les adducteurs.

Il existe une bourse muqueuse entre son tendon inférieur et le condyle interne.

Action. La même que celle du précédent.

MUSCLES DE LA JAMBE.

Les muscles de la jambe, à l'exception du muscle poplité, ont une direction longitudinale, passent sur l'articulation tibio-tarsienne, et se rendent au tarse, au métatarse, et aux orteils. Ils occupent la région antérieure, la région externe, et la région postérieure de la jambe.

Les muscles de la région antérieure occupent l'espace renfermé entre le tibia et le péroné; ce sont en allant de dedans en dehors : le tibial antérieur, l'extenseur propre du gros orteil, et l'extenseur commun des orteils avec le péronier antérieur. Ils passent au devant de l'articulation du coude-pied, et se rendent à la face dorsale du pied.

La région externe renferme les péroniers latéraux, distingués en long et en court. Ils occupent la face externe du péroné, et sont situés entre les fléchisseurs et les extenseurs.

La région postérieure est divisée en un plan superficiel et en un plan profond. Le plan superficiel comprend les muscles jumeaux, le plantaire grêle, et le soléaire; il constitue le mollet. Le plan profond renferme le poplité, le tibial postérieur, le long fléchisseur propre du gros orteil, et le long fléchisseur commun des orteils; les trois derniers passent derrière la malléole interne et se rendent à la plante du pied.

RÉGION ANTÉRIEURE.

Muscle tibial antérieur. *Jambier antérieur.* Le plus fort et le plus interne de la région antérieure, il est long et d'une forme prismatique, triangulaire.

Insertions. Direction. Il s'insère par des fibres charnues aux deux tiers supérieurs de la face externe du tibia, à la tubérosité externe de cet os, à la partie interne de la face antérieure du ligament interosseux, à l'aponévrose jambière, et à une cloison intermusculaire, qui le sépare de l'extenseur commun des orteils. Il descend verticalement, se dirige ensuite un peu en dedans, et se termine par un tendon qui passe sous le ligament annulaire dorsal du tarse dans une gaîne qui lui est propre. A la sortie de ce ligament le tendon du tibial antérieur se recourbe, se dirige en avant et en dedans, passe sur l'astragale et le scaphoïde, et se termine au tubercule du premier cunéïforme et à l'extrémité postérieure du premier métatarsien.

Il existe une bourse muqueuse entre ce tendon et le premier cunéïforme.

Rapports. Sous-aponévrotique, ce muscle répond en dehors à l'extenseur commun des orteils dont il est séparé plus bas par l'extenseur propre du gros orteil.

Le principal rapport est celui de l'artère tibiale antérieure. Il est le *muscle satellite* de cette artère. Celle-ci descend, profondément placée contre le ligament interosseux, entre le tibial antérieur qui est en dedans et l'extenseur commun des orteils; plus bas entre le tibial antérieur et l'extenseur propre du gros orteil. Il affecte les mêmes rapports avec le nerf tibial antérieur; près du coude-pied, son tendon est séparé de l'artère et du nerf par le tendon de l'extenseur propre du gros orteil.

Action. Il fléchit le pied sur la jambe, et relève le bord interne du pied. Quand le pied est fixé, il concourt à maintenir la jambe dans la verticale pendant la station, ou il la fléchit sur le pied, comme dans l'action de s'agenouiller.

Muscle extenseur commun des orteils. Situé en dehors du précédent, il est long, demi-penniforme, et divisé à son extrémité inférieure en quatre ou cinq chefs.

Insertions. Direction. Il naît, par des fibres charnues et aponévrotiques, à la tubérosité externe du tibia, à la tête du péroné, à la face interne du péroné, à toute cette partie qui se trouve au devant du ligament interosseux, à ce ligament interosseux lui-même, à l'aponévrose jambière et aux cloisons intermusculaires qui le séparent des muscles voisins. De là, il descend verticalement et se termine près de l'articulation tibio-tarsienne en quatre tendons. Ceux-ci passent sous le ligament annulaire dorsal du tarse dans une gaîne propre, tapissée d'une gaîne muqueuse. A la sortie de cette gaîne, les tendons de l'extenseur commun se réfléchissent, se dirigent horizontalement en avant, et sont fixés contre le tarse par une gaîne fibreuse très forte; au de là de cette gaîne, ils vont en divergeant gagner l'articulation métatarso-phalangienne des quatre derniers orteils, auxquels ce muscle est destiné. Ces tendons se confondent avec le côté interne des tendons du pédieux, passent sur la face dorsale de la première phalange, et se divisent en trois faisceaux; le médian s'insère à l'extrêmité postérieure de la deuxième phalange, les deux latéraux continuent leur trajet sur la deuxième phalange, et se terminent à l'extrêmité postérieure de la troisième. Le cinquième chef, s'il existe, s'insère à l'extrêmité postérieure du cinquième métatarsien; c'est cette portion qui constitue le *péronier antérieur*, surtout quand elle est séparée du reste du muscle.

Rapports. Sous-aponévrotique, il répond en dedans au muscle tibial antérieur, à l'artère et au nerf du même nom, dont il est séparé plus bas par l'extenseur propre du gros orteil. En dehors, il est en rapport avec les péroniers latéraux. Sur le dos du pied, ses tendons se trouvent en dehors de l'artère pédieuse, et recouvrent le muscle pédieux, qu'ils croisent obliquement en dehors et en avant.

Action. Il étend les quatre derniers orteils, fléchit le pied, et relève son bord externe. Dans la station, quand le pied est fixé, il agit sur la jambe, la maintient dans l'équilibre avec les muscles de la région postérieure, ou quand ceux-ci cessent de se contracter, il contribue à fléchir la jambe sur le pied.

Muscle extenseur propre du gros orteil. Situé entre les deux muscles précédents, il est demi-penniforme et alongé.

Insertions. Direction. Il prend son origine au tiers médian de la face interne du péroné et aux deux tiers inférieurs du ligament interosseux. De ces points, il se dirige en bas et un peu en dedans, et se termine par un tendon, qui occupe d'abord le bord antérieur du muscle. Ce tendon passe sous le ligament annulaire dorsal du tarse, dans une gaîne qui lui est commune avec l'artère tibiale antérieure et le nerf du même nom. A la sortie de cette gaîne, le tendon se réfléchit, se dirige horizontalement en avant et en dedans, le long du premier métatarsien, et s'insère par deux faisceaux latéraux à la première phalange, et par un troisième plus large, à la deuxième phalange du gros orteil. Sur le premier métatarsien, ce tendon est entouré d'une gaîne muqueuse.

Rapports. A la jambe, ce muscle est recouvert par le tibial antérieur et par l'extenseur commun des orteils, entre lesquels il est placé; il est d'abord placé en dehors de l'artère tibiale antérieure, mais près du ligament dorsal du tarse, il croise cette artère, passe au devant d'elle et se place à son côté interne. Sur le dos du pied, son tendon fait saillie, quand le pied est porté dans l'extension, et longe l'artère pédieuse, qui est située en dehors de ce tendon.

Action. Il étend le gros orteil. Dans la station, quand le pied est fixé, il agit sur la jambe, soit pour la fléchir sur le pied, soit pour la maintenir dans la verticale.

RÉGION EXTERNE.

MUSCLE LONG PÉRONIER LATÉRAL. Le plus superficiel de la région externe, il est long, demi-penniforme, et aplati.

Insertions. Direction. Il s'insère à la tête du péroné, à la moitié supérieure de la face externe, du bord antérieur et du bord externe du même os, à l'aponévrose jambière et aux cloisons qu'elle envoie entre le long péronier et les muscles voisins; quelquefois il s'insère à la tubérosité externe du tibia. Il descend verticalement et se termine par un tendon, qui passe derrière la malléole externe, dans la même gaîne fibreuse que le court péronier latéral. Au-dessous de la malléole, ce tendon se réfléchit, et se dirige en avant et en bas sur la face externe du calcanéum, dans une gaîne propre, située au-dessous de celle du court péronier latéral. Arrivé sur le côté externe du cuboïde, il gagne la plante du pied, s'engage dans la gouttière du cuboïde, dans laquelle il est maintenu par une gaîne fibreuse, tapissée d'une gaîne muqueuse, et se dirige obliquement en avant et en dedans pour se terminer à l'extrémité postérieure du premier métatarsien.

Rapports. Sous-aponévrotique, il recouvre le court péronier latéral, et répond en dedans aux muscles de la région antérieure; en dehors et en arrière, à ceux de la région postérieure. Il passe sur le côté externe de l'articulation tibio-tarsienne.

Action. Il étend le pied sur la jambe et relève le bord externe du pied, de manière que la plante regarde directement en dehors. Dans la station, le pied étant fixé, il concourt à maintenir l'extension de la jambe.

Muscle court péronier latéral. Situé sous le précédent, il a la même forme que lui, mais il est plus court.

Insertions. Direction. Il prend son origine à la moitié inférieure ou au tiers inférieur de la face externe du péroné, jusques près de la malléole externe. Il descend verticalement et se termine par un tendon, qui passe derrière la malléole externe, au devant de celui du long péronier, dans la même gaîne que lui. Au-dessous de la malléole, ce tendon se recourbe, se dirige en avant et en bas, sur la face externe du calcanéum, dans une gaîne propre, au-dessus de celle du long péronier latéral, et s'insère à l'extrêmité postérieure du cinquième métatarsien.

Rapports. Il longe le côté externe de l'articulation tibio-tarsienne.

Action. Il produit les mêmes effets que le long péronier, mais avec moins d'intensité.

RÉGION POSTÉRIEURE.

Le *plan superficiel* renferme les jumeaux, le plantaire grêle et le soléaire.

Muscles jumeaux de la jambe. *Gastro-cnémiens.* Le plus superficiel de la région postérieure, ce muscle forme avec le soléaire la chair du mollet. Il est bifide à son extrêmité supérieure, et présente un corps musculeux épais, aplati d'avant en arrière.

Insertions. Direction. Le jumeau externe naît à la tubérosité externe du fémur, au-dessus de l'insertion du muscle poplité; le jumeau interne, plus fort que l'externe, à la tubérosité interne du même os, immédiatement au-dessous de l'insertion du tendon du grand adducteur. Cette origine a lieu par un tendon aplati, court et résistant, et par des faisceaux charnus. De là les fibres charnues descendent directement : celles qui sont les plus rapprochées de l'axe du membre, vont en convergeant vers la ligne médiane, et circonscrivent un V ouvert en haut; celles qui sont plus externes à l'axe du membre, descendent verticalement. Toutes viennent s'insérer à la face postérieure d'une large aponévrose, qui se rétrécit en descendant, et s'unit à celle du muscle soléaire pour former le tendon d'Achille, et s'insérer par là à la face postérieure du calcanéum.

Rapports. Sous-aponévrotique, il recouvre les parties latérales du ligament postérieur de l'articulation tibio-fémorale. Ses tendons d'origine s'unissent à ce ligament et le fortifient. Il recouvre aussi le poplité, le plantaire grêle et le soléaire. Les deux chefs de ce muscle circonscrivent le triangle à base supérieure, qui constitue la moitié inférieure du creux du jarret. Dans ce triangle descendent les vaisseaux poplités et le nerf sciatique poplité interne ou tibial postérieur. Le nerf sciatique poplité externe ou péronier croise obliquement le chef externe, immédiatement au-dessous du tendon du biceps fémoral.

Muscle soléaire. Le muscle le plus considérable de la jambe; il est situé sous les jumeaux, et a été comparé à une sole.

Insertions. Direction. Il naît à la partie postérieure de la tête du péroné, à la moitié supérieure du bord externe et au tiers supérieur de la face postérieure du même os ; à la ligne oblique de la face postérieure du tibia au-dessous du poplité, et par une aponévrose au tiers moyen du bord interne du tibia. L'insertion tibiale est unie à l'insertion péronière par une arcade aponévrotique, qui donne aussi naissance aux fibres charnues, et sous laquelle passe l'artère poplitée. De là les fibres charnues descendent, convergent vers l'axe du membre, et s'insèrent à la face antérieure d'une aponévrose qui occupe la moitié inférieure du muscle, et à une aponévrose large et résistante qui le sépare en une portion antérieure, et en une portion postérieure. Ces aponévroses descendent, se rétrécissent, et s'unissent à celle des jumeaux de la jambe pour former le tendon d'Achille.

Le *tendon d'Achille*, le plus fort du corps, de la longueur de quatre pouces environ, aplati et renfermé entre les deux feuillets de l'aponévrose jambière, descend verticalement sur la ligne médiane, se rétrécit et s'épaissit en même temps, et s'insère en s'élargissant à la partie inférieure de la face postérieure du calcanéum. Il existe une bourse muqueuse entre ce tendon et la partie supérieure de cette face du calcanéum.

Rapports. La face postérieure du soléaire est en rapport avec les jumeaux et le tendon du plantaire grêle. Sa face antérieure répond au tronc artériel tibio-péronier, aux vaisseaux tibiaux postérieurs et péroniers, au nerf tibial postérieur, et aux muscles du plan profond; mais elle est séparée de tous ces organes, par une lame transversale de l'aponévrose jambière.

Le tendon d'Achille, sous-aponévrotique, est cotoyé en dedans, par l'artère tibiale postérieure, accompagnée de ses veines satellites, et par le nerf tibial postérieur. Ces vaisseaux et ce nerf se trouvent au milieu de l'espace, limité en dedans par la malléole interne, en dehors par le tendon d'Achille.

Action. Les muscles jumeaux et le soléaire constituent un muscle triceps, nommé *triceps sural,* qui a pour action principale d'étendre le pied sur la jambe. Les jumeaux peuvent fléchir la cuisse sur la jambe, quand elle n'est pas fixée en avant par le triceps crural. Le soléaire maintient la jambe dans la verticale, pendant la station.

Muscle plantaire grêle. Situé en dedans et au devant du jumeau externe, il est long, tendineux dans presque toute son étendue, n'offrant qu'un petit corps charnu, fusiforme.

Insertions. Direction. Il naît au ligament postérieur de l'articulation du genou, en dedans de l'origine du jumeau externe, au moyen de fibres charnues. Il descend dans le creux du jarret, et se termine bientôt par un tendon grêle et mince. Ce tendon passe entre les jumeaux et le soléaire, longe le côté interne du tendon d'Achille, et se termine à ce tendon lui-même ou en s'éparpillant entre ce tendon et le calcanéum.

Action. Il est tenseur de l'aponévrose jambière, et du ligament postérieur de l'articulation du genou.

Le *plan profond* de la région postérieure est composé du poplité, du tibial postérieur, du long fléchisseur commun des orteils et du long fléchisseur propre du gros orteil.

MUSCLE POPLITÉ. Situé profondément à la partie inférieure du creux du jarret, il a une forme triangulaire, aplatie, à base inférieure.

Insertions. Direction. Il prend son origine à la tubérosité externe du fémur, au-dessous de l'insertion du jumeau externe, au moyen d'un tendon aplati. Ce tendon envoie une expansion au ligament postérieur du genou, se porte obliquement en bas et en dedans, traverse l'articulation, est entouré d'une gaîne de la synoviale, et donne naissance au corps charnu. Celui-ci s'élargit, et s'insère à la surface triangulaire du tibia, située au-dessus de la ligne oblique de la face postérieure de cet os.

Rapports. Son tendon d'origine répond au côté externe de l'articulation du genou, qu'il traverse étant placé en dedans du ligament latéral externe. Sa face postérieure est recouverte par les jumeaux, le plantaire grêle, les vaisseaux poplités, et par le nerf tibial postérieur.

Action. Il fléchit la jambe sur la cuisse, et la fait tourner de dehors en dedans.

MUSCLE TIBIAL POSTÉRIEUR. *Jambier postérieur.* Situé entre le tibia et le péroné, au devant du muscle soléaire, il est long, penniforme en haut, demi-penniforme en bas, et réfléchi à son extrémité inférieure.

Insertions. Direction. Il naît : 1° à la face interne du péroné, à toute la partie qui est située derrière le ligament interosseux; 2° aux trois quarts supérieurs de la face postérieure du ligament interosseux; 3° à la ligne oblique du tibia par une extrémité rétrécie. Cette insertion tibiale est unie à l'insertion péronière par une arcade aponévrotique qui donne passage à l'artère tibiale antérieure. De ces points d'origine, il descend verticalement, et arrivé près de la malléole interne, il se termine par un tendon fort et arrondi. Ce tendon passe au devant et en dedans du tendon du long fléchisseur commun des orteils, parcourt la coulisse de la malléole interne, dans une gaîne fibreuse propre, tapissée d'une gaîne muqueuse; au-dessous de la malléole, il se recourbe en avant et en bas, passe sur le côté interne de la tête de l'astragale, présente dans ce point un cartilage sésamoïde, et s'insère au tubercule du scaphoïde et au premier cunéïforme. Ce tendon envoie des prolongements aux deux cunéïformes externes et au cuboïde.

Rapports. Il est situé entre le long fléchisseur commun des orteils, qui est en dedans, et le long fléchisseur propre du gros orteil, qui est en dehors. Ces muscles, étant réunis par des brides aponévrotiques, le recouvrent en grande partie.

A la malléole interne, son tendon se trouve le plus antérieur et le plus interne. Celui du long fléchisseur commun des orteils se trouve plus en arrière et plus en dehors. Les vaisseaux tibiaux postérieurs et le nerf du même nom se trouvent encore plus en arrière et plus en dehors.

Action. Il étend le pied sur la jambe, et relève son bord interne. C'est l'antagoniste du long péronier latéral. S'il prend son point d'appui au pied, comme dans la station, il étend la jambe sur le pied.

Muscle long fléchisseur commun des orteils. Situé le long du bord interne du tibial postérieur, il est long, aplati, demi-penniforme, réfléchi à son extrêmité inférieure, et destiné aux quatre derniers orteils.

Insertions. Direction. Il prend son origine aux deux quarts moyens de la face postérieure du tibia et à la ligne oblique de cette face, au-dessous de l'insertion du muscle soléaire. De là il descend verticalement, et arrivé près de la malléole interne, il se termine par un tendon, qui passe derrière le tendon du tibial postérieur, dans une gaîne propre, qui le fixe contre la malléole. Au-dessous de la malléole, ce tendon se réfléchit en bas et en avant, passe sur le côté interne de l'articulation tibio-tarsienne, et pénètre dans la plante du pied, en passant sur la face interne de l'astragale, à côté de la petite tubérosité du calcanéum. Il se dirige en avant et en dehors, reçoit son muscle accessoire et une bandelette aponévrotique du tendon du long fléchisseur du gros orteil, s'élargit, et se divise en quatre tendons destinés aux quatre derniers orteils. Ces tendons vont en divergeant en avant, pénètrent avec les tendons du court fléchisseur dans la gaîne tendineuse des quatre derniers orteils, traversent au niveau de la première phalange les tendons du court fléchisseur et s'insèrent à l'extrêmité postérieure de la phalange unguéale.

Rapports. Il répond en dehors au tibial postérieur qu'il recouvre ordinairement pour se joindre au long fléchisseur du gros orteil. Sa face postérieure est séparée du soléaire par les vaisseaux tibiaux postérieurs, par le nerf tibial postérieur, et par la lame profonde de l'aponévrose jambière. Derrière la malléole interne, son tendon répond en avant au tendon du tibial postérieur, et en arrière aux vaisseaux tibiaux postérieurs, accompagnés du nerf du même nom. A la plante du pied, son tendon passe au-dessus de l'adducteur du gros orteil, et des tendons du court fléchisseur commun des orteils, et est croisé par le tendon du long fléchisseur du gros orteil qui passe au-dessus. Les tendons terminaux donnent insertion aux lombricaux.

Action. Il fléchit les orteils et étend la jambe. Dans la station, quand le pied est fixé, il agit sur la jambe et la maintient dans la verticale.

Muscle long fléchisseur du gros orteil. Situé sur le côté externe du plan profond, derrière le péroné, il est long, penniforme, et réfléchi à son extrêmité inférieure.

Insertions. Direction. Il naît aux deux tiers inférieurs de la face postérieure du péroné, à la cloison inter-musculaire qui le sépare des péroniers latéraux, à la cloison qui le sépare du tibial postérieur, et en bas dans une petite étendue à la face postérieure du ligament interosseux. Il descend verticalement; près de l'articulation tibio-tarsienne, il se dirige un peu en dedans et se termine par un tendon arrondi, qui s'engage dans une gaîne propre et dans la gouttière creusée sur le bord postérieur de l'astragale.

Au-dessous de cette gouttière, il se réfléchit et se dirige en avant dans la gouttière, creusée à la face inférieure de la petite tubérosité du calcanéum, pénètre dans la plante du pied, passe au-dessus du tendon du long fléchisseur commun des orteils, qu'il croise et auquel il envoie une bandelette aponévrotique, gagne l'articulation métatarso-phalangienne du gros orteil, traverse la gaîne tendineuse de cet orteil et se termine à l'extrémité postérieure de la phalange unguéale. Il renferme un os sésamoïde vis-à-vis de l'articulation phalangienne du gros orteil.

Rapports. Il est situé entre les péroniers latéraux qui sont en dehors, et le tibial postérieur qui est en dedans. L'insertion péronière est longée en dedans par les vaisseaux péroniers.

Action. Il fléchit le gros orteil et concourt à l'extension du pied sur la jambe. Quand le pied est fixé, comme dans la station, il concourt à l'extension de la jambe.

MUSCLES DU PIED.

Indépendamment des tendons des muscles de la jambe, le pied renferme des muscles propres. Ils occupent la région dorsale et la région plantaire du pied.

La région dorsale renferme un seul muscle propre, c'est le muscle pédieux ou le court extenseur commun des orteils. La région plantaire comprend, du côté interne, les muscles du gros orteil : l'adducteur, le court fléchisseur, l'abducteur oblique et l'abducteur transverse du gros orteil ; du côté externe, les muscles du petit orteil : l'abducteur et le court fléchisseur du petit orteil. Entre ces deux groupes de muscles, au milieu de la région plantaire, se trouve le court fléchisseur commun des orteils, l'accessoire du long fléchisseur commun, les lombricaux, et les interosseux.

RÉGION DORSALE.

MUSCLE PÉDIEUX. *Court extenseur commun des orteils.* Situé sur le côté externe de la face dorsale du pied, il est aplati, rétréci en arrière, élargi et quadrifide en avant.

Insertions. Direction. Il naît par des fibres charnues dans le creux astragalo-calcanéen, et à la face dorsale de l'extrémité antérieure du calcanéum. De ce point il se dirige en avant et en dedans, et se divise en quatre chefs, qui se terminent par autant de tendons grêles, destinés aux quatre premiers orteils. Le tendon du gros orteil s'insère à l'extrémité postérieure de la première phalange; les tendons des trois orteils suivants, gagnent l'articulation métatarso-phalangienne de ces orteils, passent sous les tendons du long extenseur commun, et au niveau de la première phalange ils se réunissent au côté externe de ces tendons, avec lesquels ils se terminent à la deuxième et à la troisième phalange.

Rapports. Il est recouvert par l'aponévrose dorsale du pied, par les tendons du long extenseur commun des orteils, et par un deuxième feuillet aponévrotique qui le fixe contre le tarse. Son premier chef, situé d'abord en dehors de l'artère pédieuse, la croise au moment où elle va traverser le premier espace interosseux.

Action. Il étend les orteils et les dirige en dehors. En combinant son action avec celle du long extenseur commun, l'extension des orteils est directe.

RÉGION PLANTAIRE.

MUSCLES DU GROS ORTEIL.

MUSCLE ADDUCTEUR DU GROS ORTEIL. Situé le long du bord interne de cette région, il est long, penniforme, large en arrière et rétréci en avant.

Insertions. Direction. Il prend son origine à la tubérosité interne de la face inférieure du calcanéum, au ligament annulaire interne du tarse, ou à l'arcade fibreuse sous laquelle passent les vaisseaux et les nerfs plantaires, à l'aponévrose plantaire, et souvent au scaphoïde. Il se dirige directement en avant, se rétrécit, et s'insère à l'os sésamoïde interne et par là au côté interne de la première phalange du gros orteil.

Rapports. Il recouvre à son origine les vaisseaux et les nerfs plantaires, les tendons du long fléchisseur commun et du long fléchisseur propre du gros orteil; au niveau du premier métatarsien, il recouvre le court fléchisseur.

Action. Il écarte le gros orteil des autres, le rapproche de l'axe du tronc, en même temps qu'il l'éloigne de l'axe du pied, et pour ce motif il est aussi nommé abducteur du gros orteil.

Muscle court fléchisseur du gros orteil. Situé le long du premier métatarsien, en dehors du tendon de l'adducteur du gros orteil, il est court, aplati et fusiforme.

Insertions. Direction. Il prend son origine à l'appareil ligamenteux qui recouvre les deux cunéiformes externes et le cuboïde. De là il se dirige en dedans et en avant, s'insère en partie sur le tendon de l'adducteur du gros orteil, et en partie, au côté interne de la première phalange du gros orteil.

Rapports. Il est longé en dehors par le tendon du long fléchisseur du gros orteil et par l'abducteur oblique; en dedans, par l'adducteur du gros orteil.

Action. Il fléchit la première phalange du gros orteil.

Muscle abducteur oblique du gros orteil. Situé en dehors du précédent dans le creux du métatarse, il a une forme triangulaire, à base postérieure.

Insertions. Direction. Il naît au ligament calcanéo-cuboïdien et à la partie externe de l'appareil ligamenteux de la première rangée du tarse. De là il se dirige en avant et en dedans, se rétrécit, et s'insère par un tendon très court à l'os sésamoïde externe, et par là au côté externe de la première phalange du gros orteil.

Rapports. Par sa face inférieure, il répond aux tendons du long et du court fléchisseur commun, aux lombricaux, aux vaisseaux et nerfs collatéraux des orteils. Sa face supérieure est séparée des muscles interosseux par l'arcade plantaire et par le nerf plantaire externe.

Action. Il rapproche le gros orteil des autres orteils, et l'écarte ainsi de l'axe du tronc; tandis qu'il produit l'adduction du gros orteil par rapport à l'axe du pied, qui passe par le deuxième orteil; c'est pourquoi on le nomme aussi adducteur du gros orteil.

MUSCLE ABDUCTEUR TRANSVERSE DU GROS ORTEIL. Situé le long de la face inférieure des condyles des métatarsiens, il est mince, étroit, et représente un faisceau d'origine de l'abducteur oblique.

Insertions. Direction. Il naît au ligament inférieur de l'articulation métatarso-phalangienne du cinquième orteil, se dirige transversalement en dedans, reçoit de nouveaux faisceaux du ligament transverse du métatarse et de l'aponévrose interosseuse, et se termine sur le tendon terminal de l'abducteur oblique.

Rapports. Par sa face inférieure il répond aux tendons des fléchisseurs des orteils, aux vaisseaux et nerfs collatéraux des orteils et aux muscles lombricaux; par sa face supérieure, aux muscles interosseux et aux articulations métatarso-phalangiennes.

Action. Il sert surtout à maintenir le rapprochement des têtes des métatarsiens, qui tendent à s'écarter pendant la station.

MUSCLES DU PETIT ORTEIL.

MUSCLE ABDUCTEUR DU PETIT ORTEIL. Situé le long du bord externe de la plante du pied, il est long, large et épais en arrière, rétréci et arrondi en avant.

Insertions. Direction. Il naît à la tubérosité de la face inférieure du calcanéum, à l'aponévrose plantaire, et à la cloison intermusculaire qui le sépare du court fléchisseur commun des orteils. De là il se dirige en avant, s'insère par un faisceau charnu ou aponévrotique à l'extrémité postérieure du cinquième métatarsien, longe ensuite ce dernier métatarsien, et se termine par un tendon aplati et rétréci au côté externe de la première phalange du petit orteil.

Action. Il écarte le petit orteil du quatrième.

MUSCLE COURT FLÉCHISSEUR DU PETIT ORTEIL. Situé le long du

cinquième métatarsien, en dedans et au-dessus du tendon de l'abducteur du petit orteil, il représente un petit faisceau charnu alongé, arrondi et fusiforme.

Insertions. Direction. Il naît du cuboïde et de l'extrémité postérieure du cinquième métatarsien, se dirige en avant, et se termine au côté externe de la première phalange du petit orteil.

Action. Il fléchit le petit orteil.

MUSCLES DE LA RÉGION PLANTAIRE MOYENNE.

MUSCLE COURT FLÉCHISSEUR COMMUN DES ORTEILS. Le plus superficiel de cette région, il a une forme quadrilatère alongée et aplatie, est rétréci à son extrêmité postérieure, et élargi à son extrêmité antérieure, où il se divise en quatre chefs destinés aux quatre derniers orteils.

Insertions. Direction. Il naît par des fibres aponévrotiques à la tubérosité interne du calcanéum, et par des fibres charnues à la face supérieure de l'aponévrose plantaire moyenne. De là il se dirige en avant, s'élargit, et arrivé au métatarse, il se divise en quatre chefs, terminés par autant de tendons. Ceux-ci vont en divergeant, passent sous les tendons du long fléchisseur commun dans la gaîne tendineuse des orteils, sont traversés vis-à-vis de la première phalange par les tendons du long fléchisseur commun, et s'insèrent à l'extrêmité postérieure de la deuxième phalange.

Rapports. A son origine, il est situé entre l'abducteur du petit orteil et l'adducteur du gros orteil. Par sa face supérieure il répond aux tendons du long fléchisseur commun, à son accessoire, aux lombricaux, à l'abducteur oblique et transverse, et en arrière au nerf et aux vaisseaux plantaires externes.

Action. Il fléchit la deuxième phalange des quatre derniers orteils.

MUSCLE ACCESSOIRE DU LONG FLÉCHISSEUR COMMUN. *Caro quadrata Sylvii.* Situé au-dessus du précédent, il a une forme quadrilatère alongée et aplatie.

Insertions. Direction. Il naît par des fibres charnues à la face inférieure et à la gouttière du calcanéum, et par des fibres aponévrotiques au ligament calcanéo-cuboïdien. Il se dirige en avant et s'insère sur le côté externe du tendon du long fléchisseur commun des orteils, immédiatement derrière le point où il se divise en quatre tendons terminaux.

Rapports. Le nerf et les vaisseaux plantaires externes passent entre l'extrémité postérieure de ce muscle qui est en haut, et le court fléchisseur commun qui est en bas.

Action. Il concourt à la flexion des orteils, et la rend directe, dans le sens longitudinal du pied.

MUSCLES LOMBRICAUX. Ce sont des languettes charnues, au nombre de quatre, situées entre les tendons du long fléchisseur commun, et destinées aux quatre derniers orteils.

Insertions. Direction. Ils naissent aux tendons du long fléchisseur commun, se dirigent en avant, passent sous le ligament transverse antérieur du métatarse, et s'insèrent au bord interne de la première phalange des quatre derniers orteils et du tendon extenseur.

Action. Ils fléchissent la première phalange des quatre derniers orteils et concourent à l'extension des deux autres phalanges.

MUSCLES INTEROSSEUX.

Ils occupent les espaces du métatarse et sont distingués en plantaires et en dorsaux.

MUSCLES INTEROSSEUX PLANTAIRES. Ils sont au nombre de trois, et ont une forme alongée et aplatie.

Ils naissent à la face interne du métatarsien de l'orteil auquel ils sont destinés, se dirigent en avant, passent sous le ligament transverse antérieur du tarse, et se terminent au bord interne de la première phalange et du tendon extenseur de leurs orteils respectifs. Le premier appartient au troisième orteil; le deuxième, au quatrième; et le troisième, au cinquième orteil.

Action. Ils inclinent les orteils du côté interne du pied. Ils sont donc adducteurs par rapport à l'axe du corps et par rapport à l'axe du pied, qui passe par le deuxième orteil.

Muscles interosseux dorsaux. Ils sont au nombre de quatre, un dans chaque espace interosseux. Ils apparaissent seuls à la face dorsale du pied, et naissent des faces latérales des deux métatarsiens qui circonscrivent chaque espace. De là ils se dirigent en avant, passent au-dessus du ligament transverse antérieur du métatarse, et se terminent : les deux internes, aux deux bords de la première phalange et du tendon extenseur du deuxième orteil; le troisième et le quatrième, au bord externe de la première phalange et du tendon extenseur du troisième et du quatrième orteil.

Action. Ils inclinent les orteils de leur côté, et produisent leur abduction par rapport à l'axe qui passe par le deuxième orteil.

Par une contraction plus énergique, les muscles interosseux plantaires et dorsaux fléchissent les orteils, les phalanges restant étendues les unes sur les autres.

APONÉVROSE DU MEMBRE ABDOMINAL.

Le membre inférieur est enveloppé d'une forte aponévrose qui entoure étroitement les muscles, et qui s'oppose à leur déplacement; c'est l'aponévrose d'enveloppe ou de contention. Plus superficiellement encore que cette aponévrose, il est entouré par une lame celluleuse mince, nommée fascia superficialis.

Le *fascia superficialis* du membre inférieur est très apparent dans la moitié supérieure de la région antérieure de la cuisse; il se continue au devant de l'arcade crurale avec le feuillet superficiel du fascia superficialis des parois abdominales; et à la région interne de la cuisse, avec celui du périnée. Près du pied, le fascia superficialis se confond insensiblement avec l'aponévrose de contention.

Le fascia superficialis n'est séparé de la peau que par le pannicule adipeux. Sa face profonde est séparée de l'aponévrose du membre par les vaisseaux et les nerfs superficiels.

L'*aponévrose d'enveloppe* du membre inférieur n'est nulle part interrompue ; elle forme une gaîne complète et résistante aux muscles. Cette gaîne est d'abord générale, embrasse l'ensemble des muscles, et se sous-divise ensuite en gaînes propres à certains groupes de muscles, qui elles-mêmes sont séparées en loges distinctes pour chacun des muscles en particulier.

Elle est principalement formée de fibres longitudinales renforcées par des fibres plus superficielles, transversales et obliques.

Pour en faciliter la description, elle est divisée d'après les divers segments du membre, en aponévrose fémorale ou crurale, en aponévrose jambière, en ligaments annulaires du tarse, et en aponévroses du pied et des orteils.

L'*aponévrose fémorale* ou *crurale*, aussi nommée *fascia lata*, forme une gaîne d'enveloppe commune aux muscles de la cuisse.

Origine. Terminaison. Par sa circonférence supérieure, elle s'insère à tout le pourtour de l'os coxal, à l'arcade crurale, et se continue dans l'abdomen avec l'aponévrose lombo-iliaque. Par sa circonférence inférieure, elle s'attache aux saillies osseuses du genou, aux tubérosités du fémur et du tibia, et se continue avec l'aponévrose de la jambe. Au devant de la rotule, elle est séparée de la peau par une bourse muqueuse, qui est placée dans l'épaisseur du fascia superficialis.

Épaisseur. Elle est très épaisse en avant et surtout en dehors, où elle répond aux muscles extenseurs de la jambe ; elle est beaucoup plus mince à la région postérieure et à la région interne de la cuisse.

Face superficielle. Par sa face superficielle, elle répond au fascia superficialis, dont elle est séparée par les vaisseaux et les nerfs superficiels, et par les ganglions lymphatiques superficiels, situés dans la région sous-inguinale.

Cette face présente des ouvertures vasculaires et nerveuses. Ces ouvertures sont nombreuses à la lame qui recouvre les vaisseaux cruraux, immédiatement sous l'arcade crurale. Elles livrent passage à des vaisseaux lymphatiques, qui de superficiels deviennent profonds, et donnent un aspect criblé à cette lame aponévrotique; c'est pourquoi on lui a donné le nom de *fascia cribriformis*, ou *lame criblée* de l'aponévrose crurale. Parmi ces ouvertures, on distingue surtout celle qui donne passage à la veine saphène interne pour s'aboucher dans la veine crurale. L'ouverture de la veine saphène interne se trouve au milieu de la région sous-inguinale, à dix lignes au-dessous de l'arcade crurale; elle n'est bien circonscrite que dans sa moitié inférieure, où elle présente une forme semi-lunaire, à concavité supérieure. La moitié supérieure n'est point distincte, parce que le fascia cribriformis s'unit intimement avec les parois de la veine saphène.

Face profonde. La face profonde est remarquable par les prolongements qu'elle envoie entre les muscles et par sa séparation en un *feuillet superficiel* et en un *feuillet profond*, qui embrassent certains muscles et les vaisseaux cruraux.

Parmi les prolongements profonds, il faut en distinguer trois, un supérieur et deux latéraux.

Le *supérieur*, très fort, passe entre le long chef du triceps, ou le muscle droit antérieur et le tenseur du fascia lata, s'insère au bord antérieur de l'os coxal jusqu'à l'origine du droit antérieur, puis au sourcil cotyloïdien le long du tendon réfléchi de ce muscle, descend sur l'articulation coxo-fémorale et le col du fémur, se confond au-dessous du grand trochanter avec l'aponévrose crurale et concourt ainsi à brider le grand fessier.

Les *prolongements latéraux*, nommés *cloisons intermusculaires*, sont distingués en *interne* et en *externe*.

Le prolongement intermusculaire externe s'attache à la lèvre externe de la ligne âpre du fémur depuis le grand trochanter jusqu'à la tubérosité externe. Il sépare les muscles extenseurs des muscles fléchisseurs.

Le prolongement intermusculaire interne sépare le vaste interne des muscles adducteurs, et s'insère à la lèvre interne de la ligne âpre du fémur.

De cette disposition des prolongements latéraux, résultent deux grandes gaînes musculaires, une antérieure et externe, sous-divisée pour les muscles de ces régions, et une postérieure et interne, renfermant les fléchisseurs de la jambe et les adducteurs de la cuisse.

A la région antérieure de la cuisse, au niveau du bord externe du couturier, l'aponévrose se sépare en son feuillet superficiel et en son feuillet profond. Le feuillet superficiel passe au devant du couturier et des vaisseaux cruraux, pour s'unir à l'aponévrose qui recouvre les muscles adducteurs. Le feuillet profond passe derrière le muscle couturier, et arrivé au bord interne de ce muscle s'unit au feuillet superficiel, pour s'en séparer aussitôt et s'engager entre le vaste interne et les adducteurs. De cette manière, il constitue la cloison intermusculaire interne, et s'unit derrière les vaisseaux cruraux à l'aponévrose des adducteurs. De là résulte une gaîne complète pour le muscle couturier et une autre pour les vaisseaux cruraux.

Dans le creux du jarret, l'aponévrose forme aussi une espèce de loge aponévrotique pour les vaisseaux et les nerfs de cette région. Le feuillet superficiel passe sur ce creux avec le fascia superficialis, et se continue avec l'aponévrose jambière. Le feuillet profond tapisse les parois latérales du creux, et s'insère au ligament postérieur de l'articulation du genou et aux branches de bifurcation de la ligne âpre du fémur.

Mais il importe surtout d'examiner la disposition relative de ces deux feuillets de l'aponévrose crurale, à son origine ou à sa circonférence supérieure, au niveau du bassin.

A la région fessière, où elle prend le nom d'*aponévrose fessière*, elle s'insère par un feuillet unique, très fort dans sa moitié antérieure, à la crête iliaque et à la face postérieure du sacrum, et arrivée au grand fessier, elle se sépare en un feuillet superficiel et en un feuillet profond. Le feuillet superficiel, très mince, descend sur la face externe de ce muscle; le profond passe entre lui et le moyen fessier. Au bord inférieur du grand fessier, les deux feuillets se réunissent en une seule lame, et se confondent avec le bord inférieur du grand ligament sacro-sciatique et avec le tendon du grand fessier. Ce dernier muscle devient par là tenseur de l'aponévrose crurale.

Immédiatement sous l'épine iliaque antérieure et supérieure, l'aponévrose embrasse par ses deux feuillets son muscle tenseur propre, devient très forte et tendineuse au-dessous de lui, et s'étend sous la forme d'une bande, d'une ligne d'épaisseur, jusqu'à la rotule et à la tubérosité externe du tibia. C'est à cause de cette disposition que l'aponévrose fémorale a aussi été nommée *fascia lata*.

La moitié interne de la circonférence supérieure s'insère à la branche descendante du pubis et ascendante de l'ischion, et à la tubérosité ischiatique. Au niveau du droit interne, elle se sépare en ses deux feuillets, qui se réunissent ensuite, et recouvrent les adducteurs pour se continuer avec l'aponévrose du muscle pectiné, et avec le feuillet superficiel de la région antérieure.

La partie de la circonférence supérieure, comprise entre l'épine iliaque antérieure et supérieure et la symphyse du pubis, au niveau de l'arcade crurale, est remarquable par sa continuité avec cette arcade et avec d'autres aponévroses. Cette portion constitue l'*aponévrose iléo-pectinée* de quelques auteurs. Elle est divisée en une portion externe ou *iliaque* et en une portion interne ou *pectinée*; la première s'étend de l'épine iliaque antérieure et supérieure jusqu'à l'éminence iléo-pectinée; la dernière comprend toute la partie, étendue entre cette éminence et la symphyse du pubis.

La *portion pectinée* est mince, commence à la symphyse pubienne, recouvre le moyen adducteur et le pectiné, passe derrière les vaisseaux cruraux, et se continue avec l'aponévrose du psoas-iliaque, avec cette partie de l'aponévrose qui se fixe à l'éminence iléo-pectinée, et qu'on a nommée *ligament iléo-pectiné*. En haut, elle s'insère à la crête pectinéale, au point d'insertion du ligament de Gimbernat, et à l'éminence iléo-pectinée.

La *portion iliaque* se dédouble en deux feuillets, un superficiel et un profond, pour embrasser le couturier. Le feuillet profond se continue par son bord supérieur, derrière le couturier, avec le bord postérieur de l'arcade crurale, et par là avec le fascia transversalis et l'aponévrose iliaque. Ce feuillet embrasse l'extrêmité supérieure du droit antérieur de la cuisse, passe au devant du psoas-iliaque et du nerf crural, derrière les vaisseaux cruraux, et se continue avec la portion pectinéale par l'intermédiaire du ligament iléo-pectiné, portion de l'aponévrose psoas-iliaque qui s'insère à l'éminence iléo-pectinée. Le feuillet superficiel, au contraire, passe au devant du couturier, s'insère, dans toute l'étendue de son bord supérieur, à l'arcade crurale, recouvre les vaisseaux cruraux, leur gaîne vasculaire, des ganglions lymphatiques profonds et de la graisse, et s'unit en dedans des vaisseaux à la portion pectinée. C'est ce feuillet qui, de l'arcade crurale jusqu'à l'ouverture de la veine saphène interne, forme la *lame criblée* ou *fascia cribriformis.* Au point, où le feuillet superficiel s'insère sur la portion pectinée, en dedans des vaisseaux cruraux, se trouve un repli semi-lunaire à concavité interne et inférieure, nommé *repli falciforme* (Allan Burns), *processus falciformis.* L'extrémité supérieure de ce repli se fixe à l'arcade crurale près du ligament de Gimbernat; l'extrémité inférieure se confond avec l'aponévrose pectinée. En dedans de ce repli se trouve une dépression, d'une forme ovalaire, à grand diamètre vertical, et nommée *fosse ovale* par Scarpa. La fosse ovale est recouverte par le fascia superficialis et est remplie de graisse et de ganglions lymphatiques. Elle est située à deux ou à quatre lignes au-dessous de l'arcade crurale, a une longueur d'un pouce à un pouce et demi, et une largeur d'un demi pouce à un pouce. Elle est plus longue chez la femme que chez l'homme. A l'extrémité supérieure de cette fosse, entre la base du ligament de Gimbernat et les vaisseaux cruraux, existe une lacune, nommée *anneau crural.* Cet anneau, limité en dedans par le ligament de Gimbernat, en dehors, par les vaisseaux recouverts de l'extrémité supérieure du repli falciforme, en avant, par l'arcade crurale, en arrière, par le pubis, est fermé par le fascia transversalis, étendu de son insertion à la crête pectinée, derrière le ligament de Gimbernat, jusqu'à la gaîne des vaisseaux cruraux; cette partie du fascia transversalis a été nommée *septum crurale* par J. Cloquet, et *fascia propria herniæ cruralis*, par Astley Cooper. Le septum crurale présente plusieurs ouvertures pour le passage des vaisseaux lymphatiques qui de la cuisse pénètrent dans le bassin ; souvent même il existe un ganglion dans une de ces ouvertures. Quelquefois ces ouvertures vasculaires sont si nombreuses, que le septum crurale offre l'aspect d'un crible à larges mailles et que l'une ou l'autre ouverture est assez spacieuse pour livrer passage à une circonvolution intestinale, enveloppée du péritoine. Dans ce cas, la hernie crurale ne recevra point une enveloppe du fascia transversalis, et sera dépourvue du *fascia propria* de Cooper.

L'anneau crural se trouve à deux pouces en dehors de la symphyse pubienne, et conduit de la cavité abdominale sous l'arcade crurale dans la fosse ovale. La fosse ovale forme ainsi une cavité infundibuliforme, large en avant, rétrécie en arrière, qui donne le plus souvent passage aux hernies crurales, et qui mérite sous ce rapport le nom de *canal crural.*

Rapports de l'anneau crural. L'artère épigastrique cotoie le côté externe et supérieur de l'anneau ; le cordon spermatique longe son bord supérieur ; en dehors, se trouvent les vaisseaux cruraux ; en dedans, le ligament de Gimbernat ; derrière le ligament de Gimbernat descend l'obturatrice quand elle naît de l'épigastrique ; et quand celle-ci provient de l'hypogastrique elle monte derrière le ligament.

Mais la gaîne fibreuse des vaisseaux cruraux donne aussi quelquefois passage à des hernies, et c'est pourquoi on a décrit la partie supérieure de cette gaîne sous le nom de canal crural.

Canal crural. Le canal crural, tel qu'il a été décrit par Scarpa, Boyer et d'autres, présente à étudier un *trajet* ou *corps* et *deux orifices.*

L'orifice supérieur, anneau crural des chirurgiens anciens, mieux nommé *lacune des vaisseaux cruraux*, est une ouverture triangulaire, circonscrite en avant par l'arcade crurale, en dedans et en arrière par la face supérieure du corps du pubis, recouvert en ce point par le muscle pectiné et son aponévrose ; en dehors et en arrière, par le muscle psoas-iliaque. Cet anneau présente trois angles, deux latéraux et un postérieur. L'angle interne, le seul qui mérite d'être noté, est arrondi, et constitué par le ligament de Gimbernat. Cette ouverture donne passage à l'artère et à la veine crurales, la veine étant placée au côté interne de l'artère; ces vaisseaux sont là entourés d'une lame celluleuse mince, nommée la gaîne des vaisseaux cruraux; elle se continue en haut avec le fascia transversalis.

L'anneau crural des anciens n'est que l'ouverture supérieure d'une gaîne aponévrotique, destinée aux vaisseaux cruraux, et qui s'étend dans toute la longueur de la cuisse. Au côté interne de cette ouverture, en dedans des vaisseaux cruraux, existe l'*anneau crural* des modernes, limité en dedans par le ligament de Gimbernat; en dehors, par l'extrêmité supérieure du repli falciforme, qui recouvre la veine crurale; en avant, par l'arcade crurale; en arrière, par le pubis. Il a été décrit plus haut.

L'*orifice inférieur*, placé à deux travers de doigt au-dessous de l'arcade crurale, a une forme semi-lunaire à concavité supérieure, et donne passage à la veine saphène interne, qui va s'aboucher dans la veine crurale.

Le *trajet* est moins long et plus large chez la femme que chez l'homme. Il est triangulaire, plus large en haut qu'en bas. On y distingue trois parois.

La *paroi antérieure* est formée par la portion criblée du feuillet superficiel de l'aponévrose fémorale.

La *paroi interne* et *postérieure* est constituée par l'aponévrose pectinée, portion de l'aponévrose crurale qui recouvre le muscle pectiné.

La *paroi externe* et *postérieure* est formée par le feuillet profond de l'aponévrose crurale, qui recouvre le muscle psoas-iliaque et le nerf crural.

Le canal crural renferme l'artère et la veine crurales, entourées d'une gaîne celluleuse, qui est recouverte de graisse et de ganglions lymphatiques profonds. La veine est placée en dedans de l'artère. Le nerf crural n'est pas renfermé dans le canal; il est situé sur le côté externe de l'artère, et maintenu contre la face interne du psoas-iliaque par l'aponévrose de ce muscle, ou le feuillet profond de l'aponévrose fémorale.

Le canal crural ainsi circonscrit a aussi reçu le nom de *fosse iléo-pectinée.*

L'*aponévrose jambière* forme une gaîne commune à tous les muscles de la jambe. Elle est très résistante, surtout à la région antérieure et externe, et n'existe point à la région interne, où il y a absence complète de muscles, et où le tibia n'est recouvert que par la peau, le fascia superficialis et le périoste. Elle s'insère à la crête et au bord interne du tibia, et au bord externe du péroné.

L'aponévrose jambière est composée de fibres longitudinales, transversales et obliques ; elle est considérablement fortifiée par des fibres obliques, qui naissent de la crête du tibia et du bord externe du péroné, et par des fibres circulaires, qui naissent du bord interne du tibia au-dessous de l'insertion du soléaire.

Par *sa circonférence supérieure*, elle se continue en arrière, dans le creux du jarret, avec l'aponévrose fémorale, et est fortifiée là par des expansions aponévrotiques des tendons du biceps, du couturier, du demi tendineux et du droit interne ; en avant, elle passe au devant de la rotule pour se confondre avec l'aponévrose fémorale, et s'insère à la tubérosité antérieure du tibia et à la tête du péroné. Près de son insertion supérieure, elle donne attache aux muscles de la région antérieure et de la région externe.

La *circonférence inférieure* de l'aponévrose jambière se continue avec les ligaments annulaires du tarse ou du coude-pied.

La *face superficielle* de cette aponévrose est séparée du fascia superficialis et de la peau, par les vaisseaux et les nerfs superficiels de la jambe. Cette face présente des ouvertures vasculaires et nerveuses. Parmi ces ouvertures on remarque à la région antérieure celle qui livre passage au nerf musculo-cutané ; à la région postérieure, celle de la veine et du nerf saphènes externes.

La *face profonde* envoie des prolongements entre les divers muscles de la jambe. A la région postérieure, elle se sépare en deux feuillets, un superficiel, qui passe sur les jumeaux, le soléaire et le tendon d'Achille, et un profond, qui recouvre le plan musculaire profond, les vaisseaux péroniers, le nerf et les vaisseaux tibiaux postérieurs.

A la région externe, elle envoie un prolongement très résistant au bord antérieur du peroné. De cette manière, les muscles de la région antérieure de la jambe sont séparés de ceux de la région externe ou des péroniers latéraux. Ceux-ci sont séparés des muscles de la région postérieure par l'insertion de l'aponévrose au bord externe du péroné. Il existe donc trois grandes gaînes musculaires, formées par l'aponévrose jambière : une antérieure, pour les muscles de la région antérieure; une externe, pour les péroniers latéraux; et une postérieure, qui elle-même est sous-divisée pour les muscles du plan superficiel et du plan profond.

Ligaments annulaires du tarse ou du coude-pied. Pour prévenir la déviation des tendons qui de la jambe se rendent au pied, l'aponévrose est considérablement fortifiée par des fibres transversales, et constitue des ligaments très résistants, qui fixent ces tendons à leur point de réflexion, au niveau de l'articulation tibio-tarsienne. Ces ligaments sont distingués en antérieur ou dorsal, en interne et en externe.

Le *ligament transverse* occupe la partie inférieure de la région antérieure de la jambe, immédiatement au-dessus de l'articulation tibio-tarsienne. De la largeur d'un pouce et demi environ, il se rend transversalement du bord antérieur du tibia au bord antérieur du péroné.

Le *ligament annulaire dorsal* ou *ligament croisé*, allant de la malléole externe au scaphoïde et de la malléole interne à l'extrêmité antérieure du calcanéum, n'est souvent formé que de trois faisceaux. Les deux internes se fixent, le supérieur à la malléole interne, et l'inférieur au scaphoïde et au premier cunéiforme; l'externe très fort s'insère à la face externe du calcanéum et se réunit au devant de l'articulation aux deux précédents. Les tendons des muscles antérieurs de la jambe passent sous ce ligament et en reçoivent chacun une gaîne particulière, tapissée d'une gaîne muqueuse. La gaîne la plus interne, superficielle, donne passage au tendon du tibial antérieur; la gaîne moyenne, un peu plus profonde, renferme le tendon du long extenseur du gros orteil avec l'artère tibiale antérieure, accompagnée de ses veines satellites et du nerf tibial antérieur; la gaîne externe est destinée aux tendons du long extenseur commun des orteils et du péronier antérieur.

Le *ligament annulaire externe* est étendu du bord postérieur de la malléole externe à la face externe du calcanéum. Ce ligament forme d'abord une gaîne commune aux tendons des péroniers latéraux, derrière la malléole externe, et une gaîne particulière pour chaque tendon sur la face externe du calcanéum. Ces gaînes fibreuses sont tapissées d'une gaîne muqueuse.

Le *ligament annulaire interne*, placé au côté interne de l'articulation tibio-tarsienne, et plus résistant que l'externe, s'étend du bord postérieur et du bord inférieur de la malléole interne à la face interne du calcanéum et au bord interne de l'aponévrose plantaire. Il forme une gaîne antérieure et interne pour le tendon du muscle tibial postérieur; une plus externe et plus postérieure, destinée au tendon du fléchisseur commun des orteils; une troisième plus postérieure, au nerf et aux vaisseaux tibiaux postérieurs; une quatrième plus profonde et plus externe donne passage au tendon du long fléchisseur du gros orteil. Chacun de ces tendons est entouré d'une gaîne muqueuse, en traversant les gaînes fibreuses de ce ligament.

Aponévroses du pied. Elles sont distinguées en *dorsales* et en *plantaires*.

Les *aponévroses dorsales* sont au nombre de trois : une superficielle, une moyenne et une profonde.

L'aponévrose dorsale *superficielle* est mince, recouvre les tendons des muscles extenseurs des orteils, se continue en arrière avec le ligament annulaire dorsal et se perd en avant sur les orteils. Au niveau du tarse, elle se continue de chaque côté avec les aponévroses plantaires; au niveau du métatarse, elle s'insère au premier et au cinquième métatarsien. Elle est séparée de la peau par l'origine des veines saphènes, et par les nerfs superficiels du dos du pied.

L'aponévrose dorsale *moyenne* embrasse le muscle pédieux et recouvre l'artère pédieuse, ses veines satellites et le nerf pédieux. Elle s'insère sur les côtés du tarse.

L'aponévrose dorsale *profonde* recouvre la face dorsale des muscles interosseux dorsaux.

Les aponévroses *plantaires* sont distinguées en moyenne, en externe, et en interne.

L'aponévrose plantaire *moyenne*, la portion la plus épaisse et la plus résistante de l'aponévrose du membre inférieur, est composée de faisceaux épais de fibres resplendissantes et longitudinales dont quelques unes se perdent dans la peau du pied.

Elle naît aux tubérosités du calcanéum, s'avance, s'élargit, s'amincit, et arrivée au niveau du métatarse elle se divise en cinq faisceaux, un pour chaque orteil. Ces faisceaux, irrégulièrement unis par des fibres transversales, se bifurquent, embrassent les tendons fléchisseurs des orteils, se continuent en avant avec les gaînes tendineuses des orteils, et se perdent sur les côtés des articulations métatarso-phalangiennes. Ces languettes terminales forment avec les fibres transverses intermédiaires des arcades en ogive, qui livrent passage aux vaisseaux et nerfs collatéraux des orteils et aux muscles lombricaux.

Par sa face supérieure, l'aponévrose plantaire moyenne donne insertion en arrière, au court fléchisseur commun des orteils; et de chaque côté de ce muscle, elle envoie un prolongement qui se rend aux ligaments et aux os du tarse. De cette manière, la région plantaire moyenne est entièrement séparée des régions plantaires latérales.

Elle se continue par ses bords latéraux avec l'aponévrose plantaire externe et avec l'aponévrose plantaire interne.

L'aponévrose plantaire *externe* naît à la tubérosité externe du calcanéum, se confond là avec l'aponévrose moyenne, se dirige en avant et en dehors, enveloppe l'abducteur du petit orteil, se continue en dehors avec l'aponévrose dorsale du pied, en dedans avec l'aponévrose plantaire moyenne, et se termine au tubercule du cinquième métatarsien.

L'aponévrose plantaire *interne*, plus mince que l'externe, naît de la tubérosité interne du calcanéum, où elle se confond avec l'aponévrose plantaire moyenne, avec laquelle elle se continue en avant, et s'unit intimement en arrière au ligament annulaire interne et en dedans à l'aponévrose dorsale du pied. Elle recouvre l'adducteur du gros orteil.

L'aponévrose plantaire est séparée de la peau par une couche de graisse très-épaisse, et dans trois points différents il existe entre la peau et l'aponévrose une bourse muqueuse. L'une est située sous le calcanéum et répond spécialement aux tubérosités de cet os. Elle est séparée de la peau par toute l'épaisseur de la couche fibro-adipeuse; elle est plus grande chez les enfants que chez les adultes. C'est la seule que Lenoir, qui le premier a décrit ces bourses, ait retrouvé chez le fœtus à terme. La seconde est placée sous l'articulation métatarso-phalangienne du gros orteil; l'autre, sous l'articulation métatarso-phalangienne du petit orteil. Elles répondent aux piliers de la voûte du pied, aux points par lesquels le pied appuie sur le sol. A la face dorsale du pied, il n'existe à l'état normal des bourses muqueuses sous-cutanées, que vis-à-vis des articulations métatarso-phalangiennes.

A la plante du pied, se trouve une aponévrose *interosseuse plantaire;* elle est étendue entre les muscles interosseux et l'abducteur oblique du gros orteil, et envoie des prolongements entre les muscles interosseux plantaires et dorsaux.

Les *gaînes tendineuses* des orteils présentent la même disposition qu'aux doigts.

BIBLIOGRAPHIE POUR LA MYOLOGIE.

B. S. Albinus. Historia musculorum hominis. Leyde. 1734.

E. Sandifort. Descriptio musculorum hom. Lugd. 1781. 4.

D. Santorini. Observationes anat. Venet. 1714.

J. B. Winslow. Observations sur la rotation, la pronation, la supination, dans les Mémoires de l'Académie de Paris. 1729.

Le même. Remarques sur le muscle grand dorsal, et ceux du bas-ventre, Mémoires de l'Académie de Paris. 1726.

R. B. Sabatier. Sur le mouvement des côtes, et sur l'action des muscles intercostaux, dans les Mémoires de l'Académie de sciences. Paris. 1778.

T. Chaussier. Exposition sommaire des muscles. Paris. 1797. 4.

C. L. Dumas. Système méthodique de nomenclature et de classification des muscles du corps humain. Montpellier. 1797. 4.

J. Quain. The muscles of the human body. London. 1836. fol.

J. C. Langenbeck. Icones anat. Myolog. tab. XXVIII. Göttingue. 1838. fol.

J. B. Günther und *Milde*, die Chirurgische Muskellehre in Abbildungen. Hamburg. 1839. 4.

S. T. Sömmering. Lehre von den Muskeln und Gefässen. Herausgegeben von *Theile*. Leipzig. 1841.

A. Monro. A Description of all the bursæ mucosæ of the human body. Edinb. 1788.

SECOND LIVRE.

APPAREIL CIRCULATOIRE.

L'*appareil circulatoire* ou *vasculaire* comprend :

1° Le *cœur*, centre circulatoire, entouré du péricarde;

2° Les *artères*, vaisseaux efférents ou centrifuges, qui portent le sang du cœur vers toutes les parties du corps et vers les poumons;

3° Les *veines*, vaisseaux afférents ou centripètes, qui ramènent le sang de la périphérie et des poumons vers le cœur;

4° Les *vaisseaux lymphatiques*, qui charrient le chyle et la lymphe, et se terminent dans le système veineux dont ils constituent une dépendance.

Les artères et les veines sont liées entre elles, dans la substance des organes, par les *vaisseaux capillaires*. Ceux-ci sont des canaux déliés et étroits qui ne diminuent plus sensiblement de calibre et que le sang traverse pour se rendre des artères dans les veines.

La description du cœur et de son enveloppe séreuse, le péricarde, celle des artères, des veines et des vaisseaux lymphatiques constitue l'objet de *l'Angéïologie* (αγγείον, vaisseau) (1).

(1) Pour la description du système vasculaire et de la structure des vaisseaux sanguins et lymphatiques, voyez mon Manuel d'anatomie générale. pag. 154.

ANGÉIOLOGIE.

PREMIÈRE SECTION.

DU COEUR ET DU PÉRICARDE.

Définition. Le cœur est un organe musculaire creux, qui, étant le centre actif d'impulsion de la circulation, projette dans les artères, pour toutes les parties du corps, le sang qu'il reçoit par les veines.

Il reçoit les troncs principaux des veines et fournit ceux du système artériel, de manière qu'il est le centre de tout l'appareil vasculaire.

Situation. Le cœur occupe la partie médiane de la cavité thoracique. Il est logé dans le médiastin, entre les deux poumons, et renfermé dans un sac séreux, le péricarde; mais il s'étend plus loin dans la moitié gauche de la poitrine que dans la droite. Le cœur dépasse la ligne médiane du corps, d'un pouce à un pouce et demi à droite, de trois pouces à trois pouces et demi à gauche, où il est reçu dans une dépression que lui présente la face interne du poumon gauche. Il est séparé des viscères abdominaux par le diaphragme sur lequel il repose.

Volume et poids. Le volume et le poids du cœur sont très variables. Si cependant on prend la moyenne d'un grand nombre de cœurs, qui sont à l'état normal, et dont les cavités sont également distendues, on trouve que la longueur, mesurée de la face supérieure de l'oreillette gauche au sommet du ventricule gauche et suivant la ligne médiane, est de cinq pouces et demi, et que la largeur est de trois pouces dans le plus grand nombre de points; celle-ci diminue vers le sommet et augmente un peu vers la base.

Le poids peut varier de sept à quinze onces; la moyenne est de huit à dix onces.

La femme a en général le cœur plus petit que l'homme.

Le volume du cœur augmente souvent considérablement par l'effet de maladies; ainsi il est quelquefois simplement dilaté avec amincissement des parois, c'est l'*anévrisme* du cœur, ou bien avec épaississement des parois et cet état constitue l'*hypertrophie*.

Forme. Le cœur est de forme conoïde, aplati à sa face inférieure. L'extrêmité large, regardant en haut, donne naissance aux gros troncs vasculaires et est appelée *base* du cœur, tandis que l'extrêmité rétrécie est libre et a reçu le nom de *pointe* ou de *sommet* du cœur.

Direction. L'axe du cœur est obliquement dirigé de haut en bas, d'arrière en avant, et de droite à gauche. Par sa base, le cœur repose sur le corps de la cinquième vertèbre dorsale, par l'intermédiaire du péricarde, de l'œsophage, de l'aorte et des autres organes contenus dans le médiastin postérieur; par son sommet, il répond aux cartilages de la cinquième et de la sixième côte.

Dans le cas de renversement des viscères, le cœur est dirigé de gauche à droite. Chaque fois que les battements de la pointe du cœur se font sentir du côté droit du sternum, on peut être convaincu que tous les viscères sont renversés; ainsi le foie, le cœcum, etc., se trouvent dans ce cas à gauche, tandis que l'estomac, la rate, l'*S* du colon se trouvent à droite. Nous possédons dans notre collection anatomique une pièce, qui présente cette curieuse anomalie.

Division. Le cœur est divisé en quatre cavités, deux ventricules et deux oreillettes. Les *ventricules* donnent naissance aux artères. Les *oreillettes* constituent des sinus, placés à l'embouchure des veines, et sont destinées à recevoir le sang qui revient des organes au cœur. De là la division du cœur en *portion ventriculaire* ou *artérielle* et en portion *auriculaire* ou *veineuse*. Ces deux portions sont séparées à l'extérieur par un sillon circulaire.

La portion ventriculaire constitue la partie principale du cœur et en détermine la forme conoïde. La portion auriculaire occupe la base de la portion ventriculaire.

Après la naissance, l'oreillette et le ventricule d'un côté sont complétement séparés des cavités du côté opposé, par une cloison médiane; de telle sorte qu'il y a réellement deux cœurs, adhérents l'un à l'autre, mais que l'on isole par la dissection, excepté au point, où les oreillettes ont communiqué primitivement par le trou de Botal; de là la distinction en *cœur droit*, cœur *pulmonaire* ou *à sang noir*, et en *cœur gauche*, cœur *aortique* ou *à sang rouge*.

Conformation. Le cœur comme tout viscère creux présente à étudier la conformation extérieure et la conformation intérieure.

Surface externe ou *conformation extérieure*. Le cœur, de forme conoïde, présente une face antérieure, une face inférieure, un bord droit ou inférieur, aigu, un bord supérieur ou gauche, obtus, une base et un sommet.

La face antérieure, convexe, regarde en haut et à gauche, et est beaucoup plus longue que la face inférieure, qui est aplatie. A la face antérieure du cœur se trouve un sillon longitudinal, *sillon antérieur du cœur*, dirigé suivant l'axe du cœur, et étendu de la base jusqu'au sommet de cet organe. Ce sillon renferme l'artère coronaire gauche, accompagnée de graisse, et divise la face antérieure en une portion droite, plus considérable, et en une portion gauche, plus petite.

La face inférieure, plane, présente sur la ligne médiane le *sillon postérieur du cœur*. Ce sillon est plus court que l'antérieur, et renferme une branche de l'artère coronaire droite. Il divise cette face en deux parties égales.

Les deux sillons du cœur, l'antérieur et le postérieur, se réunissent entre eux sur le sommet du cœur ou un peu à droite, par l'intermédiaire d'une échancrure, tantôt superficielle, et tantôt profonde. Dans ce dernier cas le sommet du cœur paraît bifide. Ces sillons indiquent la division du cœur, en cœur droit et en cœur gauche. Chez l'homme, le cœur droit est antérieur et inférieur par rapport au cœur gauche qui est en même temps postérieur et supérieur.

Près de la base du cœur, à l'origine des sillons longitudinaux, existe le *sillon circulaire*, plus profond à la face antérieure qu'à la face inférieure. Ce sillon, parcouru en arrière par la veine coronaire et par des branches des artères coronaires, sépare la *portion auriculaire* de la *portion ventriculaire* du cœur.

A la partie antérieure de ce sillon sont situées deux artères considérables, une antérieure et une postérieure. L'artère la plus voisine du sillon circulaire ou la plus postérieure est l'*aorte;* elle prend son origine à la base du ventricule gauche. L'artère la plus antérieure est l'*artère pulmonaire;* elle naît de la base du ventricule droit, qui se prolonge un peu à gauche pour donner naissance à cette artère. Ce prolongement du ventricule a reçu le nom d'*infundibulum* ou d'*entonnoir* du ventricule droit. L'artère pulmonaire et l'entonnoir du ventricule recouvrent en avant l'origine de l'aorte.

Le sommet du cœur, légèrement recourbé en arrière, est en général constitué par le ventricule gauche seul.

La base du cœur présente la portion auriculaire, adaptée à la base de la portion ventriculaire. Celle-ci est oblique d'avant en arrière et de haut en bas, de manière que la face antérieure de la portion ventriculaire d'un cœur non injecté est d'un demi pouce à un pouce plus long que la face inférieure.

La portion auriculaire, distendue par de la matière à injection, est concave en avant, et se moule sur l'origine de l'aorte et de l'artère pulmonaire. Elle présente vers son milieu un sillon irrégulier, seulement bien marqué à sa face postérieure et à sa face supérieure. Ce sillon répond à la cloison inter-auriculaire, qui sépare l'oreillette droite de l'oreillette gauche.

L'*oreillette droite*, d'une forme irrégulière, ressemble à un ovale dont la grosse extrêmité est dirigée en arrière, et occupe le côté droit, antérieur et inférieur de la base du cœur. Elle reçoit le sang noir de toutes les parties du corps. Son extrêmité antérieure, rétrécie, se prolonge en avant en un appendice flottant, semblable au pavillon de l'oreille du chien, et qui est nommé *auricule.* Cette auricule, dentelée à son bord libre, s'avance entre l'aorte et le bord supérieur et antérieur du ventricule droit. Cette partie rétrécie de l'oreillette a aussi reçu le nom d'*oreillette proprement dite;* tandis que la portion principale est appelée *sinus veineux.* Cette distinction est plus manifeste à l'oreillette gauche.

La face postérieure de l'oreillette droite présente en bas et à droite l'embouchure de la veine cave inférieure; en bas et à gauche, contre le sillon médian, l'embouchure de la grande veine coronaire. Sa face supérieure offre l'embouchure de la veine cave supérieure.

L'oreillette gauche a une forme cuboïde, à grand diamètre transversal, et occupe la partie postérieure, supérieure et gauche de la base du cœur. Elle reçoit le sang rouge qui revient des poumons par les quatre veines pulmonaires. L'embouchure de ces veines se trouve à sa face supérieure. Les deux veines pulmonaires gauches s'ouvrent sur les angles du côté gauche; les deux veines pulmonaires droites, sur les angles droits. L'extrémité antérieure et gauche se prolonge en une *auricule* plus distincte que celle du côté droit. Elle est plus longue, plus étroite, plus sinueuse, recourbée en *S* italique, plus dentelée, plus spacieuse que la partie correspondante de l'oreillette droite. Elle embrasse le côté gauche de l'artère pulmonaire et recouvre la partie supérieure gauche de la portion ventriculaire.

Les sillons du cœur sont occupés par une quantité variable de graisse. Cette graisse augmente en quantité avec l'âge; ce qui est en rapport avec cette loi générale : que chez les jeunes individus, la graisse s'accumule à la surface du corps; tandis que dans la vieillesse, elle entoure les viscères.

Il existe souvent à la surface du cœur et plus particulièrement à la face antérieure du ventricule droit, une tache blanchâtre ou laiteuse qui occupe la face libre du feuillet viscéral du péricarde. Cette tache est formée de tissu connectif néoplastique dont la cause primitive est encore inconnue.

Rapports. La *face inférieure* et *le bord droit* ou antérieur de la portion ventriculaire répondent à la face supérieure du trèfle aponévrotique du diaphragme, mais par l'intermédiaire du péricarde. Le diaphragme sépare le cœur de l'estomac et des autres viscères abdominaux.

La *face antérieure* du cœur répond en grande partie au bord antérieur du poumon gauche qui la recouvre, et par là, au sternum et aux cartilages de la quatrième et de la cinquième côte du côté gauche.

Ce rapport du poumon gauche avec la face antérieure du cœur a son importance dans l'examen de cette région au moyen de la percussion et de l'auscultation. Le *bord gauche* et supérieur, épais et obtus, est reçu dans une forte dépression que lui présente la face interne du poumon gauche.

Mais les plèvres, sacs séreux des poumons, en se portant de la colonne vertébrale vers le sternum pour former le médiastin, s'interposent entre les poumons et le péricarde ; de manière que les rapports des poumons avec le cœur ne sont point immédiats.

La *base du cœur* ou la face postérieure de la portion auriculaire est séparée de la colonne vertébrale par le péricarde, l'œsophage, l'aorte, le canal thoracique et la veine azygos.

La *face supérieure* de la portion auriculaire est en rapport avec la bifurcation de la trachée-artère.

Le *sommet* du cœur est reçu dans une échancrure profonde du bord antérieur du poumon gauche, mais par l'intermédiaire du péricarde et de la plèvre gauche. Il répond aux cartilages de la cinquième et de la sixième côte du côté gauche et par conséquent, à la partie inférieure de la région mammaire du même côté.

Conformation intérieure. Le cœur est un organe creux dont l'intérieur est divisé, par une cloison verticale et médiane, en deux moitiés, l'une droite et l'autre gauche. La moitié droite constitue le cœur droit pulmonaire, ou à sang noir. La moitié gauche forme le cœur gauche, aortique ou à sang rouge.

Chacune de ces moitiés renferme deux cavités superposées, une inférieure, le *ventricule*, ou la portion artérielle du cœur, et une supérieure, l'*oreillette*, ou la portion veineuse du cœur. Les cavités d'un même côté communiquent entre elles par l'intermédiaire d'une ouverture garnie de valvules, qui peuvent intercepter toute communication entre ces cavités. Ces valvules, faisant la fonction de soupapes, forment du cœur une espèce de pompe aspirante et foulante, et constituent une des principales conditions pour l'accomplissement de la circulation; puisque c'est au moyen de ces valvules seulement que le courant sanguin prend une direction déterminée.

La capacité de toutes les cavités réunies du cœur, lorsqu'elles sont fortement distendues, varie de vingt-sept à quarante-un pouces cubes, et est en moyenne de trente-deux pouces cubes (Krause). Les quatre cavités ont une capacité égale; chacune peut contenir cinq onces et demie de sang.

Mais il importe de remarquer que ces cavités ne renferment jamais cette quantité de sang et qu'elles ne sont jamais également distendues. En général le cœur droit renferme après la mort une quantité plus considérable de sang que le gauche; l'oreillette droite contient la plus grande masse, le ventricule gauche, au contraire, la plus petite quantité. Les cavités droites, offrant des parois plus minces et étant plus dilatables que les cavités gauches, paraissent quelquefois d'une capacité plus grande que ces dernières. La même différence peut aussi dépendre du genre de mort, ou de certaines maladies auxquelles l'individu a succombé.

Surface interne du ventricule droit. Le ventricule droit, de forme à peu près triangulaire, a une paroi interne convexe, correspondant à la cloison interventriculaire, une paroi antérieure et une paroi postérieure concaves et très minces. Il a une longueur de quatre pouces environ. Sa largeur est de trois pouces et un quart vers la base et diminue considérablement vers le sommet. Ses parois ont une épaisseur de deux à trois lignes.

Il présente à sa base deux ouvertures, l'une à droite, conduisant dans l'oreillette droite, *orifice auriculaire* ou *auriculo-ventriculaire droit;* l'autre à gauche et un peu antérieure pour l'artère pulmonaire, c'est l'*orifice artériel* ou *pulmonaire.* Ces deux ouvertures sont séparées par une bride musculaire à concavité inférieure.

L'orifice auriculaire, de forme elliptique, à grand diamètre antéro-postérieur, est pourvu de trois valvules dont l'ensemble a reçu le nom de *valvule tricuspide* ou *triglochine.* Elles sont disposées en triangle et proéminent dans l'intérieur du ventricule; celle du côté droit et antérieur est la plus considérable; les deux autres, une postérieure et une interne, sont moins développées et la dernière répond à la cloison interventriculaire. Elles ont un bord adhérent, qui répond au point d'union de l'oreillette avec le ventricule; le bord libre, dentelé, est dirigé du côté du ventricule. A ces valvules viennent s'attacher des freins ou des *cordages tendineux* (chordæ tendineæ), d'une très forte résistance, et partant des faisceaux charnus qui s'élèvent des parois mêmes du ventricule. Ces cordages vont en divergeant, se bifurquent souvent, et se terminent les uns au bord libre, les autres à la face ventriculaire de la valvule tricuspide. Cette disposition est telle que le renversement des valvules dans l'oreillette est impossible, lorsqu'elles sont soulevées par le sang, pendant la contraction ventriculaire, et qu'elles se placent sur un plan horizontal, pour boucher exactement l'orifice auriculo-ventriculaire.

L'orifice artériel ou pulmonaire, circulaire, conduit dans l'artère pulmonaire. Il est garni de trois valvules, minces, transparentes, très résistantes et nommées *valvules sigmoïdes* ou *semilunaires*. Leur direction est verticale pendant le passage du sang du ventricule dans l'artère, et devient horizontale pendant la dilatation du ventricule, quand le sang tend à refluer de l'artère dans le ventricule. Leur face artérielle est concave en nid de pigeon. Leur bord adhérent est arqué et correspond par sa partie moyenne à la limite des fibres musculaires du ventricule, tandis que les parties latérales se terminent à cinq ou huit lignes au-dessus de cette limite. Leur bord libre présente à son milieu un petit renflement, quelquefois à peine appréciable, nommé *nodule*, *nodulus Morgagni s. Arantii*. Par là le bord libre est séparé en deux moitiés latérales, insensiblement échancrées.

Les parois du ventricule droit sont entrecoupées de nombreuses colonnes charnues, croisées en tout sens, et qui, par les espaces qu'elles interceptent, en font un véritable crible, à travers lequel le sang est obligé de passer, afin de mieux se mêler.

Le plus grand nombre de ces colonnes ont une direction longitudinale et sont entrecoupées par des colonnes transversales, ou par des brides tendineuses. Du côté de la pointe du cœur, quelques unes de ces colonnes s'étendent d'une paroi à l'autre, ce qui diminue singulièrement la capacité du ventricule.

Les colonnes charnues (*trabes carneæ ventriculorum*) sont les plus nombreuses sur la paroi droite; elles manquent le plus souvent à la moitié supérieure de la cloison interventriculaire. Les unes sont libres dans toute leur étendue et fixées par leurs deux extrémités; les autres sont adhérentes dans toute leur étendue. Parmi elles on distingue les muscles papillaires, *musculi papillaires*, aussi nommés *muscles du cœur*. Ils sont conoïdes ou mamelonnés, s'insèrent par leur base près du sommet du cœur, et se terminent par une extrémité libre, mamelonnée, dirigée vers l'orifice auriculaire. Cette extrémité libre, souvent bifide, est pourvue d'un ou de deux faisceaux de cordages tendineux, destinés à la valvule tricuspide.

Surface interne du ventricule gauche. Le ventricule gauche, de forme conoïde, présente une longueur de trois pouces et demi, et une largeur de deux pouces et demi immédiatement sous la base, cette largeur diminue graduellement en allant vers le sommet. La cloison interventriculaire étant convexe du côté du ventricule droit, il en résulte que les parois du ventricule gauche sont partout concaves du côté de sa cavité. L'épaisseur de ces parois est de cinq à six lignes.

La base du ventricule gauche présente, comme celui du côté droit, deux orifices; l'orifice *auriculaire* ou *auriculo-ventriculaire gauche*, qui conduit dans l'oreillette gauche, et l'*orifice artériel* ou *aortique*, qui appartient à l'aorte.

L'orifice auriculo-ventriculaire gauche, de forme elliptique, à grand diamètre transversal, est garni de deux valvules dont l'ensemble a reçu le nom de *valvule mitrale* ou *bicuspide*. Ces valvules proéminent dans le ventricule et occupent l'une la partie antérieure et droite de l'orifice auriculaire; l'autre, la partie postérieure et gauche. La valvule mitrale est plus résistante et reçoit des cordages tendineux plus forts et plus multipliés.

L'orifice artériel ou aortique, offrant une circonférence de deux pouces et demi environ, est situé à droite et au devant de l'orifice auriculo-ventriculaire. Il ressemble en tous points à l'orifice pulmonaire du ventricule droit. Comme lui il est garni de trois valvules sigmoïdes, mais elles sont plus résistantes et présentent des nodules plus épais, nommés *nodules* de Morgagni ou d'Arantius.

Les orifices du ventricule gauche sont contigus, de manière que quand on a enlevé la moitié droite de la valvule mitrale, la base du ventricule gauche ne présente plus qu'un seul orifice.

Les colonnes charnues du ventricule gauche existent sur toute l'étendue des parois, à l'exception d'un petit espace près de la base. Les muscles papillaires, ordinairement au nombre de deux, sont remarquables par leur volume considérable et présentent une extrémité libre bifurquée. Situés près du sommet, l'un occupe le bord antérieur, l'autre, le bord postérieur de la cloison interventriculaire.

Surface interne de l'oreillette droite. La cavité de l'oreillette droite, conoïde, à base postérieure, présente dans toutes les directions un diamètre de deux pouces. On peut y distinguer six faces : 1° une postérieure, sur laquelle s'ouvrent la veine cave inférieure et la grande veine coronaire ; 2° une antérieure, qui présente l'entrée de l'auricule ; 3° une supérieure, offrant l'embouchure de la veine-cave supérieure ; 4° une inférieure, représentée par l'orifice auriculo-ventriculaire droit ; 5° une externe sur laquelle se trouve le *muscle pectiné de l'oreillette ;* 6° une interne, formée par la cloison interauriculaire et offrant la *fosse ovale*, l'*anneau de Vieussens* et le *tubercule de Lower.*

L'oreillette droite présente donc quatre orifices ; mais chez le fœtus, il en existe cinq, la fosse ovale étant occupée par le *trou de Botal.*

L'orifice de la veine-cave supérieure, situé à la partie externe de la face supérieure de l'oreillette, et plus étroit que celui de la veine-cave inférieure, se dirige en bas et en avant ; il ne présente point de valvules, mais il est entouré d'un anneau musculaire.

L'orifice de la veine-cave inférieure occupe la paroi postérieure, à côté de la cloison interauriculaire. Il est circulaire, plus considérable que celui de la veine-cave supérieure, et est précédé d'une ampoule ou dilatation. Cet orifice ne s'ouvre point perpendiculairement de bas en haut, mais horizontalement d'arrière en avant, et un peu de droite à gauche; de cette manière le courant sanguin de la veine-cave inférieure ne peut point empêcher l'afflux du sang par la veine-cave supérieure. Une valvule incomplète chez l'adulte, mais qui joue un rôle très important chez le fœtus, en garnit le contour. Cette valvule, nommée *valvule d'Eustachi*, de forme semi-lunaire, entoure la moitié inférieure et quelquefois les deux tiers de cet orifice. Elle proémine dans l'oreillette en se dirigeant en haut et à gauche, son bord supérieur, libre, est concave; son bord inférieur, adhérent, est convexe; son extrêmité gauche se continue avec la cloison interauriculaire au niveau du pourtour inférieur de la fosse ovale. Cette valvule est quelquefois réticulée et elle n'est dans tous les cas que le reste d'une valvule très développée, et d'une grande importance fonctionnelle chez le fœtus.

A gauche et en dessous de l'orifice de la veine-cave inférieure, et de la valvule d'Eustachi, entre cette valvule et l'orifice auriculo-ventriculaire se trouve l'orifice de la grande veine coronaire. Cet orifice est garni d'une valvule semi-lunaire, nommée *valvule de Thebesius;* cette valvule occupe la moitié droite de l'orifice et présente un bord libre, concave qui regarde en haut et à gauche.

Il existe dans d'autres points, surtout à la partie inférieure de la paroi droite, de petites ouvertures, orifices de petites veines cardiaques et nommées *foramina Thebesii.*

L'orifice auriculo-ventriculaire établit la communication entre l'oreillette et le ventricule; il a été décrit avec ce dernier.

Sur la face interne de la paroi droite de l'oreillette, jusques dans l'auricule, se trouve le *muscle pectiné* de l'oreillette. Ce muscle est composé de faisceaux charnus parallèles, très rapprochés les uns des autres, et unis entre eux par des languettes obliques.

Ces faisceaux se dirigent de bas en haut, de l'orifice auriculo-ventriculaire jusqu'à la paroi supérieure, où ils s'insèrent à un faisceau transversal.

En avant se présente l'auricule dont la cavité borgne est formée par un tissu aréolaire comme les ventricules.

L'oreillette droite offre à sa face interne, constituée par la cloison interauriculaire, une dépression ovalaire, nommée *fosse ovale*. Cette fosse indique la communication primitive des deux oreillettes, par une ouverture appelée *trou de Botal*. A la fosse ovale, les membranes internes des deux oreillettes se touchent ou ne sont séparées que par une mince couche de fibres musculaires. Cette fosse est limitée en haut et en avant par un relief charnu demi-circulaire, appelé *anneau* ou isthme de Vieussens. En haut et en avant, la fosse se prolonge un peu sous ce relief et s'y termine par un cul-de-sac, où existe quelquefois une petite fente, qui établit une communication avec l'oreillette gauche. Cette disposition n'amène du reste aucun trouble dans la circulation.

La partie supérieure de la cloison interauriculaire, depuis la fosse ovale jusqu'à l'orifice de la veine cave supérieure présente un angle obtus, saillant dans l'oreillette, c'est le *tubercule de Lower*. Il est probablement destiné à empêcher les deux courants sanguins des veines caves de se rencontrer perpendiculairement.

Surface interne de l'oreillette gauche. La cavité de l'oreillette gauche est irrégulièrement cuboïde. Elle présente : 1° une face supérieure, sur laquelle viennent s'ouvrir les quatre veines pulmonaires; 2° une face inférieure, présentant l'orifice auriculo-ventriculaire gauche; 3° une face postérieure, lisse et unie; 4° une face antérieure, où se trouve l'orifice de l'auricule; 5° une face interne ou droite, formée par la cloison interauriculaire, sur laquelle il n'y a rien qui ressemble à une fosse ovale, quelquefois elle présente un pertuis ou une fente par laquelle les deux oreillettes communiquent entre elles; 6° une face externe ou gauche.

L'oreillette gauche est donc pourvue de cinq orifices après la naissance et de six chez le fœtus. L'orifice auriculo-ventriculaire gauche a été décrit avec le ventricule correspondant.

Les orifices des veines pulmonaires occupent la paroi supérieure et ne sont point garnis de valvules, mais ils sont entourés en dehors d'un anneau musculaire. Les deux veines du poumon droit s'abouchent à droite, près de la cloison; les deux veines du poumon gauche, près de la paroi gauche. Les orifices des veines droites se trouvent à un pouce environ de distance des veines gauches.

La face interne de cette oreillette diffère surtout de celle du côté droit, parce que toutes ses parois sont lisses et l'on ne rencontre un tissu aréolaire que dans l'appendice ou auricule. Celle-ci est plus exactement distincte de l'oreillette que celle du côté droit.

TEXTURE DU COEUR.

Pour exécuter les contractions puissantes dont il est le siège, le cœur réunit toutes les conditions organiques nécessaires à un appareil de mouvement. Comme point d'appui, il a une charpente fibro-élastique; pour se contracter, il a des muscles propres; pour faciliter ces mouvements, des membranes et des liquides de lubrifaction.

Le cœur est formé, en procédant de dehors en dedans, 1° par un feuillet séreux, 2° par une couche musculaire ou substance propre, et 3° par une membrane interne, nommée *endocarde.*

Le *feuillet séreux* est une dépendance du péricarde, c'est le feuillet viscéral de ce sac séreux. Cette membrane est très mince et donne l'aspect poli et brillant à la surface externe du cœur. Au niveau des sillons du cœur, elle est soulevée par de la graisse qui augmente avec l'âge. Partout où la graisse manque, elle est très adhérente à la couche musculaire par une mince couche de tissu cellulaire sous-séreux très résistant. Cette membrane est formée à sa face superficielle par une seule couche d'épithéléon pavimenteux, sous laquelle se trouve la couche dermatique, formée de tissu cellulaire condensé, de fibres de noyaux, et renfermant un réseau capillaire à mailles très larges.

La *couche musculaire* ou la *substance propre* du cœur est composée de faisceaux primitifs musculaires, qui ressemblent en plusieurs points à ceux des muscles volontaires. Ainsi ils ont une teinte rougeâtre et sont striés transversalement. Cependant les faisceaux primitifs de la substance musculaire du cœur diffèrent de ceux des muscles volontaires par leur calibre : ils sont d'un tiers plus étroits que ces derniers. Ils sont souvent plus distinctement striés suivant le sens longitudinal que suivant le transversal. Leur sarcolème est plus délicat, et à peine distinct, même par l'addition de l'acide acétique. Il existe souvent dans leur centre des séries de granules graisseux qui accompagnent leur noyau, et qui augmentent en quantité dans la dégénérescence graisseuse.

Les faisceaux primitifs de la substance du cœur ne sont point réunis en fascicules de plus en plus considérables, par un tissu cellulaire lâche; mais ils sont étroitement juxtaposés et réunis entre eux par une mince couche de tissu cellulaire dense. Ces faisceaux s'anastomosent entre eux, chez l'homme, par des faisceaux très courts et obliques.

Trajet des fibres musculaires du cœur. Le trajet des fibres musculaires doit être étudié séparément sur les oreillettes et sur les ventricules.

Plans musculaires des oreillettes. Les oreillettes présentent des *fibres musculaires communes* et des *fibres musculaires propres.* Les premières sont transversalement étendues de l'oreillette droite à l'oreillette gauche et existent à la face antérieure, à la face supérieure et à la face postérieure.

Les fibres propres, plus profondes que les précédentes, constituent un plan pour chaque oreillette. Elles forment des anneaux charnus autour de l'embouchure des troncs veineux, des orifices des auricules et autour des ouvertures auriculo-ventriculaires. D'autres fibres sont obliques et circulaires et recouvrent les parois des oreillettes, en s'entre-croisant dans diverses directions. Les fibres musculaires des auricules s'entre-croisent d'une manière inextricable. Des faisceaux longitudinaux et parallèles constituent le muscle pectiné de l'oreillette droite.

La cloison interauriculaire est commune aux deux oreillettes. Les fibres musculaires de la cloison forment, autour de la fosse ovale, un véritable sphincter comprenant les trois quarts d'un cercle et quelquefois, le cercle tout entier. Les fibres qui le constituent naissent de l'orifice auriculó-ventriculaire au niveau de la cloison, et produisent le bourrelet connu sous le nom d'anneau de Vieussens. Les autres fibres musculaires de la cloison font suite aux fibres circulaires des oreillettes.

Plans musculaires des ventricules. Les orifices auriculo-ventriculaires et artériels de la portion ventriculaire sont garnis de cercles ou d'anneaux fibro-élastiques, nommés *zones auriculo-ventriculaires* et *artérielles.* Elles constituent la *charpente* du cœur.

Les faisceaux charnus des ventricules naissent de la face interne et de la face externe de ces zones fibro-élastiques, mais la grande partie part de l'angle formé par l'orifice auriculo-ventriculaire gauche et l'orifice aortique. Ces faisceaux se terminent les uns aux muscles papillaires et aux cordages tendineux, et les autres, par un retour sur eux-mêmes, viennent se terminer aux zones fibro-élastiques.

Les faisceaux musculaires des ventricules forment plusieurs couches. Ces couches s'envoient réciproquement des fibres qui se coupent à angle très aigu, et ne peuvent être distinguées que par la direction de leurs fibres et par leur disposition relativement aux ventricules eux-mêmes. Les fibres musculaires des ventricules sont les unes obliques, curvilignes et communes aux deux ventricules; ce sont les *fibres communes.* Les autres, disposées en cercles et en 8 de chiffre, entourent chacune de ces cavités, et constituent les *fibres propres.* De là il résulte que la *portion ventriculaire est formée de deux sacs musculeux, contenus dans un troisième commun aux deux ventricules.*

Plan de fibres communes superficielles. Ces fibres, nées de la base du cœur, où elles s'insèrent aux cercles fibro-élastiques des ouvertures auriculo-ventriculaires et artérielles, se dirigent vers la pointe du cœur, celles de la région antérieure, de droite à gauche, celles de la région postérieure, de gauche à droite. Arrivées vers le sommet de l'organe, elles s'enlacent, se contournent en *tourbillon*, pénètrent par la pointe du cœur, en se réfléchissant sur elles-mêmes, et remontent sur la face interne des ventricules dont elles constituent les *fibres communes profondes*, ou les reliefs musculaires. Quelques unes de ces fibres se terminent dans les muscles papillaires et aux cordages tendineux, et les autres, aux zones fibro-élastiques des ouvertures ventriculaires.

Fibres propres des ventricules. Elles forment la masse principale des parois des ventricules, et constituent une couche plus épaisse pour le ventricule gauche que pour le ventricule droit. Ces fibres sont placées entre la couche superficielle, ou descendante des fibres communes, et la couche profonde ou ascendante. Elles constituent pour chaque ventricule une espèce de petit baril ou cône tronqué, adossé à celui du côté opposé, dont l'orifice supérieur répond à l'orifice auriculo-ventriculaire et dont l'inférieur, plus petit, laisse du côté du sommet du cœur une lacune considérable, par laquelle s'engagent, en se réfléchissant, les fibres communes. Elles forment autour des ventricules des 8 de chiffre, ou des cercles plus ou moins complets, qui se croisent à angle plus ou moins aigu.

La cloison interventriculaire est formée par la juxtaposition des fibres propres des deux ventricules, mais elles s'y entre-croisent d'une manière inextricable.

Endocarde. Les cavités du cœur sont tapissées par une membrane mince, transparente, lisse, qui est la continuation de la membrane interne des vaisseaux; c'est l'endocarde. Cette membrane, très mince dans les ventricules, tapisse les reliefs musculaires, les vacuoles intermédiaires, et les cordages tendineux; elle devient beaucoup plus épaisse dans les oreillettes, surtout dans l'oreillette gauche.

L'endocarde est formé des mêmes éléments histologiques qu les membranes séreuses : 1° d'une couche d'épithéléon, 2° d'un couche de fibres élastiques, et 3° d'une mince couche de tiss cellulaire.

L'épithéléon constitue le plan le plus superficiel, et est form par une seule couche de cellules hexagonales alongées. Imm diatement sous l'épithéléon se trouvent des fibrilles élastiques très grêles, qui s'entre-croisent dans toutes les directions. Cet couche est unie à la portion charnue du cœur par un tissu cellu laire très délicat, qui se continue avec le tissu cellulaire combin des parois du cœur. La couche de tissu cellulaire de l'endocard renferme des vaisseaux sanguins, mais en très petite quantit

Les valvules auriculo-ventriculaires sont formées par des repl de l'endocarde. Ces replis renferment des prolongements de tiss cellulaire, fournis par les cercles fibro-élastiques qui garnisse les ouvertures auriculaires des ventricules. Ces valvules so d'ailleurs fortifiées par le tissu des cordages tendineux qui s'i sèrent à ces valvules.

Les valvules sigmoïdes sont constituées par des replis de membrane interne des artères, et renferment du tissu cellulai et élastique, qui se continue avec les anneaux fibro-élastiques d orifices artériels du cœur.

Les cordages tendineux, composés de tissu cellulaire conden comme les tendons, sont tapissés par l'endocarde.

Vaisseaux sanguins du cœur. Le cœur, très riche en vai seaux sanguins, reçoit ses artères de l'aorte ascendante par l artères cardiaques ou coronaires. Le sang retourne au cœur p les veines cardiaques. Le réseau capillaire est en tout semblab à celui des muscles volontaires, mais il est à mailles plus serrée et enlace plusieurs faisceaux primitifs à la fois. L'endocarde re ferme un réseau capillaire dans sa couche de tissu cellulaire; réseau s'étend jusques dans les valvules auriculo-ventriculaire soit par les cordages tendineux, soit par les prolongemen des anneaux fibro-élastiques qui garnissent les ouvertures auric laires.

Vaisseaux lymphatiques. Ces vaisseaux sont distingués en superficiels et en profonds. Les superficiels, situés sous le feuillet viscéral du péricarde, deviennent très distincts en laissant séjourner le cœur dans l'eau pendant quelques jours; les profonds commencent à l'endocarde et enlacent les faisceaux de la couche musculaire. Les vaisseaux lymphatiques sortent du cœur en accompagnant les vaisseaux sanguins, et se terminent dans les ganglions, situés derrière et sous la crosse de l'aorte, au niveau de la division de la trachée-artère.

Nerfs. Les nerfs du cœur, très nombreux, sortent du *plexus cardiaque*, situé sous la crosse de l'aorte, et formé par les nerfs pneumo-gastriques et les grands sympathiques. De ce plexus partent les plexus coronaires, qui enlacent les artères cardiaques qu'ils accompagnent jusques dans la couche musculaire et dans l'endocarde. Il n'existe pas seulement des ganglions dans le plexus cardiaque, mais même dans la couche musculaire des ventricules et des oreillettes. Ces ganglions sont le mieux connus dans le cœur de la grenouille, où ils occupent principalement la cloison médiane, à l'union des oreillettes avec les ventricules; et où ils sont composés de cellules apolaires et unipolaires.

Usages. Le cœur est l'organe central de l'appareil circulatoire; il donne l'impulsion et une direction déterminée au courant sanguin, par des contractions rythmiques, c.-à-d. par des contractions qui sont uniformément intermittentes et qui laissent entre elles un très court espace de temps.

Lorsqu'on met le cœur d'un mammifère ou d'un oiseau vivant à nu, on remarque que les deux oreillettes et la partie voisine des veines pulmonaires et des veines caves se contractent, au même moment où les ventricules se dilatent; et que ceux-ci se contractent aussitôt après, en même temps que les oreillettes se dilatent. Il survient ensuite une nouvelle contraction des oreillettes, après un repos plus long que celui qui sépare la contraction des oreillettes de celle des ventricules. Les contractions du cœur ne se succèdent donc pas comme les mouvements d'un pendule.

La contraction des ventricules a reçu le nom de *systole*, leur dilatation, celui de *diastole*. On a étendu cette dénomination au cœur, parce que les ventricules en constituent la portion principale.

Le cœur se contracte soixante-dix à soixante-quinze fois par minute, chez l'adulte.

La contraction du cœur est seule active, la dilatation en est passive, ce qui est prouvé par l'expérience suivante : lorsqu'on place sur un cœur de grenouille, un petit poids qui aplatit légèrement cet organe, de manière à pouvoir en constater encore les divers mouvements, on est bientôt convaincu que ce poids n'est soulevé que pendant la contraction du cœur.

Itinéraire ou trajet du sang au travers des cavités du cœur. Le sang est amené de toutes les parties du corps et des poumons dans les oreillettes, par les veines caves et par les veines pulmonaires. Les oreillettes, distendues par le sang, se contractent et se resserrent brusquement. Pendant cette contraction, le sang, étant fortement comprimé tend à s'échapper par les points où il rencontre le moins de résistance. Dans les oreillettes, il n'existe que deux issues possibles : 1° les veines 2° l'orifice auriculo-ventriculaire. Mais le reflux dans les veines est réduit à peu de chose par la colonne de sang qui arrive incessamment au cœur et par la contraction des anneaux charnus, qui entourent en forme de sphincters les orifices des veines.

L'issue par l'orifice auriculo-ventriculaire n'oppose, au contraire, aucun obstacle au sang, et ce liquide se précipite dans les ventricules.

L'instant où les oreillettes cessent de se resserrer, est celui où les ventricules entrent en contraction. Le sang, pressé fortement, tend à s'échapper de tous côtés ; mais la disposition des valvules qui garnissent les issues des ventricules, lui donne un mouvement dans une direction déterminée. Les valvules qui garnissent les orifices auriculo-ventriculaires, soulevées par le sang, se placent sur un plan horizontal et s'opposent au reflux de ce liquide dans les oreillettes. Il ne reste donc comme issue que les orifices artériels, dans lesquels le sang se lance en soulevant les valvules sigmoïdes. Celles-ci s'abaissent pendant la diastole du cœur, quand le sang tend à refluer de l'artère pulmonaire et de l'aorte dans les ventricules.

Chaque ventricule projette environ deux à trois onces de sang dans l'artère qui en part. Il faut donc que dans le même moment chaque oreillette reçoive une quantité équivalente, pour que la circulation puisse avoir lieu. Car, comme le sang parcourt un cercle, il faut qu'une partie avance pour que l'autre puisse la remplacer.

Pendant chaque contraction du cœur, la pointe vient frapper l'espace compris entre les cartilages de la cinquième et sixième côte gauche, ce qui dépend de la dilatation des oreillettes, des artères et du redressement de la crosse aortique. On peut voir et sentir ces chocs du cœur contre les parois thoraciques et on les a nommés battements du cœur; ils sont isochrones au pouls. Si, pendant la contraction du cœur, on applique l'oreille sur la région cardiaque, on distingue deux bruits dont l'un, un peu plus grave, est isochrone avec la contraction des ventricules et avec les battements du cœur. Le second, plus aigu et plus court, succède immédiatement au précédent. Le dernier bruit est séparé du renouvellement du premier par une courte pause. Celle-ci, plus longue que l'intervalle qui sépare les deux premiers bruits, est à ce dernier comme 4 : 1.

Le premier bruit, qui coïncide avec la systole des ventricules, dépend du claquement des valvules auriculo-ventriculaires, au moment où elles sont soulevées pour intercepter la communication avec les oreillettes (Rouanet). Le second est produit par l'abaissement des valvules sigmoïdes (Williams).

PÉRICARDE.

Le péricarde est un sac fibro-séreux qui enveloppe le cœur et l'origine des gros troncs vasculaires.

Il est situé derrière les cartilages de la deuxième, troisième, quatrième, et cinquième côte gauche, et derrière la partie moyenne du sternum; en arrière, il repose sur les organes, contenus dans le médiastin postérieur. Les plèvres adhèrent aux parties latérales du péricarde par un tissu cellulaire serré; sur la face antérieure du péricarde, vers son milieu, les deux plèvres se touchent, mais inférieurement une partie du péricarde est unie au sternum par du tissu cellulaire. En haut, le péricarde est séparé de cet os par le thymus, chez les jeunes individus, ou par du tissu cellulaire qui remplace cet organe dans un âge avancé.

Le nerf phrénique et les vaisseaux diaphragmatiques descendent dans le thorax entre les parties latérales du péricarde et les plèvres.

Forme. Il a la forme d'un cône à base inférieure, qui est intimement unie au centre phrénique du diaphragme. Le sommet obtus s'étend jusqu'à la concavité de la crosse de l'aorte.

Composition. C'est un sac séreux complétement fermé, et comme à toute séreuse viscérale, on distingue au péricarde un feuillet *pariétal*, qui entoure lâchement le cœur, et un feuillet *viscéral*, qui est intimement uni à la surface de cet organe, par un tissu cellulaire sous-séreux, très délicat; la continuité entre ces deux feuillets, ou le point de réflexion du feuillet pariétal sur le cœur, a lieu autour de l'origine des gros troncs vasculaires, au niveau de la concavité de la crosse aortique. Le feuillet séreux, en se réfléchissant à la base du cœur, forme une gaîne complète et commune à l'aorte et à l'artère pulmonaire, et tapisse la face antérieure des veines caves et des veines pulmonaires, près de leur entrée dans le cœur.

Le feuillet pariétal du péricarde est recouvert à sa face externe par une mince lame de tissu cellulaire condensé ou feuillet fibreux. Cette lame cellulaire est intimement unie au trèfle aponévrotique du diaphragme et se continue en haut avec la membrane externe des gros vaisseaux du cœur. C'est à cause de cette disposition de la lame fibreuse relativement au feuillet pariétal, que le péricarde est décrit comme un sac fibro-séreux.

La capacité du péricarde surpasse un peu le volume du cœur.

Sa face interne, libre et contigue à elle-même, est lubrifiée par de la sérosité, semblable au sérum du sang. A l'état normal, et pendant la vie, ce liquide ne se trouve pas en quantité assez considérable dans le péricarde, pour pouvoir être recueilli; il n'existe alors qu'en quantité suffisante pour en lubrifier la face libre. Après la mort, il augmente par la transsudation du sérum du sang à travers les parois des vaisseaux, de manière qu'on rencontre, à l'ouverture du cadavre et quand le péricarde est à l'état normal, deux gros à une demi-once de sérosité, renfermée dans sa cavité.

Structure. Indépendamment du feuillet fibreux qui recouvre le feuillet pariétal, le péricarde est formé, comme toute séreuse, d'une couche dermatique ou de tissu cellulaire condensé, entre-mêlé de fibrilles élastiques et de noyaux, et d'une simple couche d'épithéléon en pavé. Cet épithéléon se trouve à la surface libre, et est formé de cellules polygonales, irregulières et pourvues d'un noyau.

La couche dermatique s'unit au cœur par du tissu cellulaire sous-séreux, qui se remplit de graisse au niveau des sillons du cœur.

Vaisseaux sanguins. Les artères du péricarde proviennent de sources très variées; elles sont fournies par les artères bronchiques, œsophagiennes, diaphragmatiques supérieures, thymiques, et par l'aorte elle-même. Ces artères se divisent en rameaux très ténus dans le tissu cellulaire sous-séreux, et de là partent les vaisseaux capillaires, qui forment dans la couche dermatique du péricarde, sous l'épithéléon, un réseau capillaire à mailles très larges.

Les veines sortent de ce réseau et accompagnent en satellites les artères pour s'ouvrir dans la veine azygos.

Les *vaisseaux lymphatiques* naissent par un réseau d'origine très superficiel, sous l'épithéléon, forment un second réseau dans le tissu cellulaire sous-séreux et se rendent aux ganglions, situés à la division de la trachée-artère et autour de la veine-cave supérieure.

Les *nerfs* accompagnent sous forme de plexus les petites artères, et se terminent d'une manière inconnue.

Usage. Le péricarde sert à fixer le cœur aux parties voisines, sans adhérence aucune entre le cœur et ces parties. Il lubrifie la surface externe du cœur pour en faciliter les mouvements.

DEUXIÈME SECTION.

DES ARTÈRES.

Dans la description des artères, il est nécessaire de déterminer : 1° leur *nomenclature*, déduite soit du nom des parties auxquelles elles se distribuent, soit de leur situation, soit de leur direction; 2° leurs *limites*, 3° leur *origine*, 4° leur *trajet*, 5° leur *direction*, 6° leurs *rapports*, 7° leurs *branches* et *anastomoses* et 8° leur *terminaison*.

L'artère et les veines pulmonaires forment pour ainsi dire un appareil circulatoire particulier, au moyen duquel se fait la petite circulation ou la circulation pulmonaire. Il convient donc d'en réunir la description, pour procéder ensuite à celle du système aortique ou des artères de la grande circulation.

Les vaisseaux pulmonaires n'ont pas un trajet aussi long à parcourir que ceux de la grande circulation. Ils ne présentent pas des troncs flexueux, ni d'une grande étendue, ne se divisent point successivement en branches, en rameaux et en ramuscules de plus en plus petits; mais souvent des troncs considérables se séparent immédiatement en une quantité de rameaux très ténus.

Les parois de l'artère pulmonaire sont plus minces et moins résistantes que celles des artères du système aortique.

Les veines pulmonaires n'ont pas une capacité plus grande que l'artère pulmonaire, et ne sont point garnies de valvules à leur intérieur, si ce n'est à l'angle de réunion de deux veines. A ce point, la membrane interne des vaisseaux forme un petit repli en forme d'éperon.

L'artère pulmonaire charrie du sang noir, le conduit dans le réseau capillaire des vésicules pulmonaires, où il devient rouge par l'absorption de l'oxygène de l'air atmosphérique inspiré. De là il est ramené au cœur par les veines pulmonaires.

ARTÈRE PULMONAIRE.

Limites. Aussi nommé *veine artérielle* (vena arteriosa), l'artère pulmonaire est étendue du ventricule droit jusqu'aux deux poumons.

Elle a une longueur de deux pouces et une épaisseur de douze à treize lignes. Rarement elle présente un calibre plus petit que celui de l'aorte ascendante, quelquefois même elle est plus considérable et mesure alors quatorze lignes en largeur.

Origine. Trajet. Elle naît à l'ouverture artérielle du ventricule droit, prolongé en entonnoir à cette origine; elle se trouve là sur le plan le plus antérieur de la base du cœur, au devant de l'aorte, et est embrassée de chaque côté par les auricules. De là elle se dirige en haut et à gauche de l'aorte ascendante qu'elle croise en décrivant une courbure à convexité antérieure et à concavité postérieure, qui embrasse l'aorte, et arrivée au-dessous de la crosse de l'aorte, au niveau de la division de la trachée-artère, elle se termine en se bifurquant en deux troncs, qui vont en divergeant à angle droit, l'un à droite pour le poumon droit, c'est l'*artère pulmonaire droite*, l'autre à gauche pour le poumon gauche, c'est l'*artère pulmonaire gauche.*

Du point de division de l'artère pulmonaire part un cordon fibro-élastique de quatre lignes de longueur; il se dirige obliquement en haut et à gauche et gagne la concavité de la crosse de l'aorte, où il se continue avec les tuniques de cette artère, au niveau de l'origine de l'artère sous-clavière gauche. Ce cordon est la transformation cellulaire du canal artériel de Botal (ductus artériosus Botalli), qui est creux chez le fœtus, et établit une communication entre l'aorte et l'artère pulmonaire dont il n'est que la continuation.

Le tronc de l'artère pulmonaire, jusqu'à sa division, est embrassé par le feuillet viscéral du péricarde qui forme une gaîne complète et commune à l'artère pulmonaire et à l'aorte ascendante.

L'*artère pulmonaire droite*, plus longue d'un demi-pouce que celle du côté gauche, a une épaisseur de 10 lignes environ.

Elle se dirige transversalement en dehors, derrière l'aorte ascendante et la veine-cave supérieure, au devant de la bronche droite, pour gagner la racine du poumon droit, où elle se termine en se divisant en deux branches. L'inférieure est destinée au lobe inférieur, la supérieure, au lobe supérieur, et cette dernière fournit le tronc principal pour le lobe médian.

L'*artère pulmonaire gauche*, plus courte que la précédente, et tapissée à sa face inférieure par le feuillet séreux du péricarde, se dirige en dehors, passe au devant de l'aorte descendante et de la bronche gauche, et se termine à la racine du poumon gauche en se divisant en deux branches, destinées aux deux lobes de cet organe.

Terminaison. Ces artères se divisent dans les lobes des poumons, fournissent à chaque lobule une branche qui forme le réseau capillaire sur les vésicules pulmonaires, pour se continuer ensuite avec les veines pulmonaires.

A la racine des poumons, les veines pulmonaires viennent se placer au devant de l'artère pulmonaire correspondante, et dans l'épaisseur de ces organes, les veines se placent derrière les divisions bronchiques, tandis que les artères deviennent les plus antérieures, et se placent quelquefois au-dessus des divisions bronchiques.

VEINES PULMONAIRES.

Limites. Les veines pulmonaires s'étendent des lobules des poumons jusqu'à l'oreillette gauche, dans laquelle elles viennent s'aboucher par quatre troncs, deux pour chaque poumon.

Origine. Trajet. Elles naissent dans les lobules pulmonaires, en faisant suite au réseau capillaire de l'artère pulmonaire, passent derrière ou au-dessous des divisions bronchiques, et se réunissent en un seul tronc pour chaque lobe des poumons. Il y a donc deux troncs pour le poumon gauche et trois pour celui du côté droit. Mais les deux supérieurs de ce dernier poumon se réunissent bientôt en un seul. Les deux troncs veineux sortent par la partie inférieure de la racine des poumons, se placent au devant de l'artère pulmonaire correspondante, sont recouverts à leur face antérieure par le feuillet séreux du péricarde, et s'abouchent aux quatre angles de l'oreillette gauche.

Anomalies. Les anomalies de l'artère pulmonaire sont très rares chez l'adulte. Elles n'existent qu'associées à des vices de conformation du cœur. Cependant dans quelques cas d'organisation régulière, elle était double dès son origine. Dans d'autres, elle s'anastomosait avec l'aorte ou avec une de ses branches, ou elle donnait une branche, ordinairement fournie par l'aorte.

Les deux troncs des veines pulmonaires d'un côté se confondent quelquefois en un seul tronc, très court, de l'épaisseur de neuf lignes. Cette disposition se rencontre plus souvent à gauche qu'à droite.

ARTÈRE AORTE.

Limites. L'aorte (*αορτη*, arteria magna), tronc commun de toutes les artères de la grande circulation, s'étend du ventricule gauche jusqu'au niveau de la quatrième vertèbre lombaire.

Origine. Trajet. Direction. Elle naît à l'orifice du ventricule gauche, derrière l'origine de l'artère pulmonaire, et se dirige en haut en décrivant une légère courbure dont la convexité est à droite et en avant. Sortie du péricarde, elle se recourbe brusquement, se dirige de droite à gauche et en arrière en formant une courbure à convexité supérieure, arrive sur le côté gauche de la colonne vertébrale, au niveau de la troisième vertèbre dorsale, se recourbe là une deuxième fois pour descendre verticalement le long du côté gauche de la colonne vertébrale. Elle traverse l'ouverture aortique du diaphragme, descend sur la ligne médiane dans l'abdomen, contre la colonne vertébrale, et se termine au niveau de la quatrième vertèbre lombaire en se bifurquant en artères iliaques primitives.

Division. D'après sa direction l'aorte est divisée en trois parties : 1° l'*aorte ascendante*, 2° la *crosse* de l'*aorte*, 3° l'*aorte descendante*, divisée en *aorte thoracique* et en *aorte abdominale*.

AORTE ASCENDANTE.

L'aorte ascendante a une longueur de deux pouces et une largeur d'un pouce. Elle présente à son origine au ventricule gauche, un renflement plus ou moins marqué, nommé *bulbe aortique*, et constitué par trois ampoules qui répondent aux valvules sigmoïdes. Ces ampoules ont été appelées *sinus* de *l'aorte* (sinus Valsalvæ).

Trajet et Rapports. A son origine, elle est située immédiatement derrière l'origine de l'artère pulmonaire. De là elle se dirige en haut en décrivant une courbure dont la convexité regarde en avant et à droite, et se continue à la sortie du péricarde avec la crosse de l'aorte.

Elle est placée à gauche de l'auricule droite et de la veine-cave supérieure, à droite du tronc commun de l'artère pulmonaire, au devant de l'artère et des veines pulmonaires droites et de la bronche du même côté.

Dans toute son étendue, elle est située dans le péricarde qui en tapisse la face antérieure et les faces latérales.

Branches collatérales. Indépendamment des vaisseaux nourriciers de l'artère pulmonaire et de la veine-cave supérieure, l'aorte ascendante ne fournit que les *artères cardiaques* ou les *artères coronaires* du cœur.

Artères cardiaques. Au nombre de deux, elles sont distinguées en *droite* et *gauche*, à raison de leur origine, et en *antérieure* et *postérieure*, à raison de leur distribution. Elles se terminent dans la substance du cœur.

Origine. Elles naissent de la partie inférieure de l'aorte ascendante, immédiatement au-dessus des valvules semi-lunaires antérieures, et partent à angle obtus de l'aorte de manière que leur courant sanguin suit une direction rétrograde relativement à celui de l'aorte.

Artère cardiaque droite ou *postérieure.* Cette artère s'engage dans le sillon horizontal, entre l'oreillette et le ventricule droits, fournit des rameaux ascendants et descendants à ces parties, et arrivée à la base du sillon postérieur, elle se termine en s'anastomosant avec la cardiaque gauche. Mais avant de se terminer, elle donne un rameau qui descend dans le sillon postérieur pour s'anastomoser sur le sommet du cœur avec une branche de la cardiaque gauche. Ce rameau postérieur donne sur son trajet des rameaux aux ventricules et à la cloison interventriculaire.

Artère cardiaque gauche. Elle sort de l'espace, circonscrit à gauche par l'auricule gauche et à droite par l'artère pulmonaire, parcourt transversalement le sillon horizontal, entre l'oreillette et le ventricule gauches, fournit des rameaux à ces deux parties et se termine en s'anastomosant avec la cardiaque droite. Elle donne un rameau *antérieur,* qui descend dans le sillon longitudinal antérieur pour s'anastomoser sur le sommet du cœur avec le rameau *postérieur,* venant de la cardiaque droite. Une branche considérable descend le long du bord gauche et établit quelquefois la terminaison de la cardiaque gauche.

Les artères cardiaques forment donc un cercle transversal dans le sillon horizontal et un cercle vertical incomplet dans les sillons longitudinaux du cœur.

CROSSE DE L'AORTE.

Limites. Elle est étendue de la première courbure de l'aorte ou du point où cette artère vient de sortir du péricarde, jusqu'à sa deuxième courbure, au niveau de la troisième vertèbre dorsale où elle est croisée en avant par la bronche gauche.

Longueur. Direction. Elle a une longueur de deux pouces environ et une épaisseur de onze lignes. Convexe en haut et concave en bas, elle se dirige presque transversalement de droite à gauche, un peu d'avant en arrière et de haut en bas, de manière que son extrémité antérieure répond à la pièce supérieure du sternum, et son extrémité postérieure au côté gauche de la troisième vertèbre dorsale.

Rapports. Le principal rapport est celui qu'elle a en arrière et à droite avec la trachée-artère et sa division, en bas, avec la bronche gauche. Ce rapport explique comment des anévrismes ou dilatations de la crosse aortique peuvent, en ulcérant les parois du tube aérien, produire des hémorragies foudroyantes. Indépendamment de ce rapport, elle répond en arrière et à droite, mais moins immédiatement, à l'œsophage et au canal thoracique. En dehors et à gauche, elle est séparée de la plèvre et du poumon gauches, qui la recouvrent, par le nerf phrénique et le nerf pneumo-gastrique gauches. Ce dernier nerf embrasse la crosse de l'aorte par son rameau récurrent, qui s'engage sous sa courbure et remonte contre la face interne et postérieure de la crosse.

La concavité est en rapport avec la division de l'artère pulmonaire. La convexité donne naissance aux gros troncs artériels de la tête et des membres supérieurs. Son extrémité antérieure, sous-sternale, se trouve à un pouce au-dessous de la fourchette du sternum.

Branches collatérales. Par sa convexité, elle fournit, en procédant d'avant en arrière, le *tronc artériel brachio-céphalique*, la *carotide primitive gauche* et la *sous-clavière gauche.*

Anomalies de la crosse aortique. 1° La crosse manque; l'aorte se divise en un tronc qui passe sous la bifurcation de la trachée-artère, et en un tronc qui monte directement, et qui se divise en trois branches, disposées en croix : le tronc artériel brachio-céphalique, la carotide primitive et la sous-clavière du côté gauche (rare).

2° L'aorte ascendante se divise immédiatement après son origine en deux crosses, convexes en dehors, et qui fournissent chacune la sous-clavière, la carotide externe et la carotide interne du côté correspondant, pour se confondre ensuite et constituer l'aorte descendante.

3° La crosse aortique est double, l'une est antérieure et l'autre postérieure à la trachée-artère et à l'œsophage. Elles se réunissent pour former l'aorte descendante.

4° La crosse passe sur la branche droite, descend sur le côté droit de la colonne vertébrale ou passe derrière la trachée-artère et l'œsophage pour gagner le côté gauche de la colonne vertébrale. Dans ce cas, la carotide primitive et la sous-clavière gauches montent derrière l'œsophage.

Anomalies des branches de la crosse aortique.

1° Il n'existe que *deux troncs* qui partent de la crosse :

a) Deux troncs brachio-céphaliques, l'un à droite, l'autre à gauche;

b) Le tronc brachio-céphalique fournit la carotide primitive gauche;

c) Une sous-clavière droite et un tronc brachio-céphalique gauche pour les deux carotides et la sous-clavière gauche.

d) L'artère carotide droite et un tronc brachio-céphalique gauche qui donne aussi la sous-clavière droite.

2° Il y a *trois troncs,* mais il y a transposition dans leur origine ou dans leur destination.

a) Le tronc brachio-céphalique est à gauche, et les troncs du côté droit sont séparés.

b) Le tronc brachio-céphalique est à gauche, mais il est destiné pour le côté droit; les troncs séparés naissent à la partie droite de la crosse et sont destinés pour le côté droit.

c) Le tronc brachio-céphalique est au milieu et donne les carotides primitives.

d) Le tronc brachio-céphalique est le premier, mais il se divise en deux carotides primitives; la sous-clavière droite naît derrière la sous-clavière gauche, et se porte du côté droit en passant derrière l'œsophage ou entre cet organe et la trachée-artère.

3° Il y a *quatre troncs.*

a) Le tronc brachio-céphalique manque, la sous-clavière et la carotide primitive droites naissent séparément.

b) Il y a les quatre troncs comme dans le cas précédent, mais avec transposition de l'artère sous-clavière droite. Cette artère se trouve en dedans de la carotide primitive droite ou de la carotide primitive gauche, passe devant ou derrière ces artères pour arriver du côté droit. Quand la sous-clavière droite naît à gauche de la sous-clavière gauche, elle passe derrière l'œsophage, ou entre cet organe et la trachée-artère.

c) Les trois troncs normaux existent, mais il y a une branche qui naît normalement d'un autre tronc, p. ex. la vertébrale, et ordinairement c'est la vertébrale gauche, ou bien c'est une thyroïdienne, la thyroïdienne inférieure ou une thyroïdienne surnuméraire (thyroidea ima) de Neubauer. Elle monte verticalement au devant de la trachée-artère et mérite toute l'attention du chirurgien dans la trachéotomie. Quelquefois c'est une mammaire interne qui part de la crosse de l'aorte.

4° Il y a *cinq troncs.* Les trois troncs normaux et deux vertébrales ou une vertébrale et une thyroïdienne naissent de la crosse.

5° Il y a *six troncs.* Le tronc brachio-céphalique manque; mais il existe deux sous-clavières, deux carotides et deux vertébrales.

TRONC BRACHIO-CÉPHALIQUE.

Aussi nommé *tronc innominé* ou *anonyme,* le tronc brachio-céphalique est le tronc d'origine de l'artère sous-clavière et de la carotide primitive droites.

Longueur. Calibre. Il a une longueur de trois-quarts de pouce à un pouce, et une épaisseur de six lignes.

Limites. Trajet. Il commence à la partie la plus antérieure et la plus élevée de la crosse aortique, se dirige en haut et un peu en dehors, et arrivé au niveau de la fourchette du sternum, il se termine en se divisant en artère carotide primitive et en artère sous-clavière droites.

Rapports. Il est successivement recouvert par le sternum, par l'insertion inférieure du muscle sterno-hyoïdien et du sterno-thyroïdien, par le thymus, s'il existe, ou par le tissu cellulaire qui remplace cet organe, et par le tronc veineux brachio-céphalique gauche, qui le croise. Il passe obliquement au devant et en dehors de la trachée-artère, circonscrivant ainsi avec la carotide primitive gauche un espace triangulaire, dans lequel se voit ce tube aérifère. Il répond du côté droit au tronc veineux brachio-céphalique droit et à sa réunion avec le tronc veineux gauche pour constituer la veine-cave supérieure. Le nerf pneumo-gastrique se trouve sur un plan un peu plus postérieur que le tronc veineux, et plus en dehors encore on rencontre la plèvre médiastine correspondante.

Variétés. Dans certains cas, le tronc déborde la fourchette du sternum de toute sa hauteur ; il naît quelquefois un peu plus à gauche et croise alors toute la trachée-artère. D'autres fois, il est extraordinairement court, ou, ayant sa longueur normale, il donne une branche que fournit ordinairement l'artère sous-clavière, telle que la vertébrale, la mammaire interne, la thyroïdienne inférieure ou la thyroïdienne surnuméraire de Neubauer.

ARTÈRES CAROTIDES PRIMITIVES.

Aussi nommées *artères carotides communes*, les carotides primitives (de *καρος*, *sopor*) sont destinées aux différentes parties de la tête.

Limites. Au nombre de deux, une droite et une gauche, elles ont pour limite supérieure le point de leur bifurcation en carotide externe et en carotide interne, au niveau de l'os hyoïde, ou au niveau du bord supérieur du cartilage thyroïde. Ce dernier cas se remarque principalement chez la femme et chez l'enfant, qui ont le larynx un peu plus élevé que l'homme. La limite inférieure du côté droit est la division du tronc brachio-céphalique et du côté gauche, la crosse de l'aorte.

La carotide primitive droite est donc plus courte que celle du côté gauche ; elle est plus superficielle à son origine et a une épaisseur de quatre lignes, tandis que la gauche n'a qu'une épaisseur de trois lignes et de quatre cinquièmes de ligne.

Trajet. Direction. Elles sortent du thorax, montent dans la région du cou, sur le côté des canaux de la respiration et de la déglutition, et arrivées au niveau de l'os hyoïde ou du bord supérieur du cartilage thyroïde, elles se terminent en se divisant en *carotide externe* et en *carotide interne*.

Rapports. La veine jugulaire interne est accolée à la *face externe* de la carotide primitive, en cache même en partie la face antérieure pendant la vie. Si l'on sépare doucement la carotide de la veine jugulaire, on découvre dans leur intervalle, et un peu en arrière, le nerf pneumo-gastrique, qui se trouve dans la même gaîne aponévrotique que ces vaisseaux. Plus en arrière et plus en dehors se trouve le grand sympathique. *En dedans,* des lamelles celluleuses résistantes, des rameaux du nerf récurrent et de l'artère thyroïdienne inférieure, la séparent du larynx, de la trachée-artère, du pharynx et de l'œsophage. Ce dernier rapport est beaucoup plus immédiat du côté gauche que du côté droit, à cause de la déviation de l'œsophage à gauche. En dedans, elle est aussi en rapport avec le lobe correspondant du corps thyroïde dont le développement excessif dans le goître peut donner lieu à la compression de cette artère.

En *arrière,* la carotide primitive repose sur le droit antérieur et sur le long du cou, et elle est croisée par des filets nerveux cardiaques et par la thyroïdienne inférieure. Elle repose sur la colonne vertébrale et se trouve à son origine en dedans du *tubercule carotidien*, formé par l'apophyse transverse de la sixième vertèbre cervicale, et signalé par Chassaignac.

En avant, elle est recouverte par diverses couches, qu'il importe de bien se représenter, pour pouvoir arriver avec certitude sur l'artère, ou pour l'éviter dans les opérations qu'on pratique sur le cou. Elle est successivement recouverte, dans sa moitié inférieure, par la peau, le pannicule adipeux, le peaucier enveloppé du fascia superficialis, le premier feuillet de l'aponévrose cervicale, le muscle sterno-cléïdo-mastoïdien, l'artère se trouvant au niveau de l'espace qui sépare les deux chefs d'origine de ce muscle. Sous le sterno-cléïdo-mastoïdien arrive le deuxième feuillet de l'aponévrose cervicale et une nouvelle couche musculaire, formée en bas par le muscle sterno-hyoïdien et le sterno-thyroïdien, et vers le milieu de la région sous-hyoïdienne par le muscle omoplato-hyoïdien. Ce dernier croise obliquement la carotide primitive et transforme le côté du cou en deux espaces triangulaires fort réguliers.

Dans le *triangle* inférieur ou *omo - trachéal*, limité par la trachée, la clavicule et le muscle omoplato - hyoïdien, l'artère carotide primitive, cachée par le sterno - cléïdo - mastoïdien, le sterno-hyoïdien et par le sterno-thyroïdien, ne présente que des rapports fort simples, mais elle est profondément située.

Dans l'autre, ou le *triangle omo-hyoïdien*, circonscrit par le bord du sterno-cléïdo-mastoïdien en dehors, par l'os hyoïde en haut et le muscle omoplato-hyoïdien en bas, c.-à.-d. dans toute la moitié supérieure de la carotide primitive, cette artère est beaucoup plus superficielle; elle longe là le bord interne du sterno-cléïdo-mastoïdien, et n'est recouverte que par le peaucier et par l'aponévrose cervicale; mais c'est là qu'un plexus veineux, appartenant à la veine thyroïdienne moyenne, couvre souvent sa face antérieure, et que la branche descendante du nerf grand hypoglosse vient former une anse nerveuse avec une branche correspondante qui sort du plexus cervical. Le muscle sterno - cléïdo - mastoïdien est le *muscle satellite* de la carotide externe, il recouvre la moitié inférieure de cette artère et la cotoie en dehors dans sa moitié supérieure.

Tout-à-fait inférieurement, la carotide gauche naissant directement de la crosse aortique, présente quelques rapports particuliers dans sa portion thoracique.

Cette portion est placée sur un plan plus profond que l'origine de la carotide primitive droite, et répond en arrière et un peu en dehors à l'origine de l'artère sous-clavière gauche.

En avant, elle est croisée par le tronc veineux brachiocéphalique; elle est recouverte par le thymus ou par du tissu cellulaire, et répond par là au sternum. En dehors, elle est longée par le nerf pneumo-gastrique qui la sépare du poumon et de la plèvre médiastine gauche. En dedans, elle est en rapport avec la trachée-artère, l'œsophage et le nerf récurrent gauche.

Branches collatérales. Les carotides primitives ne fournissent aucune branche collatérale, à part quelques ramifications très ténues qui se perdent dans les parois de la veine jugulaire interne et dans ses propres parois. Elles donnent quelquefois la thyroïdienne inférieure ou une thyroïdienne surnuméraire.

Branches terminales. Les carotides primitives se terminent en se bifurquant en *carotide interne* et en *carotide externe.* Ces deux artères restent accolées dans une certaine étendue et s'entre-croisent même quelquefois. La carotide interne est placée sur le côté externe de la carotide externe; elle a été ainsi nommée à cause de sa destination aux parties contenues à l'intérieur du crâne.

Variétés. Les anomalies d'origine des carotides primitives ont été indiquées à la suite de la description de la crosse aortique. Ces artères présentent aussi des variétés dans leur trajet et dans leur terminaison.

Elles diffèrent quelquefois entre elles par une grande différence dans leur calibre. Quelquefois elles sont très flexueuses dans tout leur trajet.

La division peut être précoce, et avoir lieu à la partie inférieure du cou. Elle peut être tardive : la carotide externe ne se sépare de la carotide interne que près de l'apophyse styloïde, et les branches inférieures de la carotide externe naissent directement de la carotide primitive.

La division n'existe point, mais les différentes branches de la carotide externe naissent sous forme d'un bouquet artériel, ou successivement de la carotide primitive, qui se continue ensuite directement sous le nom de carotide interne.

ARTÈRE CAROTIDE EXTERNE.

Limites. Destinée principalement à la face, d'où son nom de *carotide superficielle* ou *faciale*, la carotide externe s'étend de la bifurcation de la carotide primitive jusqu'au niveau du col du condyle de la mâchoire inférieure, où elle se termine en se divisant en *temporale superficielle* et en *maxillaire interne.*

Trajet et rapports. Recouverte à son origine par le peaucier, l'aponévrose cervicale et la veine faciale, la carotide externe monte verticalement, passe sous le muscle digastrique, le muscle stylo-hyoïdien et le nerf grand hypoglosse, se dirige ensuite un peu en arrière, pénètre dans la région parotidienne, qu'elle parcourt verticalement jusqu'au niveau du col du condyle de la mâchoire inférieure, où elle se divise en temporale superficielle et en maxillaire interne. Dans cette dernière portion de son trajet, elle est embrassée de tous côtés par la glande parotide; elle est accompagnée de sa veine satellite ou temporo-maxillaire, et croisée en dehors par le nerf facial et plus spécialement par ses deux branches terminales.

Branches collatérales. Elle fournit six branches collatérales. De ces six branches, elle en donne cinq au-dessous ou au niveau du muscle digastrique et une seule au-dessus de ce muscle. Des cinq inférieures au muscle digastrique, trois naissent de la partie antérieure de la carotide externe, ce sont en allant de bas en haut : la *thyroïdienne supérieure*, la *linguale* et la *faciale;* une est interne, elle part de la partie interne de la carotide externe ou de la branche de bifurcation de la carotide primitive, c'est la *pharyngienne inférieure.* Une est postérieure, c'est l'*artère occipitale.* Celle qui naît au-dessus du muscle digastrique est aussi postérieure, c'est l'*artère auriculaire postérieure.* Ces deux dernières artères naissent de la partie postérieure de la circonférence de la carotide externe.

Dans la région parotidienne la carotide externe fournit des rameaux nombreux à la glande parotide.

BRANCHES COLLATÉRALES DE LA CAROTIDE EXTERNE.

1° Artère thyroïdienne supérieure. *Origine.* Destinée au larynx et au corps thyroïde, elle naît immédiatement au-dessus de la bifurcation de la carotide primitive, le plus souvent isolément, quelquefois avec la linguale.

Trajet. Sous-aponévrotique à son origine, elle se dirige en dedans et en bas, en décrivant une courbure à convexité supérieure, s'enfonce sous les muscles omoplato-hyoïdien, sterno-hyoïdien et sterno-thyroïdien, pour descendre verticalement et se terminer dans le lobe correspondant du corps thyroïde.

Branches collatérales. Elle fournit les branches collatérales suivantes :

a) La *laryngée supérieure.* Elle passe transversalement en dedans sous le muscle thyro-hyoïdien, traverse la membrane de ce nom, et se termine dans l'intérieur du larynx, en se distribuant à l'épiglotte, aux cordes vocales, aux muscles intrinsèques et à la muqueuse.

b) Des *rameaux musculaires.* Ces rameaux sont destinés aux muscles de la région sous-hyoïdienne, au muscle sterno-cléïdo-mastoïdien et au muscle crico-thyroïdien. Le rameau de ce dernier muscle, nommé artère *laryngée inférieure* ou *rameau crico-thyroïdien*, se porte transversalement en dedans au devant de la membrane crico-thyroïdienne, le long du bord inférieur du cartilage thyroïde et s'anastomose par inosculation avec le rameau du côté opposé. Cette artère donne des ramuscules qui traversent la membrane crico-thyroïdienne, et qui se distribuent aux muscles et à la muqueuse du larynx.

Branches terminales ou *thyroïdiennes.* Elles sont destinées au lobe correspondant du corps thyroïde, et s'anastomosent avec la thyroïdienne inférieure du même côté et avec celles de l'autre côté.

2° Artère faciale ou maxillaire externe. *Origine.* Destinée à la face, elle naît de la partie antérieure de la circonférence de la carotide externe, au-dessus de l'origine de la linguale, au niveau du digastrique ou immédiatement au-dessous.

Trajet. Elle monte sous le muscle digastrique et le stylo-hyoïdien, parcourt d'arrière en avant le sillon de la face externe de la glande sous-maxillaire, étant placée immédiatement sous l'aponévrose et le peaucier, et s'engage dans la face, en passant verticalement sur la face externe du corps du maxillaire inférieur, immédiatement au devant de l'insertion inférieure du muscle masseter, au devant de sa veine satellite qui est accolée à son côté externe. De là, elle se dirige obliquement en haut et en avant vers la commissure de la bouche, en passant sous le peaucier et l'abaisseur de la commissure, parcourt le sillon qui sépare la lèvre supérieure et la joue, sous le grand zygomatique et les releveurs de la lèvre supérieure, et monte ensuite verticalement à côté de l'aile du nez, pour se terminer à l'angle interne de l'œil, en s'anastomosant avec la branche nasale de l'ophthalmique et avec la sous-orbitaire.

Cette artère est remarquable par le grand nombre de flexuosités qu'elle décrit dans son trajet.

Branches collatérales. Elles sont distinguées en celles de la région sus-hyoïdienne et en celles de la face.

Dans la région sus-hyoïdienne la faciale fournit :

a) La *palatine inférieure* ou *ascendante;* elle naît un peu au-dessus de l'origine de l'artère, provient souvent de la pharyngienne inférieure, monte verticalement sur le constricteur moyen du pharynx, fournit des rameaux à ce muscle et au stylo-pharyngien, pénètre dans le muscle pharyngo-staphylin et arrive au voile du palais, où elle se termine en s'anastomosant avec la ptérygo-palatine. Elle fournit des rameaux nombreux à l'amygdale.

b) La *sous-mentonnière;* elle se dirige horizontalement en avant, entre le muscle mylo-hyoïdien et le bord inférieur du corps de l'os maxillaire inférieur, fournit aux muscles voisins, aux ganglions lymphatiques sous-maxillaires, et monte en dehors du ventre antérieur du digastrique pour se terminer aux muscles et à la peau du menton. Elle s'anastomose avec le rameau mentonnier de l'artère dentaire inférieure.

c) Les *rameaux maxillaires;* ils sont destinés à la glande sous-maxillaire, et envoient quelques rameaux aux muscles stylo-hyoïdien, masseter et au ptérygoïdien interne.

A la région faciale, elle fournit :

Du côté externe, a) les rameaux *buccaux inférieurs;* ils se distribuent aux muscles masseter, au buccinateur, aux téguments externes et s'anastomosent avec la transversale de la face. Les rameaux *buccaux supérieurs* naissent plus haut, au niveau de l'aile du nez, et se distribuent aux muscles zygomatiques et aux releveurs de la lèvre supérieure.

Du côté antérieur et interne, b) la *coronaire* ou *labiale infé-*

rieure; elle naît au niveau de l'arcade alvéolaire inférieure, passe sous le triangulaire de la bouche, se dirige en haut et en dedans, s'engage dans l'épaisseur de la lèvre inférieure, et serpentant entre le muscle orbiculaire et la muqueuse labiale, elle se termine sur la ligne médiane en s'anastomosant par inosculation avec celle de l'autre côté.

c) La *coronaire* ou *labiale supérieure;* elle naît au niveau de la commissure buccale, pénètre dans la lèvre supérieure, se dirige en dedans en décrivant des flexuosités entre le muscle orbiculaire et la muqueuse, et se termine en s'anastomosant par inosculation avec celle de l'autre côté. A ce point elle donne naissance à l'*artère* de la *sous-cloison*, qui se dirige verticalement en haut, et ensuite horizontalement d'arrière en avant sous la peau de la sous-cloison jusqu'au sommet du nez, où elle s'anastomose avec l'artère de l'aile du nez.

d) L'*artère de l'aile du nez;* elle naît vis-à-vis de l'aile du nez, se dirige en dedans et se divise en deux branches dont l'une longe le bord supérieur et l'autre, le bord inférieur du cartilage.

Branches terminales. La faciale se termine assez souvent par cette dernière branche collatérale, quelquefois par la coronaire labiale supérieure, mais ordinairement en s'anastomosant avec l'angulaire de l'ophthalmique et avec l'artère sous-orbitaire.

3° Artère linguale. *Origine. Trajet. Rapports.* Elle naît de la partie antérieure de la carotide externe entre la faciale et la thyroïdienne supérieure et souvent d'un tronc commun avec la faciale. Elle se dirige horizontalement en avant, le long de la grande corne de l'os hyoïde au devant du muscle constricteur moyen du pharynx, derrière le muscle hyo-glosse, qui la sépare du nerf grand hypo-glosse; arrivée au niveau de la petite corne, elle change de direction, monte verticalement sur la face interne du muscle hyo-glosse, gagne la face inférieure de la base de la langue, se réfléchit une seconde fois pour se porter en avant à la face inférieure de cet organe, entre le muscle lingual et le génio-glosse et se termine près de la pointe de la langue, en s'anastomosant avec l'artère de l'autre côté. Dans cette dernière partie de son trajet, elle est très flexueuse, ce qui est en rapport avec la grande mobilité de la langue, et elle a reçu le nom d'*artère ranine* à partir du point, où elle fournit l'artère sublinguale.

Branches collatérales. a) *Rameau hyoïdien.* Petit rameau qui longe le bord externe de la grande corne de l'os hyoïde, fournit aux muscles qui s'y insèrent et se termine sur la ligne médiane, en s'anastomosant avec le rameau de l'autre côté.

b) *Artère dorsale de la langue.* Elle naît au niveau de la grande corne de l'os hyoïde, monte sur la face interne du muscle hyoglosse, fournit des rameaux à ce muscle, au stylo-glosse, au glosso-palatin et à la muqueuse qui tapisse la face dorsale de la base de la langue.

c) *Artère sublinguale.* Elle se dirige horizontalement en avant au-dessus du muscle mylo-hyoïdien, le long du bord inférieur de la glande sublinguale, fournit des rameaux nombreux à cette glande, cotoie le conduit de Wharton et se termine dans le frein de la langue en s'anastomosant avec celle de l'autre côté, c'est l'artère du filet de la langue. Elle fournit avant sa terminaison un rameau incisif, qui se distribue aux gencives et aux alvéoles des dents incisives inférieures.

Elle naît quelquefois de la faciale par la sous-mentonnière.

Branches terminales ou *linguales.* A la face inférieure de la langue, l'artère linguale donne des rameaux ascendants, externes et internes pour les muscles et pour la substance propre de la langue.

4° ARTÈRE PHARYNGIENNE INFÉRIEURE. *Origine. Trajet.* Elle naît à l'origine et au côté interne de la carotide externe, souvent elle provient de la bifurcation même de la carotide primitive, ou de la carotide interne. De là elle monte verticalement en dedans de la carotide externe et de la carotide interne, passe en dedans du muscle stylo-glosse, sur la partie latérale du pharynx, donne des rameaux au constricteur supérieur et se divise en *branche méningée* et en branche *pharyngienne.*

La branche méningée pénètre dans le crâne par le trou déchiré postérieur, fournit des rameaux aux nerfs qui passent par cette ouverture, et se distribue à la dure-mère qui tapisse les fosses occipitales inférieures. Avant d'entrer dans le crâne elle donne le *rameau prévertébral*, destiné aux muscles prévertébraux. Ce rameau s'anastomose avec la cervicale ascendante.

La branche pharyngienne se termine dans les muscles du pharynx et à la trompe d'Eustachi.

5° Artère occipitale. *Origine. Trajet.* Destinée aux muscles de la nuque et au cuir chevelu de la région occipitale, elle naît au côté postérieur de la carotide externe, au-dessous du muscle digastrique, vis-à-vis de la linguale ou de la faciale. De là elle se dirige en haut et en arrière, passe sous le ventre postérieur du digastrique, au-dessus de l'apophyse transverse de l'atlas, traverse un sillon, situé à la face interne de l'apophyse mastoïde, se place contre l'occipital sous l'insertion supérieure du muscle splénius, et arrivée au bord interne de ce muscle, elle se termine en se divisant en deux branches, une externe et une interne. Ces branches pénètrent dans le cuir chevelu, gagnent le sommet de la tête, en décrivant des flexuosités nombreuses, et se terminent en s'anastomosant avec la temporale superficielle et avec celles de l'autre côté. Souvent elles fournissent à leur terminaison un *rameau pariétal*, qui traverse le trou pariétal et qui se distribue à la dure-mère.

L'artère occipitale passe quelquefois superficiellement sur le muscle sterno-cléïdo-mastoïdien.

Branches collatérales. Sur son trajet elle fournit :

a) L'*artère sterno-cléïdo-mastoïdienne*, destinée au muscle de ce nom ;

b) L'*artère stylo-mastoïdienne ;* elle entre dans le canal de Fallope par le trou stylo-mastoïdien, fournit à l'oreille interne et s'anastomose avec un rameau de l'artère méningée moyenne. Cette branche est souvent fournie par l'auriculaire postérieure.

c) L'*artère mastoïdienne* ou *méningée postérieure ;* elle pénètre dans le crâne par le trou mastoïdien, et se distribue à la dure-mère de la fosse occipitale inférieure.

d) *L'artère cervicale descendante;* elle descend entre le splénius et le complexus, fournit aux muscles droits postérieurs et obliques de la tête, et s'anastomose en bas avec la branche ascendante de la cervicale profonde qui provient de l'artère sous-clavière.

6° Artère auriculaire postérieure. *Origine. Trajet.* Elle naît du bord postérieur de la carotide externe, au-dessus du muscle digastrique, se dirige en haut et en arrière dans l'épaisseur de la glande parotide, et arrivée au bord antérieur de l'apophyse mastoïde, elle se termine en se divisant en une branche postérieure ou *mastoïdienne* et en une branche supérieure ou *auriculaire.*

Branches collatérales. Sur son trajet, elle fournit :

a) Des *rameaux parotidiens,* destinés à la glande parotide;

b) Des *rameaux musculaires,* pour le digastrique, le stylo-hyoïdien et le sterno-cléïdo-mastoïdien;

c) L'artère *stylo-mastoïdienne;* elle s'engage dans le canal de Fallope et se distribue à l'oreille interne. Elle provient souvent de l'occipitale.

Branches terminales. La branche postérieure ou mastoïdienne, destinée au cuir chevelu de cette région, fournit aux muscles auriculaires et s'anastomose avec l'artère occipitale et avec la temporale superficielle.

La branche supérieure ou auriculaire gagne le pavillon de l'oreille, et se distribue à la face interne et à la face externe du pavillon de l'oreille.

BRANCHES TERMINALES DE LA CAROTIDE EXTERNE.

L'artère temporale superficielle. *Origine. Trajet.* Branche externe de la bifurcation de la carotide externe, elle naît au niveau du col du condyle de la mâchoire inférieure. Recouverte à son origine par la glande parotide, elle monte verticalement dans la région temporale en passant derrière l'arcade zygomatique; appliquée sur l'aponévrose temporale au devant de sa veine satellite et du nerf temporal superficiel, qui est situé entre les deux vaisseaux, l'artère temporale est recouverte par le muscle auriculaire antérieur, décrit quelques flexuosités en se dirigeant en haut et en avant, et se termine à la partie moyenne de cette région en se divisant en une branche antérieure ou *frontale* et en une branche postérieure ou *pariétale.*

Branches collatérales. La temporale superficielle fournit en avant la transversale de la face et l'orbitaire; elle donne des branches auriculaires qui se dirigent en arrière, et la temporale moyenne part de son côté interne.

a) *La transversale de la face* naît à l'origine de la temporale superficielle, dans l'épaisseur de la glande parotide; elle provient quelquefois de la carotide externe. De là elle se dirige horizontalement en avant sur le col du condyle du maxillaire inférieur et du muscle masseter, immédiatement au-dessus du canal de Sténon, fournit des rameaux articulaires à l'articulation temporo-maxillaire, des rameaux au muscle masseter, au conduit de Sténon, et arrivée près de la pommette, elle se termine en se divisant en un grand nombre de rameaux *cutanés*, *musculaires* pour les muscles de la face, et de rameaux *anastomotiques*. Ces derniers s'unissent aux divisions de l'artère faciale, de l'artère sous-orbitaire et de la buccale.

b) L'*artère orbitaire* naît au-dessus de l'arcade zygomatique, se dirige horizontalement en avant entre les deux feuillets de l'aponévrose temporale, arrive sous le muscle orbiculaire des paupières, auquel elle envoie des rameaux et se termine en s'anastomosant avec l'artère palpébrale supérieure, fournie par l'ophthalmique.

c) Les *auriculaires antérieures* se rendent d'avant en arrière au pavillon de l'oreille.

d) La *temporale moyenne* naît au niveau de l'arcade zygomatique, traverse l'aponévrose temporale, se distribue au muscle du même nom et s'anastomose avec les temporales profondes.

Branches terminales. La branche antérieure ou *frontale* se dirige dans l'épaisseur du cuir chevelu vers la région frontale, se divise en plusieurs branches, et se termine en s'anastomosant avec les branches frontales de l'ophthalmique, avec celle de l'autre côté et avec la branche pariétale de la temporale superficielle.

La branche postérieure ou *pariétale* monte verticalement dans le cuir chevelu, se divise en plusieurs branches, et arrivée près du sommet de la tête, elle se termine en s'anastomosant avec la branche frontale, avec l'auriculaire postérieure, avec l'occipitale et avec l'artère de l'autre côté.

L'ARTÈRE MAXILLAIRE INTERNE. Branche terminale interne de la carotide externe, elle se dirige horizontalement en avant, passe en dedans du col du condyle du maxillaire inférieur, entre l'insertion externe du muscle ptérygoïdien externe et du muscle ptérygoïdien interne, s'avance dans la fosse zygomatique entre l'extrémité inférieure du muscle temporal et le ptérygoïdien externe, traverse quelquefois ce dernier muscle et arrive sur la tubérosité maxillaire. Dans ce point elle se recourbe brusquement, se dirige transversalement en dedans, traverse la partie la plus élevée de la fente ptérygo-maxillaire et de la fosse sphéno-maxillaire et se termine dans les fosses nasales en passant par le trou sphéno-palatin.

Branches collatérales. Elle fournit des branches collatérales aux muscles de la mastication, ce sont les deux temporales profondes, l'artère massetérine, les ptérygoïdiennes et l'artère buccale. Les autres branches, destinées à des parties très diverses, peuvent être divisées d'après leur direction, en celles qui se dirigent en haut, en bas, en avant et en arrière. Les branches collatérales qui se dirigent en haut sont : la tympanique, la méningée moyenne, et la petite méningée. Celles qui descendent, sont : la dentaire inférieure, la dentaire supérieure et postérieure, et l'artère palatine postérieure. Une seule branche se porte en avant, c'est la sous-orbitaire. Celles qui vont en arrière, sont : la vidienne et la ptérygo-palatine.

a) *Artères temporales profondes.* Elles naissent du bord supérieur de la maxillaire interne, dans la fosse zygomatique. Au nombre de deux, une antérieure, la plus volumineuse, et une postérieure, elles se dirigent en haut, passent sur la face profonde du muscle temporal, se distribuent dans ce muscle et le périoste et s'anastomosent entre elles et avec la temporale moyenne; l'antérieure fournit quelques rameaux qui traversent les conduits malaires et qui se perdent dans l'orbite.

b) *Artère massetérine.* Elle se dirige en dehors, traverse l'échancrure sigmoïde de la branche du maxillaire inférieur et se distribue à la face profonde du muscle masseter.

c) *Artères ptérygoïdiennes.* Ce sont de petites artères qui naissent ordinairement des autres branches musculaires, et qui se distribuent en nombre indéterminé aux muscles ptérygoïdiens.

d) *Artère buccale.* Elle naît ordinairement au niveau de la temporale profonde antérieure près de la tubérosité maxillaire, se dirige en bas et en avant, passe entre le bord antérieur du muscle masseter et le muscle buccinateur, se distribue à ce dernier muscle, à la muqueuse génienne, aux gencives supérieures, aux muscles zygomatiques et canin et s'anastomose avec des branches de l'artère faciale, de la transversale de la face et de la sous-orbitaire.

e) *Artère tympanique.* Elle naît à l'origine de la maxillaire interne, fournit à l'articulation temporo-maxillaire, au conduit auditif externe, passe par la fente de Glaser et se distribue à la partie antérieure de la caisse du tympan en s'anastomosant avec l'artère stylo-mastoïdienne.

f) *Artère méningée moyenne.* Elle part de la maxillaire interne, immédiatement au devant du col du condyle de l'os maxillaire inférieur, passe en dedans du ptérygoïdien externe, fournit des rameaux à ce muscle et aux péristaphylins, pénètre dans le crâne par le trou sphéno-épineux, et donne le *rameau pétreux superficiel*, destiné au muscle interne du marteau, à la caisse du tympan, et à l'aqueduc de Fallope, où il s'anastomose avec l'artère stylo-mastoïdienne. Arrivée dans la fosse moyenne de la base du crâne, la méningée moyenne se divise en une branche antérieure et en une branche postérieure. L'antérieure se rend en avant vers l'angle antérieur et inférieur du pariétal, traverse souvent un canal osseux, creusé dans cet angle, et se divise en plusieurs rameaux ascendants qui parcourent les sillons ramifiés antérieurs de la face interne du pariétal, sur la face externe de la dure-mère. La branche postérieure, moins considérable que l'antérieure, se dirige en arrière et en dehors, gagne l'angle inférieur et postérieur du pariétal et se ramifie sur la face externe de la dure-mère dans les sillons postérieurs de la face interne du pariétal. Dans ce trajet, ces deux branches fournissent des ramuscules diploïques et se terminent au sinus longitudinal.

g) *Artère petite méningée.* Elle naît à côté de la précédente, souvent de cette artère elle-même, pénètre dans le crâne par le trou maxillaire inférieur et se distribue au nerf trijumeau. Elle manque souvent.

h) *Artère dentaire inférieure.* Elle part de la maxillaire interne au niveau de l'échancrure sigmoïde et de l'origine de la méningée moyenne, descend entre la branche de la mâchoire inférieure et le ptérygoïdien interne, en dehors du nerf lingual et du dentaire inférieur, fournit des rameaux au muscle ptérygoïdien, et le *rameau mylo-hyoïdien,* qui parcourt le sillon de ce nom, à la face interne du maxillaire inférieur, pour se rendre au muscle mylo-hyoïdien; elle pénètre ensuite dans le canal dentaire inférieur qu'elle parcourt dans toute son étendue avec le nerf dentaire inférieur, et arrivée près du trou mentonnier, elle se divise en *rameau mentonnier* et en *rameau incisif.* Avant de se diviser, elle a fourni des *rameaux dentaires* aux racines des dents molaires, et des *rameaux osseux* qui pénètrent dans la substance osseuse. Le rameau mentonnier traverse le trou de ce nom, se distribue aux muscles de la lèvre inférieure et s'anastomose avec l'artère sous-mentonnière et avec la coronaire labiale inférieure.

i) *Artère dentaire supérieure et postérieure* ou *alvéolaire.* Elle se détache de la maxillaire interne, au niveau de la tubérosité maxillaire, se porte en bas et en avant, fournit des *rameaux gencivaux* et des *rameaux dentaires postérieurs.* Ceux-ci parcourent les petits conduits dentaires, creusés sur la tubérosité maxillaire et se rendent aux racines des dents molaires supérieures.

j) *Artère palatine postérieure* ou *descendante*. Elle naît de la maxillaire interne dans la fosse sphéno-maxillaire, descend directement dans le canal palatin postérieur, donne des ramuscules qui parcourent les conduits palatins accessoires pour se rendre au voile du palais, et arrivée à la sortie du canal palatin, elle se réfléchit en avant dans la voûte palatine, parcourt la gouttière limitée en dehors par l'arcade dentaire supérieure et s'anastomose sur la ligne médiane avec celle de l'autre côté. De ce point d'union part un rameau *nasal antérieur,* qui monte dans le canal palatin antérieur, se divise comme ce canal et s'anastomose avec la sphéno-palatine.

L'artère palatine donne à la voûte palatine des rameaux *muqueux, adipeux* et *gencivaux*.

k) *Artère sous-orbitaire.* Elle se détache de la maxillaire interne au point où celle-ci s'engage dans la fente ptérygo-maxillaire, pénètre dans l'orbite par la fente sphéno-maxillaire, donne un petit *rameau orbitaire* à la graisse et aux muscles de l'orbite, parcourt le canal sous-orbitaire, et vient sortir par le trou sous-orbitaire pour se distribuer aux téguments et aux muscles de la joue. Elle s'anastomose avec l'artère faciale, la transversale de la face et avec la dentaire supérieure et postérieure.

Dans le canal sous-orbitaire, elle fournit le *rameau dentaire supérieur* et *antérieur*, qui parcourt le canal de ce nom pour se distribuer aux racines de la dent canine et des incisives supérieures.

l) *Artère vidienne.* Elle naît dans la fosse sphéno-maxillaire, se dirige en arrière, parcourt le canal vidien avec le nerf de ce nom et se distribue à la partie supérieure du pharynx.

m) *Artère ptérygo-palatine.* Très ténue, elle naît souvent d'un tronc commun avec la précédente, parcourt le canal du même nom et se distribue au pharynx.

Branches terminales ou *sphéno-palatines.* L'artère maxillaire interne traverse le trou sphéno-palatin et se divise en deux branches destinées aux fosses nasales, ce sont les artères sphéno-palatines, distinguées en interne et en externe. L'interne se distribue à la cloison du nez et s'anastomose en avant et en bas avec le rameau nasal de la palatine postérieure. L'externe, destinée à la paroi externe des fosses nasales, fournit un rameau à chaque méat, recouvre les cornets de ses ramifications et donne des ramuscules aux diverses cavités accessoires des fosses nasales.

ARTÈRE CAROTIDE INTERNE.

Limites. La carotide interne, destinée au cerveau et à l'orbite, s'étend de la bifurcation de la carotide primitive jusqu'à la base du cerveau.

Elle a le même calibre que la carotide externe, mais elle est plus volumineuse que cette dernière chez le fœtus et chez l'enfant.

Origine. Trajet. Rapports. Branche externe de la bifurcation de la carotide primitive, elle est située d'abord superficiellement sous l'aponévrose cervicale, en dedans de la veine jugulaire interne et en dehors de la carotide externe, monte verticalement au devant de la colonne vertébrale et des muscles prévertébraux, passe sous le muscle digastrique, le muscle stylo-hyoïdien et le nerf grand hypo-glosse, en décrivant une légère courbure convexe en arrière et en dedans, s'engage avec la veine jugulaire interne dans le triangle pharyngo-maxillaire, se place en dedans de la carotide externe dont elle est séparée par le muscle stylo-glosse et le stylo-pharyngien, répond en dedans à la paroi externe du pharynx, et à l'amygdale par l'intermédiaire de l'aponévrose buccinato-pharyngienne et du constricteur supérieur du pharynx; en dehors, à la veine jugulaire interne qui devient postérieure à la base du crâne; en arrière, aux nerfs qui sortent par le trou déchiré postérieur et au ganglion cervical supérieur du grand sympathique. Sur ce trajet, elle décrit une ou plusieurs inflexions plus ou moins prononcées, dans le but de ralentir le cours du sang; elle gagne la base du crâne, s'engage avec le nerf carotique du grand sympathique dans le canal carotidien du rocher, le parcourt d'arrière en avant en décrivant deux inflexions en forme d' ∾ renversé, pénètre dans le crâne et se dirige en avant, sur le côté de la selle turcique dans le sinus caverneux, où elle est tapissée par la membrane interne des vaisseaux qui la sépare du sang, et où elle est en rapport en dehors avec les nerfs qui traversent la paroi externe de ce sinus. Arrivée sur le côté interne de l'apophyse clinoïde antérieure, en dehors du nerf optique, elle se recourbe brusquement en haut et en arrière pour se terminer à la base du cerveau en se divisant en deux branches, en *cérébrale antérieure* et en *cérébrale moyenne.*

Branches collatérales. La carotide interne ne fournit aucune branche hors du crâne. Dans le canal carotidien, elle donne quelques rameaux insignifiants pour la caisse du tympan et pour l'artère vidienne. Dans le sinus caverneux, elle envoie des rameaux à la dure-mère, au corps pituitaire et aux nerfs voisins, principalement au ganglion de Gasser. Au moment où elle se recourbe en haut, en dedans de l'apophyse clinoïde antérieure, elle donne naissance en avant à l'*artère ophthalmique.*

Artère ophthalmique. Cette artère est destinée aux parties contenues dans l'orbite, à la région frontale et à la région nasale. Très grêle, elle naît du bord antérieur de la carotide interne, au niveau de l'apophyse clinoïde antérieure, pénètre dans l'orbite par le trou optique, en dehors et en dessous du nerf optique, croise ce dernier nerf pour se porter à son côté interne, en passant sous le muscle droit supérieur; quelquefois elle se rend du côté interne en passant sous le nerf optique. Arrivée sous le muscle grand oblique de l'œil, elle se recourbe en avant, longe la paroi interne de l'orbite et se termine entre la poulie cartilagineuse du grand oblique et le tendon direct du muscle orbiculaire, en se divisant en *artère frontale* et en *artère nasale.*

Branches collatérales de l'ophthalmique. Parmi ses branches collatérales, les unes sont destinées au globe de l'œil, ce sont la centrale de la rétine et les artères ciliaires; les autres se distribuent aux parties accessoires, ce sont la lacrymale, les musculaires et les palpébrales. D'autres enfin se rendent dans la région frontale et dans la région nasale, ce sont la sus-orbitaire et les ethmoïdales.

a) *Artère centrale de la rétine.* Très ténue, elle naît en dehors du nerf optique, gagne obliquement le centre de ce nerf et se rend directement en avant pour se distribuer à la rétine.

b) *Artères ciliaires postérieures* et *antérieures.* Les artères ciliaires postérieures, distinguées en *courtes* et en *longues*, au nombre de quatre à six, proviennent en partie de l'ophthalmique et en partie de la lacrymale, ou de la sous-orbitaire, ou d'une musculaire; elles se rendent au bulbe oculaire avec le nerf optique et arrivées près de la sclérotique, les ciliaires courtes se divisent en quinze à vingt rameaux, qui traversent la sclérotique et pénètrent directement dans la choroïde.

Les ciliaires postérieures longues, au nombre de deux, traversent la sclérotique à une petite distance de l'entrée du nerf optique, passent entre la choroïde et la sclérotique, au niveau des extrêmités du diamètre transverse, et se terminent dans l'iris.

Les ciliaires antérieures, en nombre indéterminé et très ténues, naissent des rameaux musculaires, ou de la lacrymale et de la sous-orbitaire, et se rendent à l'iris en traversant la sclérotique près de la cornée transparente.

c) *Artère lacrymale.* Elle naît en dehors du nerf optique, se dirige en avant entre le droit supérieur et le droit externe, donne souvent quelques rameaux ciliaires, s'anastomose avec l'artère temporale profonde antérieure par de petits rameaux qui traversent les conduits malaires de l'os zygomatique, fournit des rameaux nombreux à la glande lacrymale et se termine à l'angle externe des paupières, en complétant les arcades artérielles des cartilages tarses.

d) *Artères musculaires.* Elles naissent derrière le bulbe et se distribuent, les unes aux muscles situés au-dessus du bulbe, les autres, aux muscles situés au-dessous. On distingue quelquefois une branche supérieure et une branche inférieure. D'autres musculaires sont fournies par la lacrymale ou la sous-orbitaire. Elles donnent des artères ciliaires antérieures, et des ramuscules à la sclérotique et au périoste.

e) *Artères palpébrales.* Au nombre de deux, elles naissent quelquefois d'un tronc commun, et quelquefois séparément près de la division terminale de l'ophthalmique. Elles pénètrent dans les paupières, entourent d'une arcade artérielle le bord supérieur et le bord inférieur des cartilages tarses et se terminent en s'anastomosant avec l'artère lacrymale. Elles fournissent des rameaux nombreux à la conjonctive palpébrale, aux glandes de Meibomius, aux cartilages tarses, au muscle orbiculaire, à la caroncule lacrymale et au canal nasal.

f) *Artère sus-orbitaire.* Elle naît souvent près de l'entrée de l'ophthalmique dans l'orbite, quelquefois derrière l'origine de la centrale de la rétine, se dirige directement en avant, étant située au-dessus du releveur de la paupière supérieure, immédiatement au-dessous de la voûte orbitaire, donne quelques rameaux aux muscles, à la sclérotique et à l'os, et arrivée près de la base de l'orbite, elle sort de cette cavité par l'échancrure surciliaire, fournit un ramuscule qui pénètre dans le frontal, monte dans la région frontale en passant en dessous du muscle orbiculaire des paupières et du sourcilier et se termine dans le muscle frontal et dans le cuir chevelu. Elle donne des rameaux au muscle orbiculaire et sourcilier, au périoste et s'anastomose avec des rameaux de la lacrymale et de la frontale.

g) *Artères ethmoïdales.* Au nombre de deux, une antérieure et une postérieure, elles donnent quelques rameaux musculaires, quelquefois des rameaux ciliaires, et traversent les conduits orbitaires internes. La postérieure se perd dans les cellules ethmoïdales, l'antérieure arrive à la face cérébrale de la lame criblée de l'ethmoïde, fournit la *méningée antérieure* pour la dure-mère, traverse la lame criblée, donne des ramuscules aux cellules ethmoïdales antérieures et aux sinus frontaux, et se distribue sous le nom de *nasale antérieure* à la partie antérieure de la cloison et de la paroi externe des fosses nasales, où elle s'anastomose avec les sphéno-palatines.

Branches terminales de l'ophthalmique. Ce sont la frontale et la nasale.

a) *Artère frontale.* Elle sort de l'orbite à la partie supérieure et interne de la base de cette cavité, se recourbe immédiatement en haut, sous le muscle orbiculaire des paupières, en dedans de l'artère sus-orbitaire avec laquelle elle s'anastomose, et se distribue aux téguments, aux muscles, et au périoste de cette région en s'anastomosant avec celle de l'autre côté.

b) *Artère nasale.* Elle traverse le muscle orbiculaire des paupières, immédiatement au-dessus du tendon direct de ce muscle, descend obliquement en dedans, se distribue aux muscles et aux téguments du nez et se termine en s'anastomosant avec l'artère de l'aile du nez, avec l'artère faciale, et avec celle de l'autre côté.

BRANCHES TERMINALES DE LA CAROTIDE INTERNE.

Après avoir fourni l'artère ophthalmique, la carotide interne est destinée exclusivement au cerveau et particulièrement à la partie antérieure de cet organe. La partie postérieure est pourvue par les artères vertébrales.

La carotide interne, arrivée près de la base du cerveau, envoie un grand nombre de ramuscules au nerf optique, à la glande pituitaire, à l'entonnoir et aux lobes antérieurs du cerveau, fournit la communiquante postérieure ou latérale, l'artère de la choroïde, et se divise en cérébrale antérieure et en cérébrale moyenne.

1° Artère communiquante postérieure ou latérale (Willis). Elle se dirige en arrière et un peu en dedans, étant située en dehors du chiasma des nerfs optiques, de l'entonnoir, du tubercule cendré et des tubercules mamillaires, et s'anastomose perpendiculairement avec l'artère cérébrale postérieure. Sur ce trajet, elle envoie des ramuscules aux diverses parties qu'elle cotoie et aux cuisses du cerveau.

2° Artère choroïdienne. Elle naît au-dessus de la communiquante postérieure, se dirige en arrière et en dehors en passant sous la bandelette optique et la cuisse du cerveau, envoie des ramuscules à la pie-mère voisine, se réfléchit en haut, pénètre dans la corne inférieure ou sphénoïdale du ventricule latéral et s'épanouit dans le plexus choroïde.

3° ARTÈRE CÉRÉBRALE ANTÉRIEURE. Aussi nommée artère du corps calleux, elle se sépare à angle obtus de la cérébrale moyenne, se dirige en dedans et en avant, en passant au-dessus du nerf optique, donne des rameaux à ce nerf, au chiasma optique et à la substance perforée antérieure, se rapproche de celle de l'autre côté et s'anastomose avec elle sur la ligne médiane, par l'intermédiaire d'une branche transversale, d'une à trois lignes de longueur et nommée *communiquante antérieure.*

Après cette anastomose, la cérébrale antérieure envoie des rameaux à la face inférieure du lobe antérieur du cerveau, se réfléchit en haut, pénètre parallèlement à celle de l'autre côté dans la scissure longitudinale, au devant du genou antérieur du corps calleux, se dirige ensuite d'avant en arrière le long de la face supérieure de ce corps, lui fournit des rameaux nombreux et se ramifie principalement à la face interne des hémisphères du cerveau.

4° ARTÈRE CÉRÉBRALE MOYENNE. Aussi nommée artère de la scissure de Sylvius, elle paraît être la continuation de la carotide interne sous le rapport de son volume. Elle se dirige en dehors et un peu en arrière, envoie des rameaux nombreux aux ganglions cérébraux par la substance perforée antérieure, se recourbe en haut, et se divise en un grand nombre de rameaux, très longs et flexueux, qui se sous-divisent dans la pie-mère et se rendent aux circonvolutions des deux lobes du cerveau, en s'anastomosant avec la cérébrale antérieure et avec la cérébrale postérieure.

ARTÈRE SOUS-CLAVIÈRE.

Le membre supérieur ou thoracique est pourvu d'un tronc artériel principal; ce tronc fournit aussi les artères de la partie postérieure du cerveau, du cervelet, de la portion cervicale de la moëlle épinière, d'une grande partie du cou et des parois thoraciques.

Ce tronc artériel sort par l'ouverture supérieure du thorax, se fléchit en dehors, passe entre le scalène antérieur et le moyen, traverse le creux de l'aisselle, descend le long du côté interne du bras jusqu'au pli du coude, où il se termine en se divisant en radiale et en cubitale. D'après les régions qu'il parcourt, il a été divisé en trois portions, en *artère sous-clavière*, à partir de l'origine du tronc jusqu'au point où il a passé sous la clavicule; en *artère axillaire*, depuis cette dernière limite jusqu'au bord inférieur du tendon du muscle grand pectoral; et en *artère brachiale*, qui s'étend de ce point jusqu'à la division du tronc en radiale et en cubitale. Cette division se fait ordinairement au pli du coude à une ou deux lignes au-dessous de la ligne inter-articulaire.

L'*artère sous-clavière* n'est donc que la première portion du tronc artériel du membre thoracique.

L'artère sous-clavière droite et la sous-clavière gauche diffèrent entre elles par leur origine, par leur longueur, par leur direction, et par leurs rapports avec les organes voisins.

Origine. La sous-clavière *droite* naît du tronc brachio-céphalique; la *gauche* naît de la crosse de l'aorte. La sous-clavière gauche est donc plus longue que la droite de toute la hauteur du tronc brachio-céphalique; elle est aussi plus profonde à son origine.

Limites. La limite inférieure est la clavicule, tout ce qui se trouve au-dessous de cet os appartient à l'artère axillaire. Cette limite est la même pour la sous-clavière de chaque côté.

Trajet et direction. La sous-clavière droite se dirige en dehors, décrit une courbe à convexité supérieure, passe entre le scalène antérieur et le scalène moyen, sur la première côte, descend ensuite obliquement en dehors et arrivée au-dessous de la clavicule, elle prend le nom d'artère axillaire. La sous-clavière gauche, avant de décrire une courbure entre les scalènes, s'étend presque verticalement, dans le thorax, de la crosse de l'aorte au bord de la première côte en s'éloignant par degrés de la carotide correspondante. Elle présente donc une portion thoracique qui n'existe point pour la sous-clavière droite et dont l rapports doivent être étudiés séparément.

Rapports. Pour faciliter la description de ces rapports, on do les examiner : 1° en dedans des scalènes, 2° entre les scalènes 3° en dehors des scalènes. On décrit ainsi les rapports qui so communs aux artères des deux côtés, pour indiquer ensui ceux qui sont propres à l'artère sous-clavière gauche.

1° En *dedans des scalènes*, en faisant abstraction de la portio thoracique de celle du côté gauche, la sous-clavière est recou verte par différentes couches musculaires et aponévrotiques, di posées dans l'ordre suivant : la peau et le pannicule adipeux le fascia superficialis, le feuillet superficiel de l'aponévrose ce vicale, l'articulation sterno-claviculaire, le muscle sterno-cléïdo mastoïdien, au niveau de l'espace cellulaire qui sépare la portio sternale de la portion claviculaire, le feuillet profond de l'apo névrose cervicale, le muscle sterno-hyoïdien et le sterno-thyro dien, ce dernier est plus immédiatement en rapport avec l'artère et s'étend plus loin en dehors sur la sous-clavière que le muscl sterno-hyoïdien. Immédiatement sous ces couches musculaires se trouve la veine sous-clavière et son union à la veine jugulai interne, qui croise l'artère ; mais la veine sous-clavière est situé sur un plan un peu plus inférieur que l'artère dont elle est sé parée par le nerf pneumo-gastrique, par le nerf phrénique e par l'artère mammaire interne. Le nerf pneumo-gastrique descen verticalement au devant de l'artère et la croise, le nerf phrén que, séparé du pneumo-gastrique, par la veine jugulaire intern est situé en dehors sur le bord interne du muscle scalène anté rieur. Entre ces deux nerfs passe au devant de l'artère sous clavière, la branche du grand symphatique qui fait communique le ganglion cervical inférieur avec le premier ganglion thorac que, et qui constitue l'anneau de Vieussens.

La veine vertébrale passe ordinairement au devant de l'artèr sous-clavière, quelquefois derrière l'artère et il arrive mêm qu'elle est double et que l'une passe devant et l'autre derrièr l'artère.

En arrière, l'artère sous-clavière répond à l'apophyse transverse de la septième vertèbre cervicale, aux nerfs cardiaques inférieurs, au ganglion cervical inférieur du grand sympathique, et celle du côté droit, au nerf récurrent droit.

En bas et en dehors, l'artère sous-clavière n'est séparée du sommet du poumon que par la plèvre et par du tissu cellulaire. Celle du côté droit est embrassée en bas par le nerf récurrent.

En haut, elle donne naissance à l'artère vertébrale, vis-à-vis de l'espace compris entre le scalène antérieur et le long du cou; et elle est séparée de la carotide primitive par un espace triangulaire. Cette portion des sous-clavières est du reste accompagnée de ganglions lymphatiques.

Dans sa *portion thoracique*, l'artère sous-clavière gauche présente les rapports suivants : en avant, elle répond à la plèvre gauche, mais plus immédiatement au nerf pneumo-gastrique et au nerf phrénique. Ce dernier descend parallèlement à l'artère, tandis que le pneumo-gastrique passe obliquement au devant pour se placer sur son côté externe; la veine sous-clavière la croise, tandis qu'à droite elle lui est parallèle. En arrière et en dedans, elle est en rapport avec l'œsophage et le nerf récurrent. Ce nerf ne la croise point en arrière, parce que ce n'est qu'après avoir embrassé la crosse de l'aorte qu'il remonte vers la trachée-artère. Le canal thoracique avoisine de très près sa face postérieure, et la recouvre ordinairement en haut pour se rendre dans la veine sous-clavière. Directement en arrière, elle correspond à la colonne vertébrale. En dehors de l'artère se trouve le poumon gauche dont elle est séparée par la plèvre. En dedans et en avant se trouve la carotide primitive gauche, qui lui est parallèle.

2° *Entre les scalènes*, l'artère sous-clavière repose sur la première côte, qui lui présente une légère dépression. En haut, elle répond à l'angle d'union du scalène antérieur avec le scalène moyen; en arrière, au scalène moyen dont elle est séparée par le plexus brachial, qui s'élève au-dessus de l'artère. En avant, elle est en rapport avec la veine sous-clavière dont elle est séparée par l'insertion inférieure du muscle scalène antérieur. Ce muscle s'insère à un tubercule de la première côte, dont Lisfranc a fait ressortir l'importance et qui peut servir de guide au chirurgien pour aller à la recherche de l'artère sous-clavière. On a vu l'artère avec la veine entre les scalènes (Blandin, Velpeau), ou l'artère passer entre la veine et le scalène antérieur (Manec, Quain); enfin on a vu l'artère traverser l'épaisseur du muscle scalène antérieur (Quain). Mais ces variétés de trajet sont très rares.

En avant l'artère sous-clavière est séparée du nerf phrénique et souvent de l'artère scapulaire supérieure et de la scapulaire postérieure, par le muscle scalène antérieur.

Plus superficiellement que ces parties se trouve le sterno-cléïdo-mastoïdien, embrassé par les deux feuillets de l'aponévrose cervicale, le peaucier, le fascia superficialis et la peau.

En dehors des scalènes, l'artère sous-clavière correspond au creux sus-claviculaire; elle repose sur le premier espace intercostal et sur le premier chef du muscle grand dentelé. Elle est recouverte par la peau, le pannicule adipeux et les nerfs sous-cutanés, par le peaucier, enveloppé du fascia superficialis, par l'aponévrose cervicale, et par une couche de tissu cellulaire dans laquelle se trouvent des ganglions lymphatiques, la veine jugulaire externe et un plexus veineux scapulaire. Sous ces diverses couches, se trouve le muscle omoplato-hyoïdien qui croise obliquement en haut et en dedans l'artère sous-clavière; dans ce même plan rampent deux artères : l'artère scapulaire postérieure ou cervicale transverse, située à dix lignes au-dessus de la clavicule, et l'artère scapulaire supérieure, qui longe le bord postérieur de cet os. C'est entre ces deux artères et sur un plan plus profond que se trouve placée l'artère sous-clavière. La veine est en dedans et en avant, le plexus brachial est en arrière et en haut de l'artère.

Branches collatérales. A son origine, la sous-clavière ne donne que quelques ramuscules insignifiants au thymus, à l'œsophage et à la plèvre médiastine; ce n'est que près des scalènes qu'elle fournit ses principales branches collatérales. D'après leur direction, ces branches sont distinguées en *supérieures*, en *inférieures* et en *externes*. Les supérieures sont la vertébrale et la thyroïdienne inférieure; les inférieures, la mammaire interne et l'intercostale supérieure; les externes, la scapulaire postérieure ou cervicale transverse, la cervicale superficielle, la scapulaire supérieure ou scapulaire transverse et la cervicale profonde.

Ces branches naissent d'une manière très variable d'après les individus. Cependant on rencontre le plus souvent la disposition suivante : en dedans des scalènes, la sous-clavière fournit en haut, la vertébrale, et plus en dehors, un tronc commun pour la thyroïdienne inférieure, la scapulaire supérieure et la cervicale transverse, en bas, la mammaire interne.

Entre les scalènes, la sous-clavière donne un tronc commun pour l'intercostale supérieure et la cervicale profonde. La cervicale transverse ou scapulaire postérieure naît souvent en dehors des scalènes, quelquefois cependant en dedans de ces muscles, d'un tronc commun avec la thyroïdienne inférieure et avec la scapulaire supérieure.

1° Artère vertébrale. Elle naît d'une manière assez régulière du côté supérieur de l'artère sous-clavière en dedans des scalènes; quelquefois par anomalie elle provient de la crosse de l'aorte.

Elle se dirige verticalement en haut et un peu en arrière, le long du bord externe du muscle long du cou, en dehors et en arrière de la carotide primitive, s'engage entre les apophyses transverses de la sixième et de la septième vertèbre cervicale, se recourbe et pénètre dans le trou de l'apophyse transverse de la sixième vertèbre. Elle monte verticalement par les trous des apophyses transverses des vertèbres cervicales jusqu'à l'axis, entre les muscles intertransversaires, au devant des nerfs cervicaux; arrivée entre l'axis et l'atlas, elle forme une première courbure verticale entre le petit complexus et le muscle oblique inférieur, parcourt le canal flexueux, creusé dans l'apophyse transverse et sur le côté de la masse latérale de l'atlas, et décrit une seconde grande courbure horizontale, convexe en arrière, entre l'occipital et l'atlas, dans le triangle formé en haut par l'oblique supérieur; en bas, par l'oblique inférieur; et en dedans, par le muscle grand droit postérieur de la tête. Elle traverse ensuite le ligament occipito-atloïdien postérieur et la dure-mère, pénètre dans le crâne par la partie postérieure et latérale du trou occipital, se dirige en avant et en dedans sur le côté de la moëlle alongée, et arrivée au niveau du bord postérieur de la protubérance annulaire, elle se réunit à angle aigu, avec celle de l'autre côté pour former le *tronc basilaire*.

Tronc basilaire. Ce tronc, d'un calibre plus considérable que celui de chaque vertébrale, et inférieur à celui des deux vertébrales réunies, a une longueur égale à la protubérance annulaire, se dirige en avant sur la ligne médiane, entre la gouttière basilaire de l'occipital et la protubérance annulaire, et arrivé au bord antérieur de cette protubérance, il se termine en se divisant en deux branches, nommées cérébrales postérieures.

Branches collatérales. a) La vertébrale donne des rameaux aux muscles prévertébraux, dans lesquels ils s'anastomosent avec la cervicale ascendante.

b) Dans son trajet le long du cou, elle fournit des *rameaux spinaux*, qui pénètrent dans le canal vertébral par les trous de conjugaison, pour se distribuer aux vertèbres et pour renforcer les artères spinales de la moëlle épinière.

c) Entre l'occipital et l'atlas, elle donne des artères qui se distribuent au splénius et au complexus en s'anastomosant avec une branche descendante de l'artère occipitale et avec la cervicale profonde. Une petite branche, la *méningée postérieure*, traverse le trou occipital et se distribue à la dure-mère, qui tapisse les fosses occipitales inférieures.

d) Dans le crâne, l'artère vertébrale fournit les *artères spinales*, au nombre de deux, une *antérieure* et une *postérieure*.

La *spinale postérieure* naît plus bas que l'antérieure, se dirige en bas et en arrière sur le côté de la moëlle alongée, et se divise en deux rameaux dont l'un ascendant se rend sur les côtés du quatrième ventricule, et dont l'autre descendant enlace d'un réseau les racines postérieures des nerfs spinaux, et communique fréquemment par des rameaux ondulés avec les artérioles de l'autre côté. Elle s'étend jusqu'au niveau de la deuxième vertèbre lombaire.

La *spinale antérieure* se dirige en bas et en dedans, et au niveau du trou occipital elle s'unit à celle de l'autre côté, pour former une artère unique, qui descend verticalement sur la ligne médiane de la face antérieure de la moëlle épinière. Dans son trajet, elle est successivement renforcée par des rameaux de l'artère vertébrale, des intercostales et des lombaires, et elle se termine avec le filet terminal de la moëlle dans le canal sacré.

Branches collatérales du tronc basilaire. a) *Artère cérébelleuse inférieure et postérieure.* Cette artère naît rarement d'une manière symétrique : souvent d'un côté elle provient du tronc basilaire et de l'autre, d'une artère vertébrale. Elle se dirige en dehors et en arrière, à l'extrémité antérieure de la pyramide antérieure de la moëlle alongée, passe entre les racines du nerf glosso-pharyngien et du pneumo-gastrique, devient postérieure au bulbe, se distribue en dedans, à la face inférieure du lobe médian ou ver inférieur, et aux faces latérales du sillon médian ; en dehors, à la face inférieure et à la circonférence du cervelet, où elle s'anastomose avec la cérébelleuse supérieure. Elle envoie quelques rameaux au plexus choroïde du quatrième ventricule.

b) *Artère cérébelleuse inférieure et antérieure.* Elle naît du milieu du tronc basilaire, quelquefois de l'artère vertébrale, se dirige en dehors, en passant devant ou derrière le nerf oculo-moteur externe, longe le pédoncule cérébelleux moyen et se termine sur le lobule du pneumo-gastrique.

c) *Artère cérébelleuse supérieure.* Elle part de l'extrémité antérieure du tronc basilaire, immédiatement derrière la bifurcation de ce tronc, se dirige en dehors et en arrière, parallèlement à la cérébrale postérieure dont elle est séparée par le nerf oculo-moteur commun, parcourt le sillon qui sépare le pédoncule cérébral de la protubérance annulaire, se contourne en arrière, longe le nerf pathétique sur les côtés des tubercules quadrijumeaux, fournit des rameaux à la protubérance annulaire, aux tubercules quadrijumeaux, à la valvule de Vieussens et se distribue à la face supérieure du cervelet en s'anastomosant avec les cérébelleuses inférieures.

Le tronc basilaire envoie de sa face supérieure une foule de ramuscules qui pénètrent dans la protubérance annulaire.

Branches terminales du tronc basilaire. Les *artères cérébrales postérieures*, branches terminales du tronc basilaire, se dirigent en dehors et en avant, au devant du nerf oculo-moteur commun s'anastomosent largement avec la communiquante de Willis, se contournent en dehors et en arrière sur le pédoncule cérébral parallèlement à la grande fente cérébrale, fournissent des rameaux à la substance perforée postérieure, au bourrelet du corps calleux à la toile choroïdienne du troisième ventricule, et se distribuent d'avant en arrière à la face inférieure du lobe postérieur du cerveau.

Cercle artériel de Willis. Ce cercle est constitué par les anastomoses entre les cérébrales postérieures et les cérébrales antérieures. Il est situé au niveau de la selle turcique, entoure le chiasma des nerfs optiques, le tubercule cendré et les tubercules mamillaires. Il est formé en arrière par les cérébrales postérieures; au milieu, par les communiquantes postérieures; en avant, par la communiquante et par les cérébrales antérieures.

2° Artère thyroïdienne inférieure. Elle naît à la face antérieure de l'artère sous-clavière, en dedans des scalènes, en dehors de l'origine de la vertébrale. Ordinairement elle forme un tronc commun avec la scapulaire supérieure et avec la cervicale superficielle; quelquefois elle provient de la crosse aortique, ou du tronc artériel brachio-céphalique; quelquefois même, elle se détache de la carotide primitive, ou elle est remplacée par la thyroïdienne de Neubauer. Elle monte verticalement en dedans du scalène antérieur et du nerf phrénique, en dehors de la carotide primitive, de la veine jugulaire interne et du nerf pneumogastrique, passe derrière ces vaisseaux et derrière le ganglion cervical moyen du grand sympathique, s'il existe, au devant de la colonne vertébrale, décrit une courbe à convexité supérieure, forme ensuite une seconde courbure à concavité supérieure et croise en avant l'œsophage et la trachée-artère, pour se terminer dans l'extrêmité inférieure du lobe latéral du corps thyroïde.

Branches collatérales. a) *Artère cervicale ascendante.* Elle se détache de la thyroïdienne inférieure immédiatement au-dessus de son origine ou près de sa première courbure, monte verticalement en dedans du nerf phrénique, sur la face antérieure du muscle scalène antérieur, puis dans le sillon qui sépare ce muscle du grand droit antérieur jusques près de la base du crâne.

Elle fournit des rameaux nombreux aux muscles prévertébraux, aux scalènes, à l'angulaire de l'omoplate, au splénius, au petit et au grand complexus et s'anastomose avec la vertébrale, la cervicale profonde et l'occipitale. Elle donne des *rameaux spinaux* qui accompagnent les nerfs cervicaux, pénètrent dans le canal vertébral, et se distribuent à la moëlle épinière, en s'anastomosant avec les rameaux de l'artère vertébrale.

b) *Artère prévertébrale.* C'est une branche musculaire qui se distribue spécialement au muscle long du cou.

c) *Artères œsophagiennes et trachéennes.* Au moment où la thyroïdienne croise l'œsophage et la trachée-artère, elle leur fournit quelques rameaux descendants. Souvent on distingue parmi eux un rameau *bronchique*, qui descend jusqu'aux bronches.

Branches terminales. La thyroïdienne inférieure devient très flexueuse, immédiatement avant sa terminaison, et se divise en deux ou en trois branches, qui pénètrent par la face profonde du corps thyroïde et s'anastomosent, dans la profondeur et sur les bords de cet organe, avec celles de l'autre côté et avec les thyroïdiennes supérieures.

3° Artère mammaire interne. Elle part de la face antérieure ou du bord inférieur de la sous-clavière, au niveau de l'origine de la thyroïdienne inférieure, immédiatement en dedans du muscle scalène antérieur. Elle naît quelquefois entre les scalènes ou en dehors de ces muscles; d'autres fois, mais plus rarement, elle part de la crosse aortique ou du tronc artériel brachio-céphalique. De son origine, elle se dirige obliquement en bas et en dedans, derrière la veine sous-clavière et le nerf phrénique, qui la croisent; elle pénètre dans le thorax au niveau de l'articulation sterno-claviculaire, et passe derrière les cartilages costaux des deux premières côtes, au devant de la plèvre, pour gagner le bord du sternum. Elle descend ensuite verticalement à un demi-pouce en dehors de ce bord, étant recouverte par les cartilages costaux et les muscles intercostaux, tandis qu'elle repose sur le muscle triangulaire du sternum, qui la sépare de la plèvre. Arrivée au niveau du cartilage de la sixième côte, elle se termine en se divisant en une branche interne et en une branche externe.

Branches collatérales. a) *Artères médiastines.* Elles se distribuent au thymus et au tissu cellulaire du médiastin antérieur.

b) *Artère diaphragmatique supérieure.* Très grêle, elle accompagne le nerf phrénique, descend entre la plèvre et le péricarde, pour gagner la face supérieure du diaphragme, dans lequel elle se distribue en s'anastomosant avec les diaphragmatiques inférieures, fournies par l'aorte abdominale.

c) *Artères intercostales antérieures.* Elles sont destinées aux six premiers espaces intercostaux. Il y a deux branches pour chaque espace intercostal. Ces deux branches naissent tantôt isolément et tantôt d'un tronc commun, se dirigent en dehors, passent entre les muscles intercostaux, et longent l'une le bord inférieur de la côte qui est au-dessus, et l'autre le bord supérieur de la côte qui est au-dessous. Elles fournissent des rameaux aux muscles intercostaux, aux pectoraux, à la glande mammaire, et s'anastomosent par inosculation avec les intercostales postérieures ou aortiques.

d) *Artères perforantes.* Au nombre de six ou sept, elles se dirigent d'arrière en avant, traversent près du sternum l'espace intercostal correspondant, et se distribuent au sternum et à son périoste, aux muscles intercostaux, au grand pectoral, au grand droit et à l'oblique externe de l'abdomen, à la peau de cette région et à la glande mammaire. Celles du troisième et du quatrième espace sont les plus considérables de celles qui se rendent à la mamelle. Elles deviennent plus volumineuses pendant l'époque de la lactation.

Branches terminales. La *branche interne*, plus petite que l'externe, descend suivant la direction primitive de l'artère, passe derrière le cartilage de la septième côte, s'anastomose par une branche transversale avec celle de l'autre côté, au niveau de l'appendice xyphoïde, et pénètre dans la face profonde du muscle grand droit de l'abdomen; arrivée près du nombril, elle se termine en s'anastomosant avec l'artère épigastrique.

La *branche externe* (musculo-phrénique), plus volumineuse que l'interne, descend obliquement en dehors, derrière les cartilages de la septième jusqu'à la onzième côte, le long de l'insertion costale du diaphragme, et se termine dans le dernier espace intercostal. Dans ce trajet, elle fournit, en dedans, des rameaux nombreux au muscle diaphragme; en avant, les artères perforantes pour les muscles larges et la peau de l'abdomen; en dehors, elle donne les intercostales antérieures pour les espaces intercostaux correspondants.

4° ARTÈRE INTERCOSTALE SUPÉRIEURE. *Origine. Trajet.* Ordinairement elle naît d'un tronc commun avec la cervicale profonde, entre les muscles scalènes, à la face postérieure de l'artère sous-clavière. De là elle descend au devant du col de la première côte et se divise en deux branches, destinées aux deux premiers espaces intercostaux. Elle s'anastomose souvent avec la première intercostale supérieure. Dans les espaces intercostaux les branches terminales se comportent comme les artères intercostales postérieures, et fournissent chacune une branche dorso-spinale.

5° ARTÈRE CERVICALE SUPERFICIELLE. *Origine. Trajet.* Elle naît souvent d'un tronc commun avec la thyroïdienne inférieure et avec la cervicale ascendante, se dirige en dehors en passant derrière le muscle sterno-cléïdo-mastoïdien, pénètre dans le triangle sus-claviculaire qu'elle parcourt transversalement, à un pouce au-dessus de la clavicule, et recouverte par le peaucier et par le ventre postérieur de l'omoplato-hyoïdien, elle gagne la face profonde du muscle trapèze, dans lequel elle se termine. Elle envoie des rameaux dans les scalènes, l'angulaire de l'omoplate, le splénius et le rhomboïde.

6° ARTÈRE SCAPULAIRE SUPÉRIEURE. *Scapulaire transverse. Origine. Trajet.* Elle naît ordinairement de la face antérieure de la sous-clavière, d'un tronc commun avec la thyroïdienne inférieure. Elle descend au devant du scalène antérieur et du nerf phrénique, se contourne en dehors, longe le bord postérieur de la clavicule, immédiatement au-dessus de la veine, de l'artère sous-clavière et du plexus brachial, gagne le bord supérieur de l'omoplate, passe au-dessus, rarement au-dessous du ligament coracoïdien, pénètre dans la fosse sus-épineuse, sous le muscle sus-épineux, et se termine dans le muscle sous-épineux en s'anastomosant avec le rameau sous-épineux de l'artère scapulaire inférieure et avec la scapulaire postérieure. Sur son trajet, elle fournit des rameaux cutanés et musculaires au sous-clavier, au trapèze, au sus-épineux, au sous-épineux et des rameaux articulaires pour l'articulation scapulo-humérale.

7° ARTÈRE SCAPULAIRE POSTÉRIEURE. *Origine. Trajet.* Plus considérable que la précédente, elle naît de la face antérieure de l'artère sous-clavière en dehors des scalènes, quelquefois en dedans des scalènes, d'un tronc commun avec la thyroïdienne inférieure. Elle se dirige transversalement en dehors, traverse le plexus brachial et quelquefois le scalène moyen, à dix lignes environ au-dessus de la clavicule, et se recourbe en arrière pour gagner l'angle supérieur et interne de l'omoplate, où elle se termine en se divisant en une branche supérieure et en une branche inférieure. La branche supérieure ou ascendante se ramifie dans la face profonde du trapèze et envoie des rameaux à l'angulaire et au splénius. La branche inférieure ou descendante passe sous l'angulaire, descend verticalement le long du bord spinal de l'omoplate au devant de l'insertion scapulaire du rhomboïde, fournit à ce muscle et au grand dentelé, et se termine sur l'angle inférieur de l'omoplate en s'anastomosant avec la scapulaire inférieure, branche de l'axillaire, et avec la scapulaire supérieure.

8° Artère cervicale profonde. *Origine. Trajet.* Elle naît le plus souvent d'un tronc commun avec l'intercostale supérieure, entre les scalènes, à la face postérieure et inférieure de la sous-clavière. Elle se dirige d'avant en arrière, passe entre l'apophyse transverse de la septième vertèbre cervicale et la première côte, pénètre entre les muscles profonds de la nuque et se divise en deux branches, une inférieure ou descendante et une supérieure ou ascendante. L'inférieure descend entre le muscle long dorsal et le transversaire épineux; la supérieure monte entre le grand complexus et le transversaire épineux, fournit des rameaux à ces muscles et s'anastomose avec la vertébrale, la cervicale ascendante, l'occipitale et avec la branche supérieure de la scapulaire postérieure.

ARTÈRE AXILLAIRE.

Limites. L'artère sous-clavière, après avoir franchi le bord inférieur du muscle sous-clavier, prend le nom d'artère axillaire. On donne ce nom à toute la portion du tronc brachial comprise entre la clavicule et le bord inférieur du grand pectoral, où elle se continue avec l'artère brachiale.

Direction. Appliquée sur le thorax à sa partie supérieure, près du tiers interne de la clavicule, elle s'incline en dehors pour gagner l'articulation scapulo-humérale, où elle se coude pour descendre le long de la paroi externe de l'aisselle, c.-à-d. le long de la tête et du col de l'humérus et plus rigoureusement encore le long du bord interne ou postérieur du muscle coraco-brachial. Elle devient rectiligne quand le bras est porté dans l'abduction.

On peut sans difficulté la sentir battre dans le creux de l'aisselle, la comprimer sur la tête de l'humérus et même la lier.

Le trajet de l'artère est indiqué par une ligne longitudinale qui sépare le tiers antérieur du tiers moyen de l'aisselle, ou qui passe à six ou à huit lignes du bord axillaire antérieur, et qui, prolongée en haut et en dedans, vient tomber sur la réunion du tiers moyen avec le tiers interne de la clavicule.

Rapports. Ils doivent être examinés au-dessus et au-dessous du petit pectoral.

Au-dessus du petit pectoral, l'artère axillaire est successivement recouverte par la peau, le peaucier, l'aponévrose du muscle grand pectoral, par ce muscle lui-même dont l'interstice cellulaire entre sa portion sternale et sa portion claviculaire, est plus interne que la ligne qui indique le trajet de l'artère.

Le grand pectoral enlevé, on rencontre l'aponévrose coraco-claviculaire, qui ferme le triangle sous-claviculaire, circonscrit en haut par la clavicule et le muscle sous-clavier; en bas, par le petit pectoral; en dedans, par la série des cartilages des premières côtes. Dans ce triangle, sous l'aponévrose coraco-claviculaire, et au milieu d'une masse de tissu cellulaire adipeux, se trouve l'artère dans les rapports suivants : en dedans est la *veine axillaire*, recouvrant en partie l'artère; *en dehors et un peu en arrière* est l'artère elle-même; plus en dehors et en arrière, le plexus brachial.

En dessous du petit pectoral, qui recouvre l'artère, elle répond *en avant*, au grand pectoral et au muscle coraco-brachial dont le bord interne longe l'artère axillaire, et qui est le *muscle satellite* de cette artère; en *arrière*, au sous-scapulaire et aux tendons du grand rond et du grand dorsal; *en dedans*, à la peau et à l'aponévrose qui tapissent la paroi externe du creux axillaire; *en dehors*, à l'articulation scapulo-humérale et au col chirurgical de l'humérus. Elle est séparée de l'articulation par le muscle sous-scapulaire.

Rapports avec la veine axillaire et avec les nerfs du plexus brachial. La veine axillaire unique est placée en dedans et un peu en avant.

L'artère est enlacée par les branches terminales du plexus brachial : elle est d'abord enlacée par l'espèce de V ouvert supérieurement que forment les deux racines du nerf médian; plus bas, elle se trouve placée entre le nerf médian, qui est antérieur et externe à l'artère, et le nerf cubital qui est en dedans. Le nerf brachial cutané interne est antérieur à l'artère. Les autres nerfs sont plus éloignés de l'artère ; ainsi, le musculo-cutané est plus externe que le nerf médian ; le nerf radial et le nerf axillaire sont plus internes et plus postérieurs.

Branches collatérales. Elle fournit cinq branches : 1° au-dessus du petit pectoral, l'acromio-thoracique ; 2° sous le petit pectoral, la thoracique inférieure ou mammaire externe ; 3° au niveau du col de l'humérus, la scapulaire inférieure et les deux circonflexes.

1° ARTÈRE ACROMIO-THORACIQUE. *Origine. Trajet.* Elle naît de la face antérieure de l'axillaire, immédiatement au-dessus du petit pectoral, se dirige directement en avant, et après un très court trajet, elle se divise en une branche thoracique et en une branche acromiale.

L'*acromiale* se dirige horizontalement en dehors, le long du bord supérieur du petit pectoral, fournit des rameaux au muscle sous-clavier, au grand dentelé, traverse l'aponévrose coraco-claviculaire, et arrivée près de l'interstice cellulaire qui sépare le grand pectoral du deltoïde, elle se divise en deux rameaux, un *supérieur* et un *descendant*. Le rameau descendant ou deltoïdien accompagné de la veine céphalique, longe le bord antérieur du deltoïde, et se consume dans ce muscle, dans le grand pectoral et dans les téguments. Le rameau supérieur, transversal, longe la partie externe du bord antérieur de la clavicule, sous l'insertion claviculaire du deltoïde, dans lequel elle envoie des rameaux, et arrivée à l'acromion, elle envoie des rameaux au périoste de cette éminence, aux téguments qui la recouvrent, à l'articulation scapulo-claviculaire, à l'articulation scapulo-humérale, au muscle deltoïde et au sus-épineux, et se termine en s'anastomosant avec la scapulaire supérieure et avec la circonflexe postérieure.

La *thoracique supérieure* naît assez souvent séparément de l'artère axillaire ; elle descend obliquement en dehors entre le grand et le petit pectoral, se divise en plusieurs branches qui se terminent dans ces deux muscles, envoie des rameaux aux téguments, au grand dentelé, aux intercostaux des deux pr miers espaces et à la mamelle, et s'anastomose avec la mar maire interne.

2° Artère thoracique inférieure. *Mammaire externe. Origin Trajet.* Elle naît de l'axillaire au niveau du muscle petit pect ral qui recouvre son origine. Souvent elle se détache de la sou scapulaire. Elle descend presque verticalement, entre le pet pectoral et le grand dentelé, sur la face externe de ce derni muscle, passe sous le grand pectoral et se termine au nivea du sixième espace intercostal. Elle envoie des rameaux au ganglions et au tissu cellulaire de l'aisselle, au grand dentel aux muscles pectoraux, aux intercostaux, à la mamelle, au téguments et s'anastomose avec les intercostales, la mammai interne, la thoracique supérieure et avec la sous-scapulaire.

3° Artère scapulaire commune. *Artère sous-scapulaire ou sca pulaire inférieure. Origine. Trajet.* C'est la branche la plus con sidérable de l'axillaire. Elle naît au niveau du bord inférieur d tendon du muscle sous-scapulaire, derrière le plexus brachial envoie aussitôt des rameaux assez considérables aux ganglion de l'aisselle et au muscle sous-scapulaire, descend ensuite obli quement le long du bord inférieur de ce muscle, et se divis bientôt en deux branches dont l'une descend verticalement, pou se distribuer au grand dentelé, au grand dorsal, aux tégument et s'anastomoser avec la thoracique inférieure et avec la scapu laire postérieure sur l'angle inférieur de l'omoplate. L'autr branche, plus considérable, se recourbe sur le bord externe d l'omoplate, passe sous le petit rond, s'anastomose avec la sus scapulaire et avec la scapulaire postérieure et se termine dan le muscle sous-épineux et le périoste de l'omoplate.

4° Artères circonflexes. *Origine.* Au nombre de deux, dis tinguées en antérieure et en postérieure, elles naissent de la partie postérieure de l'axillaire, au-dessous de la tête humérale

Trajet. La *circonflexe postérieure*, accompagnée du nerf axil laire, contourne l'humérus, en passant en arrière et en dehors par une ouverture quadrilatère, formée en haut par le sous-scapulaire; en bas, par le tendon du grand rond; en dehors, par le col chirurgical de l'humérus et en dedans, par le long chef du triceps; elle gagne ainsi la face profonde du deltoïde dans lequel elle s'épuise, après avoir décrit une espèce de demi-cercle. Dans son trajet, elle fournit des rameaux à l'articulation scapulo-humérale, au muscle sous-scapulaire, aux muscles sous-épineux, petit rond, grand rond et triceps brachial, et elle s'anastomose avec la sus-scapulaire, l'acromio-thoracique et avec la circonflexe antérieure.

Elle naît quelquefois avec la sous-scapulaire, et d'autres fois elle est fournie par l'artère humérale.

La *circonflexe antérieure*. Beaucoup plus grêle que la postérieure, elle se dirige en avant et en dehors sous le muscle coraco-brachial et la courte portion du biceps, en cotoyant le bord supérieur des tendons du grand rond et du grand dorsal, fournit des rameaux à ces muscles, et pénètre transversalement dans la coulisse bicipitale de l'humérus, où elle se termine en un rameau descendant et en un rameau ascendant. Le rameau descendant se perd dans le périoste; le rameau ascendant se ramifie sur l'articulation scapulo-humérale, sur le col et la tête de l'humérus et s'anastomose avec la circonflexe postérieure et avec des rameaux de l'artère humérale.

ARTÈRE BRACHIALE.

Limites. L'artère brachiale ou humérale, continuation de l'artère axillaire, s'étend du bord inférieur du grand pectoral jusqu'à la partie supérieure de l'avant-bras, où elle se divise en *radiale* et en *cubitale*. Cette division peut avoir lieu dans tous les points de la longueur du bras.

Trajet. Elle suit le trajet d'une ligne qui du tiers antérieur de l'aisselle se rend à la partie moyenne et un peu interne du pli du coude. De manière que la partie supérieure est située à la face interne du bras, tandis que la partie inférieure occupe le milieu de la région antérieure du coude. Elle est superficielle dans toute son étendue; on peut la sentir et chez quelques personnes même la voir battre.

Rapports. Au bras, elle est recouverte par la peau, le pannicule adipeux, le fascia superficialis, l'aponévrose et par le bord interne du muscle biceps brachial. Aussi est-ce ce muscle qui sert de guide pour aller à la recherche de l'artère et lui a-t-on donné le nom de *muscle satellite* de l'artère brachiale. Chez quelques sujets peu musculeux, l'artère devient sous-aponévrotique. Elle repose dans toute son étendue sur le muscle brachial antérieur. En dedans, elle répond aux téguments et à l'aponévrose; en dehors, elle s'appuie en haut contre l'humérus dont elle est séparée par l'insertion humérale du coraco-brachial, et plus bas, elle correspond à l'espace cellulaire qui sépare le biceps brachial du brachial antérieur.

Dans tout ce trajet, elle est accompagnée de ses deux veines satellites, qui l'enlacent par leurs nombreuses anastomoses. Ces vaisseaux du bras et le nerf médian sont logés dans une gaîne aponévrotique commune fournie par l'aponévrose brachiale.

Rapports avec les nerfs. Le nerf satellite de cette artère est le nerf médian. A la partie supérieure et moyenne du bras, il longe le côté externe et antérieur de l'artère; à la partie inférieure du bras les rapports changent : à deux pouces environ au-dessus de l'épitrochlée, le nerf médian passe par dessus l'artère, la croise obliquement et se place à son côté interne au pli du coude. Quelquefois ce nerf croise l'artère brachiale en passant derrière elle.

Le nerf cubital, placé à la partie supérieure du bras en dedans de l'artère, s'en sépare bientôt, se dirige plus en arrière et se place contre le vaste interne du triceps. Le radial est encore plus postérieur que le cubital et n'affecte d'ailleurs aucun rapport avec l'artère. Le nerf brachial cutané interne descend au devant de l'artère.

Au pli du coude, séparée de l'articulation du coude par le muscle brachial antérieur, l'artère humérale est successivement recouverte par la peau, le pannicule adipeux, le fascia super ficialis, la couche de vaisseaux et de nerfs sous-cutanés, par l'aponévrose et plus spécialement par l'expansion aponévrotique du biceps. Cette expansion sépare l'artère brachiale de la veine médiane basilique, qui la croise à angle aigu, en se dirigeant en haut et en dedans. En dehors, elle est en rapport avec le tendon du biceps, qui la sépare du nerf radial et des muscles épicondyléens. En dedans, elle est séparée des muscles épitrochléens, et plus spécialement du muscle rond pronateur, par le nerf médian, qui se trouve à deux lignes en dedans de l'artère.

Branches collatérales. Du côté externe elle fournit des rameaux nombreux, sans importance pratique, et auxquels on n'a pas donné des noms particuliers; ces rameaux se distribuent aux téguments, à l'humérus et aux muscles deltoïde, coraco-brachial, biceps et brachial antérieur. Du côté interne, parmi les rameaux musculaires et cutanés sans nom, on distingue trois branches remarquables par leur constance, ce sont 1° l'humérale profonde, 2° la collatérale interne et 3° l'artère du nerf cubital.

1° Artère humérale profonde. *Collatérale externe* (Boyer). *Origine. Trajet.* Elle naît à la face postérieure de l'artère brachiale, au niveau de la limite supérieure de cette artère, souvent d'un tronc commun avec la circonflexe postérieure, quelquefois avec l'artère du nerf cubital. Immédiatement après son origine, elle envoie des rameaux aux muscles coraco-brachial, triceps, grand dorsal et grand rond. Elle passe ensuite en arrière entre l'humérus et le triceps brachial, au-dessous du nerf radial dont elle suit exactement le trajet dans la gouttière radiale de l'humérus. Dans cette gouttière, elle fournit une branche qui se rend au muscle triceps, et qui descend jusqu'à l'olécrâne, où elle s'anastomose avec les artères récurrentes postérieures. A la sortie de la gouttière radiale, au-dessous de l'insertion humérale du deltoïde, entre le brachial antérieur et le triceps, l'humérale profonde devient superficielle et collatérale externe; elle donne un petit rameau qui accompagne le nerf radial entre le long supinateur et le brachial antérieur pour s'anastomoser avec la récurrente radiale antérieure, tandis qu'elle-même descend superficiellement, le long de la cloison inter musculaire externe jusqu'à l'épicondyle, où elle fournit des ra meaux tégumentaires, musculaires, articulaires et anastomotique avec la récurrente radiale postérieure et avec la récurrente ra diale antérieure.

2° Artère collatérale interne. *Origine. Trajet.* Née très-prè de l'épitrochlée, et dirigée transversalement en dedans, au de vant du brachial antérieur, et derrière le nerf médian dont ell croise la direction, elle se termine par deux rameaux. L'un d ces rameaux suit le bord de l'humérus jusqu'à l'épitrochlée fournit au brachial antérieur et aux muscles de l'épitrochlée e s'anastomose avec la récurrente cubitale antérieure. L'autre ra meau traverse la cloison intermusculaire interne, devient pos térieur, pénètre dans la cavité olécrânienne et se divise e rameaux musculaires pour le triceps, en rameaux périostique et articulaires, qui s'anastomosent au devant du triceps avec l récurrente radiale postérieure, et en rameaux descendants qu accompagnent le nerf cubital et s'anastomosent avec la récurrent cubitale postérieure.

La collatérale interne est quelquefois double, et d'autres foi elle naît d'un tronc commun avec l'humérale profonde.

3° Artère du nerf cubital. *Origine. Trajet.* Fort petite, ell naît avec l'humérale profonde, ou immédiatement au-dessous traverse la cloison intermusculaire interne avec le nerf cubital auquel elle reste accolée, fournit au vaste interne, et s'anasto mose derrière l'épitrochlée avec la collatérale interne et avec l récurrente cubitale postérieure. Elle a aussi reçu le nom de *branch superficielle du vaste interne.*

Branches terminales de l'artère brachiale. L'artère brachiale s divise ordinairement en radiale et en cubitale, au-dessous de l ligne inter-articulaire de l'articulation du coude, au niveau d l'apophyse coronoïde du cubitus.

Limites. Branche externe de la bifurcation de l'artère brachiale, elle s'étend jusques dans la paume de la main. Elle est plus superficielle que la cubitale et présente un calibre moins considérable que cette artère.

Trajet. Elle suit à peu près le trajet d'une ligne tirée du milieu du pli du coude à l'apophyse styloïde du radius. Elle continue la direction oblique de l'artère brachiale.

Elle descend obliquement en dehors, au devant du radius, contourne le côté externe du carpe, gagne la face dorsale de la main, et traverse d'arrière en avant l'extrêmité supérieure du premier espace interosseux, pour se terminer dans la paume de la main en formant l'*arcade palmaire profonde.*

Les rapports et les branches collatérales doivent être examinés à l'avant-bras, au poignet et dans la paume de la main. De là la division de l'artère en portion *antibrachiale*, en portion *carpienne* et en portion *palmaire.*

Portion antibrachiale. Rapports. Le long de l'avant-bras, l'artère radiale est recouverte dans l'étendue des deux tiers supérieurs par le long supinateur, et repose sur le court supinateur et l'extrêmité radiale du rond pronateur; en bas, dans le tiers inférieur de l'avant-bras, elle est sous-aponévrotique, répond en arrière au long fléchisseur du pouce, au carré pronateur, et est située entre le tendon du long supinateur qui est en dehors et celui du grand palmaire ou radial antérieur qui est en dedans. Le muscle long supinateur est le *muscle satellite* de cette artère, il la recouvre dans les deux tiers supérieurs de l'avant-bras, et la cotoie en dehors dans le tiers inférieur. L'artère est accompagnée de ses deux veines satellites, et la branche superficielle ou cutanée du nerf radial est placée à son côté externe.

Branches collatérales. A l'avant-bras la radiale donne, outre plusieurs rameaux musculaires et cutanés sans nom, 1° la récurrente radiale antérieure, 2° la transverse antérieure du carpe et 3° la radio-palmaire.

a) La *récurrente radiale antérieure,* née à l'origine et au cô externe de la radiale, se dirige d'abord transversalement vers long supinateur, se recourbe bientôt entre lui, le petit supin teur et le brachial antérieur, remonte jusqu'au voisinage de l' picondyle, où elle s'anastomose avec la collatérale externe. Dai ce trajet, elle fournit des rameaux musculaires pour les muscl de la région externe de l'avant-bras.

b) La *transverse antérieure du carpe*, très grêle, naît au nivea du bord inférieur du carré pronateur, se dirige en dedans de vant les ligaments du carpe ou de l'articulation radio-carpienn et s'anastomose avec un rameau semblable, fourni par l'artè cubitale, et avec l'artère interosseuse antérieure.

c) La *radio-palmaire* ou *palmaire superficielle* naît à angle aig du côté interne de la radiale, au moment où elle contourne l bord externe du carpe. Elle descend verticalement sous la pea et l'aponévrose palmaire externe, traverse souvent l'insertio supérieure du court abducteur du pouce, fournit des rameau aux muscles de l'éminence thénar et s'anastomose avec l'artèr cubitale pour compléter l'arcade palmaire superficielle.

Cette artère présente dans son calibre des différences nom breuses, qui sont en rapport avec le développement des artère voisines. Souvent elle est très ténue et se termine dans les muscle de l'éminence thénar sans s'anastomoser avec l'arcade superficielle D'autres fois, mais moins fréquemment, elle concourt autan que la cubitale à la formation de cette arcade, ou bien lorsqu'i n'y a pas d'arcade superficielle, elle fournit les collatérales pou la moitié externe de la main.

Portion carpienne. Rapports. Étendue du côté externe du carp jusqu'à l'extrêmité supérieure du premier espace interosseux cette portion de l'artère radiale répond au ligament externe e aux ligaments postérieurs du carpe, et est croisée par troi tendons qui la séparent de l'aponévrose et de la peau : au moment où elle devient dorsale, elle est croisée par les tendon réunis du muscle court abducteur et du court extenseur du pouce, et un peu plus en dedans, par le tendon du long extenseur du pouce; elle devient plus superficielle au moment où elle s'engage dans le premier espace interosseux, entre le tendon du long extenseur du pouce et le tendon du long radial externe.

Branches collatérales. a) La *transverse dorsale du carpe*, plus considérable que la transverse antérieure, naît au niveau de la ligne inter-articulaire des deux rangées, se dirige transversalement en dedans, sous les tendons extenseurs des doigts, et se termine en s'anastomosant avec une petite branche de l'artère cubitale et avec les branches terminales des artères interosseuses. Elle donne des *rameaux descendants* très variables, qui s'anastomosent avec les perforantes postérieures et concourent ainsi à la formation des interosseuses dorsales.

b) L'*artère interosseuse dorsale du deuxième espace* ou *dorsale du métacarpe*, quelquefois grêle, d'autres fois volumineuse, naît souvent d'un tronc commun avec la dorsale du carpe, descend sur la face dorsale du deuxième espace interosseux et s'anastomose d'arrière en avant avec la digitale qui fournit la collatérale interne de l'index et la collatérale externe du médius.

c) L'*artère interosseuse dorsale du premier espace* naît de la radiale, au moment où elle traverse le premier espace interosseux, descend le long de la face interne du premier métacarpien, entre le premier muscle interosseux dorsal et l'adducteur du pouce, et se divise en collatérale interne du pouce et en collatérale externe de l'index. Elle fournit très-souvent la *collatérale externe du pouce*. Celle-ci naît quelquefois séparément de la radiale.

Portion palmaire. Cette portion est la terminaison de l'artère radiale. Elle se dirige transversalement en dedans et forme l'*arcade palmaire profonde* en s'anastomosant, vis-à-vis du quatrième espace interosseux, avec le rameau radio-cubital de l'artère cubitale. Cette arcade, convexe en bas et profondément située dans la paume de la main, repose sur les métacarpiens, immédiatement au-dessous de leurs extrêmités supérieures, et est recouverte par les tendons du fléchisseur profond et du fléchisseur superficiel des doigts, par les muscles lombricaux, par les branches du nerf médian, par l'aponévrose et par la peau.

L'arcade palmaire profonde fournit.

a) Des *rameaux ascendants*, très grêles, qui se distribuent a articulations du carpe;

b) Des *branches postérieures* ou *perforantes;* au nombre trois, elles naissent de la face postérieure de l'arcade, traverse d'avant en arrière la partie supérieure des trois derniers espa(interosseux et s'anastomosent sur le dos de la main avec l interosseuses dorsales souvent très grêles, fournies par la dors du carpe. Dans un grand nombre de cas, elles constituent elles seules les interosseuses dorsales. Celles-ci descendent ve ticalement, s'engagent entre les articulations métacarpo-phala giennes correspondantes et s'anastomosent avec les digital palmaires, pour concourir à la formation des artères collatéral des doigts.

c) Des *branches descendantes* ou *interosseuses palmaires;* nombre de trois ou de quatre, elles naissent du bord inférie ou convexe de l'arcade, descendent verticalement au devant d muscles interosseux et s'anastomosent avec les branches desce dantes de l'arcade palmaire superficielle.

ARTÈRE CUBITALE.

Limites. Branche interne de la bifurcation de la brachial plus volumineuse et plus profonde que la radiale, la cubita s'étend jusques dans la paume de la main, où elle se termi par l'arcade palmaire superficielle.

Trajet. Elle suit à peu près la direction d'une ligne tirée (milieu du pli du coude au côté interne du milieu du cubitu et puis celle d'une ligne tirée de l'épitrochlée à l'os pisiforme.

Dès son origine, elle se dirige en arrière, en bas et en dedan traverse l'arcade aponévrotique du rond pronateur, s'engage so le muscle fléchisseur superficiel des doigts et arrive au deva du cubitus dont elle est séparée par le fléchisseur profond d doigts. Dans ce point, elle se recourbe pour descendre vertical ment, passe au devant du ligament annulaire antérieur du carp en dehors de l'os pisiforme, pénètre dans la paume de la main et se termine en décrivant une arcade à convexité inférieure, *nommée arcade palmaire superficielle.*

Pour faciliter la description des rapports et des branches de cette artère, on y distingue une portion antibrachiale et une portion palmaire.

Portion antibrachiale. Rapports. Dans les deux tiers supérieurs de cette portion, l'artère cubitale est successivement recouverte par le rond pronateur qu'elle traverse, par le fléchisseur sublime, et par le cubital antérieur au moment où elle se recourbe pour descendre verticalement; dans toute cette étendue, l'artère repose d'abord sur l'insertion inférieure du muscle brachial et ensuite sur le fléchisseur profond des doigts, sous le feuillet profond de l'aponévrose antibrachiale. Elle est croisée par le nerf médian, qui passe au devant de l'artère, au niveau du point où elle a traversé le rond pronateur. Ce nerf, d'abord interne, devient ainsi externe à l'artère.

Dans le tiers inférieur de l'avant-bras, elle est sous-aponévrotique, repose sur le fléchisseur profond des doigts et sur le carré pronateur, répond en dehors aux tendons du fléchisseur sublime et en dedans, au tendon du cubital antérieur. Ce dernier muscle est le *satellite* de l'artère cubitale, il la recouvre dans le tiers moyen de l'avant-bras et la cotoie en dedans dans le tiers inférieur. Elle est accompagnée de ses deux veines satellites. Le nerf cubital vient la longer à son bord interne à partir du point où elle devient verticale.

Branches collatérales. Dans son trajet le long de l'avant-bras, la cubitale fournit des rameaux musculaires et cutanés sans nom et quatre branches remarquables par leur constance et par leur calibre. Ce sont : 1° le tronc commun des artères récurrentes cubitales, 2° l'interosseuse commune, 3° la branche du nerf médian et 4° l'artère dorsale et palmaire du carpe.

a) *Tronc commun des artères récurrentes cubitales.* Il naît au côté interne et postérieur de l'artère cubitale, immédiatement au-dessus de son passage au travers du rond pronateur. Cette artère, d'un petit calibre, se dirige transversalement en dedans, et après un très court trajet, elle se divise en *récurrente cubitale antérieure* et en *récurrente cubitale postérieure.* Ces artères naissent souvent séparément de l'artère cubitale.

La *récurrente cubitale antérieure*, d'un très petit calibre, monte entre le muscle brachial antérieur et le rond pronateur, fournit des ramuscules à ces muscles, passe au devant de l'épitrochlée, s'anastomose avec la collatérale interne et concourt à former le réseau artériel qui recouvre la face antérieure de l'articulation du coude.

La *récurrente cubitale postérieure*, plus volumineuse que la précédente, passe sous l'insertion supérieure du fléchisseur superficiel des doigts, pour remonter derrière l'épitrochlée, sous le nerf cubital, fournit des rameaux aux muscles voisins, s'anastomose avec l'artère du nerf cubital et avec la collatérale interne, et concourt ainsi à former le réseau artériel qui recouvre l'olécrâne et la face postérieure de l'articulation du coude.

b) *Artère interosseuse commune.* Semblable à une branche de bifurcation de la cubitale, l'interosseuse commune naît de la face postérieure de la cubitale, un peu au-dessous de la tubérosité bicipitale du radius, se porte horizontalement en arrière, et se divise presque aussitôt en deux branches dont l'une est l'*interosseuse antérieure* et l'autre, l'*interosseuse postérieure.*

L'*interosseuse antérieure* descend verticalement contre la face antérieure du ligament interosseux, entre le fléchisseur profond des doigts et le long fléchisseur du pouce, fournit des rameaux à ces muscles et donne quelques rameaux perforants qui traversent le ligament interosseux, pour se distribuer aux muscles de la région postérieure. Elle passe ensuite sous le carré pronateur, envoie des rameaux à ce muscle et à la face antérieure du carpe, traverse l'extrêmité inférieure du ligament interosseux, sous le nom d'*interosseuse perforante inférieure*, et s'anastomose avec l'interosseuse postérieure et avec la dorsale du carpe pour former le réseau artériel dorsal du carpe.

L'*interosseuse postérieure* se dirige en arrière entre le cubitus et le radius, au-dessus de l'extrêmité supérieure du ligament interosseux, devient dorsale entre le bord inférieur du court supinateur et l'abducteur oblique du pouce, descend entre la couche superficielle et la couche profonde des muscles de la région postérieure, envoie des rameaux à ces muscles, et se termine à la face dorsale du carpe, en s'anastomosant avec la dorsale transverse du carpe et avec l'interosseuse perforante inférieure.

Dans ce trajet elle fournit, au moment où elle devient dorsale, l'artère *récurrente radiale postérieure.* Cette artère traverse quelquefois le court supinateur, monte entre l'olécrâne et l'épicondyle, étant recouverte par l'anconé, fournit à ce muscle, au triceps et à l'articulation, et se termine en s'anastomosant avec la collatérale externe, pour concourir à former le réseau artériel qui recouvre la face postérieure de l'articulation du coude.

c) L'*artère du nerf médian.* La cubitale envoie une petite branche constante au nerf médian. Elle vient souvent de l'interosseuse antérieure. Cette artériole peut acquérir un grand développement dans certaines anomalies, où elle concourt à former l'arcade palmaire superficielle, ou dans lesquelles elle fait suite à l'artère brachiale, pour remplacer la radiale et la cubitale, qui sont restées rudimentaires. J'ai vu l'une et l'autre de ces anomalies.

d) *Artères transverses du carpe.* Distinguées en palmaire et en dorsale, elles correspondent à celles fournies au carpe par la radiale. La *palmaire*, très ténue, longe le bord inférieur du carré pronateur, s'anastomose avec celle de la radiale, avec une branche de l'interosseuse antérieure et recouvre de ses ramifications les ligaments antérieurs du carpe. Elle est destinée aux articulations et aux os du carpe.

La *dorsale* se dirige en dehors à la face dorsale du carpe, au niveau de la ligne inter-articulaire des deux rangées, s'anastomose avec celle de la radiale et avec la terminaison des artères interosseuses, pour former le réseau artériel qui recouvre la face dorsale du carpe.

Portion palmaire de l'artère cubitale. Cette portion passe au devant du ligament annulaire antérieur du carpe, étant recouverte par l'expansion aponévrotique du tendon du muscle cubital antérieur, immédiatement en dehors de l'os pisiforme dont elle est séparée par le nerf cubital. Au niveau du bord inférieur du ligament annulaire antérieur du carpe, l'artère cubitale donne de sa face postérieure l'*artère communiquante* ou la *radio-cubitale*, qui se porte en arrière, entre l'adducteur et l'opposant du petit doigt, pour s'anastomoser avec la radiale et compléter l'arcade palmaire profonde. Dans la paume de la main, elle forme l'*arcade palmaire superficielle*, en s'anastomosant ordinairement avec la radio-palmaire, branche de la radiale. Cette arcade, convexe en bas et concave en haut, est sous-aponévrotique; elle recouvre et croise transversalement les tendons des fléchisseurs des doigts, les lombricaux et les branches du nerf médian. Elle n'est accompagnée que par une veine unique, très grêle.

Branches collatérales de l'arcade palmaire superficielle. La concavité de cette arcade ne donne que des rameaux insignifiants. Sa convexité fournit quatre *digitales*, distinguées en première, en seconde, etc. en procédant du côté interne vers le côté externe. La première digitale descend obliquement en dedans, sur les muscles du petit doigt dont elle croise la direction à angle aigu, et se place ensuite sur le bord interne de ce doigt dont elle constitue la collatérale interne. Les trois autres descendent dans les espaces interosseux, au devant des tendons fléchisseurs et des branches du nerf médian, et arrivées à deux lignes environ au-dessous des articulations métacarpo-phalangiennes de leurs doigts respectifs, elles s'anastomosent avec les interosseuses palmaires et dorsales, et se bifurquent pour fournir les collatérales des doigts jusqu'à la collatérale interne de l'index inclusivement. La collatérale externe de ce dernier doigt et les collatérales du pouce naissent ordinairement par un tronc commun de l'artère radiale.

Artères collatérales des doigts. Les collatérales des doigts longent les côtés de la face palmaire des doigts, à côté de la gaîne des tendons fléchisseurs, envoient des rameaux nombreux à la peau et au tissu adipeux des doigts, quelques ramuscules aux tendons, aux gaînes tendineuses, aux ligaments et au périoste, s'anastomosent fréquemment entre elles au devant des phalanges et arrivées au milieu de la troisième, elles communiquent entre elles en formant une arcade à convexité inférieure. Cette arcade fournit des rameaux à la pulpe des doigts et au derme unguéal.

Variétés de l'artère radiale et de la cubitale. On peut les réduire à des variétés d'origine, à des variétés de trajet et à des variétés dans les branches collatérales.

Variétés d'origine. Il est très rare que la radiale ou la cubitale naissent de la brachiale, au-dessous de l'apophyse coronoïde du cubitus; mais au contraire, il est assez fréquent d'observer une origine précoce de l'une ou de l'autre artère de l'avant-bras, et, en général, elle n'a lieu que d'un seul côté à la fois.

L'anomalie la plus fréquente est l'*origine précoce* de l'*artère radiale*. Cette artère peut provenir soit de l'artère axillaire, soit d'un point quelconque de l'artère humérale. Dans ce cas, la seconde branche suit le trajet de l'artère brachiale, présente les mêmes rapports et les mêmes branches collatérales que cette artère et se continue directement avec l'artère cubitale. Ordinairement l'artère radiale descend le long du côté externe de l'artère humérale, quelquefois, se trouvant en dedans de celle-ci, elle la croise, et finit par suivre son trajet normal à l'avant-bras. Dans d'autres cas, cette origine précoce est accompagnée d'une variété dans le trajet de l'artère. Elle devient superficielle, suit le trajet de la veine médiane basilique, et à l'avant-bras elle descend tantôt sur l'aponévrose et tantôt sous l'aponévrose, sans être recouverte par le bord interne du long supinateur. Souvent alors aussi, elle croise les tendons extenseurs du pouce, au lieu d'être croisée par eux. Cette dernière variété est fréquemment liée à une autre modification dans le trajet de la radiale : celle-ci donne la radio-palmaire dans un point plus élevé qu'à l'état normal, et contourne aussitôt le radius pour descendre sur le côté externe de la face dorsale de l'avant-bras. Une anomalie très rare de la radiale, c'est de la voir traverser le deuxième espace au lieu du premier, pour devenir palmaire.

Les variétés que la radiale présente dans sa *distribution*, so intimement liées aux modifications de son calibre. Lorsque cel ci est diminué, une communiquante ou radio-cubitale plus dév loppée concourt à la formation de l'arcade palmaire profonde, (l'arcade superficielle fournit un tronc commun pour les collatér les du pouce et pour la collatérale externe de l'index. Elle pe être même remplacée en partie, par l'interosseuse antérieure, q vient s'anastomoser avec elle au moment où elle contourne le cô externe du carpe. Quelquefois même c'est la perforante inférieu de l'interosseuse antérieure qui se jette dans la radiale, quand ce le-ci traverse le premier espace interosseux du métacarpe.

Lorsque le calibre de la radiale est plus considérable qu'à l'éta ordinaire, elle supplée en partie à la cubitale, par une branch radio-palmaire plus développée, qui fournit une ou deux digitale de l'arcade palmaire superficielle, ou par une dorsale très consi dérable du métacarpe, qui est destinée à donner la collatéral interne de l'index et l'externe du doigt médian.

L'*origine précoce* de l'*artère cubitale* est moins fréquente qu celle de l'artère radiale, et ordinairement elle est accompagné d'une modification importante dans sa situation à l'avant-bras Elle devient sous-aponévrotique dans cette partie du membre, e quelquefois même elle est sous-cutanée. En même temps elle s rapproche du bord interne de l'avant-bras, dans un point plu élevé que dans l'état ordinaire, et quelquefois même elle descen sur la ligne médiane jusques près du poignet, où elle prend so trajet normal.

Quant aux modifications dans le *calibre*, la cubitale présent plus souvent une diminution qu'une augmentation de volume Cette diminution est compensée par un plus grand développemen d'une branche de l'artère radiale qui donne quelques digitales ou qui forme une grande partie de l'arcade palmaire superficielle Souvent c'est l'artère du nerf médian qui prend un développe ment insolite pour suppléer à l'artère cubitale. Plus rarement c'est l'interosseuse antérieure.

L'*interosseuse* présente quelques *variétés d'origine*. Elle peu naître de l'artère radiale ou de la brachiale, mais beaucoup plus rarement, de l'artère axillaire. Une augmentation de calibre de cette artère indique une diminution correspondante dans le volume de la radiale ou de la cubitale.

L'artère du nerf médian acquiert quelquefois un développement extraordinaire, descend sous le ligament annulaire antérieur du carpe, concourt à former l'arcade palmaire superficielle et supplée à la radiale, mais le plus souvent à l'artère cubitale.

Variétés des artères de la main. Ces variétés sont très communes; elles existent souvent sans aucune anomalie dans l'origine ou dans le trajet des artères de l'avant-bras, mais elles accompagnent toujours ces dernières variétés.

Ces variétés consistent dans des modifications de développement des arcades palmaires, soit dans leur calibre, soit dans le nombre et dans le volume des branches qui en partent. Ces arcades présentent, comme l'artère radiale et la cubitale en général, un développement en raison inverse l'une de l'autre.

Les dispositions suivantes sont les plus fréquentes.

a) L'arcade palmaire superficielle est très développée, l'arcade profonde l'est peu. La superficielle fournit toutes les collatérales des doigts. Ce grand développement de l'arcade superficielle dépend du calibre plus considérable soit de l'artère cubitale, soit de la branche radio-palmaire de la radiale, soit de l'interosseuse, soit de l'artère du nerf médian.

b) L'arcade palmaire superficielle est très peu développée et la profonde est considérable. La superficielle ne fournit que trois ou quatre artères digitales, la profonde donne les autres. Les trois digitales de l'arcade superficielle sont peu développées et sont renforcées par les interosseuses palmaires de l'arcade profonde. Dans ce cas, la branche radio-palmaire de la radiale se perd ordinairement dans les muscles de l'éminence thénar et ne concourt pas à la formation de l'arcade superficielle.

c) Il n'existe pas d'arcade palmaire superficielle, l'artère cubitale et la branche radio-palmaire de la radiale descendent dans la paume de la main, restent séparées ou communiquent entre elles dans quelques cas, par une branche transversale très petite, et se terminent en fournissant chacune les branches collatérales pour une moitié de la main.

AORTE THORACIQUE.

Limites. Continuation de la crosse aortique, elle est étendue de la troisième vertèbre dorsale, au point où elle est croisée par la bronche gauche, jusqu'à la première vertèbre lombaire, où elle traverse l'ouverture aortique du diaphragme.

Situation. Longueur. Direction. D'une longueur de sept à huit pouces, elle est située dans le médiastin postérieur, et présente une direction oblique de haut en bas, d'arrière en avant et de gauche à droite, de manière que dans sa moitié supérieure elle est placée sur la partie latérale gauche de la colonne vertébrale, tandis que dans sa moitié inférieure elle gagne la ligne médiane et repose sur la face antérieure de la colonne vertébrale.

Rapports. Elle répond *en arrière* à la colonne vertébrale dont elle est séparée par les veines intercostales gauches ou la demi-azygos, lorsqu'elle existe. Cette veine passe quelquefois au devant de l'aorte thoracique. *En avant*, elle est successivement en rapport, en allant de haut en bas, avec la bronche et les vaisseaux pulmonaires gauches, avec le nerf pneumo-gastrique gauche, avec le péricarde et avec l'extrémité inférieure de l'œsophage, au moment où celui-ci la croise pour se porter à gauche, vers l'ouverture œsophagienne du diaphragme.

A droite, elle répond à l'œsophage, au canal thoracique et à la grande veine azygos. *A gauche*, elle est recouverte par la plèvre médiastine, et en contact par là avec le poumon gauche. Le nerf grand sympathique gauche l'accompagne souvent à son passage par l'ouverture aortique du diaphragme.

Branches collatérales. Les branches collatérales sont divisées en *antérieures* ou *viscérales* et en *latérales* ou *pariétales*. Les antérieures ou viscérales sont, 1° les bronchiques, 2° les œsophagiennes et 3° les médiastines postérieures; les latérales ou pariétales sont les artères intercostales inférieures ou aortiques.

1° Artères bronchiques. *Origine. Trajet.* Ordinairement au nombre de deux, une droite et une gauche, une pour chaque poumon, elles sont cependant quelquefois au nombre de deux de chaque côté. Elles naissent séparément ou d'un tronc commun de la face antérieure de l'aorte; la droite est souvent fournie par la première intercostale aortique droite. De leur point d'origine elles se dirigent en avant, gagnent la paroi postérieure de la bronche correspondante, envoient des ramuscules à l'œsophage et à la plèvre, et pénètrent dans les poumons, où elles se terminent sur les dernières divisions bronchiques.

2° Artères oesophagiennes. *Nombre. Origine. Trajet.* Au nombre de deux à sept, plus grêles que les artères bronchiques, elles naissent de la face antérieure de l'aorte thoracique, se dirigent en avant et se distribuent dans l'œsophage, où elles s'anastomosent avec les rameaux œsophagiens, fournis par la thyroïdienne inférieure en haut, par les artères bronchiques au milieu, et par l'artère coronaire stomachique en bas.

3° Artères médiastines postérieures. Très nombreuses mais très grêles, elles se distribuent à la plèvre médiastine, au péricarde, à l'aorte thoracique, au canal thoracique, aux ganglions lymphatiques et aux veines azygos. Elles s'anastomosent avec les bronchiques, les œsophagiennes et avec les intercostales inférieures.

4° Artères intercostales inférieures. *Postérieures* ou *aortiques. Nombre.* Les deux premiers espaces intercostaux reçoivent leurs artères de la sous-clavière par l'intercostale supérieure; les neuf autres espaces sous-jacents sont pourvus par des branches de l'aorte. Ce sont les intercostales inférieures ou aortiques. Elles sont au nombre de neuf, ou de huit paires quand la première fournit à deux espaces à la fois. A cause de la situation de l'aorte thoracique à gauche de la colonne vertébrale, les intercostales gauches sont plus courtes que les droites, qui contournent la colonne vertébrale, en passant derrière les organes contenus dans le médiastin postérieur, pour arriver à leurs espaces respectifs.

Origine. Trajet. Elles naissent sur les côtés de la face postérieure de l'aorte suivant deux lignes longitudinales, à un distance environ de trois lignes l'une de l'autre. Les supérieure se dirigent obliquement en haut et en dehors, les moyennes transversalement en dehors et les inférieures, obliquement e bas et en dehors. Arrivées dans les espaces intercostaux, a niveau de la tête des côtes, elles se divisent chacune en deu branches, en *branche dorsale* et en *branche intercostale.* Dans c trajet, elles fournissent des rameaux aux corps des vertèbres (sont recouvertes par les plèvres.

a) *Branche dorsale* ou *postérieure.* Elle traverse d'avant e arrière l'espace inter-transversaire correspondant, en dedans d ligament costo-transversaire supérieur, envoie un *rameau spin* par le trou de conjugaison dans le canal vertébral pour l moëlle épinière, pour ses enveloppes et pour les vertèbres, e se termine dans les muscles et dans la peau du dos.

b) *Branche intercostale* ou *antérieure.* Beaucoup plus considé rable que la postérieure, elle se dirige transversalement en de hors, au milieu de l'espace intercostal, entre la plèvre qui es en avant et le muscle intercostal externe qui est en arrière Après un court trajet, elle se divise en deux branches, un *supérieure* et une *inférieure*, qui s'engagent entre les muscle intercostaux. Sa branche inférieure, ordinairement la plus petit longe le bord supérieur de la côte inférieure de chaque espac et se perd dans le périoste des côtes; la branche supérieure plus considérable que l'inférieure, s'engage dans la gouttièr creusée à la face interne du bord inférieur de chaque côte, e accompagnée du nerf intercostal correspondant, elle se dirig en avant, entre les deux muscles intercostaux, jusques près d l'union des côtes avec leurs cartilages, où elle gagne le milie de chaque espace pour se terminer en s'anastomosant avec le intercostales antérieures, fournies par l'artère mammaire interne Sur ce trajet, les branches intercostales envoient des rameau aux muscles intercostaux, à la plèvre, aux côtes, aux muscle et aux téguments des parois thoraciques. Les intercostales d troisième jusqu'au sixième espace donnent des rameaux à la ma melle. Les inférieures fournissent aux muscles de l'abdomen, au diaphragme, au carré lombaire et s'anastomosent avec les diaphragmatiques, les lombaires et avec les artères circonflexes iliaques.

Variétés de l'aorte thoracique. Elle descend à droite de la colonne vertébrale, quand il y a renversement des viscères. Dans quelques cas très rares, elle présente un rétrécissement considérable ou même une oblitération complète. Cette disposition est accompagnée d'un développement extraordinaire des artères mammaires internes, des thoraciques, des intercostales, des lombaires et des épigastriques pour fournir le sang aux parties sous-jacentes à l'oblitération ou au rétrécissement.

AORTE ABDOMINALE.

Limites. L'aorte abdominale s'étend de la douzième vertèbre dorsale, où elle se continue avec l'aorte thoracique, jusqu'au niveau de la quatrième vertèbre lombaire, où elle se termine en se divisant en *iliaques primitives* et en *sacrée moyenne.*

Longueur. Calibre. Elle a une longueur de cinq pouces et demi; son calibre diminue de haut en bas : en haut il est de neuf lignes, en bas, de sept lignes et demie.

Trajet. Direction. Elle pénètre dans l'abdomen par l'ouverture aortique du diaphragme, et descend verticalement sur la ligne médiane entre les piliers de ce muscle, contre la face antérieure de la colonne vertébrale.

Rapports. En arrière, elle répond à la colonne vertébrale dont elle est séparée par les veines lombaires gauches. *En avant*, elle est recouverte par le plexus solaire, le pancréas, la troisième portion du duodénum, la veine splénique, la veine rénale gauche, par le bord adhérent du mésentère, par l'estomac et les circonvolutions de l'intestin grêle. De chaque côté, elle répond aux piliers du diaphragme et à un feuillet du mésentère. Du *côté droit*, elle est en outre en rapport avec la veine-cave inférieure et avec l'origine du canal thoracique.

Branches collatérales. Elles sont distinguées en *viscérales* et en *pariétales.* Les viscérales sont le tronc cœliaque, l'artère mésentérique supérieure, l'artère mésentérique inférieure, les artères spermatiques, les rénales et les capsulaires moyennes.

Les branches pariétales sont les artères lombaires et les diaphragmatiques inférieures.

Le tronc cœliaque, les mésentériques, les spermatiques et les diaphragmatiques inférieures naissent de la face antérieure de l'aorte, ce sont les branches collatérales *antérieures;* les autres naissent des faces latérales, ce sont les branches *latérales* de l'aorte abdominale.

Branches viscérales. 1° Tronc coeliaque. *Origine. Trajet.* Destiné à l'estomac, au foie, à la rate, au pancréas et au grand épiploon, il naît à angle droit de la face antérieure de l'aorte, immédiatement au-dessous du bord antérieur de l'ouverture aortique du diaphragme, entre les piliers de ce muscle. De son origine, il se dirige horizontalement en avant dans une étendue d'un demi-pouce et se divise en trois branches, la *coronaire stomachique*, l'*hépatique* et la *splénique*, dont l'ensemble constitue le trépied de Haller. Ce tronc fournit quelquefois les diaphragmatiques inférieures et les capsulaires supérieures.

Rapports. Il répond de chaque côté aux capsules surrénales et aux ganglions semi-lunaires; au lobule de Spigel, en avant et à droite; à l'orifice cardiaque de l'estomac, en avant et à gauche; directement en avant, à l'estomac et à l'épiploon gastro-hépatique; en bas, au bord supérieur du pancréas qui sépare le tronc cœliaque de l'artère mésentérique supérieure.

Branches collatérales. a) *Artère coronaire stomachique.* La plus petite des branches du tronc cœliaque, elle naît quelquefois directement de l'aorte. Elle se dirige à gauche, en haut et en avant, gagne le côté droit de l'ouverture œsophagienne de l'estomac, fournit des *rameaux œsophagiens inférieurs* et des *rameaux cardiaques* à l'orifice œsophagien de l'estomac, se recourbe brusquement de gauche à droite, parcourt la petite courbure de l'estomac, envoie des *rameaux gastriques* aux deux faces de cet organe et se termine près du pylore en s'anastomosant avec la pylorique, branche de l'hépatique.

b) *Artère hépatique.* Elle se porte à droite sous le lobule de Spigel, se dirige ensuite en haut et en avant vers le col de la vésicule biliaire, dans l'épaisseur de l'épiploon gastro-hépatique, au devant de l'hiatus de Winslow, à gauche du canal cholédoque et au devant de la veine-porte, et elle se termine en se bifurquant dans le sillon transverse du foie. Dans ce trajet, elle fournit : 1° la *pylorique*, artère très grêle, qui se dirige de droite à gauche, le long du pylore et de la petite courbure de l'estomac, envoie des rameaux gastriques antérieurs et postérieurs, et se termine en s'anastomosant avec la coronaire stomachique.

2° La *gastro-épiploïque droite;* plus volumineuse que la pylorique, au-dessus de laquelle elle naît, cette artère descend verticalement derrière le pylore, longe la grande courbure de l'estomac de droite à gauche et se termine en s'anastomosant avec la gastro-épiploïque gauche. Elle donne des *rameaux pyloriques*, des rameaux au pancréas et au duodénum, parmi lesquels on distingue une branche plus considérable, nommée *pancréatico-duodénale*, qui longe la deuxième courbure du duodénum et la tête du pancréas, et qui s'anastomose avec la mésentérique supérieure. Elle indique le cas où l'hépatique est fournie par la mésentérique supérieure. Le long de la grande courbure de l'estomac, la gastro-épiploïque droite donne en haut des *rameaux gastriques* pour les deux faces de l'estomac, où ils s'anastomosent avec ceux de la coronaire stomachique et de la pylorique; en bas, elle fournit au grand épiploon, des *rameaux épiploïques* dont quelques-uns s'anastomosent, au niveau du colon transverse, avec les rameaux coliques fournis par la mésentérique supérieure.

3° La *cystique* ou *jumelle;* elle provient le plus souvent de la branche droite de la bifurcation de l'artère hépatique, gagne le col de la vésicule biliaire et se divise en deux branches dont l'une se distribue à la paroi supérieure et l'autre, à la paroi inférieure de cette vésicule.

Branches terminales de l'hépatique. Distinguées en *droite* et en *gauche*, les deux branches terminales pénètrent dans le foie, et entourées de la capsule de Glisson, elles accompagnent les divisions de la veine-porte et des conduits biliaires.

Variétés de l'artère hépatique. L'artère hépatique ou la branche terminale droite seule naît quelquefois soit de l'aorte directement soit de la mésentérique supérieure. Dans quelques cas, il existe trois branches dont une provient du tronc cœliaque, une, de l'aorte et une, de l'artère mésentérique.

c) *Artère splénique.* La plus volumineuse des branches du tronc cœliaque, la splénique, très flexueuse, se dirige de droite à gauche dans le sillon creusé le long du bord supérieur du pancréas, et se termine au hile de la rate en se divisant en plusieurs branches terminales qui pénètrent dans cet organe. Dans cette dernière partie de son trajet, elle est renfermée dans l'épaisseur du repli du péritoine, nommé épiploon gastro-splénique.

Sur son trajet, elle fournit, 1° des rameaux pancréatiques, destinés au pancréas; 2° la *gastro-épiploïque gauche*, qui longe de gauche à droite la grande courbure de l'estomac, donne des rameaux gastriques et des rameaux épiploïques, et se termine en s'anastomosant avec la gastro-épiploïque droite; 3° les *vaisseaux courts;* au nombre de quatre à six, ils proviennent souvent des branches terminales, se dirigent en avant et à droite et se distribuent au grand cul-de-sac de l'estomac, où ils s'anastomosent avec les rameaux gastriques de la coronaire stomachique et de la gastro-épiploïque gauche.

2° Artère mésentérique supérieure. *Origine. Trajet.* Destinée à l'intestin grêle et à la moitié droite du gros intestin, elle naît de la face antérieure de l'aorte, immédiatement au-dessous du tronc cœliaque, quelquefois mais rarement, d'un tronc commun avec cette dernière artère. Recouverte à son origine par le pancréas, elle descend verticalement, passe entre cette glande et la troisième portion du duodénum qu'elle croise perpendiculairement, pénètre dans le bord adhérent du mésentère, descend entre les deux feuillets de ce repli du péritoine, en décrivant une grande courbure dont la convexité est dirigée à gauche et en avant, et se termine près de l'embouchure de l'intestin grêle dans le gros intestin.

Branches collatérales. Près de son origine, la mésentérique supérieure envoie au *pancréas* et au *duodénum* des *rameaux*, qui s'anastomosent avec les rameaux pancréatiques fournis par l'hépatique et par la splénique, quelquefois on distingue une petite artère qui contourne le duodénum et la tête du pancréas, *artère pancréato-duodénale inférieure*, qui s'anastomose avec la branche supérieure, fournie par l'hépatique. Ces anastomoses indiquent la variété d'origine, dans laquelle l'hépatique naît directement de la mésentérique supérieure, ou par deux branches dont l'une provient du tronc cœliaque et l'autre, de l'artère mésentérique supérieure. Dans ce cas, la mésentérique présente un calibre plus considérable que le tronc cœliaque. Dans le mésentère, elle fournit de sa convexité les *artères de l'intestin grêle* et de sa concavité, celles du gros intestin, nommées *coliques*.

a) *Artères de l'intestin grêle.* Elles sont en nombre indéterminé, de seize à vingt, ont une épaisseur d'une ligne environ, et naissent successivement de haut en bas au bord convexe de la mésentérique supérieure. Elles sont parallèles entre elles, descendent obliquement en avant entre les deux feuillets du mésentère, et se bifurquent après un court trajet; ces branches de bifurcation se séparent à angle aigu et s'anastomosent avec les branches voisines pour former des arcades, à convexité dirigée vers l'intestin. De ces arcades partent des branches parallèles plus nombreuses, plus courtes, mais moins volumineuses, qui se divisent à leur tour, pour former, par les anastomoses de leurs branches de bifurcation, des arcades plus petites, plus nombreuses et plus rapprochées; ces divisions et anastomoses en arcades se répètent encore deux ou trois fois, vers le milieu de la longueur de l'intestin grêle, où les artères présentent la plus grande longueur.

De la convexité des arcades les plus voisines de l'intestin, partent des rameaux nombreux qui gagnent le bord adhérent de ce canal et se distribuent à ses diverses tuniques, en s'anastomosant fréquemment entre eux pour former des arborisatio sur toute l'étendue de l'intestin.

La dernière artère de l'intestin grêle, celle qui est constitu par la terminaison de la mésentérique supérieure, se recour en haut et à droite, pour s'anastomoser par arcade avec l'artè iléo-colique.

b) *Artères coliques droites.* La mésentérique supérieure fourn de sa concavité deux et quelquefois trois branches, nommé *coliques droites.* Elles sont distinguées en *supérieure*, en *moye ne*, et en *inférieure* ou *iléo-colique.*

La *colique supérieure* naît à la partie supérieure du bord co cave de la mésentérique supérieure, vis-à-vis de la deuxièn artère de l'intestin grêle; elle se dirige en haut et un peu droite, entre les deux feuillets du mésocolon transverse, et a rivée près de l'arc du colon, elle se divise en deux branche une droite, et une gauche. La branche droite s'anastomose (formant une arcade avec la branche supérieure de la coliq moyenne, la branche gauche de la bifurcation longe la part gauche de l'arc du colon, et s'anastomose par arcade avec colique gauche fournie par la mésentérique inférieure.

La *colique moyenne* naît souvent d'un tronc commun avec supérieure ou avec l'inférieure. Elle se porte en avant, en ha et à droite, dans le mésocolon lombaire droit, se dirige vers colon ascendant et se divise en deux branches dont l'une sup rieure s'anastomose avec une branche descendante de la coliq supérieure et dont l'autre inférieure s'unit à la branche ascen dante de la colique inférieure.

La *colique inférieure* ou *iléo-colique* pénètre dans le mésocolo lombaire droit, se dirige en bas et à droite vers le cœcum, (se divise en trois branches dont l'une ascendante s'anastomos par arcade avec la colique moyenne, tandis que l'inférieure s'u nit à la terminaison de la mésentérique supérieure. La troisièm partant de l'angle formé par les deux branches précédentes passe derrière le point d'union de l'intestin grêle avec le cœcun fournit souvent un rameau qui décrit une arcade dans le m sentère de l'appendice vermiforme, et se termine en se divisant en deux branches. L'une de ces branches monte vers le colon, l'autre se distribue au cœcum.

Les branches de bifurcation des artères coliques, en s'anastomosant entre elles, forment des arcades dont la convexité regarde du côté du colon. De ces arcades partent des rameaux nombreux qui gagnent le bord adhérent du colon ascendant et de la moitié droite du colon transverse, se ramifient sur les deux faces, s'anastomosent au bord libre et se terminent dans les diverses tuniques de ce canal.

Artère omphalo-mésentérique. Chez le fœtus, la mésentérique supérieure fournit l'artère omphalo-mésentérique. Ce vaisseau traverse l'anneau ombilical, se rend à la vésicule ombilicale et s'oblitère vers la fin du deuxième mois de la vie intra-utérine.

3° Mésentérique inférieure. *Origine. Trajet.* Destinée à la moitié gauche du colon et au rectum, cette artère naît un peu à gauche de la face antérieure de l'aorte, à un pouce ou un pouce et demi au-dessus de la terminaison de l'aorte. Elle descend obliquement à gauche dans le mésocolon iliaque gauche et se divise en deux branches, une supérieure, la *colique gauche* et une inférieure, l'*hémorrhoïdale supérieure.*

a) *Colique gauche.* Cette artère se divise en plusieurs branches dont la supérieure s'anastomose avec la colique droite supérieure, et qui forment entre elles des anastomoses en arcades, semblables à celles des coliques droites. De ces arcades partent les artères pour la moitié gauche du colon et pour l' S iliaque.

b) *Artère hémorrhoïdale supérieure.* Cette artère envoie une branche à l' S iliaque, où elle s'anastomose avec la colique gauche, pénètre dans le petit bassin, à gauche de l'angle sacro-vertébral, descend sur la ligne médiane, au devant du sacrum, dans le méso-rectum, le long du bord adhérent du rectum et se distribue aux deux tiers supérieurs de ce canal. Les branches qu'elle fournit au rectum, sont courtes, s'anastomosent entre elles en arcades et se continuent en bas avec l'hémorrhoïdale moyenne et avec l'hémorrhoïdale inférieure.

4° Artères capsulaires moyennes. Au nombre de deux de c que côté, elles naissent des faces latérales de l'aorte abdomina au niveau de la mésentérique supérieure, croisent transversa ment les piliers du diaphragme, auxquels elles envoient qu ques rameaux, longent le bord concave de la capsule surrén et s'y terminent en s'anastomosant avec les capsulaires su rieures, branches de la diaphragmatique inférieure, et avec capsulaires inférieures, fournies par l'artère rénale.

5° Artères rénales. *Artères émulgentes. Nombre.* Ordinai ment au nombre de deux, une droite et une gauche, les artè rénales sont quelquefois multiples de chaque côté, et il en exi deux, trois ou quatre pour chaque rein.

Origine. Trajet. Elles naissent à angle droit des parties latéra de l'aorte, immédiatement au-dessous de la mésentérique su rieure; celle du côté droit naît un peu plus bas que la gauc à cause de la présence du foie de ce côté. Elles se dirige transversalement en dehors, passent au devant des piliers diaphragme, derrière le péritoine, les veines rénales, et celle côté droit derrière la veine-cave inférieure, fournissent sur trajet des rameaux aux ganglions lymphatiques lombaires, a uretères, à la graisse qui entoure les reins, et donnent *artères capsulaires inférieures*, deux ou trois petites branches se distribuent dans les capsules surrénales. Arrivées près hile des reins, elles se divisent en trois ou en quatre branche qui pénètrent dans les reins, au devant du bassinet et derriè les divisions de la veine rénale.

Variétés d'origine. Les artères rénales naissent de l'aorte qu quefois plus bas que de coutume, quelquefois de l'iliaque p mitive. Ces deux variétés peuvent être combinées : un rein reç une artère de l'aorte et une autre de l'iliaque primitive, ma dans ces cas le rein est déplacé et occupe la fosse iliaque. Lo qu'il est situé dans le petit bassin, l'artère rénale provient l'hypogastrique. Sur une pièce que nous possédons dans not collection, la rénale unique naît au milieu de la bifurcation l'aorte pour se rendre au rein unique, placé sur la ligne médian au devant du sacrum.

6° Artères spermatiques. *Testiculaires chez l'homme, et ovariques chez la femme. Origine.* Les artères spermatiques, au nombre de deux, une droite et une gauche, du calibre d'une demi ligne à une ligne, naissent immédiatement sous les rénales, au-dessus de la mésentérique inférieure, de la limite latérale de la face antérieure de l'aorte abdominale. Souvent celle du côté gauche naît un peu plus haut que celle du côté droit.

Trajet. Elles se détachent de l'aorte sous un angle fort aigu, se dirigent immédiatement en bas sur les côtés de la colonne vertébrale, derrière le péritoine, au devant du psoas et de l'uretère correspondant, en dedans des veines spermatiques; celle du côté droit croise la veine-cave inférieure, l'artère étant placée derrière elle et quelquefois au devant. Elles envoient des rameaux au péritoine, aux uretères et aux ganglions lombaires, arrivent en décrivant des flexuosités sur les côtés du bassin et se comportent différemment chez l'homme et chez la femme.

Chez l'homme, elles continuent leur trajet descendant au devant du muscle psoas et des vaisseaux iliaques externes, pénètrent dans l'orifice postérieur du canal inguinal qu'elles parcourent avec le canal déférent et avec les veines spermatiques, arrivent dans le scrotum et se terminent en se divisant en deux branches, une *épididymaire* pour l'épididyme, et l'autre *testiculaire* pour le testicule.

Chez la femme, où elles sont destinées aux ovaires, elles sont beaucoup plus courtes, acquièrent un volume double pendant la gestation et décrivent des flexuosités plus nombreuses que chez l'homme. Elles pénètrent dans le petit bassin, en se portant de la face interne du psoas dans les ligaments larges de l'utérus, se dirigent en dedans entre les deux feuillets de ce repli du péritoine, au-dessous de l'ovaire, et se distribuent dans ce dernier organe, dans les trompes utérines et au fond de l'utérus, en s'anastomosant largement avec les utérines, qui envoient elles-mêmes de fortes branches aux ovaires.

Artères pariétales. 1° Artères diaphragmatiques inférieures. *Origine. Trajet.* Au nombre de deux, une droite et une gauche, elles naissent de l'aorte immédiatement au-dessous de l'ouvertu aponévrotique du diaphragme, séparément, ou par un tronc coı mun et très souvent du tronc cœliaque.

Chacune des diaphragmatiques se dirige en haut et en dehor en croisant le pilier du diaphragme, fournit des rameaux à pilier et une *artère capsulaire supérieure*, destinée à la capsu surrénale correspondante, et se divise ensuite en deux branche une externe et une interne.

La branche interne se distribue à la partie supérieure des I liers, au trèfle aponévrotique, et à l'insertion costale antérieu du diaphragme jusqu'à l'appendice xyphoïde, en s'anastomosa avec celle de l'autre côté et avec la mammaire interne.

La branche externe passe derrière la veine-cave inférieure droite, et derrière l'ouverture œsophagienne à gauche, et se di tribue spécialement à la portion costale postérieure du diaphragn en s'anastomosant avec les artères intercostales et avec les artèr lombaires.

2° Artères lombaires. *Origine. Trajet.* Destinées aux paro abdominales postérieures, elles sont au nombre de quatre paire Elles naissent de chaque côté de la face latérale et postérieu de l'aorte abdominale, se dirigent transversalement en deho et en arrière, dans la gouttière horizontale du corps des vert bres lombaires, sous les arcades aponévrotiques du muscle psoa auquel elles fournissent des rameaux, ainsi qu'aux vertèbres, arrivées entre les apophyses transverses, elles se terminent se divisant en deux branches, une *postérieure* ou *dorsale* et un *antérieure* ou *abdominale*.

La branche *postérieure* ou dorsale, plus grêle que l'antérieur se dirige en arrière, entre les apophyses transverses, fournit *rameau spinal* qui traverse le trou de conjugaison pour se di tribuer à la moëlle épinière, à la queue de cheval, à ses env loppes et aux vertèbres, et la branche elle-même se termi dans les muscles et les téguments du dos.

La branche *antérieure* ou abdominale se dirige en dehor entre le psoas-iliaque et le carré lombaire, fournit à ces muscle au diaphragme, aux reins et se répand dans l'épaisseur des muscles larges de l'abdomen, en s'anastomosant la supérieure avec les dernières intercostales et la mammaire interne, et l'inférieure avec la circonflexe iliaque, avec l'iléo-lombaire et avec l'épigastrique.

BRANCHES TERMINALES DE L'AORTE.

L'aorte se divise au niveau du bord inférieur de la quatrième vertèbre lombaire, en *sacrée moyenne* et en *iliaques primitives.*

ARTÈRE SACRÉE MOYENNE.

Origine. Trajet. La *sacrée moyenne* ou *antérieure* naît de la face postérieure de l'aorte, immédiatement au-dessus de l'origine des iliaques primitives. Elle provient quelquefois, mais rarement, d'une iliaque primitive ou d'une iléo-lombaire. Elle descend verticalement sur la ligne médiane de la face antérieure de la cinquième vertèbre lombaire, du sacrum et du coccyx, où elle se termine en s'anastomosant avec les sacrées latérales inférieures.

Branches collatérales. Dans ce trajet, la sacrée moyenne fournit au niveau de la dernière vertèbre lombaire, de chaque côté l'*artère lombaire inférieure* ou *cinquième lombaire*, qui se comporte de la même manière que les autres artères lombaires, et dont la branche antérieure se distribue au muscle psoas-iliaque et s'anastomose avec l'iléo-lombaire.

Au devant du sacrum, elle donne au niveau de chaque fausse vertèbre sacrée deux branches transversales, très ténues, une de chaque côté. Ces branches se dirigent en dehors, fournissent au périoste, au sacrum, aux nerfs et aux muscles voisins, en s'anastomosant avec les sacrées latérales, avec l'hémorrhoïdale moyenne et avec l'hémorrhoïdale inférieure, par des rameaux qui pénètrent d'arrière en avant dans le rectum.

Limites. Elles s'étendent de la division de l'aorte, au nivea du bord inférieur de la quatrième vertèbre lombaire, jusque près de la symphyse sacro-iliaque, où elles se terminent en s divisant en deux branches.

Nombre Volume. Au nombre de deux, une de chaque côté les artères iliaques primitives ont un calibre d'un demi-pouce d diamètre, et une longueur de deux pouces à deux pouces et demi

Direction. Trajet. Elles se séparent à angle aigu, formant le deux côtés d'un triangle, descendent obliquement en dehors suivent un trajet rectiligne et arrivées un peu au-dessus de l symphyse sacro-iliaque, elles se divisent en *iliaque interne* et e *iliaque externe.* Celle du côté droit se divise souvent un peu plu haut que celle du côté gauche. Chez le vieillard, les iliaque primitives deviennent quelquefois flexueuses.

Rapports. Les artères iliaques primitives répondent en arrièr à la cinquième vertèbre lombaire, à l'artère lombaire correspon dante et au grand sympathique, plus bas, à la base du sacrum En avant, au niveau de leur bifurcation, elles sont croisées pa l'uretère, et elles sont recouvertes par le péritoine et par l'intestin grêle. Celle du côté gauche est croisée en avant par la mésenté rique inférieure. En dehors, elles répondent au muscle psoas e aux vaisseaux spermatiques, qui se trouvent sur un plan plus profond que les artères.

Rapports avec les veines iliaques primitives. L'artère iliaque primitive droite recouvre la veine gauche à son union avec celle du côté droit pour former la veine-cave inférieure. La veine iliaque primitive droite se trouve derrière l'artère, mais un peu à droite, tandis que la veine gauche se trouve en dedans et en dessous de l'artère iliaque primitive gauche.

Branches collatérales. Elles ne fournissent ordinairement que quelques ramuscules aux uretères, au péritoine, aux veines, aux ganglions lymphatiques, mais quelquefois elles donnent l'artère iléo-lombaire, et plus rarement, l'artère rénale ou l'artère spermatique.

Branches terminales. L'iliaque primitive se divise en deux branches, une interne, c'est *l'iliaque interne* qui descend dans le petit bassin, et une externe, c'est *l'iliaque externe* qui continue le trajet de l'iliaque primitive et devient l'artère du membre inférieur.

Variétés. La division de l'aorte en iliaques primitives a quelquefois lieu dans un point beaucoup plus élevé qu'à l'état normal. Les artères iliaques primitives descendent parallèlement jusqu'au niveau de la quatrième vertèbre lombaire, où elles se séparent à angle aigu et s'anastomosent par une branche transversale. Dans ce cas elles fournissent plusieurs lombaires, la sacrée moyenne, et celle du côté gauche, la mésentérique inférieure.

L'artère iliaque primitive droite manque quelquefois, ses deux branches, l'iliaque externe et l'iliaque interne, naissent alors directement de l'aorte (Cruveilhier.)

J. Weber cite un cas dans lequel l'iliaque primitive et ses branches collatérales étaient remplacées par une circulation latérale.

ARTÈRE ILIAQUE INTERNE.

L'*artère iliaque interne* ou *hypogastrique*, destinée aux viscères et aux muscles du bassin, est plus petite que l'iliaque externe, excepté chez le fœtus, où elle conduit le sang par l'artère ombilicale au placenta.

Direction. Trajet. Elle se sépare à angle aigu de l'iliaque externe, pénètre dans le petit bassin au-devant de la symphyse, sacro-iliaque, se dirige en avant et en dehors en décrivant une courbure à concavité antérieure et arrivée vis-à-vis de l'extrémité supérieure de la grande échancrure sciatique, elle se termine en se divisant en un grand nombre de branches.

Très flexueuse dans ce trajet, elle a une longueur d'un pouce et demi à deux pouces et demi.

Rapports. L'iliaque interne répond en arrière au nerf lombo-sacré, à la symphyse sacro-iliaque, et celle du côté gauche encore à la veine iliaque primitive gauche; en bas et en arrière, a premier nerf sacré et au muscle pyramidal. En avant, elle répon chez l'homme à la vessie, chez la femme, à la matrice et au ligaments larges; en dehors, à la veine iliaque interne et à l'or gine de la veine iliaque primitive, au bord interne du psoas, à l marge du grand détroit du bassin et au nerf obturateur; en de dans, au péritoine, au rectum, aux vaisseaux hémorrhoïdaux su périeurs et aux circonvolutions intestinales renfermées dans l petit bassin.

Branches collatérales. Les branches collatérales sont très nom breuses. Elles sont au nombre de neuf chez l'homme et de onz chez la femme. Leur mode d'origine est très variable : tantô elles naissent séparément, tantôt par des troncs communs, mai ordinairement l'iliaque interne se divise en deux troncs, d'o partent ensuite les diverses branches collatérales. Le tronc an térieur de la division de l'iliaque interne fournit l'artère ombi licale, l'hémorrhoïdale moyenne, les vésicales, l'utérine, la va ginale, l'ischiatique et la honteuse commune. Le tronc postérieu donne naissance à l'artère iléo-lombaire, aux sacrées latérales à l'obturatrice et à la fessière. On peut les diviser en *internes* e en *externes.* Les internes se distribuent à l'intérieur et les ex ternes, à l'extérieur du bassin. C'est d'après cet ordre que nou décrivons les branches collatérales de l'iliaque interne.

Les *branches internes* sont au nombre de cinq chez l'homme e de sept chez la femme. Ce sont l'ombilicale, l'hémorrhoïdal moyenne, les vésicales, l'iléo-lombaire et les sacrées latérales et chez la femme, l'utérine et la vaginale. Les branches externe sont au nombre de quatre, ce sont l'artère obturatrice, la fessière l'ischiatique et la honteuse commune.

1° Artère ombilicale. *Origine. Trajet.* Cette artère est trè considérable, chez le fœtus, constitue à cette époque la continua tion de l'iliaque primitive dont l'iliaque externe n'est qu'une bran che collatérale, fournit les artères aux viscères du bassin, mont sur le côté de la vessie, sort de l'abdomen par l'ombilic, par court le cordon ombilical et se termine dans le placenta. Après l naissance, elle s'oblitère, se rétrécit et ne reste perméable que dans une étendue d'un pouce à un pouce et demi, jusqu'au point où elle fournit l'artère vésicale supérieure. Le cordon fibreux qui la remplace s'étend sur les parties latérales de la vessie et se rend vers l'anneau ombilical en soulevant le péritoine sous forme d'un repli.

Elle donne ordinairement près de son origine les artères vésicales et quelquefois l'utérine chez la femme.

2° ARTÈRE HÉMORRHOÏDALE MOYENNE. *Origine. Trajet.* Elle naît souvent de la honteuse commune, avant la sortie de cette artère hors du bassin. Elle se dirige en dedans et en avant, gagne la face latérale du rectum et s'y termine, en s'anastomosant avec l'hémorrhoïdale supérieure et avec l'hémorrhoïdale inférieure. Elle fournit des rameaux au bas-fond de la vessie, à la prostate, aux vésicules séminales, chez l'homme, et au vagin chez la femme.

3° ARTÈRES VÉSICALES. *Origine. Trajet.* Très variables en nombre et en origine, elles peuvent être distinguées en supérieures, en moyennes et en inférieures. Elles naissent tantôt directement de l'artère iliaque interne et tantôt de l'une ou de l'autre de ses branches collatérales. Les supérieures, ordinairement au nombre de deux et fournies par l'ombilicale, se distribuent à la portion supérieure ou sommet de la vessie; la moyenne, ordinairement unique, descend en dedans pour se distribuer au bas-fond de la vessie et envoie, chez l'homme des rameaux à la prostate, aux vésicules séminales et au col de la vessie. Les inférieures sont de petites branches, fournies au bas-fond de la vessie par l'hémorrhoïdale moyenne, la honteuse commune et l'ischiatique.

4° ARTÈRE UTÉRINE. *Origine. Trajet.* Elle naît du tronc antérieur de la division de l'iliaque interne, quelquefois de la honteuse commune ou de l'ombilicale. De là elle se dirige en dedans, en avant et un peu en bas, gagne la partie supérieure du vagin, se recourbe de bas en haut, longe le bord correspondant de l'utérus, dans l'épaisseur du ligament large, décrit des inflexions nombreuses, envoie aux deux faces et au fond de la matrice, des branches qui s'anastomosent avec celles de l'autre côté, et se te mine près de l'ovaire en s'anastomosant avec l'artère ovariq Elle donne une petite branche au vagin, à la trompe de Fallop au ligament rond, à l'ovaire et à son ligament.

Pendant la grossesse, l'utérine et ses branches augmente considérablement en volume, et ses inflexions en tire-bouch deviennent plus prononcées.

5° Artère vaginale. *Origine. Trajet.* Elle naît soit du tro antérieur de l'iliaque interne, soit d'une de ses branches coll térales, de l'utérine, de l'ombilicale ou de la honteuse commun Elle se dirige en bas et en avant sur le côté du vagin, se di tribue à ce canal et envoie des rameaux au bas-fond de la vess et au rectum. Près de l'extrêmité inférieure du vagin, elle s' nastomose avec des rameaux de la honteuse commune.

6° Artère iléo-lombaire. *Origine. Trajet.* Elle naît du tro postérieur de la division de l'iliaque primitive, souvent d'un tro commun avec les sacrées latérales ou avec la fessière et quelqu fois, de l'iliaque primitive elle-même. Elle se dirige en haut, (dehors et en arrière, au devant de la symphyse sacro-iliaque, (nerf lombo-sacré et en dehors du nerf obturateur, passe sous psoas et se divise en branches ascendantes et en branches tran versales. Les branches ascendantes se distribuent au musc psoas et au carré des lombes, et donnent un rameau lombai qui s'anastomose avec la cinquième lombaire ou même la ren place quelquefois. Les branches transversales se dirigent hor zontalement en dehors et se divisent en rameaux superficiels en rameaux profonds. Les rameaux superficiels se placent so l'aponévrose iliaque, couvrent de ramifications le muscle du mên nom et s'anastomosent avec la circonflexe iliaque. Les rameau profonds se portent entre la fosse et le muscle iliaque, se di sent en rameaux musculaires, périostiques et osseux, parmi le quels on distingue l'artère nourricière, et ils se terminent (s'anastomosant avec la circonflexe iliaque.

7° Artères sacrées latérales. *Nombre. Origine. Trajet.* A nombre de deux de chaque côté, distinguées en *sacrée latéro supérieure* et en *sacrée latérale inférieure*, elles naissent séparément ou par un tronc commun de la branche postérieure de l'iliaque interne, quelquefois de la fessière, de l'ischiatique ou avec l'iléo-lombaire. Elles se dirigent en bas et en dedans sur la partie latérale de la face antérieure du sacrum, s'anastomosent par des rameaux transverses avec la sacrée médiane, envoient des rameaux *antérieurs* au sacrum, au coccyx, aux muscles pyramidal, ischio-coccygien et releveur de l'anus, et donnent des rameaux *postérieurs* qui s'engagent dans les trous sacrés antérieurs, pour se distribuer en partie dans le canal sacré aux racines des nerfs sacrés et à leurs enveloppes, et en partie dans les muscles spinaux et les téguments de la région sacrée, en traversant les trous sacrés postérieurs.

8° ARTÈRE OBTURATRICE. *Origine. Trajet.* Elle naît le plus souvent de la branche postérieure de l'iliaque interne, se dirige horizontalement en avant, le long de la paroi latérale du petit bassin, à un pouce environ au-dessous du détroit supérieur, étant accompagnée du nerf obturateur et recouverte par le péritoine. Elle parcourt d'arrière en avant le canal sous-pubien et se termine à la partie supérieure de la cuisse en se divisant en une branche *antérieure* et en une branche *postérieure*.

Branches collatérales. Dans le bassin, elle fournit une branche iliaque, destinée au muscle psoas-iliaque, des rameaux au muscle obturateur interne, aux ganglions lymphatiques pelviens et à la vessie. Près du canal sous-pubien, elle donne une branche qui se ramifie sur le pubis et qui s'anastomose derrière la symphyse pubienne avec celle de l'autre côté, et en haut, avec une branche fournie par l'épigastrique.

Branches terminales. La branche *antérieure* descend entre le petit et le moyen adducteur, envoie des rameaux à ces muscles, au pectiné et au droit interne, et s'anastomose avec la circonflexe interne. La branche *postérieure* descend le long de la moitié externe du trou sous-pubien, entre les deux muscles obturateurs, fournit des rameaux à ces muscles, envoie une branche articulaire à l'articulation coxo-fémorale et se termine dans le carré de la cuisse, en s'anastomosant avec la circonflexe interne et avec l'ischiatique.

Variétés d'origine et de trajet. Le plus souvent elle naît de la branche postérieure de la division de l'iliaque interne, par un tronc commun avec l'iléo-lombaire. Mais souvent elle provient d'une autre source, et le plus fréquemment, de l'iliaque primitive elle-même, au-dessus de sa division, ou de la branche antérieure de cette artère. Quelquefois elle prend son origine de l'iliaque externe, et quelquefois, de la fémorale à deux pouces au-dessous de l'arcade crurale. Cependant la variété la plus fréquente, qui est aussi commune que son origine de l'iliaque interne, c'est qu'elle naît de l'iliaque externe par un tronc commun avec l'épigastrique. Dans quelques cas, son origine est double : elle naît à la fois de l'épigastrique et de l'iliaque interne. Dans toutes ces variétés, l'artère obturatrice parcourt le canal sous-pubien et se termine de la même manière. Mais elle présente des rapports particuliers avec l'anneau crural des modernes, lorsqu'elle provient soit de la fémorale, soit de l'épigastrique.

Lorsqu'elle prend son origine de l'artère épigastrique, elle descend obliquement en dedans, au-dessus de l'arcade crurale, pénètre dans le petit bassin en passant verticalement derrière le corps du pubis pour gagner le canal sous-pubien. Dans ce trajet, elle est recouverte par le péritoine et elle se trouve placée au-dessus de l'arcade crurale et de l'anneau des modernes. Mais elle descend sur le côté interne ou sur le côté externe de cet anneau, suivant les sujets : sur le côté externe, lorsqu'elle naît d'un tronc commun très court; sur le côté interne, lorsque ce tronc est long. Elle descend dans ce dernier cas, derrière la base du ligament de Gimbernat.

Lorsque l'obturatrice naît de l'artère fémorale, variété que J. Cloquet a observée six fois sur deux cent cinquante cas, elle monte au devant du pectiné, en dedans de la veine crurale et pénètre dans l'abdomen en passant sous l'arcade crurale. S'il y a une hernie crurale, combinée avec cette variété, l'obturatrice est placée derrière le col du sac herniaire.

9° Artère fessière. *Origine. Trajet.* Continuation de la branche postérieure de la division de l'iliaque interne, elle se dirige en bas, en arrière et en dehors, gagne l'échancrure sciatique, se contourne brusquement en dehors pour traverser avec le nerf fessier supérieur la partie supérieure de cette échancrure, au-dessus du muscle pyramidal, et se termine immédiatement après sa sortie du bassin, en se divisant en trois branches.

Hors du bassin, elle est recouverte par le grand fessier et située contre le bord supérieur de la grande échancrure sciatique entre le moyen fessier et le pyramidal.

Branches terminales. Elles sont au nombre de trois, une superficielle et deux profondes. La superficielle, spécialement destinée au muscle grand fessier, se dirige en avant entre ce muscle et le moyen fessier et se divise en un grand nombre de branches qui se distribuent à ces deux muscles, mais surtout au grand fessier et aux téguments. Quelques rameaux descendent sur la face profonde du grand fessier et s'anastomosent avec l'ischiatique et avec la circonflexe interne. Des deux branches profondes, l'une, plus considérable, se dirige obliquement en avant entre le moyen et le petit fessier, fournit des rameaux à ces deux muscles et se termine au bord antérieur du moyen fessier, en s'anastomosant avec la circonflexe externe. L'autre branche profonde contourne en arcade l'insertion supérieure du petit fessier, envoie des rameaux ascendants dans le moyen fessier et des rameaux descendants dans le petit fessier, et se termine au bord antérieur de ce dernier muscle, en s'anastomosant avec la circonflexe externe. Elle fournit des rameaux au périoste de l'os iliaque et à l'articulation coxo-fémorale.

10° Artère ischiatique. *Origine. Trajet.* Elle naît de la branche antérieure de l'iliaque interne. Cette branche, après avoir fourni les collatérales internes, se bifurque en une branche postérieure, l'artère ischiatique et en une branche antérieure, la honteuse commune.

L'ischiatique, moins considérable que la fessière, se dirige en bas et en avant, sort du bassin par la partie inférieure de la grande échancrure sciatique, au-dessous du muscle pyramid[illegible] descend ensuite entre la tubérosité sciatique et le grand tr[illegible] chanter et se ramifie dans la partie supérieure de la région po[illegible] térieure de la cuisse.

Rapports. Dans le bassin, elle se trouve en dehors du péritoi[illegible] et du rectum, au devant du plexus sacré et du muscle pyr[illegible] midal, derrière la honteuse commune. *Hors du bassin*, elle re[illegible] pond en avant, à l'épine sciatique, aux jumeaux pelviens, a[illegible] muscle obturateur interne et au carré crural; en arrière, a[illegible] grand fessier et à la peau. D'abord située derrière le grand ne[illegible] sciatique, elle se place plus bas en dedans de ce nerf.

Branches collatérales. L'artère ischiatique, avant de sortir d[illegible] bassin, envoie des rameaux au rectum, à la vessie, à l'utérus au vagin, au muscle pyramidal et au releveur de l'anus. Hor[illegible] du bassin, elle fournit, a) des branches *internes* ou *coccygiennes* qui se dirigent en dedans et en arrière, traversent le gran[illegible] ligament sacro-sciatique et se distribuent au muscle grand fessie[illegible] et à la peau de la région coccygienne. Ces branches s'anastomo[illegible] sent avec la honteuse commune.

b) Une branche descendante, qui se dirige en dehors et en bas vers le grand trochanter, et qui se distribue aux jumeaux pelviens, à l'obturateur interne et au carré crural, en s'anastomosant avec les artères circonflexes.

c) Une branche considérable, destinée à la partie inférieure du grand fessier, et qui s'anastomose en haut avec l'artère fessière, en bas avec les circonflexes et avec la perforante supérieure.

d) Des rameaux pour le grand nerf sciatique. Ces rameaux s'anastomosent plus bas avec des rameaux fournis par les artères perforantes. D'où résulte une série de communications qui acquièrent un développement considérable pour suppléer à l'artère fémorale, lorsque celle-ci a été liée, ou qu'elle manque primitivement, comme dans un cas observé par Manec.

Branche terminale. L'artère ischiatique se termine à l'extrémité supérieure des muscles de la région postérieure de la cuisse et dans le grand adducteur, en s'anastomosant fréquemment avec les perforantes et avec la circonflexe interne.

11° ARTÈRE HONTEUSE COMMUNE OU INTERNE. *Origine. Trajet.* Elle naît de la branche terminale antérieure de l'artère iliaque interne, au devant de l'origine de l'ischiatique, qui est d'un calibre plus considérable. La division de la branche terminale antérieure de l'iliaque interne en honteuse commune et en ischiatique, a lieu tantôt et le plus souvent à l'intérieur du bassin, tantôt au moment de la sortie de cette cavité et quelquefois mais rarement, immédiatement en dehors du bassin.

Elle se dirige en bas, en dedans et en avant, au devant de l'ischiatique, et sort du bassin avec l'artère ischiatique, le grand nerf sciatique et le nerf honteux commun, par la partie inférieure de la grande échancrure sciatique. Arrivée hors du bassin, elle contourne d'arrière en avant l'épine sciatique, rentre dans le bassin avec le nerf honteux commun par le petit trou sacro-sciatique, se dirige ensuite en avant, en dedans et en haut, contre la face interne de la tubérosité ischiatique, continue son trajet ascendant le long de la lèvre interne de l'arcade pubienne et se termine sous la symphyse du pubis, en se divisant en *artère* du *corps caverneux* et en *artère dorsale* de la *verge*, chez l'homme, et *clitoridienne* chez la femme.

D'après ce trajet, on peut la diviser en trois portions dont deux se trouvent dans l'intérieur du petit bassin, et dont la troisième est placée hors de cette cavité.

Rapports et branches collatérales. Dans la *première portion* de son trajet, avant sa sortie du bassin, l'artère honteuse commune répond en arrière au plexus sacré, au muscle pyramidal et à l'artère ischiatique; en avant, au bas-fond de la vessie et aux vésicules séminales; et en dedans, au péritoine et au rectum.

Dans cette portion, elle envoie quelques ramuscules à la vessie, au rectum, aux vésicules séminales, à la prostate, chez l'homme, et au vagin, chez la femme. Elle donne quelquefois l'hémorrhoïdale moyenne.

La *deuxième portion*, accompagnée du nerf honteux, est située contre la face externe de l'épine sciatique, et est recouverte par le muscle grand fessier. Elle se trouve en dedans de l'artère ischiatique et du grand nerf sciatique.

Cette portion fournit des rameaux au grand fessier, au pyr midal, aux jumeaux pelviens, à l'obturateur interne et s'anast mose avec l'ischiatique, avec la fessière et la circonflexe intern

La *troisième portion*, accompagnée du nerf honteux, est plac contre la face interne de la tubérosité ischiatique et à la lèv interne de la branche ascendante de l'ischion et descendante (pubis. Elle est séparée de la face interne de la tubérosité (l'ischion par le muscle obturateur interne et recouverte p l'aponévrose obturatrice. Le long de l'arcade pubienne, elle trouve immédiatement au-dessus de l'insertion externe de l'ap névrose périnéale profonde, ou plutôt dans l'épaisseur du bo externe de cette aponévrose. Elle est donc recouverte par l deux feuillets aponévrotiques, par les muscles, par le fas(superficialis du périnée et par la racine du corps caverneux (la verge.

Cette portion donne les branches collatérales les plus imp(tantes de la honteuse commune.

a) Au niveau de la tubérosité ischiatique, elle fournit d rameaux internes et externes. Ces derniers contournent la tut rosité ischiatique et se distribuent à l'insertion supérieure (biceps, à l'obturateur interne et aux téguments. Les ramea internes, plus considérables que les externes, partent souve d'une branche commune, nommée *hémorrhoïdale inférieu* Celle-ci traverse l'aponévrose obturatrice et se distribue au tis adipeux de l'excavation périnéale, au releveur, au sphinct à la peau de l'anus et à l'extrêmité inférieure du rectum, elle s'anastomose avec l'hémorrhoïdale moyenne.

b) *Artère périnéale superficielle.* Arrivée près du muscle trai verse du périnée, la honteuse commune donne la périné superficielle, considérée par quelques anatomistes comme branche terminale superficielle de la honteuse commune. E traverse l'aponévrose obturatrice derrière le muscle transve du périnée, se recourbe d'arrière en avant et de bas en h sur le bord postérieur de ce muscle, se dirige en avant dans triangle du périnée, formé par le muscle ischio-caverneux dehors et par le bulbo-caverneux en dedans, l'artère étant située au-dessous de l'aponévrose périnéale superficielle et quelquefois dans son épaisseur, et elle se termine dans la cloison du dartos chez l'homme et dans les grandes lèvres chez la femme. Cette branche envoie des rameaux aux téguments et aux muscles du périnée.

Après avoir fourni la périnéale superficielle, la honteuse commune prend le nom d'*artère périnéale profonde.*

c) *Artère transverse du périnée* ou *artère du bulbe.* Elle naît de la honteuse commune le long de la branche ascendante de l'ischion, immédiatement au-dessus de l'insertion de la racine du corps caverneux, au niveau du bulbe de l'urèthre. Elle se dirige transversalement en dedans, dans l'épaisseur de l'aponévrose périnéale profonde, à dix ou douze lignes au devant de l'anus, et arrivée près du bulbe, elle se divise en un rameau qui pénètre dans le bulbe, en un rameau pour la prostate et donne un troisième rameau pour le corps caverneux de la verge. Chez la femme, l'artère transverse du périnée se ramifie dans le plexus vasculaire qui entoure l'orifice du vagin.

Branches terminales. La division terminale a lieu au-dessous de la symphyse du pubis. La branche caverneuse traverse obliquement la face interne de la racine du corps caverneux et se prolonge dans ce corps lui-même jusqu'à son extrêmité, en donnant des rameaux de tous côtés et en s'anastomosant avec celle de l'autre côté.

L'*artère dorsale de la verge,* continuation de la honteuse commune sous le rapport de la direction, perfore l'aponévrose périnéale profonde, immédiatement sous le ligament sous-pubien, traverse l'angle formé par l'union des deux racines du corps caverneux, gagne la face dorsale de la verge et se dirige en avant sur le côté du ligament suspenseur de cet organe, parallèlement à celle de l'autre côté, en dehors de la veine unique, située sur la ligne médiane, et en dedans du nerf dorsal; arrivée près de l'extrêmité antérieure du corps caverneux, elle se divise en plusieurs rameaux qui s'anastomosent avec ceux de l'autre côté, pour former un cercle artériel autour de la bas du gland, dans lequel il envoie des rameaux nombreux.

Cette artère, très flexueuse dans son trajet sur le dos de l verge, communique fréquemment avec celle de l'autre côté e est recouverte par la peau, par le tissu cellulaire sous-cutan et par une mince aponévrose.

Elle envoie des rameaux aux téguments, à la tunique fibreus du corps caverneux et au prépuce.

Elle constitue la *dorsale du clitoris* chez la femme.

Variétés de la honteuse commune. Au lieu de sortir du bassin elle se dirige quelquefois directement en avant sur le côté d bas-fond de la vessie, traverse le segment supérieur de la pro state, et se dégage sous la branche ascendante de l'ischion pou se distribuer au périnée et sur le dos de la verge. Dans un au tre cas, la branche qui sort du bassin est très grêle, mais l'ar tère dorsale de la verge naît séparément de l'iliaque interne passe sur le côté de la vessie et de la prostate et gagne le do de la verge, en passant sous le ligament sous-pubien.

La dorsale de la verge est quelquefois, mais très rarement fournie par la honteuse externe, branche de la fémorale.

ARTÈRE ILIAQUE EXTERNE.

C'est l'artère du membre inférieur.

Limites. L'artère iliaque externe s'étend de la bifurcation d l'iliaque primitive, entre la cinquième vertèbre lombaire et l symphyse sacro-iliaque, jusqu'à l'arcade crurale, au-dessous d laquelle elle prend le nom d'artère fémorale.

Direction. Elle se dirige obliquement en bas, en dehors et e avant, et constitue avec l'iliaque primitive une grande courbur à convexité postérieure.

Elle a une longueur de trois à quatre pouces et décrit quel quefois une ou plusieurs inflexions.

Chez l'adulte, son calibre est plus considérable que celui d l'iliaque interne, mais chez le fœtus, c'est cette dernière qui es la plus volumineuse et l'iliaque externe n'en paraît être alors qu'une branche collatérale.

Rapports. Dans sa moitié supérieure, l'iliaque externe répond *en arrière* à la partie latérale du détroit supérieur; dans sa moitié inférieure, elle croise perpendiculairement l'os coxal dont elle est séparée par le psoas-iliaque et son aponévrose. Derrière l'artère se trouve la veine iliaque externe, qui se place inférieurement au côté interne et sur un même plan que l'artère.

En avant, elle est recouverte par le péritoine dont elle est séparée par le tissu cellulaire sous-péritonéal; les vaisseaux spermatiques la croisent à angle aigu pour se rendre dans le canal inguinal. L'artère iliaque externe du côté droit répond en avant à la fin de l'intestin grêle et au cœcum; celle du côté gauche, à l' S iliaque et au commencement du rectum.

Près de l'arcade crurale, elle est recouverte de quelques ganglions lymphatiques et croisée en avant, par la veine circonflexe iliaque qui passe transversalement sur l'artère, pour s'ouvrir dans la veine iliaque externe.

En dedans, elle est en rapport, plus ou moins intimement, avec les viscères du petit bassin, suivant leur état de distension ou de rétraction.

En dehors, l'iliaque externe correspond au muscle psoas dont elle est séparée par l'aponévrose lombo-iliaque. Mais ce rapport n'est pas le même en haut et en bas. En haut, l'artère longe le côté interne du muscle, tandis qu'en bas elle répose sur son bord interne. Le nerf génito-crural d'abord situé sur la face externe de l'artère, la croise en bas pour gagner l'orifice abdominal du canal inguinal.

Branches collatérales. Dans toute sa portion supérieure, elle ne fournit que des ramuscules insignifiants au péritoine, aux ganglions lymphatiques et au psoas, mais près de l'arcade crurale, elle donne la circonflexe iliaque et l'épigastrique. Ces artères naissent ordinairement immédiatement au-dessus de l'arcade crurale, l'une du côté externe et l'autre du côté interne. Quelquefois elles proviennent de l'iliaque externe à un pouce au-dessus de l'arcade crurale. Dans quelques cas elles prennent leur origine de l'artère fémorale, au-dessous de l'arcade crurale.

1° Artère circonflexe iliaque. *Origine. Trajet.* Elle est quelquefois double. Elle naît au côté externe de l'artère iliaque externe, au même niveau ou un peu plus bas que l'artère épigastrique immédiatement au-dessus de l'arcade crurale. Elle se dirige en haut et en dehors vers l'épine iliaque antérieure et supérieure, dans l'épaisseur de l'aponévrose iliaque à son point d'union avec le fascia transversalis, le long de l'arcade crurale. Dans ce trajet, elle croise le psoas et le nerf crural, envoie des rameaux au psoas-iliaque, aux muscles larges de l'abdomen et aux ganglions inguinaux, et arrivée près de l'épine iliaque supérieure, elle donne une branche ascendante qui monte entre le muscle transverse et le petit oblique, pour se distribuer aux muscles et aux téguments de l'abdomen et s'anastomoser avec l'épigastrique, les lombaires et les intercostales.

La circonflexe elle-même continue son trajet en arrière, le long de la crête iliaque, en dedans du muscle transverse, étant recouverte par l'aponévrose iliaque, et se termine en s'anastomosant avec l'iléo-lombaire. Sur son trajet, elle fournit des rameaux internes pour le muscle iliaque, des rameaux ascendants qui se distribuent aux muscles larges de l'abdomen en s'anastomosant avec les intercostales et les lombaires, et des rameaux externes qui s'anastomosent avec la fessière.

2° Artère épigastrique. *Origine. Trajet.* Elle naît du côté interne de l'artère iliaque externe, immédiatement au-dessus de l'arcade crurale, ordinairement à quatre ou à six lignes au-dessus de l'arcade. Elle se dirige transversalement en dedans jusques sous l'anneau inguinal postérieur, où elle décrit une anse à concavité supérieure, qui embrasse l'anse à concavité inférieure que décrit le cordon spermatique, chez l'homme, et le ligament rond, chez la femme. L'artère contourne ainsi la demi-circonférence inférieure et interne de l'anneau inguinal postérieur, se dirige obliquement en haut et en dedans, gagne la face postérieure du muscle grand droit de l'abdomen, traverse la gaîne celluleuse de ce muscle, devient verticale ascendante et se termine dans l'épaisseur du muscle droit, en s'anastomosant avec la branche terminale interne de la mammaire interne.

Rapports. Depuis son origine jusqu'au grand droit de l'abdomen, elle est située dans le tissu cellulaire sous-péritonéal, entre le péritoine et le fascia transversalis et est accompagnée de ses deux veines satellites.

Le rapport le plus important de cette artère est celui qu'elle affecte avec l'anneau inguinal postérieur, elle contourne la demi-circonférence inférieure et interne de cet anneau et croise la paroi postérieure du canal inguinal, au moment où elle se dirige obliquement vers le droit antérieur de l'abdomen. Cette portion oblique soulève le péritoine en un repli qui établit la limite entre la fossette inguinale externe et la fossette inguinale moyenne.

L'épigastrique, dans sa portion oblique, est située au-dessus et en dehors de l'anneau crural des modernes, à une distance de quatre à six lignes. Mais lorsqu'il existe une hernie crurale à large collet, l'épigastrique le contourne immédiatement en dehors et en avant. Ce rapport est encore beaucoup plus immédiat, lorsque l'obturatrice naît en même temps de l'épigastrique.

Branches collatérales. Au moment où l'épigastrique contourne l'anneau inguinal postérieur, elle fournit a) le *rameau pubien* et b) le *rameau obturateur.* Ces deux rameaux naissent ordinairement par une branche commune qui contourne le bord supérieur de l'anneau crural des modernes, descend derrière la base du ligament de Gimbernat et se divise en rameau pubien et en rameau obturateur. Le rameau pubien passe derrière la crête pectinéale, gagne le bord supérieur de la symphyse pubienne, où elle se termine en s'anastomosant avec celui de l'autre côté. Le rameau obturateur descend verticalement derrière le corps du pubis et s'anastomose avec l'artère obturatrice.

c) L'épigastrique donne le *rameau funiculaire* ou la *spermatique externe.* Ce rameau naît près de l'origine de l'épigastrique, s'engage dans le canal inguinal en traversant sa paroi postérieu plus rarement en pénétrant par l'anneau inguinal postérieur, s de l'anneau inguinal antérieur, au devant du cordon spermatiq chez l'homme, et se perd dans le fond des bourses. Elle en des rameaux au crémaster, à la tunique vaginale commune s'anastomose avec l'artère spermatique et avec les honteuses ternes. Chez la femme, elle donne un rameau qui se perd d les grandes lèvres, et fournit au ligament rond un autre meau qui s'étend jusqu'au fond de la matrice, où elle s'anas mose avec l'utérine et avec l'ovarique.

d) L'épigastrique fournit un grand nombre de *branches m culaires* au grand droit de l'abdomen et au pyramidal. branches envoient transversalement des rameaux aux musc larges, où ils s'anastomosent avec les lombaires et avec intercostales.

Variétés de l'artère épigastrique. L'épigastrique provient q quefois de l'iliaque externe dans un point beaucoup plus él que l'origine normale. Elle naît à un pouce ou à deux pou au-dessus de l'arcade crurale, descend au devant de l'ilia externe jusques près de l'arcade et poursuit ensuite son tr normal. Dans quelques cas, on la voit prendre son origin l'artère fémorale, à un quart de pouce ou à un pouce et d au-dessous de l'arcade crurale. Elle monte verticalement ou peu obliquement au côté interne de l'artère fémorale, en des rameaux au pectiné, aux ganglions lymphatiques inguinau fournit quelquefois une honteuse externe; elle contourne le b inférieur et interne de l'anneau inguinal postérieur et conti son trajet normal.

Cette artère naît fréquemment de l'iliaque externe par tronc commun avec l'obturatrice.

Une variété beaucoup plus rare et qui a été même niée quelques anatomistes, est son origine de l'iliaque interne un tronc commun avec l'obturatrice. Dans ce cas, d'abord i qué par Hesselbach, l'épigastrique se détache de l'obturatr vers le milieu de la paroi latérale du petit bassin, monte rière le corps du pubis, se place contre la base du ligament de Gimbernat et poursuit ensuite son cours habituel derrière le grand droit de l'abdomen. Nous possédons cette rare anomalie dans notre collection. Lauth a observé un cas, où il y avait deux artères épigastriques, une interne et l'autre externe à l'anneau inguinal postérieur.

ARTÈRE FÉMORALE.

Limites. C'est la continuation de l'artère iliaque externe. Elle s'étend de l'arcade crurale jusqu'au lieu où elle franchit l'anneau du troisième adducteur, pour s'engager dans le creux poplité.

Direction. L'artère fémorale descend dans la région antérieure et interne de la cuisse, suivant un trajet oblique de haut en bas et d'avant en arrière, d'après une ligne tirée du milieu de l'arcade crurale vers le bord interne de la rotule. Par suite de cette direction oblique, l'artère fémorale occupe la région antérieure de la cuisse dans sa moitié supérieure, et la région interne dans sa moitié inférieure.

Rapports. L'artère crurale est accompagnée dans tout son trajet par la veine crurale, qui est placée en dedans de l'artère, au moment où elle passe sous l'arcade crurale, pour se placer derrière l'artère à un pouce et demi au-dessous de ce passage. Ces deux vaisseaux sont renfermés dans un canal fibreux commun, formé par les deux feuillets de l'aponévrose crurale. Le nerf crural se trouve en dehors de l'artère et n'est pas renfermé dans le canal aponévrotique des vaisseaux cruraux. Ce n'est qu'à trois pouces environ au-dessous de l'arcade crurale que le nerf saphène s'engage dans ce canal, pour longer le côté externe de l'artère, jusqu'au moment où elle s'engage dans l'anneau du troisième adducteur. A cet endroit le nerf saphène interne croise l'artère pour descendre sur le côté interne du genou.

Dans l'examen de ses rapports avec les autres parties, il convient de diviser l'artère fémorale en trois portions.

Dans sa *portion supérieure*, depuis l'arcade crurale jusqu'au tiers moyen de la cuisse, où l'artère passe sous le coutur l'artère fémorale est superficielle; elle n'est recouverte que la peau, le tissu cellulaire sous-cutané, le fascia superficial les veines superficielles, les ganglions lymphatiques superfici et le premier feuillet de l'aponévrose crurale.

En arrière, elle répond dans cette portion, à l'os cox immédiatement en dehors de l'éminence iléo-pectinée dont e est séparée par le bord interne du muscle psoas-iliaque; p bas, elle repose sur l'articulation coxo-fémorale par l'interm diaire du même muscle psoas et plus bas encore, sur le pect et le petit adducteur. Elle est cependant séparée de ces de derniers muscles par la veine crurale et par les vaisseaux fém raux profonds.

En dehors, elle répond au psoas-iliaque, au droit antérie et au vaste interne, mais plus spécialement au bord interne muscle couturier. C'est le *muscle satellite* de l'artère crurale.

En dedans, elle répond au muscle pectiné et surtout au bo externe du moyen adducteur. L'artère fémorale forme la pe pendiculaire du triangle circonscrit en dedans par le moy adducteur, en dehors par le couturier, et en haut par l'arca crurale.

Dans sa seconde portion, elle est placée entre le couturier (est en avant et le tendon du moyen adducteur, qui est en arrièr

Dans sa troisième portion, à l'union du tiers moyen avec tiers inférieur de la cuisse, immédiatement au-dessus de s passage par l'anneau du troisième adducteur, l'artère fémora est située entre le couturier qui est en dedans et le vaste i terne qui est en dehors.

Branches collatérales. La fémorale donne un grand nombre branches musculaires et cutanées sans nom, mais on disting spécialement quatre branches collatérales. Ce sont, 1° la sou cutanée abdominale, 2° les honteuses externes, 3° la musc laire superficielle et 4° la fémorale profonde.

1° Artère sous-cutanée abdominale. *Origine*. *Trajet*. Très grê elle naît de la face antérieure de l'artère fémorale, immédiateme au-dessous de l'arcade crurale; elle provient quelquefois d'une autre branche, de la honteuse externe ou de la fémorale profonde. Elle traverse le feuillet superficiel de l'aponévrose crurale, monte verticalement au devant de l'arcade crurale, entre les deux feuillets du fascia superficialis, et se termine au niveau de l'ombilic. Elle fournit des rameaux aux ganglions inguinaux, aux téguments et s'anastomose avec des rameaux de l'épigastrique et des artères lombaires.

2° ARTÈRES HONTEUSES EXTERNES. *Artères scrotales* ou *vulvaires* (Chaussier). *Origine. Trajet.* Ordinairement au nombre de deux, une *supérieure* et une *inférieure*, elles naissent au côté interne de l'artère fémorale, un peu au-dessous de l'arcade fémorale, et se dirigent transversalement en dedans ; la supérieure devient immédiatement sous-cutanée et envoie des rameaux aux ganglions inguinaux, tandis que l'inférieure passe sous l'embouchure de la veine saphène interne dans la veine crurale, et reste sous-aponévrotique dans un plus long trajet. Parvenues près des organes génitaux externes, elles se ramifient et se terminent, chez l'homme, dans la partie antérieure des bourses et dans la peau de la région pubienne; chez la femme, dans le mont de Vénus et dans les grandes lèvres. Elles s'anastomosent avec des rameaux de la périnéale superficielle et de l'épigastrique.

3° ARTÈRE MUSCULAIRE SUPERFICIELLE. *Origine. Trajet.* Elle naît du côté externe de la fémorale, à un pouce et demi au-dessous de l'arcade crurale, et souvent même de la profonde, d'un tronc commun avec la circonflexe externe. Elle se dirige obliquement en dehors et en bas, au devant du psoas-iliaque, envoie des rameaux à ce muscle et aux ganglions inguinaux, passe en dessous du droit antérieur de la cuisse et se termine en se divisant en plusieurs branches, destinées au couturier, au triceps crural et aux téguments. Elle s'anastomose avec des rameaux de la fessière et de la circonflexe externe.

4° ARTÈRE FÉMORALE PROFONDE. *Grande musculaire de la cuisse* (Chaussier). C'est la branche la plus considérable de la fémorale; elle ressemble à une branche de bifurcation de cette artère.

Origine. Trajet. Elle naît de la face postérieure de l'artère f morale, à un ou à deux pouces au-dessous de l'arcade fém rale, se dirige d'abord un peu en arrière, descend ensui verticalement derrière la fémorale superficielle ou commun au devant de l'insertion inférieure du muscle pectiné et du pe adducteur, passe derrière le tendon du moyen adducteur, q la sépare de la fémorale commune, traverse le troisième addu teur et devient *perforante* inférieure, pour se distribuer dans l muscles de la région postérieure de la cuisse.

Branches collatérales. La fémorale profonde fournit, outre pl sieurs branches musculaires, les *artères circonflexes*, une *inter* et une *externe*, et les *artères perforantes.*

a) *Artère circonflexe interne. Origine. Trajet.* Elle naît l'origine même de la fémorale profonde, quelquefois de la f morale commune; elle se dirige aussitôt en arrière entre pectiné et le psoas-iliaque, envoie une branche aux adducteu et au droit interne de la cuisse, s'anastomose avec l'artère o turatrice, fournit un *rameau articulaire* à l'articulation cox fémorale, passe en dessous et en arrière du col du fémur se termine au devant du muscle carré crural, en se divisant rameaux ascendants et en rameaux descendants. Les rameau ascendants montent derrière le col du fémur, et gagnent la c vité digitale du grand trochanter pour se distribuer aux muscl qui s'y attachent : aux jumeaux pelviens, à l'obturateur interne au pyramidal; ces rameaux arrivent jusqu'aux fessiers. Ils s'ana tomosent avec l'ischiatique, la fessière et la circonflexe extern

Les rameaux descendants fournissent au carré crural et grand adducteur, se terminent dans les muscles qui s'insère à la tubérosité ischiatique, et s'anastomosent avec la premiè perforante.

b) *Artère circonflexe externe. Origine. Trajet.* Elle naît du cô externe de l'artère fémorale profonde, un peu au-dessous de précédente, souvent d'un tronc commun avec l'artère musc laire superficielle. Elle se dirige horizontalement en dehor derrière le couturier et le droit antérieur, envoie un rame considérable au psoas-iliaque et au triceps crural, se contourne sur le haut du fémur pour en gagner la partie externe et postérieure, et se termine près du grand trochanter, en se divisant en une branche ascendante et en une branche descendante. La branche ascendante fournit au tenseur du fascia-lata, au moyen et au petit fessier et s'anastomose dans la fossette digitale du grand trochanter avec la circonflexe interne et avec la fessière. La branche descendante fournit au triceps crural, arrive à la base du grand trochanter, se ramifie sur cette éminence et s'anastomose avec la circonflexe interne.

c) *Artères perforantes.* Ce sont des branches considérables dont le nombre varie d'une à quatre. Elles se portent en arrière, traversent les arcades, formées par les tendons des adducteurs, près du fémur, et se terminent dans les muscles de la région postérieure. Chacune des perforantes donne une branche considérable, qui contourne le fémur dans l'épaisseur du vaste externe.

La perforante supérieure fournit au grand fessier et au carré crural, et s'anastomose avec les artères circonflexes et avec l'ischiatique.

La perforante inférieure donne l'artère nourricière du fémur, et s'anastomose en bas avec des rameaux musculaires de l'artère poplitée.

La fémorale commune, avant de traverser l'anneau du troisième adducteur, fournit la *grande anastomotique.* Elle se dirige de dedans en dehors dans l'épaisseur du vaste interne, descend vers le condyle interne, et après un court trajet se divise en trois ou quatre branches, qui se distribuent au muscle triceps, au périoste et à l'articulation du genou, où elles s'anastomosent avec les articulaires de l'artère poplitée. Ordinairement elle fournit une branche superficielle, nommée *articulaire superficielle.* Cette branche descend au devant du grand adducteur, vers le côté interne de l'articulation du genou, envoie des rameaux au droit interne, au grand adducteur, au demi-membraneux et au demi-tendineux, et contribue à la formation du réseau du genou.

Variétés de l'artère fémorale. Dans un cas rare, elle se terminait à la région antérieure de la cuisse par quelques branches de la fémorale profonde. Mais l'ischiatique, au contraire, avait pris un développement considérable, et accompagnait le grand nerf sciatique sous forme d'un tronc, envoyant des artères perforantes pour la région antérieure. Manec a observé cette même disposition.

ARTÈRE POPLITÉE.

Limites. Située dans le creux du jarret, elle s'étend de l'anneau du troisième adducteur, où elle se continue avec la fémorale, jusqu'à sa division en *tibiale antérieure* et en *tronc tibio-péronier.*

Longueur. Direction. Trajet. Elle a une longueur de six à sept pouces, devient flexueuse pendant la flexion de la jambe, descend un peu obliquement de dedans en dehors, suivant une ligne, tirée de l'union du tiers inférieur avec le tiers moyen de la cuisse jusqu'au milieu du creux poplité. Elle parcourt ce creux, contre l'articulation du genou, et s'engage sous l'arcade du muscle soléaire, où elle se termine au niveau du bord inférieur du muscle poplité.

Rapports. Dans le triangle supérieur du creux du jarret, l'artère poplitée est située entre le biceps crural, qui est en dehors, et les muscles demi-membraneux et demi-tendineux, qui sont en dedans. Dans le triangle inférieur, elle est en rapport en dedans avec le jumeau interne; en dehors, avec le jumeau externe et le plantaire grêle. Ces muscles la recouvrent en bas.

En avant, elle répond successivement, en allant de haut en bas, au fémur, à l'articulation du genou et au muscle poplité.

En arrière, elle est immédiatement en rapport avec la veine poplitée, qui se trouve en même temps un peu en dehors. Cette veine lui est intimement unie et l'enlace par ses branches collatérales. Plus en arrière et plus en dehors, se trouve le nerf sciatique poplité interne, situé sur la ligne médiane. Toutes ces parties sont plongées dans une grande quantité de graisse et recouvertes par l'aponévrose jambière, qui est séparée de la peau par un pannicule adipeux très épais, dans lequel rampe la veine communiquante entre la veine saphène externe et la veine saphène interne.

Branches collatérales. La poplitée fournit des branches *musculaires* et des branches *articulaires*. Les musculaires, sont destinées aux muscles du creux poplité et parmi elles on distingue spécialement les *artères jumelles.* Les rameaux musculaires supérieurs s'anastomosent avec la perforante inférieure.

Les articulaires sont divisées en *supérieures*, en *inférieures* et en *moyennes.*

1° Artère jumelles. *Origine. Trajet.* Au nombre de deux, une pour chaque jumeau, elles naissent séparément ou par un tronc commun de la face postérieure de l'artère poplitée, descendent en divergeant, étant séparées par le nerf sciatique poplité interne, et se terminent dans la face profonde des muscles jumeaux.

2° Artères articulaires supérieures. *Nombre.* Elles sont au nombre de deux, une *interne* et une *externe*, elles naissent ordinairement séparément, quelquefois d'un tronc commun.

Origine. Trajet. L'articulaire supérieure *externe,* du calibre d'une ligne et plus volumineuse que l'interne, naît du côté externe de l'artère poplitée, immédiatement au-dessus du condyle externe, se dirige horizontalement en dehors, contourne l'insertion supérieure du jumeau externe, contre le fémur et sous le tendon du biceps, et se termine en se divisant en rameaux superficiels et en rameaux profonds. Les rameaux superficiels se ramifient dans le vaste externe et se terminent à la rotule. Les rameaux profonds se distribuent au périoste du fémur, aux ligaments et à la synoviale de l'articulation du genou. Tous ces rameaux s'anastomosent en bas avec ceux de l'articulaire inférieure externe; autour de la rotule, avec les articulaires internes; et en haut, dans le vaste externe, avec la branche circonflexe de la perforante inférieure.

L'articulaire *supérieure interne*, plus petite que l'externe, n
du côté interne de l'artère poplitée, un peu au-dessus du cond
interne, se dirige transversalement en dedans, appliquée imm
diatement sur l'os, contourne l'insertion supérieure du jume
interne, passe sous le tendon du grand adducteur et se termi
en se divisant en rameaux superficiels et en rameaux profond
Les premiers traversent le vaste interne, se ramifient autour
la rotule et s'anastomosent avec les articulaires externes et av
la grande anastomotique de la fémorale. Les rameaux profon
se distribuent dans le périoste du fémur et à l'articulation
genou.

3° ARTÈRES ARTICULAIRES INFÉRIEURES. Elles sont au nombre
deux, une *interne* et une *externe*. Elles naissent séparément d
faces latérales de la poplitée, quelquefois mais rarement d'u
tronc commun. Ordinairement l'externe naît un peu plus haut q
l'interne.

Origine. Trajet. L'articulaire *inférieure externe* naît au nive
de la ligne interarticulaire du genou, se contourne horizontal
ment d'arrière en avant sur le bord convexe du cartilage sem
lunaire, passe sous le tendon du biceps et sous le ligament l
téral externe de l'articulation du genou, et se termine par d
rameaux *ascendants* rotuliens, qui s'anastomosent avec les autr
articulaires, et par des rameaux *descendants*, qui s'anastomose
avec la récurrente tibiale antérieure.

L'articulaire *inférieure interne* naît du côté interne de la p
plitée, au niveau de l'externe mais plus souvent un peu pl
bas, se dirige en bas et en dedans, jusqu'au niveau de la tub
rosité interne du tibia, se contourne horizontalement d'arriè
en avant, passe sous la patte d'oie, sous le ligament latéral i
terne de l'articulation du genou, se réfléchit de bas en haut s
les côtés de la tubérosité antérieure du tibia et du ligame
rotulien et s'anastomose avec les autres articulaires et avec
récurrente tibiale antérieure.

4° ARTÈRES ARTICULAIRES MOYENNES. *Origine. Trajet.* Elles nai
sent souvent d'un tronc commun de la face antérieure de l'artè

poplitée, au niveau de la ligne interarticulaire, se dirigent en avant, traversent le ligament postérieur de l'articulation du genou et se distribuent aux ligaments croisés et à la synoviale.

Variétés de l'artère poplitée. L'anomalie la plus fréquente de l'artère poplitée, c'est sa division précoce. Souvent elle a lieu au niveau du bord supérieur du muscle poplité, presque jamais au-dessus de la ligne interarticulaire.

BRANCHES TERMINALES DE L'ARTÈRE POPLITÉE.

Au niveau du bord inférieur du muscle poplité, sous l'arcade aponévrotique du muscle soléaire, l'artère poplitée se bifurque en une branche antérieure, l'*artère tibiale antérieure*, et en une branche postérieure, le *tronc tibio-péronier*. Ces artères sont destinées à la jambe et au pied.

ARTÈRE TIBIALE ANTÉRIEURE.

Limites. Elle s'étend de la bifurcation de l'artère poplitée dont elle est la branche terminale antérieure, jusqu'au niveau du ligament dorsal du tarse, au-dessous duquel elle prend le nom d'*artère pédieuse.*

Origine. Trajet. Née de la bifurcation de l'artère poplitée, au niveau du bord inférieur du muscle poplité, elle traverse d'arrière en avant le ligament interosseux, se coude brusquement en formant une petite crosse à convexité supérieure, descend verticalement au devant du ligament interosseux, se place en bas sur le tibia dont la face externe est devenue antérieure et pénètre sous le ligament annulaire dorsal du tarse, au-dessous duquel elle prend le nom d'artère pédieuse.

Elle suit le trajet d'une ligne tirée du milieu de l'espace compris entre la tête du péroné et la tubérosité externe du tibia, vers le milieu de l'espace inter-malléolaire.

Rapports. Profondément placée contre le ligament interosseux dans ses deux tiers supérieurs, elle devient plus superficielle dans son tiers inférieur, où elle repose sur le tibia.

Dans son *tiers supérieur*, elle est située entre le jambier ant rieur qui est en dedans et l'extenseur commun des orteils q est en dehors. Dans son *tiers moyen*, elle présente les mêm rapports, mais elle est séparée de l'extenseur commun des o teils, par l'extenseur propre du gros orteil. Dans son *tiers inf rieur*, un peu au-dessus de l'articulation tibio-tarsienne, elle e croisée par le tendon de l'extenseur du gros orteil, qui se pla en dedans de l'artère. Elle se trouve donc entre ce derni tendon et celui de l'extenseur commun, qui est situé en dehor

Dans tout son trajet, l'artère tibiale antérieure est accomp gnée de ses deux veines satellites, qui l'enlacent fréquemme par leurs anastomoses.

Le nerf tibial antérieur, situé en dehors de l'artère dans so tiers supérieur, la croise en avant dans son tiers moyen, et s place en dedans de l'artère dans son tiers inférieur.

Branches collatérales. La tibiale antérieure envoie des rameau nombreux aux muscles, aux téguments de la jambe et au pé rioste du tibia. Mais on distingue spécialement parmi ses bran ches collatérales, la *récurrente tibiale*, et les *artères malléolaires* distinguées en *interne* et en *externe*.

1° Artère récurrente tibiale. *Origine. Trajet.* Elle naît d la tibiale antérieure, au moment où celle-ci traverse le ligamen interosseux, monte entre la tubérosité externe du tibia et l muscle tibial antérieur, envoie des rameaux à ce muscle et l'extenseur commun des orteils, arrive sur le côté externe d ligament rotulien et se termine, en se divisant en rameaux pé riostiques et articulaires, qui s'anastomosent avec les articulai res inférieures, et concourent à former le *réseau artériel* de l rotule.

2° Artère malléolaire interne. *Origine. Trajet.* Plus grêle qu l'externe, elle naît au niveau du ligament annulaire dorsal d tarse, se dirige transversalement en dedans sous le tendon d muscle tibial antérieur, se ramifie sur la malléole interne, o elle forme le *réseau malléolaire interne*, destiné au périoste e à l'articulation tibio-tarsienne, et elle s'anastomose avec la tar sienne interne et avec des rameaux de la tibiale postérieure.

3° ARTÈRE MALLÉOLAIRE EXTERNE. *Origine. Trajet.* Plus volumineuse que l'interne, elle naît ordinairement un peu plus haut que cette dernière, et suivant son origine plus ou moins élevée, elle se dirige obliquement en bas et en dehors au devant de la malléole externe, ou elle se porte transversalement en dehors sous les tendons de l'extenseur commun des orteils, se ramifie sur la malléole externe pour former le réseau malléolaire externe, envoie des rameaux à l'articulation tibio-tarsienne, aux muscles péroniers latéraux et au muscle pédieux, et s'anastomose avec l'artère tarsienne externe.

Près de son origine, elle s'anastomose avec la branche antérieure de l'artère péronière. Cette branche la constitue quelquefois à elle seule et dans quelques cas, elle remplace la tibiale antérieure pour la formation de l'artère pédieuse.

Variétés de l'artère tibiale antérieure. L'artère tibiale antérieure peut varier dans son calibre. Elle est très volumineuse, lorsqu'elle forme à elle seule l'arcade plantaire. Elle est grêle, dans le cas où l'artère pédieuse, au lieu d'être la continuation de la tibiale antérieure, est constituée par la branche terminale antérieure de la péronière. Elle manque quelquefois, mais très rarement. Dans ce cas, elle se termine par la récurrente tibiale et est remplacée par des perforantes de la tibiale postérieure. Velpeau l'a vue deux fois superficielle; dans un de ces cas, au lieu de traverser le ligament interosseux, elle se contournait en dehors du péroné et suivait le trajet du nerf musculo-cutané.

ARTÈRE PÉDIEUSE.

Limites. L'*artère pédieuse* ou *dorsale du pied* s'étend du bord inférieur du ligament dorsal du tarse, où elle se continue avec la tibiale antérieure, jusqu'à la plante du pied où elle s'anastomose par inosculation avec la plantaire externe.

Variétés d'origine. Lorsque la tibiale antérieure manque ou qu'elle est d'un très petit calibre, la pédieuse est la continuation de la branche terminale antérieure de la péronière. Quelquefois elle provient de la tibiale antérieure et de la pédieuse.

Direction. Trajet. La pédieuse, prenant son origine sous le li ment annulaire dorsal du tarse, un peu plus près de la mallé interne que de l'externe, se porte obliquement en dedans v l'extrêmité postérieure du premier espace interosseux du mé tarse, qu'elle traverse de haut en bas, pour gagner la plante pied et s'anastomoser avec la plantaire externe, branche de tibiale postérieure.

Rapports. Située sur les os et les ligaments du tarse, coto en dehors, quelquefois en dedans, par la branche interne nerf dorsal profond du pied, et accompagnée de ses deux veir satellites, l'artère pédieuse est recouverte : 1° par la peau, 2° l le tissu cellulo-adipeux sous-cutané, dans lequel rampent veines et les nerfs dorsaux superficiels, 3° par l'aponévrose d sale du pied, 4° par une couche cellulo-graisseuse qui n'est l constante, et 5° par l'aponévrose pédieuse, mince lame celluleu qui la sépare des tendons voisins et la fixe contre le tarse.

Le premier tendon de l'extenseur commun des orteils est s son côté externe, celui de l'extenseur propre du gros orteil, s son côté interne. Ce dernier muscle est le *muscle satellite* l'artère pédieuse; son tendon fait saillie sous la peau et côt l'artère en dedans. Le premier faisceau du muscle pédieux croise très obliquement de dehors en dedans et d'arrière en avar dans sa moitié antérieure.

Branches collatérales. On les divise en *internes* et en *extern* Les internes sont de petites branches qui se rendent aux ar culations et aux téguments du bord interne du pied, où el s'anastomosent avec la malléolaire interne et avec la plantai interne.

Parmi les branches externes, on distingue plus spécialeme l'*artère dorsale du tarse* ou la *sus-tarsienne externe,* et l'*art dorsale du métatarse* ou la *sus-métatarsienne.*

1° Artère sus-tarsienne externe. Elle se dirige en deh sous le muscle pédieux, au niveau de l'articulation médio-t sienne et arrivée au bord externe du pied, elle se divise en rameau postérieur et en un rameau antérieur. Le rameau p térieur concourt à la formation du réseau malléolaire externe et s'anastomose avec la plantaire externe ; le rameau antérieur s'anastomose près de l'extrémité postérieure du cinquième métatarsien, avec l'artère dorsale du métatarse, en formant une arcade à convexité antérieure et externe. Ce dernier rameau se distribue au muscle pédieux et aux muscles du petit orteil, en s'anastomosant avec la plantaire externe.

2° Artère sus-métatarsienne. Elle naît au niveau de l'os scaphoïde, souvent d'un tronc commun avec la précédente, se dirige en avant et en dehors, sous le muscle pédieux, et s'anastomose avec le rameau antérieur de la sus-tarsienne, en formant une arcade à convexité antérieure. C'est l'*arcade dorsale* du pied.

Cette arcade fournit de sa convexité les *artères interosseuses dorsales* des trois derniers espaces interosseux. Ces artères se dirigent en avant à la face dorsale des trois derniers espaces interosseux, s'anastomosent avec les interosseuses plantaires, au niveau de l'extrémité postérieure et de l'extrémité antérieure de chaque espace, par une *perforante postérieure* et par une *perforante antérieure*, fournissent des rameaux aux muscles interosseux dorsaux et se terminent, au niveau des articulations métatarso-phalangiennes, en se divisant chacune en deux branches. Ce sont les *collatérales dorsales* des orteils.

L'artère sus-métatarsienne manque quelquefois. Les artères interosseuses plantaires y suppléent alors.

3° Artère interosseuse dorsale du premier espace. Au moment où la pédieuse traverse le premier espace interosseux, elle fournit l'interosseuse de cet espace. Cette artère, plus volumineuse que les autres interosseuses dorsales, parcourt le premier espace interosseux, s'anastomose en avant avec une perforante antérieure, et se termine en se divisant en trois branches dont deux constituent les *collatérales du gros orteil* et la troisième, la *collatérale interne* du deuxième orteil.

TRONC TIBIO-PÉRONIER.

Branche terminale postérieure de l'artère poplitée, le tro tibio-péronier se termine après un trajet d'un pouce et demi deux pouces, en se divisant en *tibiale postérieure* et en pér *nière*.

Assez souvent il ne se bifurque que près de l'extrémité in rieure de la jambe.

Rapports. Accompagné d'une veine unique qui est située de rière lui, le tronc tibio-péronier est cotoyé en dehors par nerf tibial postérieur. Il est recouvert par le soléaire et par feuillet profond de l'aponévrose jambière et repose sur les mu cles de la couche profonde.

Branches collatérales. Ce sont, 1° des rameaux pour le musc soléaire; 2° l'*artère nourricière du tibia*, qui descend obliquéme contre le tibia, pénètre dans le trou nourricier et se divise da la cavité médullaire en rameaux ascendants et en rameaux de cendants; 3° la *récurrente interne*, qui contourne le bord inter du tibia, en traversant les insertions du muscle soléaire et ramifie dans le périoste de la face interne du tibia. Elle s'ana tomose avec l'articulaire inférieure interne.

ARTÈRE PÉRONIÈRE.

Limites. Branche externe de la bifurcation du tronc tibi péronier, la péronière s'étend jusques dans la région calcanéen externe.

Calibre. Le calibre de cette artère, moins considérable q celui de l'artère tibiale postérieure, varie cependant beaucou et est ordinairement en raison inverse de cette dernière artè et surtout de la tibiale antérieure.

Direction. Trajet. Partant de la bifurcation du tronc tibio-pér nier, la péronière se dirige en bas et un peu en dehors, gagn le bord interne du péroné, descend verticalement le long de bord, devient plus profonde près de l'extrémité inférieure de jambe, où elle se termine en se divisant en une branche antérieure et en une branche postérieure.

Rapports. Elle est recouverte par le plan musculaire superficiel de la région postérieure et par le feuillet profond de l'aponévrose jambière. Elle est située contre le bord interne du péroné, entre le tibial postérieur qui est en dedans et le long fléchisseur du gros orteil qui est en dehors et qui la recouvre. En bas, elle est située contre le ligament interosseux, entre les mêmes muscles. Dans tout son trajet, elle est accompagnée de ses deux veines satellites.

Branches collatérales. Elle donne des rameaux au soléaire, au muscle tibial postérieur, au long fléchisseur du gros orteil, aux péroniers latéraux et au péroné. Près de sa terminaison, et quelquefois de sa branche terminale postérieure, elle envoie une branche transversale au devant du tendon d'Achille, pour s'anastomoser avec la tibiale postérieure. Cette branche acquiert quelquefois un développement considérable pour renforcer la tibiale postérieure, quand elle est grêle et peu développée.

Branches terminales. Dans le tiers inférieur de la région postérieure de la jambe, la péronière se divise en deux branches, une antérieure ou *péronière antérieure* et une postérieure ou *péronière postérieure.*

La *branche antérieure* gagne la région antérieure de la jambe, en traversant l'extrêmité inférieure du ligament interosseux, envoie une anastomose à la tibiale antérieure et descend au devant de la malléole externe, en s'anastomosant avec la malléolaire externe. Elle est très variable en calibre : ordinairement elle est moins considérable que la branche postérieure, souvent elle acquiert un plus grand développement pour constituer soit la malléolaire externe, soit l'artère pédieuse.

La *branche postérieure* descend derrière la malléole externe, entre les péroniers latéraux et le tendon d'Achille, sous l'aponévrose, envoie des rameaux à ces muscles et à ceux de la plante du pied, et se ramifie sur la face externe du calcanéum où elle s'anastomose avec la malléolaire externe, la sus-tarsienne externe et avec la plantaire externe.

Au niveau du tendon d'Achille, la branche péronière pos rieure communique avec la tibiale postérieure, par un rame transversal qui passe au devant du tendon d'Achille.

ARTÈRE TIBIALE POSTÉRIEURE.

Limites. La tibiale postérieure s'étend de la bifurcation tronc tibio-péronier jusques sous la voûte du calcanéum, elle se termine en se divisant en *plantaire externe* et en *planta interne.*

Direction. Trajet. Elle descend contre le plan profond (muscles de la région postérieure, traverse le milieu de l'esp compris entre la malléole interne et le tendon d'Achille, et pa sous le ligament annulaire interne du tarse, où elle se termi en se bifurquant.

La tibiale postérieure continue la direction de l'artère pol tée, et suit le trajet oblique d'une ligne tirée du milieu de racine du mollet, jusqu'à un demi-pouce derrière la mallé interne.

Rapports. Dans ce trajet, elle est accompagnée de ses de veines satellites, qui l'enlacent par leurs fréquentes anastomos Le nerf tibial postérieur est situé en dehors et à trois lig environ de l'artère. En avant, elle répond au plan profond (muscles, contre lequel elle est fixée par le feuillet profond l'aponévrose jambière.

Elle repose en haut sur le muscle tibial postérieur; plus b sur le long fléchisseur commun des orteils, qui la sépare de face postérieure du tibia; au niveau de la malléole interne, e répond, en avant, à la gaîne du fléchisseur commun des ortei et plus bas, au ligament interne de l'articulation tibio-tarsien

Quant aux parties qui la recouvrent, elles doivent être e minées au niveau du mollet, au-dessous du mollet et au nive de la malléole interne.

Au niveau du mollet, la tibiale postérieure est recouvert 1° par la peau, 2° par la couche cellulo-adipeuse sous-cutané

3° par le premier feuillet de l'aponévrose jambière, 4° par le jumeau interne et le soléaire, et 5° par le feuillet profond de l'aponévrose.

Au-dessous du mollet, le plan musculaire superficiel manque, et l'artère n'est recouverte que par la peau, par la couche sous-cutanée, et par les deux feuillets de l'aponévrose jambière.

Au niveau de la malléole interne, elle est recouverte par la peau, doublée de son pannicule adipeux, et par l'aponévrose très épaisse.

Branches collatérales. Elle fournit des rameaux *musculaires*, pour tous les muscles de la région postérieure; des rameaux *tégumentaires*, pour la peau de la jambe; des rameaux *périostiques* pour le périoste du tibia. Près de la malléole, elle s'anastomose, par une branche transversale, avec la péronière postérieure. Au niveau du calcanéum, elle envoie des rameaux *articulaires* à l'articulation tibio-tarsienne et à l'articulation astragalo-calcanéenne, et fournit des rameaux calcanéens, qui se ramifient sur la face interne du calcanéum et qui s'anastomosent, en haut, avec la malléolaire interne; en bas et en dehors, avec la péronière postérieure.

Variétés de l'artère tibiale postérieure. Elle présente une augmentation de volume, lorsqu'elle supplée en partie ou en totalité à la tibiale antérieure. Lorsqu'elle est très grêle et peu développée, elle reçoit près de la malléole une branche très considérable de la péronière, qui la remplace dans sa distribution à la plante du pied. Souvent elle reste sur la ligne médiane, jusques près de la malléole; dans ce cas, le nerf est situé sur son côté interne. Velpeau l'a vue marcher une fois à côté de la péronière, dans les deux tiers de son étendue, et s'engager sous la voûte calcanéenne à près d'un pouce derrière la malléole.

Branches terminales. Ce sont la *plantaire interne* et la *plantaire externe.*

1° Artère plantaire interne. Moins volumineuse que la plantaire externe, elle se dirige directement en avant, au-dessus de l'aponévrose plantaire, entre les muscles de la région plantaire interne et de la région plantaire moyenne. Elle envoie des rameau aux muscles de ces deux régions, aux ligaments et aux os du tarse et s'anastomose avec des rameaux tarsiens de la pédieuse. Arriv près de l'extrémité postérieure du premier métatarsien, elle termine en se divisant en une branche interne et en une bra che externe. La branche interne gagne le côté interne du gr orteil et constitue la collatérale interne de cet orteil. La branc externe concourt à former la collatérale interne du gros orteil la collatérale interne du deuxième orteil.

2° Artère plantaire externe. Elle se dirige obliquement dehors et en avant, sous le calcanéum, entre le court fléchisse commun des orteils et l'accessoire du long fléchisseur commu elle change ensuite de direction pour se porter directement avant entre la région plantaire moyenne et la région plantai externe, envoie des rameaux aux muscles de ces deux région aux ligaments et aux os du tarse, et s'anastomose avec la sus-ta sienne externe. Arrivée près de l'extrémité postérieure du ci quième métatarsien, elle se recourbe en avant et en dedan au-dessus du muscle abducteur oblique du pouce, au-dessous d muscles interosseux, et s'anastomose par inosculation avec l'a tère pédieuse, au niveau de l'extrémité postérieure du premi espace interosseux. Elle forme ainsi une grande arcade à co vexité antérieure, nommée *arcade plantaire.*

Branches collatérales de l'arcade plantaire. De la concavité cette arcade naissent quelques rameaux pour les muscles inter seux, et pour les ligaments. De sa face supérieure partent *artères perforantes*, au nombre de trois, qui montent par l'e trêmité postérieure des trois derniers espaces, pour s'anastomos avec les interosseuses dorsales.

La convexité de l'arcade donne naissance aux quatre *inter seuses plantaires* et à la *collatérale externe du petit orteil.*

Les *interosseuses plantaires*, distinguées en première, secon etc., en allant de dedans en dehors, parcourent d'arrière avant les espaces interosseux, fournissent des rameaux aux mu cles interosseux, donnent au niveau de l'articulation métatar phalangienne de chaque orteil, une *perforante antérieure*, qui s'anastomose avec l'interosseuse dorsale correspondante, et elles se divisent ensuite en deux branches, qui constituent les *collatérales* des orteils correspondants.

Les *artères collatérales*, au nombre de deux pour chaque orteil, distinguées en *interne* et en *externe*, se comportent de la même manière que les collatérales des doigts et se terminent à la troisième phalange, en s'anastomosant entre elles par arcade.

BIBLIOGRAPHIE POUR L'ARTÉRIOLOGIE.

Les différents traités d'anatomie descriptive, surtout de :

S. Th. Sömmering, Vom Baue des menschl. Körpers. 5 Theile. Fkt. a M. 1791.

F. Hildebrandt, Lehrbuch der anatomie des Menschen. 4 Bde. Braunschw. 1789-92.

J. F. Meckel, Handb. der menschl. anatomie. 4 Bde. Halle und Berlin 1815-20.

H. Cloquet, Traité d'anatomie descriptive. Paris 1816, 2 vol. 8. — 4e édit. 1832.

J. Cloquet, Anatomie de l'homme. fol. Paris 1821.

A. Monro III, Élements of the anat. of the h. body. Edinb. 1825. 2 vol. 8.

M. J. Weber, Elemente der allg. u. speciell. anatomie. Bonn. 1826-32. 8.

A. Bransby Cooper, Lectures on anatomy. 4 vol. London 1832.

Theod. Krause, Handbuch der menschlichen anatomie. Hanover. 1833.

J. Cruveilhier, Anatomie descriptive. 4 vol. Paris. 1834.—dern. édit. 1852.

L. G. Theile, Lehre von den Muskeln und Gefässen. Leipzig 1841.

Les traités d'anatomie chirurgicale de :

Abrah. Colles, A treatise ou surgical anatomy. Dublin 1811.

A. L. M. Velpeau, Traité complet d'anatomie chirurgicale. Paris 1826.

Fréd. Blandin, Traité d'anatomie topographique. Paris 1834.

Ouvrages spéciaux sur le système vasculaire en général.

Haller, Icones anatom. Fasc. 1 — VIII. Gœttingue 1743-1756

J. C. A. Mayer, Anatomische Beschreibungen der Blutgefäss der menschlichen Körpers. Leipz. 2 édit. 1788.

E. A. Walter, Angiologisches Handbuch. Berlin. 1789.

Ouvrages qui traitent spécialement du cœur.

R. Lower, Tractatus de corde. Edit. sept. Lugd. Bat. 1740. 8

M. De Senac, Traité de la structure du cœur, de son action e de ses maladies. 2. vol. 4. Paris 1749.

J. B. Morgagni, Adversaria anat. Putav. 1706-1719.

A. C. Thebesius, Diss. de circulo sanguinis in corde. Lugd Bat. 1708. 4.

R. Vieussens, Traité de la structure du cœur. Toulouse 1715. 4

T. M. Lancisi, De corde et aneurysmatibus. Romæ 1728. fo

J. Lieutaud, Observ. anatom. sur le cœur. Mémoires de l'Académie de Paris 1758.

C. F. Wolff, De ordine fibrarum muscul. cordis etc. in act acad. Petropol. 1780-81.

P. N. Gerdy, Recherches, discussions et propositions d'anatomie et de physiologie. Paris 1823. 4.

Filhos, Archives générales de Médecine 1833. Juillet.

Th. King, valvule tricuspide. L'Institut 1835. n° 126.

A. Retzius, Tubercul. Lower. Muller's archiv. 1835.

J. Hope, On the diseases of the heart. Lond. 1832. 2 édit. 183

J. Bouillaud, Traité clinique des maladies du cœur. Paris 183

B. Palicki, Dissert. de musculari cordis structura. Vratisl. 1839

J. Reid und *H. Searle* «Heart» dans la Cyclopædia de Todd. v. II

Wagner's Handwörterbuch der Physiologie. Art. *Herz*.

M. Parchappe, Du cœur, de sa structure et de ses mouvements Paris 1844.

C. Ludwig, Uber den Bau und die Bewegungen der Herzventrikel in *Henle* und *Pfeuffer* 's Zeitschrift. f. r. M. Band VII p. 189.

Jos. Gerlach, Handbuch der allgemeinen und speciellen Gewebelehre. Mainz. 1849.

A. Kölliker, Handbuch der Gewebelehre des Menschen. Leipzig 1852.

Des artères.

A. Murray, Descriptio arteriarum. Lips. 1794. 8.

A. Scarpa, Sull' aneurisma riflessioni ed osservaz. anat. chirurgische. Pavia 1804. fol. c. tab.

J. Barclay, A description of the arteries of the human body. Edinb. 1812. 8.

Ch. Bell, Engravings of the arteries of the human body. Edinb. 1711-8. 4th. édit. 1824. 8.

F. Tiedemann, Tabulæ arteriarum. Carlsruhe 1822. fol.

R. Harrison, Surgical anatomy of the arteries. Dublin 1839. 4 édit.

R. Froriep, Chirurgische anatomie der Ligaturstellen. Weimar. 1830. fol.

Manec, Traité de la ligature des artères. fol. Paris 1832.

R. Quain, The anatomy and operative Surgery of the Arteries. London 1838. 8. plates in fol.

N. Pirogoff, Chirurg. anatom. der arterienstämme.

R. Siebold, Uber den anomalen Ursprung und Verlauf der in chirurgischer Beziehung wichtigen Schlagaderstämme. Würzburg. 1837. 8.

V. Flood, Surgical anatomy of arteries, and descriptive anatomy of the heart. Dublin. 1850.

R. Froriep, Icones arteriarum. Weimar. 1850.

Variétés des artères.

J. F. Meckel, Handbuch der pathol. anatomie. 2 Bd. Leipz. 1818.

A. W. Otto, Lehrbuch der pathol. anatomie. Berlin 1830.

F. Tiedemann, Supplementa ad tabulas arteriarum. Heid 1846.

E. A. Lauth, Mémoir. de la société d'histoire natur. de St bourg. Liv. II 1833.

Demarquay, Sur les anomalies de l'artère sous-clavière. Co tes rendus. Tom. 27. N. 5.

Hesselbach, Ub. den ursprung u. verlauf. der unteren Bau deckenschl. und der Hüftbeinlochschl. Würzburg 1829.

M. Michaux (de Louvain), Description d'une anomalie rare l'artère épigastrique. Annales de la société de médecine de Wi broeck 1848.

TROISIÈME SECTION.

DES VEINES.

Les veines constituent deux systèmes correspondants aux deux systèmes artériels (1). Le *système veineux pulmonaire* qui renferme du sang rouge, et qui correspond à l'artère pulmonaire, a été décrit à la suite de cette artère, afin de donner une idée plus claire de la petite circulation ou de la circulation pulmonaire.

Le *système veineux général* répond au système artériel aortique, renferme du sang noir et le ramène de toutes les parties du corps à l'oreillette droite par les deux *veines-caves* et par la *veine coronaire.*

SYSTÈME VEINEUX GÉNÉRAL.

Les veines de toute la partie sus-diaphragmatique du corps se rendent à la veine-cave supérieure; celles de la partie sous-diaphragmatique se rendent à la veine-cave inférieure. Les veines du cœur se rendent isolément dans l'oreillette droite.

Les deux veines-caves communiquent entre elles par la veine azygos et surtout par le système veineux rachidien, de telle façon qu'elles se suppléent dans le cas d'oblitération d'une de ces veines.

VEINES CORONAIRES OU CARDIAQUES.

Elles ramènent le sang du cœur à l'oreillette, et constituent un système isolé de très peu d'étendue. Elles sont distinguées en grande veine cardiaque et en petites veines cardiaques.

1° GRANDE VEINE CORONAIRE OU CARDIAQUE. *Origine. Trajet.* Elle prend naissance à la face antérieure du cœur, près de son sommet, monte dans le sillon interventriculaire antérieur, vers le sillon qui sépare le ventricule et l'oreillette gauches, contourne ce

(1) Voyez mon Manuel d'Anatomie générale, pag. 162.

sillon pour se jeter sur la face postérieure du cœur, en se d geant de gauche à droite, croise l'extrémité inférieure du sil interventriculaire postérieur et s'ouvre enfin à la face postérie de l'oreillette droite, à côté du sillon interauriculaire et à g che de l'embouchure de la veine-cave inférieure. Son embouch est garnie de la valvule de Thébésius.

Branches collatérales. La grande veine coronaire reçoit les meaux veineux de la face antérieure de la portion ventriculaire cœur et de l'oreillette gauche, ensuite une branche notable sit le long du bord gauche du cœur, et près de son embouchure veine *interventriculaire postérieure*, qui monte dans le sillon v triculaire postérieur et ramène le sang de la face postérieure deux ventricules.

Elle reçoit quelquefois encore un petit rameau coronaire, naît à l'oreillette droite, et se dirige de droite à gauche dan sillon auriculo-ventriculaire droit.

2° PETITES VEINES CORONAIRES. Petites veines qui naissent d la paroi antérieure du ventricule droit, et s'ouvrent le long bord inférieur de l'oreillette droite. Celle qui monte le long bord droit du cœur, a reçu le nom de *veine de Galien.*

Outre ces veines, on en trouve de très petites, situées prof dément dans la substance du cœur, et qui se terminent ordinai ment dans l'oreillette droite, mais quelquefois aussi dans l'or lette gauche ou même dans un des ventricules, par les ouvertu de Thébésius. Ce sont les *veines de Thébésius.* Quelques anaton tes les nient.

VEINE-CAVE SUPÉRIEURE OU DESCENDANTE.

Elle ramène au cœur tout le sang de la portion sus-diaphragı tique du corps.

Origine. Trajet. Elle commence derrière le cartilage de la l mière côte droite, où elle se forme par la réunion des deux tro veineux brachio-céphaliques; elle se dirige verticalement en l pénètre dans le péricarde et s'ouvre à la face supérieure de l'oı lette droite.

Elle a une longueur d'un pouce et demi à deux pouces, et un calibre d'un pouce environ. Elle est dépourvue de valvules.

Rapports. En avant, tapissée par le péricarde, qui lui forme une gaîne incomplète, la veine-cave supérieure répond, par l'intermédiaire de ce sac séreux, au sternum. En arrière, elle est en rapport avec la bronche, avec l'artère et la veine pulmonaires du côté droit; à gauche, avec l'aorte ascendante et avec l'origine de la crosse aortique; et à droite, avec le poumon droit, par l'intermédiaire de la plèvre.

Branches collatérales. Outre les petites *veines thymiques, péricardiques* et *sus-diaphragmatiques droites*, elle reçoit ordinairement la *grande veine azygos.* La *mammaire interne* et la *thyroïdienne inférieure du côté droit*, avec les *veines bronchiques*, s'abouchent ordinairement à l'origine de la veine-cave supérieure, ou à la réunion des deux troncs veineux brachio-céphaliques. La veine bronchique du côté droit se termine cependant plus souvent dans la grande veine azygos.

TRONCS VEINEUX BRACHIO-CÉPHALIQUES.

Origine. Les troncs veineux brachio-céphaliques, aussi nommés *veines innominées* (Meckel), sont formés par la réunion de la veine jugulaire interne avec la veine sous-clavière, derrière l'articulation sterno-claviculaire de chaque côté. Ces troncs représentent ainsi parfaitement l'artère brachio-céphalique.

Ils ne présentent pas une grande différence dans leur calibre, mais ils diffèrent entre eux par leur *longueur,* par leur *direction* et par leurs *rapports.* Il est donc nécessaire de les examiner séparément de chaque côté.

Le *tronc veineux brachio-céphalique droit* est plus court, et suit une direction plus voisine de la verticale que celui du côté gauche. Il est situé derrière le cartilage de la première côte et répond en dehors, à la plèvre droite et en dedans, au tronc artériel brachio-céphalique. Mais le tronc veineux se trouve sur un plan plus profond. Le nerf pneumo-gastrique droit, plus profond encore, passe entre le tronc artériel et le tronc veineux droit.

Le *tronc veineux brachio-céphalique gauche*, plus long que cel du côté droit, parce que la réunion a lieu à droite de la lig médiane, traverse la partie supérieure du médiastin antérieu suivant une direction horizontale de gauche à droite, et un p oblique en bas et en avant. Il est situé derrière l'extrémité sup rieure du sternum dont il est séparé, par l'insertion inférieu du sterno-thyroïdien et du sterno-hyoïdien et par le thymus. croise les trois troncs artériels qui partent de la convexité la crosse aortique, et recouvre un peu le bord supérieur de cet crosse.

Les troncs veineux brachio-céphaliques se réunissent, derriè le cartilage de la première côte du côté droit, pour former la vein cave supérieure ou descendante.

Branches collatérales. Ce sont les branches veineuses qui co respondent aux branches collatérales de l'artère sous-clavièr à l'exception de la veine scapulaire postérieure et de la vei sus-scapulaire, qui s'ouvrent dans la veine jugulaire externe. L troncs veineux brachio-céphaliques reçoivent donc, 1° la *vertébra* 2° la *thyroïdienne inférieure*, 3° l'*intercostale*, 4° la *mammai interne*, et 5° la *cervicale profonde*. Il faut remarquer qu'il y a d *veines péricardiques*, *thymiques*, *médiastines* et *diaphragmatiqu supérieures*, qui s'ouvrent directement dans le tronc brachio-c phalique, au lieu de s'ouvrir dans la veine mammaire interne.

Le tronc veineux brachio-céphalique droit ne reçoit ordinair ment que la veine vertébrale, les autres branches collatéral de ce côté s'ouvrent soit à l'union des deux troncs veineu brachio-céphaliques, soit à l'extrémité supérieure de la veine-ca supérieure.

VEINES THYROÏDIENNES INFÉRIEURES. Généralement décrite comme formant deux veines, une droite et une gauche, elle sont cependant ordinairement plus nombreuses, au nombre d quatre ou de cinq. Elles naissent du plexus veineux qui occup l'intérieur du corps thyroïde, sortent du bord inférieur de c corps, descendent sur la face antérieure de la trachée-artère sous l'aponévrose cervicale et les muscles sterno-thyroïdiens, s'ouvrent dans le tronc veineux brachio-céphalique gauche.

VEINES MAMMAIRES INTERNES. Satellites de l'artère mammaire interne, elles se forment par des branches qui correspondent à celles de l'artère, et souvent les deux veines satellites de chaque artère se réunissent en un seul tronc, pour s'ouvrir celle du côté gauche dans le tronc veineux innominé gauche, celle du côté droit dans la veine-cave supérieure ou dans l'union des deux troncs veineux innominés.

VEINES JUGULAIRES.

Elles sont au nombre de trois de chaque côté, 1° la *veine jugulaire interne*, qui correspond à la carotide primitive, 2° la *veine jugulaire externe* et 3° la *veine jugulaire antérieure*, qui appartiennent toutes deux au système des *veines superficielles*.

VEINE JUGULAIRE ANTÉRIEURE.

La jugulaire antérieure manque rarement; son calibre est en raison inverse de celui de la veine jugulaire externe dont elle n'est qu'une veine supplémentaire.

Origine. Trajet. Elle naît au-dessous du menton par de petites branches musculaires et cutanées, correspondantes aux divisions de l'artère sous-mentonnière. De là elle descend verticalement sur l'aponévrose cervicale, à côté de la ligne médiane, jusqu'à la fourchette du sternum, où elle se coude à angle droit, pour se porter horizontalement en dehors, derrière le muscle sterno-cléido-mastoïdien, et s'aboucher dans la veine sous-clavière, en dedans de la jugulaire externe.

Branches collatérales. Dans leur trajet le long du cou, les veines jugulaires antérieures communiquent largement avec la veine jugulaire interne et avec la jugulaire externe; quelquefois même, elles se terminent dans cétte dernière veine.

Elles reçoivent des veines du larynx et souvent une branche thyroïdienne inférieure.

Au moment où elles se coudent inférieurement, elles communiquent entre elles par une *branche transversale*, qui re des rameaux des veines thyroïdiennes inférieures et des rame sous-cutanés du thorax.

VEINE JUGULAIRE EXTERNE.

La jugulaire externe est quelquefois double et constitue principale veine sous-cutanée du cou.

Limites. Elle s'étend du bord inférieur de la glande paroi jusqu'à la veine sous-clavière.

Origine. Trajet. La jugulaire externe commence vers l'ar de la mâchoire inférieure, en faisant suite au tronc vein temporo-maxillaire, et par une branche communiquante ave jugulaire interne dans l'épaisseur de la parotide. De là elle dirige obliquement en bas et en arrière, sur l'aponévrose ce cale, croise le muscle sterno-cléïdo-mastoïdien, suivant direction parallèle aux fibres du peaucier, qui la recouv s'engage dans le triangle sus-claviculaire, traverse l'aponévr un peu au-dessus de la clavicule, et s'infléchit d'arrière en av pour s'ouvrir dans la veine sous-clavière, derrière le mus sterno-cléïdo-mastoïdien.

Dans ce trajet, elle est croisée par les nerfs cutanés moy et inférieurs du cou. Le nerf auriculaire principal la cotoie dehors et monte parallèlement à cette veine.

Elle est pourvue de deux valvules : une existe vers son mil et l'autre se trouve à son embouchure dans la veine sous-clavié Par là, elle diffère des autres veines du cou et de la tête, toutes sont dépourvues de valvules.

Branches collatérales. Elle reçoit du côté externe plusie branches de la région de la nuque et de la région occipitale; sont les veines *occipitales superficielles*, qui constituent quelq fois une veine considérable, nommée *veine jugulaire postérieu* Plus bas, un peu au-dessus de la clavicule, les *veines satell* de l'artère *scapulaire postérieure* et de l'artère *sus-scapula* viennent s'ouvrir dans la jugulaire externe, au moment où s'infléchit en avant. Ces veines forment souvent un plexus veineux dans la région sus-claviculaire, sur l'artère sous-clavière.

La veine jugulaire externe reçoit en avant des *rameaux musculaires* et des *veines communiquantes* avec la veine jugulaire interne et avec la jugulaire antérieure.

VEINE JUGULAIRE INTERNE.

La jugulaire interne ramène le sang de l'encéphale et de la plus grande partie de la tête.

Limites. Elle s'étend de la partie postérieure du trou déchiré postérieur, où elle se continue avec le sinus latéral, jusqu'à l'extrêmité inférieure du cou, où elle s'unit à la veine sous-clavière pour former le tronc veineux brachio-céphalique.

Direction. Trajet. Elle descend verticalement dans le triangle pharyngo-maxillaire avec l'artère carotide interne, et ensuite sur le bord de la région antérieure du cou avec la carotide primitive.

Calibre. Le calibre de cette veine est toujours considérable et est en raison inverse de celui des jugulaires superficielles. A son origine, la veine jugulaire interne présente une dilatation ovoïde, nommée *golfe* de la *veine jugulaire interne.* Cette dilatation est située dans la fosse jugulaire et reçoit souvent le *sinus pétreux inférieur.*

Rapports. A son origine, la veine jugulaire interne est située derrière la carotide interne; le nerf glosso-pharyngien, le pneumo-gastrique, le spinal et le grand hypo-glosse descendent entre ces deux vaisseaux. Plus bas, vers la base du maxillaire inférieur, la veine se place sur le côté externe de l'artère et le nerf spinal la croise en avant. Au cou, elle est située en dehors et au devant de la carotide primitive qu'elle recouvre un peu, étant accompagnée du nerf pneumo-gastrique, qui est placé entre ces deux vaisseaux. A son extrêmité inférieure, la jugulaire interne du côté droit croise perpendiculairement l'artère sous-clavière, qu'elle recouvre. Celle du côté gauche, est parallèle à la portion thoracique de l'artère sous-clavière et de la carotide primitive de ce côté.

Branches collatérales. Elles correspondent en général aux bra ches collatérales de la carotide externe, et sont distinguées *antérieures*, en *postérieures* et en *interne*.

Les branches antérieures sont la *veine thyroïdienne supérieur* la *thyroïdienne moyenne*, la *veine linguale* et la *veine faciale maxillaire externe*.

Les branches postérieures : la *veine occipitale profonde* et *veine auriculaire postérieure*, mais celle-ci ne se jette pas dire tement dans la veine jugulaire interne; elle s'ouvre dans le tro veineux temporo-maxillaire, qui s'anastomose, par une *branc communiquante*, avec la jugulaire interne.

La branche interne est la veine *pharyngienne inférieure*, q naît d'un plexus veineux de la paroi latérale du pharynx.

Veine faciale. Elle correspond en général à l'artère facial Née sur le front, à côté de la ligne médiane, elle desce verticalement jusqu'à la racine du nez, où les deux veines s' nastomosent par une branche transversale. Tout ce qui se trou au-dessus de l'anastomose constitue la veine *frontale* ou *prépara* Au-dessous de cette anastomose transversale, elle descend da le sillon qui existe entre le nez et la joue, et prend le no de veine *angulaire*. Celle-ci reçoit la veine ophthalmique, q correspond à l'artère ophthalmique, et qui établit une comm nication directe entre le sinus caverneux et la veine angulair A cette dernière se rendent, en outre, du côté externe, la vei palpébrale inférieure, la veine du sac et du canal nasal; (côté interne, les veines de l'aile du nez.

Après avoir reçu les veines du nez, l'angulaire prend le no de *veine faciale*. Cette veine se porte obliquement en bas en dehors, se trouve très éloignée de l'artère qui est située (dedans de la veine, passe sous le muscle grand zygomatiqu pour gagner le bord antérieur du masseter qu'elle longe, cou perpendiculairement la base de la mâchoire inférieure, éta accollée au côté externe de l'artère, s'en sépare de nouvea et descend obliquement en dehors, en passant sous la glan sous-maxillaire, sur le muscle digastrique et le stylo-hyoïdie pour s'ouvrir dans la jugulaire interne, au niveau de la grande corne de l'os hyoïde, où elle croise les carotides. Près de son embouchure, elle reçoit ordinairement la *veine linguale* et la *thyroïdienne supérieure*, avec lesquelles elle forme un tronc commun.

Branches collatérales. Du côté externe, elle reçoit à la face, la *veine alvéolaire*, qui naît d'un plexus remarquable, formé par les veines *alvéolaires*, *sous-orbitaires*, *palatines supérieures*, *vidiennes* et *sphéno-palatines*, toutes veines, qui répondent à des branches de l'artère maxillaire interne. Vers le même côté de la veine faciale se rendent encore les *veines buccales* et *massetérines*; et vers le côté interne, les *veines coronaires labiales*. Dans la région sus-hyoïdienne, elle reçoit la *sous-mentonnière* et la *palatine ascendante*.

La veine faciale s'ouvre souvent dans la jugulaire externe en croisant le muscle sterno-cléïdo-mastoïdien.

Les *veines linguales* sont superficielles et profondes.

Les superficielles de la face inférieure ont reçu le nom de veines *ranines*. Toutes les veines linguales se réunissent en un seul tronc, au moment où elles s'ouvrent dans la veine faciale ou dans la jugulaire interne.

La *veine thyroïdienne supérieure* répond à l'artère de ce nom; la veine *thyroïdienne moyenne*, à l'artère thyroïdienne inférieure et s'ouvre dans la jugulaire interne, vers le milieu de la région sous-hyoïdienne.

La veine thyroïdienne inférieure doit être considérée comme correspondante à l'artère thyroïdienne surnuméraire ou de Neubauer.

VEINE TEMPORO-MAXILLAIRE.

La veine temporo-maxillaire représente les branches terminales de la carotide externe. Elle est composée de la veine temporale, qui reçoit les veines satellites des branches de l'artère temporale, et de la veine maxillaire interne, à laquelle se rendent les branches veineuses qui accompagnent les branches collatérales de l'artère maxillaire interne.

La veine ou tronc temporo-maxillaire se continue ave veine jugulaire externe, et communique avec la jugulaire inte par une branche communiquante. Elle s'unit souvent à la ve faciale.

Quelquefois les veines qui constituent le tronc temporo-ma laire, s'ouvrent séparément ou par un tronc commun dans veine jugulaire interne; alors la jugulaire externe est grêle est constituée par les branches superficielles de la veine occipit

VEINES D'ORIGINE DE LA JUGULAIRE INTERNE.

Les veines jugulaires internes se continuent, dans le t déchiré postérieur, avec les sinus latéraux, qui communiqu avec tous les autres sinus de la dure-mère crânienne. Ces si constituent donc l'origine des veines jugulaires internes, et c respondent aux carotides internes et à la terminaison des arté vertébrales.

SINUS VEINEUX DE LA DURE-MÈRE.

Les sinus veineux du crâne sont des canaux triangulai formés par l'écartement des deux feuillets de la dure-mère. existent au niveau des grandes divisions de l'encéphale, et gouttières creusées à la face interne du crâne.

Leur intérieur est tapissé par la continuation de la tuni interne des veines et l'on y remarque des brides transversal qui paraissent être des valvules rudimentaires. La tunic moyenne et la tunique externe des veines manquent dans sinus; elles y sont remplacées par la dure-mère elle-même.

Il est important de remarquer que ces sinus communiqu avec des veines extra-crâniennes. Parmi ces veines, on disting surtout les veines ophthalmiques, et plusieurs petites veines existent dans le voisinage des apophyses mastoïdes, des con les de l'occipital et dans les os pariétaux.

Les sinus sont divisés en sinus impairs, situés sur la lig médiane, et en sinus pairs, qui occupent les parties latéra de l'intérieur du crâne. Les sinus impairs sont, le *sinus longitudinal supérieur*, le *sinus longitudinal inférieur*, le *sinus droit*, le *sinus coronaire*, le *sinus occipital transverse* et le *sinus occipital circulaire*. Les sinus pairs sont, les *sinus caverneux*, les *sinus pétreux supérieurs*, les *sinus pétreux inférieurs*, les *sinus occipitaux postérieurs* et les *sinus latéraux* ou *transverses*.

Les sinus les plus considérables communiquent entre eux, par une cavité commune et sphéroïdale, nommée le *confluent des sinus* ou le *pressoir* d'*Hérophile* (Torcular Herophili). Il est situé au devant de la protubérance occipitale interne et est formé par l'entre-croisement de la faux du cerveau et de celle du cervelet avec la tente de ce dernier organe. Dans ce confluent viennent s'ouvrir le sinus longitudinal supérieur, le sinus droit, les sinus occipitaux postérieurs et les sinus latéraux ou transverses.

1° Sinus longitudinal supérieur. Logé dans le bord supérieur ou convexe de la faux du cerveau, il occupe la ligne médiane et s'étend de l'apophyse crista-galli jusqu'au niveau de la protubérance occipitale interne, où il s'abouche dans le confluent des sinus.

Il naît en avant, au niveau de l'apophyse crista-galli, de deux ou de trois petites veines de la dure-mère, et communique ordinairement avec les veines des fosses nasales, par une petite veine qui traverse le trou borgne du frontal. De là il se dirige en arrière, parcourt la gouttière longitudinale creusée à la face interne de la suture pariétale, et augmente successivement en calibre jusqu'au moment où il s'abouche dans le confluent des sinus. Souvent il se dévie un peu de la ligne médiane, pour se continuer directement avec le sinus latéral du côté droit.

Sur une coupe verticale, il présente une forme triangulaire, à base supérieure; et par une incision longitudinale, on voit dans son intérieur une multitude de petites ouvertures qui sont les orifices de veines de la dure-mère et du cerveau. Des brides transversales s'étendent près de l'angle inférieur du sinus, d'une paroi latérale à l'autre et constituent quelquefois comme un tissu érectile. Ces brides sont formées par des faisceaux fibr de la dure-mère, tapissés par la membrane interne des v seaux. Le sinus longitudinal supérieur renferme souvent, d son intérieur, des granulations blanchâtres, nommées glan de Pacchioni, qui, partant de la pie-mère, traversent les pa du sinus.

2° Sinus longitudinal inférieur. D'une forme arrondie, il beaucoup plus étroit et plus court que le précédent, parco le bord libre ou concave de la faux du cerveau, et s'ouvre d le sinus droit. Il reçoit les veines de la faux.

3° Sinus droit. Situé sur la ligne médiane et logé dans point d'entre-croisement de la base de la faux du cerveau a la tente du cervelet, il se dirige d'avant en arrière et un peu haut en bas, et s'ouvre dans le confluent des sinus ordinai ment vers l'origine du sinus latéral gauche.

A son extrêmité antérieure se rendent le sinus longitudi inférieur et la *veine* de *Galien*, qui ramène le sang des v tricules du cerveau. Sur son trajet, elle reçoit des veines de face inférieure du lobe postérieur du cerveau et de la face su rieure du cervelet.

4° Sinus coronaire ou *circulaire de Ridley*. Il entoure la b de l'entonnoir, et est logé dans un mince repli que forme la du mère à l'entrée de la selle turcique. Plus rétréci dans sa mo postérieure que dans sa moitié antérieure, il communique chaque côté, par une petite branche transversale, avec le si caverneux. Il reçoit de petites veines de la glande pituitaire, la dure-mère et du sphénoïde.

5° Sinus basilaire. *Sinus occipital antérieur* ou *transve* Situé transversalement à la partie antérieure de la goutti basilaire, il s'étend d'un trou déchiré à l'autre, et fait commu quer le sinus caverneux, le sinus pétreux supérieur et le si pétreux inférieur d'un côté, avec les mêmes sinus du côté posé. En bas, il communique avec les plexus veineux longitu naux du canal vertébral et de cette manière, il établit l communication entre les sinus antérieurs du crâne et les vei rachidiennes. Il reçoit de petites veines de la protubérance annulaire, du bulbe rachidien et surtout du diploë.

6° SINUS CAVERNEUX. Ce sont des réservoirs veineux, situés de chaque côté de la selle turcique. Ils présentent dans leur intérieur des filaments nombreux qui s'entre-croisent dans toutes les directions et qui leur donnent l'aspect du tissu caverneux; de là leur nom de sinus caverneux. Ils renferment la carotide interne, enlacée par un plexus nerveux, et par le nerf oculo-moteur externe. Ces organes sont tapissés par la membrane interne des vaisseaux, qui les sépare du sang environnant. Le nerf oculo-moteur commun, le pathétique et l'ophthalmique de Willis traversent d'arrière en avant la paroi externe des sinus caverneux.

Par leur extrémité antérieure, ces sinus communiquent avec la veine ophthalmique, qui d'un autre côté s'ouvre dans la veine angulaire. Cette extrémité antérieure se prolonge en dehors sous l'apophyse ensiforme du sphénoïde et constitue le *sinus sphéno-pariétal* ou *ophthalmique*.

L'extrémité postérieure s'ouvre dans le sinus pétreux supérieur, dans le sinus pétreux inférieur et dans le sinus basilaire transverse. Les sinus caverneux communiquent entre eux par le sinus coronaire de Ridley.

Ils reçoivent des veines de la dure-mère et de la face inférieure du lobe antérieur du cerveau.

7° SINUS PÉTREUX SUPÉRIEURS. Ils sont très étroits, et sont logés de chaque côté dans le sillon creusé le long du bord supérieur du rocher. Ils occupent la moitié antérieure du bord adhérent de la tente du cervelet. Les sinus pétreux supérieurs communiquent en avant avec les sinus caverneux, et en arrière, avec les sinus latéraux. Ils reçoivent sur leur trajet une veine cérébelleuse, des veines de la dure-mère et quelquefois une veine de la face inférieure de l'hémisphère cérébral.

8° SINUS PÉTREUX INFÉRIEURS. Plus considérables et plus courts que les supérieurs, ils établissent une large communication entre les sinus caverneux et les sinus latéraux. Ils sont logés de chaque côté dans la gouttière pétreuse inférieure, creusée le long de la suture pétro-occipitale. Les sinus pétreux inférieurs s'ouvrent dans l'extrêmité inférieure des sinus latéraux et souvent dans le golfe même de la veine jugulaire interne. Par leur extrêmité antérieure, ils communiquent avec les sinus caverneux et avec le sinus basilaire transverse.

9° Sinus occipitaux postérieurs. Ce sont deux petites veines qui commencent au confluent des sinus; elles descendent de chaque côté du bord adhérent de la faux du cervelet, s'ouvrent en partie dans les sinus latéraux, près du trou déchiré postérieur, et se continuent en partie avec le *plexus* ou le *sinus circulaire du trou occipital.* Ce plexus entoure la moitié postérieure du trou occipital, et communique avec les plexus longitudinaux postérieurs du canal vertébral.

10° Sinus latéraux. Les plus considérables des sinus, ils reçoivent le sang de tous les autres et sont logés dans les gouttières latérales, creusées à la face interne de l'occipital et de la portion mastoïdienne du temporal. Celui du côté droit est ordinairement un peu plus considérable que celui du côté gauche.

Les sinus latéraux commencent de chaque côté au confluent des sinus, se dirigent horizontalement en dehors et en avant, dans la moitié postérieure du bord adhérent de la tente du cervelet; arrivés à la base du rocher, ils descendent directement, s'inclinent un peu en dedans et en avant, et se continuent, au trou déchiré postérieur, avec la veine jugulaire interne.

Ils reçoivent des veines de la face inférieure du lobe postérieur du cerveau et de la face supérieure du cervelet, les sinus pétreux, les sinus occipitaux postérieurs et une veine mastoïdienne, veine émissaire de Santorini, qui établit une communication entre les veines extra-crâniennes et les sinus.

Variétés des sinus. Quelquefois un sinus est double. Rarement il en manque un parmi les sinus de grand calibre, ce qui est plus fréquent pour ceux de petit calibre. Il existe dans quelques cas un sinus surnuméraire, nommé *pétro-squammeux*, situé à l'union du rocher avec la portion squammeuse du temporal. Il s'ouvre par son extrêmité postérieure dans le sinus latéral.

Branches collatérales. Dans les sinus s'ouvrent les veines encéphaliques, les veines de la dure-mère, du diploë, de l'oreille interne et la veine ophthalmique.

1° *Veines encéphaliques.* Elles prennent leur origine au réseau capillaire de la substance cérébrale, se réunissent immédiatement en branches considérables et nombreuses, à la surface de l'encéphale ou à l'intérieur de ses ventricules, n'accompagnent les artères que dans un très court trajet et s'ouvrent dans les sinus, en traversant la dure-mère. Elles sont dépourvues de valvules.

Parmi ces veines, on distingue :

a) Les *veines cérébrales supérieures;* au nombre de douze à quinze de chaque côté, elles parcourent la face supérieure et interne des hémisphères du cerveau, et s'ouvrent dans les sinus longitudinaux.

b) Les *veines cérébrales inférieures;* elles partent de la face inférieure du cerveau et s'abouchent dans les sinus caverneux, dans le sinus de Ridley et dans les sinus pétreux supérieurs. La plus considérable de ces veines est la veine de la scissure de Sylvius; elle se rend à l'extrêmité antérieure du sinus caverneux, ou au sinus sphéno-pariétal.

c) La *grande veine cérébrale* ou *interne;* cette veine, formée par la réunion de la veine du corps strié et de celle du plexus choroïde, traverse le trou de Monro, se dirige d'arrière en avant, à la face inférieure de la toile choroïde du troisième ventricule, et s'unit à celle de l'autre côté pour former la *veine* de *Galien.* Celle-ci sort du troisième ventricule, en passant sous le bourrelet du corps calleux, et s'abouche dans le sinus droit. Elle reçoit la *veine basilaire* de Rosenthal.

d) Les *veines cérébelleuses supérieures;* ces veines parcourent la face supérieure du cervelet, et s'ouvrent dans le sinus droit et dans les sinus latéraux.

e) Les *veines cérébelleuses inférieures;* elles partent de la face inférieure du cervelet, de la protubérance annulaire et de la moëlle alongée et se rendent aux sinus pétreux inférieurs, aux sinus latéraux et aux sinus occipitaux postérieurs.

2° *Veines méningées* ou de la *dure-mère*. Ce sont de petites veine qui parcourent la dure-mère et s'ouvrent dans les sinus les plu voisins. Les veines *méningées moyennes* accompagnent en satellite l'artère de ce nom, et se rendent en partie au sinus caverneux e en partie à la veine maxillaire interne.

3° *Veines diploïques*. Ces veines sont renfermées dans l'épaisseu des os du crâne et sont réduites à leur membrane interne, en tourée de canaux osseux. Elles se dirigent de haut en bas traversent tantôt les deux tables, tantôt une seule, et s'abou chent à l'intérieur du crâne dans les sinus, quelquefois à l'exté rieur dans les veines extra-crâniennes, et très souvent des deu côtés à la fois. La veine *diploïque frontale* se continue avec la vein frontale, en dehors, et avec le sinus longitudinal supérieur, e dedans. La veine *diploïque temporale antérieure* se rend en partie a sinus sphéno-pariétal et en partie, à la veine temporale profond antérieure. La veine *diploïque temporale postérieure* s'abouche, pa le trou pariétal et par le trou mastoïdien, dans le sinus longitudi nal supérieur et dans le sinus latéral. La veine *diploïque occipital* s'ouvre dans le confluent des sinus, par une petite ouvertur qui se trouve sur la protubérance occipitale interne.

4° Veines émissaires de santorini. Ces veines établissent un communication entre les sinus ou les veines méningées et le veines extra-crâniennes. Le plus souvent, elles sont constituée par les veines diploïques, qui s'abouchent à la fois dans les sinu et dans les veines externes. Les plus considérables sont celles qu traversent le trou pariétal, le trou mastoïdien et le trou cond léen postérieur.

5° Veines auditives internes. Très petites et au nombre d deux ou de trois, elles sortent de l'oreille interne, traversen le conduit auditif interne et l'aqueduc du vestibule, et s'ouvren dans le sinus pétreux inférieur, ou dans le sinus latéral.

6° Veine ophthalmique. Elle correspond dans toute son éten due à l'artère ophthalmique. Par son extrémité antérieure ell communique avec la veine angulaire, traverse le muscle orbicu laire des paupières, se dirige en arrière, en passant sous la pou lie du grand oblique, se place à l'angle interne et supérieur de l'orbite, en dehors de l'artère ophthalmique, passe sur le nerf optique et pénètre dans la fente sphénoïdale, pour se continuer avec le sinus caverneux. Elle reçoit la veine centrale de la rétine, les veines ciliaires, la veine lacrymale, les veines musculaires et la *veine ophthalmique inférieure*. Celle-ci, placée au-dessous du globe oculaire, se forme par un rameau musculaire inférieur, par un rameau ciliaire et par un rameau anastomotique avec la veine sous-orbitaire; elle se rend en arrière dans le sinus caverneux et par une petite branche, dans la veine ophthalmique.

VEINE SOUS-CLAVIÈRE.

Limites. La veine sous-clavière s'étend du muscle sous-clavier jusques derrière l'articulation sterno-claviculaire, où elle s'unit à la veine jugulaire interne pour former le tronc veineux brachio-céphalique.

Cette veine présente un calibre de cinq à six lignes et est dépourvue de valvules.

Trajet. Elle commence à l'extrêmité supérieure du creux de l'aisselle, en se continuant avec la veine axillaire, se dirige en dedans et en haut, sur la première côte, et passe au-devant du muscle scalène antérieur, qui la sépare de l'artère sous-clavière. Elle est recouverte par la clavicule, le muscle sous-clavier, l'aponévrose cervicale et par l'extrêmité inférieure du sterno-cléïdo-mastoïdien, du sterno-hyoïdien et du sterno-thyroïdien.

Branches collatérales. La veine sous-clavière reçoit la jugulaire antérieure et la jugulaire externe. Les veines scapulaires postérieures et supérieures s'ouvrent dans cette dernière et par là dans la veine sous-clavière.

Variétés. Au lieu de passer au devant du scalène antérieur, elle passe quelquefois, mais rarement, derrière ce muscle. Dans quelques cas rares, la veine sous-clavière était double, et dans d'autres, étant double, l'une passait devant et l'autre, derrière le muscle scalène antérieur.

Branches d'origine. Le tronc de la veine sous-clavière naît d *veines du membre supérieur.* Ces veines sont *superficielles* et *p fondes;* elles sont toutes pourvues de valvules et communique fréquemment et largement entre elles.

VEINES PROFONDES DU MEMBRE SUPÉRIEUR.

Les veines profondes du membre thoracique suivent le traj des artères, auxquelles elles servent de satellites et dont ell prennent le nom. Elles sont presque toujours en nombre do ble de celui des artères, qu'elles accompagnent, excepté la *vei axillaire,* qui est unique, comme la veine sous-clavière do elle constitue l'origine. Dans quelques cas cependant, elle ét double et se continuait avec deux veines sous-clavières.] veine axillaire est placée en dedans et au devant de l'artère.

Les veines profondes, situées de chaque côté de l'artère qu'ell accompagnent en satellites, s'anastomosent fréquemment ense ble sur leur trajet, au moyen de courtes branches transversal ou obliques qui enlacent l'artère. Des deux veines brachiale qui accompagnent l'artère brachiale, l'interne est ordinaireme la plus grosse.

Près du pli du coude, les veines profondes de l'avant-br communiquent largement avec les veines superficielles, par u branche communiquante, qui traverse l'arcade que présente l ponévrose anti-brachiale dans cette région.

Toutes les veines profondes reçoivent des branches et d rameaux; satellites des branches et des rameaux fournis par l artères, et qui sont en nombre double. Outre les veines correspo dantes aux branches artérielles, les veines brachiales reçoive la veine basilique, veine superficielle du bras. La veine axillai reçoit aussi une branche superficielle, c'est la veine céphaliq

VEINES SUPERFICIELLES DU MEMBRE SUPÉRIEUR.

Les veines superficielles ou sous-cutanées du membre supérie sont situées entre l'aponévrose et le fascia superficialis, qui les sépare de la peau et du pannicule adipeux. Elles sont plus superficielles encore, quand le fascia superficialis et le pannicule adipeux manquent, comme à la face dorsale de la main, ou lorsqu'elles se trouvent dans l'épaisseur du fascia superficialis, comme au pli du coude.

Elles suivent en général, dans leur trajet, la direction de l'axe du membre supérieur, s'anastomosent fréquemment entre elles, par des branches obliques et transverses, et constituent ainsi un réseau veineux plus ou moins compliqué. Dans différents points elles communiquent avec les veines profondes, par de petites branches qui traversent l'aponévrose du membre. En général, les veines superficielles sont plus considérables que les profondes.

Origine. Trajet. Les veines superficielles du membre supérieur commencent sur les côtés de la face dorsale des doigts, où les deux *veines collatérales* s'anastomosent fréquemment entre elles, par des plexus veineux transverses. Les veines collatérales des trois doigts médians se rendent sur le dos de la main, et y constituent un *réseau veineux dorsal* ou une *arcade anguleuse,* à convexité antérieure. Du côté externe de cette arcade ou plexus sort une veine considérable, qui reçoit les veines collatérales du pouce, c'est la *veine céphalique du pouce*, origine de la veine radiale. Elle est très souvent double : l'une sort de la concavité de l'arcade veineuse dorsale et l'autre se forme par la réunion des veines dorsales du pouce. De l'extrêmité interne de l'arcade veineuse dorsale part la *veine salvatelle*, origine de la veine cubitale. A cette veine se rendent les collatérales du petit doigt.

A la face palmaire des doigts et de la main, il n'y a pas de veines considérables, mais on y trouve un réseau extrêmement riche, placé entre la peau et l'aponévrose palmaire. C'est de ce réseau palmaire et de l'arcade veineuse dorsale que naissent les veines principales de l'avant-bras. Ce sont, 1° la *veine* ou les *veines radiales*, 2° *les cubitales* et 3° la *veine médiane.*

1° *Veine radiale* ou *céphalique.* Souvent double, elle est la continuation de la céphalique du pouce, monte le long du côté externe du carpe et du radius, se contourne un peu d'arrière en avant sur le bord externe de cet os et se place sur le côté externe de la face antérieure de l'avant-bras, jusqu'au pli du coude, où elle se continue avec la céphalique du bras, après avoir reçu la veine médiane-céphalique. Vers le milieu de l'avant-bras, la veine radiale envoie ordinairement de son côté interne, une branche considérable qui reçoit la veine médiane, et qui se porte obliquement vers le milieu du pli du coude, où elle se bifurque en une branche interne et en une branche externe. La branche externe, nommée *veine médiane-céphalique*, se dirige en haut et en dehors pour se réunir à la veine radiale elle-même; l'interne, plus volumineuse et plus superficielle que l'externe, se porte en haut et en dedans et se rend à la veine cubitale, c'est la *veine médiane-basilique*. Au point de division de la branche de la radiale existe une communication avec les veines profondes, par une branche considérable qui traverse l'aponévrose.

2° *Veines cubitales*. Ordinairement au nombre de deux à l'avant-bras, une antérieure et une postérieure, elles font suite à la veine salvatelle et aux veines du pouce. Elles montent le long du bord interne de l'avant-bras, se contournent un peu d'arrière en avant et se placent sur le côté interne du pli du coude, où elles se réunissent en une veine unique, qui reçoit la veine *médiane-basilique*, pour constituer au bras la *veine basilique*.

3° *Veine médiane*. Elle est située à la région antérieure de l'avant-bras, entre la radiale et les cubitales, se forme par le réseau veineux de la paume de la main, monte verticalement sur la ligne médiane et se jette ordinairement dans la branche oblique qui établit une communication entre la radiale et la cubitale. Quelquefois, la veine médiane est plus considérable que cette branche oblique de la radiale, qu'on peut considérer alors comme une simple branche anastomotique entre la médiane et la radiale. Dans ce cas, c'est la médiane, qui se bifurque en branche externe veine médiane-céphalique, et en branche interne, veine médiane basilique, et qui reçoit à sa division la branche communiquante avec les veines profondes. C'est cette disposition qui est décrit en général comme la plus fréquente, mais je l'ai rencontrée bien rarement. Celle que je rencontre le plus souvent, c'est une branche de la radiale, qui reçoit la veine médiane, et cette branche se bifurque au milieu du pli du coude en veine médiane-basilique et en veine médiane-céphalique.

Voici donc la disposition la plus fréquente des veines sous-cutanées *au pli du coude.*

Sur le bord interne du pli du coude est placée la veine cubitale; sur le bord externe, la veine radiale; au milieu de la région arrive la branche oblique de la veine radiale. Cette branche reçoit par son bord inférieur la veine médiane, ou plusieurs petites branches qui la remplacent, et se divise ensuite en deux branches, en s'anastomosant à son point de division avec les veines profondes par une veine communiquante. La branche interne de la division ou la veine médiane-basilique, plus considérable et plus superficielle que l'externe, se dirige en haut et en dedans et s'unit à la veine cubitale pour constituer la *veine basilique.* La branche externe se porte en dehors et en haut et se confond avec la radiale, pour former la veine céphalique du bras.

Rapports. Toutes ces veines sont situées entre l'aponévrose et le fascia superficialis. La veine *médiane-basilique* occupe même l'épaisseur de ce fascia et répond à une peau mince, dépourvue de pannicule adipeux. Cette veine offre un rapport extrêmement important avec l'artère brachiale : elle croise cette artère à angle aigu, n'en étant séparée que par l'expansion aponévrotique du biceps. En même temps, elle est enlacée par les rameaux du nerf brachial cutané interne, qui, plus bas, accompagnent les veines cubitales. La veine médiane-céphalique est croisée en arrière, par le nerf cutané externe dont les rameaux suivent le trajet de la veine radiale à l'avant-bras.

Variétés des veines du pli du coude. Il arrive qu'il n'y a pas de veine médiane, elle est remplacée par un réseau veineux qui occupe la région antérieure de l'avant-bras. Dans ce cas, la branche oblique qui unit la radiale à la cubitale, acquiert un développement considérable, et, au lieu de se bifurquer au milieu du pli du coude, elle se continue en totalité avec la veine cubitale.

Dans quelques cas la veine médiane se bifurque en médiane céphalique et en médiane-basilique. Quelquefois c'est la branch communiquante avec les veines profondes, qui se bifurque pou se joindre à la cubitale et à la radiale.

Il est rare de voir la radiale se continuer directement avec l céphalique du bras, et la cubitale, avec la basilique, sans qu' y ait des branches de communication entre ces deux veines, a pli du coude.

Au bras, il n'existe que deux veines superficielles principales ce sont la *veine céphalique* et la *veine basilique*.

1° *Veine céphalique*. Formée par la réunion de la veine radial et de la médiane-céphalique, elle monte verticalement le lon du bord externe du biceps, sur l'aponévrose brachiale, reço les veines superficielles du bras, s'engage dans le sillon cell laire, qui sépare le deltoïde du grand pectoral, traverse l'apon vrose, passe sur l'apophyse coracoïde et s'ouvre dans la vei axillaire, immédiatement au-dessous de la clavicule. Au mome où elle passe sur l'apophyse coracoïde, elle reçoit la *veine acromi thoracique* et donne une branche qui se dirige transversaleme en dedans pour s'ouvrir dans la veine sous-clavière, en passa tantôt au-dessus et tantôt au-dessous de la clavicule.

2° *Veine basilique*. Plus volumineuse que la céphalique, el est constituée par la réunion de la veine cubitale et de la m diane-basilique, longe le bord interne du biceps, traverse l'ap névrose brachiale, vers le milieu du bras, au point où le n brachial cutané interne devient sous-cutané, et s'ouvre dans veine humérale interne, ou dans la veine axillaire.

VEINE-CAVE INFÉRIEURE.

Origine. La *veine-cave inférieure* ou *ascendante*, plus considé ble que la supérieure, est formée par la réunion des vei iliaques primitives, au niveau du disque fibro-cartilagineux la quatrième et de la cinquième vertèbre lombaire, derrière l' tère iliaque primitive droite.

Trajet. Elle monte verticalement sur le côté droit de la colonne vertébrale; arrivée sous le foie, elle se dirige un peu à droite, parcourt le sillon postérieur droit, creusé à la face inférieure du foie, traverse l'ouverture carrée du diaphragme, pénètre dans le thorax et entourée dans une petite étendue par le péricarde, elle s'ouvre de droite à gauche et presque horizontalement dans la paroi postérieure de l'oreillette droite.

Rapports. Elle est recouverte par le péritoine, et spécialement par son repli qui constitue le mésentère; plus haut, par la troisième portion du duodénum et par la tête du pancréas; plus haut encore et en avant, elle est séparée de la veine-porte et de la face inférieure du foie, par l'hiatus de Winslow.

En arrière, elle répond aux vertèbres, au muscle psoas, à l'artère rénale et aux artères lombaires du côté droit; *en dehors*, au bord interne du rein droit; et *en dedans*, à l'aorte abdominale dont elle est séparée, en haut, par l'origine du canal thoracique et de la veine azygos, par le nerf grand splanchnique et le nerf grand sympathique du côté droit, par le pilier correspondant du diaphragme et par le lobule de Spigel.

Elle est dépourvue de valvules dans toute son étendue, excepté à son embouchure, où elle présente la valvule d'Eustachi.

Branches collatérales. Les branches collatérales de la veine-cave inférieure correspondent aux branches collatérales de l'aorte abdominale. Quelques branches veineuses, celles qui correspondent au tronc cœliaque, à l'artère mésentérique supérieure et à l'artère mésentérique inférieure, ne s'y ouvrent pas directement; mais ces trois veines impaires se réunissent en un seul tronc veineux, qui constitue la *veine-porte.* Ainsi la veine-cave inférieure reçoit les *veines rénales*, les *spermatiques* (ovariques chez la femme), les *capsulaires moyennes*, les *diaphragmatiques inférieures*, les *lombaires* et les *hépatiques.* Chez le fœtus, elle communique avec la veine ombilicale par le *canal veineux d'Arantius.*

a) *Veines rénales.* Très considérables, ces veines s'ouvrent transversalement de chaque côté de la veine-cave inférieure. Celle du côté gauche est plus longue que la droite. Elle reçoit la vei spermatique et la veine capsulaire moyenne du côté gauche, croise en avant l'aorte abdominale pour se rendre à la veine-ca inférieure, située à droite de la ligne médiane.

b) *Veines capsulaires.* Elles sont très volumineuses relativeme aux organes dont elles proviennent. Celle du côté gauche s'ouv dans la veine rénale. La droite s'abouche dans la veine-cave i férieure au-dessous des veines hépatiques.

c) *Veines spermatiques* (ovariques chez la femme). Chez l'homm elles sortent de l'extrémité supérieure du bord postérieur d testicule, reçoivent les veines de l'épididyme, et montent da le cordon spermatique en formant le *plexus spermatique* ou *pa piniforme;* ce plexus parcourt le canal inguinal, quitte le can déférent aussitôt qu'il arrive dans l'abdomen, continue son traj ascendant à côté de l'artère spermatique, et les veines qui const tuent ce plexus, se réunissent en une seule veine pour s'ouvr à droite dans la veine-cave inférieure, et à gauche, dans la vei rénale.

Chez la femme, les veines ovariques sortent du bord inférie de l'ovaire, forment un plexus entre les deux feuillets du lig ment large et se terminent de la même manière que ch l'homme.

d) *Veines diaphragmatiques inférieures.* Ces veines naissent da le diaphragme et accompagnent en satellites les artères de c nom.

e) *Veines lombaires.* Au nombre de quatre ou de cinq paires elles correspondent aux artères lombaires dont elles sont le satellites. Ces veines prennent leur origine, par des rameau musculaires, dans la région lombaire, et dans les parois d l'abdomen, où elles s'anastomosent avec les veines épigastriques elles se dirigent en dedans, passent derrière le muscle psoas e s'ouvrent dans la veine-cave inférieure. Les veines lombaires d côté gauche croisent la colonne vertébrale, en passant derriè l'aorte abdominale. Elles s'anastomosent toutes avec les veine rachidiennes; en bas, avec les veines iléo-lombaires; et en haut avec l'origine de la veine azygos.

Les *veines hépatiques* doivent être considérées comme une dépendance du système de la veine-porte. Elles ramènent le sang de cette veine dans la veine-cave inférieure, et seront décrites à la suite de la veine-porte.

SYSTÈME DE LA VEINE-PORTE.

Les veines de la partie sous-diaphragmatique du tube digestif, de la rate et du pancréas, ne se terminent point directement dans la veine-cave inférieure. Elles se réunissent successivement pour constituer un tronc unique, la *veine-porte*, qui pénètre dans le foie, où elle se ramifie à la manière des artères, pour former un réseau capillaire dans la substance du foie. Le système de la veine-porte représente ainsi un arbre circulatoire complet dont les racines plongent dans la partie sous-diaphragmatique du tube digestif, dans le pancréas et dans la rate, dont le tronc est constitué par la veine-porte et dont les branches et les rameaux, ou la partie *artérieuse*, se trouvent dans le foie. Ce système n'est qu'un appendice de la veine-cave inférieure, avec laquelle il est mis en rapport par l'intermédiaire des veines hépatiques. Les veines de ce système sont dépourvues de valvules.

Veines d'origine. La veine-porte résulte de la réunion des veines qui correspondent au tronc cœliaque, moins l'artère hépatique, à l'artère mésentérique supérieure et à l'artère mésentérique inférieure. Ce sont la veine mésentérique supérieure, la veine mésentérique inférieure et la veine splénique.

1° Veine mésentérique supérieure (*Grande mésaraïque, Cloquet*). Entièrement disposée comme l'artère du même nom, cette veine résulte de la réunion des rameaux veineux du duodénum, de l'intestin grêle, du colon ascendant et du colon transverse. Elle est située au devant et un peu à droite de l'artère, et passe derrière le pancréas, où elle s'unit à la veine splénique. Dans les deux premiers mois de la vie intra-utérine elle reçoit la veine omphalo-mésentérique.

2° Veine mésentérique inférieure (*Petite mésaraïque, Cloquet*).

Elle est formée par la réunion des veines coliques gauches, qui sortent du colon descendant, par celles de l'S iliaque, et par la veine hémorrhoïdale supérieure, qui est constituée par les veines de l'extrémité supérieure du rectum. La mésentérique inférieure monte verticalement sur le côté gauche de la colonne vertébrale et de la troisième portion du duodénum, passe derrière le pancréas, et s'ouvre dans la veine splénique.

Cette veine s'anastomose par l'hémorrhoïdale supérieure avec les hémorrhoïdales inférieures; et par là le système de la veine-porte communique largement avec le système veineux général.

3° Veine splénique ou *linéale*. Elle sort de la rate par plusieurs branches, auxquelles s'unissent les veines qui correspondent aux artères courtes et à l'artère gastro-épiploïque gauche. De là elle se dirige transversalement de gauche à droite, derrière le pancréas, au-dessous de l'artère splénique, reçoit la mésentérique inférieure, les veines pancréatiques et quelquefois la coronaire stomachique, et s'unit à la veine mésentérique supérieure pour constituer un tronc commun, qui prend le nom de *veine-porte*.

VEINE-PORTE.

Le *tronc* de la *veine-porte* résulte de la réunion de la veine mésentérique supérieure et de la veine splénique. Il se dirige à droite, en haut et en arrière, entre les deux feuillets de l'épiploön gastro-hépatique, gagne le sillon transverse du foie et se divise en deux branches, l'une droite, l'autre gauche, destinées aux lobes correspondants du foie. Ces branches de division, enveloppées par la capsule de Glisson, pénètrent dans l'épaisseur du foie, et se divisent en rameaux qui accompagnent les divisions de l'artère hépatique et des conduits biliaires, pour se terminer dans les derniers lobules du foie, en formant un réseau capillaire, au moyen duquel ils se continuent avec les veines hépatiques.

Rapports. Hors du foie, à partir de son origine, la veine-porte est en rapport, en avant, avec la tête du pancréas, avec la première portion du duodénum, avec le canal cholédoque et avec l'artère hépatique, celle-ci se trouvant à gauche du canal cholédoque. Ces vaisseaux, renfermés entre les deux feuillets de l'épiploön gastro-hépatique, qui se continuent entre eux à droite de ces vaisseaux, sont entourés d'un grand nombre de vaisseaux lymphatiques et du plexus nerveux hépatique. En arrière, elle est en rapport avec l'hiatus de Winslow; cet hiatus la sépare de la veine-cave inférieure, qui est en arrière et un peu à droite.

Branches collatérales. Le tronc de la veine-porte, arrivé au sillon transverse du foie, reçoit la *veine cystique*, et quelquefois, la *veine coronaire stomachique*, qui s'abouche souvent dans la veine splénique.

Le système de la veine-porte communique avec le système de la veine-cave inférieure, par l'intermédiaire des veines hémorrhoïdales, et par de petites veines sous-péritonéales dont les unes se rendent dans les veines mésentériques, et les autres, dans les veines rénales et dans les veines spermatiques.

Avant la naissance, la veine ombilicale s'ouvre dans la branche terminale gauche de la veine-porte, et se continue avec la veine-cave inférieure par le *canal veineux* d'*Arantius*, qui établit ainsi une communication directe entre la veine ombilicale, la veine-porte et la veine-cave inférieure.

La veine ombilicale et le canal veineux s'oblitèrent après la naissance.

Variétés de la veine-porte. Dans quelques cas rares, la veine-porte, au lieu de se terminer dans le foie, s'abouchait directement dans la veine-cave inférieure. Cette anomalie était accompagnée du développement extraordinaire de l'artère hépatique.

Quelquefois, mais très rarement cependant, il existait une communication anormale entre le système de la veine-cave inférieure et la veine-porte. Une veine partant de la veine iliaque externe, montait derrière la ligne blanche jusqu'à l'ombilic, où elle pénétrait dans le ligament suspenseur du foie, pour se continuer avec la veine-porte, dans le sillon transverse du foie.

VEINES HÉPATIQUES.

Origine. Les veines hépatiques, aussi nommées *sus-hépatique*s naissent dans le centre des plus petits lobules du foie, sou forme de veines centrales des lobules, où elles se continuen avec le réseau capillaire de la veine-porte. Elles constituent ain à leur origine les *veines intra-lobulaires*, par opposition aux div sions de la veine-porte, qui forment les *veines inter-lobulaire* Ces veines d'origine se réunissent successivement en branche de plus en plus fortes, et constituent enfin deux ou trois tronc qui s'ouvrent dans la veine-cave inférieure, au moment ou el traverse le bord postérieur du foie. Ces troncs sont entourés pa la substance hépatique, jusqu'à leur embouchure dans la veine cave inférieure.

Variétés de la veine-cave inférieure. Elle se forme quelquefoi plus haut que d'ordinaire; les veines iliaques primitives monten de chaque côté de la colonne vertébrale et se réunissent aprè avoir reçu les veines rénales; celle du côté gauche passe a devant de l'aorte abdominale. Dans quelques cas rares, elle rem place la veine azygos, pénètre dans le thorax par le trou carr ou par l'ouverture aortique du diaphragme, et s'ouvre dans l veine-cave supérieure, en formant une crosse sur la bronch droite. Elle est située à gauche de la colonne vertébrale, dan le cas de renversement des viscères.

VEINES ILIAQUES PRIMITIVES.

Origine. Les veines iliaques primitives ou communes sont for mées par la réunion de la veine iliaque interne et de la vein iliaque externe, au niveau de la symphyse sacro-iliaque. Elle correspondent entièrement aux artères du même nom.

Direction. Rapports. La veine iliaque primitive *droite*, situé derrière l'artère correspondante et un peu à droite, a une di rection presque verticale. La veine iliaque primitive *gauche*, plus large que celle du côté droit, et plus oblique dans sa direction, est placée au-dessous et en dedans de l'artère correspondante. Elle se rend à droite de la ligne médiane, en passant derrière l'artère iliaque primitive droite.

Les veines iliaques primitives se réunissent au niveau du disque intervertébral de la quatrième et de la cinquième vertèbre lombaire, pour constituer la veine-cave inférieure. Cette réunion a lieu sur le côté droit de la colonne vertébrale et au-dessous du niveau de la division de l'aorte abdominale.

Branches collatérales. La veine iliaque primitive droite ne reçoit aucune branche; la veine iliaque primitive gauche reçoit la sacrée moyenne. Quelquefois les veines iléo-lombaires et sacrées latérales se jettent dans ces veines.

Veine sacrée moyenne. C'est une veine unique, située sur la ligne médiane du sacrum, et qui communique en bas avec les veines hémorrhoïdales, et de chaque côté, avec les veines sacrées latérales. Elle s'abouche dans la veine iliaque primitive gauche. Quelquefois elle se termine d'une manière plus symétrique, en s'ouvrant à la fois dans l'une et dans l'autre veine iliaque primitive.

VEINE ILIAQUE INTERNE.

La veine *iliaque interne* ou *hypogastrique* est située dans le petit bassin, derrière l'artère du même nom.

Elle est formée par la réunion des veines qui correspondent aux branches de l'artère hypogastrique, excepté la veine ombilicale, qui, chez le fœtus, s'ouvre dans la veine-porte et par le canal veineux, dans la veine-cave inférieure.

Il y a toujours deux veines satellites pour chaque branche artérielle; mais ces deux veines se réunissent en un tronc commun, au moment où elles se confondent pour former la veine hypogastrique. Il n'y a cependant qu'une seule veine dorsale de la verge; elle est placée sur la ligne médiane entre les deux artères.

Ces veines ne sont pourvues de valvules que dans leurs petites branches.

Les veines *vésicales, hémorrhoïdales, vaginales, utérines sacrées*, présentent à leur origine des plexus.

1° Plexus vésical. Ce plexus embrasse le col de la vessie et prostate (*plexus vésico-prostatique*). Il reçoit les veines super cielles dorsales de la verge et communique largement avec plexus hémorrhoïdal inférieur. Chez la femme, il reçoit les ve nes du clitoris et des grandes lèvres.

2° Plexus hémorrhoïdal. C'est un réseau veineux qui entou l'extrêmité inférieure du rectum. Il donne naissance aux veines h morrhoïdales moyennes et inférieures, et communique en hau avec la veine hémorrhoïdale supérieure.

3° Plexus vaginal. Ce plexus enlace l'origine du vagin s'anastomose en avant avec le plexus vésical, et en arrière, ave le plexus hémorrhoïdal.

4° Plexus utérien. Situé sur le bord du col et du corps de l matrice, entre les deux feuillets du ligament large, il reçoit le veines de la paroi antérieure et de la paroi postérieure de l'u térus, et communique en haut avec le plexus pampiniforme e en bas, avec le plexus vaginal.

5° Plexus sacré antérieur. Les veines sacrées latérales, e s'anastomosant avec la veine sacrée moyenne, forment un lac veineux qui recouvre la face antérieure du sacrum. Il s'anast mose avec les veines spinales internes par les ouvertures sacrée antérieures.

VEINE ILIAQUE EXTERNE.

La veine iliaque externe est la continuation de la veine crural et représente l'artère du même nom. Elle est dépourvue de valvule

Trajet. Rapports. Près de l'arcade crurale, la veine iliaqu externe se place de chaque côté, en dedans de l'artère; mai plus haut, celle du côté droit monte derrière l'artère, tandis qu celle du côté gauche reste en dedans et un peu en arrière. A niveau de la symphyse sacro-iliaque, elle s'unit à l'iliaque intern pour former la veine iliaque primitive.

Branches collatérales. L'iliaque externe reçoit la veine épigastrique et la veine circonflexe iliaque. Ces veines, doubles dans tout leur trajet, s'ouvrent chacune, par un tronc unique, de chaque côté de la veine iliaque externe. La circonflexe iliaque, pour s'ouvrir dans cette dernière veine, croise en avant l'artère iliaque externe, immédiatement au-dessus de l'arcade crurale.

Branches d'origine. Elle est la continuation de la veine fémorale, qui reçoit toutes les *veines du membre inférieur.*

VEINES DU MEMBRE INFÉRIEUR.

Comme au membre supérieur, les veines du membre inférieur sont *superficielles* et *profondes*. Elles sont pourvues de valvules, qui sont plus nombreuses dans les veines profondes.

VEINES PROFONDES DU MEMBRE INFÉRIEUR.

Les veines profondes du membre inférieur correspondent aux artères, qu'elles accompagnent en satellites.

Elles reçoivent des rameaux et des branches qui représentent les rameaux et les branches des artères dont elles sont les satellites.

Chaque artère est accompagnée de deux veines dont elle occupe le milieu. Mais la *veine fémorale*, la *veine poplitée*, et le *tronc veineux tibio-péronier* sont simples.

Rapports. Les rapports restent en général les mêmes que pour les artères. Cependant la veine fémorale change de rapport avec l'artère crurale : en haut, elle est située en dedans de l'artère, mais à un pouce et demi au-dessous de l'arcade crurale, elle se place derrière l'artère.

La veine poplitée et le tronc veineux tibio-péronier, situés derrière les artères correspondantes, sont en même temps un peu inclinés en dehors.

Branches collatérales. La veine fémorale reçoit toutes les branches qui correspondent aux divisions de l'artère fémorale, à l'exception des veines honteuses externes et des veines tégumenteuses de l'abdomen, qui s'ouvrent dans la veine saphène interne.

Outre les branches correspondantes aux artères, la veine po plitée reçoit la veine saphène externe.

VEINES SUPERFICIELLES DU MEMBRE INFÉRIEUR.

Les veines superficielles sont situées sur l'aponévrose du mem bre inférieur, et séparées de la peau par le fascia superficiali Elles s'anastomosent fréquemment entre elles et dans différent points, avec les veines profondes, et constituent deux veine principales, 1° la *veine saphène interne* et 2° la *veine saphèn externe*.

Ces veines sont pourvues de valvules nombreuses, et leurs paroi sont plus épaisses que celles des veines du membre thoracique.

Les veines superficielles du membre inférieur commencent la face dorsale des orteils, par des plexus qui donnent naissanc aux veines collatérales des orteils. Celles-ci vont former sur l'ex trêmité antérieure du métatarse un *réseau veineux dorsal* ou un *arcade irrégulière*, à convexité antérieure, qui donne de chaqu côté naissance à une veine principale, origine des veines saphè nes. La veine principale qui sort de l'extrêmité interne de l'ar cade dorsale, est nommée *veine dorsale interne* et constitu l'origine de la veine saphène interne; la veine qui part de l'ex trêmité externe de l'arcade, est appelée *veine dorsale externe;* ell est moins considérable que l'interne et forme l'origine de la vein saphène externe.

1° Veine saphène interne. *Origine. Trajet.* Elle prend so origine à l'extrêmité interne de l'arcade veineuse dorsale d pied, en faisant suite à la veine dorsale interne, qui longe l premier métatarsien et qui reçoit les veines du gros orteil, le veines superficielles du côté interne de la plante du pied et d talon, et une veine communiquante avec les veines plantaire profondes. Elle monte ensuite au devant de la malléole interne croise obliquement la face interne du tibia, longe le bord intern de cet os, passe sur le côté interne de l'articulation du geno dont elle est séparée par les tendons du muscle demi-tendineux du droit interne et du couturier, se recourbe un peu d'arrière en avant, monte dans la région antérieure de la cuisse, suivant la direction du bord interne du muscle couturier, et arrivée à deux travers de doigt au-dessous de l'arcade crurale, elle traverse l'ouverture semi-lunaire de l'aponévrose fémorale, pour s'ouvrir dans la veine crurale.

Rapports. Située sur l'aponévrose dans tout son trajet, elle est accompagnée par le nerf saphène interne, depuis l'articulation du genou jusqu'à la malléole interne.

Branches collatérales. A la jambe, la veine saphène interne reçoit les veines sous-cutanées de la région antérieure et interne de la jambe; quelques veines de la région postérieure, au moyen desquelles elle s'anastomose avec la veine saphène externe; et des veines communiquantes avec les veines tibiales antérieures et tibiales postérieures.

A la cuisse, elle reçoit les veines sous-cutanées de la région rotulienne, une branche anastomotique avec la veine saphène externe, toutes les veines superficielles de la cuisse, et près de son embouchure, les veines honteuses externes et les sous-cutanées abdominales.

Variétés. La veine saphène interne se bifurque à la cuisse, mais les deux branches se réunissent bientôt en un seul tronc. Les veines superficielles de la cuisse constituent une veine principale, parallèle à la veine saphène interne, et située devant ou derrière cette veine. Quelquefois même, elle est double et la saphène occupe le milieu. Ces veines se réunissent en un seul tronc, avant de s'aboucher dans la veine crurale ; mais dans quelques cas rares, elles s'abouchent séparément dans cette veine.

2° Veine saphène externe. *Petite saphène ou postérieure. Origine. Trajet.* La veine saphène externe naît sur le dos du pied par la veine dorsale externe, qui longe le côté externe de la face dorsale du métatarse et qui reçoit les veines superficielles externes du dos et de la plante du pied; elle se dirige en arrière, monte derrière la malléole externe, longe le bord externe du tendon d'Achille qu'elle croise, se place entre les deux jumeaux, traverse l'aponévrose jambière, et pénètre dans le creux du jarret, où e s'ouvre dans la veine poplitée, en passant entre le nerf sciatiq poplité interne et le nerf sciatique poplité externe.

Au moment où la saphène externe pénètre dans le creux : jarret, elle fournit une branche ascendante qui contourne le bo interne de la cuisse, pour se jeter dans la veine saphène interne

Rapports. Placée sur l'aponévrose jusques près du creux jarret, elle est accompagnée dans tout son trajet par le nerf s phène externe.

Branches collatérales. Indépendamment des veines superficiell du bord externe et de la plante du pied, elle reçoit les vein sous-cutanées externes et postérieures de la jambe, quelqu branches communiquantes avec les profondes, surtout avec l péronières, et elle s'anastomose dans différents points avec veine saphène interne.

VEINES DU RACHIS.

Sur toute la longueur de la colonne vertébrale il existe d veines nombreuses, qui forment des lacis ou des plexus veineu situés les uns autour des saillies osseuses des vertèbres, et l autres, dans l'intérieur du canal spinal. Ces veines communique largement entre elles dans toute l'étendue de la colonne vert brale, et établissent une communication non interrompue ent toutes les veines du tronc; de manière que l'une des veines-cav peut suppléer à l'autre.

D'après leur situation par rapport à la colonne vertébrale, l veines du rachis sont divisées : 1º en veines *intra-rachidiennes* 2º en veines *extra-rachidiennes*, suivant qu'elles sont placé dans l'intérieur ou à l'extérieur du canal rachidien.

VEINES INTRA-RACHIDIENNES.

Les veines intra-rachidiennes reçoivent le sang des vertèbre de la moëlle épinière et de ses enveloppes; elles corresponde aux branches spinales de l'artère vertébrale, des intercostales, des lombaires et des artères sacrées. Ces veines s'étendent dans toute la longueur du canal rachidien, depuis le trou occipital, où elles communiquent avec les sinus occipitaux, jusqu'au coccyx. Les unes sont contenues dans l'intérieur de la dure-mère, et appartiennent à la moëlle épinière; les autres sont situées entre la dure-mère et les vertèbres et constituent des plexus.

1° Veines de la moëlle épinière. Ces veines, très tortueuses, forment des plexus irréguliers sur les deux faces de la moëlle épinière, entre l'arachnoïde et la pie-mère. De là partent, de distance en distance, de petites veines qui accompagnent les racines des nerfs, pour sortir par les trous de conjugaison, où elles se continuent avec les veines extra-rachidiennes.

2° Plexus intra-rachidiens. Les veines placées entre les vertèbres et la dure-mère spinale, forment des plexus longitudinaux et transverses dans toute l'étendue du canal rachidien. Ces plexus sont distingués, en *antérieurs* et en *postérieurs*.

Les *plexus longitudinaux antérieurs*, au nombre de deux, sont situés de chaque côté du ligament vertébral commun postérieur, entre la dure-mère et les corps des vertèbres. Ils s'étendent dans toute la longueur du canal spinal, et au niveau de chaque vertèbre, ils communiquent entre eux par des *plexus transverses antérieurs*, situés au devant du ligament vertébral commun postérieur. Dans ces plexus transverses viennent s'ouvrir les *veines des corps des vertèbres*.

Les plexus longitudinaux antérieurs sont unis, au niveau de chaque vertèbre, par des plexus transverses *latéraux* et communiquent par les trous de conjugaison avec les veines extra-rachidiennes.

Les *plexus longitudinaux postérieurs*, au nombre de deux, sont situés de chaque côté de la face antérieure des lames des vertèbres, entre ces lames et la dure-mère, et s'étendent dans toute la longueur du canal spinal. Ils sont plus développés dans la partie supérieure de ce canal que dans la partie inférieure.

Ces plexus sont unis entre eux, au niveau de chaque lame, par de petites veines transversales, *plexus transverses postérieur* et ils communiquent avec les sinus longitudinaux antérieurs, l les plexus transverses latéraux, qui s'ouvrent par les trous conjugaison dans les veines extra-rachidiennes.

VEINES EXTRA-RACHIDIENNES.

Les veines extra-rachidiennes sont divisées en *antérieures* et *postérieures*.

1° VEINES EXTRA-RACHIDIENNES POSTÉRIEURES. Ces veines sorte des téguments et des muscles de la gouttière vertébrale, et co respondent à l'artère cervicale profonde et à la branche dorsa des artères intercostales, lombaires et sacrées. Mais elles co stituent en outre un système particulier, formé par des cercl veineux qui enlacent les apophyses épineuses, les lames, l apophyses transverses et les apophyses articulaires des vertèbre

Ces veines communiquent largement avec les veines intr rachidiennes, au niveau des trous de conjugaison, pour form les veines extra-rachidiennes antérieures.

2° VEINES EXTRA-RACHIDIENNES ANTÉRIEURES. Elles doivent êt examinées, 1° à la région cervicale, 2° à la région lombo-sacr et 3° à la région thoracique.

Les veines extra-rachidiennes de la région du cou sont chaque côté : la *veine vertébrale* et la *cervicale profonde*.

La *veine vertébrale* accompagne l'artère du même nom, da le canal des apophyses transverses des vertèbres cervicales; *cervicale profonde* descend derrière les apophyses transverses ces mêmes vertèbres. Elles naissent toutes deux des veines e tra-rachidiennes postérieures de la région de la nuque, reçoive sur leur trajet des veines intra-rachidiennes, qui sortent par l trous de conjugaison, et elles s'ouvrent séparément ou par tronc commun dans le tronc veineux brachio-céphalique même côté.

A la région lombo-sacrée, les veines extra-rachidiennes an rieures sont constituées par les *veines lombaires*, par la *vei iléo-lombaire*, et par les *veines sacrées*. Ces veines ont été décrites avec le système de la veine-cave inférieure.

Les veines extra-rachidiennes de la région thoracique sont représentées par les *veines intercostales*.

Les *veines intercostales* sont formées par les veines intercostales proprement dites, et par les branches dorso-spinales qui sortent des veines intra-rachidiennes et des veines extra-rachidiennes postérieures de la région thoracique. Elles sont uniques pour chaque artère intercostale, qu'elles accompagnent jusques sur les corps des vertèbres. Les veines intercostales des deux ou des quatre premiers espaces intercostaux supérieurs se réunissent en un tronc commun, qui s'ouvre ordinairement dans le tronc veineux brachio-céphalique du même côté, et quelquefois dans la veine azygos. Celles, au contraire, qui sortent des six ou des sept espaces inférieurs se rendent du côté droit à la grande veine azygos, et du côté gauche à la demi-azygos.

VEINES AZYGOS.

Les veines azygos et leurs branches constituent un système veineux très remarquable et très important, parce qu'il établit une large communication entre la veine-cave supérieure et la veine-cave inférieure.

Il y a ordinairement une *grande veine azygos*, une *demi-azygos* et une *veine intercostale supérieure gauche*.

1° Grande veine azygos. *Origine. Trajet.* La grande veine azygos naît dans l'abdomen, sur le côté droit de la colonne vertébrale, par la première veine lombaire, au moyen de laquelle elle communique avec les autres veines lombaires et par là, avec la veine-cave inférieure. Souvent elle reçoit une branche directe de cette dernière veine ou de la rénale. Quelquefois elle prend son origine de la dernière veine intercostale.

Immédiatement après son origine, elle traverse l'ouverture aortique du diaphragme, pénètre dans la cavité thoracique, et monte verticalement sur le côté droit de la colonne vertébrale, dans le médiastin postérieur, à droite de l'aorte thoracique dont

67

elle est séparée, par le canal thoracique. Arrivée au niveau de troisième vertèbre dorsale, elle se recourbe en avant, en fo mant une crosse au-dessus de la bronche droite qu'elle embrass et elle s'ouvre à la face postérieure de la veine-cave supérieur immédiatement avant son entrée dans le péricarde.

Elle ne renferme que des valvules incomplètes.

Branches collatérales. La grande veine azygos reçoit en avan la *bronchique droite*, quelques veines *œsophagiennes* et *médiastine* à droite, les huit dernières *veines intercostales droites* et quelquefo toutes; à gauche, la *demi-azygos*, une *branche anastomotiq* de la veine intercostale supérieure gauche et quelquefois *de ou trois veines intercostales moyennes* du côté gauche.

Variétés. Elle s'ouvre quelquefois plus haut dans la veine-ca supérieure ou dans le tronc veineux brachio-céphalique droi ou plus bas, au point où la veine-cave supérieure est renferm dans le péricarde. Dans quelques cas, elle se continuait avec demi-azygos, pour s'aboucher dans le tronc veineux brachi céphalique gauche.

2° Veine demi-azygos. *Petite azygos. Origine. Trajet.* Cette vei naît dans l'abdomen, sur le côté gauche de la colonne vertébral par la première veine lombaire et quelquefois par une branc de la rénale. Elle monte verticalement sur le côté gauche de colonne vertébrale, pénètre dans le thorax, par l'ouverture ao tique du diaphragme, ou en traversant avec le nerf grand splanc nique le pilier gauche de ce muscle. Elle continue son traj ascendant dans le thorax, à gauche de l'aorte thoracique, arrivée au niveau de la sixième ou de la cinquième vertèb dorsale, elle croise la colonne vertébrale, derrière l'aorte, po s'ouvrir dans la grande veine azygos. Dans quelques cas, el passe au devant de l'aorte thoracique.

Branches collatérales. La demi-azygos reçoit des veines *œs phagiennes* et les *quatre ou cinq intercostales inférieures* c côté gauche. Ces veines croisent quelquefois la colonne vert brale et s'ouvrent séparément dans la grande veine azygos. Ce dans ce cas seulement qu'elle mérite le nom d'azygos. La dem azygos communique ordinairement avec l'intercostale supérieure gauche.

3° VEINE INTERCOSTALE SUPÉRIEURE GAUCHE. *Demi-azygos supérieure*. Elle est formée par la réunion des trois ou des quatre veines intercostales supérieures du côté gauche. Cette veine descend sur le côté gauche de la colonne vertébrale, passe derrière l'aorte et le canal thoracique, et s'ouvre séparément dans la grande veine azygos ou par un tronc commun avec la demi-azygos. Souvent elle se jette dans le tronc veineux brachio-céphalique du même côté.

BIBLIOGRAPHIE POUR L'ANATOMIE DES VEINES.

J. C. Loder, Tabulæ anat. Fasc. I-VI. Vimar. 1794-1804. fol.

L. M. A. et Fl. Caldani, Icones anatomicæ, Ven. 1801-13. 4 vol.

P. Mascagni, Prodromo della grande anatomia, posta in ordine da F. Antomarchi. Firenze 1819. Milano 1824. 4 vol. 8.

Anatomia universa XLIV tabulis repræsentata, cura A. Vacca-Berlinghieri, J. Barzellotti et J. Rosini. Pisa 1823. fol.

G. Breschet, Recherches anat. physiol. et patholog. sur le système veineux. Paris. 1829. fol.

J. B. Morgagni, De sinubus duræ matris, in advers. VI.

F. Vicq d'Azyr, Recherches sur la structure du cerveau dans les mémoires de l'Acad. des Sciences. 1781 et 1783.

J. F. Walter, De emissariis Santorini. Fcf. ad Viadr. 1757.

G. Breschet, Ven. diploicæ, in nov. act. ac. Leop. Carol. N. C. T. XIII.

B. Eustachius, Tract. de vena quæ αζυγος Græcis dicitur, in opuscul.

B. S. Albin, Tabula vasis chyliferi cum vena azyga. Lgd. B. 1755. fol.

G. Breschet, Essai sur les veines du rachis. Paris 1819. 4.

De la veine-porte.

A. F. Walther, De vena portæ exercitationes anatomicæ. Lips. 1739-1740.

A. Murray, Delineatio sciagraphica venæ portæ. Upsal. 1796. 4.

K. Hönleni, Descriptio anat. systematis venæ portæ in homine et quibusdam animalibus. Mogunt. 1808. fol.

Variétés des veines.

M. J. Weber, Uber varietäten der Venen in Meckel's archiv. F. A. u. Phys. 1829.

C. H. Hallett, General Remarks on Anomalies of Venous system. Med. Times. Nov. N. 423.

QUATRIÈME SECTION.

DES VAISSEAUX LYMPHATIQUES.

Les vaisseaux lymphatiques, canaux à parois minces et transparentes, charrient la lymphe et se terminent dans le système veineux dont ils constituent une dépendance. Ceux du canal intestinal sont nommés *vaisseaux chylifères* (1).

Le plan le plus facile et le plus utile à suivre dans la description des vaisseaux lymphatiques en particulier, est de les examiner dans les diverses régions, en faisant ressortir pour chaque groupe de ganglions lymphatiques les vaisseaux qu'ils reçoivent des diverses régions voisines.

VAISSEAUX LYMPHATIQUES DU MEMBRE INFÉRIEUR.

Comme dans les autres parties du corps, les vaisseaux lymphatiques du membre inférieur sont disposés sur deux plans, un superficiel et sous-cutané, qui accompagne les veines superficielles, et un profond, qui accompagne les artères.

1° VAISSEAUX LYMPHATIQUES PROFONDS. Les lymphatiques profonds de l'extrêmité inférieure suivent le trajet des artères; ils sont beaucoup moins nombreux que les superficiels; on en trouve deux ou trois autour de chacune des divisions de l'artère poplitée. Ils accompagnent successivement les artères digitales, les artères plantaires et l'artère dorsale du pied, entourent à la jambe l'artère tibiale antérieure, l'artère tibiale postérieure, la péronière et le tronc tibio-péronier.

Dans le creux du jarret, ils s'unissent à quelques uns des vaisseaux qui accompagnent la veine saphène externe et forment les *ganglions poplités*, au nombre de deux à quatre, et situés sur les vaisseaux sanguins de ce nom. Les vaisseaux efférents

(1) Pour la description de l'ensemble du système des vaisseaux lymphatiques ainsi que pour la structure de ces vaisseaux, voyez mon Manuel d'Anatomie générale, pag. 174.

de ces ganglions, au nombre de deux à six, montent le long l'artère crurale, en formant quelquefois, pendant ce trajet, très petits ganglions lymphatiques. Ils s'anastomosent fréque ment entre eux et dans quelques points avec les superficiels, i çoivent des rameaux qui accompagnent les branches de l'artè crurale et arrivés un peu au-dessous de l'arcade crurale, ils rendent dans les deux ou quatre *ganglions inguinaux profond* situés sur l'artère crurale, sous l'aponévrose. A ces ganglio aboutissent encore les vaisseaux lymphatiques qui accompagne l'artère épigastrique et la circonflexe iliaque.

2° Vaisseaux lymphatiques superficiels. Les vaisseaux lyı phatiques superficiels du membre inférieur sont réunis en deı faisceaux, l'un accompagne la veine saphène interne et l'autr la veine saphène externe. Ils commencent à la face dorsale d orteils, arrivent sur le dos du pied et y forment sur les vein superficielles de cette région un plexus tarsien. Du côté exterı de ce plexus partent plusieurs vaisseaux, auxquels se rende ceux du côté correspondant de la plante du pied; ils accomp guent la veine saphène externe, derrière la malléole extern et montent dans la région postérieure de la jambe, entre le fasc superficialis et l'aponévrose. Arrivés dans le creux du jarret, l uns traversent l'aponévrose et s'unissent aux ganglions poplité les autres contournent le côté interne du genou, et se joigne aux vaisseaux lymphatiques antérieurs de la jambe.

Les vaisseaux lymphatiques qui accompagnent la veine saphèı interne, sortent du côté interne du plexus tarsien, reçoivent l vaisseaux lymphatiques du côté correspondant de la plante (pied, et constituent un faisceau plus considérable que celui (la veine saphène externe. Ils montent dans la région antérieu et interne de la jambe, sur un plan plus superficiel que la veiı saphène interne, et passent sur le côté interne du genou, où i reçoivent quelques vaisseaux lymphatiques de la région post rieure de la jambe. Ils continuent leur trajet ascendant à la faı interne et à la face antérieure de la cuisse, communiquent daı plusieurs points avec les vaisseaux lymphatiques profonds, reço vent tous les vaisseaux lymphatiques superficiels de la cuisse et produisent les *ganglions inguinaux superficiels*, au nombre de huit à douze et situés sur l'aponévrose crurale, autour de l'embouchure de la veine saphène interne dans la veine crurale.

Les ganglions inguinaux superficiels communiquent avec les ganglions inguinaux profonds et reçoivent les vaisseaux lymphatiques superficiels des organes génitaux externes, ceux de la moitié inférieure du tronc et ceux du périnée et de la région fessière.

VAISSEAUX LYMPHATIQUES DU BASSIN.

Les vaisseaux lymphatiques efférents des ganglions inguinaux, plus considérables, mais moins nombreux que les vaisseaux afférents de ces ganglions, passent sous l'arcade crurale, et se séparent en un faisceau externe et en un faisceau interne. L'externe accompagne l'artère iliaque externe et forme un plexus et les *ganglions iliaques externes*, au nombre de six à huit; l'interne descend dans le petit bassin pour entrer dans les *ganglions pelviens*. Ces ganglions, au nombre de neuf à douze et situés sur la paroi latérale du petit bassin, reçoivent les vaisseaux lymphatiques qui accompagnent les diverses branches de l'artère hypogastrique; ce sont les vaisseaux lymphatiques profonds de la fesse, ceux qui accompagnent l'artère obturatrice, les vaisseaux lymphatiques de la vessie, de la prostate, des vésicules séminales, du canal de l'urèthre, de l'extrémité inférieure du rectum, ceux du vagin et de la partie inférieure de la matrice.

Les vaisseaux efférents des ganglions pelviens montent vers le détroit supérieur du bassin, les uns se jettent dans les ganglions iliaques externes, les autres s'unissent aux vaisseaux efférents de ces derniers ganglions pour accompagner l'artère iliaque primitive, et les plus internes passent sur la face antérieure du sacrum, où ils forment, près de l'angle sacro-vertébral, des anastomoses multipliées avec les vaisseaux du côté opposé.

VAISSEAUX LYMPHATIQUES DE L'ABDOMEN.

Les vaisseaux lymphatiques qui montent au devant de l'angle sacro-vertébral, et ceux qui accompagnent l'artère iliaque primitive, s'avancent sur la colonne vertébrale et sur l'aorte, et donnent naissance aux *ganglions aortiques* ou *lombaires*. A ces ganglions se rendent les vaisseaux lymphatiques lombaires, qui accompagnent les artères de ce nom, et ceux du colon descendant et du rectum, qui accompagnent l'artère mésentérique inférieure, en formant sur leur trajet, dans l'épaisseur du mésocolon, les *ganglions mésocoliques.*

Les ganglions aortiques reçoivent, en outre, les lymphatiques des reins, disposés sur deux plans, un superficiel et un profond, et qui, après s'être unis à ceux des capsules surrénales reçoivent encore, chez l'homme, les lymphatiques du testicul et chez la femme, ceux du corps de l'utérus, des ligaments lar ges, des trompes de Fallope et des ovaires.

Les vaisseaux lymphatiques efférents des ganglions aortique constituent, vers la quatrième vertèbre lombaire, plusieur troncs, qui se réunissent, près de la deuxième ou troisième ver tèbre, à ceux de l'intestin grêle, pour former le *réservoir* d *Pecquet.*

Vaisseaux chylifères. Les lymphatiques de l'intestin grêle o chylifères suivent une direction oblique dans les tuniques d l'intestin grêle, pénètrent dans le mésentère et s'unissent à ceu de la portion supérieure du gros intestin, pour former les *gan glions mésentériques.* Ces ganglions, d'autant plus volumineu qu'ils s'éloignent davantage des intestins, donnent naissance plusieurs troncs volumineux qui concourent, avec les lymphat ques des extrémités inférieures et du bassin, à former le ré servoir de Pecquet.

Réservoir de Pecquet. Le réservoir ou *ampoule* de Pecque aussi nommée *citerne lombaire*, est une dilatation considérabl tantôt alongée, tantôt arrondie, résultant de la réunion des cir ou des six troncs volumineux, qui sortent des ganglions aortiqu et mésentériques. Ce réservoir est quelquefois remplacé par un simple plexus de vaisseaux lymphatiques, mais cette disposition est assez rare. Il est situé à la hauteur de la deuxième ou de la troisième vertèbre lombaire, où il est en partie recouvert par l'aorte, et il donne naissance au canal thoracique, qui part de son extrémité supérieure.

VAISSEAUX LYMPHATIQUES DE LA CAVITÉ THORACIQUE.

CANAL THORACIQUE. Ce canal part du réservoir de Pecquet, pénètre dans la poitrine, en passant entre l'aorte et le pilier droit du diaphragme, monte au devant de la colonne vertébrale, derrière l'œsophage, entre l'aorte thoracique et la grande veine azygos, et arrivé au niveau de la deuxième ou de la troisième vertèbre dorsale, il se dirige en haut et à gauche, derrière la crosse de l'aorte et l'œsophage, passe dans une petite étendue sur l'artère sous-clavière, derrière la veine jugulaire interne, se contourne en crosse pour descendre, et s'ouvre dans l'angle d'union de la veine jugulaire interne et de la veine sous-clavière du côté gauche.

Il est ordinairement simple, quelquefois cependant, il forme, pendant son trajet, des divisions et des réunions qui n'ont rien de constant. Vers son extrémité supérieure surtout, il est souvent double, une des branches se dirige à gauche comme à l'ordinaire, et l'autre se rend du côté droit pour s'ouvrir dans la veine sous-clavière de ce côté, ou pour s'y joindre à la grande veine lymphatique droite. Sur une pièce que nous possédons dans notre collection, il se jette tout entier dans la veine sous-clavière droite.

Branches collatérales. Pendant que le canal thoracique est encore dans l'abdomen, il reçoit les lymphatiques de l'estomac, ceux de la rate, les superficiels et les profonds du foie, qui accompagnent l'artère hépatique, et ceux du pancréas. Tous ces lymphatiques traversent des ganglions avant de s'ouvrir dans le canal thoracique.

Dans le *thorax*, il reçoit les vaisseaux lymphatiques superficiels de la face convexe du foie et des lymphatiques profonds la moitié postérieure des parois thoraciques, après qu'ils ont versé les ganglions, situés sur les côtés de la colonne vertébr Entre les ganglions intercostaux existent encore, le long de l'ao thoracique, les *ganglions médiastins postérieurs*. Quand le ca thoracique est arrivé à la partie inférieure du cou, il reçoit lymphatiques des poumons, qui sont disposés sur deux pla un plan superficiel sous-pleural, et un profond qui accompag les vaisseaux sanguins de ces organes. Ils traversent les *gangli bronchiques*, situés autour des bronches et de la division de la t chée-artère et s'ouvrent dans la partie supérieure du canal thora que, ou bien ils s'abouchent directement dans une des vei sous-clavières. Les lymphatiques du cœur, du péricarde et thymus s'unissent à ceux des poumons. Ces vaisseaux travers les ganglions *médiastins antérieurs*, situés derrière le stern dans le médiastin antérieur. Leurs vaisseaux efférents, avant de rendre au canal thoracique, s'unissent à ceux des *ganglions s naux*. Ces ganglions, situés derrière les cartilages costaux su rieurs, sont formés par les vaisseaux lymphatiques qui acco pagnent l'artère mammaire interne et ses divisions.

Le canal thoracique reçoit encore avant sa terminaison d la veine sous-clavière du côté gauche, les lymphatiques superfici de la moitié gauche du dos et de la poitrine, tous les lymphatiq du bras gauche et ceux de la moitié gauche de la tête et du cou

VAISSEAUX LYMPHATIQUES DE LA TÊTE.

Les vaisseaux lymphatiques de la tête, comme dans les aut régions du corps, sont les uns superficiels et les autres profon Ils doivent être examinés, les uns et les autres, au crâne et la face.

Vaisseaux lymphatiques profonds du crane. Jusqu'aujourd'l les vaisseaux lymphatiques de l'encéphale et de la moëlle épini n'ont pu être démontrés; Arnold a injecté ceux de la pie-mère des ventricules. Ils accompagnent en général la direction des v nes de la pie-mère, et sortent de la cavité crânienne, par les ouvertures qui donnent passage aux artères et aux veines de l'encéphale. Sur leur trajet, ils forment de petits ganglions autour de la carotide interne et se rendent aux ganglions du cou.

Vaisseaux lymphatiques profonds de la face. Ces vaisseaux accompagnent les divisions artérielles, et principalement la maxillaire interne. Ils viennent de la fosse temporale, de la fosse sphéno-palatine, de l'orbite, de la cavité nasale, de la paroi latérale de la cavité buccale, de la voûte palatine et de la partie supérieure du pharynx. Ils forment les *ganglions maxillaires internes*, situés sur la partie postérieure du muscle buccinateur et sur la paroi latérale du pharynx, et se rendent en partie aux *ganglions cervicaux profonds*, et en partie, aux *ganglions parotidiens* et aux *ganglions sous-maxillaires*, où ils s'anastomosent avec les vaisseaux lymphatiques superficiels.

Les *vaisseaux lymphatiques de la langue* forment quelques ganglions, situés les uns entre le muscle mylo-hyoïdien et la glande sublinguale, les autres entre cette glande, la muqueuse buccale et le muscle génio-glosse. Un ou deux ganglions existent sur l'os hyoïde.

Vaisseaux lymphatiques superficiels du crane. Les lymphatiques superficiels du crâne forment deux faisceaux dont l'un accompagne les veines temporales superficielles, et l'autre, les veines occipitales et auriculaires.

Les *lymphatiques temporaux* descendent superficiellement de la région latérale du front, de la région temporale et de la région auriculaire supérieure, passent sur la parotide, où ils donnent naissance à trois ou quatre *ganglions*, nommés *parotidiens* ou *superficiels de la face*, et dont les vaisseaux efférents se rendent aux ganglions sous-maxillaires et aux ganglions superficiels du cou.

Les *lymphatiques occipitaux* accompagnent les veines occipitales et auriculaires, produisent les *ganglions occipitaux*, situés sur l'insertion supérieure du trapèze, et les *ganglions mastoïdiens*, qui recouvrent l'apophyse mastoïde, sur le sterno-cléïdo-mastoïdien. Les vaisseaux efférents de ces ganglions se rendent aux ganglions superficiels du cou.

VAISSEAUX LYMPHATIQUES SUPERFICIELS DE LA FACE. Comme l veines de la face, ils partent du front, des paupières, de surface du nez, des joues, du menton, se dirigent en bas et e dehors, donnent quelquefois naissance à un ou à deux ganglio lymphatiques, passent au devant du muscle masseter et se rende aux *ganglions sous-maxillaires*. Ces ganglions, au nombre de s à dix, sont situés sur la glande salivaire sous-maxillaire et r çoivent, outre les lymphatiques superficiels de la face, ceux d la glande sous-maxillaire, de l'amygdale et quelques uns de l langue. Les vaisseaux efférents de ces ganglions se rendent au ganglions superficiels et aux ganglions profonds supérieurs du co

VAISSEAUX LYMPHATIQUES DU COU.

Les lymphatiques du cou forment deux groupes dont l'u superficiel accompagne la veine jugulaire externe, tandis qu l'autre profond suit le trajet de la veine jugulaire interne et d la carotide primitive.

VAISSEAUX LYMPHATIQUES SUPERFICIELS DU COU. Ces vaisseaux ac compagnent la veine jugulaire externe et donnent naissance au *ganglions cervicaux superficiels*, au nombre de quatre à six et s tués sur le muscle sterno-cléïdo-mastoïdien, ou le long de so bord postérieur. A ces ganglions se rendent les vaisseaux eff rents des ganglions occipitaux, des ganglions mastoïdiens, quelques uns des ganglions parotidiens et des ganglions sous maxillaires. Ils reçoivent les vaisseaux lymphatiques superficie de la région antérieure et de la région postérieure du cou, q produisent quelquefois un ou deux ganglions superficiels sur l muscle sterno-hyoïdien. Les vaisseaux efférents des ganglion superficiels du cou se rendent aux ganglions profonds inférieu de cette région.

VAISSEAUX LYMPHATIQUES PROFONDS DU COU. Ils accompagnen plus spécialement la jugulaire interne, et donnent naissance au ganglions profonds supérieurs et aux ganglions profonds infé rieurs du cou.

Les *ganglions profonds supérieurs du cou*, au nombre de dix à seize et situés entre le sterno-cléïdo-mastoïdien et le pharynx, entourent la division de la carotide primitive. Quelques uns s'étendent jusqu'à la base du crâne, d'autres, plus petits, sont placés entre le larynx et le corps thyroïde et d'autres encore, entre le pharynx et la colonne vertébrale. Ils reçoivent les vaisseaux lymphatiques superficiels et profonds de la face, les profonds du crâne, tous les lymphatiques de la langue, ceux du larynx, du corps thyroïde et ceux du pharynx. Les vaisseaux efférents de ces ganglions descendent le long de la jugulaire interne, produisent quelquefois des ganglions vers le milieu du cou et se rendent aux ganglions profonds inférieurs.

Les *ganglions profonds inférieurs du cou* ou *sus-claviculaires*, moins nombreux que les supérieurs, sont situés immédiatement au-dessus de la clavicule, dans la région sus-claviculaire, sous l'aponévrose cervicale et sous l'insertion inférieure du muscle sterno-cléïdo-mastoïdien. Dans ces ganglions se rendent tous les vaisseaux lymphatiques, superficiels et profonds, de la tête et du cou, ceux de la portion cervicale de la trachée-artère et de l'œsophage. Ils communiquent avec les ganglions axillaires et avec ceux du thorax, par des vaisseaux afférents et par des vaisseaux efférents.

Les vaisseaux lymphatiques qui sortent de ces ganglions, se réunissent de chaque côté en un tronc très court, ordinairement simple quelquefois double. Celui du côté droit concourt à former la grande veine lymphatique, et celui du côté gauche, après s'être uni aux vaisseaux efférents des ganglions axillaires, s'ouvre dans l'extrêmité supérieure du canal thoracique.

VAISSEAUX LYMPHATIQUES DU MEMBRE SUPÉRIEUR.

Les lymphatiques du membre supérieur sont les uns superficiels et sous-cutanés, et les autres profonds.

VAISSEAUX LYMPHATIQUES PROFONDS. Ces vaisseaux accompagnent les artères; ils sont au nombre de deux pour chaque division artérielle. Ils partent des branches digitales, suivent le traj des arcades palmaires, communiquent au-dessus du carpe ave les vaisseaux superficiels, produisent quelquefois, sur le traj de l'artère cubitale et de l'artère radiale, un *ganglion antibr chial*, se réunissent au pli du bras à ceux qui accompagnent l artères interosseuses, s'anastomosent avec les superficiels et co stituent les vaisseaux satellites de l'artère brachiale. Les lymph tiques profonds du bras, au nombre de deux, forment sur le trajet deux ou trois ganglions très petits, et se terminent da les ganglions axillaires.

VAISSEAUX LYMPHATIQUES SUPERFICIELS. Les lymphatiques supe ficiels du membre supérieur sont très nombreux, ils sont situé un peu plus superficiellement que les veines, entre l'aponévros et le fascia superficialis.

Ils commencent par des rameaux collatéraux, sur la face pal maire et sur la face dorsale des doigts. Ceux de la face palmair montent le long de la face antérieure de l'avant-bras. Ceux d la face dorsale forment sur le dos de la main, un plexus trè compliqué, et se séparent en deux faisceaux dont l'un accom pagne la veine radiale et l'autre, la veine cubitale. Ils monten d'abord le long de la face postérieure de l'avant-bras, en s portant peu-à-peu vers la face antérieure, les uns en contour nant le bord cubital de l'avant-bras, les autres en contournan son bord radial. Tous ces lymphatiques communiquent entr eux au pli du coude, s'anastomosent avec les profonds, et le plus internes forment, au-dessus de l'épitrochlée, le *ganglion épi trochléen* dont les vaisseaux efférents se rendent, en accompagnan la veine basilique, aux lymphatiques profonds. Les autres conti nuent leur trajet ascendant sur l'aponévrose brachiale, à la fac interne du bras, et se rendent aux *ganglions axillaires*. Quelque uns accompagnent la veine céphalique et s'ouvrent dans les gan glions sous-claviculaires.

Les *ganglions axillaires*, au nombre de dix à douze, son distingués en superficiels et en profonds.

Les *superficiels*, très petits et peu nombreux, sont situés su l'aponévrose, le long du bord inférieur du muscle grand pectoral; il en existe un ou deux *sous-claviculaires*, sur l'aponévrose coraco-claviculaire.

Les *profonds*, beaucoup plus nombreux et plus considérables, sont situés dans le tissu cellulo-adipeux qui entoure les vaisseaux axillaires.

Les ganglions axillaires sont liés entre eux par des vaisseaux nombreux et reçoivent tous les vaisseaux lymphatiques du membre supérieur, les superficiels de la poitrine, du dos et de la nuque, en passant les uns, sous le bord inférieur du grand pectoral et les autres, sous celui du grand dorsal. Les vaisseaux lymphatiques qui accompagnent les artères thoraciques se rendent aussi aux ganglions axillaires. Les vaisseaux efférents de ces ganglions communiquent avec les ganglions sus-claviculaires, et se réunissent enfin en un seul tronc, qui monte derrière la veine sous-clavière et s'ouvre à gauche dans le canal thoracique et à droite dans la *grande veine lymphatique.*

Grande veine lymphatique droite ou *tronc lymphatique droit.* Du calibre du canal thoracique, ce tronc n'a qu'un demi-pouce à un pouce de longueur, se dirige obliquement de haut en bas et de dehors en dedans, au devant du muscle scalène antérieur et s'ouvre dans l'angle d'union de la veine jugulaire interne et de la veine sous-clavière du côté droit.

Le tronc lymphatique droit reçoit tous les vaisseaux lymphatiques du membre supérieur droit, de la moitié droite de la tête et du cou, les superficiels du dos et du thorax du même côté, les lymphatiques du poumon droit, de la moitié droite du cœur et souvent ceux de la moitié droite du diaphragme et du foie. Les vaisseaux lymphatiques qui le constituent, s'ouvrent souvent séparément dans la veine sous-clavière ou dans la veine jugulaire interne.

BIBLIOGRAPHIE POUR LES VAISSEAUX LYMPHATIQUES.

C. A. Asellius, De lactibus s. lacteis venis etc. Medi 1627. 4.

J. Pecquet, Experimenta nova anatomica, quibus incogniti hactenus chyli receptaculum et vasa lactea deteguntur. Pai 1651. 4.

A. Monro et J. F. Meckel, Opuscula anatomica de vasis lympl ticis. Lips. 1760. 8.

W. Cruikshank, The anatomy of the absorbings vessels. Lo don. 1786. 4. cum tab.

P. Mascagni, Vasorum lymphaticorum corp. hum. historia ichnographia. Sienne. 1787. fol. cum tab.

E. A. Lauth, Sur les vaisseaux lymphatiques. Strasb. 1824. 4

V. Fohmann, Mémoires sur les vaisseaux lymphatiques de peau, des membranes muqueuses, séreuses, du tissu nerveux musculaire. Liége. 1833. in 4. avec fig.

G. Breschet, Le système lymphatique, considéré sous le rappo anatomique, physiol. et pathol. Paris. 1836. 8.

TROISIÈME LIVRE.

SPLANCHNOLOGIE.

Définition. La splanchnologie (σπλαγχνον, viscère) est la partie de l'anatomie qui a pour objet la description des *viscères*, c'est-à-dire, des organes plus ou moins compliqués, situés pour la plupart dans les cavités du corps, et auxquels sont confiées la préparation du chyle, celle du sang et la formation d'un nouvel organisme.

Objet. Elle comprend l'histoire de l'*appareil digestif*, de l'*appareil respiratoire*, de l'*appareil urinaire* et de l'*appareil génital*. Tous ces appareils servent à la *nutrition* et à la *reproduction*.

Plan de description. La description des organes de ces différents appareils a pour objet : leur nomenclature, leur situation, leur nombre, leur volume, leur couleur, leur consistance, leur direction, leur forme, leur conformation extérieure, leur conformation intérieure s'ils sont creux, et leurs rapports. Ces différents points étant bien connus, on examine leur structure. On décrit les différents éléments anatomiques qui entrent dans leur composition, et la disposition relative de ces éléments. Enfin on fait suivre cette description, d'un résumé succinct des usages de ces organes.

PREMIÈRE SECTION.

APPAREIL DIGESTIF.

Définition. L'appareil digestif est constitué par un canal q reçoit les aliments et les boissons, et qui leur fait subir l changements mécaniques et chimiques nécessaires, pour qu'i puissent être assimilés, et servir à la nutrition et à la sécrétio

A ce canal sont annexés des organes accessoires, des *glande* qui sécrètent divers liquides, destinés à être versés dans s intérieur, et dont l'action fait subir aux aliments les changemen chimiques qu'ils doivent éprouver. Un seul de ces annexes, rate n'a point cet usage.

La description de l'appareil digestif comprend donc celle *canal alimentaire* ou *digestif* et celle des *organes annexes* : l glandes salivaires, le foie, le pancréas et la rate.

Le *péritoine*, sac séreux qui tapisse les viscères contenus da l'abdomen, appartient non seulement à l'appareil digestif, ma aussi à l'appareil génito-urinaire. C'est pourquoi il convient ne décrire ce sac séreux que lorsque tous les viscères de l'abd men seront connus.

CANAL DIGESTIF.

Définition. Le canal alimentaire ou digestif est un tube mer braneux qui s'étend sans interruption depuis la bouche jusqu l'anus.

Situation. La situation du canal alimentaire est en génér profonde, le long de la colonne vertébrale ; de sorte qu'il e recouvert, au cou, par le larynx, par la trachée-artère et par le corps thyroïde; dans le thorax, par le cœur, par les poumons et par le thymus; dans l'abdomen, par les organes urinaires et génitaux, à l'exception des reins et des urétères. Cependant c'est dans l'abdomen, où il a son siège principal, qu'il est le plus libre et le plus rapproché de la surface du corps.

Symétrie. Il est plutôt asymétrique que symétrique. Ses deux extrémités, la supérieure et l'inférieure, sont les seules parties qui correspondent exactement à la ligne médiane. L'œsophage, l'estomac et les intestins sont plus à gauche qu'à droite.

Dimensions. La longueur, l'ampleur et la consistance du canal intestinal, varient suivant le volume du corps; mais, sa portion abdominale surtout augmente sous l'influence du régime végétal et diminue sous celle du régime animal.

Chez la femme, il est un peu plus étroit, plus petit et plus délicat que chez l'homme.

Chez l'enfant nouveau-né, le canal digestif a une longueur égale à sept ou huit fois la longueur du corps. Chez l'adulte, ce rapport est un peu moins considérable : le canal digestif a six fois la longueur du corps.

Direction. Il est rectiligne à son origine et à sa terminaison, et décrit un grand nombre de circonvolutions dans sa portion abdominale.

Figure. Cylindroïde dans la plus grande partie de son étendue, le canal alimentaire présente des dilatations dans quelques points et des rétrécissements dans d'autres. On y distingue trois dilatations principales : la *cavité buccale*, l'*estomac* et le *cœcum*. A chacune de ces dilatations succède une portion de canal plus rétréci.

Division. D'après la disposition de ces trois dilatations; le canal alimentaire est naturellement divisé en trois portions, non seulement sous le point de vue anatomique; mais aussi sous celui de la physiologie.

La première portion, qui s'étend de l'ouverture buccale jusqu'à l'estomac sert à l'ingestion des aliments. C'est la *portion ingestive*. La seconde, qui comprend la deuxième dilatation l'estomac, avec la partie rétrécie suivante, jusqu'à la troisiè dilatation, constitue la *portion digestive*. C'est la partie du ca alimentaire où les aliments subissent les modifications nécess res, pour les transformer en une substance assimilable. La tr sième portion, qui commence au cœcum et comprend tout gros intestin, présente, comme toute la région inférieure corps, les caractères de l'éjection. C'est la *portion éjective*. C par elle que le résidu des aliments est rejeté à l'extérieur.

Une autre division est celle qui établit dans le canal digest une *partie sus-diaphragmatique* et une *partie sous-diaphragm tique*.

La partie sus-diaphragmatique, située au-dessus du diaph gme, comprend 1° la *cavité buccale*, 2° le *pharynx* et 3° l'*œsopha* C'est la portion ingestive du canal alimentaire.

La partie sous-diaphragmatique comprend 1° l'*estomac*, 2° l'i*testin grêle* et 3° le *gros intestin*. C'est la portion digestive et portion éjective.

Structure. Le canal alimentaire, considéré d'une manière g nérale, est formé dans la plus grande partie de son étendu par quatre tuniques superposées.

1° La plus interne est une *membrane muqueuse*, tapissée p un épithéléon pavimenteux, dans sa portion ingestive, et p un épithéléon conoïde, dans le reste de son étendue. Elle re ferme des glandes nombreuses, depuis la bouche jusqu'à l'anu pour pouvoir servir à une sécrétion abondante, et elle est tr riche en vaisseaux sanguins et en vaisseaux lymphatiques, da le but d'exercer une absorption très vive (1).

2° En dehors de la muqueuse se trouve une *tunique vasculai* formée par le tissu cellulaire sous-muqueux, qui unit la tuniq muqueuse à la tunique musculeuse, et dans laquelle se ramifie les vaisseaux et les nerfs, avant de pénétrer dans la muqueuse.

3° La troisième tunique, plus externe encore, est une *tuniq*

(1) V. mon Manuel d'Anatomie générale, p. 92.

musculeuse, qui produit les divers mouvements du canal digestif. Elle est composée, dans la plus grande partie de son étendue, de deux plans, l'un à fibres longitudinales et l'autre à fibres circulaires.

4° La quatrième tunique n'existe que dans la portion abdominale du canal alimentaire. C'est la *tunique séreuse;* elle fait partie du péritoine et sert à fixer le tube digestif aux parties voisines, d'une manière très lâche.

PORTION SUS-DIAPHRAGMATIQUE DU CANAL DIGESTIF.

Cette portion comprend : 1° la *cavité buccale* et ses *annexes*, 2° le *pharynx* et 3° l'*œsophage.*

CAVITÉ BUCCALE ET SES ANNEXES.

La *cavité buccale* ou la *bouche*, située à l'entrée du canal alimentaire, a pour usage de recevoir les aliments et de leur faire subir une première élaboration, au moyen de la mastication et de l'insalivation; en même temps qu'elle est le siège du goût et de la parole. Elle sert aussi à la respiration.

Dimensions. Aucun de ses diamètres ne prédomine, chez l'homme. Sa capacité peut être augmentée par la distension des joues et par la propulsion des lèvres.

Direction. La cavité buccale a une direction horizontale, ce qui est en rapport avec la destination de l'homme à l'attitude bipède.

Forme. Elle a une forme ovalaire, symétrique et à grosse extrémité antérieure.

Conformation. La cavité buccale présente une *paroi supérieure* ou *voûte palatine;* une *paroi inférieure*, formée par la *langue;* une *paroi postérieure*, représentée par le *voile du palais;* une *paroi antérieure*, constituée sur un premier plan par les *lèvres*, sur un second, par les *arcades alvéolaires* et par les *dents;* deux *parois latérales*, formées par ces mêmes arcades et par les joues.

La cavité buccale est pourvue de *deux ouvertures*, une antérieure, c'est l'*ouverture* de la *bouche*, et une postérieure, qui établit une communication entre la cavité buccale et le pharynx, et qui à raison de son étroitesse a reçu le nom *d'isthme du gosier*.

LÈVRES ET BOUCHE.

Les lèvres sont deux voiles contractiles qui forment la paroi antérieure de la cavité buccale, et qui circonscrivent l'ouverture de la bouche. Cette ouverture ou la bouche proprement dite est une fente transversale, présentant deux angles ou commissures qui sont plus déprimés que le reste de sa circonférence.

Direction. Division. Les lèvres, distinguées en supérieure et en inférieure, ont une direction verticale, et sont un peu plus épaisses à leur bord libre qu'à leur bord adhérent. La supérieure diffère de l'inférieure en ce qu'elle est plus longue et qu'elle s'avance un peu sur elle. Elles présentent à considérer une *face antérieure* ou cutanée et une *face postérieure* ou muqueuse.

Face antérieure. A la lèvre supérieure, elle présente :

1° *Sur la ligne médiane*, le sillon sous-nasal, rainure verticale qui se termine en bas, par un tubercule plus ou moins proéminent.

2° De chaque côté, une surface convexe, recouverte d'un duvet, chez la femme et chez l'impubère, et des moustaches chez l'homme. Cette surface est limitée en dehors par le sillon naso-labial, qui descend de l'aile du nez vers la commissure de la bouche.

La lèvre inférieure regarde en bas et se couvre de poils seulement à sa partie moyenne. Elle est séparée du menton par une dépression transversale, nommée sillon mento-labial.

Face postérieure. La face postérieure des lèvres est libre, excepté sur la ligne médiane, où se voit un petit repli muqueux, appelé *frein* ou *filèt* de la lèvre. Il est plus étendu à la lèvre supérieure qu'à l'inférieure.

Elles sont limitées à leur face postérieure par la réflexion de la muqueuse, qui se jette de la lèvre sur la mâchoire, en sorte qu'il existe, entre les lèvres et les arcades dentaires, un sillon qui fait partie du vestibule de la bouche.

Structure. Les lèvres sont composées par quatre couches superposées.

1° La couche externe est formée par la peau, recouverte de poils, chez l'homme adulte, et intimement unie à la couche musculaire suivante. Elle se continue avec la muqueuse buccale, sur le bord libre des lèvres, suivant une ligne bien tranchée.

2° Immédiatement derrière la couche précédente se trouve une couche musculaire, composée du muscle orbiculaire des lèvres, et d'un grand nombre de faisceaux longitudinaux qui aboutissent à ce muscle.

3° A la couche musculaire succède une couche de glandes mucipares composées, nommées *glandes labiales.* Elles ont une forme sphéroïdale, le volume de petites lentilles et sont pourvues chacune d'un conduit excréteur, qui vient s'ouvrir à la face postérieure de la muqueuse, par un orifice bien distinct. Ces glandes sont composées de plusieurs petits lobules, entourés et réunis par du tissu cellulaire. Chacun de ces lobules est composé d'un amas de vésicules, qui s'ouvrent dans les dernières divisions du conduit excréteur (voir pl. 1); ces vésicules ou acini sont formées par la membrane homogène des glandes et sont recouvertes, à l'intérieur, par un épithéléon à cellules granuleuses, et à l'extérieur, par le réseau capillaire. De chaque amas de vésicules sort une division du conduit excréteur. Ces divisions se réunissent ensuite pour former le tronc du conduit excréteur.

Fig. 1.

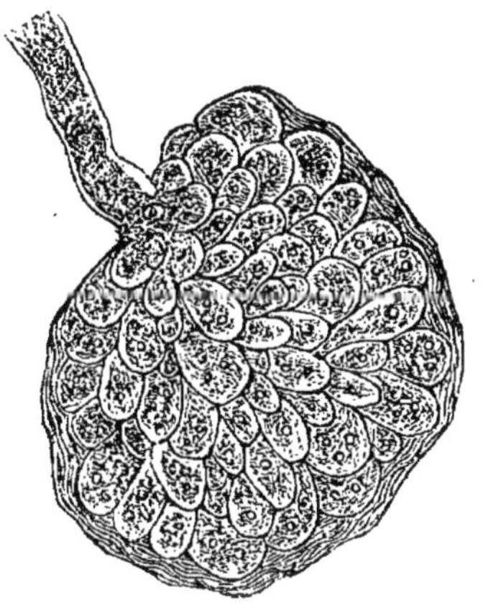

Lobule d'une glande mucipare composée (gross. 400 f.).

4° La couche la plus profonde est constituée par la membrane muqueuse. La muqueuse labiale, rouge et molle, est pourvue d'une infinité de papilles; elle est composée d'un épithéléon pavimenteux stratifié, qui se continue avec l'épiderme, et d'une couche dermatique mince, pourvue de papilles. Au bord adhérent des lèvres, elle se jette sur les arcades alvéolaires, pour se continuer avec les gencives.

Vaisseaux et nerfs. Les lèvres sont très riches en vaisseaux et en nerfs.

Les *artères* coronaires labiales viennent de la faciale, les autres rameaux artériels sont pourvus par la maxillaire interne ; ce sont les artères buccales, la sous-orbitaire pour la lèvre supérieure et la mentonnière pour l'inférieure.

Les *veines* portent le même nom et suivent le même trajet. Les *vaisseaux lymphatiques* s'ouvrent dans les ganglions lymphatiques sous-maxillaires.

Les *nerfs* viennent de deux sources bien distinctes : 1° du trijumeau ou cinquième paire et 2° du nerf facial ou septième paire.

Usages. Les lèvres servent à retenir la salive, à la préhension des liquides, à la succion, à l'action de siffler, au jeu des instruments à vent et à l'articulation des sons. Elles jouent un très grand rôle dans l'expression des passions.

JOUES.

Les parois latérales de la cavité buccale sont formées par les *joues.*

Elles sont limitées du côté de la cavité buccale par la réflexion de la membrane muqueuse sur les os maxillaires.

Structure. Elles sont composées de différentes couches, qui sont en comptant de dehors en dedans :

1° La peau très fine et très vasculaire ;

2° Une couche cellulo-adipeuse très épaisse en dehors ;

3° Une couche musculeuse, formée en haut et en dehors par les muscles zygomatiques et en bas, par le peaucier et par le triangulaire de la bouche. Entre ces muscles et près du masseter existe un peloton de tissu adipeux, qui constitue la saillie arrondie de la joue et dont l'absence laisse un creux remarquable, chez les personnes maigres.

4° L'aponévrose génienne, qui recouvre le muscle buccinateur;

5° Le muscle buccinateur;

6° La couche de glandes mucipares, nommées *buccales*, semblables aux glandes labiales, mais moins considérables. Parmi ces glandes, il y en a deux ou trois qui sont situées entre le muscle buccinateur et le masseter, et qu'on a nommées *glandes molaires*. Leurs conduits excréteurs s'ouvrent au niveau de la dernière dent molaire.

7° La membrane muqueuse, continuation de celle des lèvres, est traversée par le canal de Sténon, conduit excréteur de la parotide, et elle se continue sur la partie postérieure des arcades alvéolaires, avec la muqueuse du voile du palais.

Vaisseaux et nerfs. Les *artères* de la joue viennent de la faciale et de la transversale de la face, et d'une autre part, de la maxillaire interne, par l'artère sous-orbitaire, la dentaire inférieure, la buccale, et par l'alvéolaire.

Les *veines* sont satellites des artères.

Les vaisseaux *lymphatiques* se rendent aux ganglions sous-maxillaires et aux ganglions parotidiens.

Les *nerfs* de la joue proviennent du nerf facial et du nerf trijumeau. Ce dernier nerf envoie le rameau buccal et d'autres rameaux par le sous-orbitaire et par le mentonnier.

Usages. Les joues servent à la mastication, à la succion, à l'articulation des sons, au jeu des instruments à vent, à l'éjection des liquides et à l'expression des passions.

Vestibule de la cavité buccale. Les joues et les lèvres constituent la paroi externe et les bords alvéolaires avec les dents, la paroi interne d'une cavité, nommée vestibule de la cavité buccale. Cette cavité est pourvue des glandes mucipares labiales et buccales, et reçoit le produit de sécrétion des glandes parotides. Elle peut être considérée comme une sorte de réservoir très dilatable, dans lequel les aliments sont déposés pour être successivement broyés.

Les *arcades alvéolaires* ont été décrites dans l'ostéologie et les *dents*, dans l'anatomie générale (1).

VOUTE PALATINE ET GENCIVES.

Limites. La voûte palatine, d'une forme parabolique, est limitée de chaque côté et en avant, par l'arcade dentaire supérieure, et en arrière, par le voile du palais.

Structure. Elle est constituée, 1° par une charpente osseuse, formée par l'apophyse palatine des os maxillaires supérieurs et par la partie horizontale des os palatins.

2° Au-dessous du squelette, se trouve une couche de tissu cellulo-adipeux et de glandes mucipares composées, nommées *glandes palatines.* Cette couche, très épaisse sur les côtés, manque au milieu.

3° Enfin, la couche la plus superficielle est formée par la muqueuse, nommée *membrane palatine.* Comme toute la muqueuse buccale, elle est composée d'une couche dermatique et d'un épithéléon pavimenteux stratifié (fig. 2); blanchâtre et épaisse, elle est très adhérente aux os et est dépourvue de toute mobilité. Elle présente sur la ligne médiane un raphé antéro-postérieur, à l'extrêmité antérieure duquel se trouve un *tubercule* qui répond à l'orifice inférieur du canal palatin antérieur. Ce tubercule présente l'orifice d'un petit conduit, par lequel la muqueuse buccale communique avec la muqueuse nasale.

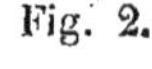
Fig. 2.

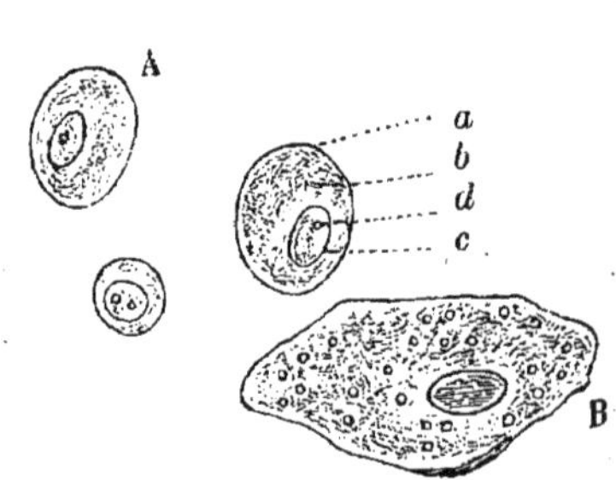

A. Jeunes cellules de l'épithéléon buccal. B. Cellule entièrement développée du même épithéléon. *a.* membrane cellulaire, *b.* contenu, *c.* noyau, *d.* nucléole.

(1) Voyez *tissu dentaire*, p. 202, de mon Manuel d'Anatomie générale.

De chaque côté, la muqueuse palatine présente, en avant, des rugosités transversales.

Vaisseaux et nerfs. La voûte palatine reçoit les vaisseaux et les nerfs palatins postérieurs.

Usages. Les aliments peuvent être écrasés par la pression de la langue contre le palais. Celui-ci sert, en outre, à prononcer les lettres palatines et à modifier les sons. Aussi est-elle plus voûtée chez les bons chanteurs.

Gencives. Les gencives sont formées par la portion de la muqueuse buccale, qui entoure les arcades alvéolaires et les dents. Très dure et peu sensible, elle est intimement unie au périoste des arcades alvéolaires, et se continue, au niveau du collet des dents, avec celui qui tapisse l'intérieur des alvéoles.

La muqueuse gencivale est pourvue de glandes mucipares simples, disposées par groupes, et que Serres a d'abord décrites, chez le fœtus, sous le nom de glandes tartareuses. Mais ces glandes ne sécrètent évidemment que du mucus, le tartre n'étant qu'un précipité des sels calcaires de la salive. Elles ressemblent souvent à des follicules clos, quand leur conduit excréteur, très ténu, a été obturé et qu'elles sont distendues par leur contenu.

La *langue* forme la paroi inférieure, elle sera décrite avec les organes des sens.

VOILE DU PALAIS ET ISTHME DU GOSIER.

Définition. C'est une valvule membraneuse et musculeuse, située derrière la voûte palatine, entre la cavité buccale et le pharynx.

Direction. Forme. La direction du voile du palais est oblique de haut en bas et d'avant en arrière. La forme est quadrilatère et on y distingue deux faces et quatre bords.

Faces. La face *antérieure* et inférieure est concave et se continue avec la voûte palatine. La face *postérieure* et supérieure est bombée et se continue avec le plancher des fosses nasales.

Bords. Le bord *supérieur* et antérieur tient au bord postérieur des os palatins. Les bords *latéraux* se continuent avec la muqueuse de la joue. Cette limite est établie par un rebord saillant, étendu de l'extrêmité postérieure du bord alvéolaire supérieur à l'extrêmité postérieure du bord alvéolaire inférieur; ce rebord répond au bord antérieur des ptérygoïdiens internes et est constitué par un grand nombre de glandes mucipares composées.

Le bord *inférieur* du voile du palais est mince et libre, et présente au milieu un appendice rougeâtre, d'une forme conoïde, et qu'on nomme la *luette*. Cet appendice est constitué par un grand nombre de glandes mucipares composées.

De chaque côté, le bord libre présente deux arcades, nommées *piliers du voile du palais;* ce sont deux plis arqués et dirigés transversalement; l'un part de la paroi latérale du pharynx et l'autre, de la base de la langue; ils vont ensuite en convergeant vers la luette. Ils sont distingués en antérieur et en postérieur.

Le *pilier antérieur* commence de chaque côté sur la partie latérale de la base de la langue, se porte d'abord verticalement en haut, et ensuite transversalement en dedans, en formant une arcade, pour se continuer avec la base de la luette.

Le *pilier postérieur* représente de chaque côté un repli beaucoup plus long que le précédent, et qui devient de plus en plus saillant. Il part de la paroi latérale du pharynx, se dirige en haut, en avant et en dedans, en décrivant une arcade, et s'unit à celui de l'autre côté, au niveau du sommet de la luette.

Les deux piliers de chaque côté sont séparés, en bas, l'un de l'autre, par une fossette triangulaire, nommée *excavation amygdalienne.* Elle a un demi-pouce de profondeur et sert à loger l'*amygdale* ou *tonsille.* La base de cette excavation répond à la base de la langue et à l'épiglotte; le fond, au niveau et un peu au-dessus de l'angle de la mâchoire inférieure.

Amygdales ou tonsilles. Les amygdales, au nombre de deux, une de chaque côté, sont des amas de glandes mucipares et de glandes folliculaires composées. Elles ont une forme ovoïde et présentent un volume très variable, suivant les individus.

Elles répondent en dehors au constricteur supérieur du pharynx, à l'aponévrose buccinato-pharyngienne, et par là à la carotide interne.

Structure des amygdales. La surface libre des amygdales, celle qui regarde du côté de l'isthme du gosier, présente douze à seize ouvertures, d'une à deux lignes de diamètre, et plusieurs autres orifices plus petits. Ces ouvertures conduisent dans des culs-de-sac irréguliers, élargis en entonnoir et représentant des *glandes folliculaires* (fig. 3). Ces cavités folliculaires sont formées, 1° par un *épithéléon* pavimenteux, qui tapisse l'intérieur de la cavité, 2° par une *couche dermatique*, pourvue de papilles et très riche en vaisseaux et 3° par une couche de tissu cellulaire plus lâche qui réunit les différents follicules en un amas. Dans l'épaisseur de la couche dermatique existent des follicules clos, qui forment une couche continue tout autour des petites cavités, ouvertes vers l'extérieur. Ces follicules clos, entourés d'un réseau capillaire sont formés par une membrane sans structure, homogène (tissu cellulaire homogène), et renferment un contenu semblable à celui des corpuscules de la rate; il est composé de noyaux cellulaires, de jeunes cellules et d'une petite quantité de liquide alcalin. Dans le fond de ces petites cavités folliculaires, qui communiquent avec l'extérieur, s'ouvrent des glandes mucipares composées. Toutes ces glandes sont réunies par du tissu cellulaire et constituent l'amygdale. Pour bien voir cette structure, il est important de n'examiner que des amygdales fraîches et peu altérées par des modifications morbides; il est rare de rencontrer ces conditions réunies chez l'homme. C'est pourquoi il convient d'employer les amygdales de cochon, de mouton ou de bœuf.

Fig. 3.

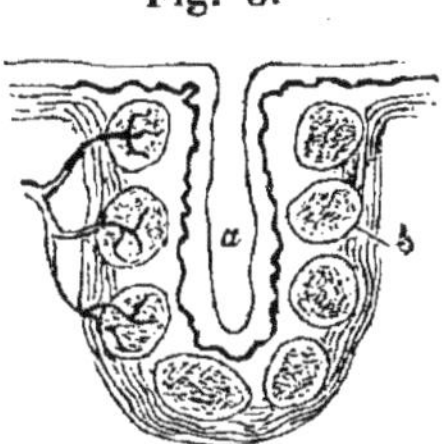

a. follicule qui s'ouvre à l'extérieur, *b.* follicule clos.

Isthme du gosier. Les piliers limitent en haut et sur les côtés, une ouverture circonscrite en bas par la base de la langue. Cette ouverture est nommée *isthme du gosier* et établit la communication entre le pharynx et la cavité buccale.

Structure du voile du palais. Le voile du palais est formé par un repli de la membrane muqueuse buccale et de la couche glanduleuse. Dans l'intérieur de ce repli se trouve un raphé fibreux médian et un appareil musculaire compliqué, qui a été décrit dans la myologie.

La *membrane muqueuse* du voile du palais diffère de celle de la voûte palatine, par son aspect lisse, par sa mollesse et par sa plus grande vascularité. Elle se continue de chaque côté avec la muqueuse du pharynx, et à la face supérieure du voile du palais, avec la muqueuse nasale.

Sous la muqueuse se trouve une couche de glandes mucipares composées; cette couche est plus épaisse à la face postérieure qu'à la face antérieure du voile du palais. La luette surtout renferme une grande quantité de glandes mucipares et est très riche en vaisseaux sanguins, qui lui donnent une coloration rouge intense.

Vaisseaux et nerfs. Les vaisseaux *sanguins* sont des rameaux des vaisseaux palatins postérieurs et des palatins ascendants.

Les *lymphatiques* se rendent aux ganglions parotidiens et aux ganglions sous-maxillaires.

Les *nerfs* sont fournis par les rameaux palatins du maxillaire supérieur, branche du trijumeau. Le rameau lingual du glosso-pharyngien envoie des filets à la partie inférieure du voile du palais.

Usages. Le voile du palais agit par sa mobilité et par sa sensibilité.

Par la première de ces propriétés, il concourt à la mastication et à la déglutition, et agit dans la production de la parole et dans les modifications de la voix. Ainsi il fortifie la voix par sa forme voûtée et contribue à rendre les sons graves ou aigus en agrandissant ou en resserrant l'isthme du gosier. Dans la parole, il sert à former les lettres gutturales, pour la prononciation desquelles les muscles glosso-staphylins appliquent la face inférieure du voile du palais contre la base de la langue.

Quant à la sensibilité du voile du palais, elle est double :

jouit de la propriété tactile générale, qui appartient à toute la muqueuse buccale, et possède encore la sensibilité spéciale de pouvoir être impressionné par les substances amères et âcres.

GLANDES SALIVAIRES.

A la cavité buccale sont annexées des glandes qui y versent la salive, ce sont les glandes salivaires.

Nombre. Situation. Il y a trois glandes salivaires de chaque côté : la parotide, la sous-maxillaire et la sublinguale. Elles sont situées autour de la mâchoire inférieure et deviennent de plus en plus petites, en allant de haut en bas. La supérieure, la parotide, est la plus considérable, et la sublinguale, la plus petite. La sous-maxillaire tient le milieu entre les deux autres.

GLANDE PAROTIDE.

Situation. La glande parotide, ainsi nommée à cause de son voisinage du conduit auditif externe, est la plus volumineuse des glandes salivaires et remplit l'*excavation parotidienne.*

Cette excavation est bornée, en avant, par le bord postérieur de la branche de la mâchoire inférieure; en arrière, par le conduit auditif externe et l'apophyse mastoïde; en haut, par l'arcade zygomatique; en bas, par l'angle du maxillaire inférieur; et en dedans, par l'apophyse styloïde et par les muscles qui en partent.

Forme. La forme de la glande parotide est celle d'une pyramide triangulaire, à base externe et à sommet dirigé en dedans.

Rapports. La *face externe* de la glande parotide est recouverte par la peau et son pannicule adipeux, par le fascia superficialis, qui enveloppe l'extrêmité supérieure du peaucier, et par l'aponévrose parotidienne.

Sa *face interne* ou sommet pénètre profondément de manière que sa substance entoure la carotide externe et sa division, la veine temporo-maxillaire et le nerf facial; elle vient en contact avec les muscles ptérygoïdiens, surtout avec l'interne, avec l'apophyse styloïde, avec les muscles qui s'y insèrent, et avec la carotide et la veine jugulaire internes.

La *face antérieure* de la glande parotide est comme creusée en gouttière, pour embrasser le bord postérieur de la branche du maxillaire inférieur. Elle se prolonge d'un côté sur le masseter, et de l'autre, sur le ptérygoïdien interne.

La *face postérieure* répond au cartilage du conduit auditif externe, auquel elle adhère par un tissu cellulaire dense, au muscle sterno-cléïdo-mastoïdien et au ventre postérieur du muscle digastrique.

L'*extrémité supérieure* répond à l'arcade zygomatique et à l'articulation temporo-maxillaire.

L'extrémité inférieure remplit l'intervalle qui se trouve entre le sterno-cléïdo-mastoïdien et la glande sous-maxillaire; elle est séparée de cette dernière glande par une cloison fibreuse épaisse qui n'est qu'un prolongement du feuillet superficiel de l'aponévrose cervicale vers le feuillet profond.

Structure. La glande parotide présente la structure d'une glande acineuse composée ou d'une glande en grappe de raisin ou à conduit excréteur ramifié. Elle est entourée d'une couche de tissu cellulaire condensé, très manifeste à sa face externe. La substance propre ou le parenchyme de la parotide est d'une couleur jaune-rose et est lobulée. Ses lobes, de forme arrondie, ont environ deux lignes de diamètre et sont composés de lobules plus petits. Ces lobes et lobules sont entourés d'une couche de tissu cellulaire, dans laquelle se ramifient les dernières divisions des vaisseaux.

Les lobules les plus petits sont formés par des amas de vésicules ou *acini*, d'un volume de 0,012‴-0,024‴-0,03‴. Ces vésicules sont constituées par une membrane sans structure ou homogène, qui se présente quelquefois par un double contour et dont l'intérieur est tapissé par un épithéléon pavimenteux. Les cellules de cet épithéléon renferment un noyau et un contenu granuleux, qui obscurcit les vésicules glandulaires de la parotide

L'acide acétique rend ce contenu plus opaque, comme dans les glandes mucipares; il convient donc d'employer une solution étendue de soude, pour rendre distinct l'épithéléon de ces vésicules glandulaires (fig. 4).

Fig. 4.

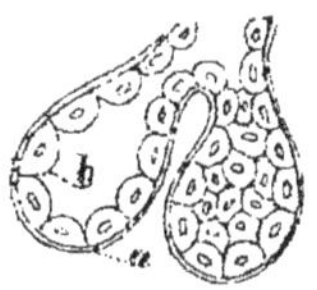

a. Membrane propre, b. épithéléon (gr. 400 f.).

Les vésicules terminales ou acini s'ouvrent dans les derniers radicules du conduit excréteur. Ces radicules se réunissent en rameaux et en branches sous des angles aigus, pour constituer le tronc du canal excréteur, nommé *canal de Sténon* (fig. 5). Ce canal sort à l'union du tiers supérieur avec le tiers moyen du bord antérieur de la parotide, se dirige horizontalement en avant, suivant une ligne tirée du conduit auditif externe vers la commissure de la bouche, à un demi-pouce au-dessous de l'arcade zygomatique; il est accompagné par l'artère transversale de la face et par quelques branches du nerf facial, croise transversalement le muscle masseter, et arrivé au bord antérieur de ce muscle, il se recourbe en dedans, traverse la graisse de la joue, le muscle buccinateur et vient s'ouvrir dans la cavité buccale, par une ouverture circulaire, large d'un tiers de ligne, à la hauteur de la première grosse molaire supérieure ou de la petite molaire postérieure. Le conduit de Sténon a une longueur de deux pouces et demi environ et une épaisseur d'une ligne et demie; sa lumière a un diamètre de trois quarts de ligne et d'un tiers de ligne à son embouchure. Au moment où

Fig. 5.

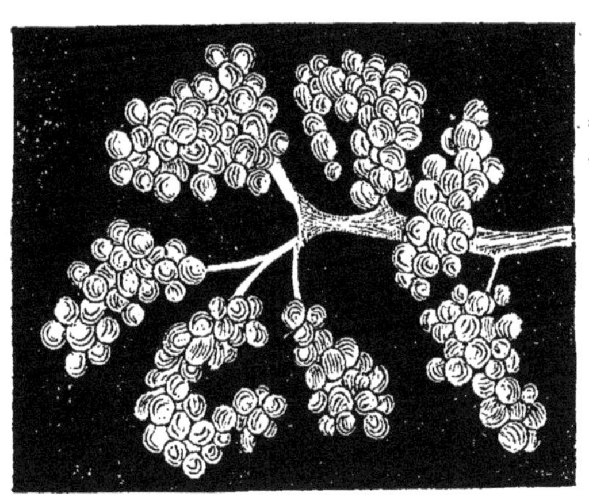

Portion de la glande parotide.

ce conduit perfore le muscle buccinateur, il se dilate et perme l'introduction d'une grosse plume de corbeau, mais son orific rétréci n'admet qu'un fil délié. De là il résulte que la salive s'ac cumule dans son intérieur, pour être versée en grande quantit pendant la mastication.

Le conduit de Sténon est formé de parois épaisses et solide qui aident à la progression du liquide. Ces parois sont constituée en allant de dehors en dedans, 1° par une tunique de tissu cel lulaire, 2° par une couche de fibres élastiques circulaires et plu en dedans par une couche de fibres cellulaires longitudinales dans cette couche se trouvent des fibres musculaires organiques 3° la tunique la plus interne est constituée par la membran intermédiaire et homogène des muqueuses; cette membrane es tapissée par un épithéléon cylindroïde et se continue avec la mem brane propre des vésicules glandulaires. Les branches renfermée dans la glande ne présentent plus des fibres circulaires, et le divisions les plus ténues sont uniquement constituées par un membrane homogène, tapissée d'un épithéléon cylindroïde, qu devient pavimenteux dans les vésicules.

Ordinairement il existe, le long du bord supérieur du condu de Sténon, à un demi-pouce au devant de la glande parotide, u petit lobule glanduleux, oblong et aplati, offrant la même structur que la glande parotide. Ce lobule a reçu le nom de *petite parotid* ou de parotide accessoire. D'un volume très variable, il s'ouvr par un ou par plusieurs petits conduits dans le canal de Sténon au point même où il est en contact avec ce canal. Quelquefois il n'existe aucune trace de cette glande accessoire.

Vaisseaux et nerfs. Les *artères* de la glande parotide viennen de la carotide externe, de la temporale superficielle et de la trans versale de la face. Ces vaisseaux forment un réseau capillaire mailles très larges, dans lesquelles se trouvent logées les vésicul glandulaires.

Les *veines* sortent de ce réseau capillaire, accompagnent e satellites les artères et s'ouvrent dans la veine temporo-maxillair

Les *lymphatiques* se rendent aux ganglions qui recouvrent

face externe de la parotide, et aux ganglions superficiels et profonds du cou.

Les *nerfs* sont fournis par le plexus carotidien externe dont les rameaux accompagnent les petites artères. Le nerf facial et le nerf auriculo-temporal envoient aussi quelques rameaux à la glande parotide, mais leur mode de terminaison est encore inconnu.

GLANDE SOUS-MAXILLAIRE.

Situation. La glande sous-maxillaire est située dans la région sus-hyoïdienne, en dedans du corps de la mâchoire inférieure, et dans la courbure décrite par le muscle digastrique.

Volume et forme. La glande sous-maxillaire présente un volume une fois moins considérable que la glande parotide et est d'une forme arrondie, alongée et effilée à ses deux extrémités.

Rapports. La *face externe* de la glande sous-maxillaire est convexe et répond, dans sa moitié supérieure, à la fossette sous-maxillaire de la face interne du corps du maxillaire inférieur et au muscle ptérygoïdien interne; dans sa moitié inférieure, elle est recouverte par la peau et son pannicule adipeux, par le fascia superficialis qui enveloppe le peaucier, et par le feuillet superficiel de l'aponévrose cervicale. Cette face présente vers son milieu un sillon antéro-postérieur, pour livrer passage à l'artère faciale. On y rencontre les ganglions lymphatiques sous-maxillaires, qui se distinguent de la substance propre de la glande, par une coloration plus brunâtre.

La *face interne* répond au muscle hyo-glosse, au digastrique, au stylo-hyoïdien, un peu au mylo-hyoïdien, au nerf lingual, au ganglion nerveux sous-maxillaire et au nerf grand hypo-glosse.

L'*extrémité postérieure* de la glande sous-maxillaire est séparée de la parotide par une cloison aponévrotique, continuation du ligament stylo-maxillaire, qui se rend du feuillet profond au feuillet superficiel de l'aponévrose cervicale.

L'*extrémité antérieure* s'étend au-dessus du muscle mylo-hyoïdien dans une étendue variable, quelquefois ce prolongement simule une seconde glande sous-maxillaire et d'autres fois il est linéaire.

Structure. La glande sous-maxillaire est une glande acineuse composée. Elle est lobulée comme la parotide, mais les lobules sont plus grands. Ces lobules sont formés de vésicules ou d'acini qui s'ouvrent dans les derniers radicules du conduit excréteur ramifié. Le conduit excréteur, nommé canal de Wharton, sort de l'extrémité antérieure de la glande, a une longueur de deux pouces, passe au-dessus du muscle mylo-hyoïdien, sous la glande sublinguale, se dirige en haut, en dedans et en avant, vers le frein de la langue, se place en dedans de la glande sublinguale, entre la muqueuse buccale et le muscle génio-glosse, et arrivé à côté de la ligne médiane et du frein de la langue, tout près de celui de l'autre côté, il s'ouvre par un orifice étroit, sur le sommet d'un petit tubercule rougeâtre.

Rapports du canal excréteur. A son origine, le canal de Wharton est placé entre le nerf lingual, qui est en haut, et le nerf grand hypo-glosse, qui est en bas. Plus en avant, il se place en dedans, puis au-dessus du lingual, croise ce nerf en dehors et lui devient ensuite inférieur.

Les parois du canal de Wharton sont plus minces et plus extensibles que celles du canal de Sténon. Elles sont composées, 1° par la membrane intermédiaire des muqueuses, tapissée d'un épithéléon cylindroïde; 2° plus en dehors, par une couche de fibres musculaires organiques, sans stries transversales. Ces fibres ont une direction longitudinale; 3° la couche la plus externe est formée par une mince couche de tissu cellulaire.

Vaisseaux et nerfs. Les *artères* et les *veines* de la glande sous-maxillaire appartiennent à l'artère et à la veine faciales.

Les *lymphatiques* se rendent aux ganglions sous-maxillaires.

Les *nerfs* sont fournis par le ganglion sous-maxillaire, appartenant au rameau lingual du trijumeau. Ce ganglion donne aussi des filets au canal de Wharton.

GLANDE SUBLINGUALE.

C'est la plus petite et la plus délicate des trois glandes salivaires.

Situation. Elle est située au-dessus du muscle mylo-hyoïdien, étant logée dans la fossette sublinguale du maxillaire inférieur à côté de la symphyse du menton. Elle fait saillie sur le plancher de la cavité buccale et y produit un relief en crête de coq, recouvert par la partie antérieure du bord de la langue.

Forme. Elle a une forme arrondie, alongée et rétrécie à ses deux extrêmités.

Rapports. La glande sublinguale répond, par son *bord supérieur*, à la muqueuse buccale qu'elle soulève en crête antéro-postérieure; par son *bord inférieur,* au muscle mylo-hyoïdien; par sa *face externe,* à la muqueuse buccale en haut et à la fossette sublinguale en bas; par sa *face interne,* à la muqueuse en haut et au muscle genio-glosse en bas. Elle est séparée de ce dernier muscle par le nerf lingual et par le canal de Wharton, qui adhère fortement à cette glande.

L'*extrémité antérieure* de la glande sublinguale arrive au frein de la langue; l'*extrémité postérieure*, dirigée obliquement en dehors, touche le prolongement antérieur de la glande sous-maxillaire, avec lequel elle est souvent unie d'une manière très intime.

Structure. La glande sublinguale est une glande acineuse composée et présente la même structure microscopique que les deux autres glandes salivaires. Seulement, les lobules de cette glande sont un peu plus durs, un peu plus petits et moins serrés les uns contre les autres que ceux des glandes précédentes. On y distingue trois espèces de conduits excréteurs :

1° Les conduits excréteurs, nommés *conduits* de *Rivin.* Au nombre de sept à douze, plus ou moins volumineux, ils partent du bord supérieur de la langue et s'ouvrent les uns à la suite des autres, sur la muqueuse du plancher de la cavité buccale, le long de la crête formée par la glande sublinguale.

2° De petits conduits qui naissent de la partie antérieure (la glande sublinguale et qui se jettent dans le conduit (Wharton.

3° Le *canal* de *Bartholin*, qui tantôt naît de la glande subli guale seule, lorsque celle-ci ne fait pas corps avec la sou maxillaire, et tantôt procède en même temps de l'extrémi antérieure de cette dernière, pour marcher et s'aboucher à cô du canal de Wharton. Quelquefois enfin, il s'unit d'abord à (dernier canal, pour s'ouvrir par une embouchure commune su le côté du frein de la langue.

Vaisseaux et nerfs. Les *artères* viennent de la branche subli guale, fournie par la linguale, et du rameau sous-mentonni de la faciale.

Les *veines* accompagnent en satellites ces artères.

Les *lymphatiques* aboutissent aux ganglions lymphatiques pr fonds du cou.

Les *nerfs* sont fournis par la branche linguale du maxillai inférieur.

Usages. Les glandes salivaires sécrètent la salive.

1° Ce liquide est nécessaire à l'articulation des sons.

2° Il est utile au sens du goût.

3° Il favorise la mastication, et concourt par sa viscosité produire une pâte.

4° La salive est utile à la déglutition;

5° Elle exerce une action chimique sur les aliments féculen désagregés.

Le premier effet de la salive sur l'amidon est de le faire pass à l'état de *dextrine*, et non, tout d'abord, à l'état de sucre d'a midon ou *glucose*.

Pour être transformée en dextrine et en glucose, par l'actio de la salive, à la température du corps vivant, l'amidon doit êt désagregé, par la cuisson dans l'eau ou par la trituration froid.

Pour produire cette action, la salive doit être unie au muci de la bouche. Ni l'une ni l'autre de ces deux substances, n produit isolément cet effet.

Définition. Le *pharynx* ou *arrière-bouche* est un demi-canal musculeux et membraneux, symétrique, et destiné à la déglutition et à la respiration.

Situation. Il est situé au devant de la colonne vertébrale, et étendu de l'apophyse basilaire de l'occipital jusqu'au niveau de la quatrième ou de la cinquième vertèbre cervicale, où il se continue avec l'œsophage.

Il est intermédiaire à la cavité buccale et les fosses nasales d'un côté, à l'œsophage et le larynx de l'autre côté.

Dimensions. La capacité du pharynx est moins considérable que celle de la bouche, mais beaucoup plus grande que celle de l'œsophage.

Il a une longueur de quatre pouces à quatre pouces et demi, mais il se raccourcit ou s'alonge pendant la déglutition et pendant la formation des tons.

Forme. Il forme un demi-canal ou les deux tiers d'un canal que complètent en avant divers organes étrangers. Dans son ensemble, il a la forme d'un entonnoir, élargi en haut et rétréci en bas.

Il est dans un état continuel de tension et de distension.

Division et rapports. Comme tout canal, il présente à étudier deux extrêmités et un corps.

L'*extrêmité supérieure*, nommée voûte du pharynx, représente un cul-de-sac qui s'élève au-dessus du voile du palais et de l'orifice postérieur des fosses nasales. Cette extrêmité s'attache, par du tissu cellulaire dense, à l'apophyse basilaire, au corps du sphénoïde et de chaque côté, au rocher du temporal.

L'*extrêmité inférieure* du pharynx se continue avec l'œsophage, derrière le cartilage cricoïde. A ce point existe un rétrécissement brusque et une modification dans la direction et dans la couleur des fibres charnues.

La *paroi antérieure* du pharynx est constituée par des organes étrangers à ce canal. Elle présente, en haut, les ouvertures postérieures des fosses nasales. Ces ouvertures sont quadrilatèr alongées, à grand diamètre vertical. Sous ces ouvertures, trouvent successivement la face postérieure du voile du palais l'isthme du gosier, la base de la langue, l'épiglotte et l'orifi supérieur du larynx.

La *paroi postérieure* est complète; elle descend le long de face antérieure des vertèbres cervicales dont elle est séparée p les muscles prévertébraux et par l'aponévrose prévertébrale. El est unie à ces parties par un tissu cellulaire très lâche. On pe voir la face interne de cette paroi, en ouvrant largement bouche et en abaissant la base de la langue.

Ces deux parois se rapprochent peu-à-peu l'une de l'autre, e allant de haut en bas, de manière que le pharynx mesure, en hau dix lignes, dans le sens antéro-postérieur, et cinq lignes seul ment, à la partie inférieure.

Les *parois latérales* présentent à leur face interne, l'orifi évasé ou le pavillon de la trompe d'Eustachi. Ce pavillon trouve au niveau de l'extrêmité postérieure du cornet inférie des fosses nasales.

Elles sont en rapport, en dehors, avec tous les organes re fermés dans le triangle pharyngo-maxillaire : la carotide intern la veine jugulaire interne, le nerf glosso-pharyngien, le pneum gastrique, le spinal, le grand hypo-glosse, le nerf grand sy pathique et son ganglion cervical supérieur; plus bas, avec carotide externe et ses branches, séparées plus haut de la car tide interne, par l'apophyse styloïde et les muscles qui s'y i sèrent.

Ces parois latérales sont fixées, par les muscles du pharyn au larynx, à l'os hyoïde, à la mâchoire inférieure, aux joues p l'aponévrose buccinato-pharyngienne, à la lame interne de l'ap physe ptérygoïde, à l'apophyse styloïde et au voile du palais.

En allant de haut en bas, elles se rapprochent insensibleme l'une de l'autre. A leur extrêmité supérieure, il existe ent elles un intervalle de douze à quatorze lignes; de dix lignes, niveau de l'isthme du gosier; et de huit, à l'extrêmité inférieu du pharynx. Cependant, au niveau des grandes cornes de l'os hyoïde, elles s'écartent de seize lignes.

Le pharynx reste béant et distendu jusqu'au niveau de l'entrée du larynx. A ce point, la paroi postérieure s'applique contre l'antérieure, pour ne s'écarter qu'au moment du passage des aliments et des boissons.

Structure. Le pharynx est composé, 1° d'une tunique cellulaire externe, 2° d'une tunique musculaire, 3° d'une tunique cellulo-vasculaire et 4° d'une muqueuse.

La *tunique cellulaire* externe ou aponévrotique est la continuation de l'aponévrose buccinato-pharyngienne, s'unit intimement à la couche musculaire et se continue en haut avec l'aponévrose céphalo-pharyngienne, qui fixe le pharynx à la base du crâne. Cette tunique est séparée de l'aponévrose prévertébrale, par un tissu cellulaire lâche, qui permet au pharynx de se mouvoir librement sur la colonne vertébrale.

La *tunique musculaire*, située en dedans de la tunique cellulaire, est constituée par les trois paires de muscles constricteurs du pharynx, par les stylo-pharyngiens et par les pharyngo-staphylins.

La tunique cellulo-vasculaire, située en dedans de la précédente, est formée par le tissu cellulaire sous-muqueux du pharynx. Cette couche, très dense, unit intimement la muqueuse à la tunique musculaire et augmente considérablement la solidité du pharynx.

La muqueuse du pharynx, d'une couleur rose, est très épaisse en haut, au niveau de l'apophyse basilaire, où elle est intimement unie au périoste. Dans le reste de son étendue, elle est plus mince; et par les divers orifices qui s'ouvrent dans le pharynx, elle se continue avec les muqueuses des cavités voisines : en avant, par les ouvertures postérieures des fosses nasales, avec la muqueuse nasale ou la pituitaire; par l'isthme du gosier, avec la muqueuse buccale; par l'orifice supérieur du larynx, avec la muqueuse laryngienne; sur la paroi latérale, par la trompe d'Eustachi, avec la muqueuse de caisse du tympan. Sur les parois latérales, en tapissant les muscles pharyngo-staphylins elle forme les piliers postérieurs du voile du palais.

Cette muqueuse est tapissée d'un épithéléon cylindroïde vibrati dans sa partie supérieure ou nasale, et pavimenteux dans sa moitié inférieure.

Elle est très riche en glandes mucipares composées, semblable aux glandes mucipares labiales et buccales. Ces glandes, dispersées sur toute l'étendue de la muqueuse pharyngienne, son surtout très nombreuses autour du pavillon des trompes d'Eustachi. A ce point de la muqueuse, on distingue un grand nombr d'ouvertures qui conduisent dans de petites cavités, où viennen s'ouvrir des glandes mucipares simples et composées.

Vaisseaux et nerfs. Les *artères* viennent de la pharyngienn inférieure, branche de la carotide externe; de la vidienne et d la ptérygo-palatine, branches de la maxillaire interne.

Les *veines* forment des plexus à mailles très serrées, accompagnent en satellites les artères et se rendent à la jugulaire interne

Les *lymphatiques* se rendent aux ganglions lymphatiques profonds.

Les *nerfs* constituent un plexus formé par la branche pharyngienne du nerf pneumo-gastrique, du glosso-pharyngien et d ganglion cervical supérieur. Le pharynx reçoit, en outre, supérieurement des rameaux du nerf pharyngien, fourni par le ganglio spheno-palatin; en bas, des rameaux du nerf laryngé supérieu et du nerf laryngé inférieur.

Usages. La partie supérieure ou la voûte du pharynx n'est destinée qu'à la respiration et au passage de l'air, c'est pourquo elle est constamment ouverte et à peu près immobile.

La partie inférieure ne sert qu'à la déglutition, c'est-à-dire au passage des aliments et des boissons. C'est la portion la plu musculeuse et la plus réserrée.

La partie moyenne, celle qui est placée vis-à-vis de l'isthm du gosier, appartient à la respiration et à la déglutition. Le aliments doivent passer de la cavité buccale sur l'entrée du larynx, pour atteindre la région inférieure du pharynx; de manièr qu'ils croisent à angle droit le trajet de l'air qui descend des orifices postérieurs des fosses nasales. Il suit de là que la respiration est interrompue au moment de la déglutition. Mais, pendant la respiration, l'air n'entre pas dans la partie inférieure du pharynx.

OESOPHAGE.

Définition. L'œsophage est la portion du canal digestif qui unit le pharynx à l'estomac, et qui sert à la déglutition.

Situation. A son origine, situé à la partie inférieure du cou, plus bas, dans le médiastin postérieur du thorax, il s'étend au devant de la colonne vertébrale, depuis la quatrième ou la cinquième vertèbre cervicale jusqu'au niveau de la neuvième vertèbre dorsale, où il traverse l'ouverture œsophagienne du diaphragme, pour se continuer avec l'estomac.

Direction. Rectiligne et situé sur la ligne médiane, l'œsophage subit quelques légères inflexions : médian à son origine, il se dévie un peu à gauche à la partie inférieure du cou, s'incline ensuite un peu à droite, dans la partie supérieure du thorax, pour gagner la ligne médiane, et au moment où il traverse le diaphragme, il se détourne de nouveau un peu à gauche.

Forme. Il a la forme d'un canal musculo-membraneux, cylindroïde, affaissé sur lui-même hors du temps de la déglutition.

Dimensions. Il a une longueur mesurée par l'intervalle qui sépare le pharynx de l'estomac, c'est-à-dire, depuis la quatrième ou la cinquième vertèbre cervicale jusqu'à la neuvième vertèbre dorsale.

Sous le rapport de ses diamètres, c'est la portion la plus rétrécie du canal digestif; aussi tout corps étranger qui a franchi l'œsophage, peut traverser tout le reste du tube digestif. Affaissé, l'œsophage a une largeur de huit lignes sur quatre, dans le sens antéro-postérieur. Distendu, il a un diamètre transversal d'un pouce; mais ce canal est très dilatable, surtout lorsqu'il se dilate graduellement, au-dessus d'un rétrécissement pathologique.

Il est un peu rétréci à son origine et se dilate en entonnoir, au moment où il s'ouvre dans l'estomac.

Rapports. Dans sa *portion cervicale*, il répond : *en avant*, 1° à la trachée-artère, à laquelle il est uni par un tissu cellulaire dense et qu'il déborde un peu à *gauche*, disposition importante pour l'œsophagotomie; 2° au corps thyroïde; 3° aux vaisseaux thyroïdiens inférieurs et 4° au nerf récurrent gauche, qui est logé dans la gouttière formée par la trachée-artère et l'œsophage. Le nerf récurrent droit se place sur le côté droit de l'œsophage derrière la trachée-artère.

En arrière, il répond à la colonne vertébrale, à laquelle il est uni par un tissu cellulaire lâche, qui lui permet d'exécuter les mouvements de déglutition.

Sur les côtés, il répond à l'artère carotide primitive et à la veine jugulaire interne, mais plus immédiatement avec celles du côté gauche, à cause de sa déviation. A droite, il est encore en rapport avec le nerf récurrent droit.

Dans sa *portion thoracique*, où il est situé dans le médiastin postérieur, il répond : *en avant*, en allant de haut en bas, à la trachée-artère, à sa division en bronches, à la crosse de l'aorte, à la base et aux oreillettes du cœur dont il est séparé par le péricarde.

En arrière, il répond à la colonne vertébrale dont il ne suit pas la courbure et dont il est séparé, par du tissu cellulaire, par des ganglions lymphatiques, par la veine azygos et par le canal thoracique; ce canal placé, en bas, à droite de ce conduit, lui devient postérieur en haut, et se place ensuite sur son côté gauche. L'aorte thoracique lui est postérieure et est située à gauche jusques près du diaphragme où l'œsophage la croise en avant, au moment où il gagne l'ouverture œsophagienne du diaphragme.

Sur les côtés, il adhère par du tissu cellulaire aux parois pleurales du médiastin et est en rapport avec les poumons, par l'intermédiaire des plèvres.

Il est longé par les nerfs pneumo-gastriques, qui l'enlacent par leurs anastomoses; celui du côté gauche devient antérieur en bas celui du côté droit se place sur la face postérieure de l'œsophage.

Par son *extrémité inférieure*, il est en rapport avec l'ouverture œsophagienne du diaphragme et plus bas, il est entouré par le péritoine et répond en avant au lobe gauche du foie, et en arrière et à droite, au lobe de Spigel.

Structure. L'œsophage est formé par les mêmes tuniques que le reste du tube digestif, à l'exception de la séreuse. Ce sont, 1° une tunique externe musculaire, 2° une tunique moyenne ou cellulo-vasculaire et 3° une tunique muqueuse.

La tunique *musculaire* a environ une ligne d'épaisseur, et est beaucoup plus épaisse que dans la partie inférieure du canal digestif.

Elle est composée de deux plans de fibres : un externe, formé de *fibres longitudinales*, et un interne, formé de *fibres circulaires* ou annulaires. Cette couche musculaire est composée de fibres musculaires organiques sans stries transversales, entremêlées de fibres striées transversalement.

La tunique *moyenne* ou *cellulo-vasculaire*, couche de tissu cellulaire sous-muqueux, renferme un grand nombre de vaisseaux, destinés à la muqueuse ; elle adhère intimement à cette membrane et d'une manière très lâche, à la musculaire.

La *tunique interne* est constituée par la muqueuse œsophagienne. D'une couleur rose, en haut, et pâle, à son extrémité inférieure, elle jouit d'une grande extensibilité, est lâchement unie à la tunique musculaire et fait hernie quand on incise cette dernière. Dans l'état d'affaissement de l'œsophage, elle forme des plis longitudinaux, entrecoupés de rides transversales.

La muqueuse œsophagienne est composée d'une couche dermatique, hérissée de papilles, et qui renferme sous la membrane intermédiaire des fibres musculaires organiques mêlées aux fibres de tissu cellulaire de la couche dermatique. Elle est tapissée par une couche très épaisse d'épithéléon pavimenteux stratifié, qui se termine à l'ouverture de l'estomac par un épithéléon transitoire, formé de cellules ovoïdes inclinées les unes sur les autres.

Cette muqueuse est pourvue d'un grand nombre de glandes

mucipares composées, séparées les unes des autres par de peti intervalles et faisant saillie dans la tunique cellulo-vasculaire

Vaisseaux et nerfs. Les *artères* de l'œsophage sont fournies p la thyroïdienne inférieure et par les œsophagiennes de l'aor thoracique.

Les *veines* œsophagiennes supérieures se jettent dans la vei thyroïdienne inférieure et les inférieures, dans les veines inte costales ou dans l'azygos.

Les vaisseaux *lymphatiques* se rendent aux ganglions inférieu du cou et aux ganglions médiastins postérieurs.

Les *nerfs* sont fournis par les nerfs récurrents, par le plex œsophagien des nerfs pneumo-gastriques et par le plexus aortiq du grand sympathique.

Usages. L'œsophage sert à la déglutition des aliments et d boissons, et continue l'acte qui a commencé dans le pharynx.

PORTION SOUS-DIAPHRAGMATIQUE DU CANAL DIGESTIF.

La portion sous-diaphragmatique du canal digestif remplit l presque totalité de la cavité abdominale, et comprend 1° l'*est mac*, 2° l'*intestin grêle* et 3° *le gros intestin*.

ESTOMAC.

Définition. L'estomac est un ample sac ou une dilatation du can alimentaire, intermédiaire à l'œsophage et au duodénum, et de tiné à recevoir les aliments pour les convertir en chyme.

Situation. Il est situé dans la partie supérieure de la cavi abdominale, remplit presque entièrement l'hypocondre gauch (partie de l'abdomen qui est cachée par les côtes), et s'éten jusqu'aux limites de l'hypocondre droit.

Il est maintenu dans cette situation, par l'œsophage, par l duodénum et par le péritoine, qui l'unit au foie et à la rate.

Direction. L'estomac est obliquement dirigé de haut en bas, d gauche à droite et un peu d'arrière en avant.

Dimensions. Il constitue la partie la plus volumineuse du canal alimentaire et présente de grandes différences, chez les différents individus, d'après l'habitude de prendre des repas plus ou moins copieux.

Le diamètre transversal est le plus considérable et mesure un pied environ; le vertical et l'antéro-postérieur sont égaux dans l'état de réplétion et sont de quatre pouces et demi, dans le point le plus large, et d'un pouce et demi, près du pylore.

Forme. On a comparé l'estomac à une cornemuse ou à un cône aplati et recourbé sur lui-même.

Division. On y distingue une face antérieure, une face postérieure, un bord convexe ou grande courbure, un bord concave ou petite courbure, une grosse tubérosité, une extrémité œsophagienne ou cardia et une extrémité pylorique.

Rapports. La *face antérieure*, convexe, regarde en avant et en haut et est en rapport avec le foie, qui la recouvre en grande partie, avec le cœur par l'intermédiaire du diaphragme, et avec les parois abdominales, au niveau de l'épigastre ou creux sous-sternal.

La *face postérieure*, convexe, regarde en bas et en arrière et répond au pancréas et à la troisième portion du duodénum.

Ces deux faces sont aplaties quand l'estomac est affaissé et vide.

Le *bord inférieur*, nommé *grande courbure* de l'estomac, est convexe, dirigé en bas dans l'état de vacuité et un peu en avant pendant l'état de plénitude. Ce bord répond aux parois abdominales, au niveau du rebord costal des derniers cartilages costaux, et est longé par le colon transverse. Il donne insertion au grand épiploon.

Le *bord supérieur* ou *petite courbure*, concave, mesure l'intervalle qui sépare l'extrémité œsophagienne du pylore. Il donne insertion à l'épiploon gastro-hépatique, regarde un peu en arrière et embrasse le petit lobe du foie ou lobule de Spigel, le trépied cœliaque et le plexus solaire.

La *grosse tubérosité* ou grand cul-de-sac de l'estomac est la grosse extrémité de l'estomac et est placée dans l'hypocondr gauche. D'un volume très variable, elle répond à la rate, à la quelle elle est unie par l'épiploon gastro-splénique.

L'*extrémité œsophagienne* ou *ouverture œsophagienne*, impropre ment appelée *cardia*, occupe l'extrémité gauche de la petit courbure, à droite de la grosse tubérosité et au niveau de l'ou verture œsophagienne du diaphragme. Elle est la continuatio de l'œsophage, qui s'élargit, de haut en bas, en entonnoir. O n'y remarque à l'extérieur aucun rétrécissement ni aucune lign de démarcation tranchée.

L'*extrémité pylorique* ou *ouverture pylorique* (pylore), occup l'extrémité droite de l'estomac, forme le sommet du cône qu représente cet organe. Cette ouverture fait communiquer l'esto mac avec le duodénum. On y distingue à l'extérieur un lége rétrécissement annulaire et en dedans, la *valvule pylorique*.

Près du pylore, l'estomac se recourbe sur lui-même et pré sente du côté de la grande courbure, à deux pouces du pylore une ampoule nommée *antre du pylore* ou *petit cul-de-sac* de l'es tomac.

Structure de l'estomac. Les parois de l'estomac sont formée par les mêmes tuniques que l'intestin. Ce sont, en allant de de hors en dedans, 1° la *tunique séreuse*, 2° la *tunique musculaire* 3° la *tunique cellulo-vasculaire* et 4° la *tunique muqueuse*.

Ces parois ont une épaisseur d'une ligne environ, même pen dant une réplétion modérée; cette épaisseur augmente de gauch à droite, de manière que le grand cul-de-sac est la partie la plu mince et le pylore, la plus épaisse.

La *tunique séreuse*, fournie par le péritoine, recouvre toute la surface de l'estomac, à l'exception de l'espace que les troncs vas culaires parcourent le long des deux courbures. Cet espace es plus étroit à la grande courbure qu'à la petite.

La tunique séreuse commence à la petite courbure par les deu feuillets du petit épiploon, qui, appliqués l'un contre l'autre, s'é cartent à la petite courbure, de manière que l'antérieur tapiss la face antérieure et le postérieur, la face postérieure de l'esto mac. Arrivés à la grande courbure, ils se réunissent de nouveau, pour former le grand épiploon; et au grand cul-de-sac, pour donner naissance au ligament gastro-splénique.

La *tunique musculaire* a une demi-ligne d'épaisseur et est d'une couleur rose-pâle. Son épaisseur surpasse celle qu'elle offre dans les autres régions du tube digestif, à l'exception du pharynx, de l'œsophage et du rectum.

Elle présente une structure un peu plus compliquée qu'à l'œsophage et à l'intestin. On y distingue une couche de fibres longitudinales et deux de fibres circulaires.

La couche de *fibres longitudinales* est la continuation immédiate de celle de l'œsophage; elle est la plus externe et ses fibres s'écartent en rayonnant dans toutes les directions, à partir de l'extrémité œsophagienne.

Descendant obliquement vers le grand cul-de-sac et sur les deux faces de l'estomac, elles deviennent de plus en plus faibles, forment le long de la petite courbure la couche la plus épaisse et passent sur l'extrémité pylorique sans qu'elles concourent directement à la formation de la valvule pylorique. Mais elles resserrent, dans ce dernier point, les tuniques sous-jacentes en un repli qui disparaît dès qu'elles sont coupées.

La couche interne de la tunique musculaire ou celle des fibres circulaires est la continuation de la couche analogue de l'œsophage. Elle est beaucoup plus épaisse que la précédente.

L'union à angle droit de l'estomac avec l'œsophage, fait que les faisceaux annulaires s'écartent en deux portions qui se croisent presque à angle droit et dont la plus petite appartient à la région œsophagienne de l'estomac, tandis que la plus considérable appartient principalement à la région moyenne et à la portion pylorique.

La première de ces deux portions, celle qu'on nomme *couche interne* ou troisième couche, et quelquefois *couche* de *fibres obliques*, est composée de fibres qui forment des cercles horizontaux autour de la partie supérieure du grand cul-de-sac et de la petite courbure. Recouvertes par les fibres longitudinales les plus épaisses, elles représentent une sorte de sphincter de l'e trêmité œsophagienne.

L'autre portion, celle qui constitue la véritable couche fibres circulaires, occupe tout le reste de l'estomac depuis grand cul-de-sac jusqu'au pylore. Ses fibres forment des cercl perpendiculaires à l'axe longitudinal de l'estomac. Cette couch présente le plus d'épaisseur près du pylore et y produit un a neau froncé ou *sphincter du pylore,* qui ferme l'ouverture p lorique.

Ces fibres comme toutes celles du canal intestinal sont sa stries transversales.

La *tunique cellulo-vasculaire,* aussi nommée fibreuse ou ne veuse, est plus épaisse que celle de l'œsophage. Elle est aus plus riche en vaisseaux sanguins et plus distincte de la m queuse.

La *tunique muqueuse* est molle, épaisse et surpasse celle l'œsophage sous ces deux derniers rapports.

Elle a une couleur d'un blanc grisâtre hors de la digestio et d'un rose vif ou d'un rouge foncé, pendant ce dernier act Chez le vieillard, elle est grisâtre, plus sèche, plus mince plus transparente que dans un âge moins avancé.

Après la mort, sa couleur change promptement : elle devie brunâtre et les veines situées dans la tunique cellulo-vasculair apparaissent d'une manière plus distincte et produisent des ma brures, sans que cet état soit lié à l'inflammation de cette m queuse.

Dans l'état de relâchement, la muqueuse gastrique présen une grande quantité de plis longitudinaux, qui sont très non breux le long de la grande courbure et du grand cul-de-sa au pylore et à l'extrêmité œsophagienne où ils vont en rayo nant. Ils sont coupés plus ou moins obliquement par d'autr plis flexueux de divers ordres, qui donnent souvent à la fa interne de l'estomac un aspect aréolaire. Ils s'effacent par distension et permettent une ampliation rapide de l'estoma Tous ces plis sont constitués par la muqueuse seule.

A l'ouverture pylorique, la muqueuse de l'estomac forme un repli circulaire, soulevé par la couche musculaire annulaire et nommé *valvule pylorique*. Cette valvule est formée de la muqueuse, de la tunique cellulo-vasculaire et de la couche annulaire de la tunique musculaire.

Glandes. La muqueuse gastrique est pourvue d'un grand nombre de *glandes simples tubuleuses*. Ces glandes sont serrées les unes contre les autres sur toute la surface de la muqueuse, depuis l'ouverture œsophagienne jusqu'au pylore. Elles ont la forme de petits tubes, d'un sixième de ligne à une demi-ligne de longueur. Leur fond en cul-de-sac est un peu plus renflé que leur orifice, souvent il est un peu flexueux, surtout dans le voisinage du pylore et quelquefois il est bifurqué.

Elles sont parallèles les unes aux autres, se touchent presque dans toute leur étendue et sont séparées à leurs orifices par un espace de un vingtième à un septième de ligne.

A la région pylorique surtout, on remarque des groupes de dix à vingt pertuis, rapprochés les uns des autres sur de petites dépressions de la membrane muqueuse qui ont une largeur d'un tiers de ligne et que pendant longtemps on a considérées comme des conduits excréteurs.

Ces glandes sont formées par une membrane propre, tapissée à l'intérieur par un épithéléon cylindroïde. (V. fig. 6.) Ces cylindres deviennent plus larges vers le fond ou dans le tiers inférieur.

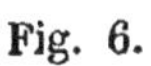
Fig. 6.

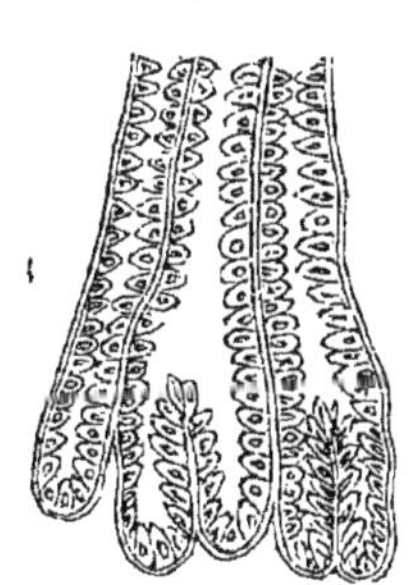
Glandes tubuleuses de l'estomac de l'homme.

Il existe dans la muqueuse gastrique une seconde espèce de *glandes tubuleuses*, qui paraissent destinées spécialement à la *sécrétion du suc gastrique*.

Chez le cochon, ces glandes occupent, d'après Wasmann, le milieu de la grande courbure et la région voisine de la paroi antérieure et de la paroi postérieure. Chez le lapin, elles se trouvent dans le fond de l'estomac.

Chez l'homme et chez le chien, elles siègent à la portion pylorique.

Dans les endroits où elles existent, la muqueuse gastrique es plus épaisse et plus foncée, et présente des renflements et de sillons profonds.

Ces glandes sont formées par une membrane propre et ren ferment des cellules ou acini d'un diamètre de 0,016''' à 0,02 (fig. 7). Ces cellules sont complétement closes, renferment un noyau et une substance granuleuse qui disparaît par l'acide acétique, et deviennent de plus en plus volumineuses au fur et à mesure qu'elles s'approchent de la surface libre de la membrane muqueuse. Les cellules les plus développées renferment souvent de jeunes cellules qui distendent la membrane cellulaire de la cellule-mère.

Fig. 7.

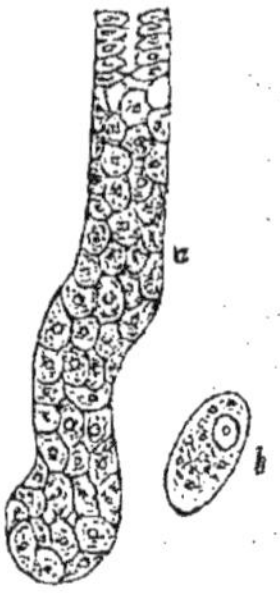

a. Glande tubu leuse destinée à l sécrétion du su gastrique, *b*. un cellule du conten de ces glandes (g 550).

Dans quelques cas, on rencontre des follicules clos dans la muqueuse gastrique, mais ces glandes ne sont point constantes.

Sous la couche glandulaire qui forme presque toute l'épaisseur de la membrane muqueuse, se trouve une mince couche dermatique, formée par du tissu cellulaire et par des fibres musculaires organiques sans stries transversales (*Brücke*). Cette couche est formée de fibres transversales, éten dues entre les glandes, et de fibres longitudinales qui passen sous les glandes. Cette couche s'étend sur toute l'étendue de l muqueuse intestinale et est séparée de la tunique musculair par la tunique cellulo-vasculaire.

La muqueuse de l'estomac est tapissée par une seule couch d'épithéléon conoïde qui se continue avec celui de l'intestin grêl Il forme une couche beaucoup plus mince que celui de l'œsophage qui est pavimenteux stratifié et avec lequel il se continue pa l'intermédiaire d'un épithéléon transitoire.

L'épithéléon donne à la muqueuse un aspect uni et égal. Ce pendant, près du pylore, la muqueuse gastrique présente entr les ouvertures des glandes tubuleuses, de petites saillies mobile et flottantes *(plicæ villosæ, Krause)*, qui forment la transition aux villosités du duodénum.

Vaisseaux et nerfs. Les *artères* de l'estomac, très volumineuses et très multipliées, viennent toutes du tronc cœliaque. Ce sont, 1° l'artère coronaire stomachique, 2° la pylorique et la gastro-épiploïque droite, branches de l'hépatique et 3° la gastro-épiploïque gauche et les vaisseaux courts, fournis par la splénique.

Ces artères forment un cercle anastomotique autour de l'estomac, d'où partent des branches, pour la couche musculaire, et d'autres qui se divisent fréquemment dans la tunique cellulo-vasculaire avant d'entrer dans la muqueuse. Arrivées dans cette membrane, les dernières divisions des artères forment des vaisseaux capillaires qui montent entre les glandes tubuleuses, auxquelles ils envoient des rameaux plus ténus, et se terminent dans un réseau capillaire superficiel dont les mailles renferment les orifices des glandes.

Les *veines* accompagnent les artères et vont concourir à la formation de la veine-porte.

Les *vaisseaux lymphatiques* naissent par un réseau d'origine superficiel et par un réseau plus profond, et se rendent aux ganglions qui occupent les deux courbures de l'estomac.

Les *nerfs* sont de deux ordres : les uns viennent des nerfs pneumo-gastriques et se distribuent à la face antérieure et à la face postérieure; les autres viennent du plexus solaire du grand symphatique et accompagnent les artères.

Usages. L'estomac reçoit les aliments et les boissons et transforme ceux qui ne sont pas déjà susceptibles d'être absorbés, en une substance homogène grisâtre, nommé *chyme.*

INTESTINS OU CANAL INTESTINAL.

Définition. Les *intestins* ou le *canal intestinal* est un long tube contourné sur lui-même et qui, s'étendant de l'estomac à l'anus, remplit la presque totalité de l'abdomen.

Division. Le canal intestinal est divisé en une portion supérieure, longue et étroite, nommée *intestin grêle;* et en une portic inférieure, plus courte et plus large, nommée *gros intestin.*

L'intestin grêle sert à la préparation et à l'absorption du chy Le gros intestin conduit à l'extérieur le résidu des aliments.

L'intestin grêle, comprend toute la portion du canal intestin qui est comprise entre l'estomac et le gros intestin.

On divise l'intestin grêle en trois portions : 1° le *duodénum* 2° le *jéjunum*, et 3° l'*iléon.* Le duodénum, diffère du reste l'intestin grêle par son immobilité et par son état de fixation à colonne vertébrale, au moyen d'un feuillet du péritoine et moyen du pancréas. Mais, quant au jéjunum et à l'iléon, la lign de démarcation est purement arbitraire : on admet que le tie supérieur du tube intestinal fixé au mésentère, appartient au pr mier et que les deux autres tiers constituent le second. Cette di tinction n'a rien de naturel; aussi décrivons nous simultanéme le jéjunum et l'iléon sous le titre commun d'intestin grêle pr prement dit.

DUODÉNUM.

Limites. Le duodénum, ainsi nommé parcequ'il a une longue de douze travers de doigt environ, commence au pylore et fi à gauche de la deuxième vertèbre lombaire, au moment où l'i testin pénètre dans le mésentère ou au point où il est croisé pa l'artère et par la veine mésentériques supérieures.

Situation. Il est profondément placé contre la colonne vert brale, où il est fixé solidement par les vaisseaux, par le pa créas et par le péritoine, qui, au lieu de lui former un repl passe au devant de lui.

Cet état de fixité était indispensable pour maintenir ses ra ports avec le canal cholédoque, canal excréteur du foie.

Direction. Le duodénum décrit une courbe en forme de fer cheval dont la convexité regarde à droite et dont la concavit dirigée à gauche, est remplie par la tête du pancréas.

Division. D'après cette direction, le duodénum est divisé

trois portions, distinguées par les noms numériques de *première*, *deuxième* et *troisième portion*.

Rapports. La *première portion*, horizontale et très courte, se dirige en haut, à droite et en arrière, jusqu'au niveau de la vésicule biliaire, où elle se recourbe pour devenir verticale descendante.

Cette première portion est en rapport, *en haut*, avec le foie et avec le col de la vésicule biliaire à laquelle elle est unie par un repli du péritoine. De ce rapport il résulte que les calculs biliaires peuvent s'ouvrir un passage dans le duodénum.

En avant. La première portion est en rapport avec le colon transverse; *en arrière*, avec les vaisseaux hépatiques et avec l'épiploon gastro-hépatique.

L'arc par lequel elle se continue avec la portion suivante, porte le nom de *première courbure du duodénum*.

La *portion descendante*, un peu plus longue que la précédente, est celle que le péritoine couvre le plus incomplétement. Elle a une longueur de deux à trois pouces.

Elle est en rapport, *en avant*, avec l'extrêmité droite de l'arc du colon, qui la coupe perpendiculairement; en *arrière*, avec le bord concave du rein droit, le long duquel elle descend, avec la veine-cave inférieure et avec le canal cholédoque.

C'est à la partie postérieure et interne de la deuxième portion, au-dessous de sa partie moyenne, que le canal cholédoque et le canal excréteur du pancréas traversent lés parois de l'intestin.

La deuxième portion répond, *à droite*, au colon ascendant; et *à gauche*, au pancréas, qui lui est intimement uni.

La *troisième portion*, portion transverse inférieure, est la plus longue des trois; elle se dirige de droite à gauche pour se continuer avec le jéjunum. Elle est située dans l'épaisseur du bord adhérent du mésocolon transverse.

En haut, elle est longée par le pancréas, qui lui adhère. *En avant*, elle répond à l'estomac dont la sépare le feuillet péritonéal qui tapisse l'arrière-cavité des épiploons. *En arrière*, elle est en rapport avec la colonne vertébrale dont la séparent la veine-cave inférieure, l'aorte et les piliers du diaphragme.

Situation. L'intestin grêle proprement dit ou le jéjunum e l'iléon est entouré par le gros intestin, qui circonscrit un cercl presque complet.

Limites. Par son extrêmité supérieure, il se continue avec l duodénum. L'angle que forme le mésentère avec le mésocolon ou mieux le point où les vaisseaux mésentériques coupent l'in testin grêle, établit cette ligne de démarcation. Par son extrêmit inférieure, il s'ouvre perpendiculairement dans le gros intestin

Mobilité. L'intestin grêle est très mobile, aucune partie d canal alimentaire ne présente une aussi grande mobilité; il s déplace avec la plus grande facilité et cède au moindre mouve ment, à la moindre pression.

Cette mobilité dépend de ce qu'il n'est fixé à la colonne ver tébrale que par un grand repli du péritoine, qu'on nomme mésentère.

Direction. A partir du duodénum, il se dirige d'arrière et avant et de droite à gauche, se replie ensuite un grand nombre de fois sur lui-même, et parvenu à sa partie inférieure, il se porte transversalement de gauche à droite et un peu de bas en haut, pour s'ouvrir perpendiculairement dans le gros intestin.

Les replis ou contours que l'intestin décrit sur lui-même, ont été désignés sous le nom de *circonvolutions.* Celles-ci forment des cercles presque complets et se moulent les unes sur les autres sans se mêler.

Dimensions. La longueur de l'intestin grêle varie beaucoup; mais, terme moyen, il a de dix-sept à dix-neuf pieds de lon gueur. Son calibre diminue insensiblement de haut en bas et l'intestin devient ainsi infundibuliforme.

Forme. L'intestin grêle a une forme cylindroïde et on y distin gue : 1° un *bord postérieur,* concave et adhérent, auquel s'attache le mésentère; ce bord est légèrement plissé; 2° un *bord antérieur,* convexe et libre, qui répond aux parois abdominales dont il est séparé par le grand épiploon; et 3° *deux faces latérales,* par lesquelles les circonvolutions se correspondent entre elles.

Rapports. L'intestin grêle répond à toutes les régions de l'abdomen, à l'exception de la partie supérieure. Souvent, cependant, il s'étend dans l'hypocondre gauche et dans l'hypocondre droit. Une quantité plus ou moins considérable de l'intestin grêle est logée dans l'excavation pelvienne : chez l'homme, entre la vessie et le rectum; chez la femme, entre la vessie et l'utérus, et entre ce dernier viscère et le rectum.

Appendices. La partie inférieure de l'intestin grêle présente quelquefois sur sa circonférence de petits prolongements en forme de doigts de gant, de deux à trois pouces de longueur, qui présentent une cavité du même calibre et de la même structure que celle de l'intestin grêle.

Structure du duodénum et de l'intéstin grêle. De même que l'estomac, l'intestin grêle est constitué par quatre tuniques ou membranes, qui sont en procédant de dehors en dedans, une *tunique séreuse*, une *tunique musculaire*, une *tunique cellulo-vasculaire* et une *tunique muqueuse.*

La *tunique séreuse* provient du péritoine et est très délicate. Elle forme une gaîne complète autour du jéjunum et de l'iléon ou intestin grêle proprement dit, et ne laisse libre au bord mésentérique qu'un très étroit espace par lequel pénètrent les vaisseaux et les nerfs.

Le duodénum seul n'est revêtu qu'à moitié par le péritoine; il embrasse la première portion de la même manière que l'estomac, et cette portion donne insertion, en avant, au grand épiploon et en arrière, au petit.

Quant à la deuxième et à la troisième portion, le péritoine ne fait que passer au devant d'elles, sans leur former de repli, en sorte que le duodénum adhère, en arrière, immédiatement aux organes avec lesquels il est en rapport.

La *tunique musculaire* est unie à la tunique séreuse par un tissu cellulaire très délié. Elle est composée de deux plans de fibres, affectant une direction inverse. Le plan *superficiel*, le plus mince et qu'on enlève facilement avec la séreuse, est composé de *fibres longitudinales*, qui forment un plan continu autour de l'intestin. Le plan *profond*, beaucoup plus épais, est form de *fibres circulaires*, qui se coupent plus ou moins obliquement.

La *tunique cellulo-vasculaire* est formée par le tissu cellulair sous-muqueux; elle est très lâche, ne renferme jamais de l graisse et est plus adhérente à la muqueuse qu'à la couche char nue. Elle est encore plus adhérente au niveau des glandes d Peyer. Cette tunique renferme les vaisseaux sanguins de l muqueuse. Les artères s'y ramifient en branches, en rameau et en ramuscules avant de pénétrer dans la muqueuse.

La *tunique muqueuse* ou *villeuse*, continuation de la muqueus de l'estomac, présente une *surface externe adhérente* et une *sur face interne libre*, d'une couleur blanchâtre ou rosée. La surfac libre est tapissée par un épithéléon conoïde. La couche derma tique sous-jacente à cet épithéléon présente à sa face adhérent une mince couche de fibres musculaires organiques, décrite par Brücke; ces fibres sont les unes longitudinales et les autre transversales; celles-ci sont les plus internes.

La muqueuse de l'intestin grêle est pourvue de valvules conni ventes, de villosités et de glandes.

Valvules conniventes. Les valvules conniventes ou de Kerkrin sont des replis semi-lunaires, formés par toute l'épaisseur d la muqueuse intestinale. Larges au milieu et rétrécies à leur extrêmités elles occupent transversalement la moitié ou les troi quarts de la circonférence du tube intestinal, sont inclinées le unes vers les autres, pendant l'état de relâchement de ce canal et deviennent perpendiculaires à son axe pendant son état d distension.

Les valvules conniventes commencent dans le duodénum, un pouce et quelquefois à deux pouces du pylore, où elles son ordinairement précédées de quelques plis longitudinaux. Elle deviennent de plus en plus nombreuses et très développées à l fin du duodénum et au commencement de l'intestin grêle; elle diminuent ensuite peu-à-peu en nombre et en volume, ver l'extrêmité inférieure de ce dernier canal et manquent mêm quelquefois dans l'étendue des deux ou trois derniers pieds d sa longueur.

Les valvules conniventes sont recouvertes de villosités, comme le reste de la membrane muqueuse; et elles servent à ralentir le cours du chyme et à augmenter la surface d'absorption de la muqueuse intestinale.

Villosités intestinales. La surface libre de la membrane muqueuse de l'intestin grêle est pourvue d'un grand nombre de prolongements filiformes, nommés *villosités*, qui donnent à cette muqueuse un aspect velouté, très distinct de celui des autres muqueuses. C'est pourquoi on lui a aussi donné le nom de *membrane villeuse.*

Les villosités occupent toute la longueur de l'intestin grêle, existent aussi bien sur les valvules conniventes que dans les espaces intermédiaires. On les voit à l'œil nu, lorsque la muqueuse, d'abord bien lavée, est plongée dans l'eau.

Toujours flottantes, elles présentent, à l'état de vacuité, une forme lamelleuse aplatie ou conoïde, à base adhérente, et deviennent cylindroïdes, renflées vers leur extrêmité libre, lorsqu'elles sont turgescentes pendant la chylification.

Les villosités sont le plus développées à la fin du duodénum, elles y ont une longueur d'un tiers de ligne, une largeur d'un sixième de ligne et diminuent à la fin de l'intestin grêle, où elles sont obtuses, triangulaires, d'un quart de ligne de longueur et d'un huitième de ligne de largeur.

Leur nombre varie dans la même proportion que leur volume : elles deviennent moins nombreuses près de l'extrêmité inférieure de l'intestin grêle.

Leur forme et leur volume varient encore d'après l'âge, le sexe, l'individu et d'après l'état de la digestion. Pendant la digestion, les villosités deviennent turgescentes et plus cylindriques, parce que tous leurs vaisseaux se distendent davantage.

Structure des villosités. Les villosités sont formées par un repli de la membrane intermédiaire, tapissé à l'intérieur par une couche de fibres musculaires organiques qui peuvent raccourcir les villosités et exercer une influence sur la circulation du chyle et du sang veineux qu'elles renferment (Brücke). La surface libre des villosités est recouverte par l'épithéléon conoïde de l'intestin, formé d'une seule couche de cellules, rétrécies à leur extrémité adhérente. Ces cellules se remplissent de gouttelettes de graisse pendant la chylification et ces gouttelettes pénètrent successivement dans les couches plus profondes de la villosité.

La cavité formée par chaque villosité, renferme des vaisseaux sanguins et des vaisseaux lymphatiques. Une petite artère monte sur un côté de la villosité, fournit des ramuscules qui forment un réseau capillaire sous-jacent à la membrane intermédiaire et arrivée au sommet de la villosité, elle devient vaisseau capillaire, se recourbe et se continue avec une petite veine qui descend de l'autre côté de la villosité. Les vaisseaux lymphatiques forment un réseau d'origine, placé immédiatement sous la membrane intermédiaire et recouvrant le réseau sanguin. De ce réseau d'origine sort un vaisseau lymphatique ou chylifère qui occupe le centre de la villosité et qui, arrivé à la base de celle-ci, se continue avec le réseau lymphatique profond de la couche dermatique (fig. 8). Quelques anatomistes n'admettent dans la villosité d'autres vaisseaux lymphatiques que le vaisseau chylifère central, qui, d'après eux, y prend son origine par une extrémité renflée.

Fig. 8.

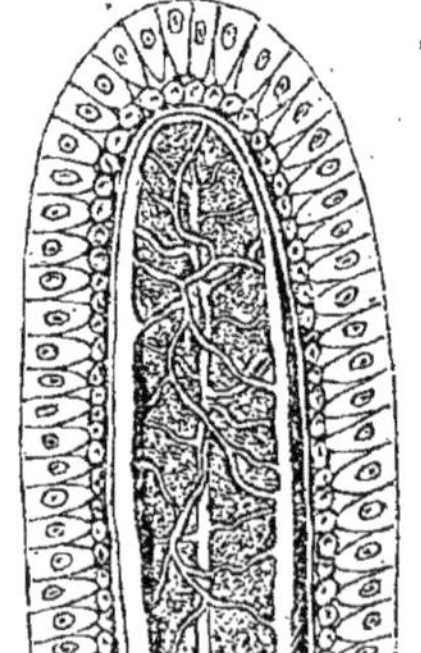

Villosité intestinale, *a* épithéléon, *b.* membrane intermédiaire, *c.* vaisseaux sanguins, *d.* vaisseau chylifère.

Glandes. Les glandes de la muqueuse intestinale sont *simples* et *composées.*

1) *Glandes composées.* Les glandes composées de l'intestin grêle sont les *glandes de Brünner*, ainsi nommées du nom de l'anatomiste qui les a découvertes et décrites le premier. Elles *n'existent que dans le duodénum*, et sont surtout très nombreuses et serrées les unes contre les autres dans la première portion de ce canal, immédiatement après le pylore. Leur nombre diminue ensuite rapidement et elles n'existent plus à la fin du duodénum. Elles sont

situées dans la tunique celluleuse, aussi ne les voit-on bien que quand on a enlevé la tunique séreuse et la tunique musculaire de cette portion de l'intestin grêle.

Structure. Les glandes de Brünner sont des glandes acineuses composées ou en grappe. D'un volume de 1/8‴—1/2‴ quelquefois de 1/2″, elles sont entourées d'un tissu cellulaire dense qui les unit à la muqueuse. Elles sont lobulées, et chacun de ces lobules est formé par un amas de vésicules ou acini de 0,05‴—0,06‴—0,08‴. Ces vésicules, semblables à celles des glandes mucipares de la cavité buccale, se continuent avec les derniers radicules du conduit excréteur. Les conduits excréteurs de ces glandes s'ouvrent à la surface libre de la muqueuse par de petites ouvertures semblables aux ouvertures des glandes de Lieberkühn (fig. 9).

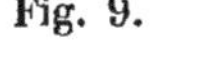

Fig. 9.

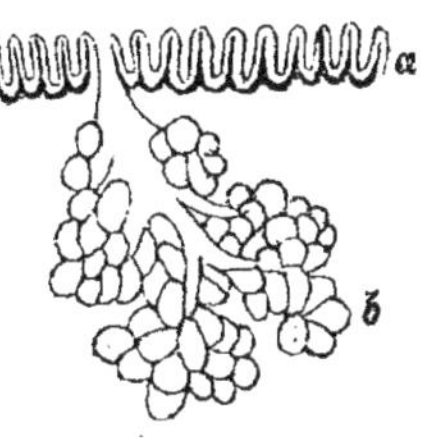

a. Glandes de Lieberkühn, *b.* glande de Brünner (gross. 25 fs.).

Les artères forment autour de ces vésicules un réseau capillaire semblable à celui des glandes salivaires.

Le liquide sécrété de ces glandes est alcalin et ne renferme point d'éléments anatomiques. Il n'exerce aucune action sur les substances protéiniques et n'agit probablement qu'à la manière du mucus ordinaire.

2) *Glandes simples.* Les glandes simples de l'intestin grêle comprennent, 1° les glandes de Lieberkühn, 2° les glandes solitaires et 3° les glandes de Peyer.

a) *Glandes de Lieberkühn.* Elles existent sur toute l'étendue de la muqueuse de l'intestin grêle et du duodénum, se pressent les unes contre les autres et sont seulement perceptibles à l'aide de la loupe. Lorsqu'on emploie un grossissement suffisant, elles donnent à la membrane muqueuse l'apparence d'un crible ou d'une ruche d'abeilles. Elles manquent sur les villosités.

Les glandes de Lieberkühn ont la forme de petits tubes, renflés à leur extrémité fermée (fig. 9. a). Leur longueur est égale à l'épaisseur de la muqueuse et est de 1/5—1/7‴; leur largeur est de 0,028‴—0,036‴.

Elles sont formées par la membrane homogène des glande qui se continue avec la membrane intermédiaire de la muqueu Leur cavité est tapissée par l'épithéléon conoïde, semblable celui de la muqueuse intestinale. Leur contenu est un liqui transparent dans lequel nagent beaucoup de granulations.

Quand ce liquide est blanc et que l'orifice des glandes ap raît comme un point blanc, c'est un signe, dit Bœhm, que membrane muqueuse fournit une sécrétion morbide. Les vaissea capillaires se comportent à l'égard de ces glandes comme ce de la muqueuse gastrique : ils montent entre les glandules, au quelles ils fournissent des rameaux plus ténus et forment un seau à la surface dont les mailles sont occupées par les orific des glandes.

Pour bien voir les glandes de Lieberkühn, il est nécessaire bien laver la muqueuse intestinale, de la séparer des tuniqu sous-jacentes et de l'étaler sur un fond noir. En l'examina ainsi de face, au moyen de la loupe, on distingue entre les v losités une infinité de petits points noirs, ce sont les orifices d glandes de Lieberkühn. On les voit suivant leur longueur, examinant une mince lamelle, formée par une coupe vertica de la muqueuse.

b) *Glandes solitaires ou isolées.* Ces glandes sont répandues s toute l'étendue de la muqueuse intestinale. Elles sont toujou isolées et jamais groupées ensemble. Elles existent en plus gran quantité à la fin du duodénum et dans le jéjunum que dans reste de l'intestin grêle ; elles peuvent occuper tous les points la circonférence de la muqueuse intestinale, du côté du bo adhérent de l'intestin aussi bien que du côté libre, et quelqu fois même sur les valvules conniventes.

Les glandes solitaires sont des follicules clos, d'une forme sp roïdale, de la grosseur d'1/4—5/4''', d'une couleur blanchâtre, qui paraissent s'ouvrir de temps à autre par un orifice temporai

Ces follicules clos sont situés en partie dans la tunique cellu vasculaire, et en partie dans la tunique muqueuse, qui préser à leur niveau une saillie plus ou moins prononcée, suivant degré de réplétion, et qui est recouverte de villosités comme dans le reste de son étendue (fig. 10).

Les follicules clos des glandes solitaires sont formés par une membrane homogène très épaisse; ce n'est qu'à la face externe de cette membrane qu'on remarque quelques fibres peu distinctes. Leur contenu est opalin, granuleux et est composé d'un liquide qui renferme des noyaux et de jeunes cellules de 0,004'''—0,008'''. Ces cellules disparaissent sous l'influence de l'eau et de l'acide acétique et les noyaux deviennent plus granuleux et plus distincts. A ces éléments sont mêlés des granules de graisse. Dans ce contenu, qui paraît être formé d'une substance en voie de formation et d'une autre en voie de décomposition, se trouvent, d'après la découverte de Frei de Zürich, des vaisseaux capillaires nombreux et très ténus, de 0,0015'''—004'''; ces vaisseaux capillaires s'étalent librement dans le contenu, sont très distincts chez le cochon et chez le mouton, et quelquefois chez l'enfant. Jusqu'à présent je n'ai pu les distinguer chez l'homme.

Fig. 10.

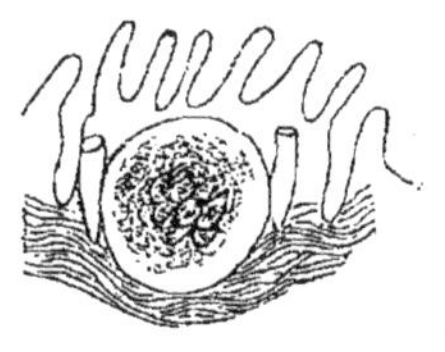

Coupe verticale d'une glande solitaire, recouverte de villosités et entourées de glandes de Lieberkühn (gr. 20 fs).

Lorsqu'on examine les glandes solitaires à plat ou d'en haut, on voit qu'elles sont entourées par une couronne régulière de petites ouvertures, qui sont les orifices de glandes de Lieberkühn, ou de petits canalicules dirigés obliquement dans la profondeur de la muqueuse.

Nous ignorons l'usage du contenu des glandes solitaires.

c) *Glandes de Peyer* ou *glandes agminées*. Ce sont des amas de follicules clos. Ces amas se présentent sous la forme de plaques elliptiques ou ovalaires dont le grand diamètre est dirigé suivant la longueur de l'intestin; ils ont un quart de pouce jusqu'à deux, quatre ou cinq pouces de longueur et quatre à huit lignes de largeur.

Les glandes de Peyer sont situées du côté opposé à l'inse du mésentère, c'est-à-dire, le long du bord libre ou conve l'intestin, jamais le long du bord adhérent ou concave. existent principalement vers la fin de l'intestin grêle, prè la valvule iléo-cœcale.

Leur nombre varie beaucoup; elles sont d'autant moins breuses et plus petites qu'il y a un plus grand nombre de gla solitaires.

Par leur présence et par l'épaississement de la tunique cel vasculaire à leur niveau, la muqueuse intestinale y paraît dense et plus épaisse. Aussi distingue-t-on de suite les gla de Peyer, par l'opacité des parois intestinales à leur ni lorsqu'on examine à contre-jour l'intestin distendu.

Elles ne sont jamais interrompues par les valvules connive Ces valvules s'arrêtent brusquement à leur niveau.

Les glandes de Peyer sont formées par des amas de folli clos. Ces follicules présentent la même forme, la même s ture que ceux qui constituent les glandes solitaires. Ils on volume de 1/6—1/2—1''', siégent en partie dans la tunique cel vasculaire et en partie dans l'épaisseur de la muqueuse soulèvent. Ces follicules ne présentent pas d'orifice permane sont formés par une membrane sans structure, offrant de bres très ténues à la face externe. Leur contenu est en semblable à celui des glandes solitaires. D'après Frei de Zü ils renferment à nu dans leur contenu, des vaisseaux capill très ténus, disposition qu'on ne rencontre dans aucune espèce de glandes que dans les follicules clos de l'intest peut-être dans ceux des amygdales.

Lorsqu'on examine les glandes de Peyer, du côté de la face libre de la muqueuse et au moyen d'une loupe, on voi follicules clos faire saillie sous forme de petites éminences ar dies et blanchâtres. A leur niveau, la muqueuse est lisse e pourvue de villosités, qui existent sur tout le reste entr follicules clos. Chaque follicule clos est entouré d'une cour de petites ouvertures qui sont les orifices de glandes de Lie kühn, ces dernières glandes existent entre les villosités sur toute l'étendue d'une plaque de Peyer (fig. 11). Il est rare qu'on distingue une ouverture au milieu des follicules clos, si ce n'est à la suite de maladies, de la fièvre typhoïde, du choléra-morbus, de la gastro-entérite etc. Dans ce cas, ces glandes présentent un aspect gaufré; de là leur nom de *plaques gaufrées*.

Fig. 11.

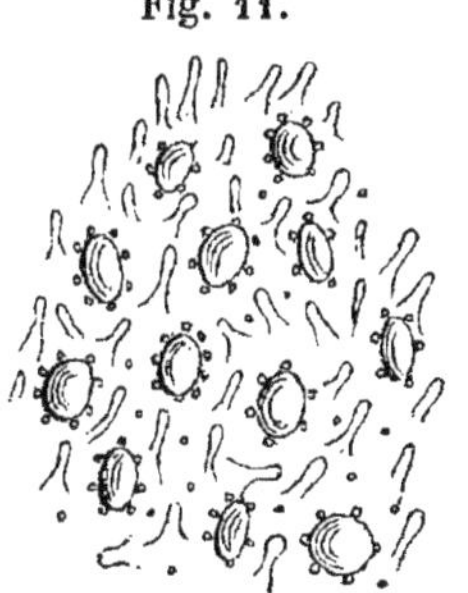

Glande de Peyer.
(gr. 10 f.)

Les glandes de Peyer diffèrent des glandes solitaires, non-seulement par l'agrégation de leurs follicules, mais encore parcequ'elles ne siégent que le long du bord libre de l'intestin grêle et qu'elles ne sont jamais interrompues par les valvules conniventes, tandis que les glandes solitaires peuvent siéger sur tous les points de la circonférence de l'intestin et même sur les valvules conniventes. Les glandes solitaires sont plus nombreuses à l'origine de l'intestin grêle; les glandes de Peyer existent, au contraire, de préférence à son extrêmité inférieure. Elles sont plus ou moins nombreuses en raison inverse les unes des autres. La muqueuse qui recouvre le follicule clos des glandes solitaires, est recouverte de villosités, ce qui n'a pas lieu pour les follicules clos des glandes de Peyer.

Vaisseaux et nerfs de l'intestin grêle. Les *artères* de l'intestin grêle viennent de la mésentérique supérieure; celles du duodénum émanent de l'hépatique. Elles sont remarquables, 1° par leurs ramifications et leurs anastomoses en arcades sur toute la surface de l'intestin, 2° par les divers plans qu'elles forment entre la tunique péritonéale et musculaire, entre la musculaire et la cellulo-vasculaire, entre celle-ci et la muqueuse. Les *veines* présentent la même disposition et vont constituer la grande veine mésaraïque, branche d'origine de la veine-porte.

Les vaisseaux *lymphatiques* ou *chylifères* se rendent dans les ganglions mésentériques.

Les *nerfs* proviennent du plexus solaire.

Usages. L'intestin grêle a pour usage de former et d'absorb le chyle.

La formation du chyle, aux dépens du chyme, s'opère par concours de la bile, du suc pancréatique, du suc intestinal des autres sécrétions glandulaires.

GROS INTESTIN.

Définition. Le gros intestin est la portion du tube intestin comprise entre l'intestin grêle et l'anus; il est destiné à l'éjectio du résidu des aliments.

Trajet général. Il décrit dans l'abdomen un cercle presqu complet, qui circonscrit la masse de circonvolutions de l'intes tin grêle.

Il commence dans la région iliaque droite, et se porte de ba en haut jusques dans l'hypocondre droit. Parvenu au-dessous d foie, il se recourbe brusquement (courbure droite), pour se po ter transversalement de droite à gauche, jusques dans l'hypo condre gauche au-dessous de la rate, où il se recourbe de nou veau (courbure gauche), pour descendre verticalement. Dans l région iliaque gauche, il s'infléchit deux fois sur lui-même à l manière d'un S romain (S iliaque), pour pénétrer dans le peti bassin et se terminer à l'anus.

Dimensions. Le gros intestin a une longueur de cinq pied environ. Quelquefois il est beaucoup plus long.

Son calibre est beaucoup plus considérable que celui de l'in testin grêle; mais il va en diminuant de haut en bas, de ma nière que le gros intestin présente une disposition infundibuli forme.

Division. Le gros intestin est divisé en trois portions : 1° en cœcum, 2° en colon et 3° en rectum.

COECUM.

Définition. Première portion du gros intestin, le cœcum représente une espèce de cul-de-sac arrondi, dans lequel s'ouvre l'intestin grêle.

Ses limites supérieures sont arbitraires et déterminées par un plan horizontal qui passe immédiatement au-dessus de l'embouchure de l'intestin grêle.

Situation. Le cœcum est situé dans la fosse iliaque droite qu'il remplit presque entièrement.

Il est fixé dans cette fosse par le péritoine, qui ne fait que passer au devant de lui. Quelquefois mais rarement il présente un méso-cœcum, repli du péritoine.

Direction. Le cœcum est oblique de bas en haut et de gauche à droite.

Volume. Sous le rapport du volume, il forme la partie la plus ample et la plus spacieuse du gros intestin. Après l'estomac, il constitue la partie la plus volumineuse du canal alimentaire.

Forme. Le cœcum représente une sorte d'ampoule ou de cône arrondi, à diamètres égaux; il est bosselé et pourvu d'un appendice en forme de petit tube contourné, nommé *appendice vermiculaire.*

Rapports. Le cœcum répond, *en avant,* aux parois abdominales, lorsqu'il est distendu, ou par l'intermédiaire de l'intestin grêle lorsqu'il est affaissé. *En arrière*, le cœcum est en rapport avec le muscle iliaque dont le sépare son aponévrose et à laquelle il est uni par un tissu cellulaire lâche, qui en permet le déplacement. *En dedans*, le cœcum reçoit l'intestin grêle dont l'angle d'incidence varie beaucoup. Tantôt l'intestin s'y ouvre perpendiculairement et tantôt, suivant un angle aigu ou obtus. *En bas,* l'extrêmité libre présente en arrière et à gauche l'appendice vermiculaire.

Surface interne. La cavité du cœcum répond à sa surface externe : aux trois dépressions longitudinales externes répondent trois saillies internes; aux bosselures externes, des cavités ou des poches; aux sillons transverses externes, des plis ou des cloisons incomplètes. Cette cavité présente en outre, à gauche, la valvule iléo-cœcale et tout-à-fait en bas, l'orifice de l'appendice vermiculaire.

Valvule iléo-cœcale. La valvule iléo-cœcale, aussi nommée *v*
vule de Bauhin, garnit l'entrée de l'intestin grêle dans le gı
intestin et est placée du côté gauche.

Elle est composée de deux replis saillants dans le cœcu
Ces replis sont inclinés l'un vers l'autre et circonscrivent u
fente transversale, au moyen de laquelle l'intestin communiq
avec le gros intestin, sans que les matières fécales puissent 1
fluer du cœcum ou du colon dans l'intestin grêle.

Structure de la valvule iléo-cœcale. Si on enlève sur un int
tin distendu, la membrane péritonéale dans le point précis
l'intestin grêle s'abouche dans le gros intestin, on voit que l'i
testin grêle semble s'y enfoncer; et si par une traction ménag
et exercée sur cet intestin, on cherche à le dégager du gı
intestin, on voit le premier sortir en quelque sorte du colo
s'alonger d'un pouce, et du côté du gros intestin on ne trou
plus de valvule.

La valvule est donc formée, 1° par les fibres musculai
circulaires de l'iléon, 2° par la membrane fibreuse et 3° par
muqueuse. Celle-ci offre, sur la face dirigée du côté du gros int
tin, tous les caractères de la muqueuse du gros intestin; tan
que celle qui revêt la face dirigée vers l'intestin grêle, a tous
caractères de la muqueuse de l'intestin grêle; elle est même rec
verte de villosités. Les maladies respectent en général cette limi

Appendice vermiculaire. L'appendice vermiculaire, petit tu
contourné et semblable à un ver de terre, s'élève du cul-de-s
du cœcum. Il part de la partie interne et inférieure de la pa
postérieure de ce canal, se dirige de dehors en dedans et d'ava
en arrière, et après avoir décrit une ou plusieurs inflexions il
termine par un cul-de-sac obtus.

Il a généralement trois pouces de longueur et deux lignes
largeur.

Les tuniques sont les mêmes que celles du colon, et le pé
toine lui forme un mésentère triangulaire. Sa muqueuse of
quelquefois une glande de Peyer. Chez l'adulte, il ne renfer
que du mucus, rarement des matières alimentaires, quelquef
des débris d'aliments ou des noyaux.

COLON.

Définition. Le colon est la principale portion du gros intestin et s'étend du cœcum jusqu'au rectum, sans qu'aucune ligne de démarcation bien limitée ne le sépare de ces deux portions du gros intestin.

Forme. Il présente, dans presque toute sa longueur, trois séries longitudinales de bosselures que séparent trois bandes musculaires, disposées suivant la longueur de l'intestin.

Direction. Vertical ascendant dans la première partie de son trajet, il devient ensuite transversal, puis vertical descendant et se recourbe en S italique pour se continuer avec le rectum.

Division. D'après sa direction, le colon est divisé en quatre portions : 1° en colon ascendant ou lombaire droit, 2° en colon transverse ou arc du colon, 3° en colon descendant ou lombaire gauche et 4° en colon iliaque ou S iliaque du colon.

1° *Colon ascendant* ou *lombaire droit.* Il se continue en haut, au niveau de la vésicule du fiel, à angle droit avec le colon transverse. Il est maintenu dans sa position par le péritoine, qui passe au devant de lui et l'assujettit d'une manière très fixe. Quelquefois le péritoine lui forme à sa face postérieure un repli nommé mésocolon lombaire et dans ce cas, le colon ascendant est beaucoup plus mobile.

Rapports du colon ascendant. En avant, il répond aux parois abdominales, quand il est distendu ; il en est séparé par les circonvolutions de l'intestin grêle, quand il est affaissé.

En arrière, il répond immédiatement, sans l'intermédiaire du péritoine, au muscle carré des lombes et au rein droit. Ce rapport explique : 1° l'ouverture spontanée d'abcès du rein dans le colon, et 2° la possibilité d'atteindre le colon par la région lombaire, sans intéresser le péritoine, pour la formation d'un anus artificiel.

En dehors ; le colon ascendant est en rapport avec les circonvolutions intestinales ; *en dedans*, avec ces mêmes circonvolutions et de plus, avec la deuxième portion du duodénum et d'une manière très médiate avec le psoas.

2° *Colon transverse* ou *arc du colon.* La plus longue portion du colon, le colon transverse est étendu du colon lombaire droit au colon lombaire gauche.

Il occupe les limites de la région épigastrique et de la région ombilicale, et décrit une courbe à convexité supérieure. Son extrêmité droite répond à la vésicule du fiel; et son extrêmité gauche passe au-dessous de la rate.

L'arc du colon est fixé à la colonne vertébrale, par un repli très remarquable connu sous le nom de mésocolon transverse qui forme une cloison horizontale entre l'intestin grêle, placé au-dessous, et l'estomac, le foie et la rate qui sont situés au-dessus. L'étendue de ce repli rend le colon transverse presque aussi mobile que l'intestin grêle.

Rapports du colon transverse. En haut, l'arc du colon répond, 1° au foie, qui présente ordinairement une empreinte correspondant à son angle de réunion avec le colon ascendant; 2° à la vésicule biliaire, de manière que les calculs de cette vésicule peuvent s'ouvrir une issue à l'extérieur par le colon; 3° à l'estomac, qui s'avance sur lui dans l'état de plénitude et qui s'en éloigne dans la vacuité; 4° à l'extrêmité inférieure de la rate.

En bas, l'arc du colon répond aux circonvolutions de l'intestin grêle; *en avant,* aux parois abdominales, à travers lesquelles on peut quelquefois le reconnaître, quand il est distendu par des gaz. A la partie moyenne de son bord antérieur arrivent les deux feuillets postérieurs du grand épiploon.

En arrière, il donne attache au mésocolon transverse.

3° *Colon descendant* ou *lombaire gauche.* Il ressemble entièrement au colon ascendant et par sa situation et par ses rapports. Seulement il est d'un moindre calibre et sa partie supérieure est plus profonde.

4° *Colon iliaque* ou S *iliaque du colon.* C'est une grande circonvolution du gros intestin laquelle se continue avec le rectum.

Le colon iliaque est situé dans la fosse iliaque gauche et y est maintenu par un repli du péritoine, nommé mésocolon iliaque. Par là, le colon iliaque jouit d'une assez grande mobilité.

Rapports du colon iliaque. Cette portion du colon présente les mêmes rapports que le cœcum. *En avant,* elle répond aux parois abdominales, lorsqu'elle est distendue, ou par l'intermédiaire des circonvolutions de l'intestin grêle, quand elle est affaissée. *En arrière,* elle correspond à la fosse iliaque gauche, à laquelle elle est fixée par le mésocolon iliaque et sur les côtés, aux circonvolutions intestinales.

RECTUM.

Définition. Le rectum est la dernière portion du gros intestin et du tube digestif.

Limites. Il commence au niveau de la base du sacrum et se termine à l'anus.

Situation. Le rectum est situé dans le petit bassin, au devant de la colonne sacro-coccygienne, et est fixé à la partie supérieure du sacrum par un repli du péritoine qu'on nomme mésorectum; en bas, il est assujetti par l'aponévrose pelvienne supérieure.

Direction. Le rectum suit la courbure sacro-coccygienne, est concave en avant, convexe en arrière, et parvenu au devant du sommet du coccyx, il décrit une courbure à convexité antérieure et se dirige ensuite en arrière, pour se terminer à un pouce au devant de cet os. De cette manière, il s'éloigne du vagin, chez la femme, et du canal de l'urèthre, chez l'homme, par un intervalle triangulaire nommé *triangle urétro-anal.*

A son origine, sur la partie latérale gauche de la base du sacrum, au niveau de la symphyse sacro-iliaque, le rectum se porte en bas et à droite, pour gagner la ligne médiane, quelquefois il se dévie un peu à droite. D'autres déviations peuvent dépendre du déplacement de l'S iliaque.

Forme et volume. Cylindroïde, non bosselé, le rectum présente un calibre qui augmente de haut en bas et se dilate, près de l'anus, en une ampoule plus ou moins marquée.

Rapports. En arrière, le rectum est en rapport avec la co cavité du sacrum, auquel il est fixé par le mésorectum; avec pyramidal et avec le plexus sacré; plus bas, avec le coccyx do il est séparé par l'insertion postérieure du releveur de l'anus.

En avant, les rapports du rectum varient dans les deux sexes

Chez l'homme, il répond, par sa *partie supérieure* ou *libre* q est tapissée par le péritoine, à la face postérieure de la vess dont il est séparé par un cul-de-sac du péritoine, dans lequ sont logées des circonvolutions intestinales. Ce cul-de-sac du p ritoine descend jusqu'à quatre pouces au-dessus de l'anus. Quan la vessie est distendue, elle touche immédiatement le rectum par l'intermédiaire du péritoine.

Par sa *partie inférieure* ou *adhérente*, le rectum répond, e avant, immédiatement au bas-fond de la vessie, dans l'espac triangulaire circonscrit par les vésicules séminales, et dont est séparé de chaque côté par ces mêmes vésicules. L'étendu de ces rapports immédiats varie suivant l'état de distension d la vessie.

Au devant du bas-fond de la vessie, le rectum répond à l prostate, à laquelle il est intimement uni et qui le débord quelquefois de chaque côté, lorsqu'elle est hypertrophiée, ou qu est débordée par le rectum, surtout lorsqu'il est distendu.

Au devant de la prostate, le rectum devient en rapport ave la portion membraneuse du canal de l'urèthre; mais à cause d son inflexion en arrière, il est séparé de la portion membraneus uréthrale, par un espace triangulaire dont la base est en avan et en bas, et le sommet, en arrière et en haut. Cet espac triangulaire est nommé *triangle urétro-anal.*

Chez la femme, le rectum répond, dans sa *portion libre*, au ligament large, à l'ovaire et à la trompe utérine du côté gauche et sur la ligne médiane, à l'utérus et à une petite portion du vagin. Le péritoine forme entre le rectum, l'utérus et une petite partie du vagin, un cul-de-sac que remplissent des circonvolutions intestinales.

Dans sa *portion inférieure* ou *adhérente*, le rectum répond au vagin, auquel il adhère d'une manière intime; inférieurement, à raison de l'inflexion antéro-postérieure du rectum, il s'éloigne du vagin, de manière qu'il y reste un intervalle triangulaire qui constitue le périnée de la femme.

Sur les côtés, le rectum est en rapport, dans sa portion libre, avec les circonvolutions intestinales; dans la portion adhérente, avec l'excavation périnéale, remplie de graisse.

La *face interne* du rectum présente des plis longitudinaux qui s'effacent par la distension.

STRUCTURE DU GROS INTESTIN.

Le gros intestin est formé par le même nombre de tuniques que l'intestin grêle, mais avec quelques particularités communes à tout le gros intestin ou propres à quelques unes de ses parties.

Tunique séreuse. Le péritoine ne forme pas à toutes les parties du gros intestin, une enveloppe aussi complète qu'à l'intestin grêle; en outre, il offre au pourtour du gros intestin un grand nombre de petits replis chargés de graisse, appelés *appendices graisseux*. Il ne recouvre pas le cœcum à sa face postérieure, quelquefois il le tapisse dans sa totalité et forme toujours un repli à l'appendice vermiculaire. Ordinairement le péritoine passe seulement sur la face antérieure des colons lombaires et quelquefois il leur forme un repli. Il enveloppe la totalité du colon transverse, excepté à sa face postérieure qui répond au mésocolon transverse, et en avant dans un autre espace triangulaire qui répond au grand épiploon. Il forme un repli à l'S iliaque et à la partie supérieure du rectum; la partie inférieure de cette portion du gros intestin est entièrement dépourvue de péritoine.

Tunique musculaire. Elle est composée de deux plans de fibres, les unes longitudinales et les autres circulaires.

Le plan de *fibres circulaires* forme la couche profonde et présente la même disposition qu'à l'intestin grêle.

Le plan de *fibres longitudinales* forme la couche superficielle;

et au lieu d'être régulièrement disposé tout autour de la circo férence de l'intestin, il est séparé en trois bandes, qui, à trave du péritoine, présentent l'aspect de ligaments. Ces bandelett font suite aux fibres longitudinales de l'appendice vermiculair Elles déterminent le froncement et les bosselures du gros i testin. Sur l'S iliaque il n'y a souvent que deux ou une seu bandelette.

A la fin de l'S iliaque, les fibres longitudinales occupent tou la circonférence, et s'étendent sur le rectum en faisceaux épa qui forment une couche continue tout autour de cet intestin.

La couche musculaire profonde ou annulaire du rectum e beaucoup plus épaisse que celle du reste du canal digestif, l'exception de l'œsophage. Le dernier anneau surtout est tr épais et a reçu le nom de *sphincter interne.*

Tunique cellulo-vasculaire. Elle ne présente rien de particuli et est en tout semblable à celle de l'intestin grêle.

Tunique muqueuse. La muqueuse du gros intestin, d'une co leur blanc-jaunâtre, est plus épaisse que celle de l'intestin grêl Elle est lisse et complétement dépourvue de villosités et de va vules conniventes.

Dans le colon, elle présente trois saillies longitudinales co respondant aux trois bandes de la surface externe, et tro séries de cellules intermédiaires dont la concavité est dans r rapport rigoureux avec les bosselures de la surface externe. C cellules ou loges sont séparées par des plis correspondant au dépressions de la surface externe. Ces plis diffèrent des valvul conniventes en ce qu'ils sont formés par toutes les tuniques qu'ils sont produits par les bandelettes de fibres longitudinale de manière qu'ils disparaissent par l'enlèvement de ces dernière

Dans le rectum, la membrane muqueuse présente près de partie supérieure, des plis transverses irréguliers et près de so extrêmité inférieure, des plis longitudinaux nommés *colonnes d rectum.* Près de l'anus, elle change de couleur : de blanc-jaunât elle devient rougeâtre, ce qui dépend de la plus grande riches des vaisseaux sanguins et surtout des veines.

Structure de la muqueuse du gros intestin. Cette muqueuse est tapissée par un épithéléon conoïde, qui s'étend sur toute la muqueuse du canal intestinal, depuis l'ouverture œsophagienne de l'estomac jusqu'à l'anus où il se continue avec l'épiderme par l'intermédiaire d'un épithéléon pavimenteux.

La couche dermatique présente comme celle de l'intestin grêle un plan de fibres musculaires organiques; ce plan musculaire, situé à la face adhérente de la muqueuse et formé de fibres transversales et de fibres longitudinales, est très mince dans le colon et à peine perceptible chez l'homme; il devient plus épais dans le rectum où il offre une épaisseur de 0,22‴.

Glandes. La muqueuse du gros intestin est pourvue de glandes tubuleuses et de glandes solitaires. Quelquefois ces dernières sont groupées les unes à côté des autres dans l'appendice vermiculaire et donnent lieu à une glande de Peyer.

Les *glandes tubuleuses*, aussi nommées *glandes* du *gros intestin*, sont en tout semblables aux glandes de Lieberkühn de l'intestin grêle, seulement elles sont un peu plus longues et plus épaisses, à cause de l'épaisseur de la muqueuse du gros intestin. Elles ont une longueur d'un quart à un cinquième de ligne, et une largeur d'un douzième à un quinzième de ligne. Leur volume va en augmentant jusqu'au rectum, où elles deviennent quelquefois visibles à l'œil nu. Ces glandes sont formées par la membrane propre des glandes et tapissées à leur intérieur par un épithéléon conoïde; leur contenu est alcalin et semblable à celui des glandes de Lieberkühn de l'intestin grêle.

Les *glandes solitaires*, très abondantes dans le cœcum et dans le rectum, sont même plus nombreuses dans le colon que dans l'intestin grêle. Elles se distinguent de celles de l'intestin grêle par leur volume plus considérable, qui est d'une ligne à une ligne et demie, et en second lieu, en ce que la muqueuse présente au niveau de chaque éminence produite par le follicule clos, une ouverture alongée ou arrondie d'un douzième de ligne qui conduit à une petite fossette de la muqueuse, située au-dessus du follicule clos. Celui-ci présente d'ailleurs la même structure et la même disposition des vaisseaux capillaires da son contenu que les follicules clos des glandes solitaires l'intestin grêle (fig. 12).

Vaisseaux et nerfs du gros intestin. Les *artères* du gros intestin sont fournies pour la moitié droite, par la mésentérique supérieure; pour la moitié gauche et pour le rectum, par la mésentérique inférieure. Le rectum reçoit en outre l'hémorroïdale moyenne et des rameaux de l'hémorroïdale inférieure.

Fig. 12.

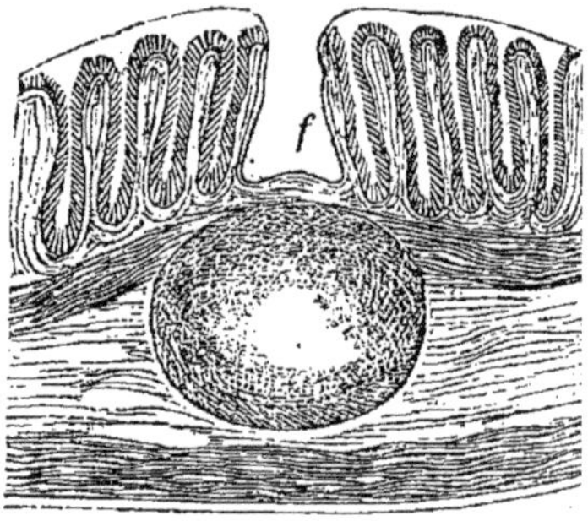

Glande solitaire et glandes tul leuses du gros intestin, *a.* glan tubuleuses, *b.* couche musculaire la tunique muqueuse, *c.* tunique lulo-vasculaire, *d.* tunique musculai *e.* tunique séreuse, *f.* follicule ouv situé au-dessus d'un follicule clos.

Les *veines* suivent le trajet des artères, portent le même nom et se réunissent pour la formation de la grande et de la petite mésaraïque.

Les vaisseaux *lymphatiques* se rendent aux ganglions mésentériques.

Les *nerfs* sortent du plexus solaire et accompagnent les tères. Le rectum reçoit en outre quelques rameaux du plex hypogastrique et du plexus sacré. De là il résulte qu'il est partie sous l'influence de la volonté et en partie soustrait à ce influence.

ANUS.

Définition. Situation. L'anus est l'orifice inférieur du canal mentaire. Il est situé sur la ligne médiane à un pouce au dev du coccyx.

Il est formé par le muscle sphincter ou constricteur, recouv par la peau et par la muqueuse.

La peau du pourtour de cet orifice est garnie de poils, cl

l'homme, de follicules sébacés et présente des plis radiés qui s'effacent par la distension. La continuation de la peau avec la muqueuse a lieu à l'intérieur du rectum, à quelques lignes de l'anus proprement dit. Une ligne sinueuse, offrant une série d'arcades ou de festons à concavité supérieure, indique la ligne de démarcation. Quelquefois il existe au niveau de ces arcades, de petits culs-de-sac ou des sinus ouverts en haut, dans lesquels peuvent s'arrêter des matières fécales. A ce même point, la muqueuse est soulevée par le dernier anneau musculaire du plan circulaire qu'on a nommé *sphincter interne* de l'*anus*.

Usages du gros intestin. Le gros intestin sert de réservoir au résidu des matières alimentaires et le transforme en matières alvines.

ANNEXES DE LA PORTION SOUS-DIAPHRAGMATIQUE DU CANAL DIGESTIF.

Les annexes de la portion sous-diaphragmatique du canal digestif sont, 1° le foie, 2° le pancréas et 3° la rate.

FOIE.

Définition. Le foie est une glande très volumineuse qui sécrète la bile.

Situation. Situé dans l'abdomen à côté du canal digestif, le foie occupe tout l'hypocondre droit et s'étend dans l'épigastre jusques dans l'hypocondre gauche. Il est recouvert par les sept dernières côtes droites et est séparé des organes thoraciques par le diaphragme.

Il est maintenu dans cette situation, 1° par des replis du péritoine : le ligament falciforme, le ligament coronaire et les ligaments triangulaires ou latéraux, qui le fixent au diaphragme; 2° par l'estomac et par les intestins qui le soutiennent; et 3° par la veine-cave inférieure. Mais ces moyens de fixité lui permettent cependant de légers changements de position, par exemple, pendant les mouvements respiratoires et dans le décubitus.

Poids et dimensions. Sous le rapport du volume et du poi(le foie l'emporte sur tous les autres organes et même sur tou les glandes du corps réunies. Son volume et son poids vari(du reste suivant les individus; mais, en moyenne, il pèse tr à quatre livres. Le développement du foie est toujours en rais inverse de celui de l'appareil respiratoire : pendant la vie int utérine, quand les poumons sont rudimentaires, le volume foie est proportionnellement le plus considérable et diminue fur et à mesure qu'on approche de la naissance; cette diminuti est très rapide après la naissance.

Ses dimensions très variables sont ordinairement en rais inverse l'une de l'autre : il est un grand nombre de foies do le diamètre transverse est le plus petit et le vertical, le pl grand. Le plus souvent c'est le diamètre transverse qui pr domine.

Couleur et fragilité. La couleur du foie est d'un rouge bru plus ou moins foncé, quelquefois offrant une teinte jaunâtre. foie est compacte mais *très fragile;* il ne saurait être compri avec quelque force sans déchirure.

Forme. Insymétrique, le foie présente la forme d'un segme d'ovoïde obliquement coupé suivant sa longueur; épais à s extrêmité droite, il va progressivement en diminuant vers s extrêmité gauche où il se termine par une languette très étroi Quelquefois il a la forme d'un carré à angles arrondis.

Du reste, cette forme n'est pas invariable; et à cause de malléabilité, le foie s'accommode à la forme des parties voisin et se moule sur elles : il se rétrécit dans son diamètre anté postérieur et transversal par le rétrécissement du thorax et da quelques cas, il présente à sa face externe des impressions c(tales produites par l'usage de corsets serrés.

Il est rare que le foie soit divisé par des scissures comr chez quelques animaux.

Division. On considère au foie une face supérieure ou convex une face inférieure ou plane, un bord antérieur, un bord p(térieur, une base et un sommet.

Face supérieure ou convexe. Plus convexe à droite qu'à gauche cette face est appliquée contre le diaphragme qui se moule sur elle.

Elle est divisée en deux portions inégales, par le ligament falciforme ou suspenseur du foie, repli du péritoine qui renferme chez le fœtus la veine ombilicale.

La portion droite, plus considérable, constitue le *grand lobe* ou *lobe droit du foie;* celle du côté gauche forme le *lobe moyen* ou *lobe gauche du foie.*

Cette face est limitée en arrière par le ligament coronaire, repli du péritoine.

Rapports. La face supérieure répond au diaphragme, qui la sépare de la face inférieure du cœur, de la base du poumon droit qui se moule sur elle, et des sept ou huit dernières côtes. Ce dernier rapport explique les empreintes costales, à la suite de l'usage d'un corset trop serré, ou la contusion du foie par des fractures des côtes.

La face supérieure d'un foie sain n'est en rapport avec les parois abdominales que dans le creux sous-sternal. Elle ne dépasse pas le rébord costal; ce n'est que quand le foie a augmenté de volume, par une cause morbide, qu'elle a des rapports plus étendus avec les parois abdominales.

Face inférieure. Cette face regarde en bas et en arrière et présente les vaisseaux excréteurs et sanguins du foie.

Elle offre trois sillons disposés en forme de H. Un sillon transversal tombe perpendiculairement sur deux sillons antéro-postérieurs dont l'un est du côté gauche et l'autre, du côté droit.

Le *sillon longitudinal antéro-postérieur gauche,* étendu entre le bord antérieur et le bord postérieur, correspond à la direction du ligament falciforme de la face convexe et constitue sur la face inférieure la limite du lobe droit et du lobe gauche.

Il est divisé perpendiculairement, par le sillon transverse, en deux moitiés, une antérieure et une postérieure. La moitié antérieure loge la veine ombilicale chez le fœtus, ou le cordon fibreux qui la remplace chez l'adulte; plus profonde que la moitié postérieure, elle est souvent convertie en un canal complet par une espèce de pont de substance hépatique ou par une la guette fibreuse.

La moitié postérieure loge, chez le fœtus, le canal veineu branche de la veine ombilicale ou le cordon fibreux qui le re place après la naissance.

Le *sillon antéro-postérieur droit* est également divisé, par sillon transverse, en deux portions, l'une antérieure et l'aut postérieure.

L'antérieure reçoit la vésicule biliaire et porte ordinaireme le nom de *fossette* de la vésicule du fiel.

La portion postérieure loge la veine-cave inférieure, est t profonde et donne passage aux veines hépatiques qui s'ouvre dans la veine-cave. Quelquefois mais rarement la substance h patique la convertit en canal complet.

Le *sillon transverse,* sillon de la veine-porte, est le vérital hile du foie, par lequel pénètrent et émergent tous les vaissea du foie. Il est situé entre les deux sillons antéro-postérieurs qu coupe perpendiculairement, étant un peu plus rapproché bord postérieur que du bord antérieur.

Dans ce sillon, se trouvent la veine-porte, l'artère hépatiq et les racines du conduit hépatique. De ce sillon part l'épiplo gastro-hépatique.

Derrière le sillon transversal, est située une éminence irr gulièrement triangulaire, nommée *lobe de Spigel*, *petit lobe* foie ou *éminence porte postérieure.*

Au devant de ce sillon existe une saillie, quelquefois très p prononcée et appelée *éminence porte antérieure.*

Outre ces sillons, la face inférieure du foie présente des *em preintes.* A gauche du sillon antéro-postérieur gauche, existe arrière une dépression qui s'applique sur le lobe de Spigel; en avant, une empreinte qui répond à la face antérieure conve de l'estomac. Sur le lobe droit se trouve en arrière l'emprein rénale qui correspond au rein et à la capsule surrénale du cô droit. A la partie antérieure de ce lobe se voit l'empreinte col que, au niveau de l'angle de réunion du colon ascendant av le colon transverse.

Rapports. La face inférieure est en rapport avec le rein et avec la capsule surrénale du côté droit, avec la courbure droite du colon, avec la première portion du duodénum, avec la face antérieure de l'estomac, avec le petit épiploon et quelquefois avec la rate.

Circonférence. Le *bord antérieur*, très mince, répond, à droite, au rebord costal qu'il déborde dans l'échancrure sous-sternale. Il présente au niveau du ligament suspenseur ou du sillon antéro-postérieur gauche, une échancrure constante pour la veine ombilicale ou pour le cordon fibreux qui la remplace; et plus à droite, vis-à-vis de la vésicule du fiel, une autre échancrure qui manque assez souvent.

Le *bord postérieur*, épais à droite, mince à gauche, est adhérent au diaphragme et présente le ligament coronaire, repli du péritoine qui se jette du diaphragme sur le foie. Ce bord présente une échancrure pour la veine-cave inférieure.

L'*extrémité droite*, épaisse, est fixée au diaphragme par le ligament triangulaire droit, qui n'est que l'extrémité correspondante du ligament coronaire.

L'*extrémité gauche*, effilée ou obtuse et d'une longueur variable, atteint souvent la rate. Elle est unie au diaphragme par le ligament triangulaire gauche.

Structure du foie. La structure du foie ressemble, en général, à celle d'une glande acineuse composée. Le foie est formé de deux enveloppes et d'une substance propre. Les enveloppes sont une tunique séreuse et une tunique de tissu cellulaire.

Tunique séreuse. Le foie est couvert, dans la plus grande partie de sa surface, par le péritoine, qui lui forme une tunique séreuse; celle-ci ne manque qu'au bord postérieur et dans les sillons, surtout dans la fosse de la vésicule biliaire et dans celle de la veine-porte. C'est cette tunique qui donne au foie son aspect lisse et humide, et la faculté de se mouvoir librement sur les organes voisins.

Tunique propre. Au-dessous de la tunique séreuse, se trouve une tunique très mince de tissu cellulaire, un peu plus manifeste et plus épaisse sur les portions dépourvues de péritoine sur tous les autres points, elle est si mince et si délicate qu le tissu propre du foie apparaît aisément à travers son épai seur. De la face adhérente de cette membrane partent de pr longements nombreux et très minces qui s'engagent entre le lobules et enveloppent chacun d'eux, sans pénétrer dans leu substance. Arrivée dans le sillon transverse de la face inférieur du foie, la membrane propre se réfléchit sur l'artère, sur l conduit hépatique et sur la veine-porte, pénètre avec ces vai seaux dans la substance du foie, forme une gaîne à leurs ram fications et les accompagne jusqu'aux lobules qu'elle entour d'une très mince couche de tissu cellulaire. Cette gaîne sur le vaisseaux porte le nom de capsule de Glisson; elle les sépar de la substance hépatique et les rend plus libres que les veine hépatiques.

Tissu propre du foie. Le parenchyme ou le tissu propre d foie est composé de lobules, d'une forme triangulaire, quadran gulaire ou pentagone et d'une demi-ligne à une ligne de di mètre.

Ces lobules sont serrés les uns contre les autres et sépare seulement par une couche très mince de tissu cellulaire, e sorte qu'on ne distingue pour ainsi dire leurs limites respective que par des ramuscules noirâtres de la veine-porte, qui les en tourent à la manière d'une couronne.

Au milieu de la surface de chaque lobule, existe une tach d'un rouge-brun foncé, produite par une petite branche d'origin de la veine hépatique, à laquelle chaque lobule est fixé par u rameau veineux, comme les feuilles d'un arbre par leur pétiole La tache centrale se trouve enchâssée dans chaque lobule comme un îlot; de là il résulte que chaque lobule représente u anneau dont le milieu est occupé par une branche d'origine d la veine hépatique, *veine intra-lobulaire*, et dont le pourtour es entouré par les dernières divisions de la veine-porte, *veine inter-lobulaires*, qui occupent les espaces ou les fissures inter lobulaires (fig. 13).

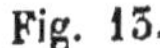

Fig. 13.

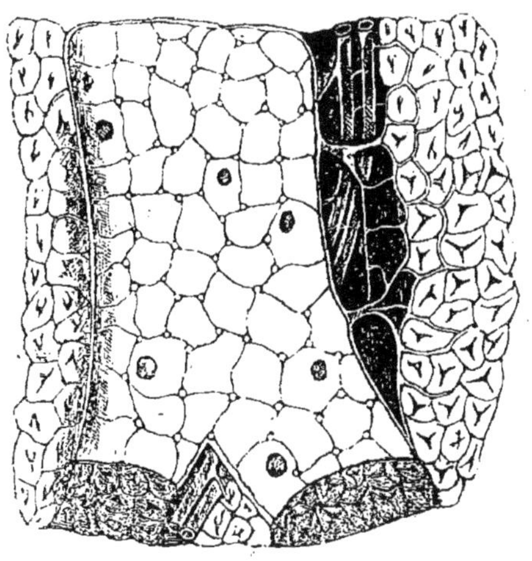

Fragment du foie de cochon, avec une branche ouverte de la veine-porte accompagnée d'une branche de l'artère hépatique et d'un conduit biliaire (*Kiernan*).

De cette disposition dépend l'apparence tachetée de jaune et de brun foncé que présente le tissu du foie, et qui a fait admettre deux substances distinctes, l'une brune foncée ou *corticale* et l'autre jaune ou *médullaire*. Celle-ci dépend de la coloration de la bile et l'autre, des ramifications de la veine-porte et des veines hépatiques. L'une ou l'autre de ces deux colorations peut prédominer. Lorsque le foie est riche en sang veineux, comme chez les asphyxiés, chez le fœtus, chez le nouveau-né et dans un âge avancé où le système veineux prédomine, le tissu propre du foie présente une teinte plus foncée; lorsque ce tissu renferme, au contraire, moins de sang et surtout moins de sang veineux, il présente des taches jaunâtres et tout le foie est d'une couleur plus claire. En général, plus le tissu du foie est jaunâtre et pâle, plus il renferme de la graisse.

Chaque lobule est composé de *cellules primitives* ou *acini* et d'un *réseau capillaire*. Le réseau capillaire sanguin commence à la périphérie de chaque lobule, en faisant suite aux dernières divisions de la veine-porte, et se rend vers le centre du lobule, pour se continuer avec la veine intra-lobulaire, branche d'origine des veines hépatiques.

Les *cellules hépatiques* qui sécrètent la bile ont une forme polygonale et un diamètre de 0,008‴ — 0,012‴. Formées par une membrane cellulaire très mince et partout complétement fermées, elles renferment un noyau arrondi, vésiculeux et pourvu d'un nucléole. Leur contenu est finement granuleux, demi-liquide, souvent d'une teinte légèrement jaunâtre et renfermant les divers éléments de la bile. Dans ce contenu se trouvent des gouttelettes de graisse, d'un volume variable, et quelquefois de petits amas de matière colorante.

Ces cellules sont disposées en séries longitudinales courtes, placées les unes à côté des autres sans aucune substance intermédiaire (fig. 14). Ces séries longitudinales, allant de la périphérie vers le centre de chaque lobule; sont unies entre elles par des séries transversales de cellules hépatiques, d'où résulte une disposition en forme de réseau; près du centre cependant elles vont en rayonnant vers la périphérie. Ce réseau formé par les séries des cellules hépatiques est analogue à celui des vaisseaux capillaires sanguins et remplit les mailles de ce dernier réseau (fig. 15). Mais ces séries de cellules ne sont point renfermées dans des canaux particuliers, car jusqu'aujourd'hui il est impossible de démontrer au microscope une membrane propre et distincte qui entoure les vésicules.

Fig. 14.

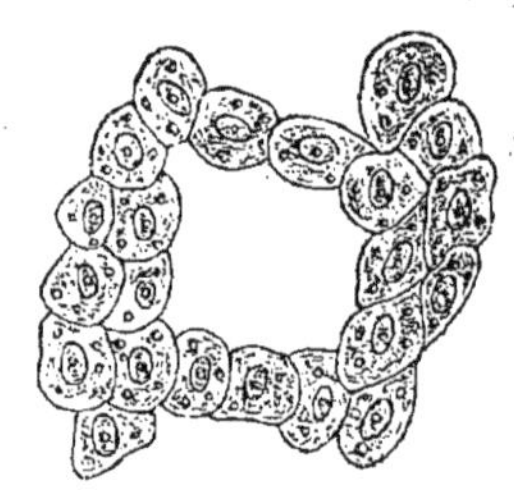

Cellules du foie. (gross. 450 fs.)

Fig. 15.

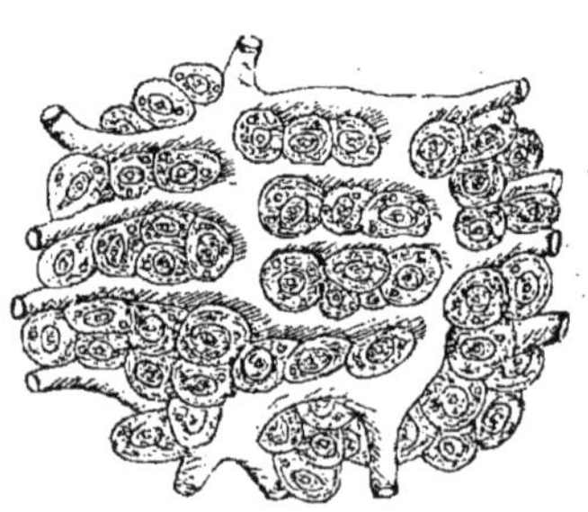

Réseau capillaire sanguin du foie dont les mailles sont occupées par des séries de cellules hépatiques (gross. 450 fs.)

De chaque lobule sort un *conduit bilifère* ou *canalicule biliaire*, qui constitue l'origine du conduit excréteur. Mais il reste encore à démontrer comment les canalicules biliaires prennent leur origine des séries de cellules et quel est le rapport qui existe entre ces conduits et les cellules hépatiques. L'observation a démontré que les dernières divisions des conduits biliaires, arrivées dans les espaces inter-lobulaires, s'anastomosent entre elles et forment une espèce de cercle autour de chaque lobule; de ce cercle partent dans différents points des ramuscules très ténus, qui, formés par une membrane propre et par un épithéléon pavimenteux, se perdent dans la partie superficielle des lobules, sans qu'il soit possible d'établir dans quel rapport ils se trouvent avec les cellules hépatiques. Si l'on veut compléter ici l'observation avec des hypothèses; il est permis de supposer que les premiers radicules des conduits biliaires commencent à des espaces inter-cellulaires, dans lesquels serait versée la bile par la déhiscence des cellules hépatiques.

Par la voie de l'injection des conduits biliaires, plusieurs anatomistes, Kiernan, Weber, Krukenberg, Theile et Retzius ont vu les conduits biliaires se diviser dans chaque lobule et y former un réseau continu, indépendant du réseau sanguin, mais intriqué dans les mailles de ce dernier réseau. D'après cette disposition, les cellules hépatiques seraient contenues dans ce réseau et le foie serait une glande réticulée, analogue au testicule ou au rein. Mais, notons qu'il n'y a rien de plus facile que le passage de liquides d'un ordre de vaisseaux dans un autre, et qu'il est impossible qu'une membrane, assez résistante pour ne pas être déchirée par l'injection, passe inaperçue à l'examen microscopique. Ainsi, tant qu'on n'aura pas vu au microscope la membrane qui enveloppe les séries de cellules hépatiques, il faudra procéder avec beaucoup de réserve et de circonspection, pour tirer quelque conclusion des injections des conduits biliaires jusques dans les lobules.

Quelle que soit donc l'origine des conduits biliaires, ils s'anastomosent fréquemment entre eux dans les espaces inter-lobulaires, se réunissent successivement pour former des rameaux de plus en plus considérables, s'anastomosent encore quelquefois, et finissent par constituer deux branches, une droite pour le lobe droit et l'autre gauche pour le lobe gauche. Ces deux branches sortent par le sillon transverse et se réunissent en un seul can nommé *canal hépatique*. Quelques rameaux des conduits biliair se terminent en cul-de-sac. On trouve ces vaisseaux dans sillon transverse, dans le sillon antéro-postérieur gauche, dai la fossette de la vésicule biliaire et surtout dans le ligamei triangulaire du côté droit. Ce sont les *vaisseaux aberrants* d foie, qui sont tapissés de cellules épithéléales et recouverts d'u réseau capillaire.

Les conduits biliaires sont formés par une membrane propr homogène, tapissée à l'intérieur par un épithéléon cylindroïc et recouverte à l'extérieur par une mince couche de tissu cell laire, renfermant des fibres de tissu élastique.

Vaisseaux et nerfs. Les vaisseaux sanguins du foie sont, l'a tère hépatique, la veine-porte et les veines hépatiques.

Artère hépatique. Cette artère entre dans le sillon transver du foie et se divise en deux branches, une droite et l'aut gauche. Ces branches pénètrent dans leur lobe respectif, accon pagnent exactement la veine-porte et se ramifient sur les paro des branches du conduit hépatique et des autres vaisseaux sa guins du foie, dont elles produisent les vasa vasorum, sous forme d'un réseau très serré qui en définitif se confond avec réseau capillaire formé par la veine-porte.

Le réseau vasculaire commun de l'artère hépatique et de veine-porte occupe les interstices des lobules (*vasa interlobulari* et fournit les vaisseaux capillaires qui passent entre les cellul hépatiques, pour se continuer au centre de chaque lobule av la veine intra-lobulaire, origine des veines hépatiques.

Un très grand nombre de ramuscules de l'artère hépatiq arrivent en différents points à la surface du foie et constitue un réseau sous-séreux; quelques uns pénètrent même dans l replis du péritoine.

Veine-porte. Le tronc de la veine-porte, produit par les vein de la portion sous-diaphragmatique du canal digestif, gagne sillon transverse du foie et s'y divise en une branche droite en une branche gauche qui pénètrent dans la substance du foi

Ces branches accompagnent les divisions de l'artère et du canal hépatiques, sont enveloppées par la capsule de Glisson et les branches les plus considérables se divisent successivement par dichotomie. Les ramifications les plus déliées de la veine-porte arrivent avec celles de l'artère hépatique dans les interstices des lobules du foie, et produisent autour de chaque lobule un cercle vasculaire. De ce cercle sortent les vaisseaux capillaires qui forment un réseau à mailles très serrées, entre les cellules hépatiques, et se continuent vers le centre des lobules avec les premières radicules des veines hépatiques (fig. 16). Cl. Bernard dit avoir observé des branches volumineuses de la veine-porte traverser la substance hépatique, pour s'ouvrir directement dans la veine-cave inférieure.

Fig. 16.

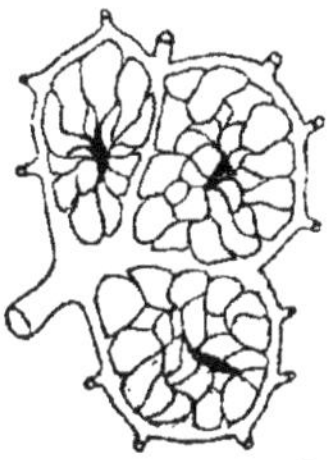

Branche de la veine-porte dont les rameaux entourent trois lobules du foie et se continuent au centre de ces lobules avec les veines hépatiques. (gr. 25 fs.)

Veines hépatiques. Les veines hépatiques naissent dans chaque lobule par la veine centrale ou intra-lobulaire, qui ramène le sang du réseau capillaire du lobule. Ces veines d'origine se réunissent en branches de plus en plus considérables, pour former les veines hépatiques. Celles-ci marchent isolément, sont dépourvues de valvules, se dirigent presque horizontalement en arrière et diffèrent des divisions de la veine-porte, par le grand nombre de petites ouvertures que présente la face interne de leurs parois; ce qui dépend des petites veines centrales qui sortent des lobules appliqués sur ces parois. Cette disposition des lobules autour des parois des veines hépatiques, auxquelles ils sont fixés par les veines intra-lobulaires ou centrales, comme les feuilles d'un arbre par leurs pétioles, a pour résultat de rendre les veines hépatiques plus adhérentes à la substance du foie et d'empêcher leurs parois de s'affaisser. C'est pourquoi on trouve sur une coupe du foie, les veines hépatiques toujours béantes, tandis que les branches de la veine-porte sont affaissées et fermées par le rapprochement de leurs parois, celles-ci étant séparées de la substance hépatiq par la capsule de Glisson.

Les veines hépatiques convergent vers le sillon de la vei cave inférieure, se réunissent en deux ou en trois brancl volumineuses et s'ouvrent dans la veine-cave inférieure, éta entourées de substance hépatique jusqu'à leur embouchure.

Vaisseaux lymphatiques du foie. Ils sont très nombreux et pourvus de valvules. Les uns sont superficiels et recouvrent tou la surface du foie par un réseau situé sous le feuillet séreux; autres profonds pénètrent tout le tissu propre de ce viscère, compagnent les conduits biliaires et les vaisseaux sanguins re fermés dans la capsule de Glisson, et sortent par le sill transverse où ils communiquent avec les superficiels. Ceux de face convexe se rendent dans le thorax au canal thoracique. To les lymphatiques profonds du foie et les superficiels de la fa inférieure accompagnent l'artère hépatique, traversent quelqu ganglions et s'ouvrent dans l'origine du canal thoracique.

Les *nerfs* du foie émanent du plexus hépatique, qui sort le même du plexus solaire et du nerf pneumo-gastrique du cô droit. Ce plexus accompagne l'artère hépatique.

APPAREIL EXCRÉTEUR DU FOIE.

L'appareil excréteur se compose, 1° du conduit hépatiqu 2° du conduit cystique, 3° de la vésicule du fiel et 4° du co duit cholédoque.

1° *Conduit hépatique.* Par ses dernières radicules, il prend so origine dans les lobules du foie; ces radicules se réunissent rameaux et en branches qui vont constituer dans le sillon tran verse un canal unique, nommé canal hépatique. Dans l'épaisse du foie, les divisions de ce canal sont renfermées dans la caj sule de Glisson et accompagnent l'artère hépatique et les ram fications de la veine-porte. Dans le sillon transverse, le can hépatique est placé entre la veine-porte qui est en arrière l'artère hépatique qui est en avant.

Du sillon transverse, le canal hépatique se dirige en bas, en avant et un peu à gauche et se réunit à angle très aigu avec le conduit cystique, pour se continuer avec le canal cholédoque. Il a une longueur d'un pouce à un pouce et demi.

Dans ce trajet, le canal hépatique est renfermé dans l'épaisseur de l'épiploon gastro-hépatique, en même temps que la veine-porte qui est en arrière et la branche droite de l'artère hépatique qui est en avant.

2° *Vésicule biliaire.* Située à la face inférieure du foie, où elle occupe la moitié antérieure du sillon antéro-postérieur droit, elle est maintenue dans sa situation par le péritoine qui passe au-dessous d'elle. Sa capacité est de huit à dix gros de bile. Sa forme est celle d'une poire ou d'un cône dont la grosse extrémité arrondie regarde en avant et en bas, et dont l'extrêmité rétrécie est dirigée en arrière, en haut et à gauche. On y distingue un *fond,* un *corps* et un *col.*

Le *fond* de la vésicule biliaire, entièrement recouvert par le péritoine, déborde le plus souvent le bord antérieur du foie et répond aux parois abdominales, au niveau de l'angle formé par le bord externe du muscle grand droit de l'abdomen et par le rebord costal du thorax. Il peut être senti chez les individus amaigris, et distendu par les calculs, il soulève les parois abdominales. Ce rapport explique, en outre, les fistules biliaires des parois abdominales et la sortie des calculs biliaires par ces mêmes parois.

Le *corps* de la vésicule biliaire est recouvert en bas par le péritoine et répond par sa face inférieure, à la première portion du duodénum et à l'extrêmité droite de l'arc du colon. Ces rapports expliquent le passage des calculs de la vésicule biliaire dans le duodénum ou dans le colon transverse.

Le *col* de la vésicule est fortement courbé sur lui-même en forme d' *S* italique ou en pas de vis.

Structure de la vésicule biliaire. La vésicule est constituée de dehors en dedans : 1° par une tunique séreuse, portion du péritoine qui tapisse la face inférieure de la vésicule biliaire, mais qui manque à la face supérieure du corps et du col; 2° par u mince couche de fibres musculaires organiques longitudinal et transversales; 3° par une tunique cellulo-vasculaire compos de faisceaux fibreux blanchâtres ou teints en jaune par la bi et entre-croisés dans toutes les directions. En dedans de cet couche se trouve 4° une tunique muqueuse, recouverte d'ı épithéléon cylindroïde et remarquable par sa disposition rétic laire : un grand nombre de petits replis s'élèvent sur tous l points de la surface libre de cette muqueuse et circonscrive de petits polygones irréguliers, dans lesquels sont inscrits d polygones plus petits. La muqueuse qui tapisse le col de la vé cule est pourvue de glandes mucipares composées, et form plusieurs petits replis semi-lunaires dont l'ensemble représen une espèce de vis d'Archimède.

La vésicule biliaire reçoit des *artères* de l'artère cystiqu branche de l'artère hépatique. Elles se ramifient sur les de faces de la vésicule et se distribuent à toutes ses tuniques. L *veines* se rendent à la veine-porte. Les lymphatiques s'ouvre dans le canal thoracique. Les nerfs sortent du plexus hépatiqu

Usage de la vésicule biliaire. La vésicule biliaire est le réserv de la bile sécrétée hors du temps de la digestion; cette bile devient plus épaisse, plus amère, plus visqueuse et acquiert ai des propriétés plus actives, par l'absorption de l'eau et par l'a dition du mucus sécrété par la muqueuse.

3° *Canal cystique.* Le canal cystique fait suite à la vésicule fiel, se dirige d'avant en arrière et de droite à gauche et s'u au côté droit du canal hépatique, pour former le canal cholédoqu

4° *Canal cholédoque.* Ce canal est situé, comme les deux préc dents, au devant de la veine-porte et à droite de l'artère hépa que, dans l'épiploon gastro-hépatique. Il descend d'arrière en ava et de droite à gauche, en continuant la direction du canal hépa que, et passe derrière la deuxième portion du duodénum où est recouvert par la tête du pancréas; arrivé au-dessous du n lieu de cette portion de l'intestin, il traverse la tunique mu culaire, glisse entre cette membrane et la muqueuse, dans u étendue d'un demi-pouce, reçoit le canal excréteur du pancréas et s'ouvre dans le duodénum à la partie inférieure d'un pli vertical formé par le relief du canal cholédoque dans l'épaisseur des parois de l'intestin. Cet orifice, commun au canal cholédoque et au canal excréteur du pancréas, est très étroit, semi-lunaire et coupé en biseau de haut en bas, disposition qui ressemble à celle qu'on rencontre à l'entrée des urétères dans la vessie et qui s'oppose au passage des aliments, des boissons et des gaz dans les voies biliaires.

La structure de ces conduits est à peu près la même que celle de la vésicule biliaire. Leurs parois sont formées, 1° par une tunique composée de tissu cellulaire, de fibres élastiques et de fibres musculaires éparses et 2° par une tunique muqueuse, tapissée d'un épithéléon cylindroïde et pourvue d'un grand nombre de glandes mucipares composées.

Usages du foie. Le foie sécrète la bile, matière très riche en carbone et en hydrogène, décarbonise par là le sang et lui enlève une certaine quantité d'eau. La quantité de bile produite dans les vingt-quatre heures, s'élève à environ douze à treize onces. D'après les recherches de Cl. Bernard, le foie transforme certaines substances en sucre de raisin dont la quantité augmente par l'irritation du quatrième ventricule, près de l'origine du nerf pneumogastrique.

PANCRÉAS.

Définition. Le pancréas, ainsi nommé parce que les anciens, jugeant d'après sa couleur, le croyaient entièrement formé de chair, est une glande acineuse composée, annexée au duodénum.

Situation. Il est situé au devant de la colonne vertébrale, au niveau de la première vertèbre lombaire, et s'étend transversalement de la deuxième portion du duodénum jusqu'à la rate.

Forme. Le pancréas est oblong transversalement et aplati d'avant en arrière; il est volumineux à son extrêmité droite, où il présente un renflement, et va en se rétrécissant successivement

de droite à gauche. C'est pourquoi on l'a divisé en *tête*, en cor
et en *queue*.

Rapports. Sa *face antérieure*, recouverte par le péritoine, r
pond à la paroi postérieure de l'estomac. Quand ce dernier vi
cère est placé plus bas que d'ordinaire, le pancréas répond so
au foie, soit aux parois abdominales antérieures, par l'interm
diaire de l'épiploon gastro-hépatique.

Sa *face postérieure*, concave, répond à la colonne vertébral
au niveau de la première vertèbre lombaire; elle en est sépar
par la veine splénique, la veine mésentérique supérieure et
veine-porte. Un grand nombre de vaisseaux et de ganglions lyr
phatiques, les piliers du diaphragme, la veine-cave à droite
l'aorte à gauche, la séparent encore de la colonne vertébrale.

Le *bord supérieur*, épais, loge l'artère splénique et répon
à la première portion du duodénum, au lobule de Spigel et
tronc cœliaque.

Le bord inférieur, moins épais que le supérieur, est long
par la troisième portion du duodénum et est soulevé par l'a
tère mésentérique supérieure qui passe au devant du duodénu
et établit sa limite gauche.

L'*extrêmité droite,* grosse extrêmité ou *tête* du pancréas, e
un peu refléchie et se détache quelquefois du reste de la glan
(petit pancréas). Cette extrêmité remplit la courbure du duod
num et déborde ce canal en avant et en arrière; elle y est te
lement adhérente que le pancréas suit les déplacements du du
dénum. Elle répond aussi au canal cholédoque qu'elle recouv
dans une petite étendue.

L'*extrêmité gauche* ou petite extrêmité du pancréas est étroi
et s'applique contre la rate.

Structure. La structure du pancréas est celle d'une glan
acineuse composée. D'une couleur rose, offrant une teinte ja
nâtre, le pancréas n'est recouvert par le péritoine qu'à sa fa
antérieure et est entouré d'une mince couche de tissu cellulai
qui le fixe à la colonne vertébrale et au duodénum.

Le tissu propre ou parenchyme du pancréas est constitué p

des lobules de plus en plus petits, de forme arrondie et unis par du tissu cellulaire dense, dans lequel se ramifient les vaisseaux. Ces lobules sont composés, comme ceux des glandes salivaires, par des vésicules ou acini, qui sont formées par une membrane homogène, tapissée à l'intérieur par un épithéléon pavimenteux, et recouverte à l'extérieur, par le réseau capillaire. Ces vésicules ont un volume égal à celui de vésicules de la parotide et peuvent facilement être distinguées à l'aide d'un grossissement très faible. De ces vésicules naissent les radicules les plus déliées du conduit excréteur, qui se réunissent, à angle aigu, en rameaux et en branches et se rendent vers l'axe de la glande, pour s'unir au conduit excréteur définitif. Celui-ci, nommé *conduit de Wirsung* ou *canal pancréatique*, parcourt de gauche à droite l'axe de la glande, étant recouvert par la substance propre du pancréas dont il se distingue facilement par son aspect blanchâtre.

Sur son trajet, le canal de Wirsung reçoit de tous côtés un grand nombre de branches, d'une épaisseur très variable, et près de sa terminaison, il est fortifié par une branche qui sort de la tête du pancréas. Il gagne enfin la paroi postérieure du duodénum, se rétrécit un peu avant de s'unir au canal cholédoque, avec lequel il s'ouvre dans la deuxième portion du duodénum, par un orifice commun.

Les parois du canal pancréatique sont formées par une couche de tissu cellulaire, entremêlé de fibres élastiques et par une membrane homogène, tapissée d'un épithéléon cylindroïde. Ce canal renferme dans ses parois des glandes mucipares composées.

Vaisseaux et nerfs. Les *artères* du pancréas sont fournies par la pancréatico-duodénale, branche de l'artère hépatique, par la splénique et par la mésentérique supérieure.

Les *veines* s'ouvrent dans la veine splénique et dans la mésentérique supérieure.

Les *lymphatiques* se rendent aux ganglions aortiques.

Les *nerfs* accompagnent les artères et sortent du plexus solaire.

Usages. Le pancréas sécrète le suc pancréatique, analogue à la salive ; mais il en diffère en ce qu'il renferme de l'albumine (plus de matières solides. Le suc pancréatique ne renferme pa du sulfo-cyanure comme la salive.

RATE.

Définition. La rate est une glande sanguine impaire, sans coı duit excréteur.

Situation. Elle est située profondément dans l'hypocondre gau che, à gauche et en arrière de la grosse tubérosité de l'estomac à laquelle elle est fixée par l'épiploon gastro-splénique, repli d péritoine qui la fixe aussi au diaphragme, en se portant de l rate sur ce muscle.

Volume et poids. La rate présente de grandes différences sou le rapport de son volume et de son poids. Elle est plus petit chez le fœtus que chez l'adulte, chez l'adulte que chez le vieillar

Consistance. La rate est très friable ; elle est le plus friable (tous les organes après le cerveau.

Couleur. Sa couleur, très variable, est ordinairement d'u rouge-brun, lie de vin, ou d'un gris-pâle.

Forme. La rate a la forme d'un segment d'ellipsoïde ou d'u croissant à grand diamètre vertical, la concavité étant dirigée droite et la convexité à gauche.

Elle présente une face externe, une face interne et une ci conférence.

La *face externe*, convexe et lisse, présente quelquefois un sillc oblique et est en rapport avec le diaphragme, qui la sépare (la neuvième, de la dixième et de la onzième côte.

La *face interne*, concave, dirigée en dedans et en avant pr sente un sillon vertical, nommé le hile ou scissure de la rat par lequel pénètrent les vaisseaux et les nerfs. Ce hile divise face concave en deux portions, l'une antérieure plus grande l'autre postérieure plus étroite ; il donne insertion à l'épiploc gastro-splénique.

La face interne de la rate répond, au devant de la scissure, à grosse tubérosité de l'estomac et quelquefois à l'extrêmité gauche du foie; derrière la scissure, au rein, à la capsule surrénale, au pilier gauche du diaphragme et à la petite extrêmité du pancréas.

La *circonférence* présente un *bord postérieur*, épais et lisse, et en rapport avec le rein gauche; un *bord antérieur*, plus mince et crénelé par plusieurs incisures; une *extrêmité supérieure*, épaisse et obtuse, répondant au diaphragme, auquel elle est unie par le ligament phrénico-splénique; et une *extrêmité inférieure*, plus étroite, en rapport avec l'angle formé par le colon transverse et par le colon descendant.

Structure. La rate est constituée par un tissu propre ou parenchyme, enveloppé de deux membranes, une séreuse et l'autre fibreuse.

La *tunique séreuse* ou gaîne externe, fournie par le péritoine, enveloppe la rate d'une manière assez complète, pour ne laisser libre que la scissure par laquelle pénètrent les vaisseaux.

La *tunique fibreuse, albuginée* ou *propre*, située en dedans de la précédente et formée de tissu cellulaire, de fibres élastiques et de vaisseaux rares, constitue un sac résistant qui retient le tissu propre ou le parenchyme de la rate. Arrivée au hile de la rate, elle se replie dans l'intérieur de l'organe, accompagne les vaisseaux jusqu'à leurs dernières divisions et leur forme des gaînes, semblables à celles de la capsule de Glisson. Chaque gaîne renferme une artère, une veine et entre elles des nerfs et des vaisseaux lymphatiques.

De la face profonde de la tunique fibreuse partent des prolongements nombreux qui s'unissent les uns aux autres et se continuent avec les gaînes des vaisseaux. De là résulte un réseau de lamelles fibreuses et élastiques ou trabécules qui parcourent toute l'étendue de la rate et lui donnent une certaine consistance. Ces lamelles circonscrivent de petites vacuoles, communiquant les unes avec les autres, et dans lesquelles est renfermée la substance propre de la rate. Cette membrane et ces trabécules renferment, chez plusieurs animaux, des fibres musculaires organiques, mais elles n'en renferment point chez l'homme.

Le *tissu propre* ou le *parenchyme* de la rate est formé de deux substances : l'une est une masse molle, d'un rouge de céri de lie de vin, et remplit les mailles du réseau fibreux ; l'au compose de corpuscules arrondis et blanchâtres, nommés *c cules de Malpighi*. Ils sont plongés en très grand nombre d pulpe rougeâtre de la rate.

La *substance rouge, pulpe* ou *boue* de la rate, est r demi-liquide et remplit les vacuoles circonscrites par les t cules. Elle est composée de trois éléments : 1° des deri divisions des vaisseaux sanguins, 2° de prolongements fi microscopiques et 3° des corpuscules propres. A ces éléme mêlent souvent des extravasations sanguines, offrant di modifications.

Les filaments fibreux microscopiques présentent la même ture que les trabécules plus considérables.

Les corpuscules de la pulpe de la rate sont des *noyaux* nuleux, à nucléole, et de *jeunes cellules* renfermant un ou noyaux et un contenu granuleux graisseux ; ces production lulaires constituent presque la moitié de la boue de la rate et sont disposées par petits groupes. Il existe, en outre, dans cette substance, des quantités très variables de corpuscules colorés du sang. Ces corpuscules sont les uns intègres et les autres ont subi diverses modifications ; ceux-ci sont rétrécis, d'une couleur plus foncée, et réunis en amas granuleux, entourés d'une membrane cellulaire ou même sans membrane. Dans d'autres points, on rencontre des amas de granules pigmentaires sans membrane cellulaire, ou renfermés dans une cellule (fig. 17).

Fig. 17.

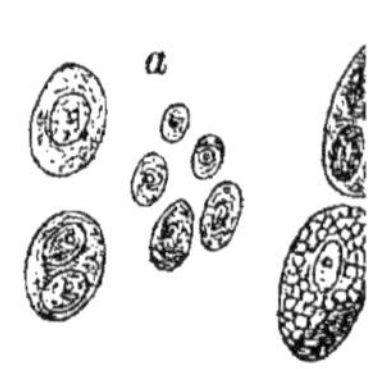

Corpuscules de l de la rate, *a.* no cellules, *b.* cellu fermant des corp sanguins, *c.* amas leux pigmentaires rés d'une membra lulaire (gr. 350 fs

Les corpuscules de Malpighi, corpuscules blanchâtres, sixième de ligne à une ligne de diamètre, sont flottants la pulpe de la rate. Ils sont fixés par un point de leur s ou par un pédicule à la gaîne des vaisseaux ou aux der divisions des artères. Ils ne sont bien distincts chez l'adulte que chez les individus morts pendant la digestion et examinés immédiatement après la mort, comme chez les décapités. Ils sont plus manifestes chez l'enfant.

Ils sont très nombreux et sont fixés à la gaîne des vaisseaux ou aux petites branches artérielles, surtout à leurs points de division, comme les grains d'une grappe de raisin (fig. 18). Les uns sont sessiles et les autres ont un pédicule, formé par une petite artère qui se divise à leur surface externe, pour pénétrer dans la pulpe de la rate sous forme de vaisseaux capillaires.

Fig. 18.

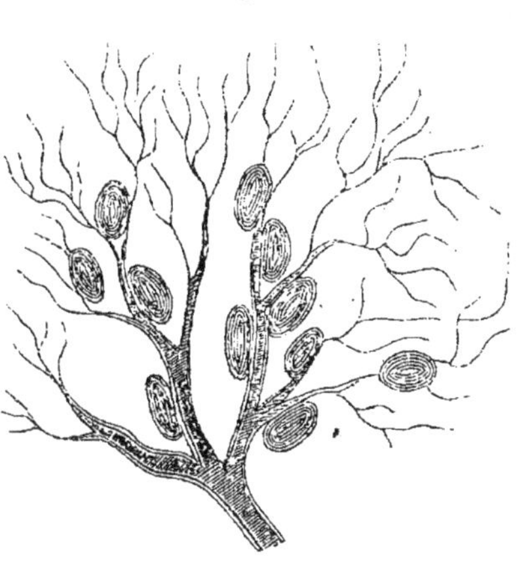

Branche artérielle garnie de corpuscules de Malpighi (gross. 10 fs.).

Les corpuscules de Malpighi sont composés par une membrane propre et par un contenu. La membrane propre est entièrement fermée, très mince, transparente, incolore, homogène ou sans structure et se dessine au microscope par des contours doubles. A sa surface apparaissent quelques fibrilles élastiques et sa cavité n'est pas tapissée par un épithéléon. Cette membrane se continue avec la gaîne des vaisseaux (fig. 19).

Fig. 19.

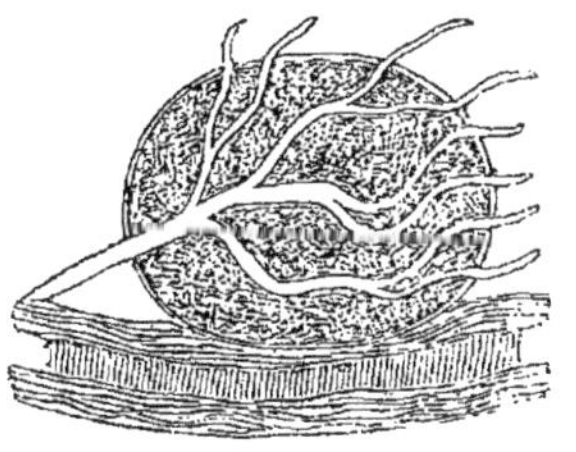

Corpuscule de Malpighi attaché à la gaîne d'une artère (gross. 150 fs.).

Le contenu des corpuscules de Malpighi est un liquide visqueux, opalin et grisâtre, coagulable, d'une réaction alcaline et est formé d'un liquide, de noyaux libres et granuleux, et de jeunes cellules pâles pourvues d'un ou de deux noyaux. Souvent il existe des cellules remplies de gouttelettes de graisse, ou renfermant des corpuscules rouges du sang. Ceux-ci sont les uns intègres et autres déformés.

Il n'existe aucune communication entre ces corpuscules et vaisseaux sanguins ou lymphatiques. Leur surface est souv recouverte par les ramifications d'une petite artère qui péné dans la pulpe (fig. 19).

Vaisseaux et nerfs. L'*artère* splénique, arrivée près de la ra se divise en plusieurs branches qui pénètrent dans son intéri par les ouvertures du hile. Ces branches sont entourées par gaînes fibreuses et se divisent immédiatement en une multit de ramifications. Les ramuscules les plus déliés, dépourvus gaîne celluleuse, s'étalent en un réseau à la surface des corp cules de Malpighi et pénètrent dans la pulpe de la rate, pou former des vaisseaux capillaires pénicillés qui se continuent a l'origine des veines.

Chaque branche artérielle se distribue dans un rayon déter né, de manière que l'air insufflé ou la matière à injection d une branche artérielle ne passent pas dans les ramifications autres branches.

Les *veines* naissent des vaisseaux capillaires, se réunissent rameaux et en branches, s'anastomosent fréquemment entre e et présentent dans différents points des dilatations en forme sinus. Ces veines ont des parois très minces et les princip branches accompagnent les artères dans les gaînes fibreuses; e sortent de la rate par le hile et se réunissent pour constit la veine splénique, branche d'origine de la veine-porte.

Les *lymphatiques* sont superficiels et profonds et se rend aux ganglions spléniques, situés près du hile, et de là au ca thoracique.

Les *nerfs* de la rate proviennent du plexus splénique, acco pagnent les divisions artérielles et se terminent en se divis par dichotomie.

Usages. Ses usages sont encore inconnus. La rate a vraise blablement pour fonction de déterminer dans le sang un ch gement inconnu, au moyen duquel elle concourt à l'hémat ou à l'élaboration du sang. Cette opinion est basée sur la présence dans la rate de ce grand nombre de jeunes productions cellulaires qui se forment aux dépens de certains éléments du sang, pour y rentrer probablement sous forme de granules graisseux ou d'un liquide, après avoir subi diverses transformations.

BIBLIOGRAPHIE POUR LA DESCRIPTION DE L'APPAREIL DIGESTIF.

Cavité buccale.

Dzondi, Die Functionen des weichen Gaumens. Halle 1831. 4.

W. Bowmann, Art. *Mucous membrane* dans Todd's cyclopædia of anatomy and Physiology. 1842.

A. Sebastian, Recherches anatomiques, physiologiques et pathologiques sur les glandes labiales. Groningue 1842.

E. H. Weber, Ueber die Schleimbälge und zusammengesetzlen Drüsen der zunge und über den Bau der Parotis, in Meckel's archiv. 1827.

J. Müller, De glandularum secernentium structura penitiori, earumque prima formatione in homine atque animalibus. Lipsiæ 1830. Ouvrage très important pour la structure des glandes.

N. Ward, Art. *Salivary glands*, Todd's cyclopædia of anatomy. 1848.

Jos. Gerlach, Handbuch der allgemeinen und speciellen Gewebelehre des menschlichen Körpers. Mainz 1849.

A. Kölliker, Handbuch der Gewebelehre des menschen. Leipzig 1852.

Pharynx et œsophage.

J. Weitbrecht, In comment. academ. Petropol. vol. IX.

J. Sandifort, Deglutitionis mechanismus verticali sectione narium, oris, faucium illustratus. L. B. 1805. 4.

C. Th. Tortual, Neue Untersuchungen über den Bau des menschlichen Schlund-und Kehlkopfes. Leipzig 1846.

H. Fabricius ab Aquapendente, De gula, ventriculo et intestin Pat. 1618.

W. Cole, On the structure of the fibres of the intestinis. Pl Trans. 1676.

J. F. Kerkring, In spicileg anat. Amst. 1670.

J. C. Peyer, De glandulis intestinorum. Scaph. 1677.

J. C. Brunner (a Brunn), novarum glandularum intestinalit descriptio, in Miscell. ac. N. C. 1686.

A. Leeuwenhoek, microscopical observations on the bloodve sels and membranes of the intestines, in Phil. Transact. 170

J. N. Lieberkühn, Dissert. de fabrica et actione villorum inte tin. tenuium hominis. 1745. 4. L. B.

E. J. Bertin, Description des plans musculeux de la tuniq charnue de l'estomac. Mémoires de l'Acad. de Paris 1716.

E. Home, On the gastric glands of the human stomach. Pl los. Transac. 1817.

C. Billard, De la membrane muqueuse gastro-intestinale. P ris 1825.

J. Müller, Ueber die Darmzotten und Grübchen, dans Po gendorf's Annalen. 1832. Heft 8.

Sprott-Boyd, On the structure of the mucous membrane the stomach. Edinb. med. aud surg. journ. vol. XLVI.

Th. Bischoff, Ueber den Bau der Magenschleimhaut. Mülle archiv. 1838.

A. Wasmann, De digestione nonnulla. Berol. 1839.

L. Böhm, De glandularum intestinalium structura penitio Berol. 1835. — Die kranke Darmschleimhaut in der asiatisch Cholera. Berl. 1838.

J. Henle, Symbolæ ad anatomiam villorum intestinalium, eoru epithelii et vasorum lacteorum. 1837.

J. Flouch, Recherches sur la membrane muqueuse intestinal Mém. de la société d'histoire naturelle de Strasbourg. 1845.

E. H. Frerichs et *Frei,* Art. *Verdauung,* dans Wagner's Handwö

R. O. Ziegler, Ueber die solitären und Peyer'schen Follikel. Würzburg. 1850.

E. Brücke, Ueber den Bau und die physiologische Bedeutung der Peyer'schen Drüsen, Denkschrift der Wiener Akad. Bd. II 1850. — Das Muskelsystem der Schleimhaut des Magens. Ueber ein in der Darmschleimhaut aufgefundenes Muskelsystem. Bericht der Wiener Akad. 1851.

Kölliker, Ueber das Vorkommen von glatten Muskelfasern in Schleimhäuten. Zeitschrift für wiss. Zoologie. Bd. III. 1851.

F. Ernst, Ueber die Anordnung der Blutgefässe in den Darmhäuten. Zürich. 1851.

Foie.

F. Glisson, Anatomia hepatis, etc. Lond. 1654. 8.

M. Malpighi, De viscerum structura exercitatio. Bonon. 1666. 4.

J. Wepfer, De dubiis anatomicis epistola ad J. Paulum. Norimb. 1664.

J. N. Mappes, De penitiori hepatis humani structura. Tubing. 1817.

F. Kiernan, The anatomy and physiology of the liver. Philos. Transact. 1833.

E. Hallmann, De cirrhosi hepatis. Berol. 1839.

C. Krause, Ueber den feinern Bau der Leber, Muller's archiv. 1837 et 1845.

E. A. Weber, *Annotat.* anat. et physiol. Prol. Lips. 1841.—1851. Muller's archiv. 1843.

A. Krukenberg, Untersuchungen über den feineren Bau der menschlichen Leber. Muller's archiv. 1843.

J. Müller, De glandul. secern. penitior. struct. Lips. 1830. Mull. arch. 1843.

Theile, Art. *Leber*, dans Wagner's Handw. 1844.

C. Backer, De structura subtiliori hepatis sani et morbosi. Traj. ad Rhen. 1845.

H. Meckel, Mikrographie einiger Drüsenapparate der niederen Thiere, Müller's archiv. 1846.

Natalis Guillot, Sur la structure du foie des animaux vertébré Annal. de scienc. nat. 1848.

R. Retzius, Ueber den Bau der Leber, Müller's archiv. 1849.

H. Jones, Dans Philos. Transact. 1849.

N. Weja, Beiträge zur feineren anatomie der Leber. Müller archiv. 1851.

Pancréas.

J. G. Wirsung, Figura ductus cujusdam cum multiplicibus su ramulis noviter in pancreate observati. Padov. 1643.

C. Krause, Ueber den pancreatischen Saft. Müller's archi 1837.

Rate.

M. Malpighi, De liene, Exercitat. de visc. struct. Lond. 1669.

J. Müller, Ueber die Structur der eigenthümlichen Körperch in der Milz einiger pflanzenfressenden Thiere. Müller's archi 1834.

C. H. Giesker, Splénologie. Zürich. 1835.

Schwager-Bardeleben, Observat. micr. de gland. duct. excr carentium structura. Berol. 1841.

Th. Hessling, Untersuch. über die weissen Körp. der mensc Milz. Regensburg 1842.

A. Kölliker, Ueber den Bau und die Verrichtungen der Mi Zürich. nat. Gesellsch. 1847. — Ueber Blutkörperchen halten Zellen, Zeitschr. für wiss. zool. Bd. I. st. 261.— Bd. II. st. 11 — Art. *Spleen*, dans Todd's cyclopæd. of anatom. 1849.

Ecker, Ueber die Veränderungen, welche die Blutkörperch in der Milz erleiden, *art.* Blutgefässdrüsen, dans Wagner's Han wört. 1849.

Jos. Gerlach, Ueber die Blutkörperchen haltenden Zellen d Milz. Zeitschr. für nat. Medic. 1848. Gewebelehre. st. 218.

R. Sanders, On the Structure of the Spleen. Goodsir's a nals 1850.

O. Funthe, De sanguine venæ lienalis. Lips. 1851.

DEUXIÈME SECTION.

APPAREIL RESPIRATOIRE.

Définition. L'appareil respiratoire sert à l'ingestion de l'air atmosphérique et à le mettre en contact avec le sang.

Il se compose : 1° d'un conduit aérifère, par lequel les poumons communiquent avec l'extérieur, ce canal est constitué par la cavité buccale et les fosses nasales, par la partie supérieure du pharynx, par le larynx, la trachée-artère, les bronches et les divisions bronchiques ;

2° Des poumons, organes essentiels de la respiration, dans lesquels le sang se met en contact avec l'air atmosphérique et auxquels sont joints des sacs séreux, les plèvres ;

3° De la cavité thoracique, qui, en se dilatant et se rétrécissant, joue le rôle d'un soufflet, pour faire entrer ou sortir l'air atmosphérique, nécessaire à la respiration.

4° A cet appareil sont annexés le thymus et le corps thyroïde, qui n'ont aucune influence directe sur cette fonction et qu'il conviendrait de décrire avec l'appareil circulatoire.

La cavité thoracique a été décrite dans l'ostéologie, l'arthrologie et la myologie ; la cavité buccale et le pharynx, avec l'appareil digestif; et les fosses nasales appartiennent aux organes des sens. Il ne sera donc question ici que du larynx, de la trachée-artère, des bronches et divisions bronchiques, des poumons, des plèvres, du corps thyroïde et du thymus.

LARYNX.

Définition. Le larynx est un conduit solide, un peu anguleux, formé de cartilages, de muscles et de ligaments, tapissé d'une muqueuse et servant à la formation de la voix et à l'introduction de l'air qu'on respire.

Situation. Symétrique, le larynx est situé sur la ligne médiane du cou, au-dessous de l'os hyoïde, au devant de la colonne vertébrale dont il est séparé par le pharynx ; il est recouvert p les muscles de la région sous-hyoïdienne, qui le séparent de la pe Il s'ouvre en haut dans le pharynx et se continue en bas avec trachée-artère.

Mobilité. Le larynx, très mobile, exécute des mouvemen d'élévation et d'abaissement pendant la déglutition et la form tion des divers tons de la voix.

Volume. Les dimensions du larynx varient beaucoup et devie nent plus considérables chez l'homme que chez la femme. C' principalement à l'époque de la puberté qu'il acquiert son dé loppement complet dans l'un et dans l'autre sexe.

Il a ordinairement une longueur et une largeur d'un pouce demi et une épaisseur d'un pouce et un quart. Chez la femm les dimensions du larynx sont en général d'un tiers plus peti que chez l'homme.

Forme. Le larynx a la forme d'une pyramide triangulaire base supérieure et dont le sommet tronqué, circulaire et diri en bas, se continue avec la trachée-artère.

Composition. Le larynx est formé de cartilages, de ligamen de muscles et d'une membrane muqueuse.

CARTILAGES DU LARYNX.

Les cartilages du larynx sont au nombre de cinq, trois m dians, impairs et symétriques, et deux latéraux. Les média sont le cartilage cricoïde, le cartilage thyroïde et l'épiglott les latéraux sont les cartilages aryténoïdes dont les cartilages Santorini ou corniculés ne sont que des appendices.

1° Cartilage cricoïde. Le plus inférieur des cartilages du rynx, le cricoïde a la forme d'un anneau étroit en avant et s les côtés et qui, très élevé en arrière, constitue à lui seul la pa postérieure du larynx.

La *surface externe*, examinée en avant, est sous-cutanée s la ligne médiane et présente de chaque côté, une petite dépr sion pour l'insertion du muscle crico-thyroïdien; et plus en rière, une petite éminence articulaire, pour l'articulation avec le cartilage thyroïde. En arrière, revêtue par la muqueuse du pharynx, elle offre, sur la ligne médiane, une saillie verticale qui donne insertion à quelques fibres longitudinales de l'œsophage; et de chaque côté, une dépression alongée pour l'insertion du muscle crico-aryténoïdien.

La *surface interne* du cricoïde est tapissée par la muqueuse laryngienne.

La *circonférence inférieure* de ce cartilage est unie au premier cerceau cartilagineux de la trachée-artère par une membrane fibreuse.

La *circonférence supérieure* du cricoïde, aplatie latéralement, et fortement échancrée à sa partie antérieure, donne insertion, en avant, au ligament crico-thyroïdien; et sur les côtés, aux muscles crico-aryténoïdiens latéraux. A la partie postérieure de cette circonférence et un peu sur les côtés, se trouvent les facettes articulaires, oblongues d'avant en arrière, pour l'articulation avec les cartilages aryténoïdes; entre ces deux facettes existe une légère échancrure qui donne insertion au muscle aryténoïdien.

2° Cartilage thyroïde. Le plus grand des cartilages du larynx, il a été comparé à un bouclier (θυρος, bouclier) et occupe la partie antérieure et supérieure du larynx.

Le cartilage thyroïde est formé de deux lames quadrilatères qui, réunies à angle aigu, embrassent en arrière le cartilage cricoïde.

On y distingue une face antérieure, une face postérieure, un bord supérieur, un bord inférieur et deux bords postérieurs.

La *face antérieure* ou *cutanée* présente, sur la ligne médiane, un angle saillant, très prononcé en haut et arrondi en bas. Cette saillie est plus développée chez l'homme, où elle a reçu le nom de pomme d'Adam, que chez la femme où elle est arrondie. Elle se manifeste seulement vers l'époque de la puberté.

De chaque côté de la ligne médiane, la face antérieure offre une surface quadrilatère pourvue de deux tubercules, un supérieur et un inférieur, unis par une arcade à laquelle s'attachent le muscle sterno-thyroïdien, le thyro-hyoïdien et le constricteu inférieur du pharynx.

La *face postérieure* du cartilage thyroïde présente sur la lign médiane, un angle rentrant aigu qui donne insertion aux liga ments thyro-aryténoïdiens ou cordes vocales et aux muscles thyro aryténoïdiens. De chaque côté, cette face déborde le cartilage cri coïde et fait partie de la gouttière latérale du larynx. La parti latérale de la face postérieure est tapissée par la muqueuse pharyn gienne et répond en partie aux muscles thyro- et crico-aryténoï diens.

Le *bord supérieur*, presque horizontal, est échancré à son mi lieu et offre à chaque extrémité une saillie verticale, nommée *corn supérieure* ou *grande corne* du cartilage thyroïde. Ce bord est un à l'os hyoïde par le ligament thyro-hyoïdien.

Le *bord inférieur,* moins long que le supérieur, contribue produire la forme pyramidale du larynx, et présente au milieu un petit relief, auquel s'insère le ligament crico-thyroïdien. Dans tou le reste de son étendue, il donne insertion au muscle crico-thy roïdien; ses extrémités se terminent par les *petites cornes* ou *cornes inférieures* du cartilage thyroïde, qui s'articulent avec le cartilage cricoïde.

Les *bords postérieurs* s'appuient contre la colonne vertébrale dépassent en arrière le reste du larynx et donnent insertion aux muscles stylo-pharyngiens et pharyngo-staphylins.

3° Cartilages aryténoïdes. Au nombre de deux et situés à la partie postérieure et supérieure du larynx, ils sont prismati ques et triangulaires, à direction verticale, à base inférieure et à sommet supérieur, tourné un peu en arrière.

Ils présentent, 1° une *face postérieure*, triangulaire et concave qui donne insertion au muscle aryténoïdien; 2° une *face interne* tapissée par la muqueuse laryngée; 3° une *face antérieure*, con vexe, étroite et rugueuse, qui répond aux glandes mucipares nommées aryténoïdes, et donne insertion à la corde vocale su périeure; 4° une *base* profondément échancrée qui présente une facette articulaire oblongue et concave transversalement, pour s'articuler avec le cartilage cricoïde, et que terminent deux apophyses, une postérieure et externe donnant insertion aux muscles crico-aryténoïdiens, et l'autre antérieure, pyramidale, à laquelle s'insère la corde vocale inférieure. Cette dernière apophyse forme le quart postérieur environ du diamètre longitudinal de la glotte. 5° Un *sommet* que surmontent ou que constituent deux très petits noyaux cartilagineux, déjetés en dedans et en arrière, et nommés *cartilages de Santorini* ou *corniculés*. Ils sont quelquefois intimement unis aux cartilages aryténoïdes et d'autres fois seulement d'une manière mobile et distincte.

4° Épiglotte. C'est une lame fibro-cartilagineuse, molle, flexible et élastique, qui surmonte le larynx en forme de soupape.

L'épiglotte est située derrière la base de la langue et au devant de l'ouverture supérieure du larynx.

Elle a une direction verticale et devient horizontale pendant la léglutition.

Sa forme est triangulaire, à sommet arrondi et a été compa-ée à celle d'une feuille de pourpier.

Ses dimensions, très variables, sont en rapport avec l'ouver-ure supérieure du larynx.

La *face antérieure* de l'épiglotte offre une partie libre qui sur-ionte la base de la langue, à laquelle elle est unie par les replis losso-épiglottiques au nombre de trois, un médian et deux téraux. La partie adhérente de cette face répond à la base de langue, à l'os hyoïde et au cartilage thyroïde; elle est unie à s parties, 1° par un ligament glosso-épiglottique, très résistant élastique, qui sert au redressement de l'épiglotte; 2° par le gament épiglotti-hyoïdien, étendu de l'épiglotte à l'os hyoïde; sous ce ligament existe du tissu adipeux, nommé improprement glande épiglottique; ce tissu remplit l'intervalle qui existe tre l'épiglotte et la concavité du cartilage thyroïde.

La face antérieure est concave en haut, convexe au milieu et ncave inférieurement; dans le sens transversal, elle est convexe.

La *face postérieure* de l'épiglotte, recouverte par la muqueuse yngienne, est libre dans toute son étendue et présente des urbures en sens inverse de celles de la face antérieure.

Le *bord supérieur* de l'épiglotte, formant la base de ce fib cartilage, est libre, déjeté en avant, légèrement échancré et continue par deux angles arrondis avec les bords latéraux, d quels partent de chaque côté deux replis muqueux : le re épiglotti-aryténoïdien, qui se rend au cartilage aryténoïde et repli épiglotti-pharyngien, qui se dirige transversalement dehors, pour se continuer avec la muqueuse du pharynx.

L'*extrémité inférieure* est rétrécie et fixée, par un ligame à l'angle rentrant du cartilage thyroïde, immédiatement au-d sus de l'insertion des cordes vocales.

L'épiglotte, formée d'un tissu fibro-cartilagineux et élastiq présente, lorsqu'elle est préparée, un grand nombre de pert ou de trous dans lesquels se trouvent de petites glandes mu pares qui s'ouvrent à la face laryngienne de l'épiglotte.

Les *cartilages cunéiformes,* ou de Wrisberg, d'une consista molle et d'une forme conique, existent quelquefois dans les plis épiglotti-aryténoïdiens.

ARTICULATIONS ET LIGAMENTS DU LARYNX.

Les articulations du larynx sont distinguées en *extrinsèq* et en *intrinsèques.*

1° Articulations extrinsèques. a) *articulation thyro-hyoïdien* Le cartilage thyroïde est uni à l'os hyoïde par trois ligamen le ligament thyro-hyoïdien médian et les ligaments thyro-hyoïdi latéraux.

Le *ligament thyro-hyoïdien médian* est étendu du bord su rieur du cartilage thyroïde au bord supérieur de l'os hyoï en passant derrière la face postérieure de cet os; il renferme tissu élastique et est plus large et plus mince à ses parties la rales que dans sa portion médiane.

Les *ligaments thyro-hyoïdiens latéraux* sont deux cordons breux et arrondis, étendus du sommet des cornes supérieu du cartilage thyroïde à l'extrémité renflée des grandes cornes l'os hyoïde.

Ces ligaments sont élastiques et renferment souvent un cartilage ou un os sésamoïde.

Une synoviale très prononcée existe entre la face postérieure du corps de l'os hyoïde et la partie supérieure du cartilage thyroïde.

b) *Articulation trachéo-cricoïdienne.* Le premier cerceau cartilagineux de la trachée-artère est uni au bord inférieur du cartilage cricoïde, par une membrane fibreuse de même nature que celle qui unit les autres cerceaux.

2° Articulations intrinsèques. Ce sont les articulations crico-thyroïdiennes et crico-aryténoïdiennes.

a) *Articulations crico-thyroïdiennes.* Les petites cornes du cartilage thyroïde s'articulent, par arthrodie, au moyen d'une facette plane avec une facette également plane du cartilage cricoïde. Une capsule délicate, lubrifiée par une synoviale, sert de moyen d'union pour chacune de ces articulations. Elles sont le siége de mouvements de glissement et de bascule en avant et en arrière.

Membrane crico-thyroïdienne. Elle naît de la partie antérieure de la circonférence supérieure du cartilage cricoïde, en dedans des articulations crico-thyroïdiennes, et s'insère au bord inférieur du cartilage thyroïde. Cette membrane, pourvue d'un grand nombre de fibres élastiques, est percée de trous vasculaires.

b) *Articulations crico-aryténoïdiennes.* Le cartilage cricoïde présente de chaque côté une facette elliptique, dirigée en avant et en bas, oblongue et légèrement concave dans le même sens; les cartilages aryténoïdes offrent à leur base une facette articulaire oblongue et concave de dehors en dedans.

Ces articulations sont pourvues d'une capsule fibreuse et tapissées par une synoviale.

Elles permettent des mouvements dans tous les sens; les mouvements en dehors et en dedans sont les plus étendus.

Ligament épiglotti-aryténoïdien. Il est formé par le tissu cellulaire renfermé dans le repli muqueux de ce nom.

c) *Ligaments thyro-aryténoïdiens* ou *cordes vocales.* Les cartilages aryténoïdes sont unis au cartilage thyroïde par quatre ligaments, nommés ligaments thyro-aryténoïdiens ou cordes vocales.

De chaque côté, il y a deux cordes vocales, l'une supérieı et l'autre inférieure. L'espace qui existe entre les cordes voca d'un même côté, est nommé *ventricule du larynx* ou *de Morgag* Celui qui sépare les cordes vocales droites des cordes voca gauches, constitue *la glotte.*

Les *cordes vocales inférieures*, rubans de Ferrein, plus for que les cordes vocales supérieures, se présentent sous la forı de cordons de tissu fibro-élastique, horizontalement étendus l'angle rentrant du cartilage thyroïde à l'apophyse antérieure d cartilages aryténoïdes. Elles sont plus minces chez la femme q chez l'homme; contigues en dehors aux muscles thyro-aryténı diens, elles sont libres dans tout le reste de leur étendue, elles sont tapissées par la muqueuse laryngienne. En bas, ell se continuent avec la partie antérieure de la circonférence sup rieure du cartilage cricoïde.

Les *cordes vocales supérieures*, moins volumineuses et pl éloignées de l'axe que les inférieures, s'étendent de la par moyenne de l'angle rentrant du cartilage thyroïde à la par moyenne de la face antérieure des cartilages aryténoïdes. Elles renferment que du tissu cellulaire. En haut, elles se continue sans ligne de démarcation avec les ligaments aryténo-épiglottique

MUSCLES DU LARYNX.

Outre les muscles qui impriment au larynx des mouvemen de totalité, comme le sterno-thyroïdien et le thyroïdien, q sont décrits dans la myologie, le larynx possède encore d muscles propres, intrinsèques, qui font mouvoir chaque piè du larynx.

Les muscles intrinsèques du larynx sont au nombre de quat pairs et un impair.

Les muscles pairs sont, 1° le crico-thyroïdien, 2° le cric aryténoïdien postérieur, 3° le crico-aryténoïdien latéral et 4° thyro-aryténoïdien; le muscle impair est l'aryténoïdien.

Muscle crico-thyroïdien. D'une forme irrégulièrement tria

gulaire, il naît de chaque côté de la face antérieure du cartilage cricoïde, de là les fibres charnues se dirigent obliquement en haut et en dehors, pour s'insérer au bord inférieur du cartilage thyroïde et de ses apophyses inférieures. Souvent il est divisé en une portion antérieure et en une portion postérieure. Les muscles crico-thyroïdiens sont séparés par un espace triangulaire dans lequel se trouve la membrane crico-thyroïdienne.

Action. Ces muscles relèvent la moitié antérieure du cartilage cricoïde et font basculer en arrière la moitié postérieure de ce cartilage, qui entraîne les aryténoïdes et les cordes vocales; de cette manière ils rétrécissent la glotte et tendent les cordes vocales, pour la formation des sons aigus.

Muscle crico-aryténoïdien postérieur. Situé à la face postérieure du cartilage cricoïde et d'une forme triangulaire, il naît de la dépression longitudinale qui existe de chaque côté de la ligne médiane, sur la face postérieure du cricoïde. De là les fibres charnues vont en convergeant en haut et en dehors et s'insèrent à l'apophyse postérieure et externe de la base du cartilage aryténoïde. Il est recouvert par la muqueuse pharyngienne.

Action. Il porte la base de l'aryténoïde en arrière, en dehors et en bas, et imprime à ce cartilage un mouvement de bascule par lequel la corde vocale inférieure est tendue et la glotte dilatée, pour la formation des sons graves.

Muscle crico-aryténoïdien latéral. Triangulaire, aplati et situé derrière le cartilage thyroïde, il naît de la partie latérale du bord supérieur du cartilage cricoïde, au devant de l'articulation crico-aryténoïdienne. De là les fibres charnues vont en convergeant en haut et en arrière, pour s'insérer à l'apophyse postérieure et externe du cartilage aryténoïde. Il est placé en dehors du ligament thyro-aryténoïdien inférieur.

Action. Par la contraction des muscles crico-aryténoïdiens latéraux, les sommets des apophyses antérieures des cartilages aryténoïdes sont rapprochés et portés en arrière, la glotte inter-aryténoïdienne reste ouverte en arrière, la glotte inter-ligamenteuse est rétrécie et les cordes vocales sont tendues.

Muscle thyro-aryténoïdien. Ce muscle ne peut pas bien ê isolé du crico-aryténoïdien latéral; il se trouve sans ligne démarcation sur le même plan que ce dernier.

Le thyro-aryténoïdien, quadrilatère, très mince en haut épais en bas, naît de chaque côté de l'angle rentrant du ca lage thyroïde, aux deux tiers inférieurs de la hauteur de angle. De là les fibres se dirigent horizontalement d'avant arrière et se terminent : le faisceau épais, inférieur, au c externe de l'apophyse antérieure de l'aryténoïde et à une ca que présente en dehors la base de ce cartilage, entre les de apophyses; les fibres supérieures, au bord externe du cartil aryténoïde.

Rapports. En dehors, il répond au cartilage thyroïde dont est séparé par un tissu cellulaire lâche, quelquefois adipeux. dedans, il répond aux cordes vocales et au ventricule du lary C'est au niveau de la corde vocale inférieure que répond la partie plus épaisse, qui détermine en presque totalité la saillie que cette corde dans l'intérieur du larynx; et il faut beaucoup soin pour les isoler l'un de l'autre.

Action. Le muscle thyro-aryténoïdien et le crico-aryténoïdi latéral portent le cartilage aryténoïde en avant, et lui imprime un mouvement de bascule par lequel l'apophyse antérieure portée en dedans et un peu en arrière. Les ligaments thyro-ar ténoïdiens inférieurs ou cordes vocales proprement dites suive ce mouvement, sont donc tendus et rapprochés l'un de l'aut Le mouvement de bascule de ces cartilages peut être porté point que les apophyses pyramidales se touchent; ce qui réd d'autant le diamètre antéro-postérieur de la glotte.

Le thyro-aryténoïdien est donc constricteur de la glotte tenseur des cordes vocales.

Muscle aryténoïdien. Impair, court, épais, trapézoïde et sit derrière les cartilages aryténoïdes, il remplit la concavité de face postérieure de ces cartilages et l'intervalle qui les sépa Il s'insère à toute la longueur du bord externe et de la fa postérieure du cartilage aryténoïde d'un côté et se termine a mêmes points de celui de l'autre côté.

Les fibres de ce muscle présentent une triple direction, et forment trois plans qui ont été considérés comme autant de muscles particuliers : les deux plans les plus superficiels sont obliques et se croisent en sautoir, l'un va de la base de l'aryténoïde d'un côté au sommet de celui de l'autre côté, l'autre présente une direction opposée. Ces deux plans, très minces, constituent l'aryténoïdien oblique. La couche la plus profonde est très épaisse et est formée de fibres transverses, c'est l'aryténoïdien transverse.

Rapports. Le muscle aryténoïdien répond, en arrière, à la muqueuse pharyngienne; en avant, à la face postérieure des cartilages aryténoïdes et dans l'intervalle, à une membrane fibreuse, mince, étendue du bord supérieur du cartilage cricoïde à toute l'étendue des bords internes des cartilages aryténoïdes.

Action. Il rapproche les cartilages aryténoïdes, et leur imprime un mouvement de bascule par lequel le sommet de l'apophyse antérieure de la base est porté en dehors et en arrière; par là la corde vocale est tendue, en même temps que la glotte est dilatée. L'action simultanée de ce muscle et du thyro-aryténoïdien latéral a pour résultat de tendre la corde vocale avec immobilité de l'apophyse.

LARYNX EN GÉNÉRAL.

Après avoir fait connaître les diverses parties qui constituent le larynx, il convient de l'étudier dans son ensemble.

On considère au larynx une surface externe, une surface interne et deux circonférences.

Surface externe. La *région antérieure* de cette surface présente, sur la ligne médiane, l'angle saillant du cartilage thyroïde; plus bas, la membrane crico-thyroïdienne et la convexité de l'anneau cricoïdien. Ces différents points ne sont séparés de la peau que par l'aponévrose cervicale.

De chaque côté se trouvent la lame quadrilatère du cartilage thyroïde, l'articulation et le muscle crico-thyroïdiens. Ces parties sont recouvertes par les muscles sous-hyoïdiens, par le cor thyroïde et latéralement se trouve le constricteur inférieur d pharynx. Les faces latérales du larynx sont en rapport en deho avec les gros troncs vasculaires du cou.

Recouverte par la muqueuse pharyngienne et en rapport ave la colonne vertébrale par l'intermédiaire du pharynx, la *régio postérieure* de la surface externe du larynx présente, au milieu le demi-anneau postérieur du cricoïde, les cartilages aryténoïdes les muscles crico-aryténoïdiens postérieurs, et le muscle aryténo dien que dépassent les bords postérieurs du cartilage thyroïde.

De chaque côté de la face postérieure existe une gouttièr anguleuse, profonde, large en haut, rétrécie en bas et formé en dedans par le cricoïde, en dehors par le thyroïde; ce sont le gouttières du larynx; elles sont tapissées par la muqueuse pha ryngienne.

Surface interne. La cavité du larynx est cylindrique en bas au niveau du cartilage cricoïde dont les dimensions sont fixes en haut, elle est triangulaire, étant formée en avant par l'épiglott et le cartilage thyroïde, en arrière par les cartilages aryténoïdes et le muscle aryténoïdien et sur les côtés par les replis épiglotti-aryténoïdiens.

Entre ces deux portions, vers le milieu du larynx existe une fente plus étroite que le reste de la cavité, c'est la *glotte* ou *appareil vocal*, que l'on reconnaît très-bien en regardant de haut en bas dans la cavité du larynx.

Glotte. La glotte est une ouverture triangulaire, à base postérieure, comprise entre les cordes vocales inférieures. Elle constitue la portion la plus étroite du larynx, et présente dans ses dimensions des différences individuelles d'où dépendent les différences vocales du ténor, du bariton et de la basse-taille.

Chez l'homme adulte, le diamètre antéro-postérieur de la glotte est de dix à onze lignes et le transversal, de trois à quatre lignes; chez la femme, toutes les dimensions de la glotte diminuent d'un quart : ainsi, le diamètre antéro-postérieur n'est que de sept ou de huit lignes et le transversal, de deux ou de trois lignes.

Ventricules du larynx. Entre la corde vocale supérieure et la corde vocale inférieure d'un même côté, se trouve une cavité oblongue d'avant en arrière, nommée *ventricule* ou *sinus du larynx* ou de *Morgagni*. L'orifice, elliptique, est plus étroit que le fond qui répond à une portion du muscle thyro-aryténoïdien. A la partie antérieure de cette cavité existe un prolongement en haut et en avant, nommé *arrière-cavité* du ventricule du larynx. Ses dimensions varient beaucoup.

Circonférences du larynx. La *circonférence supérieure* présente le bord supérieur du cartilage thyroïde, l'épiglotte et l'orifice supérieur du larynx qu'il ne faut pas confondre avec la glotte. L'orifice supérieur est coupé obliquement d'avant en arrière et de haut en bas, ayant la forme d'un triangle dont la base est en avant et le sommet en arrière, en sens inverse de la glotte. Cet orifice est formé, en avant, par le bord supérieur de l'épiglotte; sur les côtés, par les bords latéraux de l'épiglotte et par les replis épiglotti-aryténoïdiens; et en arrière, par les cartilages corniculés et les sommets des cartilages aryténoïdes que sépare une échancrure profonde, intermédiaire. L'épiglotte abaissée recouvre complétement cet orifice.

La *circonférence* inférieure, circulaire, se continue avec la trachée-artère.

Membrane muqueuse du larynx. Toute la cavité du larynx, ses ventricules et les cordes vocales sont tapissées par une muqueuse lisse, d'un blanc-rose, très ténue, mais très adhérente et très sensible. Elle est recouverte par un épithéléon vibratile et se continue, à la face antérieure de l'épiglotte, avec la muqueuse buccale, en formant les trois replis muqueux glosso-épiglottiques; sur les côtés de l'orifice supérieur, avec la muqueuse pharyngienne, en formant les replis épiglotti-aryténoïdiens; et en bas, elle se continue avec la muqueuse de la trachée-artère.

Glandes mucipares. Les glandes mucipares composées sont très abondantes dans le larynx, comme dans tout l'appareil respiratoire. Presque partout, si l'on en excepte les bords des cordes vocales, on rencontre leurs orifices.

La face postérieure de l'épiglotte est surtout très riche (glandes mucipares; elles sont situées dans l'épaisseur du fibr cartilage et ont reçu le nom de *glandes épiglottiques.*

Un amas plus petit de glandes existe à la face antérieure d cartilages aryténoïdes; elles s'ouvrent le long de l'insertion po térieure des cordes vocales et sont nommées *glandes aryténoïd*

Fibres élastiques. Un faisceau de fibres élastiques part de chaq côté de l'angle rentrant du cartilage thyroïde, entre les cord vocales. De ces fibres qui vont en rayonnant, les unes descende et s'insèrent à la partie antérieure et latérale du bord supérie du cartilage cricoïde, les autres entourent les ventricules latéra et se terminent à l'apophyse et au bord antérieur du cartila aryténoïde. Celles-ci sont renforcées par le faisceau élastique q constitue la corde vocale inférieure.

Vaisseaux et nerfs du larynx. Les *artères* du larynx sont fou nies par les artères laryngées, branches de la thyroïdienne sup rieure. Les *veines* sont satellites de ces artères. Les *lymphatiqu* se rendent aux ganglions profonds du cou.

Les *nerfs* sont fournis par les laryngés supérieurs et les l ryngés inférieurs, branches des nerfs pneumo-gastriques. A c branches s'unissent des filets du grand sympathique. Ceux-ci pr dominent dans les laryngés supérieurs.

Usages. Le larynx est essentiellement l'organe de la voix, p les cordes vocales inférieures, et il fait partie du tube aérifèr Pendant l'inspiration les cordes vocales s'écartent et la glotte dilate; dans l'expiration, elles se rapprochent et la glotte se r trécit.

TRACHÉE-ARTÈRE.

Définition. La trachée-artère, portion du canal aérifère, fa suite à l'extrémité inférieure du larynx et se termine dans thorax, en se divisant en deux branches, nommées *bronches.*

Limites. Elle commence au niveau de la cinquième vertèb cervicale, sur la ligne médiane, et descend verticalement jusqu la hauteur de la troisième vertèbre dorsale, où elle se bifurque.

Dimensions. Elle a une longueur de quatre à cinq pouces environ et un calibre déterminé par celui du cartilage cricoïde. Son diamètre est en moyenne de neuf à douze lignes et augmente un peu, près de sa bifurcation.

Figure. Cylindroïde en avant, elle est aplatie et membraneuse dans son quart postérieur et présente en avant et sur les côtés, des reliefs qui répondent aux cerceaux cartilagineux.

Rapports. Ils doivent être examinés au cou et dans le thorax.

1° A la *région cervicale*, elle est *recouverte* par la peau, le pannicule adipeux, le fascia superficialis, l'aponévrose cervicale, les muscles sterno-hyoïdiens et sterno-thyroïdiens, le plexus veineux thyroïdien inférieur, l'artère de Neubauer lorsqu'elle existe et par le corps thyroïde dont l'isthme embrasse le deuxième cerceau cartilagineux.

En arrière, la trachée-artère est séparée de la colonne vertébrale par l'œsophage, qui la déborde un peu à gauche, et par le nerf récurrent droit. Le nerf récurrent gauche se trouve dans la gouttière formée par l'œsophage et par la trachée.

Sur *les côtés*, elle est en rapport avec les gros troncs vasculaires du cou et avec les nerfs pneumo-gastriques.

2° Dans *la cavité thoracique*, la trachée-artère est profondément située dans le médiastin postérieur et est successivement recouverte, en allant d'avant en arrière, par le sternum et les muscles sterno-thyroïdiens, par le thymus chez l'enfant, par le tronc veineux brachio-céphalique gauche, par le tronc artériel brachio-céphalique et la carotide primitive gauche qui forment un angle dans lequel se voit la trachée-artère; plus bas et sur le même plan, par la crosse aortique; et plus bas encore, elle répond par sa bifurcation à celle de l'artère pulmonaire.

En arrière, elle est séparée de la colonne vertébrale par l'œsophage.

Sur *les côtés*, elle répond aux nerfs pneumo-gastriques, au nerf récurrent gauche et à un grand nombre de ganglions lymphatiques qui la séparent des plèvres médiastines.

BRONCHES.

Définition. Les bronches sont les deux branches de division (la trachée-artère; l'une est destinée au poumon droit et l'aut au poumon gauche.

Elles se séparent l'une de l'autre en formant un angle obt et sont unies à leur point d'origine par un ligament triang laire.

Forme. La forme des bronches est la même que celle de trachée : elles représentent un cylindre aplati dans son qua postérieur et formé par des cerceaux cartilagineux parallèles.

Capacité. La capacité des deux bronches réunies est plus co sidérable que celle de la trachée-artère.

La bronche droite, plus courte, mais plus large que la gauch se dirige aussi plus horizontalement que la gauche.

Rapports. La bronche gauche passe sous la crosse de l'aor et croise en avant l'aorte thoracique; la droite croise en arriè la veine-cave supérieure et est embrassée en haut par la vei azygos, qui se met à cheval sur la bronche droite, pour s'ouvr dans la veine-cave supérieure.

A la racine des poumons, les bronches sont placées derrière l vaisseaux pulmonaires et leur face postérieure est recouverte p le plexus pulmonaire, formé par le nerf pneumo-gastrique par des rameaux du grand sympathique. Elles sont entourées p les ganglions lymphatiques bronchiques.

DIVISIONS BRONCHIQUES.

Les bronches, arrivées à la racine des poumons, se divise en autant de branches qu'il y a de lobes dans le poumon cc respondant : en trois pour le poumon droit et en deux pour poumon gauche.

De chaque côté, chacune des branches de bifurcation se bifu que à son tour. Toutes ces divisions vont en divergeant, les un étant descendantes et les autres ascendantes ; elles se bifurque à leur tour après un trajet variable, mais ces divisions successives ne dépassent généralement pas le nombre de quinzè. Chacune des dernières divisions pénètre dans un lobule pulmonaire.

La division dichotomique prédomine dans la substance des poumons; mais, les premières ramifications bronchiques fournissent de tous les points de leur périphérie et dans un ordre spiral, des branches qui se projettent en différents sens, ce dont on peut se convaincre sur des pièces préparées par corrosion. Plus ces rameaux diminuent de calibre, plus ils deviennent courts et plus ils sont rapprochés.

Les divisions bronchiques représentent un cylindre complet, mais il n'y a plus des cartilages en cerceau complet.

Rapports. Les divisions bronchiques sont entourées, même dans l'épaisseur des poumons, par des ganglions lymphatiques noirâtres; elles sont accompagnées par les divisions des vaisseaux sanguins, celles de l'artère pulmonaire se trouvent au devant et le plus souvent au-dessus des divisions bronchiques, celles des veines pulmonaires derrière ces divisions ou au-dessous.

STRUCTURE DE LA TRACHÉE-ARTÈRE, DES BRONCHES ET DES DIVISIONS BRONCHIQUES.

1° *Structure de la trachée-artère.* Les éléments constituants de la trachée-artère sont des cartilages, du tissu fibreux, des fibres musculaires, des fibres élastiques, une membrane muqueuse, des glandes, des vaisseaux et des nerfs.

Cartilages. Les cartilages de la trachée, au nombre de seize à vingt, se présentent sous la forme de cerceaux, de la hauteur d'une à deux lignes et d'une épaisseur d'un tiers de ligne. Ces cerceaux forment les trois quarts d'un cercle, complété en arrière par un appareil membraneux.

Ils sont séparés par des intervalles d'une ligne environ, mais il n'est pas rare de voir deux cerceaux se confondre à l'une de leurs extrêmités.

La partie moyenne du dernier anneau de la trachée-artère

s'infléchit en bas, se recourbe en arrière, en formant un an aigu, très prolongé, et constitue à l'intérieur de la trachée éperon saillant, qui sépare les bronches. Ce même angle méd divise la circonférence inférieure du dernier cerceau en d(portions, destinées à chacune des bronches.

Tunique fibreuse. Les cerceaux cartilagineux sont unis en eux par une membrane de tissu cellulaire condensé, qui se double près du bord des cartilages pour les renfermer entre deux lames et leur former une espèce de gaîne qui tient lieu périchondre. A la face postérieure de la trachée, elle forme 1 couche continue entre les extrêmités des cartilages et recou les nombreuses glandes mucipares de cette face.

Plan musculaire. A l'intérieur de la tunique fibreuse et de couche glandulaire, on trouve dans la partie postérieure me braneuse de la trachée-artère et même sur les extrêmités des c ceaux, mais à leur face interne, un *plan musculaire* composé fibres sans stries et étendues transversalement entre les extrêmi des cerceaux et leurs intervalles.

Fibres jaunes élastiques. Un plan de tissu cellulaire très vas laire sépare le plan musculaire d'une couche de fibres élastiq longitudinales, très abondantes le long de la portion membraneu mais s'étendant aussi un peu sur les extrêmités des cerceaux ca lagineux. Ces fibres se fixent en haut au bord supérieur du c tilage cricoïde et à la base des aryténoïdes. Ces faisceaux fibres sont adhérents à la muqueuse qu'ils soulèvent en for de plis.

Membrane muqueuse. Tout l'intérieur de la trachée-artère tapissé par une membrane muqueuse, qui est la continuation celle du larynx. Elle est d'un jaune-rose, très adhérente et t mince : elle a une épaisseur de 0,22''', en comprenant la couc de tissu cellulaire sous-muqueux qui existe à peine. La couc dermatique de cette muqueuse est formée d'une membrane h mogène très distincte et de tissu cellulaire condensé, entrem d'un grand nombre de fibres élastiques, qui deviennent plus no breuses vers la surface libre. Cette dernière est tapissée d'un é théléon vibratile, de 0,02''' d'épaisseur (fig. 20). Les vaisseaux capillaires de la couche dermatique forment un réseau à mailles alongées et très serrées.

Fig. 20.

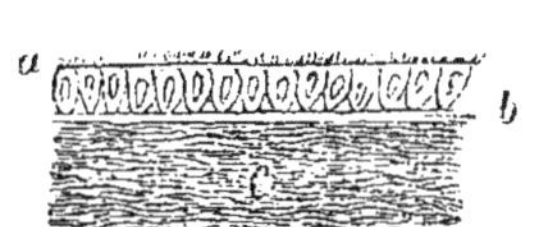

Coupe de la muqueuse trachéale, *a.* épithéléon, *b.* membrane intermédiaire, *c.* derme.

Glandes mucipares. La muqueuse trachéale est très riche en glandes mucipares composées et simples. Les glandes mucipares composées, nommées glandes trachéales et du volume d'une ligne environ, forment une couche continue et épaisse entre la membrane fibreuse et le plan musculaire, au niveau de la partie membraneuse de la trachée-artère; et entre la muqueuse et la fibreuse, au niveau de la portion cartilagineuse. Ces glandes ont un conduit excréteur ramifié dont les dernières radicules se terminent par les vésicules glandulaires. Les glandes simples sont situées dans l'épaisseur de la muqueuse et sont formées par la membrane intermédiaire. Elles sont tapissées par un épithéléon cylindroïde et leur cavité se bifurque souvent près du fond, par une saillie de l'épithéléon (fig. 21).

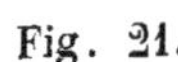
Fig. 21.

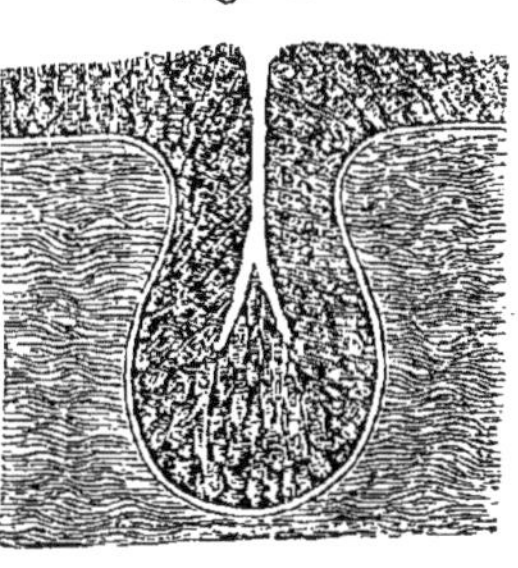

Vaisseaux et nerfs. Les *artères* sont fournies par les thyroïdiennes. Les *veines* accompagnent ces artères et s'ouvrent dans les veines voisines. Les *lymphatiques* se rendent aux ganglions situés sur les côtés de la trachée-artère.

Les *nerfs* sont fournis par les pneumo-gastriques.

2° *Structure des bronches.* Les bronches sont constituées de la même manière que la trachée-artère. Les *artères* bronchiques naissent directement de l'aorte; les *veines* s'ouvrent dans l'azygos ou dans une intercostale; les *lymphatiques* se rendent aux ganglions bronchiques et les *nerfs* émanent des plexus pulmonaires, formés par les pneumo-gastriques.

3° *Structure des divisions bronchiques.* La membrane fibreuse des bronches se continue dans les divisions bronchiques, enveloppe les cartilages qui occupent tout le pourtour des division sans cependant former des cerceaux complets ; ils sont anguleu chevauchent les uns sur les autres, diminuent successivement volume et ne forment plus à la fin que de petits disques cart lagineux. Les dernières divisions, à leur entrée dans les lobule sont entièrement membraneuses.

Les fibres musculaires qui aux bronches et à la trachée-artè étaient limitées à la partie membraneuse, deviennent circulaire se placent en dedans des tuyaux bronchiques et forment une co che continue mais très mince.

Les fibres élastiques sont uniformément disséminées sur tou la surface interne de ces divisions.

La membrane muqueuse devient de plus en plus ténue, e tapissée d'un épithéléon vibratile jusqu'aux vésicules pulmonair et renferme des glandes mucipares de plus en plus petites et plus en plus rares.

POUMONS.

Définition. Les poumons sont les organes essentiels de la re piration ; ils servent à mettre le sang en contact avec l'air atm sphérique.

Nombre. Au nombre de deux, un droit et un gauche, ils so liés entre eux par la trachée-artère et les bronches, qui ne se vent qu'à conduire l'air inspiré et expiré.

Situation. Ils occupent le côté droit et le côté gauche de cavité thoracique, et ne laissent entre eux que le médiastin et cœur.

Ils sont séparés des viscères de l'abdomen, par le diaphragm sur lequel ils reposent.

Bien circonscrits de tous côtés par les parois thoraciques, i ne sont susceptibles d'aucun déplacement sans perte préalab de ces parois.

Volume. Le volume des poumons est en rapport exact av la capacité du thorax et avec l'énergie musculaire. Il n'y a p de vide entre les parois thoraciques et les poumons, ils diminuent ou augmentent de volume comme la cavité thoracique, et deviennent par conséquent plus petits pendant l'expiration que pendant l'inspiration.

Le volume présente quelques différences suivant l'âge, le sexe et l'état de maladie.

L'appareil respiratoire tout entier de la femme, est, en raison de la diminution de la cavité thoracique, beaucoup plus petit que celui de l'homme.

Avant la naissance les poumons sont beaucoup moins considérables qu'après la naissance.

Les poumons diminuent aussi de volume par le développement morbide des organes abdominaux, du cœur, et par l'épanchement de liquides soit dans le thorax, soit dans l'abdomen.

Le volume des deux poumons n'est pas absolument le même : à raison de la proéminence du cœur dans la cavité gauche du thorax, le diamètre transverse du poumon gauche est plus petit que celui du poumon droit; et par suite de la saillie du foie dans la cavité droite, le diamètre vertical du poumon droit est moins long que celui du poumon gauche.

En général un poumon ainsi que la cavité thoracique gagnent dans un sens ce qu'ils perdent dans un autre.

Poids. Le poids des poumons doit être examiné sous les rapports de la pesanteur spécifique et du poids absolu.

Le poids absolu et la pesanteur spécifique de ces viscères sont toujours en raison inverse l'un de l'autre : ainsi, la pesanteur spécifique des poumons est beaucoup plus considérable chez le fœtus que chez l'adulte et cependant, le poids absolu de ces mêmes organes est, chez le fœtus, bien inférieur à celui qu'on rencontre chez l'adulte.

Pesanteur spécifique. La pesanteur spécifique des poumons est moins considérable que celle de tout autre organe et même que celle de l'eau; elle est de 0,3429. Les poumons surnagent à l'eau dans laquelle on les plonge, ce qui dépend de la grande quantité d'air renfermé dans ces organes.

Avant la naissance et chez l'enfant mort-né, les poumons o une pesanteur spécifique plus grande : elle est de 1,0560; alo aussi les poumons se précipitent au fond de l'eau.

C'est l'appréciation de la pesanteur spécifique des poumons q constitue, en médecine légale, la *docimasie pulmonaire hydr statique*. Cependant dans cette docimasie pulmonaire plusieu circonstances doivent être prises en considération :

1° La putréfaction peut avoir produit des gaz dans les po mons et ceux-ci surnageront à l'eau, quoique l'enfant n'ait poi respiré.

2° L'air insufflé par la bouche ou par le nez produit le mêm effet.

3° Des altérations morbides augmentent la pesanteur spécifiq des poumons au point qu'ils ne surnagent plus à l'eau quar même l'enfant ait respiré.

Pesanteur absolue. Le poids absolu des poumons augmente d'u manière uniforme jusqu'à la naissance; mais, au moment où respiration s'établit, il croît subitement. Cet accroissement rapid dépend de l'entrée de l'air et de l'afflux d'une plus grande qua tité de sang. Le sang de l'artère pulmonaire, au lieu de pass dans le canal artériel, se précipite en totalité dans le tissu d poumons.

Le poids absolu des poumons est en moyenne, d'une once demie, chez l'enfant mort-né et de deux onces et demie ch celui qui a respiré.

Le poids des poumons comparé à celui du corps entier e beaucoup plus constant chez le nouveau-né que le poids absol Il est en moyenne comme 1 : 67,528 — 1 : 70,12, chez l enfants morts-nés et comme 1 : 32,46 — 1 : 41,135 chez nouveau-né mort après avoir respiré. Chez l'adulte, le poids d poumons est à celui du corps comme 1 : 35 — 40 — 50; d'(il résulte que la respiration fait doubler le poids des poumor Ce mode d'évaluation du poids des poumons constitue la *do masie pulmonaire par* la *balance* ou *docimasie hémo-pulmonair* parce que le sang rend les poumons plus pesants. Cependa un grand nombre d'altérations pathologiques augmentent le poids des poumons.

La *docimasie pneumo-hépatique* consiste dans la comparaison du poids des poumons avec celui du foie; elle est basée sur la diminution de celui du foie par l'oblitération de la veine ombilicale et sur l'augmentation de celui des poumons par l'arrivée du sang de l'artère pulmonaire.

Couleur. La couleur des poumons varie suivant l'âge et suivant les maladies : chez le fœtus, elle est d'un rouge-brun ; après la naissance, elle devient d'un blanc-rose.

Vers l'âge de dix ans et à l'époque de la puberté, se développent à la surface des poumons, des taches pigmentaires éparses qui se multiplient successivement et se répandent dans toute leur épaisseur. Ces taches produisent des marbrures d'un gris-bleuâtre et prennent une teinte de plus en plus foncée, de manière que dans la vieillesse les poumons présentent une couleur bleu-noirâtre. Le séjour dans une atmosphère chargée de vapeurs charbonneuses concourt à rendre cette coloration plus foncée.

Densité. Cohésion. Crépitation. Spongieux, peu denses, les poumons résistent jusqu'à un certain point à la déchirure et à la distension. La pression du tissu pulmonaire fait éprouver ou entendre la crépitation, semblable au bruit produit par le froissement du papier ou du parchemin.

Élasticité. Les poumons, très élastiques, ont une tendance continuelle à revenir sur eux-mêmes et à se débarrasser d'une partie de l'air contenu dans leurs cellules. Cette élasticité se manifeste par le retrait brusque des poumons insufflés.

Forme. Les poumons ont la forme d'un cône irrégulier, aplati à sa face interne et dont la base est en bas et le sommet en haut. Toute la surface des poumons est libre, lisse et humectée de sérosité; ils ne tiennent au reste du corps que par leur racine qui les fixe aux bronches et au cœur, et par un repli de la plèvre. Il est extrêmement rare de rencontrer des poumons libres d'adhérences à leur surface.

On distingue aux poumons une face externe, une face interne, un bord antérieur, un bord postérieur, une base et un som

Rapports. La *face externe* ou *costale*, d'une convexité peu gulière, moulée sur la concavité des parois thoraciques, rép à la plèvre costale, qui la sépare des côtes et des muscles ii costaux. Elle présente une scissure profonde, nommée *scis interlobaire*, qui pénètre toute l'épaisseur des poumons jus la racine. Cette scissure commence au-dessous du sommet l'organe, et se dirige de haut en bas et d'arrière en avant jus la partie antérieure de la base, sur laquelle elle empiète un l simple pour le poumon gauche, elle se bifurque en avant l le poumon droit; la branche inférieure de cette bifurcation la direction primitive; la branche supérieure se porte en l et en avant. Le poumon gauche ne présente donc que deux bes, un supérieur et l'autre inférieur; le poumon droit, contraire, en présente trois; un supérieur, un moyen et un férieur. Le moyen est le plus petit. Les faces par lesquelles lobes se correspondent sont planes et tapissées par la plè Quelquefois, mais rarement, il y a un plus grand nombre lobes.

La *face interne* ou *médiastine* présente la racine des poumo au moyen de laquelle ils communiquent avec la trachée par bronches, reçoivent et émettent leurs vaisseaux sanguins. C racine est située à la réunion des deux tiers antérieurs ave tiers postérieur de la face interne et à égale distance du som et de la base.

La partie de la face interne qui est derrière la racine, rép à la colonne vertébrale et au médiastin postérieur, lequel sente : du côté gauche, l'aorte descendante et la partie s rieure du canal thoracique; du côté droit, la veine azygos, l' phage et la partie inférieure du canal thoracique.

Dans toute la partie antérieure à la racine du poumon, la interne répond au médiastin antérieur et se trouve excavée l recevoir le cœur, et comme le cœur proémine plus à gau qu'à droite, il en résulte que le poumon gauche qui répond bord gauche et à la pointe du cœur, et plus haut à la cross l'aorte, est plus profondément excavé que le poumon droit, qui répond à l'oreillette droite et à la veine-cave supérieure. Les rapports entre le cœur et les poumons ont lieu par l'intermède du péricarde et de la plèvre; le nerf phrénique et les vaisseaux diaphragmatiques supérieurs sont collés contre le péricarde par la plèvre.

Chez le fœtus, les poumons sont en rapport, en avant, avec le thymus.

Le *bord antérieur*, mince et sinueux, présente sur le poumon gauche deux échancrures, une inférieure très considérable qui répond à la pointe du cœur et une supérieure petite pour l'artère sous-clavière.

A droite, ce bord ne présente pas d'échancrure prononcée.

Le *bord postérieur* constitue la partie la plus volumineuse du poumon et remplit la gouttière costo-vertébrale.

La *base* des poumons est concave et moulée sur la convexité du diaphragme, un peu plus profondément excavée à droite qu'à gauche. Elle présente un plan incliné d'avant en arrière et remplit la gouttière que forment le diaphragme et les parois thoraciques; le diamètre vertical est donc plus considérable en arrière qu'en avant. La circonférence de la base est mince et légèrement sinueuse.

Le *sommet*, obtus, déborde en haut la première côte qui produit sur les poumons une empreinte très marquée. La hauteur du sommet varie beaucoup.

Structure. Chaque poumon est formé par une membrane d'enveloppe et par un tissu propre ou parenchyme.

La *membrane d'enveloppe*, très mince et délicate, est fournie par la plèvre, donne aux poumons leur aspect lisse et réunit le tissu propre en un seul tout.

Le *tissu propre* est divisé en petits *lobules*, d'une forme très variée et appendus aux extrêmités de l'arbre bronchique. Les lobules les plus superficiels représentent une pyramide hexagonale dont la base répond à la surface des poumons; ceux qui sont situés plus profondément sont taillés à facettes et se moulent exactement les uns sur les autres. Du volume d'une demi-ligne environ de di mètre, ils sont réunis entre eux par un tissu cellulaire très dél cat, dépourvu de graisse et nommé *tissu cellulaire inter-lobulair* dans lequel rampent des vaisseaux lymphatiques multipliés. C lobules, ainsi réunis en lobules plus grands constituent deu lobes pour le poumon gauche et trois pour celui du côté droi

Les lobules des poumons ne communiquent point entre eu et sont fixés à leur pédicule comme à une tige. Ce pédicule es constitué par une dernière division bronchique, par une artè et par une veine pulmonaires.

Chacun des poumons est donc un assemblage d'un grand nom bre de lobules semblables, appendus aux extrémités de l'arbr bronchique. Le problème de la texture de ces organes se rédu ainsi à déterminer celle d'un lobule.

Chaque lobule reçoit une division bronchique qui se divis encore plusieurs fois en ramuscules plus petits, dirigés dan tous les sens et terminés chacun par une vésicule ou cellul Ces vésicules ou cellules pulmonaires, nommées *vésicules term nales*, sont implantées sur les extrémités des ramuscules bron chiques; comme les grains de raisin sur leurs pédicules, et pa là, la structure des lobules pulmonaires ressemble à celle de glandes acineuses composées (1).

La division bronchique qui pénètre dans chaque lobule, ains que ses divisions présentent à leur surface de petites bosselure ou vésicules, nommées *vésicules* ou *cellules pariétales*.

Les cellules pulmonaires présentent un volume très variabl suivant leur état de distension et suivant l'âge des sujets. E moyenne, elles ont un diamètre de 0,035'''—0,05''' chez l'enfan nouveau-né, de 0,07''' chez l'adulte, et de 0,1''' chez le vieillard

Affaissées, elles ont une forme sphérique ou ovoïde et pren

(1) Par l'examen de poumons dilatés et séchés, M. *Rossignol* a observé que le ramifications de la division bronchique lobulaire se terminent en se dilatant sou forme d'entonnoirs, et que les parois internes des entonnoirs et des derniers tube bronchiques sont tapissées par des alvéoles. Nous faisons remarquer que cet éta n'existe point sur les poumons frais non séchés.

nent une forme polygonale, lorsque, distendues, elles sont comprimées les unes contre les autres.

Les vésicules pulmonaires sont formées par une membrane homogène, sans structure, d'une épaisseur de 0,001‴ et constituée par la membrane intermédiaire de la muqueuse pulmonaire. La face interne de cette membrane est tapissée par une simple couche d'épithéléon pavimenteux. Sa face externe est recouverte par une mince couche de tissu cellulaire et surtout de fibres élastiques, dans laquelle est renfermé le réseau capillaire de l'artère pulmonaire (fig. 22). Pour arriver donc en contact avec le sang, l'air atmosphérique est obligé de traverser plusieurs plans organiques : l'épithéléon, la membrane homogène ou intermédiaire de la muqueuse et les parois homogènes des vaisseaux capillaires.

Fig. 22.

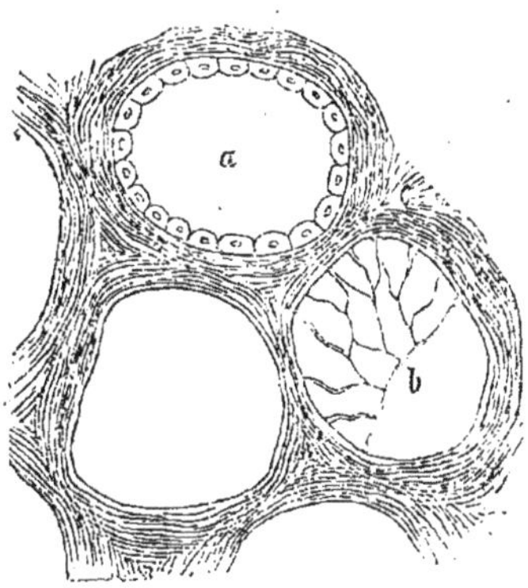

Vésicules pulmonaires de l'homme. *a.* épithéléon qui tapisse la face interne de la membrane intermédiaire, *b.* membrane intermédiaire recouverte de fibres élastiques, *c.* couche de fibres élastiques.

Appareil vasculaire sanguin des poumons. L'appareil sanguin se compose, 1° des *artères* et des *veines bronchiques*, vaisseaux nourriciers des bronches et du tissu pulmonaire, et 2° des *artères* et des *veines pulmonaires*, qui constituent le petit cercle circulatoire, destiné à la fonction spéciale des poumons.

Les *artères bronchiques*, destinées à la nutrition des bronches et des autres vaisseaux des poumons, naissent de l'aorte thoracique, se rendent à la racine des poumons et se divisent immédiatement en branches superficielles et en branches profondes. Les branches superficielles pénètrent dans le tissu cellulaire des scissures interlobaires, au-dessous de la plèvre. Les branches profondes s'insinuent dans la racine même des poumons, suivent les divisions bronchiques dans le tissu cellulaire inter-lobulaire, les enlacent souvent dans leur trajet et arrivent enfin à la surface de l'organe, où elles forment avec les précédent un grand réseau vasculaire, qui, étalé sous la plèvre pulmonai tout entière, dans le tissu cellulaire sous-pleural, fournit réseau capillaire de ce feuillet séreux viscéral. Par l'injectic de ces artères, on réussit quelquefois à injecter le réseau cap laire formé par l'artère pulmonaire sur les vésicules pulmonaire ce qui est une preuve irrécusable qu'il existe une communicatic directe entre ces deux ordres des vaisseaux.

Les *veines bronchiques* suivent le même trajet que les artère et s'ouvrent dans la veine azygos ou dans une intercostale sup rieure. Quelques veines bronchiques, celles qui accompagne de petites divisions bronchiques, s'ouvrent directement dans l veines pulmonaires. De manière que par l'injection de ces de niers vaisseaux on peut injecter les vaisseaux bronchiques vice-versa.

Vaisseaux pulmonaires. L'artère pulmonaire naît du ventricu droit, conduit aux poumons le sang veineux pour y être vivifi et se bifurque en deux branches, une pour chaque poumo Ces branches, arrivées à la racine des poumons, sont situé au devant des bronches, derrière les veines pulmonaires et divisent en autant de branches qu'il y a de lobes pour ch que poumon. Ces divisions artérielles pénètrent dans chaq lobe, se divisent et se sous-divisent, accompagnent les rami cations bronchiques, au-dessous ou au devant desquelles ell sont situées et se rendent chacune à un lobule pulmonaire. l branche artérielle de chaque lobule se ramifie de la même m nière que la division bronchique lobulaire et fournit un rame à chaque vésicule pulmonaire. Ce rameau décrit un cercle artéri autour de la vésicule correspondante, s'anastomose de tous côt avec les cercles artériels voisins et forme un réseau artérie nommé *réseau inter-lobulaire.*

De ces cercles artériels s'élèvent des vaisseaux capillaires, q forment sur les parois de chaque vésicule un réseau très ser et à mailles plus étroites que le diamètre des capillaires. Le c libre de ces derniers est si petit que les globules du sang peuvent les traverser que l'un à la suite de l'autre. De cette manière chaque globule du sang se met en contact intime avec l'air atmosphérique. L'artère pulmonaire envoie aux dernières divisions bronchiques de petites branches, pour former un réseau capillaire sur la muqueuse. Par ce réseau, les dernières divisions concourent à la respiration.

Veines pulmonaires. Du réseau capillaire qui recouvre chaque vésicule sort une petite veine. Ces ramuscules veineux se réunissent successivement en branches de plus en plus fortes, qui accompagnent les divisions bronchiques, étant placées au-dessous d'elles ou contre leur face postérieure, et qui se réunissent enfin en quatre troncs, deux pour chaque poumon. Ces troncs s'ouvrent aux quatre angles de l'oreillette gauche. Les veines pulmonaires charrient du sang artériel et sont dépourvues de valvules.

Les *vaisseaux lymphatiques* des poumons sont les uns superficiels et les autres profonds. Les premiers forment un réseau très compliqué à la surface des poumons, dans les interstices des lobules. Les autres suivent le trajet des vaisseaux sanguins et des bronches, forment dans l'épaisseur des poumons quelques ganglions pulmonaires et s'unissent, à la sortie de ces organes, aux vaisseaux lymphatiques superficiels. Les lymphatiques des poumons traversent les ganglions bronchiques, qui sont d'une couleur noirâtre, chez l'adulte, couleur qui dépend d'un pigment très riche en carbone.

Les *nerfs* des poumons sortent des plexus pulmonaires, formés par les nerfs pneumo-gastriques et par des filets du grand sympathique. Les branches principales accompagnent les divisions bronchiques; les plus petites enlacent les vaisseaux sanguins. Ces nerfs présentent sur leur trajet quelques ganglions et peuvent être poursuivis jusques sur les dernières divisions bronchiques.

Usages. Les poumons servent aux phénomènes chimiques de la respiration. Le sang est mis en contact avec l'air atmosphérique et il s'établit entre eux un échange de matériaux, par lequel le sang veineux devient artériel.

Pour rendre possibles et faciles les mouvements étendus d la respiration, les poumons sont pourvus de sacs séreux, qu'o nomme *plèvres.*

Au nombre de deux, une pour chaque poumon, et distinguée en *plèvre droite* et en *plèvre gauche*, elles tapissent les paroi thoraciques et les poumons.

Comme toute séreuse, les plèvres présentent un *feuillet pariéta* et un *feuillet viscéral.* Le feuillet pariétal tapisse les côtes, l diaphragme et limite l'espace médian du thorax ou les médiastins De là la division des plèvres en plèvre *costale*, en plèvre *dia phragmatique*, en plèvre *médiastine* et en plèvre *pulmonaire.*

Les plèvres présentent une surface adhérente, unie aux paroi thoraciques et aux poumons par du tissu cellulaire sous-pleural et une surface libre, lisse, polie, lubrifiée par la sérosité et con tigue à elle-même dans toute son étendue.

Pour décrire les plèvres, on les fait partir d'un point déter miné, on poursuit leur trajet sur les parois thoraciques, sur le poumons et on les ramène au point de départ, de manière formar un sac complétement fermé.

En les faisant partir de chaque côté du sternum, elles s portent en dehors, tapissent les côtes, les muscles intercostau et la face supérieure du diaphragme, envoient de ce muscle u repli triangulaire, nommé *ligament pulmonaire*, à la partie pos térieure de la base des poumons, et recouvrent de chaque côt de la colonne vertébrale les vaisseaux intercostaux et le gran sympathique. En haut, elles se prolongent au-dessus de la pre mière côte et enveloppent lâchement le sommet des poumons Sur les côtés de la colonne vertébrale, les deux plèvres se ré fléchissent d'arrière en avant jusqu'à la racine des poumons e circonscrivent de chaque côté le *médiastin postérieur*, limité e avant par la racine des poumons, en arrière par la colonne ver tébrale et qui renferme, à gauche, l'aorte thoracique; à droite la veine azygos; au milieu l'œsophage, le canal thoracique en touré de ganglions lymphatiques, et la trachée-artère.

Arrivées à la racine des poumons, les plèvres revêtent la face postérieure de cette racine, se jettent sur les poumons, tapissent toute la portion postérieure de leur face interne, leur bord postérieur, leur face externe, la scissure interlobaire et les faces correspondantes des lobes, le bord antérieur des poumons, recouvrent toute la partie de la face interne située au devant de la racine, passent sur la face antérieure de cette racine, se réfléchissent d'arrière en avant, sur le côté du péricarde, au devant duquel elles s'adossent entre elles dans une petite étendue et arrivent au bord du sternum ou à leur point de départ.

L'espace renfermé entre les deux plèvres, depuis la racine des poumons jusqu'au sternum, constitue le *médiastin antérieur*, obliquement dirigé de haut en bas et de droite à gauche, suivant la direction du cœur. Il est étroit au milieu, évasé en haut et en bas; l'évasement supérieur est rempli chez le fœtus par le thymus, chez l'adulte par du tissu cellulaire qui communique avec celui de la partie antérieure du cou; l'évasement inférieur contient le cœur, le péricarde, les nerfs phréniques, les vaisseaux diaphragmatiques supérieurs et du tissu cellulaire qui communique avec le tissu cellulaire de la partie supérieure, et avec celui de la paroi abdominale à travers l'espace triangulaire que le diaphragme présente derrière le sternum.

Structure. Comme toute séreuse, les plèvres sont formées par un épithéléon pavimenteux, par une couche dermatique, constituée par du tissu cellulaire, des fibres élastiques et par un réseau capillaire à mailles très larges. Les vaisseaux plus considérables se trouvent dans le tissu cellulaire sous-pleural. La plèvre costale est fortifiée à sa face externe par un feuillet fibreux.

Usages. Les plèvres facilitent le glissement des poumons sur les parois thoraciques.

CORPS THYROÏDE.

Définition et situation. Le corps thyroïde est une glande sanguine sans conduit excréteur, située à la partie inférieure du cou, au devant des premiers cerceaux de la trachée et sur les part latérales du larynx.

Volume et poids. Ce corps présente dans son volume des dif rences individuelles et sexuelles; il concourt à former le rel arrondi du cou, chez la femme, où il est plus volumineux q chez l'homme.

Le climat exerce une grande influence sur ce volume, augmente considérablement dans les pays froids et humides, surtout dans les pays de vallées.

A l'état normal, le poids du corps thyroïde est d'une on environ.

Forme. D'une forme semi-lunaire, concave en haut, le co thyroïde est formé de deux *lobes latéraux*, rétrécis en haut, él gis en bas et réunis entre eux par une lamelle étroite et tra versale, nommée *isthme* du corps thyroïde. Cet isthme manq quelquefois, acquiert d'autres fois un grand développement dans quelques cas, il envoie de son bord supérieur un prolon ment ou lobule médian vers l'os hyoïde.

L'*isthme*, concave, embrasse les premiers cerceaux de la t chée et est recouvert par les muscles sous-hyoïdiens. Les *lo latéraux*, recouverts par ces mêmes muscles, embrassent les p ties latérales de la trachée, du cartilage cricoïde, du thyroïde la partie inférieure du pharynx et supérieure de l'œsophage; dehors, ils répondent aux gros troncs vasculaires du cou.

Le *bord supérieur*, concave et échancré, est longé par les ar res thyroïdiennes supérieures. Le bord inférieur, légèrement co vexe et échancré au milieu, est en rapport avec les vaissea thyroïdiens inférieurs.

Structure. Le corps thyroïde est composé d'une membrane d'e veloppe et d'un tissu propre ou parenchyme.

La *membrane propre* est formée de tissu cellulaire condensé de fibres élastiques et se continue à l'intérieur du parenchym avec le tissu cellulaire combiné du corps thyroïde.

Le *tissu propre* ou *parenchyme* est formé de lobules ou grai glanduleux, d'un quart de ligne à une demi-ligne de diamètre réunis par du tissu cellulaire très délicat, dépourvu de fibres élastiques. Ces lobules ou grains glanduleux, examinés au microscope, sont composés d'un tissu cellulaire amorphe, nommé stroma, et de vésicules ou cellules glandulaires (fig. 23).

Le *tissu cellulaire* ou *stroma* des grains glanduleux est très ténu et circonscrit de petites loges en forme de nids, pour contenir les vésicules glandulaires et pour servir de support aux ramifications vasculaires.

Fig. 23.

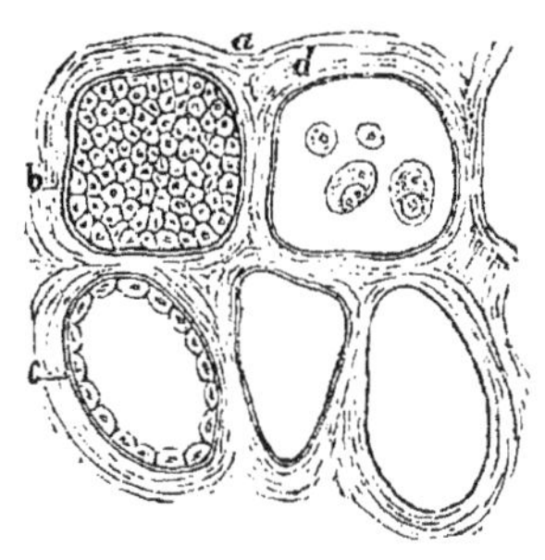

Portion d'un lobule du corps thyroïde (gr. 250 fs.), *a*. tissu cellulaire ou stroma, *b*. vésicule glandulaire remplie de son contenu, *c*. vésicule glandulaire dont la membrane propre est tapissée par l'épithéléon, *d*. élément du contenu dans les vésicules dépourvues d'épithéléon.

Les *vésicules glandulaires* sont entièrement fermées, ont un diamètre d'un vingtième de ligne environ et sont nichées dans les vacuoles circonscrites par le tissu cellulaire. Elles présentent une structure analogue à celle des cellules terminales des glandes et sont formées d'une *membrane propre*, d'un *épithéléon* et d'un *contenu*.

La membrane propre est homogène, sans structure, transparente, incolore et d'une épaisseur de 0,0008‴; sa face externe est recouverte par un réseau capillaire, semblable à celui des vésicules pulmonaires, mais à mailles plus larges. Sa face interne est tapissée par un épithéléon pavimenteux qui est rarement distinct chez l'homme, mais il est plus manifeste dans le corps thyroïde des animaux, récemment tués, p. ex., du mouton, des oiseaux et des ampibiens. Le contenu ressemble beaucoup à la lymphe, mais il est un peu jaunâtre et plus visqueux. Soumis à l'ébullition et traité par l'alcool ou par l'acide nitrique, il offre tous les caractères d'un liquide riche en albumine. Ce liquide renferme chez l'homme des granulations élémentaires, des gouttelettes de graisse, des noyaux granuleux pourvus d'un ou de deux nucléoles, et des cellules à noyau (fig. 23). Il est possible et même probable que ces productions cellulaires qui nagent dans le co tenu des vésicules glandulaires, ne sont que les débris ou l restes de l'épithéléon; puisque ce contenu ne renferme point c éléments, chez les animaux où l'épithéléon des vésicules gla dulaires du corps thyroïde est intègre.

Vaisseaux et nerfs. Les *artères* du corps thyroïde sont tr nombreuses; elles sont fournies par les deux thyroïdiennes sup rieures et par les deux thyroïdiennes inférieures. Ces artèr s'anastomosent fréquemment entre elles dans l'épaisseur de corps et se divisent en branches, destinées à chacun des lobule où elles forment un réseau capillaire qui recouvre la face extern des vésicules glandulaires.

Les *veines* sont volumineuses et forment à sa surface un rése d'où partent, de chaque côté, deux ou trois troncs.

Les *vaisseaux lymphatiques* sont considérables et nombreu forment de petits ganglions lymphatiques autour du corps thyroïd et se rendent aux ganglions profonds du cou.

Les nerfs proviennent les uns des laryngés, rameaux des pneum gastriques, et les autres du ganglion cervical moyen et du gan glion cervical inférieur. Ils suivent les artères et se terminent d'un manière encore inconnue.

Usages. Les fonctions du corps thyroïde sont encore obscures Mais il est probable que cet organe exerce quelque influence su l'hématose, comme la rate et les autres glandes sanguines. Le productions cellulaires des vésicules glandulaires du corps thyroïd prouvent que le sang cède par transsudation certaines substance à ces vésicules; que ces substances subissent des modifications en se transformant en cellules; et qu'ensuite, par déhiscence d ces dernières, elles rentrent dans le sang sous forme liquide puisqu'il y a formation continuelle de nouvelles productions cellulaires, sans que cependant les vésicules glandulaires com muniquent avec les vaisseaux et sans que le corps thyroïde continue à croître d'une manière indéfinie.

THYMUS.

Définition. Situation. Le thymus est une glande sanguine sans conduit excréteur, située dans la cavité thoracique, derrière le sternum et dans la partie supérieure du médiastin antérieur.

Cet organe est propre au fœtus et à la première enfance, diminue graduellement de volume de l'âge de trois à quatorze ans et a complétement disparu dans un âge plus avancé. Dans quelques cas, il continue à se développer après la naissance et paraît encore assez volumineux à l'âge de vingt à vingt-cinq ans.

Poids. Le thymus est plus pesant et plus développé chez les enfants bien portants que chez les enfants chétifs. Il est plus considérable avant qu'après la naissance.

Couleur et consistance. Moins consistant que le pancréas, le thymus a une coloration d'abord d'un rose-jaune, ensuite plus blanchâtre et enfin brunâtre.

Forme. D'une forme triangulaire, à base inférieure, cet organe présente une surface lobulée, convexe en avant et concave en arrière. Il est divisé en deux lobes latéraux, réunis par une portion médiane rétrécie et quelquefois seulement par du tissu cellulaire. Ces lobes présentent une extrêmité ou *corne supérieure*, rétrécie et étendue quelquefois jusqu'au corps thyroïde; et une extrêmité ou *corne inférieure*, élargie et reposant sur la partie supérieure du péricarde.

Rapports. Lâchement uni en avant au sternum et plus intimement à la partie médiastine des plèvres, le thymus recouvre la partie supérieure du péricarde, la veine-cave supérieure, les troncs veineux brachio-céphaliques, la crosse de l'aorte et les troncs qui en partent.

Structure. Le thymus est formé par un tissu propre, recouvert d'une mince membrane de tissu cellulaire entremêlé de fibres élastiques.

Le *tissu propre,* d'un jaune-rose, est lobulé. Les lobules, réunis par du tissu cellulaire très ténu dans lequel se ramifient les vaisseaux, présentent une forme sphérique, ovalaire ou polygonale à facettes planes, et un volume de deux à cinq ligne ces lobules sont fixés à la périphérie d'un canal qui parcou chaque lobe du thymus. Ce canal, d'une ligne et demie de di mètre, est fermé à ses deux extrémités, ne communique nulle part avec une autre cavité et est contourné en spirale; il reçoit les petits conduits qui sortent des lobules du thymus (fig. 24). Ces lobules sont formés par du tissu cellulaire, par des vaisseaux sanguins et par des vésicules, semblables aux vésicules glandulaires et groupées tout autour de la cavité centrale de chaque lobule (fig. 25). Ces vésicules sont circonscrites par une membrane propre, homogène, qui se continue dans toute l'étendue du thymus, puisque chaque vésicule communique par un point avec la vésicule voisine. Leur contenu, d'une consistance molle, d'une couleur grisâtre est composé de noyaux libres, de jeunes cellules à noyau et de cellules remplies de granules de graisse (fig. 26). Ce composé cellulaire présente une certaine résistance et renferme des vaisseaux sanguins et une substance fibrillaire semblable à du tissu cellulaire; par là ces follicules ou vésicules du thymus offrent une analogie remarquable avec les follicules clos des glandes solitaires et de Peyer dans l'intestin. Le liquide blanchâtre qui s'écoule à l'incision du thymus et qui est le contenu des conduits et des vésicules lobulaires, est chimiquement composé d'une grande quantité d'eau, formant environ les trois quarts, et d'un quart de substance organique,

Fig. 24.

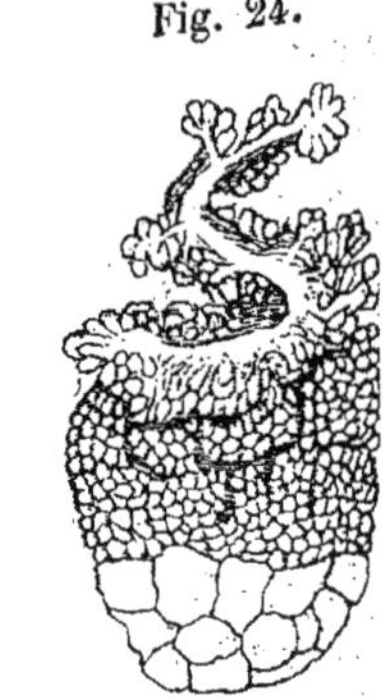

Canal central d'u lobe du thymus e partie déroulé pourvu de ses lo bules.

Fig. 25.

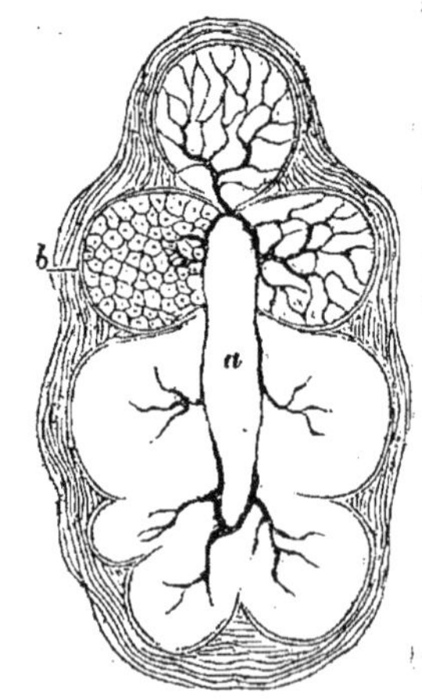

a. Cavité d'un lobule du thy mus, *b*. vésicule glandulaire ave son contenu et renfermant de vaisseaux sanguins, *c*. tissu cellu laire servant d'enveloppe, (gr. 30

savoir : de fibrine, d'albumine et de graisse.

Vaisseaux et nerfs. Les *artères* suivent principalement la direction du canal central de chaque lobe et fournissent à ce canal des rameaux nombreux, qui forment à sa surface interne un réseau continu et très serré. De ce réseau partent des rameaux qui pénètrent dans la cavité de chaque lobule, et qui s'épanouissent dans leur contenu, pour se terminer près de la membrane propre, en se continuant entre eux par arcades (fig. 25). Les artères du thymus sont fournies par les diaphragmatiques supérieures, par les médiastines et par les thyroïdiennes inférieures.

Fig. 26.

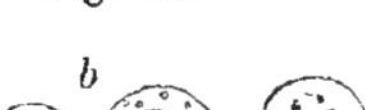

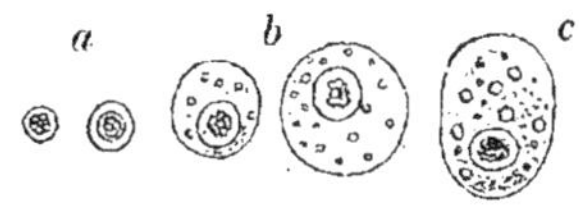

Contenu des vésicules du thymus, *a.* noyaux, *b.* jeunes cellules, *c.* cellule remplie de graisse (gr. 400 fs.)

Les *veines* ne présentent rien de particulier et accompagnent en satellites les artères. Les *lymphatiques* se rendent aux ganglions médiastins antérieurs et aux vaisseaux mammaires internes.

Les *nerfs*, moins nombreux que dans le corps thyroïde et dans les capsules surrénales, accompagnent les artères et se terminent d'une manière encore inconnue.

Usages. Il est probable qu'il agit comme les autres glandes sanguines : qu'il retire du sang certaines substances devenues impropres à la nutrition et qu'il les lui rend sous une autre forme. Cet échange se fait ici, comme dans les autres glandes sanguines, par l'intermédiaire de productions cellulaires.

BIBLIOGRAPHIE POUR LA DESCRIPTION DE L'APPAREIL RESPIRATOIRE.

Larynx.

J. B. Morgagni, Adversaria anat. Lugd. Bat. 1723. 4.

J. D. Santorini, De larynge, in ejus obs. anat. Venet. 1724. 4.

S. Th. Sömmering, Abbildungen des menschlichen Geschmack- und Sprachorgans. Frankfurt am M. 1806. fol.

T. G. Theile, De musculis nervisque laryngis. Jenæ 1825. 4.

F. Savart, Mémoire sur la voix humaine, journal de phys. de Magendie. Tom. V.

F. Bennati, Études physiol. et pathol. sur les organes de la voix humaine. Paris 1833. 4.

E. A. Lauth, Mémoire sur la structure du larynx. Mém. de l'acad. royale de méd. de Paris. 1835. T. II.

G. Th. Tortual, Neue Untersuchungen etc. Leipzig. 1846. 8.

Bronches, Poumons et Plèvres.

H. Fabricius ab aquapendente, De respiratione et ejus instrum lib. II. Patav. 1615. 4.

M. Malpighi, De pulmonibus, epist. II ad Borellum, in opp et in Manget Bibl. vol. II.

Th. Willis, De respirationis organis et usu. Gen. 1676. 4.

J. E. Hebenstreit, De mediastino postico. Lips. 1743. 4.

J. A. Wohlfahrt, De bronchiis vasisque bronchialibus. Hala 1748.

F. D. Reisseisen, De structura pulmonum. Argentor. 1803.

S. Th. Sömmering et *F. D. Reisseisen*, Über die Structur und Verrichtung der Lungen. Berlin. 1808. 8.

A. W. Otto, Von der Lage der Organe in der Brusthöhle. Breslau 1829. 4.

F. Magendie, Mém. sur la structure du poumon de l'homme Journal de physiol. exp. vol. I.

A. B. Bérard, Texture et développement du poumon. Paris 1846. 8.

Ev. Home, An examination into the Structure of the cells of the human lungs. Phil. Transact. 1827. et *G. Rainey*, on the minute Structure of lungs. Med. Chir. Transact. 1845.

J. Moleschott, De Malpighianis pulmonum vesiculis, Heidelberg 1845 (découverte des vésicules pariétales).

Rossignol, Recherches sur la structure du poumon de l'homme etc. Bruxelles 1846.

A. Adriani, De subtiliori pulmonum structura. Traject. ad Rhen. 1847.

H. Cramer, De penitiori pulmonum hominis structura, Berol. 1847.

Köstlin, Zur normalen und pathol. anat. der Lungen. Grief. archiv. 1848.

E. Schultz, Disquisitiones de structura et textura canalium aëriferorum, c. tab. Dorpat. 1850.

J. Gerlach, Gewebelehre des menschlichen Körpers. Mainz. 1849.

A. Kölliker, Gewebelehre des menschlichen Körpers. Leipzig. 1852.

Corps thyroïde et thymus.

J. A. Schmidtmüller, Uber die Ausführungsgänge der Schilddrüse. Landshut. 1804. 4.

S. C. Lucæ, Anat. Untersuchungen der thymus in Menschen und in Thieren. Frankfurt am M. 1811-1812. 4.

F. W. Becker, Diss. de gland. thorac. lymphat. et de thymo. Berol. 1826. 4.

A. Cooper, Anatomy of the thymus. gland. London 1832. 4.

F. C. Haugsted, Thymi in hom. et per seriem animalium descriptio anat. physiol. Hafn. 1832. 8.

S. A. Wuerst, De gland. thyreoidea. Berol. 1836. 8.

A. F. Bopp et Rapp, Uber die Schilddrüse. Tübingen 1840.

Schwager-Bordeleben, Obs. micr. de glandularum ductu excretorentium structur. Berol. 1841.

J. Simon, Physiological essay on the thymus gland. Lond. 1845. 4.

Panagiotides, De glandul. thyreoideæ struct. penitiori. Berol. 1847.

A. Ecker, Art. Blutgefässdrüsen, dans Wagner's Handwört. de phys.

F. Frerichs, Uber Gallert und colloïdgeschwülste. Gött. 1847.

Rokitansky, Zur anatomie des kropfes. Denkschrift der Wien. acad. 1849.

APPAREIL URINAIRE.

L'appareil urinaire est composé : 1° de deux organes si teurs, les *reins*, pourvus chacun d'un réservoir provisoire *calices* et le *bassinet*, et d'un canal excréteur, l'*uretère;* 2° réservoir définitif commun aux deux reins, la *vessie;* et 3° canal excréteur définitif, l'*urèthre*, qui chez l'homme est com aux organes génitaux et aux organes urinaires. Nous décriroı canal avec l'appareil génital, à cause de ses rapports intimes cet appareil.

Aux reins sont annexées des glandes sanguines, nomı *capsules surrénales.*

REINS.

Définition. Les reins sont des glandes tubuleuses composées sécrètent l'urine.

Nombre et situation. Au nombre de deux, un droit et un che, quelquefois confondus en un seul qui occupe la ligne diane, ils sont situés profondément dans la région lombaire chaque côté de la colonne vertébrale, au niveau de la derı vertèbre dorsale et des deux ou trois premières vertèbres baires. Le rein droit est ordinairement situé un peu plus bas le *gauche,* à cause de la présence du foie de ce côté. Les peuvent être plus rapprochés ou plus éloignés de la colonne tébrale que d'ordinaire. Dans quelques cas, l'un des reins oc soit le devant de la colonne vertébrale, soit une fosse ilia soit l'excavation du petit bassin.

Dans quelques cas rares, il y a trois reins : deux réunis même côté, ou un troisième situé au devant de la colonne tébrale.

Les reins sont maintenus en position par leurs vaisseau par le péritoine, qui les recouvre.

Volume et poids. Les dimensions ordinaires des reins sont de trois pouces et demi à quatre pouces de longueur, deux de largeur et un d'épaisseur.

Leur poids est à l'état normal de trois à quatre onces.

Densité. D'une densité assez considérable, la substance des reins est cependant très fragile comme le prouve l'effet des chocs.

Couleur. La couleur des reins est d'un rouge-brun et devient plus foncée dans les congestions veineuses.

Direction. Dirigés verticalement, ils sont inclinés un peu obliquement de haut en bas et de dedans en dehors.

Forme. La forme des reins est celle d'un haricot, le bord externe est convexe; le bord interne, concave, a reçu le nom de *hile* et donne passage aux vaisseaux sanguins et à l'uretère. L'extrêmité supérieure, plus large que l'inférieure, est coiffée par la capsule surrénale. La face antérieure est plus convexe que la postérieure.

Rapports. Les reins sont entourés par une grande quantité de tissu cellulaire qui, chargé de graisse, leur forme une espèce de capsule adipeuse. Leur *face antérieure*, légèrement inclinée en dehors, est en partie recouverte par le péritoine et répond, du côté droit, au colon ascendant, à la deuxième portion du duodénum et à la face inférieure du foie; du côté gauche, au colon descendant, à la rate et à la grosse tubérosité de l'estomac. La *face postérieure* des reins regarde en dedans, répond au psoas et au carré lombaire par l'intermédiaire de leur aponévrose et est séparée, en haut, des trois dernières côtes par le diaphragme.

Structure. Les reins présentent la structure d'une glande tubuleuse composée. Ils sont formés par une membrane d'enveloppe et par un tissu propre.

La *membrane d'enveloppe* ou *membrane propre* est une membrane albuginée, ferme et résistante, composée de tissu cellulaire condensé, de fibres de noyaux et de vaisseaux sanguins. Elle enveloppe toute la surface des reins et arrivée au hile, elle se réfléchit sur les vaisseaux et se continue avec les calices et avec le tissu cellulaire qui entoure les vaisseaux sanguins. De sa face profonde elle envoie, dans la substance propre, une titude de prolongements très délicats et peu adhérents, fo de tissu cellulaire et de vaisseaux sanguins.

Le *tissu propre* des reins est composé de canalicules sécréte de vaisseaux sanguins et lymphatiques, de nerfs et de cellulaire. D'une couleur rouge-brun uniforme à l'extérieur, il sente sur des coupes verticales, deux substances différentes, l externe, nommée *substance corticale*, et l'autre interne, apl *substance médullaire* ou *tubuleuse.*

La *substance corticale* occupe la périphérie du rein; elle d'un rouge-brun, présente un aspect plus granuleux, une ration plus foncée et est plus riche en vaisseaux sanguins q substance médullaire. Elle envoie entre les pyramides de la stance médullaire des prolongements, connus sous le non *colonnes de Bertin*, qui s'étendent vers le hile jusqu'au nivea la base des papilles rénales. Chaque colonne de Bertin est for par la juxta-position de deux lames de substance corticale, qui tourent les deux pyramides voisines. Entre ces deux lames pas les plus gros troncs vasculaires et nerveux de l'organe. La stance corticale renferme les *tubes urinifères entortillés.*

La *substance médullaire* ou *tubuleuse* présente un aspect ja tre, est plus dense, plus pâle et moins vasculaire que la stance corticale, dont on la distingue facilement par son appar rayonnée ou striée. Elle est formée par les *tubes urinifères tilignes.*

La substance médullaire est divisée en douze à dix-huit cô nommés *pyramides de Malpighi*. Chacun de ces cônes, dont la l est dirigée vers la périphérie et le sommet, vers le hile, entouré d'une couche corticale jusques près du sommet. Celu libre et renflé en forme de mamelon, est nommé *papille rén*

Le rein représente donc une glande conglomérée, comp de douze à dix-huit lobes. Chacun de ces lobes renferme un (de substance médullaire, entouré d'une lame de substance corti(

Les *papilles rénales* ou les sommets épaissis des cônes mé laires convergent vers le hile de la rate, sont libres, n'étant p recouverts par la substance corticale, et sont embrassés par l'extrémité d'origine des calices.

Leur nombre est ordinairement au-dessous de celui des pyramides de Malpighi, parce que deux pyramides se réunissent souvent par leur sommet à une même papille.

Chaque papille, recouverte par la membrane muqueuse qui se jette des calices sur les papilles, présente une multitude d'ouvertures, par lesquelles on peut exprimer l'urine. Ces ouvertures au nombre de cent environ par ligne carrée, constituent les orifices des tubes urinifères.

Les *conduits urinifères*, en les faisant partir des papilles rénales, où ils s'ouvrent chacun par un orifice de 0,024‴ — 0,1‴, se dirigent en ligne droite vers la périphérie, se divisent dans leur trajet plusieurs fois par dichotomie, à angle très aigu, de manière qu'ils sont très serrés les uns contre les autres et qu'ils ne laissent entre eux d'autre espace que pour loger des vaisseaux sanguins très déliés. Ces tubes rectilignes sont nommés *conduits de Bellini,* du nom de l'auteur qui les a découverts. Ils conservent le même calibre pendant toute l'étendue de leur trajet dans les cônes de Malpighi, ont en moyenne un calibre de 0,016—0,018‴, deviennent très nombreux par leurs divisions successives et arrivés près de la base des cônes, ils se groupent en faisceaux, nommés *pyramides de Ferrein*, marqués à l'extérieur sous forme de stries ondulées. De là les tubes urinifères pénètrent dans la substance corticale, s'élargissent un peu, ont un calibre de 0,02 — 0,024‴ et prennent le nom de *conduits de Ferrein*. Dans la substance corticale les conduits urinifères s'écartent les uns des autres, s'entortillent plusieurs fois sur eux-mêmes et se terminent les uns par des culs-de-sac, dilatés en ampoule, et les autres en s'anastomosant par arcades (fig. 27).

Fig. 27.

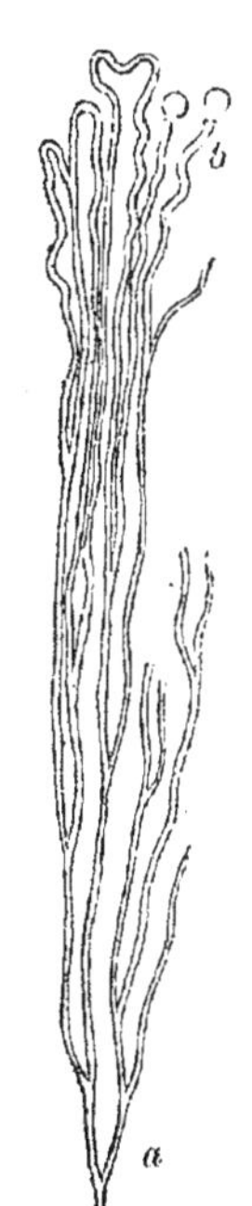

Tube urinifère vu à un faible grossissement, *a.* divisions par dichotomie des tubes rectilignes ou de Bellini, *b.* terminaison par une ampoule.

Les tubes urinifères de la substance corticale se groupent aussi en faisceaux, comme ceux de la substance médullaire; ces faisceaux représentent des cônes étroits dont la base occupe la surface du rein et dont le sommet est dirigé vers la substance médullaire.

Structure des tubes urinifères. Les tubes urinifères sont formés par une *membrane propre* et par un *épithéléon.* La membrane propre est homogène, sans structure, transparente, élastique et très mince, de 0,0006‴ — 0,0008‴. La face externe de cette membrane est recouverte par le réseau capillaire. La face interne est tapissée par une seule couche d'épithéléon transitoire, formé de cellules polygonales aplaties les unes contre les autres. Ces cellules sont remplies par un contenu finement granuleux, renferment un noyau ordinaire, se distendent sous l'influence de l'eau et disparaissent par l'action de l'acide acétique. Cet épithéléon tapisse jusqu'aux ampoules terminales et recouvre la surface des corpuscules de Malpighi, renfermés dans ces ampoules (fig. 28). Chez les reptiles, il existe près des ampoules terminales un épithéléon vibratile; il manque chez l'homme et chez les mammifères.

Fig. 28.

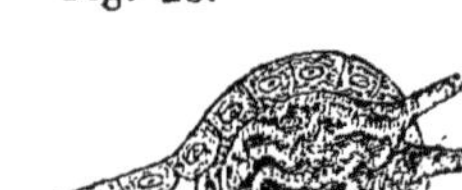

Tube urinifère formé par une membrane propre et tapissé à l'intérieur par l'épithéléon. *a.* corpuscule de Malpighi renfermé dans une ampoule terminale et tapissé par l'épithéléon, *b.* membrane propre dépourvue d'épithéléon (gr. 300 f.)

Vaisseaux sanguins. L'*artère rénale*, arrivée dans le hile du rein se divise en plusieurs branches qui pénètrent dans les colonnes de Bertin, entre les pyramides de Malpighi. Ces branches se divisent plusieurs fois à angle aigu et parvenues à la base de ces pyramides, elles s'anastomosent entre elles par arcades. De la convexité de ces arcades s'élèvent une multitude d'artérioles, qui pénètrent en rayonnant dans la substance corticale, où elles forment autour des conduits urinifères un réseau capillaire à mailles très serrées. Plusieurs vaisseaux capillaires sortent de ce réseau, pénètrent dans la substance médullaire, descendent en suivant un trajet rectiligne, entre les conduits urinifères qu'ils enlacent d'un réseau à mailles alongées, diminuent successivement de volume et se terminent dans les papilles rénales, en formant un réseau très serré autour des orifices des tubes urinifères.

Les petites artères qui passent entre les faisceaux des tubes urinifères de la substance corticale, envoient de tous côtés des rameaux aux ampoules terminales de ces tubes. Ces rameaux, encore de nature artérielle, traversent les ampoules terminales, se divisent aussitôt en plexus à ramuscules contournés et pélotonnés sous forme de corpuscules arrondis, nommés *corpuscules de Malpighi*. La petite artère qui pénètre dans une ampoule terminale pour former le corpuscule de Malpighi, a reçu le nom de *vaisseau afférent*, et cette ampoule elle-même est nommée *capsule* de ce corpuscule. Les rameaux pélotonnés, résultant de la division de l'artère afférente de chaque corpuscule, donnent naissance à une autre petite artère, nommée *vaisseau efférent*. Cette artère sort de la capsule à côté du vaisseau afférent et se divise en un réseau capillaire qui s'unit à celui de la substance corticale. Les vaisseaux efférents des corpuscules de Malpighi, situés près de la substance médullaire, s'engagent entre les tubes de cette substance et se divisent en vaisseaux capillaires qui enlacent ces tubes (fig. 29). Les corpuscules de Malpighi sont suspendus dans les ampoules terminales des tubes urinifères de la substance corticale, mais ils ne s'y trouvent pas à nu; leur surface est recouverte par une couche d'épithéléon, qui se réfléchit de la capsule ou ampoule sur le corpuscule (fig. 28 *a*). Ces corpuscules doivent être considérés comme des réseaux admirables, formés par une petite artère, qui se divise en une multitude de ramuscules pélotonnés, se reconstitue et sort de la capsule, pour concourir à la formation du réseau capillaire.

Fig. 29.

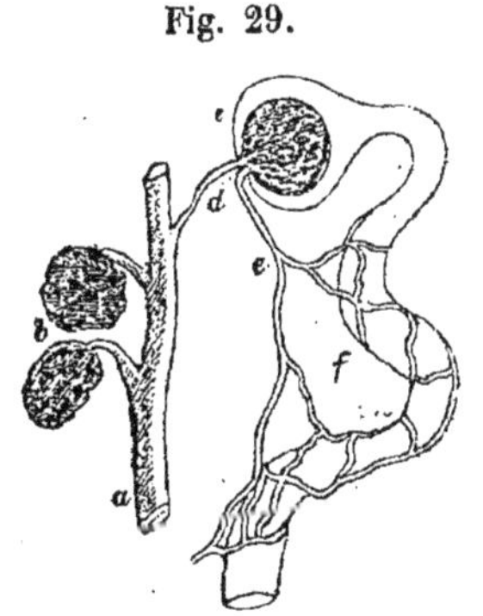

a. Petite artère, *b*. corpuscules de Malpighi, *c*. capsule, *d*. artère afférente, *e*. artère efférente, *f*. réseau capillaire (gr. 40 fs.).

Les corpuscules de Malpighi sont disséminés en très grand nombre, dans toute la substance corticale, et n'existent point dans la substance médullaire. On les distingue à l'œil nu sur la coupe d'un rein frais, sous forme d'innombrables petits points rouges. Leur diamètre est en général d'un dixième de ligne; lorsqu'ils renferment peu de sang et qu'ils sont affaissés, il n'est que d'un vingtième de ligne. Ces corpuscules ne se laissent pas injecter par les tubes urinifères, mais bien par les artères; ils ne dépendent donc pas des tubes urinifères.

Bowmann qui le premier a fait connaître la véritable nature des corpuscules de Malpighi, leur attribue la propriété de sécréter l'eau et les parties étrangères de l'urine, et au réseau capillaire qui enlace les tubes, celle de fournir les principes essentiels de l'urine, tels que l'urée et l'acide urique.

Les *veines* des reins naissent du système capillaire qui vient d'être décrit, se réunissent en rameaux et en branches plus considérables, passent entre les pyramides de Malpighi, pour se réunir en un seul tronc, qui sort du hile au devant de l'artère.

La tunique propre du rein reçoit une multitude de vaisseaux sanguins très grêles, qui sortent de la substance corticale et se ramifient dans la tunique propre, pour passer de là dans le pannicule adipeux rénal.

Les *vaisseaux lymphatiques* des reins sont très nombreux. Les uns superficiels se ramifient dans la tunique propre, les autres profonds accompagnent les vaisseaux sanguins. Ils se réunissent au hile du rein.

Les *nerfs* sont nombreux et constituent le plexus rénal, formé par un faisceau du plexus cœliaque et par le petit nerf splanchnique. Ils accompagnent les divisions de l'artère et se terminent d'une manière inconnue.

Usages. Les reins ont pour fonction de sécréter l'urine.

APPAREIL EXCRÉTEUR DES REINS.

Calices. Les papilles rénales sont entourées par de petits cylindres membraneux, nommés *calices.* Ceux-ci embrassent par une de leurs extrémités la base des papilles, reçoivent l'urine qui suinte par les orifices des tubes urinifères, et se réunissent par l'autre extrêmité pour former le bassinet.

Au nombre de six à douze, ils sont moins nombreux que les papilles, parce que celles-ci s'ouvrent souvent à deux dans un même calice.

Les calices se réunissent ordinairement en trois troncs, un supérieur, un moyen et un inférieur. Ces trois troncs se confondent pour former le bassinet.

Bassinet. Le bassinet, résultant de la réunion des calices, est une petite poche membraneuse, aplatie, à grand diamètre vertical et dilatée en forme d'entonnoir. Il est situé à la partie postérieure du hile, derrière les vaisseaux sanguins, et se continue en bas avec l'uretère.

Les calices et le bassinet sont formés à l'extérieur par une membrane de tissu cellulaire et de fibres élastiques, qui se continue à la base des papilles rénales avec la membrane propre du rein. En dedans de cette membrane, se trouve une couche de fibres musculaires organiques, longitudinales et circulaires. La face interne est tapissée par une muqueuse très mince, très vasculaire, dépourvue de papilles et de glandes mucipares et recouverte par un épithéléon transitoire stratifié. Cette muqueuse se jette sur les papilles rénales et se continue avec les orifices des tubes urinifères.

Uretère. L'uretère fait suite au bassinet; il est unique pour chaque rein, et rarement double.

Son calibre, très variable, est en général celui d'une plume de corbeau; mais il est susceptible de se distendre considérablement, lorsqu'il existe un obstacle au cours de l'urine.

Il se dirige obliquement de haut en bas et de dehors en dedans, vers l'excavation pelvienne, étant recouvert par le péritoine et croisé par les vaisseaux spermatiques, qui se placent en dehors; il descend au devant du psoas et celui du côté droit est situé en dehors de la veine-cave inférieure. Arrivé près du petit bassin, il croise la bifurcation de l'artère iliaque primitive, pénètre dans l'excavation pelvienne, et se dirige en bas, en avant et en dedans, en croisant le cordon fibreux qui remplace l'artère ombilicale, le canal déférent chez l'homme, la partie supérieure et latérale du vagin et le col de l'utérus chez la femme. Il gagne le bas-fond de la vessie et à une distance d'un pouce et demi de celui de l'autre côté, il s'engage entre la muqueuse et la tunique musculaire, pour s'ouvrir, après un trajet de dix lignes environ dans l'épaisseur de cet organe, à l'un des angles postérieurs du trigone vésical, par un orifice semi-lunaire à concavité dirigée en dedans.

Il résulte de cette disposition des uretères dans l'épaisseur du bas-fond de la vessie, que ces canaux peuvent résister à un effort considérable exercé du côté de la cavité de la vessie. La muqueuse joue le rôle de valvule et empêche l'urine de refluer dans les uretères.

Structure. L'uretère présente la structure des conduits excréteurs considérables. Sa face externe est formée par une membrane de tissu cellulaire condensé, entremêlé de fibres élastiques; en dedans de cette membrane se trouve une couche musculaire de fibres musculaires organiques. La tunique interne est une muqueuse, mince, lisse et présentant des plis longitudinaux; elle se continue en haut avec celle du bassinet; en bas, avec celle de la vessie; et est tapissée d'un épithéléon transitoire stratifié.

VESSIE.

Définition. La vessie est un sac musculo-membraneux qui sert de réservoir définitif à l'urine.

Situation. Elle est située dans le petit bassin, sur la ligne médiane, derrière la symphyse du pubis. Elle est fixée aux parties voisines par le canal de l'urèthre, par ses vaisseaux et par le péritoine qui la recouvre en arrière et sur les côtés.

Dimensions. La vessie, toujours unique, est de tous les réservoirs de sécrétion celui qui offre le plus de capacité. Elle peut renfermer de trois à quatre livres d'urine. Cette capacité varie cependant suivant que l'individu a l'habitude de conserver plus ou moins longtemps ses urines. La vessie de la femme présente ordinairement une plus grande capacité que celle de l'homme, parce que en général elle satisfait moins régulièrement au besoin d'uriner, à cause des convenances sociales.

Direction. La vessie suit la direction de l'axe du détroit supérieur; elle est oblique de haut en bas et d'avant en arrière. Cette obliquité augmente par sa distension, lorsqu'elle se met en contact avec la partie inférieure des parois abdominales antérieures; d'où il résulte que le tronc étant un peu incliné en avant, le col de la vessie devient le point le plus déclive de cette cavité.

Forme. La vessie a une forme arrondie, alongée en ovale, dont la grosse extrêmité est dirigée en bas et le sommet en haut. Cette forme varie un peu d'après les individus, d'après le sexe et d'après l'âge. Chez la femme elle est plus large et moins élevée.

D'après cette forme, on divise la vessie en *fond*, c'est la partie la plus élevée et la plus étroite; en *corps*, portion moyenne; et en *bas-fond*, la partie inférieure élargie, qui présente en avant le *col* de la *vessie*, au point où elle se continue avec le canal de l'urèthre.

Comme tout viscère creux, la vessie présente à considérer une surface externe et une surface interne.

Surface externe. Elle présente une face antérieure, une face postérieure, deux faces latérales, un bas-fond et un sommet. Les rapports de ces faces varient suivant l'état de plénitude ou de vacuité de la vessie.

La *face antérieure,* dépourvue de péritoine et examinée à l'état de vacuité, répond à la symphyse pubienne, aux corps des pubis et aux muscles obturateurs internes, dont elle est séparée par un tissu cellulaire très lâche souvent rempli de graisse. Quand la vessie est pleine d'urine, elle remonte beaucoup au-dessus de la symphyse, refoule le péritoine et s'applique par sa face antérieure, sans l'intermédiaire de cette séreuse, contre la face postérieure de la ligne blanche et des muscles droits de l'abdomen, disposition essentielle sur laquelle est fondée la taille hypogastrique, l'exploration de la vessie par l'hypogastre, la ponction hypogastrique et la symphyséotomie. Tout à fait en bas, elle se continue jusqu'à l'orifice vésical de l'urèthre, à un pouce en arrière de la symphyse; elle répond dans cet endroit aux ligaments vésico-prostatiques, et peut, à la rigueur, être attaquée par le périnée. Le tissu adipeux qui double cette face, se laisse facilement déchirer avec le doigt et devient souvent le siége d'infiltrations urineuses.

La *face postérieure* est entièrement revêtue par le péritoine. Elle regarde en arrière et en haut et est bornée inférieurement par le repli ou cul-de-sac que forme le péritoine en se portant sur le rectum chez l'homme, et sur l'utérus chez la femme. Elle répond chez l'homme au rectum et chez la femme à l'utérus, mais par l'intermédiaire des circonvolutions intestinales renfermées dans le cul-de-sac que forme dans ce point le péritoine. Ce n'est que quand la vessie est fortement distendue qu'elle refoule ces circonvolutions, et qu'elle se met en contact avec le rectum ou avec l'utérus, par l'intervention du péritoine.

Les *faces latérales*, en rapport supérieurement avec le péritoine, reposent en bas sur une couche de tissu cellulo-adipeux qui les sépare de l'aponévrose pelvienne. Dans leur partie moyenne, elles sont cotoyées par les canaux déférents et par les cordons fibreux qui remplacent les artères ombilicales.

Le *bas-fond* de la vessie est limité, en avant, par l'orifice vésical de l'urèthre; en arrière, par le repli du péritoine; et ses limites latérales varient suivant son état de distension. A l'état de vacuité, il ne dépasse que très peu les limites latérales de la prostate; à l'état de distension, au contraire, il les dépasse de beaucoup.

Les parties latérales du bas-fond répondent, dans les deux sexes, aux releveurs de l'anus et à l'excavation périnéale. Chez l'homme, la partie médiane répond directement au rectum; aux vésicules séminales et aux conduits déférents de chaque côté de la ligne médiane. Chez la femme, le bas-fond de la vessie répond au vagin et à la moitié inférieure du col de l'utérus.

Le *sommet* de la vessie, dirigé en avant et en haut, n'est revêtu par le péritoine qu'en arrière et un peu sur les côtés. De son centre s'élève l'ouraque, cordon fibreux qui remonte entre le péritoine et la ligne blanche jusqu'à l'ombilic. Ce cordon adhère assez fortement au péritoine, qui lui forme un repli falciforme. Sur les côtés du sommet, on rencontre les cordons fibreux des artères ombilicales, qui montent en convergeant vers l'ombilic.

La *surface interne* de la vessie sera examinée avec la muqueuse.

Structure. La vessie est composée de trois tuniques : 1° une séreuse ou péritonéale incomplète, 2° une musculaire et 3° une muqueuse.

La *tunique péritonéale* ne recouvre que la face postérieure et les faces latérales.

La *tunique musculaire* est formée de deux plans de fibres musculaires organiques. Le plan superficiel, composé de fibres longitudinales, part du col de la vessie et recouvre la poche urinaire dans toute son étendue; le plan profond ou sous-jacent au précédent est composé de fibres circulaires, entre-croisées ou parallèles. Les fibres circulaires régulières dominent au bas-fond; les fibres circulaires irrégulières occupent surtout la paroi postérieure. Ce plan forme autour de l'orifice uréthral de la vessie un anneau épais, nommé *sphincter* de la vessie.

La *tunique muqueuse*, mince, blanchâtre, lisse et dépourvue de papilles, présente dans l'état de vacuité de l'organe, des rides multipliées et irrégulières qui disparaissent par la distension; à l'état normal, elle présente, en outre, des reliefs irréguliers dépendant des faisceaux musculaires, dont le développement plus prononcé constitue la *vessie à colonnes*. Entre ces saillies, se creusent quelquefois des enfoncements où se logent et s'enchatonnent les calculs (vessie à calculs). Il est rare de voir ces colonnes se prolonger jusques dans le bas-fond de la vessie. A ce bas-fond existe un espace triangulaire et lisse, où les parois vésicales, plus épaisses, ne forment jamais de rides à l'état normal; c'est le *trigone vésical* ou de *Lieutaud,* dont les angles répondent, l'antérieur à l'orifice uréthral ou au col de la vessie et les deux postérieurs à l'embouchure des uretères. Dans ce triangle seul, la muqueus vésicale est pourvue de glandes mucipares simples, qui deviei nent plus nombreuses au col de la vessie. Elle est du reste tapis sée dans toute son étendue, par un épithéléon transitoire stratifie

Vaisseaux et nerfs. Les *artères vésicales* viennent de l'hypogas trique et de quelques branches collatérales de cette artère.

Les *veines* sont très nombreuses au bas-fond et dilatées dan la vieillesse; elles s'ouvrent dans la veine hypogastrique.

Les *lymphatiques* se rendent aux ganglions hypogastriques.

Les *nerfs* de la vessie sortent des plexus hypogastriques, for més par les grands sympathiques et par des nerfs rachidiens.

Usages. La vessie est le réservoir définitif de l'urine et l'agen principal de son expulsion.

CAPSULES SURRÉNALES.

Les capsules surrénales sont deux glandes sanguines, situées hors du péritoine et recouvrant l'extrémité supérieure des reins

Leur situation est invariable; elles n'accompagnent pas les rein dans leurs déplacements.

Volume. Elles sont proportionnellement plus considérables che le fœtus que chez l'adulte et présentent d'ailleurs un volume trè variable.

Forme. Elles ressemblent à un casque, aplati d'avant en arrière et qui embrasse par une facette étroite et concave l'extrémité su périeure des reins.

Rapports. Les capsules surrénales sont couchées sur la base de piliers du diaphragme; leur face antérieure répond, à droite, à l face inférieure du foie; et à gauche, au pancréas, à la rate e à la grosse tubérosité de l'estomac.

Structure. Les capsules surrénales sont formées par une mem brane d'enveloppe et par un tissu propre.

La *membrane propre* est composée de tissu cellulaire, entremêl de fibres élastiques; de sa face profonde elle envoie dans le tissu propre, des prolongements multipliés qui divisent ce tissu er un grand nombre de segments.

Le *tissu propre* présente sur une coupe deux substances, l'une externe, d'une couleur jaunâtre, nommée *substance corticale* et l'autre interne, brunâtre, appelée *substance médullaire.* Celle-ci présente quelquefois dans son intérieur, une cavité qui n'est que la veine surrénale.

La *substance corticale*, jaunâtre et plus ferme que la substance médullaire, a une épaisseur d'une demi-ligne à une ligne. Elle est composée d'un grand nombre de prolongements de tissu cellulaire; ces prolongements, parallèles entre eux, partent de la membrane et divisent la substance corticale en segments, sous forme de petits cylindres longitudinaux et parallèles. Ces cylindres, d'un aspect granuleux, sont formés de cellules ou de vésicules glandulaires alongées et disposées les unes à la file des autres (fig. 30). Celles qui se trouvent aux extrémités des cylindres, sont les plus petites; elles ont un diamètre de 0,008—0,012‴. Les plus longues occupent le milieu de ces colonnettes; elles ont une longueur de 0,018‴ —0,025‴ et une largeur de 0,010 — 0,015‴. Ces cellules, alongées en forme de cylindres creux, sont formées par une membrane sans structure et renferment un contenu épais, composé de granulations élémentaires, de globules de graisse, qui masquent ordinairement la membrane cellulaire et qui se dissolvent dans l'éther, de noyaux granuleux et d'un nombre variable de petites cellules (fig. 30 *a*). La substance corticale prend une teinte plus foncée et brunâtre, près de la substance médullaire, et est composée de cellules qui renferment des granulations pigmentaires brunâtres.

Fig. 30.

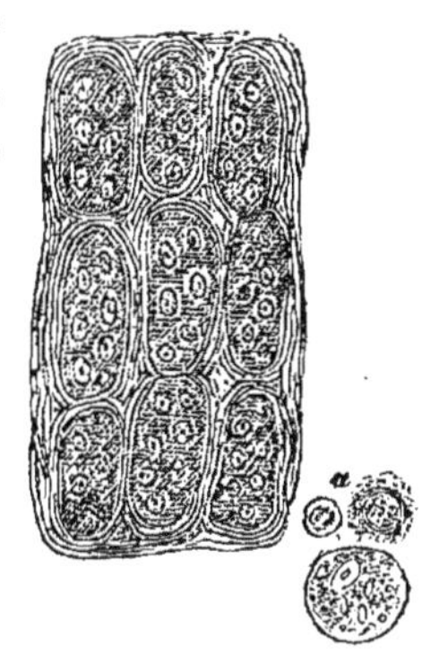

Coupe verticale de la substance corticale (gr. 350 fs.). *a.* Contenu des vésicules glandulaires gr. (400 fs.)

La *substance médullaire* n'est bien distincte que sur les sujets examinés peu de temps après la mort; elle se transforme rapidement, par la décomposition, en une pulpe brunâtre mêlée avec du sang. Elle est formée de lamelles très ténues de tissu cellulaire, qui se continuent avec les cloisons de la substance cortical Ces lamelles s'unissent les unes aux autres et circonscrivent de mailles, dans lesquelles sont renfermées des granulations élémen taires, des noyaux et des cellules pâles, très considérables, e ressemblant beaucoup aux corpuscules des ganglions. La sub stance médullaire est, en outre, très riche en vaisseaux sanguin et en nerfs.

Vaisseaux et nerfs. Les artères, fournies par l'aorte, par l rénale et par la diaphragmatique inférieure, se ramifient dans l membrane propre et s'engagent en partie dans la substance co ticale et en partie dans la substance médullaire. Les artériole de la substance corticale descendent dans les prolongements d tissu cellulaire qui séparent les cylindres de vésicules glandula res, se divisent, s'anastomosent et se portent parallèlement entr elles vers la substance médullaire où elles se continuent ave les artérioles de cette substance. Sur leur trajet, elles donnen des rameaux très ténus, pour former autour des vésicules glan dulaires un réseau capillaire à mailles très étroites et alongées Les artérioles de la substance médullaire constituent aussi u réseau capillaire, qui se continue avec celui de la substanc corticale.

Veines. Les veines sortent de ce réseau capillaire que nou venons de décrire et principalement de celui de la substanc médullaire, se rendent entre la substance corticale et la substanc médullaire, y produisent un lacis veineux, se réunissent à angl aigu en branches plus considérables et constituent enfin la vein centrale, nommée *veine surrénale.*

Les *vaisseaux lymphatiques* sont superficiels et profonds et s rendent dans les glanglions aortiques.

Les *nerfs* sont fort nombreux; ils proviennent du grand sym pathique, du nerf phrénique et du pneumo-gastrique. Ils s rendent principalement dans la substance médullaire, sont pour vus de petits ganglions, forment un plexus serré et se terminen d'une manière encore inconnue.

Usages. Les fonctions des capsules surrénales ne sont pa

encore démontrées. Par la substance corticale, elles produisent probablement une modification dans le sang, comme les autres glandes sanguines; par leur substance médullaire, très riche en nerfs, elles jouent peut-être quelque rôle dans le système nerveux.

BIBLIOGRAPHIE POUR LA DESCRIPTION DE L'APPAREIL URINAIRE.

L. Bellini, Exercitationes anat. de struct. et usu renum. Florent. 1662. 4.

M. Malpighi, De renibus. Exercitat. de viscer. struct. Bonon. 1666.

A. Ferrein, Sur la structure des viscères, Mém. de l'Académie de Paris. 1749.

A. Schumlansky, Diss. de structura renum. Argent. 1782. 4.

Ch. Cayla, Observat. microscop. sur le rein des mammifères. Paris. 1839.

Bowmann, Lond. Edinb. and Dublin Philos. Magaz. 1842.

J. Gerlach, Beiträge zur Structurlehre der Niere. Müller's Archiv. 1845.

F. Bidder, Uber die Malpighi'schen Körper der Niere, Muller's Archiv. 1845.

C. Ludwig, art. *Nieren*, dans Wagner's Handwörterbuch.

Kölliker, Uber Flimmer-bewegung in den Primordial-nieren Müller's Archiv. 1845.

C. V. Patruban, Beiträge zur Anatomie der menschlichen Niere, in Prag. Viertelj. 1847. III.

G. Johnson, Art. *Ren*, dans cyclop. of anatomy. 1848.

Capsules surrénales.

C. L. Welsch, Examen renum succenturiatorum. Lips. 1691. 4.

L. Jacobson et Reinhard, Recherches sur les capsules surrénales, dans le Bulletin des scienc. méd. 1824.

Nagel, Diss. sistens renum succent. mammal. descript. Berol. 1838. 8.

H. B. Bergmann, Diss. de glandulis supraren. Götting. 1839. 8

Schwager-Bardeleben, Diss. observ. microscop. de glanduli ductu excretorio carentibus. Berol. 1842. 8.

A. Ecker, Feinere Bau der Nebennieren. Braunschweig. 1846

H. Frey, Art. suprarenal capsules, dans Todd's Cyclop. o anat. 1849.

QUATRIÈME SECTION.

APPAREIL GÉNÉRATEUR.

L'appareil générateur sert à la conservation de l'espèce humaine. Les organes qui le constituent, sont répartis entre deux individus distincts et établissent les différences sexuelles.

Les organes génitaux des deux sexes sont distingués en *essentiels* et en *accessoires.* Les premiers sont destinés à l'acte essentiel de la génération, savoir : à la formation, à la fécondation et au développement du nouveau germe. Les accessoires servent à la copulation ; ils ne concourent que d'une manière indirecte à la génération.

Les organes essentiels de l'appareil générateur de l'homme ont pour but de produire le fluide fécondant, le sperme. Ceux de la femme produisent les germes ou les ovules, destinés à être fécondés par le sperme, pour la formation de nouveaux individus.

Dans l'un et dans l'autre sexe, les organes génitaux occupent l'extrémité inférieure du tronc et s'ouvrent à l'extérieur au devant du tube digestif.

ORGANES GÉNITAUX DE L'HOMME.

Les organes génitaux de l'homme sont destinés à produire le fluide fécondant ou le sperme, et à l'introduire dans les organes génitaux de la femme.

Les organes génitaux essentiels de l'homme sont les *testicules,* qui sécrètent le sperme. Ces glandes sont pourvues d'un appareil excréteur provisoire, les *conduits déférents* et les *vésicules séminales ;* et d'un appareil excréteur définitif, les *conduits éjaculateurs* et le *canal* de l'*urèthre.* Ce dernier canal avec le penis constitue l'*organe copulateur,* auquel sont annexées la *prostate* et les *glandes de Cowper.*

Définition. Les testicules sont deux glandes tubuleuses composées, destinées à la sécrétion du fluide fécondant ou sperme.

Situation. Ils sont suspendus au devant du périnée dans l'intervalle des cuisses. Celui du côté gauche est ordinairement un peu plus bas que celui du côté droit; c'est pour prévenir la pression mutuelle des testicules pendant la marche. Dans le renversement des viscères, le testicule droit est situé plus bas que celui de l'autre côté.

Les testicules sont renfermés dans une poche membraneuse à cavité double, nommée *bourses.* Les membranes qui constituent cette poche ont reçu le nom d'*enveloppes des testicules.*

Enveloppes des testicules. Les enveloppes des testicules sont formées de plusieurs tuniques superposées; ce sont, en allant de dehors en dedans : 1° le *scrotum*, 2° le *dartos*, 3° la *tunique musculaire* ou *érythroïde*, 4° la *tunique fibreuse* ou *vaginale commune* au testicule et au cordon et 5° la *tunique séreuse* ou *vaginale propre.*

Scrotum. Le scrotum est l'enveloppe cutanée commune aux deux testicules ou la peau des bourses. Cette peau se fait remarquer : 1° par sa couleur plus foncée que dans les autres parties du corps, 2° par des rides transversales, 3° par le raphé médian qui divise le scrotum en deux moitiés latérales et 4° par les poils et les follicules sébacés qui forment autant de granulations à sa surface.

Très mince, très ténue et transparente, d'une capacité plus grande qu'il ne faut pour loger les deux testicules, la peau du scrotum est flasque et alongée chez les vieillards, chez les individus affaiblis et sous l'influence de la chaleur; elle est, au contraire, crispée, serrée contre les testicules, chez les individus jeunes, vigoureux et sous l'influence du froid. Sa grande étendue a pour but de lui permettre de recouvrir la verge dans l'état d'érection.

Dartos. Le dartos, situé sous le scrotum, est une tunique d'un aspect rougeâtre, élastique et contractile, très riche en vaisseaux sanguins et formée de fibres musculaires organiques. Le dartos constitue deux poches, une pour chaque testicule; par l'adossement de ces deux poches sur la ligne médiane, se produit la *cloison du dartos*.

Intimement uni à la peau, par sa face externe, le dartos se prolonge en avant sur la verge; et en arrière, jusqu'au sphincter de l'anus.

Tunique musculaire ou *érythroïde*. Cette tunique est formée par l'épanouissement du muscle crémaster, dont les fibres pâles, étalées sur la tunique fibreuse, décrivent des anses à concavité supérieure sur le cordon et sur le testicule, et produisent le mouvement d'ascension brusque du testicule.

Tunique fibreuse ou *vaginale commune*. Elle est placée en dedans du crémaster, est extrêmement mince dans l'état normal et devient plus apparente dans le cas de hernies. Étroite le long du cordon et renflée inférieurement pour loger le testicule, elle se continue, à l'anneau inguinal postérieur, avec le fascia transversalis, dont elle n'est qu'un prolongement.

Tunique séreuse ou *vaginale propre*. Mince et transparente, cette tunique est formée par un prolongement du péritoine entraîné dans les bourses lors de la descente des testicules, et constitue un sac séreux auquel on distingue un *feuillet pariétal* et un *feuillet viscéral*.

Le feuillet pariétal tapisse la tunique fibreuse et se réfléchit sur la partie inférieure du cordon, pour se continuer avec le feuillet viscéral ou testiculaire.

Le feuillet viscéral enveloppe tout le testicule à l'exception de son bord supérieur et postérieur. Il recouvre immédiatement l'épididyme, se réfléchit au-dessous de lui, en s'adossant à lui-même, et forme un cul-de-sac qui isole complétement la partie moyenne de l'épididyme, du bord postérieur du testicule.

La tunique vaginale forme donc un repli à la partie moyenne ou corps de l'épididyme, dont les extrêmités sont accolées contre le testicule.

A la face interne du testicule, le feuillet viscéral s'élève s le cordon beaucoup plus haut que du côté externe, et est sépa de l'épididyme par toute l'épaisseur du cordon spermatique. (feuillet est intimement uni à la tunique propre ou albuginée (testicule et à l'épididyme. La face interne, tapissée par un é| théléon pavimenteux, est libre, lisse, polie et lubrifiée par de sérosité.

Pendant la vie intra-utérine, la tunique vaginale propre co munique avec le péritoine. Cette communication existe encore la naissance dans la moitié des cas, mais elle ne tarde pas à êt interrompue par des adhérences qui se font entre les deux feuille de la séreuse, dans toute la longueur du trajet inguinal et du co don spermatique. Quelquefois pourtant la communication persis et peut devenir le siége d'un hernie ou d'une hydrocèle cong niale.

Descente du testicule. Jusques vers le septième mois de la v intra-utérine, le testicule se trouve dans l'abdomen, d'abo immédiatement au-dessous des reins, et s'en éloigne peu-à-pe en sorte qu'à sept mois on le trouve appliqué immédiateme sur l'anneau postérieur du canal inguinal, ou même déjà u peu engagé dans son intérieur. Il est alors complétement e touré par le péritoine mais il n'a pas d'autre enveloppe; l'épid dyme descend à côté de lui d'avant en arrière et un peu de d dans en dehors, et se continue par son extrêmité inférieure av le canal déférent. Le bord inférieur du testicule repose alors su un cordon court et arrondi, qui traverse le canal inguinal. Ce co don, appelé par Hunter le *gubernaculum*, *gouvernail* du testicul prend son origine en dehors, un peu au-dessous de l'annea inguinal, à la partie supérieure du scrotum, en se continual avec le fascia superficialis; il pénètre par l'anneau inguinal ant rieur, passe derrière les muscles petit oblique et transverse, au quels il emprunte quelques fibres musculaires, refoule ensui devant lui le fascia transversalis, soulève le péritoine et s'unit l'union de l'épididyme avec le canal déférent. Ce gouvernail e donc composé des mêmes couches qui enveloppent plus tard l testicule dans le scrotum, à l'exception de la peau et du fascia superficialis.

Par une rétraction lente du gouvernail, le testicule est peu-à-peu attiré dans le canal inguinal. A huit mois de la vie fœtale, il a ordinairement franchi l'anneau antérieur, refoulant devant lui les diverses couches de son gouvernail; dans le courant du neuvième mois, il déprime en bas toutes ces couches dont il se fait autant d'enveloppes, et à la naissance il est enfin arrivé au fond du scrotum. Cette partie de la descente échappe à toute explication. On peut comparer l'évolution du gouvernail au refoulement d'un doigt de gant renversé.

Dans quelques cas rares, les testicules ne sortent pas de l'abdomen; quelquefois c'est un seul qui reste dans l'abdomen et l'individu paraît *monorchide;* d'autres fois il n'y a réellement qu'un seul testicule.

Volume du testicule. Le volume du testicule varie suivant les individus et suivant les âges; à l'époque de la puberté, il présente un accroissement notable dans son volume et s'atrophie dans un âge avancé. Le testicule gauche est ordinairement un peu plus volumineux que le droit.

En moyenne, le testicule a une longueur d'un pouce et demi à deux pouces, une épaisseur de huit à douze lignes et une hauteur d'un pouce environ.

Poids. Le poids du testicule varie d'une demi-once à une once.

Consistance. La consistance du testicule dépend de l'état de réplétion des conduits séminifères et de la distension de la tunique propre.

Couleur. Le testicule a une couleur d'un blanc-bleuâtre, ce qui dépend de la tunique albuginée.

Forme. Le testicule a la forme d'un ovoïde, aplati latéralement, et dont le grand diamètre est obliquement dirigé de haut en bas d'avant en arrière, et un peu de dedans en dehors.

Les deux faces latérales et le bord inférieur sont convexes et libres; le bord supérieur, dirigé un peu en arrière est recouvert d'avant en arrière par l'épididyme qui empiète un peu sur la face externe. Toute la surface du testicule, à l'exception du bord supérieur, est tapissée par la tunique vaginale propre. C'est par le bord supérieur que pénètrent les vaisseaux dans le testicule.

Structure. Le testicule est composé d'une membrane d'enveloppe ou membrane propre, d'un tissu propre ou parenchyme, de vaisseaux et de nerfs.

La *membrane propre* ou *tunique albuginée* forme l'enveloppe immédiate du testicule et retient le parenchyme délicat du testicule. Elle est blanche, résistante, très épaisse et formée de tissu cellulaire condensé.

Sa face externe, à l'exception du bord supérieur, est exactement recouverte par le feuillet viscéral ou testiculaire de la tunique vaginale propre, ce qui lui donne un aspect lisse et poli. La face interne, au contraire, est rugueuse, en raison d'une couche de tissu cellulaire, et non seulement on y remarque des vaisseaux sanguins d'un calibre plus ou moins fort, mais encore on voit s'en détacher une multitude de prolongements minces, qui pénètrent dans le tissu propre, entre les lobules, pour les séparer les uns des autres.

Au niveau du bord supérieur, la membrane albuginée est traversée par les vaisseaux sanguins et présente, dans l'étendue des deux tiers antérieurs de ce bord, un épaississement en forme de saillie interne triangulaire, connu sous le nom de *corps d'Highmor,* perforé par des vaisseaux sanguins et par les vaisseaux séminifères qui constituent le réseau de Haller.

Le *tissu propre* du testicule se présente sous la forme d'une substance molle, pulpeuse, jaunâtre, formée principalement par les *conduits spermatiques* ou les *tubes séminifères.* Ces tubes, très ténus et cylindriques, sont composés par une membrane propre homogène et dépourvue de structure; sa face externe est recouverte de fibrilles très peu apparentes; sa face interne est tapissée par un épithéléon cylindroïde dont les cellules, pourvues d'un noyau, renferment, chez les jeunes sujets, un contenu pâle et finement granuleux, qui devient plus foncé et jaunâtre, dans un âge plus avancé (fig. 31). Ces tubes ont un diamètre d'un douzième de ligne dans l'état de réplétion, et d'un seizième dans l'état devacuité. Ils se replient, se contournent un grand nombre de fois sur eux-mêmes et se réunissent en lobules d'une forme pyramidale, dont le sommet est dirigé vers le bord supérieur (fig. 32). Ces lobules, au nombre de cent à deux cents, sont en partie séparés et soutenus par les prolongements internes de la tunique albuginée; chaque lobule est formé de deux à quatre conduits séminifères, qui commencent en partie par une extrêmité en cul-de-sac arrondi et non renflé, et en partie par des arcades qui s'anastomosent avec les conduits des lobules voisins. Les conduits d'un même lobule se divisent fréquemment, forment un réseau

Fig. 31.

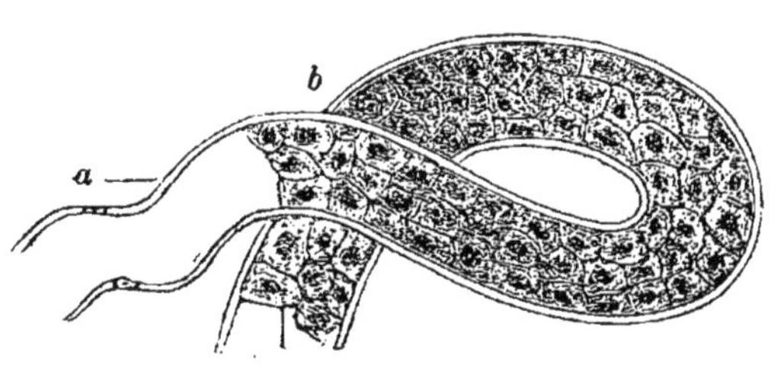

Conduit spermatique. *a*. membrane propre, *b*. épithéléon (gr. 300 fs.).

Fig. 32.

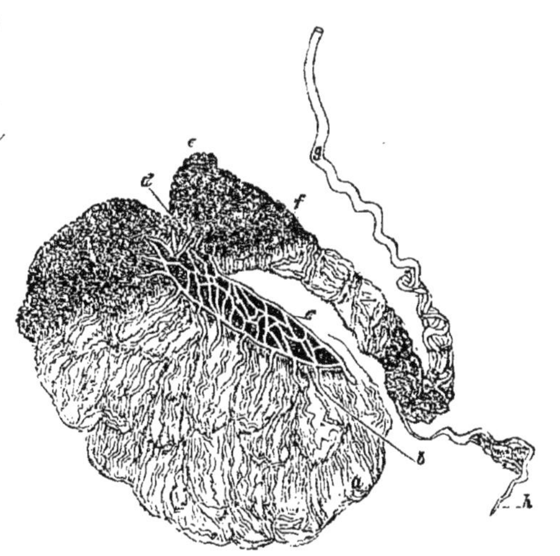

a. lobules de la substance propre, *b*. vaisseaux droits, *c*. réseau vasculaire de Haller, *d*. vaisseaux efférents, *e*. cônes vasculaires, *f*. épididyme, *g*. Canal déférent, *h*. vaisseau aberrant.

à mailles très larges et se dirigent vers le bord supérieur d testicule.

Arrivés à une petite distance du corps d'Highmor, ils cesser d'être flexueux, plusieurs d'entre eux s'abouchent ensemble, sou des angles aigus, et forment les *conduits séminifères droits*, dor on en compte plus de vingt et dont l'épaisseur est d'un huitièm à un sixième de ligne. Les vaisseaux droits traversent l'épaississe ment de la tunique albuginée ou le corps d'Highmor, s'anastc mosent entre eux et forment un réseau, nommé *réseau vasculair de Haller*. Les conduits séminifères qui constituent ce réseau se réunissent de nouveau en un nombre moins considérabl que les vaisseaux droits et sortent de l'extrêmité antérieure e supérieure du corps d'Highmor. Ils ont reçu le nom de *conduit spermatiques efférents;* leur nombre est de sept à vingt. Ce conduits d'abord droits deviennent flexueux, se pélotonnent e forme de cônes ou de pyramides dont le sommet correspond a réseau vasculaire et la base, à la tête de l'épididyme (fig. 32). Ce cônes, nommés *cônes vasculaires*, ont une longueur d'environ si lignes et chacun est composé d'un canalicule de six pouces d longueur, dont le diamètre va en se rétrécissant vers l'épidi dyme; au sommet du cône, ils ont un quart de ligne et à l base, un dixième.

Les conduits spermatiques présentent, dans le réseau vasculair et dans les cônes efférents, des renflements vésiculaires et ont de parois plus minces.

Les cônes vasculaires s'unissent successivement au canal d l'épididyme, en laissant un petit intervalle entre chaque poin d'insertion (fig. 32).

Épididyme. L'épididyme est une espèce d'appendice semi-lunaire étroit et aplati, couché le long du bord postérieur et supérieu du testicule, en empiétant un peu sur la face externe.

On distingue dans l'épididyme deux extrêmités un peu plu épaisses que le corps; l'antérieure, intimement unie au testicule près de l'extrêmité antérieure du corps d'Highmor, porte le non de *tête;* l'autre postérieure, nommée *queue de l'épididyme*, s relève en se réfléchissant sur elle-même pour donner naissance au canal déférent. Le corps est en grande partie détaché du testicule, par la tunique vaginale propre.

Aplati de haut en bas, concave inférieurement, légèrement flexueux, l'épididyme est recouvert par la tunique vaginale propre, qui tapisse toute la surface du corps, en lui formant un petit repli, et qui passe seulement sur la tête et sur la queue pour les fixer contre le testicule.

L'épididyme est formé par un seul conduit séminifère, nommé *canal de l'épididyme* (fig. 31). Il commence à la tête par sa réunion avec les cônes vasculaires ou vaisseaux efférents du testicule, décrit des flexuosités très serrées et réunies en lobules, nommés *lobes de l'épididyme*, s'étend ainsi jusqu'à l'extrêmité postérieure du testicule, où il devient peu-à-peu plus volumineux et moins flexueux, où il change de direction, en se portant directement en haut et prend le nom de *canal déférent.* Il a une longueur de vingt à trente pieds et un calibre d'un sixième à un huitième de ligne.

Le canal de l'épididyme reçoit assez souvent un appendice qui s'unit à lui près de son extrêmité postérieure. Cet appendice *(vas aberrans Halleri)* commence par un cul-de-sac, s'entortille sur lui-même et se rétrécit peu-à-peu vers son embouchure dans le canal de l'épididyme. Il a une longueur de deux à trois pouces, et est plus étroit que le canal de l'épididyme. Il renferme du mucus qu'il verse dans l'épididyme.

Vaisseaux et nerfs. Les *artères* du testicule sont fournies par la spermatique, qui, arrivée près du testicule, se divise en artère testiculaire et en rameau épididymaire. L'artère testiculaire traverse l'albuginée, près du bord supérieur du testicule, se distribue dans le corps d'Highmor et dans l'épaisseur de l'albuginée ; de là partent des ramuscules dans les prolongements cellulaires situés entre les lobules, pour former autour des tubes séminifères un réseau capillaire à mailles très serrées.

Les *veines* spermatiques forment autour de l'artère un plexus veineux très considérable, nommé plexus pampiniforme.

Les *nerfs* sont fournis par le plexus spermatique, qui accompagne l'artère.

Usages. Les testicules sont destinés à sécréter le sperme.

Canal déférent. Le canal déférent est la continuation de l'épididyme et le canal excréteur du testicule.

Trajet. Plus considérable que le canal de l'épididyme, auquel il fait suite, il se dirige d'arrière en avant, le long du bord supérieur du testicule, en dedans de l'épididyme dont il est séparé par les vaisseaux testiculaires, et en décrivant de nombreuses flexuosités; de manière que dans cette partie de son trajet il a une longueur de six pouces.

Arrivé à l'extrémité antérieure du testicule, il se réfléchit en haut, monte verticalement dans le cordon spermatique, derrière les vaisseaux spermatiques, arrive à l'anneau inguinal antérieur et parcourt le canal du même nom, en suivant la même direction; à la sortie de ce canal, il se sépare à angle aigu des vaisseaux spermatiques, décrit une anse à concavité inférieure et interne, qui croise la concavité en sens inverse des vaisseaux épigastriques, pénètre verticalement dans le petit bassin, se dirige sous le péritoine d'avant en arrière, de dehors en dedans et de haut en bas, pour gagner la partie inférieure des faces latérales de la vessie, en dehors du cordon fibreux de l'artère ombilicale, croise, en passant au-dessus, l'uretère correspondant, et se réfléchit d'arrière en avant pour gagner le bas-fond de la vessie. Dans cette partie de son trajet, il se place en dedans de la vésicule séminale, se dirige horizontalement de dehors en dedans et en avant, se dilate en s'amincissant et se confond avec le conduit excréteur de la vésicule séminale, pour constituer le canal éjaculateur.

Dans ce trajet, il présente une longueur de deux pieds environ et un calibre d'une ligne.

Structure. Ce canal présente des parois très épaisses, formées à l'intérieur par une muqueuse pâle, offrant des plis longitudinaux et transverses, et tapissée par un épithéléon cylindroïde. Immédiatement en dehors de la muqueuse, se trouve une couche très épaisse de fibres musculaires organiques, dirigées les unes dans le sens transversal et les autres dans le sens longitudinal. La tunique la plus externe est formée par une mince couche de tissu cellulaire.

CORDON SPERMATIQUE. Dans une grande partie de son trajet, le canal déférent fait partie du cordon spermatique qu'il convient de décrire à la suite de ce canal.

Le cordon spermatique s'étend de l'anneau inguinal postérieur jusqu'au bord supérieur du testicule; il a une forme arrondie et une épaisseur de trois quarts de pouce.

Il renferme le canal déférent, l'artère déférente et sa veine satellite, qui occupent la partie postérieure et interne; l'artère spermatique, enveloppée par le plexus veineux pampiniforme et accompagnée des vaisseaux lymphatiques du testicule; l'artère crémastérique ou funiculaire, fournie par l'artère épigastrique et qui est plus superficielle que les vaisseaux précédents; un filament cellulaire, débris de la communication du péritoine avec la tunique vaginale; enfin, la terminaison du nerf génito-crural et le plexus spermatique, émané du grand sympathique, suivent l'artère spermatique, l'artère et le canal déférents.

Le cordon spermatique est enveloppé par plusieurs tuniques : celle qui est la plus immédiate provient du tissu cellulo-adipeux sous-péritonéal et forme une gaîne commune aux diverses parties du cordon, en envoyant des prolongements entre elles; la tunique plus externe est la tunique vaginale commune, elle émane du fascia transversalis et se dilate dans les bourses pour loger le testicule; la troisième tunique, située en dehors de la précédente et formée par l'épanouissement du muscle crémaster, embrasse tantôt le faisceau testiculaire tout entier et tantôt n'en recouvre que la face antérieure; sur cette dernière tunique se trouve une gaîne fibreuse qui part de l'anneau inguinal antérieur et qui se continue plus bas avec le fascia superficialis. La peau forme la tunique la plus externe.

VÉSICULES SÉMINALES. Réservoirs membraneux du sperme, les vésicules séminales sont situées entre la vessie urinaire et le

rectum, derrière la prostate et parallèlement aux conduits d
férents qu'elles longent en dehors.

Au nombre de deux, une droite et une gauche, elles circo
scrivent avec les canaux déférents un triangle à base postérieur
dans lequel le bas-fond de la vessie répond immédiatement a
rectum.

Elles ont une longueur d'un pouce et demi, une larget
d'un demi-pouce et présentent la forme d'une vésicule bosselé
et ovoïde, à grosse extrêmité postérieure. L'extrêmité antérieur
rétrécie, est embrassée par la base de la prostate et se prolong
en un petit canal, nommé *canal excréteur* de la vésicule sémina
le, lequel se continue avec le canal déférent, pour former l
canal éjaculateur.

La surface interne présente des vacuoles qui répondent au
bosselures externes et qui sont remplies par un liquide visqueu
filant et brunâtre.

Structure. Les vésicules séminales sont formées chacune pa
un canal pélotonné de quatre à cinq pouces de longueur. C'es
de ce pélotonnement que dépendent les bosselures externes e
les vacuoles internes.

Ce canal présente la même structure que le canal déférent et es
formé d'une membrane externe de tissu cellulaire, d'une tuniqu
moyenne de fibres musculaires organiques et d'une tunique mu
queuse. Les deux premières sont plus minces que celles du cana
déférent. La muqueuse est recouverte de petits plis réticulaires e
tapissée par un épithéléon cylindroïde, qui se rapproche du pavi
menteux. Le liquide renferme des filaments spermatiques et es
très riche en une substance protéïnique, qui ressemble à la sub
stance coagulée du sperme éjaculé.

Conduits éjaculateurs. Au nombre de deux, un droit et un
gauche, les conduits éjaculateurs résultent de la fusion du cana
excréteur de la vésicule séminale avec le canal déférent; ils on
une longueur d'un demi-pouce environ, vont en se rétrécissan
d'arrière en avant et accollés l'un à l'autre, ils traversent l
prostate de bas en haut et d'arrière en avant, pour s'ouvrir iso

lément dans le canal de l'urèthre, de chaque côté de l'extrémité renflée du *verumontanum*, n'étant séparés l'un de l'autre que par l'*utricule viril* ou *prostatique*.

La structure des conduits éjaculateurs est la même que celle des canaux déférents, mais leurs parois sont plus minces.

PROSTATE.

Définition. La prostate, ainsi nommée parce qu'elle est placée au devant des vésicules séminales, est un corps glandulaire annexé aux organes génitaux de l'homme et formé d'un amas de glandes acineuses composées.

Situation. La prostate, située dans la partie antérieure du petit bassin, derrière et au-dessous de la symphyse pubienne, derrière le ligament triangulaire du périnée, entoure le col de la vessie et le commencement du canal de l'urèthre.

Forme. Elle a la forme d'une chataigne, d'un cœur de carte à jouer ou d'un cône aplati d'avant en arrière, à base échancrée postérieure et à sommet tronqué antérieur. Elle a une apparence bilobée, sans être double et présente en bas et en arrière un petit lobe médian, qui peut s'hypertrophier, soulever la muqueuse de la partie inférieure du col vésical et en imposer pour une valvule, nommée *luette vésicale*.

Direction. La prostate a une direction oblique d'arrière en avant et de haut en bas.

Dimensions. Le volume de la prostate est très variable suivant les individus et suivant les âges. Son épaisseur, mesurée de la face supérieure à la face inférieure, est de six à douze lignes; sa longueur, de la base au sommet, est de douze à quinze lignes et sa largeur, mesurée près de la base, est de quatorze à vingt et une lignes. Chez l'adulte, les dimensions sont en moyenne les suivantes : hauteur, douze lignes; longueur, quinze lignes; largeur, dix-huit lignes.

Rapports. Sa *face supérieure* et *antérieure* est recouverte par les ligaments pubio-prostatiques ou vésicaux antérieurs, deux faisceaux très épais de l'aponévrose pelvienne supérieure, q séparent la prostate du tissu cellulaire sous-péritonéal.

La *face inférieure* et *postérieure* de la prostate, parcourue p un sillon antéro-postérieur, repose sur la paroi antérieure (rectum et lui est intimement unie par un tissu cellulaire den non rempli de graisse.

Les *bords latéraux* sont recouverts par le releveur de l'an et par l'aponévrose pelvienne supérieure.

La *base* de la prostate embrasse le col de la vessie s'éte plus loin en bas et sur les côtés qu'en haut; elle se prolon un peu sur l'extrêmité antérieure des vésicules séminales et d conduits déférents.

Le *sommet* tronqué, dirigé en bas et en avant, s'étend jusqu l'origine de la portion membraneuse du canal de l'urèthre.

La prostate renferme dans son épaisseur, 1° la première po tion du canal de l'urèthre, nommée portion prostatique à cause (ce rapport; 2° les conduits éjaculateurs et 3° l'utricule viril (vésicule prostatique.

Le canal de l'urèthre traverse la prostate d'arrière en avan à l'union du quart antérieur avec les trois quarts postérieurs (cette glande; quelquefois mais rarement, le canal de l'urèth n'occupe qu'une gouttière, soit de la face supérieure soit de face inférieure de la prostate; dans ce dernier cas, il est en ra port immédiat avec le rectum. Cette portion du canal de l'urèth présente sur sa paroi inférieure une saillie triangulaire, à ba postérieure et à sommet alongé antérieur, c'est le *verumontanu* aussi nommé *crête uréthrale*. A chaque angle de la base s'ouvre l conduit éjaculateur; sur son milieu, au point le plus saillan entre les conduits éjaculateurs, se trouve l'orifice de la vésicu prostatique. De chaque côté de cette crête et autour de sa ba s'ouvrent les conduits excréteurs de la prostate.

Les conduits éjaculateurs traversent la prostate d'arrière e avant et de bas en haut, en passant sous le lobule médian, da un petit canal de tissu cellulaire, et s'ouvrent sur les côtés (la base du verumontanum.

La *vésicule prostatique*, aussi nommée *utricule viril*, est une petite poche membraneuse située dans l'épaisseur de la prostate, au-dessous du lobule médian et entre les conduits éjaculateurs. Elle a une longueur de trois à six lignes et une largeur de deux lignes. Élargie en arrière et rétrécie en avant, elle a la forme d'une petite bouteille dont le fond s'étend jusqu'à la base de la prostate, et dont l'extrêmité antérieure, rétrécie en goulot, s'ouvre au milieu de la base du verumontanum, entre les orifices des conduits éjaculateurs, qui sont intimement unis aux parois latérales de cette vésicule. C'est à cause de cette disposition, qu'on l'a comparée à la matrice, les conduits éjaculateurs représentant les trompes utérines de la femme; seulement les conduits éjaculateurs ne s'ouvrent point dans cette vésicule, comme le font les trompes utérines dans la matrice.

La vésicule prostatique est formée par une muqueuse très mince, tapissée par un épithéléon cylindroïde et récouverte à l'extérieur par une couche de tissu cellulaire, entremêlé de fibres élastiques et de fibres musculaires organiques longitudinales; sa cavité renferme un liquide filant, ressemblant au mucus et dont nous ignorons encore l'usage.

Structure de la prostate. La prostate est formée par une membrane d'enveloppe et par un tissu propre.

La *membrane d'enveloppe*, composée de tissu cellulaire, est dense, riche en vaisseaux et recouvre un plexus veineux très serré, qui sort de la substance propre.

Le *tissu propre* ou le parenchyme de la prostate, d'une couleur brunâtre, est très dense et est formé par un amas de glandules acineuses composées dont chacune a un conduit excréteur distinct. Ces glandes sont au nombre de trente à cinquante et sont réunies entre elles par un tissu cellulaire très serré, dans lequel se ramifient les vaisseaux sanguins. Les conduits excréteurs se divisent plusieurs fois en rameaux de plus en plus petits et se terminent à des vésicules terminales ovoïdes et d'un calibre de 0,05''' — 0,1'''. La membrane propre de ces vésicules, recouverte à l'extérieur par un réseau capillaire, est tapissée à sa surface libre par un épithéléon transitoire ou à cellules un peu alongées, renfermant un contenu granuleux et brunâtre. Les conduits excréteurs de la prostate s'ouvrent sur les côtés et à la base de la crête uréthrale, suivant une courbe semi-lunaire à concavité antérieure.

Vaisseaux et *nerfs*. Les *artères* viennent des artères vésicales; les *veines* forment un plexus sous la muqueuse uréthrale et sous la membrane d'enveloppe. Les *nerfs* sont fournis par le plexus hypogastrique.

Usages. La prostate sécrète un liquide filant, transparent et hyalin, qui se mêle avec le sperme, au moment de son émission, ou qui s'écoule seul quand les organes génitaux sont excités.

GLANDES DE COWPER.

Les glandes de Cowper sont deux petites glandes acineuses composées, annexées au canal de l'urèthre de l'homme.

Situation. Elles sont situées sur les côtés de la ligne médiane, au-dessous de la portion membraneuse du canal de l'urèthre, immédiatement au devant du sommet de la prostate, derrière le ligament de Carcassone et le bulbe de l'urèthre. Lorsqu'il y en a trois, ce qui est rare, la troisième est placée sur la ligne médiane.

Forme et volume. Elles ont une forme arrondie, à surface anguleuse, et le volume d'un petit pois. Leur épaisseur est de deux à quatre lignes.

Structure. Les glandes de Cowper présentent la structure des glandes acineuses composées; elle est en tout semblable à celle des glandes mucipares composées. Elles sont formées de lobules de plus en plus petits, réunis par un tissu cellulaire dense qui renferme des fibres musculaires organiques et les ramifications vasculaires. Les lobules les plus petits sont composés de vésicules ou acini dont la membrane homogène est recouverte, à l'extérieur, par les vaisseaux capillaires, et à l'intérieur, par un épithéléon pavimenteux. De ces vésicules partent les dernières radicules du conduit excréteur; ces radicules se réunissent en un canal excréteur unique, qui a une longueur de deux à quatre lignes, se dirige d'arrière en avant, traverse le bulbe du canal de l'urèthre, immédiatement sous la membrane muqueuse et qui s'ouvre de chaque côté à la paroi inférieure du canal, par un orifice à peine distinct.

Usages. Ces glandes sécrètent un liquide visqueux et transparent, semblable au mucus. Il garantit le sperme contre l'urine qui pourrait être restée dans la portion bulbeuse et spongieuse.

VERGE.

Définition. La verge, aussi nommée *pénis* ou *membre viril*, est l'organe de la copulation chez l'homme.

Situation. Elle est située au devant et au-dessous de la symphyse pubienne, au devant et au-dessus du scrotum.

Direction et forme. Dans l'état de flaccidité, la verge est à peu près cylindrique, et elle pend alors au devant des bourses; dans l'état d'érection, au contraire, elle prend la forme d'un prisme triangulaire dont les bords sont arrondis, et elle est alors dirigée en haut et en avant, en décrivant une courbe dont la convexité est dirigée en bas et en avant.

On y distingue un *corps* ou portion moyenne, une *racine* ou extrêmité postérieure élargie, et le *gland* ou extrêmité antérieure libre. La face supérieure du corps est nommée *dos* de la verge.

Structure. La verge est formée, 1° par la peau, 2° par du tissu cellulaire sous-cutané, 3° par le corps caverneux de la verge, 4° par la portion spongieuse du canal de l'urèthre, 5° par des muscles propres, des vaisseaux et des nerfs.

La *peau de la verge*, d'une couleur foncée, dépourvue de poils et riche en glandes sébacées, est mince, transparente et élastique. Au-dessous de cette peau, se trouve un tissu cellulaire lamelleux, qui par sa grande laxité permet à la peau de se mouvoir facilement sur la verge. Ce tissu cellulaire se continue en arrière avec le dartos, ne se remplit jamais de graisse et renferme quelques fibres musculaires organiques.

La peau de la verge, arrivée près du gland, passe par-dessu sans y adhérer, de manière à lui former une gaîne ouverte e avant; cette gaîne cutanée du gland est nommée *prépuce*. La pea ne cesse pas brusquement à l'orifice du prépuce, mais elle se re plie sur elle-même vers l'intérieur, prend l'aspect d'une membran muqueuse, et arrivée à la base du gland, elle se réfléchit de nou veau, pour recouvrir le gland dans toute son étendue, lui adhèr d'une manière très intime et se continue sur le pourtour du méa urinaire avec la muqueuse du canal de l'urèthre. Au-dessous d gland, elle forme un petit repli longitudinal, nommé *frein d gland*. Le repli cutané du prépuce renferme du tissu cellulaire lâ che et peut se dédoubler pendant l'érection.

La peau du gland, composée des mêmes couches que cell du prépuce, est cependant beaucoup plus mince, par suite de l minceur de l'épiderme. Elle est beaucoup plus vasculaire, présent une coloration plus rouge et se distingue principalement par l grand développement de ses papilles, qui ont une forme coniqu et sont serrées les unes contre les autres. Cette peau est aussi plu riche en nerfs et jouit d'une sensibilité exquise. Le prépuce e la couronne du gland sont pourvus de glandes sébacées, nom mées *glandes de Tyson*, qui sécrètent la matière cérumineus blanchâtre, destinée à lubrifier le gland et le prépuce.

Ligament suspenseur. Près de la racine de la verge, à sa fac dorsale, existe sous la peau le *ligament suspenseur de la verge* Situé sur la ligne médiane, d'une forme triangulaire et compos de tissu jaune élastique, ce ligament s'insère d'une part à la lign blanche, aux pubis et d'autre part sur le dos de la verge, en s continuant avec le tissu cellulaire sous-cutané et avec l'envelopp fibreuse du corps caverneux.

Le *corps caverneux* de la verge, de nature spongieuse et érec tile, forme à peu près les trois quarts de la face dorsale de l verge. Plusieurs anatomistes le considèrent comme formé de deux corps, mais il est plus exact de ne le considérer que comme u corps unique, divisé à son extrémité postérieure en deux branches ou racines, et offrant sur la ligne médiane une cloison incomplète.

Le corps caverneux, examiné séparément, a la forme d'un cylindre aplati d'avant en arrière et offrant un sillon médian longitudinal à sa face supérieure et à sa face inférieure. Le sillon supérieur sert à loger la veine dorsale de la verge; l'inférieur est destiné à la portion spongieuse du canal de l'urèthre. L'extrémité antérieure obtuse du corps caverneux est reçue dans une dépression conoïde que présente la base du gland, sans qu'il existe aucune communication entre ces deux corps. Le gland est une dépendance de la portion spongieuse du canal de l'urèthre et ne peut pas être injecté par le corps caverneux de la verge. L'extrémité postérieure du corps caverneux se bifurque au niveau de la symphyse pubienne en deux branches, nommées *racines* du corps caverneux. Ces racines, recouvertes à leur face inférieure par les muscles ischio-caverneux, descendent de chaque côté le long de la lèvre interne de l'arcade pubienne et s'insèrent, par une extrémité rétrécie, à l'extrémité antérieure des tubérosités ischiatiques. Elles interceptent un espace triangulaire, dans lequel est logée, sur la ligne médiane, la portion bulbeuse du canal de l'urèthre.

Structure du corps caverneux. Le corps caverneux est formé par une membrane propre et par un tissu spongieux ou érectile.

La *membrane propre* ou *tunique albuginée*, blanchâtre, nâcrée, très dense et d'une demi-ligne d'épaisseur, donne la consistance et la forme à la verge, est composée de tissu cellulaire condensé et de fibres élastiques très grêles, et forme une cloison médiane incomplète, étant criblée d'ouvertures vasculaires qui font communiquer les deux moitiés.

Le *tissu spongieux* ou *érectile* est un tissu aréolaire, dans lequel s'accumule le sang pendant l'érection. Il est formé par une multitude de vacuoles, circonscrites par des faisceaux et des lamelles ou *trabécules*, qui partent de la face profonde de la tunique albuginée, et qui s'entre-croisent dans toutes les directions. Ces vacuoles ou mailles communiquent entre elles, renferment toujours du sang, mais en petite quantité hors du temps de l'érection. Elles doivent être considérées comme le commencement des veines de la verge, qui forment ainsi un plexus veineux très serré,

dont les ramifications contournées et sinueuses communiquent e
tre elles, même à travers la cloison médiane, et ne communique
nulle part avec celles du corps spongieux du canal de l'urèthr
Après la mort, elles sont remplies de sang veineux, comme to
le reste du système veineux. L'intérieur des mailles du tissu spo
gieux est tapissé par un épithéléon pavimenteux, semblable à c
lui des vaisseaux. Les lamelles ou les trabécules sont formées p
du tissu cellulaire, des fibres élastiques et pour la moitié au moin
par des fibres musculaires organiques. Les noyaux de ces fibr
deviennent très distincts par l'addition d'acide acétique, et les fibr
elles-mêmes se séparent facilement les unes des autres, sur d
tissu spongieux qui a séjourné pendant deux jours dans l'acid
nitrique dilué, renfermant vingt parties d'acide sur cent d'eau.

Vaisseaux et nerfs. Les *artères* de la verge sont fournies par l
honteuses communes; celles du corps caverneux s'avancent d
chaque côté de la cloison médiane, s'anastomosent plusieu
fois entre elles et envoient aux trabécules des rameaux non
breux, qui se ramifient et se divisent en vaisseaux très ténu
d'un calibre de 0,01''', pour se continuer avec les mailles ou sinu
du tissu spongieux, sans l'intermédiaire d'un réseau capillair
Indépendamment de ces artères qui se ramifient dans les trab
cules, il existe dans la partie postérieure du corps caverneu
de la verge, des rameaux artériels contournés en vrille et non
més *artères hélicines*, par J. Müller. Ces artères, d'une longueu
d'une demi-ligne à une ligne, naissent isolément ou par bouque
de trois à six rameaux, à angle droit des artères caverneuses, fon
saillie dans les mailles du tissu spongieux, se contournent en vrill
et se terminent par un cul-de-sac conique. Kölliker dit avoir ol
servé des rameaux qui partaient du sommet des artères hélicines
pour se ramifier dans les trabécules et se continuer avec les maille
du tissu spongieux.

Les *veines* profondes de la verge naissent dans le corps caver
neux de la verge et dans le corps spongieux de l'urèthre, con
stituent les veines honteuses internes et accompagnent les artère
du même nom. La *veine dorsale* de la verge naît à la base du glan

et au prépuce, reçoit un grand nombre de veines du corps caverneux, passe sous la symphyse pubienne et s'unit au plexus prostatique et au plexus vésical.

Les *vaisseaux lymphatiques* superficiels se rendent aux ganglions inguinaux superficiels et les profonds, aux ganglions pelviens.

Les *nerfs* proviennent les uns des nerfs honteux communs et les autres des plexus hypogastriques; ces derniers appartiennent au système ganglionnaire et accompagnent les artères dans leurs divisions. Les muscles de la verge ont été décrits dans la myologie.

CANAL DE L'URÈTHRE.

Définition. Le canal de l'urèthre, chez l'homme, est le conduit excréteur définitif de l'urine et du sperme. Il donne aussi passage aux liquides de la prostate et des glandes de Cowper.

Limites. Il s'étend du col de la vessie jusqu'au sommet du gland.

Trajet. Le canal de l'urèthre prend son origine au col de la vessie, traverse la prostate d'arrière en avant, perfore l'aponévrose périnéale profonde à un demi-pouce au-dessous de la symphyse pubienne, se place dans la gouttière creusée à la face inférieure du corps caverneux de la verge et se termine sur le sommet du gland par une ouverture alongée, nommée *méat urinaire.*

Direction. Dans l'épaisseur de la prostate, il se dirige de haut en bas et d'arrière en avant, suivant une ligne tirée du col de la vessie jusqu'à un demi-pouce au-dessous de la symphyse pubienne. Dans ce dernier point, il se recourbe en haut et en avant, en décrivant une courbe à concavité supérieure, et arrivé à la face inférieure du corps caverneux, il suit la direction de la verge. Ainsi lorsque celle-ci est à l'état de flaccidité, il décrit une seconde courbure à concavité inférieure qui s'efface pendant l'érection ou par une traction directe.

La courbure sous-pubienne peut aussi disparaître par l'introduction d'un instrument rectiligne.

Dimensions. La *longueur* du canal de l'urèthre, chez l'adulte, mesurée à l'état normal et sans érection, est de cinq pouce deux lignes à six pouces; pendant l'érection, elle est de sept huit pouces.

Le *calibre* du canal de l'urèthre légèrement distendu est d quatre lignes dans la plus grande partie de son étendue, mais i est très dilatable et permet l'introduction d'instruments d'un cali bre bien plus considérable. Il présente d'ailleurs des variation de largeur dans les différents points de sa longueur.

Division. Le canal de l'urèthre est divisé en trois portions 1° en *portion prostatique*, celle qui est renfermée dans la pros tate; 2° en *portion membraneuse*, libre de tout organe étrange et réduite aux membranes du canal; et 3° en *portion spongieuse* entourée d'un corps spongieux et érectile.

La *portion prostatique*, située à l'origine du canal de l'urèthre dans l'épaisseur de la prostate, traverse cette glande, d'arrière et avant, à l'union de son quart antérieur avec ses trois quarts pos térieurs. Elle a une longueur de douze à quinze lignes, es rétrécie à son origine et à son extrêmité antérieure, où elle un calibre de deux à trois lignes, et s'élargit vers son milieu o elle présente cinq à huit lignes de largeur. Cette portion a l même obliquité que la prostate : elle se dirige de haut en bas e d'arrière en avant, de sorte que son orifice vésical se trouv vers le milieu de la symphyse pubienne, qui a deux pouces d hauteur, pour descendre jusqu'à quatre lignes au-dessous d cette symphyse, où elle se continue avec la portion membraneuse

La portion prostatique présente d'ailleurs avec les organes voi sins les *mêmes rapports que la prostate.*

Cette portion est constituée par la muqueuse uréthrale, re couverte immédiatement en dehors par des fibres musculaire organiques, étendues du trigone vésical à la crête uréthrale, e entremêlées de tissu cellulaire et de fibres élastiques; en dehor de cette couche, sur le même plan que le sphincter de la vessie se trouve un plan de fibres musculaires circulaires. Plus en dehors on arrive à la substance propre de la prostate.

La *portion membraneuse* s'étend de la portion prostatique jus qu'au bulbe de l'urèthre. Elle a une longueur qui varie de huit à onze lignes; sa face inférieure, étant recouverte en avant par le bulbe de l'urèthre, est plus courte que la supérieure de trois ou quatre lignes. C'est la portion la plus étroite du canal de l'urèthre : à son union avec le bulbe, elle a un calibre d'une ligne et demie à deux lignes et s'élargit en arrière jusqu'à trois lignes. Elle décrit une courbe à concavité supérieure qui passe à un demi-pouce au-dessous de la symphyse pubienne.

Rapports. La portion membraneuse au point où elle s'unit à la portion bulbeuse, traverse l'aponévrose périnéale profonde, est entourée des fibres circulaires du muscle de Wilson et de Güthrie, et répond de chaque côté et en haut, par l'intermédiaire de veines, à l'arcade pubienne. Sa face inférieure répond aux glandes de Cowper et est séparée du rectum par un espace triangulaire, nommé *triangle urétro-anal.* La base de ce triangle répond à la peau du périnée, jusqu'à douze lignes au devant de l'anus, et renferme l'entre-croisement du sphincter de l'anus avec les bulbo-caverneux et avec les muscles transverses du périnée. Le sommet, dirigé en haut et en arrière, se trouve à l'union de la portion membraneuse avec la portion prostatique. C'est par ce triangle qu'on attaque la portion membraneuse, dans plusieurs opérations pratiquées sur le canal de l'urèthre.

Cette portion est formée de la muqueuse, tapissée à sa face externe de fibres musculaires organiques, longitudinales et circulaires ; et plus en dehors existent ensuite les fibres circulaires du muscle de Wilson.

La *portion spongieuse*, située à la face inférieure du corps caverneux de la verge, constitue la plus grande portion du canal de l'urèthre. Elle a une longueur et une direction variables suivant l'état de flaccidité ou d'érection de la verge. Cette portion a un calibre de quatre lignes; mais elle s'élargit à sa paroi inférieure près de son extrêmité antérieure et près de son extrêmité postérieure.

A son extrêmité postérieure, elle présente un renflement ovoïde, nommé *bulbe* ou *portion bulbeuse* du *canal* de l'*urèthre;*

ce renflement présente un diamètre de cinq à sept lignes, s'étend jusqu'à douze lignes au devant de l'anus, et augmente considérablement pendant la vieillesse. Le bulbe remplit le triangle périnéal, circonscrit latéralement par les racines du corps caverneux, et est embrassé à sa face inférieure par les muscles bulbo-caverneux. En haut, il est traversé d'arrière en avant par les conduits excréteurs des glandes de Cowper. Ce bulbe se continue en avant avec la portion spongieuse, en diminuant peu-à-peu de volume. Cette portion est reçue dans la gouttière médiane creusée à la face inférieure du corps caverneux et est recouverte, à sa face inférieure, par les muscles bulbo-caverneux et par la peau de la verge.

La portion spongieuse se termine en avant par le *gland*, renflement conoïde qui coiffe l'extrêmité antérieure du corps caverneux et qui forme l'extrêmité libre de la verge. Sa base, dirigée en arrière, forme un relief nommé *couronne* du *gland ;* elle est coupée obliquement d'arrière en avant et de haut en bas, de manière que la face supérieure du gland est beaucoup plus longue que la face inférieure et celle-ci présente un sillon antéro-postérieur médian dans lequel est reçu le frein ou filet du gland. Sur le sommet se trouve l'orifice du canal de l'urèthre, nommé *méat urinaire;* il a une direction verticale et une longueur de trois à quatre lignes. Dans quelques cas rares, il s'ouvre au point où le filet se continue avec le prépuce, c'est l'*hypospadias;* dans d'autres cas beaucoup plus rares encore, il s'ouvre sur un point de la face dorsale de la verge, c'est l'*épispadias.*

La portion spongieuse est constituée, 1° par une muqueuse, doublée à sa face externe par des fibres musculaires organiques et des fibres élastiques, dirigées les unes et les autres dans le sens longitudinal et 2° par un tissu érectile ou spongieux, nommé *corps caverneux* de l'*urèthre,* et séparé de la couche précédente par une membrane fibreuse. Ce corps ressemble d'une manière générale au corps caverneux de la verge, mais il est beaucoup moins épais, n'a pas de racines, ni de cloison médiane et est entouré par une tunique fibreuse beaucoup plus mince que celle du corps caverneux de la verge. Le tissu spongieux est délicat, très lâche, et ne renferme point de trabécules très épaisses; de sorte que les mailles de ce tissu ne sont qu'un réseau très serré de veines contournées, qui ne laissent presque pas d'intervalles entre elles et qui ont la plus grande analogie avec les sinus veineux de la colonne vertébrale. Les trabécules et les mailles du corps spongieux de l'urèthre présentent la même structure que celles du corps caverneux de la verge. Les artères hélicines n'existent que dans la portion bulbeuse.

Le gland est formé par du tissu érectile ou spongieux, qui se continue avec celui du canal de l'urèthre. Il n'a aucune communication avec le corps caverneux de la verge; ils ne sont liés que par du tissu cellulaire.

Muqueuse du canal de l'urèthre. La *surface interne* du canal de l'urèthre est tapissée par une membrane muqueuse, très mince, offrant des plis longitudinaux qui s'effacent pendant la distension. Tapissée, en arrière, par un épithéléon transitoire, en avant, par un épithéléon pavimenteux, elle est très rouge près du méat urinaire, et devient plus pâle en arrière et quelquefois même bleuâtre.

La muqueuse uréthrale présente une petite valvule, à un demi-pouce derrière le méat urinaire, et à la paroi supérieure de l'urèthre. Elle est, en outre, pourvue d'un grand nombre de follicules mucipares dont les ouvertures sont très distinctes, mais il existe à la paroi inférieure une grande quantité de cavités en cul-de-sac, nommées *sinus* de *Morgagni*, dont les orifices, dirigés en avant, sont quelquefois assez considérables, pour recevoir l'extrémité de bougies. Dans ces sinus s'ouvrent un grand nombre de glandes mucipares.

Les follicules mucipares, d'une forme tubuleuse et situés dans la portion membraneuse du canal de l'urèthre, ont reçu le nom de *glandes* de *Littre.* Sur cette muqueuse viennent s'ouvrir, 1° les conduits excréteurs des glandes de Cowper, dans la portion bulbeuse; et 2° ceux de la prostate, les canaux éjaculateurs et l'utricule viril, dans la portion prostatique.

Cette muqueuse est pourvue de papilles, au niveau du gland, et se continue avec la peau par le méat urinaire. En arrière, elle se continue avec la muqueuse urinaire, par le col de la vessie; et avec la muqueuse des organes génitaux, par les orifices des canaux éjaculateurs.

La surface interne du canal de l'urèthre, ainsi tapissée par la muqueuse, se dilate à sa paroi inférieure, au niveau du gland, pour former une petite fossette, nommée *fosse naviculaire*. Au niveau du bulbe, sa paroi inférieure élargie constitue le *cul-de-sac du bulbe*. Le canal se rétrécit ensuite au niveau de l'extrémité antérieure de la portion membraneuse et s'élargit de nouveau au milieu de la portion prostatique. La surface interne présente, au niveau de cette portion et sur la ligne médiane, le verumontanum ou la crête uréthrale. Cette saillie commence, dans la portion membraneuse, par une extrémité très déliée, se dirige d'avant en arrière et se termine à la partie moyenne de la portion prostatique par une extrémité renflée, sur laquelle s'ouvrent de chaque côté les conduits éjaculateurs et au milieu la vésicule prostatique. Sur les bords et à la base du verumontanum existent les orifices des conduits excréteurs de la prostate. De son extrémité postérieure partent de chaque côté plusieurs plis radiés, nommés *freins* du verumontanum; ils vont se perdre au col de la vessie. Ces freins et une grande partie de la saillie du verumontanum sont formés par des faisceaux musculaires organiques, qui se rendent en convergeant, vers les orifices des conduits éjaculateurs.

Vaisseaux et nerfs du canal de l'urèthre. Les *vaisseaux sanguins* sont fournis par les vaisseaux honteux communs. Les artères bulbeuses se distribuent spécialement au corps spongieux de ce canal.

Les *vaisseaux lymphatiques* se rendent aux superficiels et aux profonds de la verge.

Les *nerfs* sont fournis par les nerfs honteux communs et par les plexus hypogastriques.

ORGANES GÉNITAUX DE LA FEMME.

Définition. Les organes génitaux de la femme sont destinés à produire le germe ou l'ovule, et à le développer, après la fécondation, en un nouvel individu capable de vivre hors du sein de sa mère.

Situation. Comme chez l'homme, les organes génitaux de la femme sont en partie situés dans le bassin et en partie, à l'extérieur.

Division. Ils sont divisés, comme ceux de l'homme, en organes qui servent à la génération et en ceux qui sont destinés à la copulation.

Les organes essentiels ou générateurs sont, 1° les *deux ovaires*, 2° les *trompes utérines* ou de *Fallope* et 3° la *matrice.*

Les organes de la copulation sont le *vagin*, la *vulve* et ses *annexes.*

Les *mamelles* sont des glandes annexées aux organes de la génération.

OVAIRES.

Définition. Les ovaires sont des glandes qui produisent les œufs ou les germes de nouveaux individus. Ils correspondent ainsi, par l'analogie de leurs fonctions, aux testicules.

Situation. Au nombre de deux, un droit et un gauche, ils sont situés transversalement à l'entrée du petit bassin, de chaque côté de l'utérus et occupent l'aileron postérieur des ligaments larges. Ils sont fixés par leurs vaisseaux et par les *ligaments* de l'*ovaire*, cordons fibreux qui partent de chaque côté du fond de l'utérus, et qui se rendent par le bord supérieur des ligaments larges aux ovaires.

Pendant la gestation, ils s'élèvent avec l'utérus dans l'abdomen; après l'accouchement, ils prennent quelquefois des adhérences dans les fosses iliaques ou à la face postérieure de la matrice. Chez le fœtus, d'abord situés sur les reins, ils descendent successivement à la même époque que les testicules.

Couleur. Leur couleur est blanchâtre ou d'un blanc-jaune.

Volume. Ils ont une longueur d'un pouce et demi, une haute d'un pouce à peu près, sont proportionnellement plus dévelc pés chez le fœtus, restent stationnaires jusqu'à la pubert augmentent de volume à cette époque et s'atrophient à l'âge retour.

Forme. Leur forme est variable. Le plus souvent, ils ont forme d'un ovoïde aplati d'avant en arrière, à grosse extrém dirigée en dehors et à extrêmité rétrécie en dedans. La fa antérieure, la face postérieure et le bord supérieur sont libr légèrement convexes et lisses avant l'âge de la puberté; apı cette époque, la surface des ovaires devient rugueuse, crevass et couverte de cicatrices, produites par la rupture de vésicul de De Graaf. Le bord inférieur des ovaires est droit, don passage aux vaisseaux et a reçu le nom de *hile.* L'extrêm interne donne insertion au ligament de l'ovaire; l'externe (unie au pavillon des trompes utérines par un petit repli du pé toine. Les ovaires présentent quelquefois une forme semi-lunai à concavité inférieure, ou celle d'un prisme triangulaire offra une face inférieure, un bord antérieur, un bord postérieur un bord supérieur.

Rapports. Ils sont placés derrière les trompes utérines ou Fallope.

Structure. Les ovaires sont formés par une tunique séreus par une tunique propre et par un tissu propre ou parenchym

La *tunique séreuse* est une dépendance du péritoine, qui e veloppe les ovaires dans toute leur étendue, à l'exception du bo inférieur, par lequel pénètrent les vaisseaux.

La *tunique propre* ou *albuginée,* formée de tissu cellulaire co densé, présente une face externe lisse, tapissée par le péritoin et une face profonde qui adhère intimement au parenchyme.

Le *tissu propre* ou *parenchyme* est composé d'un *tissu cellulair* vasculaire, et des *vésicules de De Graaf*, qui renferment les ovule

Le *tissu cellulaire* de l'ovaire est dense, très vasculaire, re ferme un grand nombre de fibres de noyaux, et est séparé (

faisceaux qui s'entre-croisent dans toutes les directions pour circonscrire de petites cavités, dans lesquelles sont reçues les vésicules de De Graaf; c'est pourquoi il a reçu le nom de *stroma*, parce qu'il sert de nid aux ovules.

Les *vésicules de De Graaf* sont de petites vésicules entièrement fermées, d'un volume variable et d'un diamètre d'une demi-ligne à une ligne. Elles sont au nombre de quinze à vingt dans chaque ovaire d'une femme apte à procréer; mais il en existe un plus grand nombre qu'on ne distingue pas à l'œil nu et qui se développent successivement, en allant du centre vers la périphérie. Les vésicules les plus développées sont situées à la surface de l'organe, elles sont plus ou moins enfoncées dans le stroma et produisent de petites élévations à la surface de l'ovaire. Dans ce cas, elles ne sont plus recouvertes à leur surface libre que par le péritoine et par la tunique propre; celle-ci finit elle-même par s'amincir au point qu'il ne reste plus que le feuillet séreux.

Les vésicules de De Graaf sont formées par une *membrane d'enveloppe* et par un *contenu* (fig. 33). La première ou l'ovisac est formée par une membrane externe, vasculaire, composée de tissu cellulaire et tapissée à sa face interne par un épithéléon cylindroïde, à cellules très délicates. Cette couche d'épithéléon a reçu le nom de *membrane granuleuse*. Ces cellules se condensent, s'accumulent en un point, qui correspond le plus ordinairement à la surface libre de l'ovaire, et forment un renflement discoïde, nommé *disque proligère*, dans lequel est niché l'ovule.

Fig. 33.

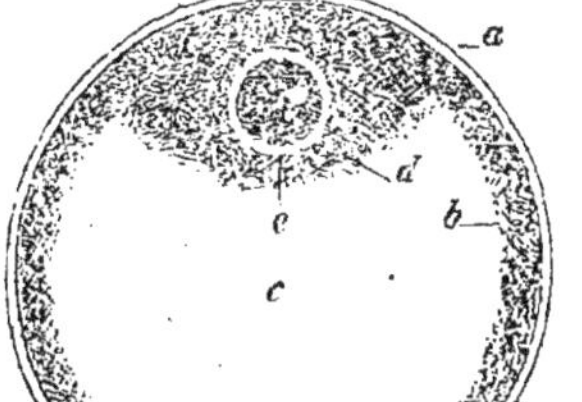

Vésicule de De Graaf. *a*. Membrane vasculaire, *b*. épithéléon ou couche granuleuse, *c*. liquide, *d*. disque proligère, *e*. ovule.

Le *contenu* des vésicules de De Graaf est formé d'un liquide séreux et de l'ovule.

Le *liquide* renfermé dans la cavité centrale, est visqueux, transparent, jaunâtre et albumineux, coagulable par la chaleur. Il renferme des granulations élémentaires et des gouttelettes de graisse.

L'*ovule* ou *œuf humain* est niché dans le disque proligère ; il a une forme sphérique et un diamètre d'un douzième de ligne à un vingt-cinquième de ligne, suivant le degré de développement auquel il est arrivé.

Il est composé, 1° d'une enveloppe, nommée *membrane vitelline*, transparente, épaisse, limitée en dehors et en dedans par un contour net et dépourvue de toute structure ; 2° du *vitellus* ou le *jaune*, liquide visqueux, composé de granulations et de gouttelettes de graisse ; et 3° de la *vésicule germinative* ou de *Purkinje*, petite vésicule, d'un soixantième de ligne de diamètre, très délicate, transparente, et renfermant un liquide qui contient parfois quelques granules ; au microscope, elle apparaît sous la forme d'une tache claire, placée au milieu de la masse plus foncée du vitellus.

La vésicule germinative, située près du centre du jaune, dans l'œuf non mûr, se rapproche peu à peu de la surface, au fur et à mesure que l'œuf avance vers la maturité.

La vésicule germinative présente une tache obscure plus ou moins centrale, d'apparence granuleuse, quelquefois même constituée par une vésicule transparente, et nommée par R. Wagner *tache germinative* (fig. 34).

Fig. 34.

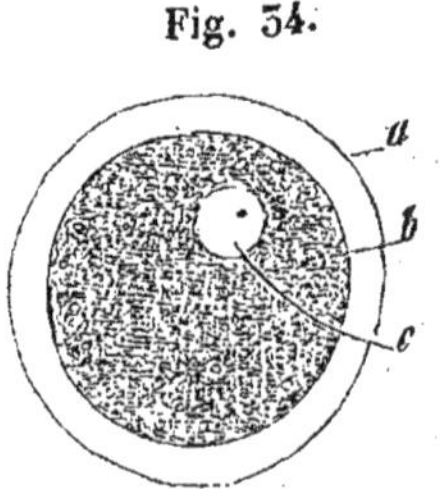

OEuf humain, *a.* membrane vitelline, *b.* vitellus ou jaune, *c.* vésicule germinative avec la tache germinative de Wagner (gr. 250 fs.).

Après la descente de l'œuf, les follicules de De Graaf se cicatrisent ; ils se remplissent d'une substance jaunâtre, nommée *corps jaune*. Celui-ci est composé de sang extravasé, de fibrine exsudée, de pigment résultant de la transformation de l'hématine et de jeunes cellules en fuseau. Les jeunes cellules se transforment en tissu cellulaire ou cicatriciel.

Vaisseaux et nerfs. Les *artères* de l'ovaire sont fournies par l'ovarique et par l'utérine. Les *veines* forment le plexus pampiniforme. Les vaisseaux *lymphatiques* accompagnent les artères et se rendent aux ganglions lombaires. Les nerfs viennent du plexus spermatique.

L'*organe de Rosenmüller* ou le *parovarium* de Kobelt est un débris du corps de Wolff, organe du fœtus. Il est situé de chaque côté, dans l'épaisseur du ligament large, au devant des vaisseaux ovariques, entre l'ovaire et la trompe utérine. Il est composé d'un certain nombre de tubes très fins, qui se rendent en divergeant du hile de l'ovaire dans le ligament large. Ils ne communiquent ni avec l'ovaire, ni entre eux, ni avec quelqu'autre organe. Ils ont une épaisseur de 0,2''', renferment un liquide transparent, et sont composés par une membrane de tissu cellulaire, tapissée par un épithéléon vibratile.

TROMPES UTÉRINES OU DE FALLOPE.

Définition. Les trompes utérines ou de Fallope, mieux nommées *oviductes*, sont deux conduits membraneux, l'un droit et l'autre gauche, situés dans l'épaisseur de l'aileron moyen des ligaments larges, entre les ovaires qui sont en arrière et les ligaments ronds qui sont en avant. Ils servent à établir une communication entre la cavité utérine et la surface des ovaires.

Longueur, calibre et trajet. D'une longueur de trois à quatre pouces environ, les trompes utérines commencent à l'angle supérieur de la matrice, par un orifice utérin, se dirigent transversalement en dehors, sont d'abord rectilignes et très étroites, permettent à peine l'introduction d'une soie très fine et arrivées vers le milieu de leur trajet, elles deviennent flexueuses, s'élargissent en entonnoir, s'infléchissent en arrière pour se rapprocher de l'extrémité externe de l'ovaire, auquel elles sont fixées par un petit repli du péritoine et elles se terminent par une extrêmité élargie, nommée *pavillon* des trompes utérines. Ce pavillon est frangé ou festonné dans tout son pourtour et présente à son centre l'*orifice abdominal* des trompes utérines. Cette ouverture permet l'introduction d'une plume de corbeau, fait communiquer la cavité utérine avec la cavité péritonéale et établit la continuité entre une muqueuse et une séreuse.

Structure. Les trompes utérines sont formées, 1° par *tunique séreuse* externe, fournie par le péritoine; 2° par *tunique de fibres musculaires organiques*, dont les externes longitudinales et les internes circulaires; et 3° par une *tun muqueuse*, offrant des plis longitudinaux et couverte d'un théléon vibratile. Le mouvement de cet épithéléon est dirigé la cavité utérine, peut favoriser la progression de l'ovule vei matrice, mais non celui du sperme vers l'ovaire.

Vaisseaux et nerfs. Les vaisseaux sont fournis par les v seaux utérins. Les nerfs proviennent des plexus spermatique utérins.

UTÉRUS OU MATRICE.

Définition. L'utérus ou la matrice est une cavité à parois n culaires épaisses, dans laquelle l'ovule ou le germe, amené les oviductes ou trompes utérines, acquiert son développen complet. C'est donc l'organe de la gestation.

Situation et nombre. Situé sur la ligne médiane du petit ba et placé entre la vessie et le rectum, au-dessous des circonv tions intestinales et au-dessus du vagin, l'utérus est unique. D quelques cas rares, elle présente dans son intérieur une cloi médiane, occupant seulement le corps ou s'étendant jusqu'à orifice vaginal; c'est l'utérus biloculaire. Plus rarement encore est bifide à l'extérieur; c'est l'utérus bicorne.

Volume. L'utérus présente un volume variable d'après les âg ainsi, très petit avant la puberté, il acquiert à cette époqu volume qu'il doit conserver; il prend des dimensions consid bles pendant la grossesse, conserve toujours après l'accouchem un volume d'un tiers plus considérable que celui des vierges s'atrophie dans la vieillesse. Examiné à son développement c plet, hors de l'état de gestation, il a une longueur de deux p ces trois quarts à trois pouces; sa plus grande largeur est quinze à vingt lignes; son épaisseur est de huit lignes à un poi

Forme. L'utérus est un organe creux, pyriforme, aplati d'av en arrière, élargi à son extrêmité supérieure et terminé du côté du vagin par une portion étroite et alongée, nommée *col de l'utérus*, pour la distinguer de la portion moyenne, nommée *corps de l'utérus*. Le bord supérieur, convexe jusqu'à l'insertion des oviductes ou trompes utérines, a reçu le nom de *fond de l'utérus*.

Direction. Placé sur la ligne médiane du corps ou légèrement incliné à droite, l'utérus affecte une direction opposée à celle du vagin. Son fond est tourné en haut et en avant, quand la femme est debout et la vessie peu distendue; légèrement reporté en arrière quand la vessie est pleine et la femme couchée sur le dos; tandis que le col regarde en bas et en arrière, appuyant sur la paroi postérieure du vagin, et assez peu éloigné de la partie inférieure du sacrum, surtout chez les femmes dont le vagin est large et flasque. Il en résulte que la matrice a son grand diamètre dirigé à peu près comme l'axe du détroit supérieur; et d'un autre côté, le vagin suivant la direction de l'axe du détroit inférieur, les deux organes se rencontrent en formant un angle obtus ouvert en avant. Aussi, à part l'obliquité de l'orifice vaginal, il est toujours beaucoup plus facile d'explorer, par le vagin, la face antérieure de l'utérus, naturellement inclinée en avant et en bas, que sa face postérieure tournée en haut et en arrière. Le fond de l'utérus dépasse à peine le plan du détroit supérieur du bassin. On ne peut donc guère le sentir à travers les parois abdominales qu'autant que celles-ci, très minces et lâches, se laissent facilement déprimer.

L'utérus est maintenu dans cette position par divers moyens. En général, on dit que l'extrêmité supérieure du vagin, en embrassant la moitié supérieure du col utérin, supporte la matrice. Mais il est évident que le vagin avec ses parois minces et flexibles a plutôt besoin d'être soutenu lui-même; et qu'il faut chercher ailleurs les attaches de l'utérus.

Les divers ligaments de la matrice sont les ligaments larges, les ligaments ronds les ligaments postérieurs et les ligaments antérieurs.

Ligaments larges. Le péritoine, après avoir tapissé le fond et les deux faces du corps de la matrice, forme de chaque côté un repli transversal, qui rattache les bords de cet organe au péritoine qui revêt les côtés de l'excavation pelvienne. Entre les deux feuillets séreux de ces replis sont logés : en haut, dans le bord libre, la trompe utérine; au-dessous et en avant, le ligament rond, dans un petit repli nommé *aileron antérieur*; et en arrière, l'ovaire, dans un autre repli, nommé *aileron postérieur*. Plus bas, les ligaments larges donnent passage aux vaisseaux et aux nerfs de l'utérus et renferment du tissu cellulaire, rarement envahi par la graisse.

Ligaments ronds. Les ligaments ronds sont deux cordons qui, nés de la portion latérale supérieure et antérieure de l'utérus, au-dessous et au devant de l'insertion des oviductes, se dirigent vers le canal inguinal, le traversent et se terminent en s'épanouissant dans le tissu cellulaire des aînes, du mont de Vénus et des grandes lèvres. Ils sont accompagnés dans le canal inguinal par un prolongement péritonéal, qui leur forme une gaîne connue sous le nom de *canal* de *Nuck*. Ces ligaments sont composés de tissu cellulaire condensé et renferment une grande quantité de fibres musculaires organiques et des veines, qui deviennent facilement variqueuses.

Ligaments antérieurs et postérieurs. Le péritoine, en se portant de la face antérieure de l'utérus à la face postérieure de la vessie, forme deux replis antéro-postérieurs, un de chaque côté, nommés *ligaments antérieurs* de l'utérus ou *ligaments vésico-utérins*.

Les *ligaments postérieurs* de l'*utérus* naissent de la région médiane et postérieure du col, dans la substance duquel ils prennent naissance, s'écartent, se portent en arrière, en soulevant le péritoine, et vont se fixer sur les bords latéraux de la région moyenne du sacrum. Ils sont arrondis, très puissants, et lorsqu'ils sont tendus ils forment une grande ouverture ovale, qui conduit à la fosse péritonéale située entre le vagin et le rectum. Ces ligaments retiennent donc le col utérin en haut et en arrière; et la chute de l'utérus ne peut se faire que par leur relâchement. Les ligaments antérieurs, les ligaments postérieurs et les ligaments larges renferment des fibres musculaires organiques qui partent de la substance utérine.

Rapports. Les deux faces de l'utérus sont convexes, l'antérieure un peu plus que la postérieure, et toutes deux sont revêtues par le péritoine. L'*antérieure* répond à la face postérieure de la vessie par l'intermédiaire de la fossette vésico-utérine du péritoine et par des circonvolutions intestinales; le quart inférieur de cette face est dépourvu de péritoine et répond directement au bas-fond de la vessie.

La *face postérieure* de l'utérus est séparée du rectum par la fossette recto-utérine du péritoine et par des circonvolutions intestinales.

Les *bords latéraux* sont convexes et correspondent à l'intervalle des deux feuillets des ligaments larges. Le *fond*, convexe et transversal, est recouvert par le péritoine, répond aux circonvolutions intestinales et produit, par sa réunion avec les bords latéraux, deux angles légèrement saillants où viennent aboutir les trompes de Fallope.

Le *col*, cylindroïde, comprimé un peu de devant en arrière, est légèrement renflé à sa partie moyenne et a une longueur de dix à douze lignes. Sa partie supérieure est embrassée par le vagin, et son extrêmité inférieure produit dans le fond de ce canal une saillie, de trois à six lignes de longueur, et nommée *museau de tanche.* Le museau de tanche présente à son sommet l'orifice vaginal du col, sous forme d'une fente transversale, bornée par deux lèvres arrondies et rapprochées l'une de l'autre. La lèvre antérieure est plus longue et plus épaisse que l'autre; toutes les deux sont lisses et arrondies et l'ouverture est presque circulaire chez les femmes qui n'ont point eu d'enfants; l'ouverture est plus alongée, et les lèvres plus rugueuses et comme déchirées après un ou plusieurs accouchements. Le museau de tanche présente d'ailleurs de nombreuses variétés normales dans sa longueur. Quelquefois, il fait dans le vagin une saillie beaucoup plus longue que d'ordinaire : on l'a vu d'une longueur d'un pouce et demi; et dans certains cas rares, ce col arrive près de la vulve. D'autres fois, la saillie est à peine distincte ou même elle manque absolument.

La forme du museau de tanche n'est pas moins variable ; il
est de tout-à-fait coniques, d'autres tout-à-fait aplatis.

Quant à son volume, il offre autant de différences qu'il
existe chez les hommes pour le volume du pénis et du glan
En général, il augmente notablement jusqu'à l'âge de vingt a
et dès lors ne reçoit plus qu'un accroissement presque insensibl
Mais il augmente dans son diamètre transversal et dans l'antér
postérieur en proportion du nombre des accouchements. Out
les variétés individuelles et celles qui résultent de l'âge et d
accouchements, il en est d'autres encore dues à diverses circo
stances. A l'époque des règles et même quelques jours plus tard
le col est plus mou et plus volumineux que de coutume. Mêm
chose arrive après un coït réitéré. Il subit ensuite de nombreu
changements durant la gestation.

Cavité de l'utérus. L'utérus est creusé d'une cavité très petit
en proportion du volume de l'organe. La portion de cette cavité q
répond au corps est triangulaire, curviligne et aplatie. Les bord
latéraux sont convexes vers l'axe de la cavité ; le bord supérieu
est convexe en bas. Les angles supérieurs présentent les orifice
extrêmement fins des trompes utérines ; l'angle inférieur offr
l'orifice utérin du col et établit la continuation entre la cavit
du corps et celle du col.

La cavité du col, à peu près cylindrique, un peu comprimé
d'avant en arrière, est étroite à son orifice utérin, s'élargit u
peu au milieu du col et se rétrécit de nouveau vers l'orific
externe ou vaginal. Chez les femmes qui ont accouché, la cavit
du col, rétrécie vers l'orifice interne ou utérin, s'élargit graduel
lement jusqu'à l'orifice externe. Cette cavité présente sur s
paroi antérieure et sur sa paroi postérieure, des rugosités o
replis muqueux, qui forment pour chacune des parois une co
lonne verticale médiane, occupant toute la longueur du col, e
de laquelle partent, sous des angles aigus, d'autres colonnes plu
petites, qui forment relief et représentent une feuille de fougère
Ces rugosités ont reçu le nom d'*arbre de vie*.

Elles disparaissent le plus souvent après un premier accouche ment ou ne laissent que quelques débris. Cette cavité s'ouvre dans le vagin par l'orifice du museau de tanche. Les lèvres de cet orifice sont généralement appliquées étroitement l'une contre l'autre; mais durant les règles, et un peu avant et après, l'orifice est assez dilaté pour admettre le bout du doigt.

Structure. L'utérus est formé, en procédant de sa surface vers sa cavité, 1° par une tunique séreuse; 2° par un tissu propre, qui constitue la plus grande partie des parois de l'organe; et 3° par une membrane muqueuse.

La *tunique séreuse* est fournie par le péritoine; elle tapisse les trois quarts supérieurs de la face antérieure, toute la face postérieure et le fond de l'utérus; elle laisse libre les bords latéraux, pour donner passage aux vaisseaux et aux nerfs.

Le *tissu propre* constitue l'épaisseur presque tout entière des parois utérines et leur procure leur solidité. Hors de l'état de gestation, ce tissu est dur, grisâtre, dense et formé de fibres musculaires organiques, non réunies en faisceaux, mais disposées sur les mêmes plans que dans l'état de grossesse. Dans ce dernier état, ces fibres deviennent plus rouges, plus larges, beaucoup plus longues, environ sept à douze fois, se multiplient et se réunissent en faisceaux. On distingue, dans cet état, trois plans : le plan le plus superficiel est formé de fibres longitudinales, très adhérentes au feuillet péritonéal et étendues sur les deux faces; le plan sous-jacent renferme des fibres circulaires concentriques aux orifices des trompes utérines, et qui se confondent entre elles sur la ligne médiane. On peut considérer ces fibres, comme formant deux muscles sphincters d'une forme conoïde dont le sommet répond aux trompes utérines et la base, à la ligne médiane du corps de l'utérus. Le plan le plus profond est composé de fibres qui s'étendent dans toutes les directions et constitue un tissu inextricable, dans lequel se ramifient les vaisseaux.

Le col de la matrice est exclusivement composé de fibres musculaires circulaires, qui s'entre-croisent à angle très aigu.

Après l'accouchement, les fibres musculaires s'atrophient, se remplissent de gouttelettes de graisse et disparaissent ainsi en grande partie, en passant par l'état graisseux.

La *membrane muqueuse* est d'un blanc-rougeâtre, lisse, min très adhérente à la couche musculaire et se continue avec c du vagin et avec celle des trompes. Elle est pourvue de nombreu glandules mucipares simples, semblables à celles de Lieberkül elles ont une forme tubuleuse, une longueur de deux cinquièn de ligne, une largeur d'un vingtième de ligne et un orifice d' trente-troisième de ligne; leur fond, quelquefois bifurqué, souvent contourné en spirale. Ces glandules, composées d'u membrane propre et homogène, sont tapissées par un épithélé vibratile; elles sont très serrées et la membrane muqueuse par ponctuée par leurs orifices.

La muqueuse du col est plus épaisse et moins adhérente q celle de la cavité utérine; elle renferme des glandules mucipa plus grandes mais simples, qui acquièrent quelquefois un volu plus considérable, sous la forme de vésicules transparente remplies d'un liquide clair et visqueux. Ces vésicules, nommé *œufs* de *Naboth*, résultent probablement de la distension de gla dules simples dont l'orifice a été oblitéré. La muqueuse du c forme les plis de l'arbre de vie et est pourvue de papilles, pr de l'orifice vaginal.

La muqueuse utérine est tapissée par un épithéléon vibrati jusqu'à la partie inférieure du col, où il devient pavimenteu en se continuant avec celui du vagin.

A l'époque de la menstruation toutes ces couches devienne plus épaisses, ce qui dépend surtout de la distension des vai seaux et principalement du réseau capillaire de la muqueus L'épithéléon de la cavité utérine est désquammé, se mêle au san extravasé, se reproduit après la menstruation et toutes les autr parties reprennent leur volume normal.

Pendant la grossesse, la muqueuse utérine subit des modi cations très importantes. Elle augmente en épaisseur, devient pl molle, plus spongieuse, plus vasculaire et se laisse plus facil ment séparer de la tunique musculaire. Ses vaisseaux devienne plus considérables, son tissu dermatique augmente et ses gland les tubuleuses gagnent en épaisseur et en longueur. Au poin où s'est fixé l'ovule, la muqueuse utérine se transforme, par le développement de ses vaisseaux, en *placenta utérin ;* tout le reste de son étendue se transforme en *membrane caduque directe.* Autour de l'insertion de l'ovule, cette membrane produit un repli saillant qui continue à croître, finit par embrasser tout l'ovule et constitue la *membrane caduque réfléchie.* Les glandules se distendent en larges vésicules et l'épithéléon disparaît. La muqueuse du col ne prend aucune part à la formation de la caduque et conserve son épithéléon, pendant tout le temps de la gestation; ses glandules augmentent de volume et produisent une grande quantité de mucus qui obstrue l'orifice vaginal de la matrice. Au moment de l'accouchement, la muqueuse utérine tout entière est expulsée, sous forme de membrane caduque et de placenta utérin, et se renouvelle dans l'espace de deux ou de trois mois.

Vaisseaux et nerfs. Les *artères utérines*, fournies par les hypogastriques, sont contournées en spirale, se ramifient principalement dans le plan profond du tissu propre et augmentent considérablement de volume pendant la grossesse, ce qui a surtout lieu par l'accroissement de la tunique musculaire dont les fibres disparaissent, par transformation graisseuse, après l'accouchement.

Les *veines* suivent les artères, ne décrivent pas des flexuosités en spirale, sont réduites à leur membrane interne, très adhérente au tissu propre, et forment dans ce tissu des dilatations ou des sinus. Pendant la grossesse, les parois des veines acquièrent une tunique musculaire très manifeste qui disparaît aussi par transformation graisseuse.

Les *lymphatiques* sont nombreux, accompagnent les veines et se jettent dans les ganglions pelviens.

Les *nerfs* proviennent les uns des plexus hypogastriques et les autres des branches antérieures de plusieurs nerfs sacrés. Hors de l'état de gestation, ces nerfs renferment plus de fibres grêles et à contours simples que de fibres larges et à contours doubles. Pendant la grossesse, les nerfs deviennent plus volumineux, sans que cependant on puisse dire que c'est par multiplication des fibres, car alors les globules des ganglions devraient augm ter dans le centre en même proportion que les fibres. Celles-ci s plus distinctes, et peuvent être poursuivies dans une plus grai étendue de leur distribution. On y rencontre, en outre, un p grand nombre de fibres larges et à doubles contours.

Usages. Les principales fonctions de l'utérus sont de four le sang menstruel à des époques déterminées, depuis l'âge de puberté jusqu'à celui du retour; de donner passage au sperm pendant l'acte de la fécondation; de recevoir dans sa cav l'œuf fécondé, qui vient se greffer sur ses parois, de lui trai mettre les sucs nourriciers et de l'expulser par ses contractioı pendant l'accouchement.

VAGIN.

Définition et situation. Le vagin, organe de la copulation destiné à transmettre au dehors le produit de la conception et sang menstruel, est un canal membraneux ouvert à la part postérieure de la vulve, et remontant de là entre la vessie le rectum jusqu'au col de l'utérus, qu'il embrasse par son e trêmité supérieure.

Direction. Le vagin est un peu obliquement dirigé de bas haut et d'avant en arrière, très rapproché toutefois de la ligı verticale. Il est aussi légèrement courbé, de manière à offrir uı concavité antérieure; c'est surtout la courbe décrite par sa par postérieure qui détermine cette concavité. En effet, au nivea des téguments du périnée, il existe entre l'anus et la commi sure postérieure de la vulve, un espace d'un pouce. Cet espa va en décroissant supérieurement; en sorte qu'à une hauteur quinze lignes, le rectum et le vagin sont immédiatement en contac

Dimensions. La *longueur* du vagin est de trois à quatre po ces pour la paroi antérieure et de quatre à cinq pour la par postérieure.

Le *calibre* du vagin est très variable; dans un état de distensioı modérée, il a ordinairement un pouce et demi de diamètre; mai il est très dilatable, de manière que dans l'accouchement il laisse passer une tête d'enfant du diamètre de quatre pouces.

L'orifice externe ou inférieur constitue sa partie la plus étroite; son extrêmité supérieure, au contraire, est la plus large.

Forme. Le vagin a la forme d'un cylindre aplati d'avant en arrière et dont les parois sont contigues.

Rapports. Il est adossé au canal de l'urèthre et au bas-fond de la vessie, en avant; au périnée et au rectum, en arrière, étant tapissé par le péritoine dans l'étendue du quart supérieur de sa paroi postérieure. Latéralement, il est plongé dans le tissu cellulaire sous-péritonéal et répond à l'aponévrose pelvienne et au releveur de l'anus.

L'extrêmité supérieure du vagin embrasse le col de l'utérus, auquel elle est intimement unie par du tissu cellulaire; elle forme autour du museau de tanche une gouttière circulaire plus profonde en arrière qu'en avant.

Structure. Le vagin est formé de parois d'une ligne d'épaisseur environ. Ces parois sont constituées, à l'extérieur, par une tunique de tissu cellulaire dense; à l'intérieur de cette tunique, se trouve principalement vers l'extrêmité antérieure du vagin un tissu spongieux, résultant d'un lacis considérable de vaisseaux et surtout de veines, qui présentent d'espace en espace des dilatations assez semblables à celles des corps caverneux. Ce tissu spongieux est un peu plus renflé de chaque côté et paraît être l'analogue du bulbe de l'urèthre chez l'homme. Cette couche renferme dans toute son étendue des fibres musculaires organiques, disposées sur deux plans, un externe de fibres longitudinales et un interne de fibres circulaires. Dans cette couche, se trouve près de l'orifice externe, autour du tissu spongieux, un muscle spécial nommé *constricteur* du *vagin.* Il commence au sphincter de l'anus, entoure l'orifice vulvaire du vagin, et s'insère en avant aux racines du corps caverneux du clitoris. Ce muscle resserre l'entrée du vagin, comprime la verge pendant le coït et est soumis à l'influence de la volonté; mais, il est en grande partie paralysé chez les femmes qui ont eu plusieurs enfants.

La tunique plus interne est la *muqueuse vaginale.* Elle prése une coloration rougeâtre, est recouverte par un épithéli pavimenteux stratifié, est pourvue de papilles très ténues et glandes mucipares simples, mais rares. Elle se continue, avant, avec celle de la vulve et en arrière, avec celle de la matri La muqueuse vaginale constitue, chez les vierges, à l'orif antérieur ou vulvaire du vagin, un repli semi-lunaire, paral lique ou circulaire, nommé *hymen* ou *membrane hymen* qu regarde comme un des signes les plus concluants de la virgini bien que son intégrité n'en donne jamais une parfaite certitu de même que son absence ne prouve pas incontestablem qu'elle ait été perdue. En général, l'hymen est brisé dans premier coït, et il en reste comme débris, de petits tubercu rougeâtres, arrondis ou aplatis, et nommés *caroncules m tiformes.*

En remontant dans le vagin, la muqueuse vaginale, d'abo rouge et vermeille, devient peu à peu blanchâtre et son épaisse diminue également. Elle forme le long de la paroi antérieu et de la paroi postérieure, une crête saillante longitudinal nommées *colonnes du vagin*, d'où partent de nombreuses rid transversales, très prononcées dans les vierges, mais qui s'eff cent peu à peu dans les femmes qui ont fait plusieurs enfan Ces rides, formées par des replis de la muqueuse, sont destiné à augmenter l'excitation pendant le coït et surtout à se prêter l'élargissement du vagin, en s'effaçant pendant l'accouchement

Vaisseaux et nerfs. Les *artères* viennent des artères hypoga triques. Les *veines* forment un plexus autour du vagin et rendent aux veines hypogastriques.

Les *lymphatiques* aboutissent aux ganglions pelviens.

Les *nerfs* sont fournis par les plexus hypogastriques.

Usages. Le vagin, constamment lubrifié par des mucosité reçoit la verge dans l'acte de la génération, et est en outre destin à transmettre au dehors le produit de la conception et le sar menstruel.

ORGANES GÉNITAUX EXTERNES OU VULVE.

Les organes génitaux externes dont l'ensemble constitue la *vulve*, sont situés à la partie antérieure et inférieure du bassin et sont disposés autour de l'orifice du vagin. Ces organes sont : le *pénil* ou *mont* de *Vénus*, les *grandes* et les *petites lèvres*, le *clitoris*, le *méat urinaire* et l'*orifice* du *vagin*.

Le *mont* de *Vénus* ou le *pénil* est une éminence arrondie, élastique, située au devant des pubis et formée par du tissu cellulaire adipeux et par la peau, qui se couvre de poils à l'époque de la puberté. Il renferme, en outre, des fibrilles provenant de l'épanouissement du ligament rond de l'utérus et le ligament suspenseur du clitoris.

Les *grandes lèvres* sont deux replis tégumentaires, épais et arrondis, qui commencent, en avant au pénil, par une *commissure supérieure*, descendent des deux côtés, circonscrivent une ouverture antéro-postérieure, nommée *fente vulvaire* et se réunissent à la partie inférieure de la vulve, pour y former la commissure postérieure, aussi appelée *fourchette*. L'intervalle placé entre la fourchette et l'anus, constitue le périnée, qui a huit à dix lignes de longueur, chez le plus grand nombre de sujets ; l'intervalle qui sépare la fourchette de l'entrée du vagin porte le nom de *fosse naviculaire*.

Les grandes lèvres sont garnies de poils à leur face externe et ont une couleur plus foncée que les autres points des téguments ; la peau qui les tapisse en dedans, prend les caractères des membranes muqueuses et a une couleur rougeâtre.

Les grandes lèvres sont formées par un repli de la peau qui renferme une masse graisseuse et au centre un tissu cellulaire lâche, où quelques anatomistes prétendent avoir observé un sac séreux. La peau est riche en glandes sébacées, qui s'ouvrent dans les follicules pileux des deux faces des grandes lèvres.

Les *petites lèvres* ou *nymphes*, situées en dedans des grandes lèvres, sous forme de deux replis muqueux, naissent sur la face interne des grandes lèvres, au niveau de l'ouverture du

vagin, se portent en avant, s'élargissent et se terminent
clitoris en se bifurquant. La branche inférieure va s'attacher
clitoris avec lequel elle se continue; la branche supérieure s'u
à celle de l'autre côté, pour former au-dessus du clitoris
capuchon, nommé *prépuce* du *clitoris*.

A la naissance, les nymphes dépassent, en général, le nive
des grandes lèvres. Chez les jeunes vierges, au contraire,
grandes lèvres cachent presque en totalité les nymphes. Cl
les femmes qui ont eu des enfants, les petites lèvres (
viennent de nouveau très saillantes. Dans certaines contrée
elles sont naturellement beaucoup plus longues que dans l
régions européennes : chez les femmes des Boschismans, hord
sauvages du Cap de Bonne-Espérance, elles descendent entre
cuisses et constituent ce qu'on appelle le *tablier* des Hottentot
Chez les femmes du nord de l'Afrique, et notamment chez
Égyptiennes et chez les Arabes, elles croissent aussi à tel poi
principalement leurs branches préputiales et le prépuce lui-mên
qu'il est devenu coutume populaire d'en pratiquer l'excision.

Formées par un repli muqueux, elles renferment un tis
spongieux érectile, susceptible d'entrer en turgescence. Cet
muqueuse, ainsi que celle de la face interne des grandes lèvr
est pourvue de papilles, et est tapissée par un épithélé
pavimenteux stratifié. La muqueuse des petites lèvres est tr
riche en glandes sébacées, simples et composées, qui s'ouvre
directement à l'extérieur.

Le *clitoris*, organe excitateur de la femme, est un corps érectil
cylindrique, d'un pouce de longueur et de trois lignes de large
Il est situé à la partie supérieure et médiane de la vulve, à s
lignes au-dessous de la commissure supérieure des grand
lèvres.

Sa partie antérieure, libre, forme un petit tubercule arrond
appelé *gland* du *clitoris*, que coiffe un repli des petites lèvre
nommé *prépuce* du *clitoris*, et qui est garni de glandes sébacées. I
clitoris se prolonge, en arrière et en bas, en un *corps caverneux*, sem
blable à celui du pénis, mais beaucoup plus petit que lui; ce corj

caverneux se bifurque et s'attache par ses racines, de chaque côté, à la branche ascendante de l'ischion. Il est soutenu comme celui de la verge par un petit ligament suspenseur, qui descend du pubis. Le gland du clitoris renferme un corps spongieux particulier, qui n'a rien de commun avec celui du corps de cet organe.

Formé du même tissu érectile que le corps caverneux de la verge, celui du clitoris renferme des fibres musculaires organiques plus distinctes. La muqueuse du gland est pourvue de papilles, dans lesquelles on distingue les corpuscules du tact.

A un pouce au-dessous du clitoris, se trouve l'*orifice* de l'*urèthre* ou *méat urinaire*, qui n'est séparé de l'orifice vulvaire du vagin que par le tubercule plus ou moins saillant qui en termine la colonne médiane antérieure. Ce tubercule fait qu'on peut sonder quelques femmes sans les découvrir; le doigt suffit pour le distinguer et pour diriger la sonde.

Canal de l'urèthre de la femme. Le canal de l'urèthre de la femme a une longueur qui varie de douze à quinze lignes. Il est beaucoup plus large et plus dilatable que celui de l'homme.

L'urèthre de la femme se porte de bas en haut et d'avant en arrière vers le col de la vessie, en décrivant toutefois une légère courbure à concavité antérieure.

Il ne présente ni prostate, ni bulbe, ni crête uréthrale. L'urèthre est en rapport, en arrière, avec le vagin dont la paroi antérieure présente une gouttière destinée à le recevoir; il est pour ainsi dire creusé dans cette paroi. Mais, il en est cependant séparé par une couche de tissu cellulaire dense, plus épaisse à mesure qu'on s'approche de la vessie. Une section faite d'avant en arrière présente cette couche sous la forme d'un coin, dont la base, d'une épaisseur de six lignes, répond à l'orifice vésical et dont le sommet se trouve un peu en arrière du méat urinaire.

Au-dessous de l'arcade pubienne, l'urèthre de la femme est en rapport avec le ligament sous-pubien, dont il est séparé seulement de trois à quatre lignes par un tissu cellulaire élastique extrêmement fin et serré, qui permet de le déprimer en arrière, au moyen d'une sonde courbe, et de l'éloigner au moins d' pouce de la symphyse.

L'urèthre de la femme traverse l'aponévrose périnéale profon les muscles de Wilson, les ligaments antérieurs de la vessie; enfin, tout-à-fait supérieurement, il est en rapport avec un tis cellulaire lâche, occupant un espace triangulaire limité par pubis, la vessie et l'urèthre; dans ce tissu rampent des vei nombreuses et susceptibles d'une grande distension.

Les parois du canal de l'urèthre sont formées en dehors, l un tissu spongieux peu épais, renfermant des fibres muscula organiques, longitudinales et transversales, et recouvert à partie antérieure par un tissu cellulaire dense, et dans sa moi postérieure par des fibres circulaires, qui se continuent avec constricteur du col de la vessie. En dedans, il est doublé par membrane muqueuse, qui se continue, en avant, avec la m queuse vulvaire et en arrière avec celle de la vessie. Cette m queuse présente une coloration rougeâtre et souvent bleuâtre, cause des veines nombreuses qui existent dans le tissu cellula sous-jacent. Elle présente des plis longitudinaux et est tapissé en arrière, par un épithéléon transitoire stratifié; et en avan par un épithéléon pavimenteux; elle est très riche en gland mucipares simples, d'une forme tubuleuse et nommées *glan de Littre.*

Vestibule. Au devant du méat urinaire se trouve le vestibul Circonscrit par le clitoris, la face interne des nymphes et le mé urinaire, le vestibule est un petit espace triangulaire, déprim correspondant à la partie la plus élevée de l'arcade des pubi par lequel Celse et Lisfranc ont conseillé de pénétrer dans vessie.

Immédiatement derrière le méat urinaire se trouve l'orifi vaginal, pourvu de l'hymen, chez les vierges, et des caroncul myrtiformes après la destruction de cette membrane.

Muqueuse vulvaire. Les différentes parties placées en deda des grandes lèvres, sont tapissées par la muqueuse vulvaire; el se continue, en dehors, avec la peau à la face interne des gra des lèvres; en dedans, par le vagin, avec la muqueuse génitale et par le méat urinaire, avec la muqueuse urinaire. Tapissée par un épithéléon pavimenteux stratifié, elle est abondamment pourvue de glandes mucipares, qui sont très abondantes dans le vestibule, autour du méat urinaire, de l'orifice vaginal et dans la fosse naviculaire. Ces glandes sont simples et composées; les composées existent surtout à la face interne des grandes lèvres, autour de l'orifice vaginal et du méat urinaire; celles des petites lèvres et du prépuce du clitoris sont plus petites et ces dernières constituent les glandes de Tyson.

La muqueuse vulvaire est riche en papilles, dans lesquelles se terminent des anses vasculaires; dans celles du clitoris existent des corpuscules du tact. Les nerfs de cette muqueuse se divisent par dichotomie et se terminent d'une manière encore inconnue.

Glandes de Bartholin. Près de l'entrée du vagin se trouvent les glandes de Bartholin, aussi nommées glandes de Cowper ou de Duverney. Ce sont deux glandes acineuses composées, d'un blanc-rougeâtre, d'une forme arrondie et alongée, d'un demi-pouce à un pouce de longueur, de deux à quatre lignes de largeur et d'épaisseur et situées symétriquement sur les côtés de l'entrée du vagin, dans le tissu cellulaire lâche de la partie postérieure des grandes lèvres, derrière l'aponévrose périnéale superficielle, le constricteur du vagin et dans l'espace compris entre le muscle ischio-caverneux et le commencement du vagin.

Ces glandes présentent la structure des glandes mucipares composées. Leur conduit excréteur sort de l'extrémité antérieure et supérieure, se dirige en dedans, en avant et en haut, étant recouvert par le constricteur du vagin, et s'ouvre, après un trajet de quatre à cinq lignes, en dehors de l'hymen ou des caroncules myrtiformes, au niveau du milieu de l'orifice vaginal. Le produit de sécrétion est grisâtre, filant, analogue au suc prostatique et sert à lubrifier les parties génitales pendant le coït et l'accouchement.

Définition. Les mamelles sont deux glandes acineuses composées, destinées à la sécrétion du lait.

Les mamelles existent dans les deux sexes, mais rudimentaires et atrophiées chez l'homme, elles appartiennent essentiellement à la femme.

Situation. Elles sont situées sur la face antérieure de la poitrine, en dehors du sternum, entre la troisième et la septième côte, au devant du grand pectoral dont elles sont séparées par du tissu cellulaire lâche. Dans quelques cas rares, on a observé, chez la femme, une mamelle supplémentaire, située au-dessous d'une des deux ordinaires ou sur le sternum. Il est beaucoup plus rare encore d'observer cinq mamelles sur un même individu; dans ce cas, il en existe deux de chaque côté : la première dans l'aisselle et la deuxième à la place ordinaire; la cinquième occupe la ligne médiane, près de l'ombilic.

Volume. Le volume des mamelles varie suivant les individus, le climat, l'âge et suivant l'état de virginité ou de grossesse. Leur volume considérable dépend très souvent d'un développement extraordinaire du tissu adipeux sous-cutané.

Forme. Elles ont une forme à peu près demi-sphérique; mais elles se prolongent légèrement en cône par leur partie moyenne.

A la partie la plus saillante s'élève une grosse papille, nommée *mamelon.* D'une forme conoïde ou cylindroïde, d'une couleur rose ou brune, le mamelon est plus ou moins saillant et présente une longueur variable. Il occupe le centre d'un disque rosé, chez les jeunes filles, et brunâtre chez les femmes qui ont eu des enfants. Ce disque a reçu le nom d'*aréole* ou *auréole.* La surface du mamelon et de l'aréole présente des rugosités ou de petites saillies granuleuses, constituées par le relief des glandes sébacées dont le produit de sécrétion est destiné à oindre la peau fine de cette partie. Sur le sommet du mamelon existent de petites fentes ou des dépressions qui correspondent aux conduits galactophores.

Structure. Les mamelles sont formées par la peau, par du tissu sous-cutané, par une membrane d'enveloppe, par un tissu propre, par des vaisseaux et par des nerfs.

La *peau* des mamelles est fine et est recouverte, au niveau du mamelon et de l'aréole, par un épiderme très mince dont les cellules profondes renferment le pigment caractéristique de ces parties. Il existe à ces mêmes points des papilles très développées et composées. A la périphérie de l'aréole se trouvent des glandes sudorifères considérables, et de petits poils dont les follicules sont garnis de glandes sébacées volumineuses.

Le *tissu sous-cutané* produit un épais coussinet graisseux, qui recouvre toute la face antérieure des mamelles et s'engage entre leurs lobes. Ce tissu adipeux manque à l'aréole et au mamelon et y est remplacé par un tissu spongieux, riche en vaisseaux sanguins et en fibres musculaires organiques. Par là le mamelon et l'aréole sont susceptibles d'entrer en érection.

Sous la couche de graisse, immédiatement sur le tissu propre des mamelles, se trouve une *membrane de tissu cellulaire condensé*, qui enveloppe chaque mamelle et se prolonge dans son épaisseur, entre les lobes et les lobules qu'elle réunit en une seule masse.

Le *tissu propre* ou *glandulaire* présente la structure des glandes acineuses composées et ressemble beaucoup à celui des glandes salivaires et du pancréas; mais il est plus dense.

Chez les vierges, comme chez l'homme où le tissu propre n'est que rudimentaire, il présente l'aspect d'un tissu blanchâtre, dense et compacte, semblable à du tissu fibreux. Il est peu riche en vaisseaux sanguins et présente des éléments glandulaires rudimentaires et très étroits. Pendant la gestation, il se développe davantage, devient plus riche en vaisseaux sanguins et devient le siége d'une sécrétion. A cette époque, comme pendant toute la période de la lactation, le tissu des mamelles présente une couleur d'un jaune-rose et est composé de lobes et de lobules distincts, réunis par du tissu cellulaire souvent infiltré de graisse. Chaque lobule a son conduit excréteur propre et ne communique nulle part avec les lobes voisins; mais ces lobes se recouvrent et s'enlacent pour ne former qu'une seule masse lobulé Il existe ainsi quinze à vingt-quatre lobes, d'un pouce à deu pouces d'épaisseur et ayant chacun son conduit excréteur, nomm *conduit galactophore;* par là les glandes mammaires ressemble aux glandes lacrymales.

Les *conduits galactophores* commencent sur le sommet du ma melon, par une ouverture d'un quart à un sixième de ligne, tr versent d'avant en arrière la longueur de cette éminence, en s dilatant graduellement, de manière qu'à sa base ils ont un cal bre d'une demi-ligne à une ligne; à ce point, ils se séparent le uns des autres, vont en rayonnant dans le tissu glandulaire sans jamais s'anastomoser entre eux. Parvenus au pourtour d l'aréole, ils se dilatent en sinus, qui tiennent lieu de réservo commun pendant l'intervalle de l'allaitement. Ces sinus, d'un forme oblongue et d'une largeur de deux à quatre lignes, son tous cachés dans la masse glandulaire.

Après avoir formé ces dilatations, les conduits galactophores se rétrécissent un peu, pénètrent plus profondément dans leurs lobes respectifs, se divisent, par dichotomie, en branches qui se sous-divisent à leur tour en rameaux et en ramuscules de plus en plus petits. Les ramuscules les plus petits se terminent enfin aux vésicules terminales ou acini. Ces vésicules ont une forme ovoïde, sont les plus considérables des glandes acineuses, ont un diamètre d'un quatorzième de ligne et constituent par leur réunion les lobules (fig. 35).

Fig. 35.

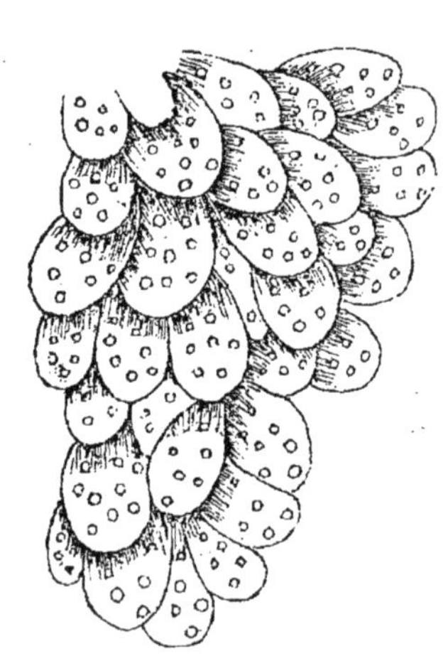

Lobule de la mamelle, où on dis-tingue les vésicules glandulaires rem-plies de lait.

Chaque vésicule est formée par une membrane homogène, sans

structure, recouverte à l'extérieur par un réseau capillaire à mailles serrées et tapissée à l'intérieur par un épithéléon pavimenteux, qui concourt à l'élaboration du lait pendant la gestation et disparaît pendant la période de la lactation. Les conduits galactophores sont formés par une membrane homogène, tapissée à sa face interne par un épithéléon cylindroïde et recouverte à sa face externe par une couche de tissu cellulaire, entremêlé de fibres élastiques et de fibres musculaires organiques.

Vaisseaux et nerfs. Les *artères* sont fournies par la thoracique inférieure, par la mammaire interne et par des intercostales aortiques. Les *veines* sont superficielles et profondes; celles-ci accompagnent les artères. Les *lymphatiques* sont très nombreux; les superficiels se rendent aux ganglions axillaires; les profonds, aux ganglions médiastins. Les *nerfs* cutanés sortent du plexus cervical et des nerfs intercostaux correspondants; la substance propre ne reçoit d'autres nerfs que ceux qui accompagnent les artères.

Le péritoine constitue la membrane séreuse la plus éten du corps. Il tapisse la face interne des parois de la cavité ab minale et recouvre la plupart des viscères renfermés dans c cavité.

Il forme un sac sans ouverture, chez l'homme; mais chez femme, il se continue, au pavillon des trompes utérines, a la muqueuse qui tapisse les organes génitaux et communi par là avec l'extérieur.

La surface externe ou adhérente du péritoine est unie parois abdominales et aux viscères de l'abdomen, par un ti cellulaire amorphe, nommé tissu cellulaire sous-péritonéal. surface interne est libre, sans adhérences, lisse, polie et partout contigue à elle-même. La partie du péritoine qui tap les parois abdominales constitue le *feuillet pariétal;* celle qui couvre les viscères est nommée *feuillet viscéral* ou péritoine vis ral. Ces deux feuillets se continuent sans interruption; en réfléchissant des parois abdominales sur les viscères. Le feui viscéral du péritoine présente une disposition très compliquée cause des replis nombreux qu'il forme entre les parois et les cères, ou entre ces derniers, pour former des gaînes aux v seaux et aux nerfs et pour servir de freins ou de ligaments penseurs.

Pour établir la continuité du péritoine dans toute son étend on le fait partir d'un point déterminé, auquel on le ramène ap avoir poursuivi son trajet sur les parois abdominales et sur viscères qu'il tapisse.

En le faisant partir de l'ombilic, le péritoine se porte de bas haut, tapisse la face postérieure de la paroi antérieure de l'ab men, recouvre la plus grande partie de la face inférieure du phragme et se jette de là sur la face supérieure du foie et sur face antérieure de l'estomac par son extrêmité œsophagienne. D ce trajet, il forme autour du cordon fibreux de la veine ombilic le repli nommé *ligament* de la *veine ombilicale*, qui se continue la face convexe du foie, sous le nom de *ligament suspenseur* du foie ou *falciforme*. Au niveau du bord postérieur du foie, en se réfléchissant du diaphragme sur la face supérieure de ce viscère, le péritoine constitue un repli très court, nommé *ligament coronaire*, dont les extrêmités élargies ont reçu le nom de *ligaments triangulaires*, distingués en droit et en gauche.

Le péritoine passe de la face supérieure à la face inférieure du foie, arrive au sillon transverse de cet organe, descend au devant des vaisseaux hépatiques, et se porte, en forme de pont, sur la première portion du duodénum et vers la face antérieure de l'estomac, pour constituer le feuillet antérieur de l'*épiploon gastro-hépatique* ou *petit épiploon*, repli séreux limité en haut par le foie, en bas par la petite courbure de l'estomac et à droite par les vaisseaux et les nerfs du foie. Ce feuillet antérieur contourne ces vaisseaux à droite et en arrière, s'adosse à lui-même pour gagner la face postérieure de l'estomac et constitue le feuillet postérieur du petit épiploon. Cette lame postérieure se continue à droite et en haut avec le péritoine qui tapisse la face inférieure du lobe droit du foie; en bas, elle revêt la face postérieure de l'estomac, arrive à la grande courbure de ce viscère et s'applique à la lame qui en a tapissé la face antérieure, c'est-à-dire au feuillet antérieur de l'épiploon gastro-hépatique. Ces deux lames adossées descendent au devant du colon transverse, au devant des circonvolutions de l'intestin grêle, et arrivées plus ou moins près des pubis, elles se replient sur elles-mêmes d'avant en arrière, et montent de nouveau en s'appliquant contre leur partie descendante. De là une large membrane, mince et quadrilatère, nommée *grand épiploon* ou *épiploon gastro-colique* et composée de quatre lames : deux descendantes et deux ascendantes. Au niveau du colon transverse, les deux lames postérieures ou ascendantes du grand épiploon se séparent; la plus postérieure des deux ou celle qui a tapissé la paroi antérieure de l'estomac, revêt la face inférieure de l'arc du colon, des vaisseaux coliques correspondants et constitue la lame inférieure du *mésocolon transverse*, pour se continuer avec le mésentère ou le repli péritonéal de l'intestin grêle.

L'autre lame ascendante de l'épiploon ou celle qui a tapissé la face postérieure de l'estomac, revêt la face supérieure de l'arc du colon et celle des vaisseaux coliques correspondants, pour former la lame supérieure du mésocolon transverse; elle monte ensuite au devant du duodénum et du pancréas et se continue avec le péritoine qui tapisse la face inférieure du foie. En passant de la deuxième portion du duodénum au lobe droit du foie, le péritoine forme le repli nommé *hépato-duodénal.*

Le péritoine forme ainsi un grand repli qui part du foie et qui y revient, en formant un large sac renfermé dans la cavité du péritoine. Ce sac ou diverticulum a reçu le nom de *cavité des épiploons* ou *d'arrière-cavité* des *épiploons* et communique avec le reste de la cavité péritonéale, par une ouverture étroite et triangulaire, nommée *hiatus* de *Winslow.* Cette ouverture, située à la partie supérieure et droite du bas-ventre, sous le foie, est limitée, en avant, par les vaisseaux biliaires et la veine-porte; en arrière, par la veine-cave inférieure recouverte par le repli hépato-duodénal; en haut, par le col de la vésicule biliaire et par la base du lobule de Spigel; et en bas, par le duodénum. L'arrière-cavité des épiploons s'étend jusques dans le bord inférieur du grand épiploon, au point de continuation des feuillets descendants avec les feuillets ascendants. La paroi antérieure de l'arrière-cavité des épiploons renferme dans son épaisseur les vaisseaux hépatiques, l'estomac et les vaisseaux gastro-épiploïques; elle est formée par l'épiploon gastro-hépatique, par la face postérieure de l'estomac et par les lames descendantes du grand épiploon. Sa paroi supérieure est représentée par la partie postérieure de la face inférieure du foie; sa paroi postérieure est constituée par la colonne vertébrale, les piliers du diaphragme, le pancréas, le duodénum, le mésocolon transverse, la face supérieure de l'arc du colon et par les deux lames ascendantes du grand épiploon. La partie de l'arrière-cavité qui est renfermée dans le grand épiploon s'oblitère quelque temps après la naissance, par les adhérences qui s'établissent entre les quatre lames de cette membrane.

Le feuillet du péritoine qui tapisse la paroi antérieure de l'estomac, arrivé au grand cul-de-sac, passe au devant des vaisseaux courts, forme le feuillet antérieur de l'*épiploon gastro-splénique*, tapisse la moitié antérieure de la face interne de la rate, son bord antérieur, sa face externe, son bord postérieur, la moitié postérieure de sa face interne, se réfléchit sur la face postérieure des vaisseaux spléniques, constitue le feuillet postérieur de l'épiploon gastro-splénique et se continue avec le péritoine qui tapisse le diaphragme. Le point où le colon transverse se continue avec le colon descendant, est retenu par un repli, nommé *ligament pleuro-colique;* il soutient la rate et se continue avec le feuillet pariétal du péritoine.

Après avoir formé tous ces replis, la lame inférieure du mésocolon transverse se jette sur la face antérieure des vaisseaux de l'intestin grêle, tapisse toute la surface de cet intestin, à l'exception de son bord adhérent, par où passent les vaisseaux, se replie ensuite sur elle-même pour gagner la colonne vertébrale, en passant sur la face inférieure des vaisseaux de l'intestin, et constitue ainsi le *mésentère*, repli péritonéal qui fixe l'intestin grêle, d'une manière très mobile, à la colonne vertébrale.

Le péritoine qui se continue des parois latérales de l'abdomen avec le feuillet viscéral, rencontre de chaque côté le gros intestin. A gauche, il enveloppe l'*S* iliaque du colon et lui forme un repli considérable, nommé *mésocolon iliaque*, se prolonge sur le colon lombaire gauche, qu'il revêt dans les cinq sixièmes antérieurs de sa circonférence et qu'il applique contre le rein, sans lui former de repli; de manière que le rein et le colon sont en rapport immédiat. Cependant il arrive, surtout quand le colon est revenu sur lui-même, que le péritoine lui forme en arrière un repli, nommé *mésocolon lombaire gauche*.

A droite, le péritoine revêt le colon lombaire droit et présente la même disposition que du côté gauche. Arrivé au cœcum, il se comporte avec lui de deux manières; tantôt il l'enveloppe en totalité et lui forme un repli, nommé *mésocœcum;* tantôt, au contraire, et le plus ordinairement, il passe simplement devant lui sans lui fournir de mésentère et l'applique contre la fosse iliaq droite, à laquelle il adhère par un tissu cellulaire très lâcl Quant à la manière dont le péritoine se comporte par rapport l'appendice vermiculaire, tantôt il lui forme un petit mésentèr tantôt il l'applique soit contre la face postérieure du cœcum, s contre l'iléon, soit contre la partie inférieure du mésentère.

Le péritoine, en enveloppant le gros intestin, forme sur s trajet de petits replis flottants, chargés de graisse, nomm *appendices épiploïques.*

Après avoir revêtu l'intestin grêle et le colon, le périto pénètre dans le petit bassin, en passant au devant de l'aort de la veine-cave inférieure, des vaisseaux iliaques, des uretèr et des vaisseaux spermatiques, embrasse sur la ligne médiane rectum, auquel il fournit dans sa partie supérieure un repli nomm *mésorectum;* tandis que plus bas, il ne le recouvre plus qu'à face antérieure jusqu'au point où le péritoine se réfléchit d'arrièr en avant sur la vessie, chez l'homme, et sur le vagin chez la femm en formant un cul-de-sac, nommé *recto-vésical* chez l'homme *recto-vaginal* chez la femme.

A l'endroit où le péritoine quitte chez l'homme le rectum pou se jeter sur la face postérieure de la vessie, il forme de chaqu côté un repli, appelé *ligament postérieur* ou *latéral de la vess* Chez la femme, le péritoine, quittant le rectum, tapisse le quar supérieur de la face postérieure du vagin, arrive à l'utérus recouvre sa face postérieure, puis son bord supérieur, la fac antérieure et les deux tiers supérieurs de son col, pour se ré fléchir sur la face postérieure de la vessie, en formant un cul de-sac, nommé *vésico-utérin.* Sur les parties latérales de l'utérus le péritoine forme de chaque côté un repli transversal, étend de l'utérus à la paroi latérale du petit bassin. Ces replis ont reç le nom de *ligaments larges* et forment par leur ensemble une cloiso transversale, au milieu de laquelle est reçue la matrice avec se annexes. Ces ligaments larges se divisent, en haut, chacun en troi replis secondaires, appelés *ailerons.* Le *médian* renferme la tromp utérine; l'*antérieur,* le ligament rond; et le *postérieur,* l'ovaire.

Le péritoine qui du rectum passe au vagin et à la matrice, forme deux replis longitudinaux, appelés *ligaments postérieurs* de la *matrice*, et en passant de la matrice à la vessie, il en forme deux autres, appelés *ligaments antérieurs* de la *matrice*.

Après avoir tapissé la face postérieure et les faces latérales de la vessie, le péritoine se réfléchit du sommet de cet organe sur la paroi antérieure de l'abdomen, à une hauteur variable suivant l'état de distension de la vessie, et gagne l'ombilic, d'où nous l'avons fait partir. Dans cette dernière partie de son trajet, de la vessie jusqu'à l'ombilic, il rencontre au milieu trois cordons : l'ouraque au centre et les cordons fibreux des artères ombilicales de chaque côté. Le péritoine forme sur ces trois cordons, trois replis falciformes, qui circonscrivent deux espaces triangulaires à sommet dirigé en haut et à base dirigée en bas. Plus en dehors encore, se voit un repli formé par le relief des vaisseaux épigastriques, c'est le *repli épigastrique*. Ce repli sépare deux fossettes : l'une externe, située au niveau de l'anneau inguinal postérieur, est nommée *fossette inguinale externe;* l'autre interne sépare les vaisseaux épigastriques, du cordon fibreux de l'artère ombilicale, et a reçu le nom de *fossette inguinale moyenne*. Entre le repli de l'artère ombilicale et le bord externe du muscle droit existe une troisième fossette, nommée *fossette inguinale interne* ou *vésico-pubienne*.

Structure. Le péritoine est formé par un épithéléon pavimenteux et par une couche dermatique, composée de tissu cellulaire, de fibres élastiques et d'un réseau capillaire à mailles très larges. On n'y rencontre d'autres nerfs que ceux qui accompagnent les petites artères dans le tissu cellulaire sous-péritonéal.

Usages. Il sert à faciliter le glissement des viscères sur les parois abdominales.

BIBLIOGRAPHIE POUR LA DESCRIPTION DE L'APPAREIL GÉNÉRATEUR.

Testicules.

R. De Graaf, De virorum organis generationi inservientib[us]. Lugd. Bat. 1668. 8.

A. Haller, Observ. de vasis seminalibus. Gött. 1745. 4.

A. Cooper, Observ. on the structure and diseases of the test[is]. Lond. 1830. 4.

E. A. Lauth, Mém. sur le testicule humain. Mémoires de la [so]ciété de l'hist. natur. de Strasbourg. Tom. I. liv. 2.

C. Krause, Dans Müller's Archiv. 1837.

Vésicules séminales, prostate et glandes de Cowper.

Brugnone, Observ. sur les vésicules séminales. Mém. de Turi[n]. Tom. III. p. 609.

J. Hunter, Observ. on the glandes between the rectum a[nd] bladder, etc. London. 1786.

E. Home, On the discovery of a middle lobe of the prosta[te]. Philos. Transact. 1806.

W. Cowper, Glandularum quarumdam nuper detectarum [de]scriptio, etc. Lond. 1702. 4.

A. Haase, De glandulis Cowperi mucosis. Lips. 1803.

E. H. Weber, Uber das Rudiment eines Uterus bei männlich[en] Säugethieren, über den Bau der prostata, etc. Leip. 1846.

Pénis.

J. H. Thaut, Diss. de virgæ virilis statu sano et morboso, e[tc]. Wirceb. 1808. 4.

F. Tiedemann, Uber den schwammigen Körper der Ruthe, e[t] Meckel's Archiv. 2. Bd.

A. Moreschi, Comm. de urethræ corporis glandisque structu[ra]. Mediol. 1817. fol.

J. C. Mayer, Uber die Structur der Penis. Froriep's Notizen. 1834.

B. Panizza, Osservazioni anthropo-zootomico-fisiol. Par. 1836, fol.

J. Müller, Dans ses archiv. 1835. *Krause*, idem 1837. *Valentin*. 1838. *Erdl*, 1841 (artères hélicines).
G. L. Kobelt, Uber die männlichen und weiblichen Wollustorgane. Freiburg. 1844. 4.

Ovaires.

R. De Graaf, De mulierum organis. Lugd. Bat. 1672. 8.
F. Autenrieth, Uber die eigentliche Lage der innern weiblichen Geschlechtstheile, Reil's Archiv. VII. Bd.
C. Negrier, Recherches anat. et physiol. sur les ovaires. Paris. 1840. 8.
G. C. Kobelt, Der Nebeneierstock des Weibes, etc. Heidelberg. 1847. 4.
W. Steinlin, Uber die Entwickelung der Graaf'schen Follikel. Mittheil. der Zürcher naturforsch Gesellsch. 1847.
Les différents ouvrages sur l'embryologie par *Purkinje*, *Baer*, *Coste*, *Valentin*, *Wagner*, *Bischoff*.

Utérus.

J. G. Röderer, Icones uteri humani. Gött. 1759. fol.
C. G. Jörg, Uber das Gebärorgan des Menschen. Leipzig. 1808. fol.

C. Kasper, De structura fibrosa uteri non gravidi. Vratisl. 1840. 8.
Purkinje, Froriep's Notizen N° 459.
Bischoff, Uber die glandulæ utriculares des uterus und ihren Antheil an der Bildung der Decidua. Müller's Archiv. 1846.
Ch. Robin, Mémoire pour servir à l'histoire anat. de la membrane muqueuse utérine, de la caduque et des œufs de Naboth. Archiv. génér. 1848.

Vulve et mamelles.

A. Vater, De hymene. Gött. 1742. 4.

B. Osiander, Abhandlung über die Scheidenklappe. Denkwü digkeiten für Geburtshilfe. 2. Bd.

C. Devilliers, Nouvell. recherch. sur la membr. hymen et les c roncul. myrtif. Paris. 1840. 8.

A. B. Kölpin, Schediasma de structura mammarum. Gryphis 1765. 4.

J. G. Klees, Uber die Weiblichen Brüste. Frankfurt. am. I 1795. 8.

A. Cooper, On the anatomy of the breast. Lond. 1839. 4.

Fetzer, Diss. über die Weiblichen Brüste. Wurzb. 1840.

G. L. Kobelt, Lib. cit.

Bibliographie pour la description du péritoine.

F. M. Langenbeck, Comment. de structura peritonei. Gö 1817. fol.

C. J. Baur, Anatom. Abhandlung über das Bauchfell. Stuttga 1838.

G. H. Meyer, Anatom. Beschreibung des Bauchfells. Berli 1839.

G. S. Bath, Das Mesenterium, dessen Structur und Bedeutun Würzburg. 1823. 8.

J. Müller, Uber den Ursprung der Netze und ihr. Verhältni zum Peritonealsack, in Meckel's Archiv. 1830.

H. C. Hennecke, Comment. de functionibus omentorum. Gö 1836. 4.

H. Meyer, Uber das Vorkommen eines Processus peritonei vag nalis beim Weiblichen Fœtus, Müller's Archiv. 1845.

QUATRIÈME LIVRE.

APPAREILS DE SENSATION.

Les appareils de sensation comprennent le *système nerveux* et les *organes* des *sens*.

Le système nerveux se compose de *parties centrales* et de *parties périphériques*. Les parties centrales, caractérisées par la présence de globules ganglionnaires, sont 1° le *centre cérébro-spinal* et 2° les *ganglions*. Les parties périphériques sont les cordons ou les *nerfs*, qui se rendent des masses centrales aux diverses parties du corps.

Le centre cérébro-spinal et les nerfs qui en partent, forment le *système nerveux cérébro-spinal*.

La série des ganglions situés sur les deux côtés de la colonne vertébrale et dans les viscères, forme, avec les nerfs qui en partent, le *système nerveux ganglionnaire* ou du *grand sympathique*.

La description de la partie centrale et de la partie périphérique du système nerveux, ainsi que celle du système ganglionnaire ou du grand sympathique constitue l'objet de la *névrologie*.

PREMIÈRE SECTION.

NÉVROLOGIE.

CENTRE NERVEUX CÉRÉBRO-SPINAL.

Le centre nerveux cérébro-spinal, formé par la *moëlle épinière* et par l'*encéphale*, est logé dans le canal céphalo-rachidien, et est enveloppé par trois membranes qui lui sont propres. Ces membranes, nommées *méninges*, sont de dehors en dedans : la *dure-mère*, de nature fibreuse ; l'*arachnoïde*, de nature séreuse ; et la *pie-mère*, de nature cellulo-vasculaire.

DURE-MÈRE.

La dure-mère est la plus externe des membranes du centre cérébro-spinal. Formée de tissu cellulaire condensé dont les fibres s'entre-croisent dans toutes les directions, elle présente une couleur d'un blanc-bleuâtre et est plus résistante, plus épaisse et moins élastique que les autres membranes d'enveloppe du centre cérébro-spinal.

Lâchement unie à la face interne du canal vertébral, elle adhère intimement à la face interne de la boîte crânienne dont elle constitue en même temps le périoste interne.

La dure-mère forme un sac complet au centre cérébro-spinal, envoie des prolongements autour des nerfs et des vaisseaux qui en partent ou qui s'y rendent, et se continue, au niveau des ouvertures du canal céphalo-rachidien, en partie avec le périoste et en partie avec le névrilème.

La face externe de la dure-mère est rugueuse par les petits prolongements fibreux et vasculaires qui en partent. Sa face interne, tapissée par le feuillet pariétal de l'arachnoïde, est lisse polie et lubrifiée par de la sérosité.

La dure-mère est formée de deux feuillets si intimement unis qu'il est impossible de les séparer ; mais dans quelques points ils s'écartent naturellement l'un de l'autre, pour circonscrire des espaces triangulaires, destinés à livrer passage au sang veineux; ces espaces ont reçu le nom de sinus veineux.

Comme le centre nerveux céphalo-rachidien, la dure-mère est divisée en une portion *crânienne* et en une portion *rachidienne*.

Dure-mère cranienne. La dure-mère crânienne forme l'enveloppe la plus externe de l'encéphale et constitue le périoste interne de la boîte crânienne.

Sa *face externe*, parcourue par les vaisseaux méningés, est très adhérente au niveau des sutures des os du crâne et aux différentes saillies osseuses, telles que l'apophyse crista-galli, le bord postérieur des petites ailes du sphénoïde, le bord supérieur du rocher et la saillie cruciforme de l'occipital. Par les prolongements qu'elle envoie sur les nerfs et sur les vaisseaux qui traversent la base du crâne, elle se continue avec le périoste externe, et est plus adhérente à cette partie du crâne qu'à la voûte. Parmi ces prolongements on distingue particulièrement celui qui traverse la fente sphénoïdale, pour se continuer avec le périoste de l'orbite et avec le névrilème du nerf optique. L'adhérence de la dure-mère aux os du crâne est plus intime chez l'enfant et chez le vieillard que chez l'adulte.

Les deux feuillets qui constituent la dure-mère crânienne s'écartent dans différents points du crâne pour circonscrire les sinus veineux que nous avons décrits pag. 502.

La *face interne* de la dure-mère crânienne, tapissée par le feuillet pariétal de l'arachnoïde, est lisse, polie et lubrifiée par de la sérosité. Partout contigue à la surface de l'encéphale, elle n'adhère dans aucun point que par l'intermédiaire de veines qui se rendent de la pie-mère dans les sinus veineux.

La dure-mère crânienne envoie par sa face interne des prolongements entre les grandes divisions de l'encéphale, pour conserver la forme et la disposition respective des diverses parties qui le constituent. De ces prolongements, l'un est transversal et l'autre, longitudinal, suit sur la ligne médiane une direction antéro-postérieure et croise le précédent au niveau de la protubérance occipitale interne. A ce point d'entre-croisement se tro le confluent des sinus. La branche transversale de ce repli ciforme constitue la *tente* du *cervelet;* elle le protége contr pression que, sans cette cloison, le cerveau exercerait sur pendant la station. La branche longitudinale, située sur la li médiane, forme, au-dessus de la tente du cervelet, la *faux* *cerveau;* et au-dessous de cette tente, elle constitue la *faux* *cervelet.*

Faux du cerveau. Interposée et tendue entre les deux hém phères du cerveau, elle empêche que l'un hémisphère ne p sur l'autre dans le décubitus latéral. Elle a une direction verti et s'étend, dans le sens antéro-postérieur, en suivant la goutti longitudinale depuis l'apophyse crista-galli de l'ethmoïde jus la protubérance occipitale interne, où elle s'unit perpendicula ment à la tente du cervelet qu'elle maintient dans un état de t sion permanente.

Ce repli falciforme présente un bord supérieur convexe, renferme le sinus longitudinal supérieur et répond à la goutti longitudinale de la voûte du crâne; le bord inférieur, concave tranchant, est plus court que le supérieur, répond au corps calle commissure blanche qui unit les deux hémisphères du cerveau renferme le sinus longitudinal inférieur. L'extrêmité antérieu rétrécie, s'insère à l'apophyse crista-galli de l'ethmoïde; l'ex mité postérieure, élargie, s'insère sur la ligne médiane de la supérieure de la tente du cervelet et renferme le sinus droit.

Faux du cervelet. Située verticalement sur la ligne média entre l'extrêmité postérieure des hémisphères du cervelet, constitue un repli falciforme, épais, beaucoup moins sail que la faux du cerveau, et s'étend de la protubérance occipi interne jusqu'au trou occipital.

Son extrêmité supérieure, élargie, se continue avec la tente cervelet; son extrêmité inférieure, rétrécie, se bifurque et se p insensiblement sur le pourtour du trou occipital. Le bord po rieur, convexe, s'insère à la crête occipitale interne et renfe les sinus occipitaux postérieurs; le bord antérieur, concave tranchant, répond à la scissure médiane postérieure du cervelet.

Tente du cervelet. Repli transversal qui sépare le cervelet de la partie postérieure du cerveau, la tente du cervelet présente la forme d'une voûte incomplète dont la face supérieure, convexe, soutient les lobes postérieurs du cerveau et donne insertion, sur la ligne médiane, à la base de la faux du cerveau. La face inférieure, concave, se moule sur la face supérieure du cervelet et donne naissance, en arrière et sur la ligne médiane, à la faux du cervelet.

La circonférence externe et postérieure est convexe et s'insère, en arrière, à la portion horizontale des gouttières latérales, où elle renferme la partie correspondante des sinus latéraux; et en avant, au bord supérieur des rochers, où elle renferme de chaque côté le sinus pétreux supérieur.

La circonférence interne et antérieure, moins étendue que l'externe, a la forme d'une ogive ou d'une porte gothique dont la base, dirigée en avant, répond à la gouttière basilaire. Cette échancrure est remplie par la protubérance annulaire et par les tubercules quadrijumeaux.

Les extrêmités de la circonférence externe et postérieure s'insèrent aux apophyses clinoïdes postérieures; elles passent en forme de pont sur les nerfs trijumeaux. Les extrêmités de la circonférence interne et antérieure, croisent les précédentes, s'insèrent aux apophyses clinoïdes antérieures et concourent à former les sinus caverneux. Au point d'entre-croisement des extrêmités des deux circonférences de la tente du cervelet, se trouve l'entrée du nerf pathétique dans la dure-mère.

Autour de la selle turcique, la dure-mère forme un repli circulaire très mince, qui renferme le sinus coronaire de Ridley et emboîte la glande pituitaire.

La face interne de la dure-mère crânienne présente souvent, le long du sinus longitudinal supérieur, dans une étendue d'un demi pouce à un pouce et demi, des granulations blanchâtres, nommées *glandes* de *Pacchioni*. Elles siègent dans le tissu cellulaire sous-arachnoïdien, augmentent en nombre avec l'âge, proéminent souvent dans le sinus longitudinal supérieur et détermine quelquefois des fossettes à la face interne de la voûte crânien Ces corpuscules se produisent probablement sous l'influence congestions sanguines et sont formés de tissu cellulaire à son p mier degré de formation, ou de cellules en fuseau. On les re contre assez fréquemment autour des veines qui rampent dans pie-mère, à la face convexe des hémisphères du cerveau, près la scissure médiane.

DURE-MÈRE RACHIDIENNE. Plus mince et plus extensible que dure-mère crânienne, elle forme un cylindre creux, étendu da toute l'étendue du canal vertébral jusqu'au niveau de la deuxièr ou de la troisième vertèbre sacrée. A son extrêmité supérieur elle se continue par le trou occipital avec la dure-mère crânienn est intimement unie, en avant, au ligament occipito-axoïdien en arrière, au ligament occipito-atloïdien postérieur. Cette e trêmité est traversée de chaque côté par l'artère vertébrale.

L'extrêmité inférieure forme un sac commun aux racines ne veuses qui constituent la queue de cheval et se termine par u sommet obtus, fixé par des faisceaux fibreux aux dernières vert bres sacrées et au ligament sacro-coccygien postérieur.

La dure-mère rachidienne s'élargit au niveau de la régio cervicale et de la région lombaire, portions mobiles de la c lonne vertébrale, et se rétrécit au niveau de la région dorsal Elle a une capacité plus grande qu'il ne faut pour loger moëlle-épinière, afin de pouvoir contenir le liquide sous-arac noïdien. Sa face externe est séparée du périoste interne du can vertébral et des ligaments jaunes, par un tissu adipeux tr vasculaire et très mollasse, et par les plexus veineux intr rachidiens. En avant, cette face est unie au ligament vertébr commun postérieur par un tissu cellulaire très lâche.

De chaque côté, la dure-mère rachidienne envoie autant d prolongements cylindroïdes qu'il y a de nerfs spinaux; chaqu prolongement renferme les racines d'un nerf spinal, les accom pagne jusqu'à la sortie par le trou de conjugaison et se continu avec le périoste externe et avec le névrilème.

La face interne de la dure-mère spinale est tapissée par le feuillet pariétal de l'arachnoïde, elle est lisse, polie et lubrifiée par de la sérosité. De chaque côté, elle donne insertion aux dentelures du *ligament dentelé*. Ce ligament peut être considéré comme une dépendance de la dure-mère; il est étendu verticalement entre les racines des nerfs spinaux, et présente un bord externe festonné, garni de vingt à vingt-cinq dentelures qui s'unissent à la dure-mère, et un bord interne, non interrompu, qui se continue avec la pie-mère rachidienne.

Structure. La dure-mère est formée de fibres condensées de tissu cellulaire et de tissu élastique. Sa face interne est tapissée par un épithéléon pavimenteux, qui représente à lui seul le feuillet pariétal de l'arachnoïde. Le ligament dentelé présente la même structure que la dure-mère.

Vaisseaux et nerfs. Les *artères* de la dure-mère spinale sont fournies par les vertébrales, les intercostales, les lombaires et les sacrées. La dure-mère crânienne reçoit les artères méningées.

Les *veines* de la dure-mère rachidienne s'ouvrent dans les plexus veineux intra-rachidiens; celles de la dure-mère crânienne s'unissent aux veines méningées ou s'ouvrent dans les sinus veineux de la dure-mère.

Les *nerfs*, décrits par Arnold et Luschka, accompagnent les vaisseaux méningés et sortent du nerf trijumeau.

ARACHNOÏDE.

L'arachnoïde est une membrane séreuse très étendue qui tapisse la cavité encéphalo-rachidienne. Le feuillet pariétal de cette séreuse est intimement uni à la face interne de la dure-mère; le feuillet viscéral recouvre la face externe de la pie-mère et par là, le centre nerveux cérébro-spinal. On y distingue une portion encéphalique et une portion rachidienne.

ARACHNOÏDE ENCÉPHALIQUE. Le feuillet pariétal, réduit à son épithéléon, tapisse la face interne de la dure-mère crânienne; le feuillet viscéral recouvre la pie-mère crânienne, donne l'aspect lisse et poli à la surface de l'encéphale, et se continue av le feuillet pariétal, en se réfléchissant sur les nerfs et les va seaux qui partent de l'encéphale ou qui y aboutissent.

Le feuillet viscéral s'étend d'une circonvolution à l'autre, sa pénétrer dans les anfractuosités, s'engage entre les grandes visions de l'encéphale et doit être examiné à la face inférieu et à la face supérieure de l'encéphale.

A la face inférieure de l'encéphale, le feuillet viscéral de l rachnoïde s'engage dans la grande scissure du cerveau, sépa ainsi la partie antérieure des lobes antérieurs, réunit leur par postérieure, s'étend de chaque côté du lobe antérieur au lo postérieur, en formant l'*espace* ou *confluent sous-arachnoïdien l téral*, au niveau de la scissure de Sylvius, applique les ne olfactifs et les nerfs optiques contre la base du cerveau, forn une gaîne à l'entonnoir et se porte du chiasma des nerfs optiqu à la protubérance annulaire, pour se continuer avec le feuill viscéral de la portion spinale de l'arachnoïde. De cette maniè le feuillet viscéral de la portion crânienne, arrivé au niveau de dépression centrale de la base du cerveau, s'écarte de la pie-mèr à laquelle il est uni par du tissu cellulaire très lâche et prodı l'*espace* ou *confluent sous-arachnoïdien antérieur*, réservoir pri cipal du liquide sous-arachnoïdien, qui communique en ava avec les espaces sous-arachnoïdiens latéraux.

A la face supérieure de l'encéphale, le feuillet viscéral l'arachnoïde tapisse toute la surface du cerveau, s'engage da la grande scissure médiane, s'étend d'un hémisphère à l'autr en passant sous le bord libre de la faux du cerveau, passe so le bourrelet du corps calleux, rencontre la veine de Galie forme une gaîne autour de cette veine et pénètre dans les ve tricules du cerveau, en se réduisant à son épithéléon, qui t pisse la surface libre de la toile choroïdienne et des plex choroïdes.

Il tapisse la surface du cervelet et se continue avec le feuill viscéral de la portion spinale. En se portant de la scissure m diane postérieure du cervelet à la face postérieure de la moëll il laisse entre lui et la pie-mère un large espace, nommé *espace ou confluent sous-arachnoïdien postérieur*, qui renferme du liquide sous-arachnoïdien et communique avec le quatrième ventricule par une petite ouverture située à l'angle inférieur de ce ventricule.

Arachnoïde spinale ou rachidienne. Les deux feuillets sont contigus sans aucune adhérence intermédiaire. Le feuillet viscéral entoure lâchement la pie-mère et la moëlle épinière; il en est séparé par un tissu cellulaire rare et très délicat et par un espace, nommé *confluent spinal*, rempli du liquide sous-arachnoïdien. Ce feuillet enveloppe les racines qui forment la queue de cheval, s'étend ainsi jusqu'à la partie inférieure de la dure-mère, et envoie autour des racines de chaque nerf spinal, une gaîne qui se continue avec le feuillet pariétal, au point ou le nerf s'engage dans le trou de conjugaison.

Structure. Le feuillet pariétal n'est représenté que par une seule couche d'épithéléon pavimenteux; le feuillet viscéral est composé d'un tissu cellulaire condensé, entremêlé de fibres élastiques très fines, et tapissé d'une couche d'épithéléon pavimenteux.

L'arachnoïde ne possède pas de vaisseaux propres.

Liquide sous-arachnoïdien. Toute la surface libre des centres nerveux est baignée par une couche de liquide. Ce liquide est non seulement étendu sur la superficie du centre cérébro-spinal, mais il accompagne tous les nerfs spinaux jusqu'aux trous de conjugaison, et tous les nerfs crâniens jusqu'à leur sortie du crâne. C'est le liquide sous-arachnoïdien ou céphalo-rachidien.

Le liquide céphalo-rachidien siège dans le tissu cellulaire intermédiaire à la pie-mère et à l'arachnoïde. Ce tissu cellulaire étant partout continu à lui-même, il en résulte que les divers espaces sous-arachnoïdiens du crâne sont en communication les uns avec les autres et avec l'espace sous-arachnoïdien spinal.

Le liquide sous-arachnoïdien communique avec le liquide intra-cérébral, qui siège dans les ventricules du cerveau. Le liquide des ventricules latéraux communique avec celui du ventricule moyen par les ouvertures de Monro, et médiatement av le liquide du quatrième ventricule par l'aqueduc de Sylvius. l'extrêmité postérieure de ce dernier ventricule, se trouve 1 orifice qui le met en rapport avec l'espace ou confluent sou arachnoïdien postérieur, et par suite avec le confluent spin: Cette ouverture que Magendie appelle *orifice* des *cavités encéph liques,* est limitée, en avant, par le plancher du quatrième ve tricule; en arrière, par le ver inférieur du cervelet et latéral ment, par deux replis de la pie-mère qui s'élèvent des bor de ce calamus.

La quantité du liquide céphalo-rachidien est en raison inver du développement de l'axe cérébro-spinal; elle augmente da les cas d'atrophie et diminue dans les cas d'hypertrophie. Aus est-elle plus considérable chez les vieillards que chez les enfant dont le cerveau est plus développé, chez les individus éman et chez ceux qui sont depuis longtemps dans un état de d mence. Elle varie suivant la taille, suivant le temps qui s'e écoulé entre la mort et l'autopsie, car une partie du liqui passe toujours par voie d'imbibition dans les tissus ambiants.

La quantité normale, chez un homme de taille moyenne, e de 62 grammes, suivant Magendie. On peut en recueillir jusqu 372 grammes dans certains cas d'atrophie cérébrale.

Composition chimique. Ce liquide est alcalin, il a une save salée. Lassaigne lui a trouvé la composition suivante : eau 98,564; albumine, 0,088; osmazôme, 0,474; chlorure de s dium et de potassium, 0,801; matière animale et phosphate c chaux libre, 0,036; carbonate de soude et phosphate de chau 0,017.

D'après Magendie, les substances introduites dans la circulatio par les veines se retrouvent peu d'instants après dans le liqui céphalo-rachidien, le fait est facile à vérifier pour le cyanure l'iodure de potassium. Le même auteur pense qu'il est possib que ce soit par cette voie que beaucoup de substances agisse sur l'économie, en se trouvant en contact direct avec les centr nerveux.

Le liquide sous-arachnoïdien est produit par la pie-mère. On a reconnu que, chez l'animal vivant, en mettant cette membrane à découvert, il s'en exhale un liquide qui devient encore plus apparent lorsqu'on a injecté dans les vaisseaux une certaine quantité d'eau tiède.

PIE-MÈRE.

La pie-mère, située plus profondément que l'arachnoïde, enveloppe immédiatement le centre nerveux cérébro-spinal. Elle est très vasculaire et renferme les artères, qui se divisent en rameaux très ténus avant de pénétrer dans la pulpe nerveuse, et des veines qui sortent de cette substance pour se réunir en branches de plus en plus considérables. Sa face externe, libre, est lisse, polie et tapissée par le feuillet viscéral de l'arachnoïde; sa face profonde, adhérente, est intimement unie à la substance nerveuse par des prolongements vasculaires très nombreux. Elle doit être examinée à l'encéphale et à la moëlle.

Pie-mère encéphalique. La pie-mère encéphalique tapisse toutes les sinuosités de la surface encéphalique, enveloppe les circonvolutions, pénètre dans leurs anfractuosités et diffère par là du feuillet viscéral de l'arachnoïde. Plus mince et plus vasculaire que la pie-mère spinale, elle envoie sur les nerfs qui partent de l'encéphale, des prolongements qui se continuent avec le névrilème. Elle pénètre dans l'intérieur du cerveau en passant sous le bourrelet du corps calleux, et envoie des prolongements dans les ventricules du cerveau, pour y conduire les vaisseaux sanguins; ces prolongements constituent la *toile choroïdienne* et les *plexus choroïdes* dans les ventricules latéraux, dans le troisième et dans le quatrième ventricule.

PIE-MÈRE SPINALE. La pie-mère spinale, plus épaisse et plus fibreuse que la pie-mère encéphalique, constitue la membrane propre de la moëlle épinière et se prolonge sur les racines des nerfs spinaux, sous forme de névrilème. Elle exerce une certaine pression sur la pulpe nerveuse, qui fait hernie lorsque la pie-mère a été incisée. Cette membrane est recouverte à sa face ext par les vaisseaux de la moëlle, et présente des rides transvers et un grand nombre de prolongements filamenteux. De cha côté, elle donne insertion au *ligament dentelé*, situé entre les cines des nerfs. La face interne de la pie-mère spinale envoie prolongements dans les sillons médians de la moëlle épinière.

A l'extrêmité inférieure de la moëlle, la pie-mère se tern par un cordon grêle et long, qui descend au milieu de la qu de cheval, jusqu'à l'extrêmité inférieure du canal vertébral ligament est nommé *ligament coccygien* ou *filet terminal* et a considéré comme un nerf impair. Il renferme de la substa grise et des fibres nerveuses très grêles.

Structure. La pie-mère encéphalique n'est formée que par réseau vasculaire dont les mailles sont remplies par du tissu lulaire très mou et peu fibrillaire. La pie-mère spinale est for d'un tissu cellulaire condensé, à fibres longitudinales et parall entremêlées de fibres élastiques, et renferme moins de vaiss que la pie-mère encéphalique.

Vaisseaux. La pie-mère ne possède pas seulement les vaiss sanguins du centre nerveux cérébro-spinal, mais elle contien réseau capillaire qui lui est propre. Cette membrane renferme vaisseaux lymphatiques, ainsi que l'ont démontré les inject de Fohmann et d'Arnold. La pie-mère possède des nerfs nombr qui entourent les artères et dont les fibres primitives se divi fréquemment dans l'épaisseur de cette membrane.

MOËLLE ÉPINIÈRE.

La moëlle épinière est la portion cylindroïde du centre céré spinal.

Situation. Entourée de ses membranes d'enveloppe, elle renfermée dans le canal vertébral, et située sur la ligne médi derrière les appareils de la digestion, de la respiration et circulation.

Dimensions. La moëlle ne remplit pas tout le canal vertél

elle s'étend du trou occipital jusqu'au niveau de la première vertèbre lombaire et rarement jusqu'à la deuxième vertèbre. Elle a ainsi une longueur de quinze pouces et demi à dix-sept pouces et demi. Sa largeur est de cinq lignes et son épaisseur, de quatre lignes. Elle n'occupe pas toute la largeur du canal vertébral; il reste un espace entre ce canal et la dure-mère, et un autre entre l'arachnoïde et la pie-mère. Ce dernier espace est rempli par le liquide sous-arachnoïdien.

Au troisième mois de la vie fœtale, la moëlle occupe toute la longueur du canal vertébral, jusqu'au coccyx. Mais à partir de cette époque, le développement de la moëlle reste stationnaire, tandis que la colonne vertébrale continue à croître; de manière qu'après la naissance, la moëlle ne s'étend que jusqu'à la première vertèbre lombaire.

Poids. La moëlle pèse en moyenne un peu plus qu'une once. Son poids comparé à celui de tout le corps est plus considérable chez l'homme que chez les animaux, excepté chez les oiseaux.

Direction. Elle suit toutes les inflexions de la colonne vertébrale et participe à ses déviations.

Forme. La moëlle est symétrique et a la forme d'un cylindre aplati d'avant en arrière. Mais la moëlle présente des rétrécissements et de renflements. Rétrécie à son origine, elle présente un premier renflement entre la troisième vertèbre cervicale et la troisième vertèbre dorsale, au niveau du point de départ des nerfs du membre thoracique; c'est le *renflement cervical* ou *brachial*. Immédiatement au-dessous de ce point, elle se rétrécit, et s'élargit de nouveau entre la dixième et la douzième vertèbre dorsale; ce dernier renflement est nommé renflement *lombaire* ou *crural*. Il répond à l'origine des nerfs du membre inférieur.

L'extrêmité supérieure se continue avec la moëlle alongée, immédiatement au-dessous de la décussation des pyramides antérieures.

L'extrêmité inférieure se termine par un sommet obtus, nommé *cône médullaire*. Ce cône donne naissance au *filet terminal*, cordon grêle qui s'étend jusqu'à la base du coccyx.

Faces. La surface de la moëlle épinière est divisée en une fa antérieure, en une face postérieure et en deux faces latérale:

La *face antérieure* présente sur la ligne médiane un sill longitudinal, nommé *sillon longitudinal antérieur.* Ce sillon occu le tiers antérieur de l'épaisseur de la moëlle, s'étend jusqu'à commissure et renferme un repli de la pie-mère.

De chaque côté du sillon médian, au niveau de l'insertion d racines antérieures, se trouve le *sillon latéral antérieur,* prod par la succession des points d'insertion de ces racines.

La *face postérieure* présente sur la ligne médiane le *sillon lo gitudinal postérieur,* beaucoup plus profond que l'antérieur; donne passage à des vaisseaux et s'étend jusqu'à la commissu de la moëlle.

De chaque côté, l'insertion des racines postérieures produit *sillon latéral postérieur.*

Structure. La moëlle épinière est formée d'une membrane prop et de substance nerveuse.

La *membrane propre* ou d'enveloppe est constituée par la pi mère rachidienne que nous avons décrite.

La substance ou pulpe nerveuse de la moëlle est très moll et beaucoup plus diffluente que la substance nerveuse de l'e céphale. Elle forme deux demi-cylindres longitudinaux, sépar par le sillon médian antérieur et par le sillon médian postérieu et liés entre eux par une lame transversale et médiane, nomm *commissure* de la moëlle.

Par des sections horizontales, on reconnaît que, dans toute s longueur, la moëlle est composée de deux substances, l'une *gri* ou *corticale*, qui occupe le centre, et l'autre *blanche* ou *médullair* qui occupe toute la périphérie de la moëlle.

La *substance grise* constitue une lame médiane et transversal nommée *commissure grise,* et deux lames latérales, d'une form semi-lunaire à convexité interne, et situées dans les demi-cylindr de la moëlle. Ces deux lames grises latérales, aussi nommé *cornes,* sont liées entre elles par la commissure grise; de manièr que la substance grise représente un X ou une croix en sa oir (×). La moitié antérieure des lames latérales, ou la portion située au devant de la commissure grise est renflée et constitue a *corne antérieure;* elle répond aux racines antérieures des nerfs spinaux, et est séparée de la surface par une couche assez épaisse de substance médullaire. La moitié postérieure des lames latérales grises constitue la *corne postérieure.* Elle est plus effilée et plus grêle que l'antérieure, se projette plus en dehors, et arrive contre la surface de la moëlle, au point d'implantation des racines postérieures. La corne postérieure n'est séparée de la surface que par une très mince couche de substance blanche et diffère par là de la corne antérieure. Le *filet terminal* renferme de la substance grise dans toute son étendue.

La *substance blanche* ou *médullaire* de la moëlle épinière forme dans chaque moitié ou demi-cylindre *trois cordons.* Les cordons *antérieurs* sont séparés, sur la ligne médiane, par le sillon longitudinal antérieur, au fond duquel ils sont unis entre eux par une lame médullaire, nommée *commissure blanche.* En dehors, ils sont limités par la corne antérieure et par le sillon latéral antérieur, en se continuant cependant avec les cordons *latéraux.* Ceux-ci situés entre les deux cornes, sont limités en arrière par le sillon latéral postérieur, où ils touchent les *cordons postérieurs*, qui sont séparés sur la ligne médiane, par le sillon longitudinal postérieur, au fond duquel se voit la commissure grise. Les cordons antérieurs sont moteurs; les cordons postérieurs, sensitifs; et les cordons latéraux, de nature mixte, sont moteurs dans leur partie antérieure et sensitifs dans leur partie postérieure.

Examinée au *microscope*, la *substance grise* est composée de *globules ganglionnaires* et de *fibres.* Les globules ganglionnaires, d'un volume très varié, renferment plus d'un noyau et sont tous pourvus de prolongements; le plus grand nombre même présente des prolongements multiples et ramifiés, qui se terminent par des filaments très ténus. La couche demi-transparente, nommée *substance gélatineuse,* qui revêt les cornes postérieures, renferme les corpuscules ganglionnaires les plus petits; et ces corpuscules, pourvus d'un seul noyau, sont les uns unipolaires et les autres bi- ou tri-polaires.

Les fibres nerveuses de la substance grise constituent environ la moitié de cette substance. Elles sont très ténues et d'autres un peu plus larges appartiennent aux racines des nerfs. Il est excessivement difficile d'établir la continuité entre les prolongements des corpuscules ganglionnaires et les fibres propres de la substance médullaire; cependant Schrœder van der Kolk prétend avoir observé cette continuité.

La substance grise du filet terminal renferme des corpuscules ganglionnaires très pâles et pourvus d'un noyau, avec lesquels sont mêlées des fibres nerveuses très grêles.

La *substance blanche* ou *médullaire* est composée de *fibres nerveuses verticales* et *horizontales*. Les fibres verticales existent dans toute l'étendue de la substance médullaire, excepté dans la commissure blanche. Dans un grand nombre de points, par exemple, dans la partie interne des cordons antérieurs et postérieurs, dans une grande portion des cordons latéraux, les fibres verticales existent seules; ailleurs, elles sont mêlées aux fibres horizontales. Toutes ces fibres sont parallèles entre elles, ne forment point des fascicules séparés par du tissu cellulaire et présentent les caractères des fibres du centre cérébro-spinal (1).

Les fibres horizontales existent: 1° à l'entrée des racines des nerfs spinaux, 2° dans les portions correspondantes des cordons latéraux et des cordons postérieurs, et 3° dans la commissure blanche. La commissure blanche ou antérieure est composée des fibres les plus profondes des cordons antérieurs; ces fibres s'entre-croisent sur la ligne médiane, et celles qui sortent du cordon antérieur du côté droit, se rendent dans les racines antérieures du côté gauche. La commissure blanche n'est donc pas une véritable commissure, composée de fibres transversales, mais elle constitue la *décussation* des cordons antérieurs. On voit bien cette disposition sur une moëlle qui a séjourné pendant vingt-

(1) V. mon Manuel d'Anatomie générale, p. 98.

quatre heures dans de l'acide chromique dilué. En séparant les cordons antérieurs, on voit les fibres qui s'enlacent obliquement; on peut d'ailleurs le voir très distinctement, au microscope, sur des lames horizontales très minces, qu'on enlève au moyen d'un rasoir, après que la moëlle a été suffisamment durcie dans l'acide chromique dilué.

Les *racines* des *nerfs spinaux* pénètrent par les sillons latéraux, antérieurs et postérieurs, se dirigent horizontalement dans les cornes de la substance grise, et n'entrent pas immédiatement en communication avec les fibres longitudinales ou verticales; elles ne se terminent pas non plus directement dans la substance grise voisine; mais elles se séparent en fascicules qui pénètrent entre les fibres longitudinales, pour changer de direction et devenir longitudinales. Voici la disposition de ces fibres, telle qu'elle a été observée par Kölliker : les fibres des *racines antérieures* ou *motrices* pénètrent dans les cornes antérieures; la plus grande portion se dirige en dedans, et s'entre-croise dans la commissure blanche avec une portion correspondante venant du côté opposé, pour s'engager dans le cordon antérieur de ce dernier côté. L'autre portion des racines antérieures se dirige en arrière et en dehors, pour pénétrer dans le cordon latéral correspondant. En résumé : *les fibres longitudinales d'un cordon antérieur communiquent avec les racines motrices du côté opposé. L'autre portion de ces racines naît de la partie antérieure du cordon latéral du même côté et quitte la moëlle, sans qu'il y ait eu entre-croisement dans la moëlle même.* Mais cette portion des cordons latéraux, étant arrivée à la moëlle alongée, s'entre-croise avec celle de l'autre côté et constitue de chaque côté la pyramide antérieure. De là il résulte que les cordons qui donnent naissance aux racines motrices, s'entrecroisent en partie dans la moëlle épinière et en partie dans la moëlle alongée.

Les fibres des *racines postérieures* ou *sensitives*, un peu plus grêles que celles des racines antérieures, pénètrent dans les cornes postérieures et se divisent en deux portions. Les unes deviennent aussitôt ascendantes et s'engagent dans le cordon latéral et dans le cordon postérieur du même côté; les autr se dirigent en avant et en dedans, s'unissent en partie au mêmes cordons et s'engagent en partie dans la commissu grise, où elles s'entre-croisent probablement avec celles l'autre côté; mais ce dernier point n'est pas encore démontr Une autre question qui est également encore en litige, c'e celle de savoir si les fibres des nerfs spinaux prennent le origine dans la moëlle ou dans l'encéphale. Il est très probab que les corpuscules ganglionnaires à prolongements multipl donnent naissance à des fibres nerveuses, puisqu'il a été po sible dans quelques cas rares, il est vrai, d'établir la continu entre les fibres nerveuses des racines et les prolongements ces corpuscules. D'autres fibres, étendues entre les corpuscul ganglionnaires de l'encéphale et ceux de la moëlle, peuvent alo établir le lien entre les fibres des racines des nerfs spinaux les diverses parties de l'encéphale.

Chez le fœtus, il existe dans le centre de la commissure gris un canal qui disparaît après la naissance. Ce n'est qu'exceptio nellement qu'il persiste dans une certaine étendue de la porti cervicale, comme prolongement du quatrième ventricule.

Vaisseaux. Les *artères* de la moëlle épinière sont fournies p les vertébrales, les intercostales et les lombaires. Les principal sont les *artères spinales,* branches des vertébrales (v. pag. 41

Les *veines* se forment dans la pie-mère, accompagnent l racines des nerfs et s'unissent aux plexus intra-rachidiens aux veines extra-rachidiennes.

Usages. 1° La moëlle établit la communication entre les ne spinaux et l'encéphale; de cette manière elle agit comme simple cordon conducteur. Ses cordons antérieurs sont moteur ses cordons postérieurs, sensitifs; et les cordons latéraux so mixtes : la portion antérieure en est motrice; la portion post rieure, sensitive.

Relativement au principe des mouvements respiratoires comn à celui des mouvements du cœur, la moëlle n'est qu'un simp cordon conducteur.

2° La moëlle agit comme source d'innervation dans les *mouvements réflexes* des muscles de la vie animale et de la vie organique (cœur), dans les sensations combinées ou réflexes, et dans l'acte réflexe des nerfs vaso-moteurs.

D'après les graves atteintes que subissent la circulation et la respiration par suite de la destruction de la moëlle épinière, il est permis de croire que les actes qui se lient à l'activité du cours du sang artériel et à l'exercice normal des poumons, tels que la nutrition, les sécrétions et la calorification, doivent être modifiés d'une manière fâcheuse par les lésions de la moëlle. Indépendamment de l'influence générale, chaque portion en exerce une toute locale.

La partie supérieure du tube digestif reçoit ses nerfs de la moëlle alongée; le canal intestinal, les organes génitaux et la vessie ne sont influencés par la moëlle qu'au moyen de l'entremise du grand sympathique. Dans les lésions de la moëlle épinière, on observe généralement une constipation opiniâtre, à laquelle succèdent des évacuations alvines involontaires. Il y a paralysie et anesthésie du réservoir urinaire.

ENCÉPHALE.

L'encéphale comprend toute la masse nerveuse qui remplit la boîte crânienne.

Forme. Il a une forme ovoïde, se moule sur la cavité crânienne et est aplati à sa face inférieure, où il présente une dépression centrale, qui correspond à la selle turcique.

Dimensions. Il a une longueur de six pouces, une largeur de cinq pouces et une hauteur de quatre pouces et demi. Le poids moyen de l'encéphale est de quarante-huit onces, chez l'homme; et de quarante-quatre onces, chez la femme.

Composition. L'encéphale comprend : 1° une partie supérieure et antérieure, très considérable, c'est le *cerveau*; 2° une partie postérieure et inférieure, recouverte par l'extrêmité postérieure du cerveau, c'est le *cervelet;* et 2° une partie centrale et inférieure, qui établit le lien entre la moëlle épinière d'un côté cerveau et le cervelet de l'autre côté, c'est le *mésocéphale* ou *nœud* de *l'encéphale.*

MÉSOCÉPHALE.

Le mésocéphale constitue la partie moyenne de l'encépha occupe la gouttière basilaire du crâne, depuis le trou occip jusqu'aux apophyses clinoïdes postérieures, et s'étend un peu dessus de l'échancrure de la tente du cervelet. Il a une for alongée et pèse une once environ. Le mésocéphale compren 1° la *moëlle alongée*, 2° la *protubérance annulaire* et 3° les *tub cules* ou *corps quadrijumeaux.*

MOËLLE ALONGÉE.

Situation. La moëlle alongée ou *bulbe rachidien* s'étend du t occipital jusqu'au milieu de la gouttière basilaire; et est re dans une dépression longitudinale que présente la face inférie du cervelet.

Forme. Dirigée obliquement comme la gouttière basilaire, moëlle alongée a la forme d'un cône, d'un pouce de longue dont le sommet tronqué dirigé en bas se continue avec la moë épinière, et dont la base, regardant en haut et en avant, répo à la protubérance annulaire.

Faces. La surface de la moëlle alongée présente à considé quatre faces : une antérieure, une postérieure et deux latéral

La *face antérieure*, convexe et répondant à la gouttière ba laire, présente sur la ligne médiane un sillon longitudin nommé *sillon médian*, dans lequel pénètrent de nombreux va seaux. Ce sillon, beaucoup plus superficiel que celui de la moë avec lequel il se continue, est interrompu à dix lignes au-dess de la protubérance, par la *décussation* ou *entre-croisement pyramides.* Il se termine supérieurement par une fossette p fonde, nommée trou borgne de Vicq d'Azyr, qui occupe le po d'intersection de ce sillon avec la protubérance.

A côté du sillon médian se trouvent deux cordons, appelés *pyramides antérieures*, une de chaque côté. Étroites à leur origine, au niveau du collet du bulbe rachidien, les pyramides antérieures écartent les cordons antérieurs de la moëlle épinière, se dirigent obliquement en haut et un peu en dehors, deviennent plus saillantes et plus épaisses; et parvenues à la protubérance, elles se rétrécissent et s'arrondissent en cylindre, pour pénétrer dans la protubérance annulaire et se rendre aux cuisses du cerveau.

En dehors des pyramides antérieures, sur un plan un peu plus postérieur, se trouvent les *olives* ou *corps olivaires*. Les corps olivaires sont beaucoup plus courts que les pyramides antérieures; ils n'ont que six lignes de longueur et sont obliquement dirigés en bas et en dedans; leur extrémité supérieure, renflée, n'atteint pas la protubérance annulaire, dont elle reste séparée par une rainure profonde; leur extrêmité inférieure, effilée, moins proéminente que la supérieure, est bridée par un faisceau de fibres disposées en arcades à concavité supérieure, c'est le *faisceau arciforme des olives*. Le bord externe des pyramides, la série des filets nerveux qui constituent le nerf grand hypoglosse, établissent leurs limites en dedans. Une rainure profonde, verticalement dirigée, les sépare en dehors des *corps restiformes*.

Les corps olivaires sont produits par une lamelle festonnée de substance grise qui circonscrit un noyau médullaire dans les cordons olivaires; cette substance grise se continue avec la corne antérieure de la moëlle épinière et a reçu le nom de *corps festonné* ou *dentelé* des olives. Les cordons olivaires sont la continuation des cordons antérieurs de la moëlle épinière, qui ont été refoulés en dehors par les pyramides antérieures.

La *face postérieure* de la moëlle alongée présente en bas les cordons postérieurs de la moëlle épinière; ces cordons, séparés par le sillon longitudinal postérieur, montent d'abord verticalement et après un court trajet, ils se projettent en dehors, vont en divergeant en haut, pour gagner le cervelet. Ce sont les *cordons restiformes* ou pédoncules *cérébelleux inférieurs*.

Les cordons restiformes circonscrivent, par leur divergen un espace triangulaire à base antérieure et supérieure. Cet esp présente, sur la ligne médiane, la continuation du sillon lon tudinal postérieur; et de chaque côté, une mince couche substance grise, qui est la continuation de la substance grise la moëlle épinière. A la partie la plus inférieure de ce triang on découvre deux élévations grises en forme de lancette, à b postérieure et inférieure; ce sont les *ailes grises* ou *émine* *cunéïformes.* A côté du sillon médian, on distingue le relief *cordons ronds*, formés par le faisceau postérieur des cordons la raux de la moëlle épinière.

A la base de ce triangle, se trouvent des stries médullai transversales, nommées *stries médullaires acoustiques;* très va bles en nombre, elles se dirigent transversalement ou un obliquement en dehors, se continuent en partie avec les ne acoustiques, et pénètrent en partie dans les cordons restiform C'est à cause de cette disposition qu'on a comparé cet esp triangulaire à une plume à écrire et qu'on lui a donné le n de *calamus scriptorius.* La tige est représentée par le sillon n dian dont l'extrêmité inférieure, au point de divergence des c dons restiformes, constitue le bec; les stries médullaires form les barbes de la plume. Le calamus scriptorius fait partie plancher du quatrième ventricule; il en occupe la moitié p térieure.

Les *faces latérales* de la moëlle alongée présentent les cordo olivaires, les cordons restiformes et à trois lignes environ dessous de l'extrêmité inférieure des olives, une saillie oblong dont la couleur tient le milieu entre celle de la substance gr et celle de la substance médullaire; cette saillie grisâtre a re le nom de *tubercule cendré.*

Structure. La moëlle alongée est composée de substance r dullaire et de substance grise.

La *substance médullaire* ou *blanche* est en partie la continuat de celle de la moëlle épinière et est en partie constituée par fibres propres à la moëlle alongée. Les cordons de la moëlle é nière se prolongent dans la moëlle alongée, mais ils changent de disposition relative et l'un des trois se bifurque. Ainsi il existe, de chaque côté de la moëlle alongée, quatre cordons au lieu de trois comme à la moëlle épinière. Ces cordons sont, en procédant d'avant en arrière : les pyramides antérieures, les cordons olivaires, les cordons restiformes et les cordons ronds.

Les pyramides antérieures et les cordons ronds résultent de la division des cordons latéraux de la moëlle épinière; les cordons olivaires sont la continuation des cordons antérieurs de la moëlle épinière, cordons qui ont été refoulés en dehors par les pyramides antérieures; les cordons restiformes sont la continuation des cordons postérieurs de la moëlle épinière. Voici comment s'opère ce changement dans la disposition relative de ces cordons, ainsi que l'a démontré d'abord M. Arnold : les cordons latéraux de la moëlle épinière, avant d'arriver à la moëlle alongée, se séparent en deux faisceaux : le faisceau antérieur, formé de fibres motrices, se dirige en avant et en dedans, refoule en dehors le cordon antérieur qu'il met sur le deuxième rang, et s'entre-croise sur la ligne médiane avec celui de l'autre côté, pour constituer la pyramide antérieure du côté opposé. Ainsi la pyramide du côté droit sort du cordon latéral gauche de la moëlle épinière. L'autre faisceau ou le faisceau postérieur du cordon latéral devient le cordon rond, qui longe le sillon médian du plancher du quatrième ventricule, pour se rendre aux cuisses du cerveau, en passant sous les tubercules quadrijumeaux, où il se croise avec celui de l'autre côté. Les cordons antérieurs de la moëlle épinière, ainsi déplacés par les pyramides, forment les cordons olivaires dont le noyau gris ou le corps festonné produit un relief ovoïde, nommé olive. On a donné des noms particuliers à la portion des fibres situées en dehors ou en dedans de la substance grise; mais ces distinctions compliquent inutilement la description de cette structure.

Les cordons postérieurs de la moëlle épinière s'écartent pour constituer les cordons restiformes, qui se rendent au cervelet.

La substance médullaire propre à la moëlle alongée est exclusivement composée de fibres à-peu-près perpendiculaires aux cordons. Parmi ces fibres, il faut ranger : 1° les fibres arciform et transverses qui recouvrent la surface externe des pyramid et des olives; 2° les fibres droites qui se dirigent d'avant en a rière à côté de la ligne médiane et constituent le *raphé*, décı par Stilling; et 3° les fibres *médullaires transversales* qui sorte des précédentes et s'engagent transversalement dans chaque mo tié de la moëlle alongée. Elles commencent derrière les pyramid antérieures, se dirigent en dehors et constituent le noyau m dullaire des corps olivaires, en dedans de la lame grise, nommé corps dentelé ou frangé. Ces fibres traversent la lame grise, s contournent en arrière et gagnent les cordons restiformes. D'au tres fibres, plus postérieures que les précédentes, passent der rière le noyau olivaire, et pénètrent directement dans les cordon restiformes. Ces fibres semblent unir les pédoncules cérébelleu inférieurs aux parties antérieures de la moëlle alongée.

La *substance grise* de la moëlle alongée occupe trois point différents. 1° Elle forme une lame festonnée dans les cordons olivaires; cette lame, formée de corpuscules ganglionnaires à deux ou à cinq prolongements, circonscrit une capsule presque complète, ouverte seulement du côté interne, par où pénètrent les fibres médullaires.

2° Elle existe dans les cordons restiformes, en petite quantité et entremêlée de fibres médullaires, comme continuation de la corne postérieure de la moëlle et formant le noyau ou le tubercule cendré.

3° Elle recouvre le calamus scriptorius et s'étend jusqu'à l'aqueduc de Sylvius; cette couche de substance grise résulte de l'épanouissement du noyau gris de la moëlle épinière, renferme des fibres très grêles et est composée de globules ganglionnaires de tout calibre; les plus considérables, à prolongements ramifiés, existent dans les *ailes grises* et principalement dans la *substance ferrugineuse*, située à la partie externe et antérieure du plancher du quatrième ventricule.

Usages. Sensible en arrière, tout-à-fait insensible en avant, la moëlle alongée concourt à transmettre au cerveau les impressions reçues par les nerfs spinaux; et à la moëlle, le principe des mouvements volontaires. Elle jouit, en outre, à un très haut degré, du pouvoir réflexe ou excito-moteur. Mais la moëlle alongée n'est pas comme la moëlle épinière, un simple conducteur du principe des mouvements respiratoires; elle est, au contraire, le foyer central et l'organe régulateur de ces mouvements de conservation.

Mr Flourens est parvenu à déterminer le *premier moteur* du mécanisme respiratoire, ce qu'il a nommé le *point central* du système nerveux. Ce point commence immédiatement au-dessus de l'origine du nerf pneumo-gastrique et s'étend inférieurement jusqu'à trois lignes au-dessous de cette origine. On peut détruire à ce niveau, les pyramides antérieures et les cordons restiformes, et voir la respiration persister; au contraire, la destruction isolée du faisceau olivaire ou intermédiaire, au même niveau, produit la *suspension instantanée* de la respiration.

La moëlle alongée exerce une grande influence sur les mouvements du cœur. Le courant d'un appareil électro-magnétique, dirigé à travers la moëlle alongée, produit la contraction permanente ou tétanique du cœur qui cesse de battre. En coupant les nerfs pneumo-gastriques sur une grenouille, les mouvements du cœur deviennent tumultueux. Bidder conclut de là que les mouvements du cœur sont sous la dépendance de ganglions propres et que la moëlle alongée les régularise.

Les effets des lésions morbides dans la moëlle alongée sont-ils *directs* ou *croisés*, c'est-à-dire, se manifestent-ils du même côté que cette lésion ou du côté opposé? Il existe des effets directs et des effets croisés; directs, dans les faisceaux postérieurs ou cordons restiformes et cordons ronds; et croisés, dans les faisceaux antérieurs ou pyramides et cordons olivaires.

PROTUBÉRANCE ANNULAIRE.

Situation. La protubérance annulaire, aussi nommée *pont* de *Varole*, occupe la moitié supérieure de la gouttière basilaire, jusqu'aux apophyses clinoïdes postérieures. Elle est intermédiai au cerveau, au cervelet, à la moëlle alongée, et est obliqueme dirigée de haut en bas et d'avant en arrière.

Forme. La protubérance annulaire représente une éminen cuboïde et blanchâtre à l'extérieur.

La *face inférieure* se continue avec la moëlle alongée et e limitée en bas, par un bord saillant. La *face supérieure* don naissance aux *cuisses* du *cerveau* ou *pédoncules cérébraux* et pr sente un bord inférieur très saillant, convexe sur les côtés échancré au milieu. Les *faces latérales* se rétrécissent et s'alo gent en haut et en arrière, pour se confondre avec les *pédoncul cérébelleux moyens* ou *processus cerebelli ad pontem.*

La *face antérieure*, convexe et fasciculée dans le sens transve sal, présente sur la ligne médiane un sillon antéro-postérieu produit par le relief des pyramides antérieures de la moëll alongée, qui traversent la protubérance sur les côtés de la lig médiane. Dans ce sillon est ordinairement logé le tronc basilaire quelquefois cependant ce tronc passe à côté du sillon. La fa antérieure de la protubérance annulaire répond à la moitié a térieure de la gouttière basilaire.

La *face postérieure* présente sur la ligne médiane la continua tion du sillon médian postérieur de la moëlle alongée, et s continue de chaque côté avec les *pédoncules cérébelleux supérieu* ou *processus cerebelli ad corpora quadrigemina,* cordons médu laires qui sortent du cervelet, pour se rendre aux cuisses d cerveau en passant sous les tubercules quadrijumeaux. Elle es libre dans ses deux tiers postérieurs, répond à la valvule d Vieussens, tendue entre les pédoncules cérébelleux supérieur et est recouverte dans son tiers antérieur par les tubercules qua drijumeaux. Tout-à-fait en arrière, elle est séparée du ver infé rieur du cervelet par un espace qui fait partie du quatrièm ventricule.

Structure. La protubérance annulaire est composée de couche alternantes de substance médullaire et de substance grise. La substance médullaire y prédomine; elle est formée de fibre ransversales, qui appartiennent aux pédoncules cérébelleux noyens; et de fibres antéro-postérieures, qui sont la continuation les cordons antérieurs et latéraux de la moëlle alongée. En pro-édant d'avant en arrière, la couche la plus superficielle est ormée de fibres transversales, qui se rendent d'un hémisphère lu cervelet à l'autre. La couche plus profonde est composée de ibres antéro-postérieures, entremêlées de substance grise; ces ibres sont la continuation des faisceaux inférieurs des pyramides ntérieures et se rendent dans les cuisses du cerveau. A cette ouche succède un plan profond de fibres transversales entre-nêlées d'une masse de substance grise, nommée le *noyau central* le la protubérance. Ces fibres transversales se rendent d'un côté lu cervelet à l'autre.

Derrière cette couche se trouvent des fibres antéro-postérieu-es, qui sont les prolongements des faisceaux supérieurs des yramides antérieures, des cordons olivaires, moins les rubans e Reil, des cordons ronds ou *processus medullæ oblongatæ ad orpora quadrigemina* et des pédoncules cérébelleux supérieurs. es cordons ronds, aussi nommés faisceaux innominés du bulbe, entre-croisent entre eux dans la protubérance. Toutes ces fibres ntéro-postérieures sortent par la face antérieure de la protubé-ance annulaire pour constituer deux gros faisceaux médullaires, ommés cuisses du cerveau ou pédoncules cérébraux.

Usages. Les faisceaux sensitifs et moteurs de la moëlle tra-ersent la protubérance annulaire. Ses lésions troublent par là exercice du mouvement et de la sensibilité. L'action de la pro-ubérance sur le mouvement est croisée; sur la sensibilité, elle est que partiellement croisée, par l'entre-croisement des cordons onds.

La protubérance est un *organe spécial d'action*, à cause du oyau considérable de substance grise qui existe dans son inté-eur : 1° la production des mouvements de locomotion est plus écialement sous sa dépendance, comme ceux de conservation, de la respiration en particulier, sont sous la dépendance im-édiate du bulbe rachidien. 2° La protubérance est un centre de perceptibilité, qui suivant la nature de la sensation agit seul par exemple, dans les douleurs physiques, ou réclame le concours des lobes cérébraux.

TUBERCULES QUADRIJUMEAUX.

Situation. Les tubercules quadrijumeaux sont situés sur la ligne médiane, à la partie antérieure de la face postérieure de la protubérance annulaire, et au niveau de l'échancrure de la tente du cervelet.

Faces et Rapports. La *face supérieure*, libre, est située au devant de la scissure médiane antérieure du cervelet et au-dessous du bourrelet du corps calleux. Elle présente quatre éminences séparées par deux sillons qui se croisent à angle droit sur la ligne médiane. Les deux antérieures, plus volumineuses, sont les *éminences nates* ou *antérieures;* les deux postérieures, plus petites, les *éminences testes* ou *postérieures.* Sur cette face est couchée la glande pinéale.

La *face inférieure* ou la *base* se continue avec l'extrêmité postérieure des pédoncules cérébraux et avec la partie antérieure de la face postérieure de la protubérance annulaire. Cette base est traversée sur la ligne médiane et d'arrière en avant par l'aqueduc de Sylvius, qui fait communiquer le troisième avec le quatrième ventricule. Le fond de l'aqueduc de Sylvius est formé par les cordons ronds, qui se rendent aux cuisses du cerveau; les parois latérales de cet aqueduc sont constituées par les pédoncules cérébelleux supérieurs, qui concourent également à la formation des cuisses du cerveau.

La *face antérieure* des tubercules quadrijumeaux se continue au milieu, avec la commissure postérieure du cerveau; et de chaque côté, avec les couches optiques.

La *face postérieure* donne entrée de chaque côté aux pédoncules cérébelleux supérieurs, entre lesquels elle se continue avec la valvule de Vieussens.

Aux *faces latérales* aboutit de chaque côté le *ruban de Reil*, aussi nommé le *lacet* ou *faisceau triangulaire latéral* de l'*isthme*. C'est un faisceau triangulaire qui sort par son sommet du cordon olivaire, se dirige en haut et en avant en s'élargissant, contourne les pédoncules cérébelleux supérieurs et pénètre par sa base dans les tubercules quadrijumeaux, où il se continue avec celui de l'autre côté.

Structure. Les tubercules quadrijumeaux présentent la même structure que les ganglions du cerveau. Leur surface est recouverte par une très mince couche de substance médullaire. Leur intérieur est constitué par une masse de substance grise, traversée par les fibres médullaires des rubans de Reil.

Usages. Les tubercules quadrijumeaux sont des centres de réflexion de l'effet centripète des nerfs optiques, sur les nerfs moteurs qui président à la contraction de l'iris. Leur ablation paralyse cette membrane.

En l'absence des hémisphères, ces tubercules sont encore des foyers de perception incomplète pour les sensations de la vue. L'action des tubercules quadrijumeaux est croisée.

CERVELET.

Situation. Le cervelet est placé derrière et au-dessus de la moëlle alongée et de la protubérance annulaire, dans les fosses occipitales inférieures, et s'étend jusqu'à la hauteur de l'angle supérieur de l'occipital.

Rapports. Il est uni en avant et en bas au mésocéphale, par les trois paires de pédoncules ou cuisses du cervelet; et étant recouvert par les lobes postérieurs du cerveau, il en est séparé par la tente du cervelet.

Volume. Son volume est en rapport avec celui du cerveau, et est à peu près égal dans les deux sexes. Il est proportionnellement moins volumineux chez l'enfant nouveau-né que chez l'adulte; chez le premier, il est au cerveau comme 1 : 20 et chez le second, comme 1 : 7. Il constitue environ la huitième partie de l'encéphale et pèse en moyenne quatre onces et demie.

Forme. Il a la forme d'un ellipsoïde symétrique, aplati de hau en bas, et dont le grand diamètre est transversal; de manièi que la face supérieure et la face inférieure sont les plus étendue Ses bords, larges et convexes, sont échancrés en avant et e arrière, sur la ligne médiane.

On y distingue une portion médiane, nommée *lobe médian* (deux parties latérales ou *hémisphères.* En haut, les hémisphère ne sont pas très distincts du lobe médian; mais ce dernier es limité en avant par l'*échancrure antérieure*, et en arrière, pa l'*échancrure postérieure* du cervelet.

Faces. Le cervelet présente à considérer une face supérieure une face inférieure, et une circonférence.

La *face supérieure* offre sur la ligne médiane une éminenc antéro-postérieure, qui, très saillante en avant, finit comme e mourant en arrière. Cette éminence, divisée en un grand nom bre d'anneaux par des sillons transverses, a reçu le nom de *ve supérieur.* Elle est formée par la partie supérieure du lobe médian

De chaque côté, il y a un plan incliné, parcouru par des rai nures qui séparent la substance du cervelet en lamelles.

La face supérieure est recouverte par la tente du cervelet e est séparée par là des lobes postérieurs du cerveau.

La *face inférieure* forme en avant la voûte du quatrième ven tricule. Elle présente sur la ligne médiane un sillon antéro-pos térieur, nommé *grande scissure médiane*, qui sépare les deux hémisphères.

Ce sillon divise complétement le cervelet en arrière, où i reçoit la faux du cervelet; en avant, c'est une large gouttière qui reçoit la moëlle alongée; au milieu, il présente la base d'une éminence pyramidale sillonnée transversalement par des anneaux comme un ver à soie; c'est le *ver inférieur.*

Le ver inférieur est la partie inférieure du lobe médian du cerve let, et établit un moyen de continuité entre les deux hémisphères ainsi qu'on le voit parfaitement en les écartant. Son extrémité anté rieure, effilée, se continue avec la valvule de Vieussens, concourt à former la voûte du quatrième ventricule et a reçu le nom de *luette*

De chaque côté de la grande scissure médiane, se trouve la face inférieure des hémisphères. Cette face est demi-elliptique et offre des sillons parallèles comme la face supérieure.

La *circonférence*, elliptique, est échancrée en avant et en arrière sur la ligne médiane. L'échancrure postérieure reçoit la faux du cervelet et la crête occipitale interne; au fond de cette échancrure se voit une surface sillonnée transversalement, qui unit le *ver supérieur* au *ver inférieur* et qui appartient au lobe médian. L'échancrure antérieure, moins profonde que la postérieure, correspond aux tubercules quadrijumeaux.

C'est par la partie antérieure de la circonférence que le cervelet reçoit ou émet tous ses faisceaux de communication avec le cerveau et avec le mésocéphale, c'est-à-dire, les pédoncules cérébelleux moyens, les pédoncules cérébelleux supérieurs et les pédoncules cérébelleux inférieurs.

Lobes et lamelles du cervelet. Toute la surface du cervelet est divisée en *lamelles* d'une ligne à une ligne et demie d'épaisseur. Ces lamelles se continuent d'un hémisphère à l'autre en passant sur le lobe médian. Elles sont séparées par des *sillons* d'une ligne à six lignes de profondeur. Ces sillons sont concentriques, horizontaux et se coupent fréquemment à angle aigu.

Chaque hémisphère est en outre divisé, par un sillon horizontal profond, en deux *lobes*, un *supérieur* et un *inférieur*. Le lobe supérieur est divisé, par un sillon de sept lignes de profondeur, en deux *lobules*, un antérieur et un postérieur. Le lobe inférieur est composé de quatre lobules; ce sont : 1° le *lobule du bulbe rachidien* ou l'*amygdale;* il est le plus interne et le plus postérieur des lobules du lobe inférieur, et touche la moëlle alongée près de la partie médiane de sa face postérieure. 2° Le *lobule cunéiforme* ou *biventer* de *Reil;* il est large en avant et en dehors, et rétréci en arrière; il est situé au devant du précédent. 3° Le *lobule du pneumo-gastrique;* il est le plus petit et se trouve au point où le pédoncule cérébelleux moyen pénètre dans le cervelet, tout près du nerf pneumo-gastrique.

Les lobules des nerfs pneumo-gastriques sont unis entre eux par la *valvule* de *Tarin*. C'est une lame de substance médullaire dont le bord antérieur est libre et légèrement concave, et dont le bord postérieur est adhérent à la substance du cervelet. L'extrémité externe de cette lame contourne le corps restiforme et se continue avec le lobule du pneumo-gastrique. L'extrémité interne se continue avec la luette ou prolongement antérieur du ver inférieur. Par là les deux valvules communiquent entre elles et présentent une disposition semblable à celle du bord inférieur du voile du palais.

Valvule de Vieussens. L'extrémité antérieure ou la luette du ver inférieur du cervelet se continue en avant avec une membrane médullaire très mince, nommée valvule de Vieussens. Cette membrane a une forme quadrilatère, une longueur de quatre lignes et une largeur de trois lignes environ ; elle se continue : en avant, avec les éminences postérieures des tubercules quadrijumeaux ; en arrière, avec la partie médullaire du lobe médian du cervelet ; et de chaque côté, avec les pédoncules cérébelleux supérieurs. Sa face inférieure concourt à former la voûte du quatrième ventricule ; sa face supérieure, recouverte en arrière par quatre ou cinq lamelles du lobe médian, reçoit en avant, sur la ligne médiane, un faisceau médullaire très étroit qui naît entre les deux éminences postérieures des tubercules quadrijumeaux, c'est le *frein* de la *valvule* de *Vieussens*.

Structure du cervelet. Le cervelet est composé de substance blanche et de substance grise.

La plus grande masse de substance grise occupe la périphérie ; une petite partie se trouve à l'intérieur des hémisphères.

La substance blanche ou médullaire constitue le centre du cervelet. Elle envoie des prolongements ramifiés dans les lobules, les lames et les lamelles ; de manière que l'ensemble de la substance blanche et de la substance grise, qui entoure la précédente, présente une disposition ramifiée, nommée *arbre de vie du cervelet*.

Le *corps médullaire* du *lobe central* est plus petit que celui des hémisphères ; il ne renferme point de noyau gris ou *corps rhom-*

boïdal; il a son grand diamètre dirigé d'avant en arrière et se ramifie en arbre jusques dans les lamelles. En avant, il se continue avec la valvule de Vieussens, par la luette; et de chaque côté, avec le corps médullaire des hémisphères.

Le *corps médullaire des hémisphères* est plus considérable que celui du lobe médian; il a une forme correspondante à celle de l'hémisphère et renferme, en avant et en dedans, une lame festonnée de substance grise, nommée *corps rhomboïdal* ou *ciliaire du cervelet*. Cette lame circonscrit un noyau médullaire central, qui, d'après Burdach, paraît avoir des connexions directes avec les pédoncules cérébelleux supérieurs. La couche de substance médullaire qui entoure immédiatement le corps rhomboïdal, a reçu le nom de *capsule* de ce corps.

La substance médullaire est composée de fibres nerveuses parallèles, qui présentent tous les caractères des fibres du centre nerveux. Elles sont très grêles, à contours simples, et deviennent facilement variqueuses. La substance médullaire du cervelet communique avec les trois paires de pédoncules cérébelleux.

La substance grise du corps rhomboïdal est formée de corpuscules ganglionnaires, d'un volume moyen, et pourvus de deux à cinq prolongements. Entre ces corpuscules passent des fibres nerveuses qui se portent du noyau médullaire central du corps rhomboïdal, dans la substance médullaire périphérique.

La substance grise périphérique présente une couche externe plus pâle et une couche profonde d'une couleur plus foncée. Celle-ci est composée de groupes de noyaux et de plexus de fibres médullaires, qui sortent de la substance blanche du cervelet. La couche externe est formée en dedans par des globules ganglionnaires très considérables, entre lesquels pénètrent les fibres médullaires rétrécies de la couche précédente.

A la surface de la couche externe, se trouve un plan très mince de substance granuleuse, entremêlée de globules ganglionnaires très petits et de noyaux.

Usages du cervelet. L'usage du cervelet est un des phénomènes les plus embarrassants de la physiologie. Cependant on peut considérer le cervelet comme influençant d'une manière spéciale coordination des mouvements de translation. C'est la seule par dont la lésion entraîne, pendant bien longtemps, la désharmo dans les mouvements de locomotion. Il exerce aussi quelque fluence sur les canaux déférents, les trompes utérines et la matri

Les *pédoncules cérébelleux inférieurs* et *supérieurs* sont exclu vement en rapport avec la transmission des impressions sensiti à l'encéphale.

Par l'incision d'un des *pédoncules cérébelleux moyens*, l'hom ou l'animal roule sur lui-même, autour de l'axe longitudinal son corps.

Quatrième ventricule. Le quatrième ventricule est l'espa compris, sur la ligne médiane, entre le mésocéphale et le cervel

Forme. Terminé en pointe inférieurement, il s'élargit beauco à sa partie moyenne, et se rétrécit en haut pour se contin avec le troisième ventricule.

On y considère une paroi antérieure et une paroi postérieure

La *paroi antérieure* et *inférieure* ou le plancher est formée l la face postérieure de la moëlle alongée ou calamus scriptorius par la face supérieure de la protubérance annulaire, dont l'e semble constitue le *sinus rhomboïdal.* Sur la ligne médiane, rencontre le sillon médian; et de chaque côté, les cordons ron ou innominés, les ailes grises et les stries médullaires. Les *bo antérieurs* sont formés par les pédoncules cérébelleux supérieu et les bords postérieurs, par les pédoncules cérébelleux in rieurs.

La *paroi postérieure* ou la voûte est formée, en avant, l la valvule de Vieussens; et plus en arrière, par le ver inférie du cervelet.

A l'*angle supérieur* du quatrième ventricule se trouve l'aqued de Sylvius, par lequel il communique avec le troisième vent cule. L'aqueduc de Sylvius est creusé sous les tubercules quad jumeaux.

L'*angle inférieur* correspond à l'extrêmité inférieure du calam scriptorius, et présente une ouverture qui fait communiquer quatrième ventricule avec le confluent sous-arachnoïdien postérieur. Cette ouverture est circonscrite de chaque côté par la pie-mère, qui se porte du cervelet vers la moëlle alongée.

Le quatrième ventricule est tapissé par l'*épendyme* ou l'épithéléon des ventricules et renferme deux prolongements membraneux et vasculaires, nommés *plexus choroïdes* du *quatrième ventricule*. Ils prennent leur origine à la pie-mère, de chaque côté de l'ouverture postérieure du quatrième ventricule, se dirigent en avant sur les côtés du ver inférieur et se terminent près des lobules des nerfs pneumo-gastriques, sans entrer en communication avec la toile choroïdienne du troisième ventricule.

CERVEAU.

Situation. Le cerveau, situé au-dessus et au devant du cervelet et de la moëlle alongée, remplit toute la cavité crânienne, les fosses occipitales inférieures exceptées. Par son extrêmité postérieure il repose sur la tente du cervelet.

Dimensions. Le cerveau a chez l'adulte, en moyenne, une longueur de six pouces, une largeur de cinq pouces dans son plus grand diamètre, et une hauteur de quatre pouces; mais il s'amincit considérablement en avant et en arrière.

Le cerveau est en général plus considérable chez l'homme que chez la femme. Celui de l'homme pèse quarante-deux onces et constitue les six septièmes de l'encéphale; celui de la femme ne pèse que trente-huit onces et forme les cinq sixièmes de l'encéphale.

Le volume considérable du cerveau est un trait caractéristique de l'organisation de l'homme. Aucun animal ne présente, relativement au poids du corps, le cerveau aussi développé que l'homme.

Il présente des différences individuelles et d'autres qui dépendent de l'âge. Chez l'enfant, le cerveau est relativement plus développé que les autres organes. Chez le vieillard, il est susceptible de s'atrophier, comme tous les autres organes.

Forme. Le cerveau a la forme d'un ovoïde à grosse extrémité dirigée en arrière et aplati inférieurement. Il se moule sur la cavité crânienne et toute sa surface est creusée de sillons profonds et sinueux, nommés *anfractuosités*, qui lui donnent l'aspect de circonvolutions intestinales. De là le nom de *circonvolution* qu'on donne aux replis que circonscrivent les anfractuosités.

Il présente à examiner une conformation extérieure et une conformation intérieure.

CONFORMATION EXTÉRIEURE. On considère au cerveau une *face supérieure* ou convexe, et une *face inférieure* ou *base* du *cerveau*.

La *face supérieure*, convexe, présente la *grande scissure médiane* verticale et antéro-postérieure, qui reçoit la faux du cerveau et divise cet organe en deux moitiés, nommées les *hémisphères du cerveau*. La grande scissure médiane divise le cerveau dans toute sa hauteur, en avant et en arrière; mais à la partie moyenne, elle s'arrête au *corps calleux*, commissure blanche qui réunit les deux hémisphères du cerveau. Le corps calleux a environ la moitié de la longueur du cerveau et est un peu plus rapproché de l'extrémité antérieure que de l'extrémité postérieure.

Les *hémisphères*, situés de chaque côté de la grande scissure médiane, sont ordinairement symétriques; cependant il existe quelquefois entre eux une disproportion assez notable.

Chaque hémisphère présente : 1° une *face interne*, plane, verticale, et séparée de celle de l'autre côté par la faux du cerveau.

2° Une *face externe*, convexe, offrant des circonvolutions et des anfractuosités et en rapport avec les fosses frontales, pariétales et occipitales supérieures.

3° Une *face inférieure* qui fait partie de la base du cerveau.

La *face inférieure* ou *base* du *cerveau* répond dans ses deux tiers antérieurs aux fosses antérieures et moyennes de la base du crâne, et dans son tiers postérieur, à la tente du cervelet. Elle communique avec les autres parties du centre cérébro-spinal, au moyen des pédoncules cérébraux ou cuisses du cerveau.

Pédoncules cérébraux ou *cuisses du cerveau*. Ils constituent les faisceaux d'origine de la substance médullaire des hémisphères.

Ce sont deux gros faisceaux blanchâtres et fasciculés qui sortent de la face antérieure de la protubérance annulaire. Cylindriques et rapprochés l'un de l'autre, à leur origine, ils vont en divergeant en avant, en haut et en dehors et s'aplatissent pour pénétrer dans les ganglions du cerveau.

Libres en bas, en dehors et en dedans, la partie supérieure de la face interne est unie à celle de l'autre côté par une lame grise, triangulaire et criblée d'un grand nombre d'ouvertures vasculaires, c'est la *lame perforée postérieure* ou *interpédonculaire*. Au point d'union de cette lame avec les cuisses du cerveau se voit l'origine du nerf de la troisième paire ou oculo-moteur commun. Sur la face supérieure des pédoncules cérébraux reposent les tubercules quadrijumeaux.

Au *devant* des *pédoncules cérébraux* et sur la *ligne médiane* se trouve une dépression centrale, nommée *excavation médiane* de la *base* du *cerveau;* elle se moule sur la selle turcique, présente une forme hexagonale et renferme l'hexagone artériel de la base du crâne.

Dans cette dépression, se trouve au devant de la substance perforée postérieure, les *tubercules mammillaires,* deux petites éminences blanches, pisiformes, séparées par un sillon médian et réunies à leur base par une lamelle de substance grise. Les tubercules mammillaires sont la terminaison des piliers antérieurs de la voûte à trois piliers.

Au devant des tubercules mammillaires existe le *chiasma* ou *entre-croisement* des *nerfs optiques*, éminence blanchâtre, rétrécie au milieu et élargie en avant et en arrière. Aux deux angles postérieurs du chiasma des nerfs optiques se rendent les *bandelettes optiques*, deux rubans médullaires, un droit et un gauche, qui naissent des corps génouillés externes des couches optiques et des tubercules quadrijumeaux. Les bandelettes optiques contournent la face inférieure des pédoncules cérébraux, en décrivant une courbe à convexité antérieure, convergent en avant et s'unissent au chiasma des nerfs optiques. Des angles antérieurs du chiasma partent en divergeant les *nerfs optiques.*

Le chiasma est composé de fibres médullaires qui se rendent des bandelettes optiques aux nerfs optiques. Une partie de ces fibres s'entre-croise avec une partie correspondante venant du côté opposé, tandis que l'autre partie, plus externe, ne s'entre-croise pas et se rend au nerf optique du même côté. Dans le chiasma existent, en outre, des fibres de commissures. Les unes, postérieures à l'entre-croisement, décrivent une courbe à convexité antérieure et établissent un lien entre les tubercules quadrijumeaux et la couche optique d'un côté et les mêmes parties du côté opposé. Les autres, antérieures aux fibres d'entre-croisement, décrivent dans le chiasma une courbe à convexité postérieure, et font communiquer les deux rétines entre elles.

Entre les tubercules mamillaires en arrière et le chiasma des nerfs optiques en avant apparaît le *tubercule cendré*, éminence conoïde formée par une lame mince de substance grise, qui forme une partie du plancher du troisième ventricule. Cette éminence se prolonge en bas en un cordon grisâtre, de trois lignes de longueur et d'une forme en entonnoir. Ce prolongement est creux, communique avec le troisième ventricule et a reçu le nom de *tige pituitaire* ou d'*entonnoir* (infundibulum).

L'extrêmité inférieure et rétrécie de la tige pituitaire donne attache au corps pituitaire.

Le *corps pituitaire* ou *hypophyse* est situé dans la selle turcique, y est maintenu par un repli tranchant de la dure-mère, dans lequel se trouve le sinus coronaire de Ridley, et présente deux lobes, un antérieur et un postérieur plus petit, séparés par une cloison transversale incomplète.

D'une couleur gris-jaunâtre, le corps pituitaire est sous le rapport de sa structure une glande sanguine. Le lobe antérieur est composé d'un tissu cellulaire très vasculaire, dont les mailles, formées par l'entre-croisement des fibres, renferment des cellules pourvues d'un noyau et d'un contenu granuleux; parmi ces cellules, il y en a qui renferment de jeunes cellules et quelquefois, chez le vieillard, des globules de gélatine. Le lobule postérieur, très-riche en vaisseaux, renferme une substance finement granuleuse, des noyaux et des fibres variqueuses qui proviennent de la tige pituitaire. Par là, ce lobule ressemble encore beaucoup à la substance grise.

Si on renverse d'avant en arrière le chiasma des nerfs optiques, on trouve une *bandelette mince* et *grisâtre*, qui se continue en haut avec l'extrêmité antérieure du corps calleux; cette bandelette appartient au plancher du troisième ventricule.

Plus en avant, on remarque l'extrêmité antérieure de la scissure médiane, qui reçoit en avant la faux du cerveau, et dont la partie postérieure est cachée par l'arachnoïde, qui se rend d'un lobe antérieur à l'autre.

Derrière les *pédoncules cérébraux*, et sur la *ligne médiane*, existe la partie postérieure de la scissure médiane, occupée par la base de la faux du cerveau, et limitée en avant par l'extrêmité postérieure ou bourrelet du corps calleux.

Ce bourrelet du corps calleux forme le bord supérieur d'une fente dont les tubercules quadrijumeaux constituent le bord inférieur. Cette fente conduit dans les ventricules du cerveau.

La fente médiane, située sous le bourrelet du corps calleux, se continue de chaque côté avec une fente latérale, pour constituer la *grande fente cérébrale.* Celle-ci est demi-circulaire, à concavité antérieure, et s'étend de la scissure de Sylvius d'un côté à celle de l'autre côté, en contournant les pédoncules cérébraux et en passant sous le bourrelet du corps calleux. C'est par elle que la pie-mère pénètre dans les ventricules du cerveau.

De *chaque côté* de la *ligne médiane* de la base du cerveau, se trouve la *face inférieure* des hémisphères. Cette face est divisée en *deux lobes*, un *antérieur* et un *postérieur*, que sépare la *scissure de Sylvius.*

Le *lobe antérieur* ou *frontal* répond à la fosse frontale et repose sur la voûte orbitaire du frontal. A sa partie interne, près de la scissure médiane, il présente de chaque côté le *nerf olfactif*, cordon blanchâtre, prismatique et triangulaire, logé dans une anfractuosité antéro-postérieure. L'extrêmité antérieure, renflée et grisâtre, constitue le *bulbe olfactif*, qui est reçu dans la gouttière ethmoïdale. L'extrémité postérieure, triangulaire et ma melonnée, naît par *trois racines* blanchâtres dont deux extern et une interne plus courte. Une de ces racines pénètre dans scissure de Sylvius jusqu'au corps strié.

Le *lobe postérieur* répond à la fosse latérale moyenne sphéno-temporale et à la tente du cervelet. Le tiers antérie de ce lobe est très saillant et a été considéré pendant longtemp comme lobe moyen du cerveau. Les deux tiers postérieurs, lég rement concaves, reposent sur la tente du cervelet.

Scissure de Sylvius. Elle sépare les deux lobes du cerveau, dirige de dedans en dehors, en décrivant une légère courbe convexité antérieure. A son extrémité interne, se trouve la *su stance perforée antérieure*, lamelle triangulaire, d'une couleur gr blanchâtre et perforée d'ouvertures vasculaires. L'extrémité e terne de la scissure se bifurque; la branche antérieure de bifurcation, plus petite, continue le trajet primitif de la scissur sa branche postérieure se porte en haut et en arrière et se pe entre les circonvolutions. La substance cérébrale comprise ent ces branches de bifurcation a reçu le nom de *lobule* du *corps str*

La scissure de Sylvius répond au bord postérieur trancha des petites ailes du sphénoïde.

CONFORMATION INTÉRIEURE DU CERVEAU. Le cerveau est essentie lement composé de deux hémisphères latéraux, et de parti intermédiaires dont les unes servent à lier les hémisphères ent eux; et les autres, à les séparer.

Chaque hémisphère est constitué par un pédoncule cérébra qui traverse les ganglions cérébraux (couche optique, corps str et noyau lenticulaire), et par une masse de substance médullair qui est en grande partie la continuation du pédoncule cérébr et qui est en partie formée par des fibres propres. Cette su stance médullaire, recouverte à l'extérieur par une membra repliée de substance grise, adhère partout aux ganglions cér braux, mais les laisse libres en haut, en dedans et en arrièr en formant sur eux une espèce de voûte. De là un espace inte médiaire aux ganglions cérébraux et à la substance médullai de chaque hémisphère. Cet espace a reçu le nom de *ventricule latéral.*

Les hémisphères du cerveau, ainsi constitués, sont juxtaposés sur la ligne médiane; de manière qu'en avant ils ne sont séparés que par la cloison transparente, mince lamelle verticale qui renferme un espace très étroit, nommé *cinquième ventricule.* Plus en arrière, les deux hémisphères laissent entre eux une fente antéro-postérieure, par laquelle les ventricules latéraux des hémisphères communiquent entre eux. Cette fente constitue le *troisième ventricule;* elle est fermée en haut par le corps calleux, qui lie les deux hémisphères entre eux et par la voûte à trois piliers; en bas et en avant, elle est fermée par la substance grise située sur la ligne médiane de la base du cerveau.

Pour examiner le plus convenablement cette conformation intérieure, on pratique des incisions horizontales jusqu'au niveau de la grande commissure blanche, qui lie les deux hémisphères et on enlève ensuite successivement les diverses couches qui forment le troisième ventricule et les ventricules latéraux.

Une coupe horizontale pratiquée au niveau de la partie moyenne des circonvolutions, démontre que chaque circonvolution est constituée par un noyau de substance médullaire, entouré d'une couche de substance grise; celle-ci est exactement moulée sur la substance blanche dont la forme détermine celle de la circonvolution correspondante. La description détaillée de chaque circonvolution est oiseuse, et leur présence ne peut avoir d'autre but que d'augmenter dans un espace donné, la masse de substance grise.

En enlevant chaque hémisphère, au niveau du corps calleux, par une incision horizontale pratiquée de dedans en dehors et inclinée en bas vers le bord externe des hémisphères, on voit pour chaque hémisphère un grand noyau médullaire, nommé *centre médullaire hémisphéral.* Les deux centres hémisphéraux unis entre eux par le corps calleux constituent le *centre ovale* de *Vieussens*, noyau médullaire central du cerveau.

Corps calleux. La partie moyenne du centre ovale est formée

par le *corps calleux* ou *grande commissure* du *cerveau*, qu'on voi au fond de la scissure médiane, même sans avoir pratiqué d'in cision préalable. Chaque hémisphère empiète un peu sur le corp calleux et le recouvre sans y adhérer, en formant une circon volution longitudinale antéro-postérieure qu'on a nommée *l'ourlet* mais cette distinction des circonvolutions n'a aucune valeu physiologique. Si on soulève l'hémisphère à ce niveau, on voi qu'il est permis de le séparer du corps calleux, sans produir de déchirure, bien au-delà du lieu de la réflexion de la pi mère et qu'il y a simple accolement. Les fibres de l'hémisphèr présentent une direction antéro-postérieure; celles du corp calleux sont transversales.

Le corps calleux a la moitié de la longueur du cerveau; il e beaucoup plus rapproché de l'extrémité antérieure du cervea que de son extrémité postérieure et présente une épaisseur q n'est pas la même dans les différents points de sa longueur très épais en arrière, le corps calleux s'amincit vers le milie et s'épaissit de nouveau en avant. Cette épaisseur varie de tro à quatre lignes.

Le corps calleux a la forme d'une voûte, à laquelle on di tingue, une face supérieure, une face inférieure, deux extrémité une antérieure et une postérieure, et deux bords.

La *face supérieure*, arquée d'avant en arrière, présente, su la ligne médiane, un très léger sillon qui sépare deux cordo longitudinaux très grêles, nommés *nerfs longitudinaux* de *Lanci* (*chorda longitudinalis s. raphe externa corp. callosi*).

Cette face, recouverte de chaque côté par les hémisphères est libre au milieu, dans la scissure médiane, où elle répon aux artères calleuses et au bord libre de la faux, qui se ra proche de l'extrémité postérieure.

Les *bords latéraux* du corps calleux pénètrent dans la substan médullaire des hémisphères.

L'*extrémité postérieure*, renflée à sa face inférieure, constitu la portion la plus épaisse du corps calleux, et a reçu le nom *bourrelet* ou genou postérieur du corps calleux. Elle limite e haut la partie moyenne de la grande fente cérébrale, recouvre un peu les éminences antérieures des tubercules quadrijumeaux et la glande pinéale. L'extrémité postérieure envoie latéralement des prolongements dans les hémisphères, pour former la voûte de la corne occipitale et de la corne sphénoïdale du ventricule latéral.

L'*extrémité antérieure*, d'abord épaisse, se réfléchit de haut en bas et d'avant en arrière, s'amincit graduellement pour se terminer par une lame très déliée. La partie convexe de cette extrémité réfléchie porte le nom de *genou antérieur;* la lame mince et rétrécie qui gagne la base du cerveau, pour se continuer avec le tubercule cendré en passant au-dessus du chiasma des nerfs optiques, a reçu le nom de *bec* du *corps calleux.*

La *face inférieure*, concave, donne insertion sur la ligne médiane, à la cloison transparente, en avant; plus en arrière, à la voûte à trois piliers; de chaque côté, elle est libre, forme la voûte de la corne antérieure du ventricule latéral et est tapissée par l'épendyme ou l'épithéléon des ventricules. Cette face est libre dans une plus grande étendue que la face supérieure.

Cloison transparente. La *cloison transparente*, *septum lucidum*, ainsi nommée parce qu'elle sépare les ventricules latéraux et qu'elle présente une très-grande transparence, est située sur la ligne médiane.

La cloison transparente, enchâssée entre le corps calleux et la voûte à trois piliers, a une forme triangulaire à base antérieure et à sommet postérieur. Le *bord supérieur*, le plus long, se continue avec le corps calleux; le *bord postérieur* est uni aux piliers antérieurs de la voûte à trois piliers et l'*inférieur*, le plus court, adhère à la portion réfléchie du corps calleux.

Elle est constituée par deux lamelles médullaires, adossées l'une contre l'autre, et entre lesquelles se trouve un espace très étroit, bien prononcé chez le fœtus, et appelé *cinquième ventricule*. Ce ventricule ne communique avec aucun autre ventricule; il est complétement fermé. Les deux faces de chaque lamelle sont tapissées par l'épendyme.

Voute a trois piliers. La voûte à trois piliers, aussi nommé *trigone cérébral* ou *bandelette géminée*, est située sur la lign médiane, sous le corps calleux.

Elle se présente sous la forme d'une lame médullaire, formé par la juxta-position de deux cordons plans, dont la séparation en avant et en arrière, constitue les *piliers antérieurs* et les *pi liers postérieurs*.

Adhérente et concentrique à la partie moyenne du corps cal leux, elle l'abandonne en avant pour s'enfoncer perpendiculai rement en bas, en décrivant une courbure inscrite dans cell du corps calleux.

La *face supérieure*, légèrement convexe, répond, en avant e sur la ligne médiane, au septum lucidum; en arrière, au corp calleux; et de chaque côté, elle fait partie du plancher du ven tricule latéral, au niveau des couches optiques.

La *face inférieure* s'appuie sur la toile choroïdienne qui l séparе du ventricule médian ou troisième ventricule et des cou ches optiques dont elle recouvre la partie interne. Cette fac présente un sillon médian correspondant au point de contac des deux cordons de la voûte. En arrière du sillon, on trouve u espace triangulaire, limité, en arrière, par le bourrelet du corp calleux, et latéralement par les cordons de la voûte; dans ce espace, on voit les fibres transversales du corps calleux. C'es cette disposition de fibres transversales aboutissant à des fibre antéro-postérieures, qu'on a nommée la *lyre*, *psalterium*.

Les *bords* de la voûte sont minces, libres et cotoyés par le plexus choroïdes.

Les *piliers antérieurs* passent derrière la commissure antérieur du cerveau, en décrivant une courbe à convexité antérieure e supérieure, descendent ensuite verticalement l'un à côté de l'au tre, et se terminent à la base du cerveau par les tubercule mammillaires. A leur point de réflexion en bas, les piliers anté rieurs circonscrivent en avant une ouverture, limitée en arrièr par l'extrêmité antérieure des couches optiques. Cette ouvertur a reçu le nom de *trou* de *Monro* et fait communiquer de chaqu côté les ventricules latéraux avec le troisième ventricule. Ces piliers communiquent avec la bandelette demi-circulaire des ventricules latéraux et avec les couches optiques. Les tubercules mammillaires qui les terminent, renferment de la substance grise.

Les *piliers postérieurs* se dirigent obliquement en bas, en dehors et en arrière, contournent l'extrémité postérieure de la couche optique et se continuent avec la corne d'Ammon.

Toile choroïdienne. C'est une membrane cellulo-vasculaire, prolongement de la pie-mère extérieure, qui pénètre dans l'intérieur du cerveau, entre le bourrelet du corps calleux et les tubercules quadrijumeaux. D'une forme triangulaire, à base postérieure, elle présente : une *face supérieure* recouverte par la voûte à trois piliers et une *face inférieure*, qui forme la voûte du troisième ventricule et qui répond, sur les côtés, à la partie interne de la face supérieure des couches optiques. Cette face présente sur la ligne médiane les grandes veines cérébrales et deux traînées de granulations, nommées plexus choroïdes du troisième ventricule.

Les *bords* de la toile choroïdienne se continuent avec les plexus choroïdes des ventricules latéraux, le long des bords de la voûte à trois piliers.

L'*extrémité antérieure*, rétrécie, est bifurquée; chacune des branches de bifurcation passe dans le ventricule latéral correspondant, par le trou de Monro, et se continue avec le plexus choroïde de ce ventricule.

Troisième ventricule. Après avoir enlevé la toile choroïdienne, on remarque sur la ligne médiane une cavité étroite en forme de fente antéro-postérieure; c'est le troisième ventricule ou ventricule médian. Plus large et moins profond en arrière qu'en avant, il est situé entre les couches optiques, et communique en avant avec les ventricules latéraux par les trous de Monro.

Il a une longueur d'un pouce, une profondeur d'un demi-pouce et une largeur d'une ligne et demie à deux lignes.

Les *parois latérales* sont représentées par les couches optiques; elles sont unies entre elles par une languette transversale de

substance grise, nommée *commissure molle*. La *voûte* est consl
tuée par la toile choroïdienne qui tapisse la voûte à trois pilie
et l'extrêmité postérieure du corps calleux.

La *paroi inférieure* ou le plancher est formée par la substan
interpédonculaire ou perforée postérieure, par le tubercule ce
dré et par les tubercules mammillaires. Cette paroi se continu
avec l'entonnoir dont la cavité communique avec le troisièm
ventricule.

L'*extrêmité antérieure* du troisième ventricule présente les pilie
antérieurs de la voûte. Au devant de ceux-ci on trouve la parti
moyenne de la *commissure antérieure* du *cerveau*, cordon médul
laire transversal qui pénètre de chaque côté dans le corps strié
Plus en avant, se trouve une lame de substance grise très mince
qui se porte de la commissure antérieure du cerveau vers l
chiasma des nerfs optiques, où elle se continue avec le tubercul
cendré; c'est la *lame terminale* (lamina terminalis). Entre le
piliers et l'extrêmité antérieure des couches optiques se trouv
de chaque côté le trou de Monro, qui fait communiquer le ven
tricule latéral correspondant avec le troisième ventricule.

L'*extrêmité postérieure* présente, sur la ligne médiane et en
bas, l'orifice antérieur de l'aqueduc de Sylvius, par lequel l
troisième ventricule communique avec le quatrième. Au-dessus d
cette ouverture, on remarque la *commissure postérieure* du cerveau
cordon médullaire transversal qui unit l'extrêmité postérieur
des couches optiques. Au-dessus de la commissure postérieur
existe la *glande pinéale*.

Glande pinéale (*Conarium*). Située au-dessous du bourrelet d
corps calleux, au milieu de la grande fente cérébrale et dans l
sillon qui sépare les éminences antérieures des tubercules qua
drijumeaux, la glande pinéale est entourée par un repli de l
toile choroïdienne et a la forme d'un ovoïde ou d'une pomme d
pin, d'où lui est venu son nom.

D'une couleur gris-rougeâtre, elle a une longueur de trois à
quatre lignes, une largeur de deux à trois lignes et une épais
seur de deux lignes. Son sommet dirigé en arrière est libre

ainsi que ses parties latérales. Sa base, dirigée en avant, est unie à la commissure postérieure du cerveau, et donne naissance à deux petits cordons blanchâtres, nommés *freins* ou *rênes* de la *glande pinéale*. Ces cordons, l'un droit et l'autre gauche, longent le bord supérieur et interne des couches optiques, et se terminent dans les faisceaux médullaires de la voûte à trois piliers.

Structure. La glande pinéale est formée de substance grise dont les globules ganglionnaires sont apolaires et très pâles. Cette substance est entremêlée de fibres médullaires très rares, qui appartiennent à ses pédoncules et à la commissure postérieure du cerveau. La glande pinéale renferme une petite cavité, remplie d'un liquide visqueux et qui s'ouvre par un orifice rétréci à la base de cet organe. On y rencontre souvent des concrétions calcaires jaunâtres d'une forme très variable, composées de carbonate et de phosphate de chaux, et renfermant une très petite quantité de substance organique. Ces concrétions siègent souvent soit à la surface, soit dans l'épaisseur de l'organe, et ont reçu le nom de *sable cérébral (acervulus cerebri)*.

Ventricules latéraux. Les ventricules latéraux occupent l'épaisseur des hémisphères et sont situés de chaque côté du troisième ventricule. On y pénètre en incisant avec le manche du scalpel la substance cérébrale des deux côtés du corps calleux. Ces ventricules, à parois contigues, présentent une *portion horizontale* antéro-postérieure et une portion *descendante*. La portion horizontale est flexueuse en forme d'*S* italique renversé; l'extrémité ou *corne antérieure*, nommée *prolongement frontal*, est dirigée en dehors et occupe le lobe antérieur de l'hémisphère; la *corne postérieure* ou *prolongement occipital* est inclinée en dedans et en arrière dans la portion occipitale du lobe postérieur. La portion descendante ou *corne inférieure*, nommée *prolongement sphénoïdal*, se dirige en bas, en avant et en dedans dans la portion sphénoïdale du lobe postérieur jusques près de la scissure de Sylvius.

Le prolongement frontal, limité en avant par le genou du corps calleux, est séparé de celui de l'autre côté par la cloison transparente, et du troisième ventricule par la voûte à trois piliers mais il communique avec ce dernier ventricule par l'intermédiaire du trou de Monro. La paroi supérieure de ce prolongement est constituée par la face inférieure du corps calleux. La paroi inférieure ou plancher présente : en avant, la face ventriculaire du corps strié, corps grisâtre et ovoïde dont la grosse extrémité est dirigée en avant et en dedans; en arrière et en dedans, la couche optique, corps grisâtre et ovoïde à grosse extrémité postérieure et externe. La face ventriculaire de ce corps est recouverte par la voûte à trois piliers dont le bord correspondant est longé par le plexus choroïde; de manière que la voûte à trois piliers et le plexus choroïde concourent à former le plancher du prolongement frontal des ventricules latéraux. Entre le corps strié et la couche optique on voit la *bandelette* demi-circulaire, *tænia semicircularis*, bandelette blanche, linéaire, composée d'une lame de substance médullaire qui s'avance entre la couche optique et le corps strié. La bandelette demi-circulaire est recouverte par la *veine du corps strié*, au-dessus de laquelle existe la *lame cornée* repli étroit de l'épendyme.

Le prolongement postérieur ou occipital, aussi nommé *cavité digitale* ou *ancyroïde*, se dirige en arrière et en dedans en décrivant une courbe à convexité externe. La paroi supérieure et externe est concave et est formée par un prolongement du bourrelet du corps calleux; la paroi interne présente une éminence blanchâtre et ovoïde dont la surface est quelquefois crénelée. Cette éminence, formée par le relief interne d'une anfractuosité, a reçu le nom *d'ergot de Morand* ou de *petit hippocampe*.

Le prolongement sphénoïdal ou corne inférieure contourne la face postérieure et inférieure des couches optiques et se termine à la base du cerveau au niveau de l'extrémité postérieure de la scissure de Sylvius, derrière le pédoncule cérébral. Ce prolongement est fermé du côté de la base du cerveau par la pie-mère et par l'épendyme qui se réfléchit des parois du ventricule sur le plexus choroïde. La paroi supérieure et externe de ce prolongement est formée par une expansion du bourrelet du corps calleux; la paroi interne et antérieure, par la couche optique et le pédoncule cérébral; la paroi inférieure, par la *corne d'Ammon* ou *pied d'hippocampe;* c'est une éminence recourbée sur elle-même, large et épaisse en avant, rétrécie en haut et en dedans, et formée par le relief d'une anfractuosité. Son bord externe est convexe; son bord interne, concave, présente près du renflement terminal deux ou trois sillons peu profonds et est longé par une lamelle médullaire inscrite, qui se continue de chaque côté avec le pilier du trigone ou de la voûte à trois piliers. C'est le *corps frangé* ou *bordé*. Au-dessous de cette bandelette on rencontre le *corps godronné*, lamelle crénelée de substance grise.

Dans cette corne existe la continuation du plexus choroïde, qui se continue à la base du cerveau avec la pie-mère.

Plexus choroïdes des ventricules latéraux. Cordons vasculaires pélotonnés, ils prennent leur origine à la face inférieure de la toile choroïdienne, pénètrent dans les ventricules latéraux par les trous de Monro, longent les bords de la voûte à trois piliers, n'adhèrent aux parois du ventricule que par un bord très rétréci, sont continus avec la toile choroïdienne et se terminent à la base du cerveau, en se continuant avec la pie-mère dans la partie latérale de la grande fente cérébrale. Le prolongement occipital des ventricules latéraux ne renferme pas de plexus choroïde. Les plexus choroïdes sont pourvus de petits prolongements semblables à des villosités, qui renferment des plexus de vaisseaux très ténus. Toute la surface libre des plexus choroïdes est tapissée par une seule couche d'épithéléon, semblable à celui des séreuses; il se continue avec l'épendyme.

Membrane ventriculaire ou épendyme. Toutes les cavités de l'encéphale, les ventricules et le canal de Sylvius, sont tapissées par une membrane polie et continue. Elle est composée d'une seule couche d'épithéléon pavimenteux et vibratile. Les cellules sont pourvues de petits prolongements en crochets et renferment un noyau et des amas granuleux. Cette couche se réfléchit sur les plexus choroïdes et se continue avec l'épithéléon pavimenteux non vibratile qui tapisse la surface de ces prolongements vasculaires. Dans quelques points, par exemple, à la lame corn des ventricules latéraux, l'épendyme s'épaissit, et on disting sous l'épithéléon une couche très mince de tissu cellulaire co densé.

STRUCTURE DU CERVEAU.

Chaque hémisphère est formé par des fibres médullaires, q sont la continuation des cordons de la moëlle épinière, de moëlle alongée et des cordons émergents du cervelet. Ces fibre après avoir traversé la protubérance annulaire, constituent l pédoncules cérébraux, pénètrent de là dans les hémisphère s'engagent en partie dans des amas de substance grise pour fo mer les ganglions cérébraux, et en partie passent entre c ganglions. A la sortie de ces ganglions, elles vont en rayo nant dans toutes les directions et pénètrent dans les circonv lutions, où elles sont recouvertes par une couche de substan grise. Ces fibres sont grêles, variqueuses et à contours simple elles forment la plus grande masse de la substance blanche o médullaire, qui partout est entourée de substance grise à l'e ception des pédoncules cérébraux. Les deux hémisphères cér braux sont réunis par des fibres transversales, qui forment l *commissures.* Enfin les diverses parties de chaque hémisphè sont unies entre elles par des *faisceaux médullaires accessoire* qu'on peut nommer *commissures antéro-postérieures.*

1° Pédoncules cérébraux. Les pédoncules cérébraux sont fo més par des fibres médullaires et par une couche de substan noire, modification de substance grise. La substance noire : continue avec la substance grise de la protubérance annulaire avec la substance ferrugineuse du plancher du quatrième ve tricule, elle se trouve à deux ou à trois lignes de profondeur, e partant de la face inférieure; elle est plus rapprochée du cô interne et décrit une courbe à concavité supérieure. Elle e composée de cellules multipolaires qui renferment un pigmen noirâtre. Le faisceau de fibres médullaires qui est situé au-de sous de la masse noire, est composé de la continuation des pyramides et d'un faisceau des cordons olivaires; il se rend spécialement dans le corps strié du même côté. Le faisceau de fibres qui est au-dessus de la substance noire est la continuation des pédoncules cérébelleux supérieurs, des cordons ronds et de quelques fibres du ruban de Reil qui ont traversé les tubercules quadrijumeaux, pour se rendre du côté opposé dans les cuisses du cerveau. Ce faisceau se rend en partie dans les couches optiques; il est doué d'une grande sensibilité, tandis que le précédent préside spécialement aux mouvements. Un grand nombre des fibres des pédoncules cérébraux passent à côté des ganglions cérébraux et produisent ainsi a) la *bandelette demi-circulaire*, b) la *capsule interne* et c) la *capsule externe* du noyau lenticulaire.

La *bandelette demi-circulaire* est un faisceau médullaire qui passe entre la couche optique et le corps strié et se continue en avant avec les piliers antérieurs de la voûte à trois piliers.

2° Ganglions cérébraux. Ce sont de chaque côté, la *couche optique*, le *corps strié* et le *noyau lenticulaire*. Les deux premiers font relief dans les ventricules latéraux, le dernier est situé plus en dehors et en avant, partout enveloppé de substance médullaire.

a) La *couche optique* est un corps hexagonal, alongé dans le sens antéro-postérieur et dont la face inférieure se confond avec les pédoncules cérébraux. La face antérieure et externe répond au corps strié par l'intermède de la bandelette demi-circulaire. La face supérieure est libre dans le prolongement frontal du ventricule latéral. La face interne constitue la paroi latérale du troisième ventricule. La face postérieure se confond avec la commissure postérieure du cerveau et s'unit par des prolongements aux tubercules quadrijumeaux; le reste de cette face est libre. Elle présente trois éminences : 1° le tubercule supérieur et postérieur *(pulvinar)*, situé entre la face supérieure et la face postérieure; 2° le *corps génouillé externe*, et 3° le *corps génouillé interne*; ces deux éminences sont situées au-dessous de la précédente et l'externe décrit une courbe dans laquelle est inscrite le corps génouillé interne. Celui-ci communique avec les tubercules quadrijumeaux antérieurs; l'externe, avec les tubercul postérieurs, par des prolongements nommés *bras* des *corps qu drijumeaux.*

La couche optique est formée d'une grande quantité de su stance grise, composée de corpuscules ganglionnaires pourv de prolongements. Cette substance est traversée par des fibı médullaires, qui sont la continuation de la partie supérieure d pédoncules cérébraux et qui se dirigent de bas en haut; d'autı fibres viennent des tubercules quadrijumeaux et se portent dedans en dehors; d'autres enfin sont transversales et apparti nent à la commissure postérieure et à la commissure molle. Tou la surface de la couche optique est recouverte par une très min couche de substance médullaire.

b) Le *corps strié,* d'une forme ovoïde, à base antérieure interne, est situé au devant et en dehors de la couche optiqu La moitié interne de sa face supérieure est libre dans le ventı cule latéral; la moitié externe est recouverte par le centre dem ovalaire de Vieussens. En bas, il se continue avec le pédoncu cérébral. En dehors, il répond au noyau lenticulaire par l'inte médiaire de la capsule interne.

Il est composé de substance grise et de faisceaux blancs, q produisent des couches alternantes de substance grise et de su stance blanche à la manière d'une pile voltaïque; il est prob ble qu'un grand nombre de fibres s'y terminent, ainsi que daı les couches optiques, mais le plus grand nombre traverse ces corp

c) Le *noyau lenticulaire* (nucleus lentiformis) est considéı par un grand nombre d'anatomistes comme la partie externe d corps strié. Placé en dehors du corps strié et de la couche o tique, il est enveloppé de tous côtés par de la substan médullaire. La partie de cette substance qui est située entre noyau lenticulaire et le corps strié a reçu le nom de *capsu interne;* celle qui est placée en dehors, porte le nom de *capsu externe.* Le noyau lenticulaire a la forme d'une lentille biconvex dont la moitié inférieure manque. Il présente la même structu que le corps strié.

En dehors de la capsule externe, on remarque une bandelette verticale de substance grise; elle est frangée, légèrement ondulée et a reçu le nom de *noyau vermiculaire* (nucleus tæniæformis).

Dans la portion sphénoïdale du lobe postérieur, immédiatement au devant de la corne inférieure du ventricule latéral existe un noyau gris, nommé *amygdale*.

Couronne de fibres rayonnantes ou éventail. Au moment où les fibres des pédoncules cérébraux ont franchi les ganglions du cerveau, elles s'irradient dans tous les sens, à la manière d'un éventail. Les unes se dirigent en avant; les autres, en dehors; et les postérieures, en arrière; cette disposition a reçu le nom de *couronne de fibres rayonnantes* ou d'*éventail*. Ces fibres se rendent avec celles du corps calleux dans les circonvolutions, où elles pénètrent dans la substance grise qui recouvre toute la surface du cerveau. Ces faisceaux de fibres qui parcourent la moëlle alongée, la protubérance annulaire, les pédoncules et les ganglions cérébraux, pour se rendre aux circonvolutions du cerveau, constituent l'*appareil fondamental* du *centre cérébro-spinal*.

Substance grise des circonvolutions. Cette substance est composée de trois couches superposées. La plus superficielle est une mince couche de substance médullaire; la moyenne a une couleur gris-pâle et la plus profonde est d'un jaune-rougeâtre; cette dernière couche présente, vers son milieu, une mince lame médullaire et est séparée de la couche moyenne ou grise par une autre lamelle médullaire; de manière que la substance grise qui recouvre les circonvolutions, ne forme pas une lame homogène, mais différentes couches alternativement blanches et grises. La substance grise des circonvolutions est composée d'une masse finement granuleuse, de globules ganglionnaires et de fibres nerveuses. La couche la plus superficielle de substance grise est presque uniquement composée de noyaux. Jusqu'à présent on n'a pu déterminer d'une manière précise l'origine ou la terminaison des fibres nerveuses dans cette substance grise.

Fibres des commissures. Ces fibres constituent ce qu'on a nommé l'*appareil secondaire*. Au lieu d'être parallèles à l'axe du corps, elles se dirigent transversalement d'un hémisphère à l'autre.

La *commissure postérieure* est composée de fibres médullaires qui lient les couches optiques.

La *commissure antérieure* traverse de chaque côté le corps strié et se perd dans les hémisphères cérébraux.

Le *corps calleux* unit les deux hémisphères. Ses fibres transversales pénètrent dans le noyau médullaire de chaque hémisphère, s'entre-croisent avec celles qui émergent des ganglions cérébraux, s'irradient dans tous les sens et constituent ainsi le *rayonnement* du *corps calleux* (*radiatio corporis callosi*). Ces fibres se rendent avec celles des pédoncules cérébraux, dans les circonvolutions.

La *commissure molle*, formée de substance grise et de fibres grêles, unit les couches optiques.

Faisceaux médullaires accessoires. Ce sont des bandes blanches ou médullaires qui existent seulement dans l'intérieur de la masse cérébrale; elles lient les diverses parties de chaque hémisphère entre elles et constituent l'*appareil tertiaire*.

Ce sont : 1° les deux faisceaux de la voûte à trois piliers, qui ont pour point de départ la substance grise du tubercule cendré; ils sont unis à la bandelette demi-circulaire, aux pédoncules de la glande pinéale et se perdent dans le pied d'hippocampe.

2° Le *faisceau* de l'*ourlet*, situé dans la circonvolution antéro-postérieure qui occupe la face interne de chaque hémisphère au niveau du corps calleux, se rend du lobe antérieur au lobe postérieur.

3° Le *faisceau arqué*, situé sur le côté externe du corps médullaire, se dirige du lobe antérieur vers le lobe postérieur et s'infléchit pour se terminer dans la portion sphénoïdale de ce lobe.

4° Le *faisceau unciforme*, qui se rend de la substance perforée antérieure dans le lobe antérieur et dans la portion sphénoïdale du lobe postérieur.

5° Le *faisceau longitudinal inférieur*, qui se rend du lobe antérieur vers le lobe postérieur, par la face inférieure de l'hémisphère.

VAISSEAUX DE L'ENCÉPHALE. Les *artères* de l'encéphale sont fournies par quatre branches principales : les deux carotides internes et les deux artères vertébrales. Les carotides donnent la cérébrale antérieure, la cérébrale moyenne, la communiquante de Willis et l'artère choroïdienne. Les artères vertébrales fournissent la cérébelleuse inférieure et se réunissent pour constituer le tronc basilaire. Celui-ci donne naissance aux cérébelleuses supérieures, envoie un grand nombre de ramuscules à la protubérance annulaire et se bifurque en artères cérébrales postérieures, qui s'anastomosent avec les carotides internes pour former le cercle artériel de Willis.

Les *veines* se forment dans la pie-mère et se rendent dans les sinus de la dure-mère.

Usages du cerveau. Les pédoncules cérébraux ont pour usage principal de transmettre les impressions aux lobes cérébraux et l'influence de la volonté aux organes locomoteurs. La lésion d'un pédoncule donne lieu à des mouvements circulaires ou de manège du côté opposé à celui de la lésion. Les lobes cérébraux servent d'instrument à l'âme pour l'exercice des facultés intellectuelles, pour lui communiquer les sensations et pour transmettre les ordres de la volonté.

NERFS CÉRÉBRO-SPINAUX.

Les nerfs cérébro-spinaux se continuent par une de leurs extrémités avec le centre nerveux céphalo-rachidien, et se terminent par l'autre dans les organes sensibles et dans les muscles.

Ils sont divisés en nerfs *crâniens* et en nerfs *spinaux*. Les premiers sortent par les ouvertures de la base du crâne et les seconds, par les trous de conjugaison de la colonne vertébrale. De chaque côté il y a *douze* nerfs crâniens et *trente-un* nerfs spinaux (1).

(1) V. mon Manuel d'Anatomie générale, pag. 101.

Plan de description. On décrit l'origine réelle et apparente, trajet et la direction du nerf; on indique ses rapports avec l organes voisins; et on termine par la description des branch collatérales, des anastomoses avec d'autres nerfs et de son mo de terminaison.

Les nerfs étant symétriques, il suffit de décrire ceux d'i côté, pour connaître ceux de l'autre côté.

NERFS CRANIENS.

Les nerfs crâniens, au nombre de douze paires, ont été di tingués d'après leur ordre de sortie par la base du crâne, *première, deuxième,* etc., en procédant d'avant en arrière. Quelqu anatomistes les ont distingués d'après leur distribution ou acti physiologique. Voici le tableau de ces nerfs :

Paires.			
I.	N.	*olfactifs.*	
II.	»	*optiques.*	
III.	»	*oculo-moteurs communs.*	
IV.	»	*pathétiques.*	
V.	»	*trijumeaux.*	
VI.	»	*oculo-moteurs externes.*	
VII.	»	*faciaux.*	VII paire des anciens.
VIII.	»	*acoustiques.*	
IX.	»	*glosso-pharyngiens.*	VIII paire des anciens.
X.	»	*pneumo-gastriques.*	
XI.	»	*accessoires de Willis.*	
XII.	»	*grands hypoglosses.*	IX paire des anciens.

Dans la classification de Willis, adoptée encore par plusieu anatomistes, il n'y a que neuf paires.

La septième et la huitième paire sont considérées comme formant qu'une seule paire. Le glosso-pharyngien, le pneum gastrique et l'accessoire de Willis constituent la huitième pai de cette classification, qui a pour base les points d'origine a parente.

Parmi ces nerfs, les trois premières paires naissent seules du cerveau, toutes les autres sortent de la protubérance annulaire et de la moëlle alongée. Les nerfs accessoires de Willis naissent même en grande partie de la moëlle épinière.

Nous décrirons chaque paire séparément depuis son origine jusqu'à sa terminaison et à la fin de la description de tous les nerfs crâniens, nous résumerons dans un petit tableau leurs points d'origine et de terminaison.

NERF OLFACTIF.

Origine. Le nerf olfactif (*première paire*) naît à la face inférieure du lobe antérieur du cerveau, près de la scissure de Sylvius, par une éminence triangulaire et grisâtre (racine grise), et par deux ou trois racines médullaires, une interne, une externe et une moyenne; l'interne, très courte, sort de la substance perforée antérieure; l'externe, beaucoup plus longue, peut être suivie jusques dans le noyau lenticulaire; la moyenne, placée entre les deux précédentes, provient de la partie la plus reculée du lobe antérieur; cette dernière racine manque souvent.

Trajet. A cette origine fait suite la *bandelette olfactive*, qui, d'une forme prismatique triangulaire à base inférieure, se dirige en avant et un peu en dedans, dans une anfractuosité longitudinale, à côté de l'extrêmité antérieure de la scissure médiane du cerveau. Cette bandelette, d'une couleur blanchâtre, présente un liséré de substance grise le long de son bord supérieur, et se renfle sur la lame criblée de l'ethmoïde en un bulbe alongé et grisâtre, nommé *bulbe olfactif*. De la face inférieure de ce bulbe partent des faisceaux très grêles de fibres nerveuses qui sont disposés sur deux rangées, l'une externe et l'autre interne. Ces faisceaux traversent les ouvertures de la lame criblée, reçoivent chacun une membrane d'enveloppe de la dure-mère et pénètrent dans la fosse nasale, pour se distribuer à la membrane pituitaire. D'abord situés entre le périoste et cette muqueuse, ils vont en divergeant les uns en avant, les autres en arrière, se div sent et s'anastomosent fréquemment en formant des plexus d'o sortent des faisceaux pénicillés, pour s'engager et se termine dans la couche la plus superficielle de la muqueuse nasale.

Les faisceaux de la *rangée interne* sont destinés à la face co respondante de la cloison des fosses nasales et se distribuent dan une étendue plus considérable en avant qu'en arrière. A la poi tion moyenne de la cloison, ils descendent jusques près d plancher des fosses nasales.

Les faisceaux de la *rangée externe*, plus nombreux et plu grêles que les internes, se distribuent à la paroi externe de fosses nasales, jusqu'au niveau du bord inférieur du corne moyen.

Structure. La bandelette olfactive renferme dans sa portio médullaire des fibres grêles, semblables à celles du cerveau. L liséré gris qui recouvre le bord supérieur de cette bandelette est formé d'une substance finement granuleuse et de globule ganglionnaires apolaires.

Le bulbe olfactif présente la même structure que la substanc grise du centre nerveux. Il renferme des globules ganglionnaire très petits et d'autres multipolaires d'un calibre plus considéra ble. Ces globules sont mêlés à des fibres très grêles.

D'après cette structure, il est permis de conclure que la ban delette et le bulbe ne sont que des prolongements du cerveau.

Les faisceaux qui partent du bulbe olfactif et pénètrent dan les fosses nasales, sont composés de fibres nerveuses, pâles granuleuses, recouvertes de noyaux alongés et offrant un calibr de 0,003'''. Il est probable qu'elles naissent du bulbe olfacti Leur mode de terminaison dans la muqueuse est inconnu.

Usages. Dépourvu de toute sensibilité tactile, le nerf olfact n'a d'autre fonction que de présider à l'olfaction.

NERF OPTIQUE.

Origine. Le nerf optique (*deuxième paire*) naît de la couch optique, du corps genouillé externe et des tubercules quadrijumeaux, par la *bandelette optique* qui devient apparente à la base du cerveau et qui forme avec celle de l'autre côté le *chiasma des nerfs optiques.* C'est des angles antérieurs de ce chiasma que part de chaque côté le nerf optique.

Trajet. De cette origine il se dirige en dehors et en avant, traverse le trou optique, gagne le globe oculaire, perfore la sclérotique et la choroïde et se termine à la rétine.

Rapports. Depuis son origine au chiasma jusqu'à son entrée dans l'orbite, le nerf optique n'est entouré que par la pie-mère, qui lui forme un névrilème assez résistant; mais à partir de ce point, le nerf optique reçoit de la dure-mère une gaîne fibreuse très résistante, qui se continue avec la sclérotique au moment où le nerf pénètre dans le globe oculaire.

Dans le crâne, le nerf optique est entouré par une gaîne de l'arachnoïde. A son passage par le trou optique, il est accompagné par l'artère ophthalmique et est perforé par la centrale de la rétine. Dans l'orbite, il est entouré par l'extrêmité postérieure des muscles de l'œil et en est séparé par de la graisse, par les vaisseaux ophthalmiques, qui, d'abord situés sur le côté externe du nerf optique, passent au-dessus et ensuite en dedans du nerf, et enfin il y est accompagné par différents nerfs de l'orbite : ainsi, sur son côté externe sont placés le ganglion ophthalmique, les nerfs ciliaires, l'oculo-moteur externe, l'oculo-moteur commun et le nerf nasal. Ce dernier nerf croise ensuite le nerf optique, en passant au-dessus, pour se placer sur son côté interne.

Anastomoses. Il ne s'anastomose avec aucun autre nerf. Quelques anatomistes avaient prétendu qu'il recevait des ramuscules du ganglion ophthalmique et du ganglion sphéno-palatin; mais ces prétendus ramuscules ne sont que des vaisseaux très ténus et des faisceaux de tissu cellulaire.

Usages. Les nerfs optiques ont la faculté de produire la sensation de la lumière, chaque fois qu'ils sont irrités, quel que soit d'ailleurs l'agent qui sert d'excitant; pourvu toutefois qu'ils restent en communication avec l'encéphale. Ils servent spécialement à la transmission des impressions visuelles.

NERF OCULO-MOTEUR COMMUN.

Origine. Le nerf oculo-moteur commun (*troisième paire*) sort du côté interne du pédoncule cérébral, près de la protubérance annulaire; mais, sur un encéphale durci, il est possible de le poursuivre jusques dans la substance grise du plancher de l'aqueduc de Sylvius, où il y a entre-croisement de ses fibres.

Trajet. De son origine il se dirige en avant, en haut et en dehors, traverse la dure-mère sur le côté de la selle turcique, immédiatement au devant de l'apophyse clinoïde postérieure, parcourt d'arrière en avant la paroi externe du sinus caverneux et pénètre, par la partie la plus large de la fente sphénoïdale, dans l'orbite où il se termine en se bifurquant.

Rapports. Situé à son origine entre l'artère cérébrale postérieure et la cérébelleuse supérieure, le nerf oculo-moteur commun est placé, dans l'épaisseur de la paroi externe du sinus caverneux, en dehors de l'artère carotide interne, en dedans du nerf pathétique et sur un plan plus supérieur que celui du nerf oculo-moteur externe et du nerf ophthalmique de Willis, qui sont situés immédiatement au-dessous de l'oculo-moteur commun. Près de la fente sphénoïdale, il est croisé en dehors par le nerf pathétique et par le rameau frontal de l'ophthalmique de Willis, qui se placent sur un plan plus élevé. Au moment où il pénètre dans l'orbite, il traverse avec le nerf oculo-moteur externe et avec le rameau nasal de l'ophthalmique de Willis, l'anneau aponévrotique du muscle droit externe de l'œil.

Anastomoses. Dans la paroi du sinus caverneux, il s'anastomose avec le grand sympathique et avec la branche ophthalmique de Willis du nerf trijumeau.

Branches terminales. Les branches terminales du nerf oculo-moteur commun enfourchent le nerf optique, l'une étant supérieure et l'autre inférieure et externe.

La *branche supérieure*, plus petite que l'inférieure, passe au-dessus du nerf optique et du nerf nasal, et se termine dans le muscle droit supérieur de l'œil et dans le releveur de la paupière supérieure. Fœsebeck a décrit des rameaux très ténus qui se rendent au muscle grand oblique et au droit externe de l'œil.

La *branche inférieure*, plus considérable que la supérieure, est située au-dessous et en dehors du nerf optique et du nerf nasal. Elle se divise en trois rameaux dont l'interne se distribue au muscle droit interne; le moyen, au muscle droit inférieur; et l'externe, au muscle petit oblique. Ce dernier rameau fournit au ganglion ophthalmique un filet court et épais, nommé *courte racine du ganglion ophthalmique*.

Usages. Près de son origine, ce nerf est insensible; mais, au-delà d'un certain trajet, il devient sensible aux irritants, parcequ'il a reçu des filets sensitifs de la cinquième paire (Valentin). Il préside spécialement aux mouvements du muscle releveur de la paupière supérieure et à ceux du muscle droit supérieur, du droit interne, du droit inférieur, du petit oblique et de l'iris. La section de ce nerf produit donc la paralysie de ces muscles et donne lieu : 1° au prolapsus de la paupière supérieure; 2° au strabisme externe, parce que l'action du muscle droit externe n'est plus contrebalancée par celle du droit interne; 3° à l'abolition des mouvements alternatifs de rotation du globe oculaire autour de son axe antéro-postérieur; et 4° à la dilatation et à l'immobilité de la pupille, par suite de la paralysie de la courte racine du ganglion ophthalmique.

NERF PATHÉTIQUE.

Origine. Le nerf pathétique ou trochléateur (*quatrième paire*), très grêle et destiné au muscle grand oblique de l'œil, sort de la partie supérieure de la valvule de Vieussens; mais, sur un encéphale durci, il peut être démontré que les nerfs pathétiques s'entre-croisent sur la ligne médiane, et qu'ils prennent leur origine de l'autre côté de leur point d'émergence, dans la substance grise qui tapisse le plancher du quatrième ventricule.

Trajet. De la valvule de Vieussens le nerf pathétique se dirige en bas et en dehors, contourne le pédoncule cérébral, et se porte ensuite en avant et en dedans, pour traverser la dure-mère immédiatement au dehors et en arrière de l'apophyse clinoïde postérieure. Il continue son trajet d'arrière en avant dans la partie supérieure de la paroi externe du sinus caverneux, pénètre dans l'orbite par la partie la plus interne de la fente sphénoïdale et se dirige un peu en dedans, pour se terminer dans le muscle grand oblique de l'œil.

Rapports. De son origine jusqu'au sinus caverneux, il est situé immédiatement au-dessous de la circonférence interne de la tente du cervelet. Dans la paroi externe du sinus caverneux, il longe en dehors le nerf oculo-moteur commun, et est placé au-dessus de la branche ophthalmique de Willis, avec laquelle il s'anastomose. A l'entrée dans l'orbite, il croise le nerf oculo-moteur commun et se place en dedans du nerf frontal, immédiatement au-dessous de la voûte orbitaire.

Usages. Il préside aux mouvements du muscle grand oblique de l'œil; et les filets de la branche ophthalmique qui viennent s'adjoindre à lui servent à la sensibilité particulière de ce muscle.

NERF OCULO-MOTEUR EXTERNE.

Origine. Le nerf oculo-moteur externe (*sixième paire*) sort de la pyramide antérieure, dans le sillon qui sépare la protubérance annulaire de la moëlle alongée; mais, sur un encéphale durci, on peut le poursuivre de bas en haut, au travers de la protubérance annulaire, jusques dans la substance grise du plancher du quatrième ventricule.

Trajet. De ce point d'émergence il se dirige en avant, en dehors et en haut, au-dessous de la protubérance annulaire, traverse la dure-mère sur le côté de la partie antérieure de la gouttière basilaire, parcourt le sinus caverneux d'arrière en avant, et pénètre dans l'orbite par la partie la plus interne de la fente sphénoïdale, pour se distribuer au muscle droit externe du globe oculaire.

Rapports. Dans le sinus caverneux, il est placé au-dessous du nerf oculo-moteur commun, en dedans de la branche ophthalmique, contre la face externe de la carotide interne. Il n'est séparé du sang du sinus que par la membrane interne des vaisseaux. En pénétrant dans l'orbite, il traverse avec l'oculo-moteur commun et avec le rameau nasal de l'ophthalmique l'anneau aponévrotique du muscle droit externe.

Anastomoses. Dans le sinus caverneux, il s'anastomose par deux ou par trois filets avec le plexus carotidien interne du grand sympathique. Cette disposition a été considérée pendant bien longtemps comme l'origine du grand sympathique.

Usages. Il est le nerf moteur du muscle droit externe.

NERF TRIJUMEAU.

Le nerf trijumeau ou trifacial (*cinquième paire*), le plus considérable des nerfs crâniens, est destiné aux muqueuses de l'oreille, de l'œil, du nez, de la cavité buccale, du pharynx et aux glandes qui s'ouvrent à la surface de ces membranes; il se distribue à la peau de la face et du crâne, à l'exception de celle de la région occipitale, et fournit aux muscles de la mastication et aux racines des dents.

Origine. Il sort de la partie latérale de la protubérance annulaire, à l'union de cette éminence avec le pédoncule cérébelleux moyen, et constitue un gros tronc nerveux formé de deux portions, une postérieure plus volumineuse, nommée *grosse racine* ou *portion sensitive*, et l'autre antérieure plus grêle, appelée *petite racine* ou *portion motrice*.

La *grosse racine* ou *portion sensitive* peut être suivie sur un encéphale durci, en partie jusques dans le cordon restiforme de la moëlle alongée et en partie jusqu'à la substance grise du quatrième ventricule. La *petite racine* ou *portion motrice* traverse la protubérance annulaire et prend son origine réelle dans la même substance grise, mais sur un plan plus antérieur.

Trajet. De la protubérance annulaire le nerf trijumeau se dirige en haut, en dehors et en avant, et traverse la dure-mère en dehors du nerf de la sixième paire, en passant par une dépression creusée sur le bord supérieur du rocher, près du sommet de cet os, sous le bord adhérent de la tente du cervelet, qui transforme cette dépression en une ouverture. Le nerf trijumeau se porte ensuite en bas, en avant et en dehors, s'élargit et forme le *ganglion semi-lunaire* ou *de Gasser*, situé sous la dure-mère près du sommet du rocher dans une fossette de la face supérieure de cet os. La grosse racine concourt seule à la formation de ce ganglion ; elle y pénètre par le bord concave qui est dirigé en arrière ; la petite racine passe sous le ganglion auquel elle est accolée et se rend dans le nerf maxillaire inférieur. Par cette disposition, l'origine du nerf trijumeau ressemble entièrement à celle des nerfs spinaux : comme la racine postérieure de ces nerfs, la grosse racine ou sensitive du trijumeau est ganglionnaire ; tandis que la petite racine ou motrice correspond à la racine antérieure de ces mêmes nerfs.

Le ganglion de Gasser reçoit quelques filets du plexus carotidien interne du grand sympathique et en fournit à la dure-mère. De son bord convexe, dirigé en avant et en dehors, partent les trois grandes branches du nerf trijumeau, ce sont en allant d'avant en arrière et de haut en bas : 1° le *nerf ophthalmique de Willis*, 2° le *nerf maxillaire supérieur*, et 3° le *nerf maxillaire inférieur*.

1. Nerf ophthalmique de Willis. La plus grêle et la plus antérieure des branches du trijumeau, le nerf ophthalmique de Willis traverse d'arrière en avant la paroi externe du sinus caverneux, au-dessous du nerf pathétique et de l'oculo-moteur commun, en dehors de l'oculo-moteur externe, s'anastomose avec le plexus carotidien interne du grand sympathique et avec l'oculo-moteur commun, fournit un rameau récurrent à la tente du cervelet et se termine en se divisant en trois branches, qui

pénètrent dans l'orbite par la fente sphénoïdale. Ces branches sont en allant du côté externe vers le côté interne : le *nerf lacrymal*, le *nerf frontal* et le *nerf nasal*.

1° *Nerf lacrymal*. La plus grêle des trois branches de l'ophthalmique, le nerf lacrymal pénètre dans l'orbite par la partie la plus externe de la fente sphénoïdale, se dirige en avant le long du bord supérieur du muscle droit externe et arrivé près de la glande lacrymale, il se divise en deux rameaux : l'un *externe* descend et s'anastomose avec le rameau orbitaire du maxillaire supérieur ; l'autre *interne* traverse la partie interne de la glande lacrymale, fournit des rameaux nombreux à cette glande, envoie des filets à la conjonctive, traverse le ligament palpébral et se termine dans la peau de l'angle externe des paupières.

2° *Nerf frontal*. La plus volumineuse des branches de l'ophthalmique, le nerf frontal pénètre dans l'orbite par la partie la plus large et la plus supérieure de la fente sphénoïdale, à côté et en dehors du nerf pathétique, se dirige en avant immédiatement au-dessous du périoste de la voûte orbitaire, et se divise en deux rameaux, en nerf sus-orbitaire ou frontal externe et en nerf sus-trochléateur ou frontal interne.

Le nerf *frontal externe* ou *sus-orbitaire* sort de l'orbite par l'échancrure sus-orbitaire, fournit des *rameaux palpébraux* à la conjonctive et à la peau de la paupière supérieure et se termine par des *rameaux frontaux*, qui se rendent au périoste et à la peau de la région frontale jusqu'au sommet de la tête.

Le nerf *frontal interne* ou *sus-trochléateur*, plus petit que le frontal externe, sort de l'orbite en passant au-dessus de la poulie du grand oblique, s'anastomose avec le nerf sous-trochléateur, et se termine par un rameau descendant ou *palpébral*, destiné à la peau de la paupière supérieure, et par un rameau ascendant ou *frontal*, qui se distribue à la peau de la partie inférieure et médiane du front.

3° *Nerf nasal*. Il pénètre dans l'orbite par la fente sphénoïdale, et traverse avec le nerf oculo-moteur commun et avec l'oculo-moteur externe l'anneau aponévrotique du muscle droit externe, sur un plan inférieur à celui du nerf frontal et du nerf pathétique. Entré dans l'orbite, il suit le trajet de l'artère ophthalmique : d'abord placé en dehors du nerf optique, où il donne la *longue racine* ou la *racine sensitive* au ganglion ophthalmique, il se dirige en dedans en passant sur le nerf optique qu'il croise, fournit un ou deux *nerfs ciliaires longs* ou *internes*, et se termine entre le muscle grand oblique et le droit interne, en se divisant en deux rameaux, en nasal externe ou sous-trochléateur et en nasal interne ou ethmoïdal.

Le *nasal externe* ou *sous-trochléateur* continue son trajet avec l'artère ophthalmique le long de la paroi interne de l'orbite, passe sous la poulie du muscle grand oblique, traverse l'orbiculaire des paupières, au-dessus de son tendon direct, s'anastomose avec le nerf frontal interne et se termine par *deux rameaux* dont l'un, *ascendant*, se rend à la peau de la paupière supérieure et du front; et dont l'autre, *descendant*, envoie des filets à la conjonctive, à la caroncule lacrymale et au sac lacrymal et se distribue à la peau de la racine du nez et de l'angle interne des paupières.

Le *nasal interne* ou *ethmoïdal* traverse de dehors en dedans le conduit orbitaire interne antérieur, pénètre dans la gouttière ethmoïdale, se dirige en avant dans l'épaisseur de la dure-mère et s'engage par la fente ethmoïdale dans les fosses nasales, où il se termine en se divisant en deux rameaux, un interne et l'autre externe. Le *rameau interne* se distribue à la muqueuse de la partie antérieure de la cloison; le *rameau externe* descend dans un sillon de la face postérieure de l'os nasal, envoie des filets à la muqueuse de la partie antérieure de la paroi externe des fosses nasales, prend le nom de *rameau naso-lobaire*, et passe entre le bord inférieur de l'os propre du nez et le cartilage nasal latéral pour se distribuer à la peau de l'aile et du lobule du nez.

GANGLION OPHTHALMIQUE OU CILIAIRE. Renflement grisâtre, d'une forme quadrilatère ou arrondie et d'une ligne de diamètre, il est situé sur le côté externe du nerf optique, à trois lignes au devant du trou optique. Par son bord postérieur, il reçoit des rameaux nerveux, nommés *racines* du ganglion ophthalmique.

La *longue racine* ou *racine sensitive*, fournie par le nerf nasal, pénètre dans l'angle supérieur et postérieur du ganglion; la *courte racine* ou *racine motrice* provient de la branche inférieure de l'oculo-moteur commun et entre dans l'angle inférieur et postérieur du ganglion. La *racine ganglionnaire* ou *molle* sort du plexus caverneux du grand sympathique, et se rend par la fente sphénoïdale soit au ganglion ciliaire soit à la longue racine.

Des deux angles antérieurs du ganglion ophthalmique sortent deux faisceaux de *nerfs ciliaires courts* ou *externes*, ainsi nommés pour les distinguer des rameaux ciliaires du nerf nasal. Ces rameaux, au nombre de dix à seize, se portent en avant à côté du nerf optique, en décrivant un grand nombre de flexuosités, traversent avec les ciliaires longs la sclérotique près de l'entrée du nerf optique et se portent en avant entre cette membrane et la choroïde pour se rendre dans le cercle ciliaire, d'où partent des filets nerveux pour l'iris, pour le muscle tenseur de la choroïde et pour la cornée transparente. Les nerfs ciliaires courts fournissent quelques rameaux à la choroïde.

II. Nerf maxillaire supérieur. Situé au-dessous et en dehors du nerf ophthalmique de Willis, le maxillaire supérieur se dirige en avant et en dehors, sort du crâne par le trou maxillaire supérieur du sphénoïde, traverse d'arrière en avant la partie supérieure de la fosse ptérygo-maxillaire et parcourt le canal sous-orbitaire, sous le nom de *nerf sous-orbitaire*, qui sort par le trou de ce nom pour se terminer à la peau de la joue.

Branches collatérales. Le maxillaire supérieur fournit les branches collatérales suivantes : 1° le nerf orbitaire, 2° les nerfs sphéno-palatins, 3° les nerfs dentaires postérieurs et 4° le rameau dentaire supérieur et antérieur.

Le *nerf orbitaire* ou *temporo-malaire* naît au niveau du trou maxillaire supérieur, pénètre dans l'orbite par la fente sphéno-maxillaire, se dirige en avant le long de la partie externe du plancher de l'orbite, s'anastomose par un rameau ascendant avec le nerf lacrymal et pénètre dans le canal temporo-malaire, où il se divise en deux rameaux dont l'un, *malaire*, traverse l'os malaire, pour se distribuer à la peau de la pommette; et de l'autre, *temporal*, pénètre dans la fosse temporale, s'anastomo avec le nerf temporal profond antérieur, et traverse le musc temporal et son aponévrose, pour se distribuer à la peau de tempe.

Les *nerfs sphéno-palatins*, au nombre de deux ou de troi naissent du bord inférieur du maxillaire supérieur dans la fos ptérygo-maxillaire, et descendent verticalement pour se rend presque immédiatement dans le ganglion sphéno-palatin.

Les *nerfs dentaires postérieurs*, au nombre de deux ou de troi partent du maxillaire supérieur, au niveau de la fente sphén maxillaire, descendent sur la tubérosité maxillaire, fournisse des filets à la muqueuse génienne, et parcourent d'arrière avant les canaux dentaires postérieurs et supérieurs dans l'épa seur de la paroi externe du sinus maxillaire, pour s'anastomos avec le nerf dentaire supérieur et antérieur en formant un *plex dentaire supérieur* ou une arcade à convexité inférieure, de quelle partent les rameaux destinés aux racines de toutes dents molaires supérieures et à la muqueuse gencivale correspo dante.

Le *rameau dentaire supérieur* et *antérieur* naît dans le ca sous-orbitaire, descend dans le canal dentaire antérieur et su rieur au côté externe de l'orifice antérieur des fosses nasale s'anastomose avec les dentaires postérieurs pour former *plexus dentaire supérieur*, et se divise en rameaux destinés a racines de la dent canine et des incisives supérieures et à muqueuse gencivale correspondante. Au point de division de nerf, à un demi-pouce au-dessus de la racine de la dent cani se trouve le *ganglion maxillaire supérieur* ou de *Bochdalek*, touré d'une coque osseuse et fournissant des rameaux nerve à la partie antérieure des fosses nasales, où ils s'anastomose avec les rameaux nasaux du ganglion sphéno-palatin. C'est de ganglion ou du plexus qui le remplace quelquefois que parte les filets nerveux pour les racines de la dent canine et des in sives supérieures et pour la muqueuse gencivale.

Le *nerf sous-orbitaire*, branche terminale du nerf maxillaire supérieur, sort par le trou sous-orbitaire avec l'artère de ce nom, et se divise en rameaux ascendants, descendants et internes, qui s'anastomosent fréquemment avec le nerf facial. Les rameaux *ascendants* se rendent à la peau et à la muqueuse de la paupière inférieure ; les *descendants* ou *labiaux supérieurs*, à la peau, aux glandes et à la muqueuse de la lèvre supérieure ; les *internes* ou *nasaux* se terminent à la peau de la partie latérale du nez.

Ganglion sphéno-palatin ou de Meckel. Ce ganglion est situé dans la partie supérieure de la fosse ptérygo maxillaire, en dehors du trou sphéno-palatin, immédiatement au-dessous du nerf maxillaire supérieur, auquel il est lié par deux ou trois rameaux, nommés *nerfs sphéno-palatins*, qu'on peut considérer comme *la racine sensitive* du ganglion sphéno-palatin. La *racine motrice* de ce ganglion est constituée par le rameau grand pétreux superficiel du nerf vidien ; et la *racine ganglionnaire*, par le rameau pétreux profond du même nerf. C'est la réunion de ces deux dernières racines qui constitue le nerf vidien.

Branches du ganglion sphéno-palatin. a) Le *nerf vidien* sort du bord postérieur du ganglion sphéno-palatin, traverse d'avant en arrière le canal vidien, et à la sortie de ce canal, il se divise dans la substance fibro-cartilagineuse du trou déchiré antérieur en deux rameaux, un supérieur et l'autre inférieur.

Le *rameau supérieur*, racine motrice du ganglion sphéno-palatin, a reçu le nom de *nerf grand pétreux superficiel ;* il pénètre dans le crâne entre le rocher et le sphénoïde, se dirige en arrière sous la dure-mère, dans un sillon creusé à la face supérieure du rocher, s'engage dans l'hiatus de Fallope et s'unit au ganglion genouillé du nerf facial.

Le *rameau inférieur*, racine ganglionnaire du ganglion sphéno-palatin, porte le nom de *nerf pétreux profond*, s'engage dans le canal carotidien et s'unit au plexus carotidien du grand sympathique.

b) Le *nerf pharyngien* ou ptérygo-palatin se dirige d'avant en arrière dans le canal ptérygo-palatin et se distribue à la

muqueuse de la partie supérieure du pharynx, autour du pav
lon de la trompe d'Eustachi.

c) Les *nerfs nasaux postérieurs et supérieurs* partent du c
interne du ganglion sphéno-palatin, traversent le trou de
nom et pénètrent dans les fosses nasales, où ils se divis
en internes et en externes.

Les *rameaux internes* se rendent dans la muqueuse de
cloison. Parmi eux on distingue le *nerf naso-palatin de Scarp*
qui se dirige obliquement en bas et en avant, et pénètre dans
canal palatin antérieur où il s'adosse à son congénère pour f
mer le *ganglion naso-palatin* ou de *Cloquet*. De ce ganglion p
tent des rameaux pour la muqueuse palatine et d'autres qui s'a
stomosent avec le nerf palatin antérieur.

Les *rameaux externes* des nerfs nasaux supérieurs se distribu
à la muqueuse qui revêt le cornet et le méat supérieurs, le cor
moyen et les cellules ethmoïdales postérieures.

d) Les *nerfs palatins* sortent du bord inférieur du gangl
sphéno-palatin. Ils sont au nombre de trois : un antérieur,
moyen et un externe.

Le *palatin antérieur* ou *grand palatin* descend verticalem
dans le canal palatin postérieur, où il fournit le *rameau na*
postérieur et inférieur, destiné à la muqueuse du cornet et du m
moyens, du cornet et du méat inférieurs et du sinus maxillai
arrivé à la partie inférieure du canal palatin, il envoie un
meau au voile du palais et se recourbe en avant dans la g
tière de la voûte palatine, jusqu'au canal palatin antérieur
il se termine en s'anastomosant avec le nerf naso-palatin.
ce trajet, il fournit des rameaux aux gencives, à la muque
et aux glandes mucipares de la voûte palatine.

Le *palatin moyen* ou *postérieur* descend dans un canal ac
soire du canal palatin postérieur et se termine à la muque
et aux muscles du voile du palais. Il fournit spécialement, a
que l'a constaté M. Longet, au muscle péristaphylin intern
au palato-staphylin. Ce rameau moteur vient du nerf facial pa
nerf grand pétreux superficiel.

Le *palatin externe* ou *petit palatin* descend par un canal accessoire plus externe et se distribue à la muqueuse et aux muscles des piliers du voile du palais, aux amygdales et à la partie postérieure de la muqueuse palatine.

III. Nerf maxillaire inférieur. La plus volumineuse des branches du nerf trijumeau, le nerf maxillaire inférieur est constitué par la branche la plus postérieure du ganglion de Gasser et par la petite racine ou racine motrice du trijumeau. Du ganglion de Gasser, il se dirige en bas et en dehors, sort du crâne par le trou ovale ou maxillaire inférieur du sphénoïde et arrivé dans la fosse zygomatique, il se divise aussitôt en une branche antérieure et supérieure et en une branche postérieure et inférieure.

La *branche antérieure* se divise en rameaux destinés aux muscles de la mastication : en rameau massetérin, en rameaux temporaux profonds, en buccal et en ptérygoïdiens.

a) Le *nerf massetérin* se dirige en dehors, passe au-dessus du ptérygoïdien externe, traverse l'échancrure sigmoïde du maxillaire inférieur et pénètre dans la face profonde du muscle masseter.

b) Les *nerfs temporaux profonds*, distingués en antérieur et en postérieur, se dirigent en dehors sous la voûte de la fosse zygomatique, se réfléchissent de bas en haut et se rendent dans la face profonde du muscle temporal.

c) Le *nerf buccal*, le plus considérable de la branche antérieure, passe au-dessus du ptérygoïdien externe ou traverse ce muscle, et descend obliquement en avant entre la tubérosité maxillaire et la branche de la mâchoire inférieure, pour se distribuer au muscle buccinateur, à la peau de la joue et à la muqueuse buccale. Il s'anastomose avec le nerf facial.

d) Les *nerfs ptérygoïdiens* sont destinés aux muscles de ce nom. Les rameaux du muscle ptérygoïdien externe sortent directement du nerf maxillaire inférieur ou proviennent du nerf buccal. Le rameau du muscle ptérygoïdien interne part du côté interne du maxillaire inférieur, traverse le ganglion otique et se rend à la face interne du muscle ptérygoïdien interne.

La *branche postérieure* et *inférieure* du nerf maxillaire infériei se sous-divise en nerf auriculo-temporal, en nerf dentaire infi rieur et en nerf lingual.

1° Le *nerf auriculo-temporal* naît par deux branches qui en brassent l'artère méningée moyenne, se dirige en arrière, co tourne ensuite de dedans en dehors la partie postérieure du c du condyle de la mâchoire inférieure et s'infléchit en haut, ent le conduit auditif externe et l'articulation temporo-maxillaire, dan la substance de la parotide, pour s'engager dans la région temp rale où il prend le nom de *nerf temporal superficiel.*

Dans ce trajet, l'auriculo-temporal fournit les branches collaté rales suivantes :

a) Deux ou trois *branches anastomotiques* avec le nerf facial elles traversent la glande parotide, contournent le col du condyl de la mâchoire inférieure et se rendent dans la branche temporo faciale du nerf facial.

b) Des *branches auriculaires*, destinées à la peau de la parti antérieure du pavillon de l'oreille, au conduit auditif externe et la membrane du tympan.

c) Des *rameaux articulaires* pour l'articulation temporo-maxil laire.

d) Des *rameaux parotidiens*, qui se distribuent à la gland parotide et à la peau de cette région.

Le *nerf temporal superficiel*, branche terminale de l'auriculo temporal, monte dans la région temporale, entre l'artère et la veine temporales superficielles et se distribue à la peau de cette région jusqu'au sommet de la tête.

2° Le *nerf dentaire inférieur*, situé derrière le nerf lingual ave lequel il s'anastomose, descend d'abord entre le ptérygoïdien externe et le ptérygoïdien interne, se place ensuite entre ce der nier muscle et la branche de la mâchoire inférieure, et descen dans le canal dentaire inférieur qu'il parcourt jusqu'au tro mentonnier, où il se termine en se divisant en *nerf mentonnier* e en *nerf incisif.*

Avant d'entrer dans le canal, il fournit le *rameau mylo-hyoï* dien, qui descend dans le sillon creusé à la face interne du maxillaire inférieur et se distribue au muscle mylo-hyoïdien et au ventre antérieur du digastrique. Dans le canal dentaire inférieur, il envoie des rameaux aux racines des dents molaires et à la muqueuse gencivale correspondante.

Le *nerf mentonnier* sort par le trou de ce nom, et se divise en un grand nombre de rameaux, qui se dirigent en haut et en dedans pour se terminer dans la peau, la muqueuse et les glandes de la lèvre inférieure. Ce nerf s'anastomose avec le nerf facial.

Le *nerf incisif*, plus petit que le nerf mentonnier, poursuit son trajet dans le canal dentaire inférieur jusques près de la symphyse du menton, et se distribue aux racines de la dent canine et des dents incisives inférieures.

3° Le *nerf lingual*, moins volumineux que le dentaire inférieur, descend au devant de ce dernier nerf, entre les deux ptérygoïdiens, et s'engage entre la branche de la mâchoire inférieure et le muscle ptérygoïdien interne; arrivé au devant de l'insertion inférieure de ce dernier muscle, il se recourbe en avant, passe entre la muqueuse buccale et la glande sous-maxillaire, se place sur le muscle hyo-glosse, au-dessus du mylo-hyoïdien, pénètre sous la glande sublinguale où il est croisé par le conduit de Wharton, et remonte enfin entre le muscle génio-glosse et la muqueuse buccale, pour se terminer par un grand nombre de rameaux dans la muqueuse et dans les papilles de la face dorsale de la langue. Il se distribue spécialement à la pointe et aux bords de cet organe.

Sur son trajet, il reçoit au niveau de l'artère maxillaire interne, la *corde du tympan*, branche fournie par le nerf facial. Au-dessous de ce point, il s'anastomose avec le nerf dentaire inférieur; cette anastomose manque quelquefois. Arrivé dans la région sus-hyoïdienne, au-dessus de la glande sous-maxillaire, il envoie des rameaux : a) à la muqueuse du pilier antérieur du voile du palais, b) aux amygdales et c) au ganglion sous-maxillaire. En dedans de la glande sublinguale, il donne des rameaux :

a) à la muqueuse du plancher de la bouche, b) à la glande sublin gu ale et c) une branche anastomotique au nerf grand hypoglosse

Ganglion sous-maxillaire. Au nerf lingual est annexé le gan glion sous-maxillaire. Ce ganglion est situé au-dessus de l glande sous-maxillaire, immédiatement au-dessous du nerf lin gual. Sa *racine motrice* ou *longue racine* est fournie par la cord du tympan accolée au nerf lingual; sa *racine sensitive* ou *court racine*, par le nerf lingual; la *racine grise* ou *ganglionnaire*, pa le plexus nerveux qui entoure l'artère faciale. De ce ganglio sortent en avant des filets qui rentrent dans le nerf lingual; e en bas, d'autres qui se distribuent au conduit de Wharton et la glande sous-maxillaire.

Ganglion otique (*auriculaire d'Arnold*). Ce ganglion est situ à la face interne du maxillaire inférieur, immédiatement au-des sous du trou ovale et au devant de l'artère méningée moyenne Il est uni au nerf maxillaire inférieur par quelques filets trè courts, qui constituent sa *racine sensitive* ou *courte racine.* S *racine motrice* ou *longue racine* provient du nerf facial et a reç le nom de *nerf petit pétreux superficiel.* Ce rameau part d ganglion genouillé du nerf facial, s'anastomose avec le rameau anastomotique de Jacobson, sort de l'aqueduc de Fallope, e dehors du grand pétreux superficiel, parcourt d'arrière en avan un sillon creusé à la face supérieure du rocher, immédiatemen au-dessous de la dure-mère, et se rend au ganglion otique e passant entre le rocher et le sphénoïde. La *racine* grise ou *gan glionnaire* sort du plexus nerveux qui entoure l'artère méningé moyenne.

Le ganglion otique donne les rameaux suivants :

a) Le *nerf du muscle interne du marteau;*

b) Le *nerf du muscle péristaphylin externe;*

c) Des *filets sensitifs* pour la trompe d'Eustache.

Le nerf du muscle ptérygoïdien interne traverse ce ganglion

Usage du nerf trijumeau. Le nerf trijumeau préside à la sen sibilité de toute la tête, à l'exception de la région occipitale e mastoïdienne; il est le nerf de la sensibilité tactile de l'appare visuel, des fosses nasales, de la cavité buccale, des dents et du conduit auditif externe. Il préside à la sécrétion des glandes salivaires, lacrymales et mucipares. C'est le nerf vaso-moteur de la muqueuse oculaire, de l'iris, de la muqueuse nasale et gencivale. D'après quelques physiologistes, il a sous sa dépendance une partie de la sensibilité gustative.

Le nerf trijumeau par sa courte racine est le nerf moteur des muscles de la mastication. Par son intermédiaire, le muscle interne du marteau et les muscles du voile du palais reçoivent des filets moteurs du nerf facial.

NERF FACIAL.

Origine. Le nerf facial (*septième paire*) sort d'une petite fossette située derrière la protubérance annulaire, à l'extrêmité antérieure du sillon qui sépare le corps olivaire du cordon restiforme. Sur un encéphale durci, il peut être poursuivi jusqu'à la substance grise du quatrième ventricule. A son point d'émergence on distingue deux faisceaux dont le postérieur, le plus petit des deux, a reçu le nom de *portion intermédiaire* de *Wrisberg*.

Trajet. De son origine le nerf facial se dirige en avant, en haut et en dehors, et pénètre dans le conduit auditif interne en même temps que le nerf acoustique, lequel est placé au-dessous de lui et est creusé en gouttière pour le loger. Dans le conduit auditif interne, la portion intermédiaire de Wrisberg est unie au nerf acoustique par quelques filets très ténus et se joint ensuite intimement à l'autre portion du nerf facial. Arrivé au fond du conduit auditif interne, le nerf facial pénètre dans le canal de Fallope, qui, creusé dans le rocher, lui est exclusivement destiné et qu'il parcourt dans toute son étendue; il se dirige d'abord en avant et en dehors, et après un très court trajet, il se recourbe brusquement pour se porter d'avant en arrière dans la paroi interne de la caisse du tympan, au-dessus de la fenêtre ovale, derrière laquelle il descend verticalement, pour sortir du canal de Fallope par le trou stylo-mastoïdien. De là il se dirige en avant

et en bas, dans la glande parotide, où il se divise en deux bra
ches terminales : la *temporo-faciale* et la *cervico-faciale.*

Branches collatérales. A sa première courbure dans le canal
Fallope, vis-à-vis de l'hiatus de Fallope, le nerf facial présen
un petit renflement ganglionnaire, nommé *genou* ou *gangli*
genouillé du nerf facial. De ce ganglion partent le *nerf gra*
pétreux superficiel et le *petit pétreux superficiel;* le premier
rend au ganglion sphéno-palatin et le second au ganglion otiqu
Par là le nerf facial envoie des filets moteurs à ces ganglion
en même temps qu'il reçoit des filets sensitifs du nerf t
jumeau.

Dans la portion descendante du canal de Fallope, derrière
caisse du tympan, il envoie un *rameau* au *muscle* de *l'étrie*
reçoit un *filet anastomotique* du *rameau auriculaire* du *nerf pneum*
gastrique et fournit la *corde* du *tympan.* Cette branche nerveus
très longue, se détache du nerf facial immédiatement au-dess
du trou stylo-mastoïdien, monte dans un canal particulier po
entrer dans la caisse du tympan, en dedans et en arrière
l'encadrement de la membrane du tympan, se dirige en avant e
décrivant une courbe à convexité supérieure, entre le manche d
marteau et la grande apophyse de l'enclume, et sort de la caiss
tympanique par un petit canal situé à l'extrêmité interne de l
fente de Glaser. Hors du crâne, la corde du tympan se dirige e
bas et en avant entre le ligament sphéno-maxillaire et le muscl
ptérygoïdien interne, pour s'unir aussitôt au nerf lingual. D'aprè
Longet, la corde du tympan fournit les rameaux moteurs de
conduits excréteurs de la glande sous-maxillaire et de la gland
sublinguale, en même temps qu'elle sert à transmettre des fibre
sensitives du nerf lingual au nerf facial.

A sa *sortie* du *trou stylo-mastoïdien*, le nerf facial fournit le
branches suivantes :

a) Le *rameau auriculaire profond,* qui se dirige en arrière
dans une rainure située entre l'apophyse mastoïde et le condu
auditif externe. Ce nerf arrive sur la face externe de l'apophys
mastoïde, s'anastomose avec le rameau auriculaire du ne

pneumo-gastrique et avec l'auriculaire principal du plexus cervical, et se divise en deux filets, un *ascendant* et l'autre *horizontal:* le filet ascendant se termine dans le muscle auriculaire supérieur et dans l'auriculaire inférieur; le filet horizontal se rend au muscle occipital.

b) Le *rameau stylo-hyoïdien*, destiné au muscle de ce nom, et le *rameau digastrique*, qui se distribue au ventre postérieur du muscle digastrique.

Branches terminales. Dans l'épaisseur de la glande parotide, le nerf facial se divise en une branche supérieure ou temporo-faciale et en une branche inférieure ou cervico-faciale. Ces deux branches sont situées dans la glande parotide plus superficiellement que l'artère carotide externe et que la veine temporo-faciale, qu'elles croisent d'arrière en avant. Elles s'anastomosent fréquemment entre elles et forment un plexus sur la face externe du muscle masseter.

La *branche temporo-faciale*, se dirige en haut et en avant, s'anastomose au niveau du col du condyle de la mâchoire inférieure avec le nerf auriculo-temporal par les *rameaux anastomotiques* du *nerf maxillaire inférieur*, et se divise en un grand nombre de rameaux, distingués d'après les régions auxquelles ils se rendent : en temporaux, frontaux, orbitaires et sous-orbitaires.

Les *rameaux temporaux* et *frontaux* se dirigent parallèlement en haut et en avant sur l'arcade zygomatique et dans la partie antérieure de la région temporale, et se distribuent au muscle auriculaire antérieur, au muscle frontal et au sourcilier. Les *rameaux orbitaires* passent obliquement sur l'os de la pommette et se rendent à l'orbiculaire des paupières; les *rameaux sous-orbitaires* se rendent aux muscles zygomatiques, aux élévateurs de la lèvre supérieure et de l'aile du nez, au muscle transverse et au muscle canin. Ces rameaux s'anastomosent avec le nerf sous-orbitaire et fournissent quelques filets à la peau.

La *branche cervico-faciale*, moins volumineuse que la précédente, traverse d'arrière en avant et en bas la glande parotide et se divise en plusieurs rameaux dont quelques uns s'anastom sent avec ceux de la branche temporo-faciale, pour former l plexus sur le muscle masseter. Les rameaux de la branche ce vico-faciale sont distingués en buccaux, mentonniers et cervicau Les rameaux *buccaux* se dirigent horizontalement en avan s'anastomosent avec le nerf buccal et se distribuent au musc orbiculaire des lèvres et au muscle buccinateur. Les rameau *mentonniers* suivent le corps de la mâchoire inférieure, s'anast mosent avec le nerf mentonnier et se terminent dans les muscl de la lèvre inférieure et du menton. Les rameaux *cervicaux* dirigent en avant dans la région sus-hyoïdienne, s'anastomose avec des nerfs du plexus cervical et se perdent dans le peauci

Usages. Le nerf facial est un nerf exclusivement moteur. L fibres sensitives qu'il renferme, s'y rendent par ses anastomos avec le nerf trijumeau. Il préside aux mouvements des muscl de la face, du pavillon de l'oreille, du muscle stylo-hyoïdie du ventre postérieur du digastrique, des muscles du voile palais par le nerf grand pétreux superficiel, et du muscle inter du marteau, par le nerf petit pétreux superficiel. Par la cor du tympan, il paraît agir sur les conduits excréteurs de la glan sous-maxillaire et de la glande sublinguale.

NERF ACOUSTIQUE.

Origine. Le nerf acoustique ou *auditif* (*huitième paire*) appar en dehors du point d'émergence du nerf facial, sur le cô externe du cordon restiforme. Il naît par les fibres médullai du plancher du quatrième ventricule et par un faisceau q traverse le cordon restiforme, pour se rendre à la substance gr de la protubérance annulaire.

Ce nerf est très mou et étant accolé au nerf facial, il constit la *portion molle* de la septième paire de quelques anatomist Le nerf facial forme la *portion dure* de cette septième paire.

Trajet. De son point d'émergence à la moëlle alongée, le n acoustique se dirige en dehors et en avant, passe entre le lob ı nerf pneumo-gastrique et le pédoncule cérébelleux moyen, pénètre dans le conduit auditif interne avec le nerf facial, ıi est reçu dans une gouttière creusée à sa face supérieure. Dans le conduit auditif interne, il se termine en se divisant en ıe *branche limacienne* et en une *branche vestibulaire*. La branche nacienne se termine dans la lame spirale du limaçon de l'oreille terne. La branche vestibulaire se distribue aux saccules du stibule et aux conduits demi-circulaires membraneux.

Structure. Le tronc du nerf acoustique et ses branches renferent des corpuscules ganglionnaires apolaires, unipolaires et un and nombre de corpuscules bipolaires, mêlés à des fibres nerveus très grêles, variqueuses et semblables à celles de l'encéphale.

Usages. C'est le nerf spécial de l'audition; il sert à transmettre l'encéphale les ondes sonores.

NERF GLOSSO-PHARYNGIEN.

Origine. Le nerf glosso-pharyngien (*neuvième paire*) sort de la ıoëlle alongée, à la partie antérieure du sillon qui sépare le ırps olivaire du cordon restiforme, derrière l'origine du nerf cial et immédiatement au devant du nerf pneumo-gastrique. ette origine apparente a lieu par quatre à six filets disposés ır une ligne antéro-postérieure. Ce nerf pénètre profondément ıns le cordon restiforme et prend son origine réelle dans la ıbstance grise du plancher du quatrième ventricule, au devant u calamus scriptorius.

Trajet. De la moëlle alongée le nerf glosso-pharyngien se dirige u dehors, au devant du lobule du nerf pneumo-gastrique, et averse la partie antérieure du trou déchiré postérieur, où il eçoit une gaîne de la dure-mère, qui le sépare du nerf pneumo-astrique, situé immédiatement derrière lui. Dans cette gaîne, es filets postérieurs traversent un petit ganglion, nommé *anglion jugulaire* ou d'*Ehrenritter*, au delà duquel tous ses filets 'origine se réunissent en un tronc nerveux qui se rend à un euxième ganglion, nommé *ganglion pétreux* ou d'*Andersch*, et situé dans une petite fossette creusée sur le bord postérieur du rocher. Au-dessous du trou déchiré postérieur, le glosso-pharyngien descend d'abord sur le côté interne du muscle stylo-pharyngien, contourne ce muscle en arrière et en dehors, se recourbe en avant entre le stylo-pharyngien et le stylo-glosse et se termine dans la base de la langue en passant en dehors de l'amygdale, entre cette glande et le pilier antérieur du voile du palais.

Branches collatérales. Le ganglion pétreux du glosso-pharyngien fournit les rameaux suivants : a) un *rameau anastomotique avec* le *ganglion cervical supérieur* du grand sympathique; b) un *rameau anastomotique avec* l'*auriculaire* du *pneumo-gastrique;* et c) le *rameau tympanique* ou *anastomotique* de *Jacobson.*

Le rameau tympanique ou anastomotique de Jacobson naît de la partie supérieure et interne du ganglion pétreux, s'engage dans un petit canal particulier situé sur la crête de séparation qui existe entre la fosse jugulaire et le canal carotidien, pénètre dans la caisse du tympan et se divise dans le sillon creusé sur la paroi interne de cette caisse en plusieurs rameaux; ce sont : 1° un rameau qui sort en haut de la cavité tympanique et se rend au petit pétreux superficiel; 2° deux filets qui se rendent par des canaux particuliers au plexus carotidien interne; 3° plusieurs filets destinés à la muqueuse de la caisse du tympan, de la fenêtre ovale, de la fenêtre ronde, des cellules mastoïdiennes et de la trompe d'Eustache.

Au-dessous du ganglion pétreux, le glosso-pharyngien s'anastomose avec le pneumo-gastrique et fournit : 1° les *rameaux pharyngiens* qui, au nombre de trois à cinq, se rendent dans le *plexus pharyngien;* 2° le *rameau* du *muscle stylo-pharyngien;* 3° des *rameaux carotidiens* qui se rendent au plexus carotidien du grand sympathique et 4° un rameau anastomotique avec le rameau stylo-hyoïdien du facial.

Au moment où il gagne la cavité buccale le glosso-pharyngien donne les *rameaux tonsillaires*, destinés à l'amygdale et à la muqueuse du voile du palais.

Branches terminales. Elles se distribuent à la muqueuse du tiers postérieur de la face dorsale de la langue jusques dans les papilles caliciformes ; quelques filets se rendent dans la muqueuse qui tapisse la face antérieure de l'épiglotte.

Usages. Le glosso-pharyngien est le nerf gustatif. Il renferme souvent mais pas toujours, dans ses racines, les fibres motrices du muscle constricteur moyen du pharynx et du muscle stylo-pharyngien.

NERF PNEUMO-GASTRIQUE.

Origine. Le nerf pneumo-gastrique ou *vague* (*dixième paire*) naît de la moëlle alongée, à la partie antérieure du sillon qui sépare le cordon restiforme du corps olivaire. Cette origine apparente a ordinairement lieu par une série linéaire de filets, au nombre de douze à seize, et situés derrière les filets d'origine du glosso-pharyngien et au devant de ceux de l'accessoire de Willis, de manière que la distinction ne peut être établie entre ces trois nerfs, qu'après leur groupement définitif. C'est pourquoi ces trois nerfs, le glosso-pharyngien, le pneumo-gastrique et l'accessoire de Willis étaient considérés comme un seul nerf constituant la huitième paire des anciens.

Le nerf pneumo-gastrique prend son origine réelle dans cette portion de la substance grise du plancher du quatrième ventricule qu'Arnold a nommée *aile cendrée.* C'est la substance grise que Stilling nomme *noyau gris* du *nerf pneumo-gastrique.*

Trajet. Les filets d'origine du pneumo-gastrique convergent pour se réunir entre eux et constituer ainsi trois à cinq faisceaux parallèles, qui, sous la forme d'un cordon aplati et entouré de l'arachnoïde, se dirigent obliquement au devant du lobule du pneumo-gastrique (flocculus cerebelli) et se portent en dehors pour gagner le trou déchiré postérieur; renfermés dans une gaîne propre de la dure-mère, ils sortent par cette ouverture du crâne, derrière le glosso-pharyngien et au devant du nerf accessoire de Willis, étant séparés de la veine jugulaire interne qui est en arrière, par une cloison cartilagineuse et quelquefois osseuse.

A son passage dans le trou déchiré, le nerf pneumo-gastrique présente un ganglion, nommé *ganglion jugulaire* du *pneumo-gastrique.*

A sa sortie du crâne, le nerf pneumo-gastrique s'élargit et forme le *plexus gangliforme*, à un demi-pouce au-dessous du trou déchiré; il descend ensuite verticalement le long de la partie latérale du cou, contre la colonne vertébrale, entre la veine jugulaire interne et la carotide primitive, dans la même gaîne que ces vaisseaux. Il pénètre dans le thorax en passant de chaque côté derrière la veine brachio-céphalique; celui du côté droit croise l'artère sous-clavière et passe en dehors du tronc artériel brachio-céphalique. Celui du côté gauche descend en dehors de la carotide primitive gauche, au devant de l'origine de la sous-clavière gauche, et à gauche de la crosse de l'aorte.

Le pneumo-gastrique passe de chaque côté derrière la bronche correspondante et gagne la partie latérale de l'œsophage. Celui du côté droit descend à la face postérieure de cet organe; celui du côté gauche, à sa face antérieure. Tous deux pénètrent avec ce canal dans l'abdomen, par l'ouverture œsophagienne du diaphragme, et se terminent à l'estomac et au plexus solaire.

Branches collatérales. Dans le trou déchiré postérieur le ganglion jugulaire du pneumo-gastrique donne : 1° un *rameau anastomotique* au ganglion cervical supérieur du grand sympathique et 2° le *rameau auriculaire.* Ce rameau reçoit un filet anastomotique du nerf glosso-pharyngien, se dirige en dehors et en arrière entre la paroi antérieure de la fosse jugulaire et la veine jugulaire interne et traverse de dedans en dehors l'os temporal, dans un petit canal particulier, nommé canal mastoïdien. Il passe derrière le canal de Fallope, s'anastomose là avec le nerf facial, et sort de l'apophyse mastoïde, derrière le pavillon de l'oreille, où il se divise en deux rameaux dont l'un s'unit au rameau auriculaire profond du nerf facial et dont l'autre se distribue à la partie postérieure du conduit auditif externe.

Dans sa portion cervicale, le nerf pneumo-gastrique reçoit immédiatement au-dessous du trou déchiré la *branche interne* du nerf spinal ou accessoire de Willis. Son plexus gangliforme s'anastomose 1° avec le ganglion cervical supérieur, 2° avec le plexus cervical, 3° avec le grand hypoglosse et 4° avec le glosso-pharyngien. Il fournit les *rameaux pharyngiens* et le *nerf laryngé supérieur*. Au-dessous du plexus gangliforme, le pneumo-gastrique donne des *rameaux cardiaques*.

1° Les *rameaux pharyngiens*, au nombre de deux ou de trois, se dirigent en dedans au devant de l'artère carotide interne et s'unissent aux rameaux pharyngiens du glosso-pharyngien et du grand sympathique, pour former le *plexus pharyngien*. Ce plexus est situé sur la partie latérale du pharynx, au niveau du constricteur moyen, et envoie des rameaux nerveux aux muscles constricteurs et à la muqueuse du pharynx et au muscle pharyngo-staphylin.

2° Le *nerf laryngé supérieur* descend obliquement en dedans, derrière la carotide interne, s'anastomose avec le ganglion cervical supérieur et se divise en deux rameaux, dont un est externe et l'autre interne. Le *rameau laryngé externe* envoie des filets anastomotiques au nerf cardiaque supérieur, fournit des rameaux au constricteur inférieur du pharynx, au corps thyroïde et se perd dans le muscle crico-thyroïdien. Le *rameau laryngé interne* accompagne l'artère laryngée supérieure, entre l'os hyoïde et le cartilage thyroïde, traverse la membrane thyro-hyoïdienne, et arrivé au repli aryténo-épiglottique, il se divise en un grand nombre de rameaux. Les antérieurs se rendent à la muqueuse de la face postérieure de l'épiglotte, de la base de la langue et des replis glosso-épiglottiques; les inférieurs se distribuent à la muqueuse de la glotte et à celle qui tapisse la face postérieure du larynx. Un rameau descend derrière le muscle aryténoïdien, fournit à ce muscle et s'anastomose avec le nerf laryngé inférieur.

3° Les *rameaux cardiaques*, au nombre de deux ou de trois, descendent le long de la carotide primitive, s'anastomosent avec le nerf cardiaque supérieur et se rendent dans le plexus cardiaque.

Dans sa portion thoracique, le nerf pneumo-gastrique donne a) le *nerf laryngé inférieur* ou *récurrent*, b) des *rameaux cardiaques*, c) les *rameaux pulmonaires* et d) les *rameaux œsophagiens*.

1° Le *nerf laryngé inférieur* ou *récurrent* est la branche la plus considérable du nerf pneumo-gastrique. Du côté droit, il naît du pneumo-gastrique, au devant de l'artère sous-clavière, se réfléchit au-dessous, puis en arrière de ce vaisseau, de manière à former une anse à concavité supérieure, monte ensuite derrière la trachée-artère, à droite de l'œsophage, et pénètre dans le larynx, en passant sous le bord inférieur du muscle constricteur inférieur du pharynx.

Celui du côté gauche naît au devant de la crosse de l'aorte, embrasse ce vaisseau, en passant en dessous et en arrière, monte dans la gouttière formée par l'œsophage et par la trachée-artère et s'engage dans le larynx sous le bord inférieur du constricteur inférieur du pharynx.

Dans ce trajet, les nerfs laryngés inférieurs fournissent les rameaux suivants : a) des *rameaux anastomotiques* avec le ganglion cervical inférieur, b) des *rameaux cardiaques* pour le plexus cardiaque, c) des *rameaux trachéens* et *œsophagiens*, et d) des *rameaux pharyngiens* destinés au constricteur inférieur du pharynx.

Dans le larynx, il se divise en un grand nombre de rameaux qui se distribuent à tous les muscles intrinsèques du larynx, à l'exception du crico-thyroïdien, qui reçoit son nerf moteur du laryngé supérieur. Un rameau du laryngé inférieur monte derrière le muscle aryténoïdien et s'anastomose avec le laryngé supérieur.

2° Les *rameaux cardiaques* de la portion thoracique du nerf pneumo-gastrique se rendent au plexus cardiaque et au péricarde.

3° Les *rameaux pulmonaires* sont distingués en antérieurs et en postérieurs. Les antérieurs, moins nombreux que les postérieurs, forment au devant des bronches le *plexus pulmonaire antérieur* et se rendent aux poumons. Les postérieurs provenant de l'épanouissement d'une grande partie du nerf pneumo-gastrique, forment sur la face postérieure des bronches un plexus très considérable, nommé *plexus pulmonaire postérieur,* auquel se rendent des filets du grand sympathique. De ce plexus sortent des rameaux nombreux qui accompagnent les divisions bronchiques et les vaisseaux pulmonaires, jusques dans la substance des poumons.

4° Les *rameaux œsophagiens,* destinés à l'œsophage, s'anastomosent fréquemment entre eux, unissent ainsi le nerf pneumo-gastrique droit, placé derrière l'œsophage, au pneumo-gastrique gauche situé à la face antérieure de ce canal, et forment le long de l'œsophage un lacis nerveux ou *plexus œsophagien* très étendu.

Dans la cavité abdominale, le nerf pneumo-gastrique gauche descend au devant du cardia, longe la petite courbure de l'estomac et se termine près du duodénum. Il envoie des rameaux à la grosse tubérosité, à la face antérieure de l'estomac et à l'épiploon gastro-hépatique. Ces derniers rameaux arrivent jusqu'au sillon transverse du foie, où ils s'anastomosent avec le plexus hépatique.

Le pneumo-gastrique droit descend derrière le cardia, fournit des rameaux à la face postérieure de l'estomac et se rend dans le plexus solaire et dans le plexus hépatique.

Usages. Le nerf pneumo-gastrique est de nature mixte; il renferme des fibres motrices et des fibres sensitives. Par son rameau auriculaire il envoie des fibres sensitives à l'oreille externe. Ses rameaux pharyngiens servent à la sensibilité de la muqueuse pharyngienne et renferment les fibres motrices des muscles constricteurs du pharynx et du pharyngo-staphylin. Les deux laryngés sont de nature mixte: ils président à la sensibilité de la muqueuse du larynx et à la contraction des muscles intrinsèques de ce canal; mais le laryngé supérieur renferme un plus grand nombre de fibres sensitives que l'inférieur. Par ses rameaux œsophagiens, trachéens, cardiaques, pulmonaires et gastriques, le pneumo-gastrique envoie des fibres sensitives et motrices à l'œsophage, à la trachée-artère, aux poumons, au cœur et à l'estomac.

Origine. Le nerf accessoire de Willis ou *spinal* (*onzième pair*
naît de la portion cervicale de la moëlle épinière, entre le
racines antérieures et postérieures, derrière le ligament dentelé
Cette origine présente une étendue très variable, tantôt elle n
s'étend que jusqu'au niveau de la deuxième ou de la troisièm
vertèbre cervicale et tantôt, jusqu'à la partie inférieure de l
portion cervicale de la moëlle épinière. Le nerf spinal sort d
cette moëlle par une série linéaire de filets qui se réunissen
successivement en un seul tronc, auquel se rendent quelque
filets, qui viennent de la moëlle alongée et font suite à l'origin
du pneumo-gastrique.

Sur une moëlle durcie, Stilling a poursuivi les racines du ne
spinal jusques dans les pyramides antérieures, ou elles s'entre
croisent avec celles de l'autre côté; les fibres qui naissent de l
moëlle alongée, se rendent au contraire à la substance grise d
plancher du quatrième ventricule.

Trajet. L'accessoire de Willis monte verticalement dans le can
vertébral, entre les racines des nerfs cervicaux supérieurs, der
rière le ligament dentelé, pénètre dans le crâne par le trou occ
pital, reçoit ses fibres d'origine de la moëlle alongée, se recourb
un peu en dehors, et sort du crâne par le trou déchiré postérieu
immédiatement derrière le nerf pneumo-gastrique et au devan
de la veine jugulaire interne.

Sorti du crâne, l'accessoire de Willis se divise en deux bran
ches, une interne ou antérieure et l'autre externe ou postérieur
La *branche interne* ou *antérieure* se jette dans le nerf pneum
gastrique et peut être suivie jusques dans les rameaux pharyngie
de ce dernier nerf.

La *branche externe* ou *postérieure* de l'accessoire de Willis de
cend obliquement derrière la veine jugulaire interne, le musc
stylo-hyoïdien et le ventre postérieur du digastrique, gagne la fa
profonde du muscle sterno-cléïdo-mastoïdien dont il traver
quelques faisceaux, parcourt obliquement de haut en bas le tria

gle sus-claviculaire, sous l'aponévrose de ce nom, et se perd dans la face profonde du muscle trapèze.

La branche externe du nerf spinal fournit a) quelques *rameaux au muscle sterno-cléïdo-mastoïdien* et b) des *rameaux anastomotiques avec le plexus cervical*. Cette anastomose a lieu au niveau du bord postérieur du muscle sterno-cléïdo-mastoïdien.

Usages. L'accessoire de Willis est un nerf moteur. Il renferme probablement des fibres sensitives qui proviennent de la moëlle alongée. L'irritation de ses racines dans le crâne produit la contraction du muscle sterno-cléïdo-mastoïdien et du trapèze seuls. Quel est le rôle de la branche interne, qui s'unit au nerf pneumo-gastrique? Un grand nombre de physiologistes la considèrent comme la racine motrice du nerf pneumo-gastrique qui d'après eux serait sensitif. Mais ce dernier nerf renferme évidemment des fibres motrices depuis son origine, puisque l'irritation de ses racines dans le crâne, avant son anastomose avec le nerf spinal, produit la contraction de toutes les parties musculaires auxquelles se distribue le nerf pneumo-gastrique (1). L'irritation des racines du nerf spinal dans le crâne ne produit pas la contraction du pharynx, ni du larynx.

NERF GRAND HYPOGLOSSE.

Origine. Le nerf grand hypoglosse (*douzième paire*) sort de la moëlle alongée, dans le sillon qui sépare le corps olivaire de la pyramide antérieure. Cette origine a lieu par une série linéaire de filets, qui, sur un encéphale durci, peuvent être poursuivis jusques dans la substance grise du calamus scriptorius (Stilling).

Trajet. Les filets d'origine du nerf grand hypoglosse se réunissent ordinairement en deux fascicules, qui se portent en dehors derrière l'artère vertébrale, s'anastomosent quelquefois avec la racine postérieure du premier nerf cervical, et traversent séparément la dure-mère, à côté et au devant du trou occipital. Après

(1) V. Essai expérimental sur la nature fonctionnelle du nerf pneumo-gastrique, précédé de considérations sur les mouvements réflexes. E. M. Van Kempen. Louvain. 1842.

avoir traversé la dure-mère, ces deux fascicules se réunissent en un seul tronc, qui sort du crâne par le canal condylien antérieur. A la sortie de ce canal, le grand hypoglosse descend d'abord derrière le nerf pneumo-gastrique et la veine jugulaire interne, passe ensuite entre cette dernière veine et la carotide interne, sur le côté externe du nerf pneumo-gastrique, arrive dans la région sus-hyoïdienne en passant sous le muscle stylo-hyoïdien et le ventre postérieur du muscle digastrique, se recourbe aussitôt en avant, en suivant la courbure de ce dernier muscle, croise en avant les deux carotides, longe la grande corne de l'os hyoïde sur le muscle hyo-glosse, passe au-dessus du muscle mylo-hyoïdien immédiatement au-dessous du conduit de Wharthon et de la glande sous-maxillaire, et pénètre dans le noyau musculaire de la langue entre le muscle lingual et le génio-glosse, en dedans de l'artère linguale.

Branches collatérales. 1° Dans sa portion descendante, au niveau de l'apophyse transverse de l'atlas, le grand hypoglosse *s'anastomose* a) avec le plexus gangliforme du nerf pneumo-gastrique, b) avec le ganglion cervical supérieur du grand sympathique, et c) avec l'arcade nerveuse formée par le premier et le deuxième nerf cervical.

2° Plus bas, au moment où il se recourbe en avant, le nerf grand hypoglosse fournit sa *branche descendante.* Cette branche descend au devant ou en dedans de la carotide primitive et arrivée vers le milieu de la région sous-hyoïdienne, elle se recourbe en dehors pour s'anastomoser avec la branche descendante du plexus cervical. De là une anse nerveuse à concavité supérieure, nommée *anse nerveuse du grand hypoglosse;* elle est située au devant de la carotide primitive et quelquefois de la veine jugulaire interne, à moins que la branche descendante du plexus cervical ne passe derrière cette veine. De la convexité de cette anse, qui présente quelquefois une disposition plexiforme, partent a) les *rameaux musculaires* destinés aux muscles omoplato-hyoïdien, sterno-hyoïdien et sterno-thyroïdien, b) un *rameau anastomotique* avec le nerf phrénique et c) un *rameau cardiaque* pour le plexus cardiaque. D'après les recherches de Volkmann, les fibres motrices fournies par cette anse aux muscles sous-hyoïdiens, sortent du plexus cervical.

3° Près de la grande corne de l'os hyoïde, le nerf grand hypoglosse fournit le *rameau thyro-hyoïdien*, destiné au muscle de ce nom et au muscle génio-hyoïdien.

4° Arrivé près du bord antérieur du muscle hyo-glosse, le grand hypoglosse s'anastomose avec le nerf lingual, et se divise en un grand nombre de rameaux, destinés aux muscles de la langue : au muscle hyo-glosse, au stylo-glosse, au lingual, et spécialement au génio-glosse et au tissu musculaire propre de la langue.

Usages. Il est le nerf moteur des muscles de la langue, du génio-hyoïdien et du thyro-hyoïdien.

TABLEAU SYNOPTIQUE DES NERFS CRANIENS.

NERFS.		ORIGINE APPARENTE.	SORTIE DU CRANE.	DESTINATION.
I.	Nerf olfactif.	Bulbe olfactif.	Lame criblée de l'ethmoïde.	Muqueuse nasale.
II.	N. optique.	Corps genouillé externe des couches optiques et tubercules quadrijumeaux.	Trou optique.	Globe de l'œil.
III.	N. oculo-moteur commun.	Substance perforée postérieure et pédoncule cérébral.	Fente sphénoïdale.	M. élévateur de la paup sup. M. droit sup. M. (int. M. droit inf. M. oblique du globe ocu et la racine motrice ganglion ciliaire.
IV.	N. pathétique.	Valvule de Vieussens.	Fente sphénoïdale.	M. grand oblique de l'o
V.	N. trijumeau.	Bord latéral de la protubérance annulaire.	1° Fente sphénoïdale. 2° Trou maxillaire supérieur. 3° Trou maxillaire inférieur.	Peau, muqueuses et gla de la face, racines dents et m. de la m cation.
VI.	N. oculo-moteur externe.	Extrémité antérieure de la pyramide antérieure.	Fente sphénoïdale.	M. externe de l'œil.
VII.	N. facial.	Extrémité antérieure du sillon qui sépare le corps olivaire du cordon restiforme.	Conduit auditif interne et canal de Fallope.	M. mimiques de la f m. stylo-hyoïdien et tre post. du digastri M. du voile du palais interne du marteau. (duits excréteurs des g des salivaires.
VIII.	N. acoustique.	Plancher du 4e ventricule et cordon restiforme.	Conduit auditif interne.	Oreille interne.
IX.	N. glosso-pharyngien.	Moëlle alongée derrière l'origine du nerf facial.	Partie antérieure du trou déchiré postérieur.	Oreille moyenne. Phar M. stylo-pharyngien glosso-staphylin. queuse du voile du p et de la base de la lan
X.	N. pneumo-gastrique.	Moëlle alongée derrière l'origine du glosso-pharyngien.	Trou déchiré postérieur derrière le précédent.	Muqueuse et muscles pharynx, du larynx, (trachée, des bronches poumons, de l'estom du cœur.
XI.	N. accessoire de Willis.	Moëlle épinière et moëlle alongée derrière l'origine du pneumo-gastrique.	Trou déchiré postérieur derrière le précédent.	M. sterno-cléïdo-ma dien et trapèze.
XII.	N. grand hypoglosse.	Sillon qui sépare le corps olivaire de la pyramide antérieure.	Canal condylien antérieur.	M. de la langue et M. th hyoïdien et génio-l dien.

NERFS SPINAUX OU RACHIDIENS.

Les nerfs rachidiens, au nombre de *trente et une paires*, sortent par les trous de conjugaison de la colonne vertébrale. Chaque trou de conjugaison donne passage à un nerf spinal ou rachidien.

Division. D'après les régions de la colonne vertébrale dont ils traversent les trous de conjugaison, les nerfs rachidiens ont été divisés en *cervicaux*, en *dorsaux*, en *lombaires* et en *sacrés*. Comme le premier trou de conjugaison se trouve entre l'occipital et l'atlas, il y a *huit paires* de *nerfs cervicaux*, *douze* de *nerfs dorsaux*, *cinq* de *nerfs lombaires*, et *six paires* de *nerfs sacrés*.

Symétrie. Les nerfs spinaux ou rachidiens présentent une grande symétrie dans leur origine, dans leur trajet et dans leur terminaison.

Origine. Ils prennent leur origine à la moëlle épinière, chacun par une *racine antérieure* ou *motrice* et par une *racine postérieure* ou *sensitive*. Chaque racine est constituée par une série linéaire de filets nerveux, disposés suivant la direction verticale, et l'ensemble des racines, s'étend de l'extrêmité supérieure de la moëlle épinière jusqu'à son extrémité inférieure.

Les racines antérieures des nerfs rachidiens naissent de la face antérieure de la moëlle épinière; elles sont plus grêles et plus rapprochées de la ligne médiane que les racines postérieures, qui sortent de la face postérieure de la moëlle épinière. Ces racines sont séparées par le ligament dentelé, qui descend verticalement entre les racines antérieures et les racines postérieures.

Les filets de chaque racine convergent les uns vers les autres et se réunissent en autant de groupes qu'il y a de nerfs spinaux. Ces groupes, formés par les filets de la racine antérieure et de la racine postérieure, se dirigent en dehors et sont entourés chacun par une gaîne de l'arachnoïde. Les racines des nerfs cervicaux se dirigent horizontalement en dehors; celles des nerfs dorsaux obliquement en bas et en dehors; et les racines des nerfs lombaires et sacrés descendent verticalement dans une certaine partie de leur étendue et constituent par leur ensemble un gros faisceau, nommé *queue de cheval*, qui remplit toute l'extrêmité inférieure de la dure-mère rachidienne, et qui est entouré par une gaîne commune de l'arachnoïde.

Arrivées près des trous de conjugaison, les racines antérieures et postérieures, très rapprochées les unes des autres, traversent séparément la dure-mère, qui leur fournit une gaîne commune et concourt à former leur névrilème. Au niveau des trous de conjugaison, la racine postérieure de chaque nerf spinal présente un renflement ganglionnaire, nommé *ganglion inter-vertébral* ou *spinal*, dont le volume est en rapport avec celui de la racine. La racine antérieure est accolée à la face antérieure de ce ganglion et ne concourt point à sa formation. Les ganglions inter-vertébraux des nerfs cervicaux, dorsaux et lombaires sont situés dans les trous de conjugaison; ceux des nerfs sacrés, au contraire, occupent le canal sacré, immédiatement en dehors de la dure-mère. Tous sont entourés d'un tissu cellulaire lâche et de tissu adipeux.

Immédiatement en dehors des ganglions spinaux, la racine antérieure s'unit à la racine postérieure pour former le tronc de chaque nerf rachidien. Les nerfs spinaux, étant ainsi formés par des fibres sensitives et motrices, sont de nature mixte.

Après leur sortie des trous de conjugaison, les nerfs rachidiens se divisent immédiatement en une *branche antérieure* et en une *branche postérieure*.

La *branche postérieure* des nerfs rachidiens, à l'exception de la première et de la deuxième paire des nerfs cervicaux, est moins volumineuse que l'antérieure; elle se dirige en arrière entre les apophyses transverses des vertèbres et dans la région sacrée, par les trous sacrés postérieurs. Ces branches postérieures s'anastomosent souvent entre elles et se distribuent à la peau de la région occipitale, à la peau et aux muscles de la nuque, du dos, des lombes et des fesses.

La *branche antérieure* des nerfs rachidiens s'anastomose de chaque côté avec le grand sympathique, et avec les branches voisines des nerfs rachidiens. Ces anastomoses entre les branches antérieures des nerfs spinaux voisins sont constantes dans la région cervicale, lombaire et sacrée et manquent fréquemment dans la région dorsale. Elles donnent naissance à des *plexus nerveux*, distingués d'après la région qu'ils occupent, en *plexus cervical*, *brachial*, *lombaire* et *sacré*. Les nerfs qui sortent des branches antérieures se distribuent aux muscles et à la peau des membres et de la partie antérieure et latérale du tronc.

NERFS CERVICAUX.

Les nerfs cervicaux sont au nombre de *huit paires*. La première paire sort entre l'atlas et l'occipital; la dernière, entre la septième vertèbre cervicale et la première dorsale. Les deux premières paires se trouvent sur un plan postérieur à celui des autres nerfs cervicaux. Tous ces nerfs passent derrière l'artère vertébrale dans le canal vertébral formé par les apophyses transverses des vertèbres cervicales, à l'exception cependant de la première paire qui passe sous la courbure horizontale de cette artère.

Les racines postérieures des deux premières paires cervicales sont moins volumineuses que les antérieures et s'anastomosent avec le nerf accessoire de Willis. Souvent la première paire s'anastomose encore avec les racines du nerf grand hypoglosse.

Après leur sortie des trous de conjugaison, les nerfs cervicaux se divisent en une *branche antérieure* et en une *branche postérieure*.

1° *Branches postérieures des nerfs cervicaux*. Elles se dirigent en arrière en contournant en dehors les articulations des apophyses articulaires et les trois ou les quatre premières s'anastomosent souvent entre elles par arcades.

La *branche postérieure* de la *première paire cervicale*, aussi nommée *nerf sous-occipital*, est plus considérable que la branche antérieure de la même paire. Elle se dirige en arrière, pass sous l'artère vertébrale, pénètre dans l'espace triangulaire form par les deux muscles obliques et par le grand droit postérieu et se distribue à ces muscles, au petit droit postérieur, au dro latéral et au grand complexus.

La *branche postérieure* de la *deuxième paire*, aussi plus vol mineuse que la branche antérieure, croise le bord inférieur d muscle grand oblique, fournit des rameaux au compliqué d l'épine, au transversaire épineux et au petit complexus, et s divise en deux branches : l'une s'anastomose avec la branch postérieure de la première paire et se rend dans le splénius l'autre reçoit une anastomose de la troisième paire et prend l nom de *nerf grand occipital* ou *occipital interne*. Celui-ci mont de dehors en dedans, traverse le grand complexus et le trapèz à leur extrémité supérieure, leur fournit quelques filets, e s'épanouit en un grand nombre de rameaux, qui accompagnen les divisions de l'artère occipitale jusqu'au sommet de la tête pour se terminer dans le cuir chevelu de cette région. Les ra meaux externes s'anastomosent avec le petit occipital du plexu cervical.

Les *branches postérieures des six paires cervicales inférieures* moins volumineuses que les branches antérieures, se porten d'avant en arrière entre le transversaire épineux et le gran complexus, se distribuent à ces muscles, au compliqué de l'épine au transversaire de la nuque, au petit complexus et au cervica descendant, traversent ensuite le muscle trapèze près du liga ment de la nuque, se recourbent en dehors et se terminent à l peau de la nuque.

2° *Branches antérieures des nerfs cervicaux*. Les branches an térieures des six dernières paires cervicales sont plus volumineu ses que leurs branches postérieures. Celle de la première pair sort entre le droit latéral et le droit antérieur de la tête; le autres passent entre les intertransversaires antérieurs et posté rieurs. Ces branches communiquent d'abord par des rameau anastomotiques avec le grand sympathique, se dirigent en dehor entre les insertions supérieures du scalène antérieur qui est en avant, et celles du scalène moyen, du scalène postérieur et de l'angulaire qui sont en arrière, fournissent des rameaux à ces muscles et aux muscles prévertébraux, s'anastomosent entre elles et de plus la huitième paire avec celle de la première paire dorsale, et forment ainsi deux plexus, un supérieur et l'autre inférieur. Le supérieur, formé par les quatre premiers nerfs cervicaux, est nommé *plexus cervical;* l'inférieur, résultant des anastomoses des branches antérieures des quatre derniers nerfs cervicaux et du premier dorsal, a reçu le nom de *plexus brachial.*

PLEXUS CERVICAL.

Le plexus cervical est formé par l'ensemble des anastomoses que forment entre elles les branches antérieures des quatre premiers nerfs cervicaux.

Situation et Rapports. Le plexus cervical est situé sur les parties latérales et en dehors des quatre premières vertèbres cervicales, derrière le bord postérieur du muscle sterno-cléïdo-mastoïdien, au devant de l'insertion supérieure du scalène postérieur et de l'angulaire.

Composition. La branche antérieure du premier nerf cervical descend au devant de l'apophyse transverse de l'atlas et s'anastomose par arcade avec une branche ascendante du deuxième nerf cervical. Celui-ci s'anastomose par une branche descendante avec le troisième nerf cervical, qui à son tour envoie une branche descendante au quatrième nerf cervical; ce dernier nerf s'anastomose avec le cinquième nerf cervical et par là le plexus cervical est lié au plexus brachial.

Branches émergentes. Ce plexus fournit des *branches anastomotiques*, des *branches musculaires* et des *branches cutanées.*

a) *Branches anastomotiques.* Le plexus cervical s'anastomose, 1° par trois ou quatre rameaux avec le ganglion cervical supérieur du grand sympathique; 2° avec le ganglion plexiforme du pneumo-gastrique et avec le tronc du grand hypoglosse, par des rameaux qui partent de l'anse formée par le premier et deuxième nerf cervical; 3° ce plexus s'anastomose avec la branche descendante du grand hypoglosse, par une branche descendante qui sort du deuxième et du troisième nerf cervical; 4° avec le nerf accessoire de Willis, par des rameaux qui sortent de l'anse formée par le deuxième et le troisième nerf cervical, au niveau du bord postérieur du muscle sterno-cléïdo-mastoïdien.

b) *Branches musculaires.* Le plexus cervical fournit des rameaux musculaires au grand droit antérieur de la tête, au long du cou aux muscles scalènes, à l'angulaire de l'omoplate, au rhomboïde et au muscle diaphragme. Le nerf de ce dernier muscle a reçu le nom de *nerf phrénique.* Il sort de l'anastomose formée par le quatrième et le cinquième nerf cervical, reçoit souvent une branche du troisième nerf cervical, et se porte obliquement en dedans au devant du muscle scalène antérieur, contre lequel il est maintenu par l'aponévrose de ce muscle; il s'anastomose avec le ganglion cervical moyen du grand sympathique et avec des filets de l'anse nerveuse du grand hypoglosse, pénètre dans le thorax en passant entre l'artère et la veine sous-clavières, en dehors de l'artère mammaire interne, du nerf pneumo-gastrique et du grand sympathique, descend verticalement avec les vaisseaux diaphragmatiques supérieurs entre le péricarde et la plèvre, sans fournir aucun rameau, et pénètre enfin dans le muscle diaphragme auquel il se distribue dans sa portion costale ou horizontale et dans sa portion lombaire ou verticale. Quelques rameaux s'anastomosent avec le plexus diaphragmatique du côté droit et par là avec le plexus solaire; d'autres rameaux s'anastomosent transversalement sur la ligne médiane avec celui de l'autre côté.

c) *Branches cutanées.* Ces branches sont nombreuses, sortent du plexus au niveau du bord postérieur du muscle sterno-cléïdo-mastoïdien et se dirigent en haut, en avant et en bas.

Les *branches ascendantes* sont : le nerf petit occipital ou occipital externe et le nerf auriculaire principal; les *branches descendantes* les nerfs sus-claviculaires ; et il n'y a qu'une seule *branche antérieure*, c'est le *nerf cervical superficiel* ou *transverse* aussi nommé le *cutané moyen et inférieur du cou*.

Branches ascendantes. Le *nerf petit occipital* ou occipital interne (*branche mastoïdienne*) sort de l'anse anastomotique formée par le deuxième et le troisième nerf cervical, derrière le bord postérieur du muscle sterno-cléïdo-mastoïdien, monte le long de ce bord et se termine à la peau de la région occipitale latérale, en s'anastomosant en dedans avec le grand occipital et en dehors avec l'auriculaire principal.

L'*auriculaire principal* ou *grand auriculaire* sort de l'anse anastomotique formée par le deuxième et le troisième nerf cervical, se réfléchit sur le milieu du bord postérieur du muscle sterno-cléïdo-mastoïdien, et monte obliquement en dedans sur la face externe de ce muscle, entre lui et le muscle peaucier, qui le recouvre. Arrivé près de l'extrêmité inférieure de la glande parotide, il fournit quelques *filets parotidiens*, destinés à la peau de la région parotidienne, et se divise en une branche antérieure et en une branche postérieure. La branche antérieure du *nerf auriculaire inférieur* monte dans la région parotidienne sous la peau, s'anastomose par des rameaux profonds avec les branches inférieures du nerf facial et se termine à la peau et aux muscles intrinsèques de la face externe du pavillon de l'oreille. La branche postérieure traverse obliquement en haut et en arrière la glande parotide arrive sur l'apophyse mastoïde, s'anastomose là avec le rameau auriculaire profond du nerf facial et avec le nerf petit occipital, et se distribue à la peau de la région mastoïdienne et de la face interne du pavillon de l'oreille. Quelques rameaux traversent le cartilage du pavillon et se distribuent à la partie supérieure de la conque, à l'hélix et à l'antihélix.

Branches descendantes. Les *nerfs sus-claviculaires*, au nombre de trois à quatre, sortent principalement du quatrième nerf cervical. Ils descendent le long du bord postérieur du muscle sterno-cléïdo-mastoïdien, dans le triangle sus-claviculaire, traversent l'aponévrose un peu au-dessus de la clavicule, cro sent l'artère cervicale superficielle, et se divisent en un gran nombre de rameaux divergents dont les *internes* se dirigent e dedans sur l'extrémité inférieure du muscle sterno-cléïdo-ma toïdien et sur l'articulation sterno-claviculaire, pour se rendre la peau de la région sternale; les *rameaux moyens* descender verticalement au devant de la clavicule et se perdent dans l peau de la région sous-claviculaire et mammaire; les *rameau* les plus *externes* ou *sus-acromiens* se dirigent en dehors su l'extrémité externe de la clavicule et se terminent à la peau d moignon de l'épaule.

Branche antérieure. Le *nerf cervical superficiel* ou le *cutan moyen* et *inférieur* du *cou* sort de l'arcade anastomotique du tro sième et du quatrième nerf cervical, au-dessous de l'auriculai principal, contourne le milieu du bord postérieur du muscl sterno-cléïdo-mastoïdien, se dirige transversalement en avai entre ce muscle et le peaucier et se divise en rameaux ascer dants et en rameaux descendants. Les rameaux ascendan s'anastomosent avec la branche cervicale du nerf facial, trave sent le muscle peaucier et se distribuent à la peau de la part supérieure du cou jusqu'au menton; les rameaux descendants rendent à la peau de la partie inférieure du cou.

PLEXUS BRACHIAL.

Le plexus brachial est l'ensemble des anastomoses formé par les branches antérieures des quatre derniers nerfs cervicau et du premier nerf dorsal.

Situation. Il est situé entre les scalènes, sur le côté des de nières vertèbres cervicales, et s'étend de là sous la clavicul jusques dans le creux de l'aisselle.

Forme. Large à son origine, il se rétrécit vers son milieu, a niveau de la clavicule, et s'élargit de nouveau à sa terminaiso dans l'aisselle.

Rapports. En haut à son origine, il est placé dans l'espac triangulaire, formé par le scalène antérieur et par le scalène postérieur, derrière et au-dessus de l'artère sous-clavière, qui passe sur la première côte. Au niveau de la clavicule, il passe derrière cet os et le muscle sous-clavier, et se trouve en dehors et en arrière de l'artère sous-clavière. Au-dessous de la clavicule l'artère est enlacée par des branches du plexus, surtout par les racines du nerf médian, et le plexus, recouvert par les muscles pectoraux et leurs aponévroses, est en rapport en arrière avec le muscle sous-scapulaire qui le sépare de l'articulation scapulo-humérale.

Composition. La branche antérieure du cinquième nerf cervical reçoit une branche anastomotique du quatrième nerf cervical, et s'unit à la branche antérieure du sixième, pour former un tronc très court qui se bifurque bientôt; les branches antérieures du huitième nerf cervical et du premier dorsal, qui passe derrière l'artère sous-clavière sur la première côte, se réunissent aussi en un tronc très court qui se bifurque à son tour; la branche antérieure du septième nerf cervical se divise directement en deux branches : la supérieure s'unit d'un côté à la branche inférieure de la bifurcation du tronc formé par le cinquième et le sixième nerf cervical; et l'inférieure, à la branche supérieure de la bifurcation du tronc formé par le huitième nerf cervical et le premier nerf dorsal. Ces branches s'anastomosent encore quelques fois ensemble, et forment ensuite les *branches terminales* du plexus brachial.

Branches collatérales du plexus brachial. Au-dessus de la clavicule, le plexus brachial fournit : le rameau du muscle sous-clavier, le nerf sus-scapulaire, les nerfs sous-scapulaires et les nerfs thoraciques postérieurs. Au-dessous ou au niveau de la clavicule, il fournit les nerfs thoraciques antérieurs.

a) Le *rameau* du *muscle sous-clavier* est très grêle, sort du cinquième nerf cervical, descend verticalement sous l'aponévrose sus-claviculaire et se rend dans le bord postérieur du muscle sous-clavier.

b) Le *nerf sus-scapulaire* sort du cinquième et du sixième nerf cervical, se dirige en dehors avec l'artère scapulaire supérieure, le long du bord postérieur de la clavicule, et traverse l'échancrure du bord supérieur de l'omoplate, tandis que l'artère passe au-dessus du ligament qui transforme cette échancrure en trou; il s'engage sous le muscle sus-épineux, auquel il fournit un rameau, et gagne la fosse sous-épineuse, pour se perdre dans la face profonde du muscle sous-épineux.

c) Les *nerfs sous-scapulaires*, ordinairement au nombre de trois, sortent du cinquième au septième nerf cervical, et se dirigent en bas et en arrière, pour se terminer le supérieur et le moyen dans le muscle sous-scapulaire et dans le grand rond, et l'inférieur dans le grand dorsal.

d) Les *nerfs thoraciques postérieurs*, au nombre de deux, naissent du cinquième, sixième et septième nerf cervical par plusieurs racines qui se réunissent en une seule branche. Cette branche se dirige en dehors, traverse le scalène moyen, et se divise en une branche postérieure et en une antérieure. La branche postérieure, *nerf scapulaire dorsal*, accompagne l'artère scapulaire postérieure et se distribue au muscle angulaire de l'omoplate et au muscle rhomboïde. Cette branche manque quelquefois et provient alors du plexus cervical. La branche antérieure, nommée le *nerf thoracique long* ou du *grand dentelé* (*nerf respiratoire externe* de *Ch. Bell*), descend verticalement entre le muscle sous-scapulaire et le grand dentelé, se distribue à ce dernier muscle, et accompagne l'artère thoracique inférieure jusqu'à la dernière digitation du grand dentelé.

e) Les *nerfs thoraciques antérieurs*, au nombre de deux ou de trois, sortent du cinquième et du sixième nerf cervical et se distribuent à la face profonde du grand et du petit muscle pectoral. La branche destinée au grand pectoral passe au-dessus; celle du petit pectoral, au-dessous de l'artère axillaire, et avant de se rendre dans les muscles pectoraux elles s'anastomosent en anse qui embrasse cette artère.

Branches terminales. Arrivé au niveau de l'articulation scapulo-humérale, le plexus brachial se termine en se divisant en six branches terminales. Ces branches sont en allant de dehors en dedans : le *nerf musculo-cutané*, le *nerf médian*, le *cutané brachial interne* et *son accessoire*, le *nerf cubital*, le *radial* et le *nerf axillaire* ou *circonflexe*.

I. Nerf axillaire ou circonflexe. Il sort du faisceau postérieur du plexus brachial et surtout du cinquième, sixième et septième nerf cervical, descend derrière l'artère axillaire, au devant du muscle sous-scapulaire, passe sous l'articulation scapulo-humérale, dans une ouverture quadrilatère limitée en haut par le bord inférieur du muscle sous-scapulaire, en bas par les tendons réunis du grand dorsal et du grand rond, en dedans par la longue portion du triceps et en dehors par le col chirurgical de l'humérus, le nerf axillaire contourne ce col de dedans en dehors, gagne la face profonde du muscle deltoïde, continue encore son trajet en avant et s'épuise tout entier dans ce dernier muscle.

Dans ce trajet, le nerf axillaire accompagne l'artère circonflexe et fournit :

a) un *rameau pour* le *muscle sous-scapulaire*,

b) des *rameaux* à l'*articulation scapulo-humérale*,

c) le *rameau* du *muscle petit rond*,

d) le *rameau cutané* de l'*épaule;* ce nerf sort vers le milieu du bord postérieur du muscle deltoïde et se divise en rameaux transverses antérieurs, en rameaux ascendants et descendants, destinés à la peau qui recouvre la partie postérieure du muscle deltoïde. Quelques filets s'anastomosent avec des rameaux perforants du nerf circonflexe.

II. Nerf musculo-cutané. La plus externe des branches terminales du plexus brachial, le nerf musculo-cutané sort du cinquième, sixième et septième nerf cervical, se dirige en dehors au devant du muscle sous-scapulaire, traverse de dedans en dehors le muscle coraco-brachial, descend obliquement entre le muscle biceps brachial et le brachial antérieur, traverse l'aponévrose brachiale sur le côté externe du tendon du biceps, devient *cutané externe* et se termine dans la peau du côté externe de l'avant-bras.

Branches collatérales. Le nerf musculo-cutané fournit des *ra-*

meaux musculaires au *muscle coraco-brachial*, aux *deux chefs du biceps* et au *muscle brachial antérieur*.

Branches terminales. Aussitôt qu'il a traversé l'aponévrose sur le côté externe du tendon du biceps, il se divise en deux branches, qui, passant derrière la veine médiane-céphalique, accompagnent la veine radiale superficielle, se sous-divisent et se distribuent à la peau de la partie externe de l'avant-bras jusqu'à la face dorsale de la main et de l'éminence thénar.

III. NERF MÉDIAN. Situé à son origine en dedans du nerf précédent, le nerf médian naît du plexus brachial par deux racines, une externe et l'autre interne. La racine externe sort du sixième et septième nerf cervical et lui est commune avec le nerf musculo-cutané; la racine interne provient du huitième nerf cervical et du premier nerf dorsal, en même temps que le cutané-brachial interne et que le nerf cubital. Ces deux racines, en se réunissant, circonscrivent un V ouvert en haut, qui embrasse en avant la partie inférieure de l'artère axillaire, et elles constituent le nerf le plus considérable du plexus brachial, à l'exception cependant du nerf radial.

Trajet et Rapports. Situé d'abord en dehors et au devant de la partie inférieure de l'artère axillaire, en dedans du coraco-brachial, le nerf médian descend verticalement à la face interne du bras, le long du bord interne du muscle biceps brachial qui le recouvre ordinairement, au devant du brachial antérieur, dans la même gaîne que l'artère humérale qu'il croise en passant devant et quelquefois derrière l'artère, pour se placer à son côté interne à deux travers de doigt au-dessus du pli du coude. Il traverse ainsi la région du pli du coude, en dehors des muscles épitrochléens, en dedans de l'artère humérale, sous l'expansion aponévrotique du biceps et de l'aponévrose, au devant de l'articulation du coude dont il est séparé par le muscle brachial antérieur. Il passe par une arcade du rond pronateur où il croise en avant l'artère cubitale qui devient interne, descend verticalement sur la ligne médiane de la région antérieure de l'avant-bras, entre le muscle fléchisseur superficiel et le fléchisseur profond des doigts, devient sous-aponévrotique dans le tiers inférieur de l'avant-bras sur le côté externe des tendons du fléchisseur superficiel des doigts, passe avec ces tendons sous le ligament annulaire palmaire du carpe, et pénètre dans la paume de la main, où il se termine en se divisant en quatre branches.

Branches collatérales. Le long du bras, il ne donne aucune branche collatérale; au pli du coude et à la partie supérieure de l'avant-bras, il fournit des *rameaux musculaires* destinés au muscle rond pronateur, au muscle radial antérieur ou grand palmaire, au muscle petit palmaire, au fléchisseur sublime et au fléchisseur profond des doigts, au long fléchisseur propre du pouce et au carré pronateur. Le nerf de ce dernier muscle a reçu le nom de *nerf interosseux antérieur* ou *interne*. Il naît du nerf médian à la partie supérieure de l'avant-bras, descend contre le ligament interosseux avec l'artère interosseuse antérieure, entre le muscle long fléchisseur propre du pouce et le fléchisseur profond des doigts, fournit les rameaux de ces muscles, et s'épuise dans la face postérieure du carré pronateur. Quelques rameaux traversent la partie inférieure du ligament interosseux et se rendent dans l'articulation radio-carpienne.

Vers le tiers inférieur de l'avant-bras, le nerf médian fournit un *rameau cutané palmaire;* ce rameau traverse l'aponévrose antibrachiale, descend au devant du ligament annulaire palmaire du carpe, et se distribue à la peau de la paume de la main.

Branches terminales. Au nombre de quatre, elles sont placées à la paume de la main, au devant des tendons des muscles fléchisseurs des doigts, et derrière l'arcade palmaire superficielle.

La *branche externe* fournit aux *muscles de l'éminence thénar* et constitue le *nerf collatéral palmaire externe du pouce*. La *deuxième branche* donne un rameau au *premier muscle lombrical*, et se divise pour constituer le *collatéral palmaire interne du pouce* et le *collatéral externe de l'index*. La troisième branche envoie un rameau au *deuxième muscle lombrical* et va constituer le *nerf collatéral interne de l'index* et le *nerf collatéral externe du médius*. La quatrième branche, la plus interne, s'anastomose avec le nerf cubital, donne un rameau au *troisième muscle lombrical*, et se divise en *collatéral interne du médius* et en *collatéral palmaire externe de l'annulaire*. Ces nerfs se distribuent à la peau de la face palmaire des doigts, et se terminent à la pulpe des doigts et au derme sous-unguéal par un rameau dorsal.

IV. Nerf cutané brachial interne. Ce nerf, la plus grêle des branches terminales du plexus brachial, naît d'un tronc commun avec la racine interne du nerf médian et sort particulièrement du premier nerf dorsal.

Trajet et rapports. Il descend verticalement sous l'aponévrose, au devant de l'artère axillaire et de l'artère brachiale, entre le nerf médian qui est en dehors et le nerf cubital qui est en dedans; arrivé vers le milieu de la région interne du bras, il traverse l'aponévrose et devient sous-cutané par l'ouverture qui donne passage à la veine basilique; il fournit quelques filets à la peau du bras, et se divise en deux branches. Ces branches se sous-divisent, enlacent la veine médiane-basilique, accompagnent les veines cubitales, et se distribuent à la peau de la région interne et de la région antérieure de l'avant-bras jusqu'au poignet. A la partie inférieure de l'avant-bras, le cutané interne s'anastomose avec le nerf cubital par un rameau qui traverse l'aponévrose.

Nerf accessoire du *brachial cutané interne* (petit cutané interne). Ce nerf sort du premier nerf dorsal en même temps que le cutané interne, descend derrière la veine axillaire, s'anastomose régulièrement avec le deuxième et souvent avec le troisième nerf intercostal, traverse l'aponévrose brachiale vers le milieu de la région interne du bras, et se distribue à la peau de cette région et de la région postérieure jusqu'au coude.

V. Nerf cubital. Intermédiaire entre le nerf médian et le nerf radial pour le volume et pour la situation, le nerf cubital provient de toutes les branches d'origine du plexus brachial, mais plus particulièrement du tronc formé par le huitième nerf cervical et par le premier nerf dorsal, tronc qui lui est commun avec le cutané interne et avec la racine interne du nerf médian.

Trajet et rapports. Il descend verticalement à la face interne du bras, sous l'aponévrose, au devant du nerf radial, en dedans du nerf médian et de l'artère axillaire et brachiale dont il se sépare vers le milieu du bras en se portant en arrière. Il traverse la cloison intermusculaire interne, s'applique contre le vaste interne, passe derrière l'épitrochlée, entre cette apophyse et l'olécrâne, sous l'insertion du muscle cubital antérieur, se recourbe un peu en avant, gagne la partie interne de la région antérieure de l'avant-bras, descend entre le muscle cubital antérieur et le fléchisseur profond des doigts, en dedans de l'artère cubitale qu'il n'accompagne que dans les deux tiers inférieurs de l'avant-bras, et arrivé un peu au-dessus de l'articulation radio-carpienne, il se termine en se divisant en une branche palmaire et en une branche dorsale.

Branches collatérales. Le long du bras, il ne fournit aucun rameau; derrière l'épitrochlée, il donne quelques *filets articulaires* pour l'articulation du coude; et immédiatement au-dessous de l'épitrochlée, le *rameau du muscle cubital antérieur* et un *rameau pour la partie interne du muscle fléchisseur profond des doigts.* Un peu au-dessus de sa division, il s'anastomose avec le nerf cutané interne.

Branches terminales. La *branche dorsale* du nerf cubital se porte en bas et en dedans, contourne le cubitus, en dessous du tendon du cubital antérieur, traverse l'aponévrose antibrachiale, descend sur le côté interne de la face dorsale de la main, fournit des rameaux à la peau de cette région, s'anastomose avec le cutané interne, et se divise en deux branches, qui se sous-divisent pour constituer les *nerfs collatéraux dorsaux des doigts* de la moitié interne de la main, *jusqu'au collatéral dorsal interne du médius inclusivement.* Le rameau le plus externe s'anastomose avec la branche cutanée du nerf radial.

La *branche palmaire* du nerf cubital descend verticalement, sous l'aponévrose antibrachiale, entre le tendon du muscle cubital antérieur qui est en dedans, et l'artère cubitale qui est en dehors, passe avec cette artère sur le ligament annulaire antérieur du carpe, en dehors de l'os pisiforme, sous l'expansion aponévrotique du tendon du muscle cubital antérieur et du palmaire grêle, et se termine à l'extrêmité supérieure de l'éminence hypothéna en une branche superficielle et en une branche profonde. L *branche superficielle* fournit un *rameau* au *muscle cutané palmaire* des filets à la peau du côté interne de la paume de la main, s'a nastomose avec la branche terminale la plus interne du ner médian et se divise en deux branches : l'interne gagne le côt interne du petit doigt et constitue le *nerf collatéral palmaire in terne* du *petit doigt;* l'externe se sous-divise, pour former le *ner collatéral externe* du *petit doigt* et le *collatéral interne* de *l'auriculaire*

La *branche profonde* de la portion palmaire du nerf cubita passe d'avant en arrière entre les extrêmités supérieures du cour fléchisseur et de l'adducteur du petit doigt, se dirige ensuite en dehors, en décrivant une arcade derrière les tendons des fléchis seurs des doigts, accompagne l'arcade artérielle profonde, et se perd dans l'adducteur du pouce. Cette branche fournit des *rameaux aux muscles* de *l'éminence hypothénar,* au *quatrième muscle lombri cal* et aux *muscles interosseux palmaires* et *dorsaux.*

VI. Nerf radial. La plus considérable des branches terminales du plexus brachial, le nerf radial prend son origine de toutes les branches qui concourent à la formation de ce plexus, mais il sor spécialement du cordon le plus postérieur.

Trajet et rapports. Il descend derrière l'artère axillaire et le nerf cubital, au devant des tendons du grand dorsal et du grand rond, s'engage avec l'artère humérale profonde dans la gouttière radiale de l'humérus, contourne ainsi de haut en bas et de dedans en dehors la face postérieure de cet os, entre les deux vastes du triceps, se dégage de cette gouttière, au niveau de l'extrêmité supérieure du long supinateur, traverse d'arrière en avant la cloi son intermusculaire externe, en contournant le bord externe de l'humérus, descend verticalement entre le brachial antérieur et le long supinateur, et arrivé au niveau de l'articulation radio-humé rale, il se termine en se divisant en une branche superficielle et en une branche profonde.

Branches collatérales. Avant de s'engager dans la gouttière radiale de l'humérus, il fournit un *rameau cutané interne*, trè grêle et destiné à la peau de la partie interne du bras.

Dans cette gouttière, il envoie des *rameaux aux trois chefs du triceps brachial;* parmi ces rameaux, on distingue ceux du vaste interne, qui descendent à la face interne de ce muscle.

A la sortie de la gouttière radiale, le nerf radial donne le *rameau cutané externe.* Ce nerf traverse l'aponévrose brachiale, entre l'extrémité supérieure du muscle long supinateur et le vaste externe du triceps, donne quelques filets à la peau du bras, descend entre l'épicondyle et l'olécrâne, se sous-divise et se distribue à la peau de la région postérieure de l'avant-bras jusques près du poignet.

Au-dessus de sa terminaison, le nerf radial fournit les *rameaux musculaires* du *long supinateur* et des *deux radiaux externes.*

Branches terminales. La *branche terminale profonde* du nerf radial est musculaire; elle contourne d'avant en arrière et de haut en bas, la partie supérieure du radius en traversant le court supinateur, gagne la région postérieure de l'avant-bras, et se termine entre les deux plans musculaires de cette région en se divisant en deux rameaux. Le rameau superficiel se distribue aux muscles du plan superficiel : à l'extenseur commun des doigts, à l'extenseur propre du petit doigt, au cubital postérieur et à l'anconé; le rameau profond, nommé *interosseux externe*, fournit des filets au muscle long abducteur, aux extenseurs du pouce et à l'extenseur propre de l'index, descend sur la face dorsale de l'articulation radio-carpienne, et se termine dans cette articulation et dans les articulations carpiennes.

La *branche terminale superficielle* du nerf radial est cutanée; elle descend verticalement sur le côté externe de la région antérieure de l'avant-bras, en dehors de l'artère radiale et sous le muscle long supinateur; arrivée près du tiers inférieur de l'avant-bras, elle contourne d'avant en arrière le radius, sous le tendon du long supinateur, devient dorsale, traverse l'aponévrose, descend sur le côté externe de la face dorsale du carpe et de la main, envoie des rameaux à la peau de cette région, s'anastomose avec le nerf cutané externe, et se termine en se divisant en deux branches, qui se sous-divisent pour former les *collatéraux dorsaux de la moitié externe de la main :* pour le pouce, l'index et côté externe du médius; la branche la plus interne s'anastomo avec la branche dorsale du nerf cubital.

Nerfs digitaux. Chaque doigt reçoit deux nerfs collatéraı palmaires et deux nerfs collatéraux dorsaux, qui côtoient l bords de la face palmaire et de la face dorsale. Ceux de la fa palmaire sont plus considérables que les dorsaux; ils descende en dedans des artères collatérales, jusques près de l'extrêmi des doigts, présentent sur leur trajet de petits appendices d'uı ligne de diamètre, nommés corpuscules de Pacini, envoient d filets à la peau de la face dorsale de la deuxième et de la tro sième phalange, et se terminent en se divisant en un rame palmaire, destiné à la pulpe des doigts, et en un rameau dors ou sous-unguéal, destiné à la matrice de l'ongle.

Les nerfs collatéraux dorsaux se distribuent à la peau de l face dorsale de la première phalange et se terminent en s'ana tomosant avec les collatéraux palmaires. Ceux du pouce s'étende jusqu'à la phalange unguéale.

NERFS DORSAUX.

Les nerfs dorsaux, au nombre de *douze paires*, sortent par le trous de conjugaison de la région dorsale du rachis. La premièr paire passe entre la première et la deuxième vertèbre dorsale la douzième, entre la dernière vertèbre dorsale et la premièr lombaire. Ils sont très courts, diminuent de volume depuis l premier jusqu'au neuvième et augmentent ensuite à partir de c dernier jusqu'au douzième. Sortis des trous de conjugaison, il se divisent aussitôt en une branche postérieure et en une branch antérieure.

Les *branches postérieures* des nerfs dorsaux, plus grêle que les antérieures, se portent en arrière entre les apophyse transverses des vertèbres dorsales, en dedans des ligament costo-transversaires supérieurs; et arrivées dans la gouttièr vertébrale, elles se divisent en deux rameaux, un interne e l'autre externe. Le rameau interne des sept premières branches postérieures est plus développé que l'externe, tandis que celui-ci l'emporte sur l'interne depuis la huitième jusqu'à la douzième branche.

Le *rameau interne* se dirige en arrière et en dedans vers l'épine rachidienne, entre le long dorsal et le transversaire épineux, fournit des rameaux à ces muscles, aux muscles épineux, inter-épineux, inter-transversaires et compliqué de l'épine, traverse les deux plans musculaires superficiels, à côté de la ligne médiane, et se distribue à la peau du dos.

Le *rameau externe* passe entre le sacro-lombaire et le long dorsal, et envoie des rameaux à ces muscles, aux surcostaux, au cervical ascendant et au muscle transversaire de la nuque. Étant plus considérable à partir de la huitième jusqu'à la douzième branche postérieure, ce rameau traverse le trapèze et le grand dorsal, pour se perdre dans la peau du dos et des lombes jusqu'à la crête iliaque.

Nerfs intercostaux. Les *branches antérieures* des nerfs dorsaux sont nommées *nerfs intercostaux*. Elles restent séparées et ne s'anastomosent pas entre elles, à l'exception cependant des trois ou quatre supérieures, qui présentent quelquefois des anastomoses intermédiaires.

Les nerfs intercostaux s'anastomosent d'abord chacun par un ou par deux rameaux avec le grand sympathique, se dirigent en dehors au milieu de chaque espace intercostal, entre la plèvre et le muscle intercostal externe correspondant, s'engagent entre ce dernier muscle et l'interne, au niveau de l'angle des côtes, parcourent ensuite d'arrière en avant la gouttière creusée à la face interne du bord inférieur de la côte supérieure de chaque espace, et sont placés au-dessous des vaisseaux intercostaux; arrivés au niveau des cartilages costaux, ils gagnent le milieu de l'espace intercostal, traversent l'aponévrose du muscle intercostal externe et le grand pectoral, pour se distribuer à la peau de la région antérieure du tronc. Le douzième nerf intercostal longe le bord inférieur de la dernière côte.

Les cinq derniers nerfs intercostaux, aussi nommés nerfs musculaires de l'abdomen, se dirigent en avant entre les muscles intercostaux, s'engagent dans les parois abdominales, entre le petit oblique et le muscle transverse, traversent la gaîne du muscle droit de l'abdomen qu'ils perforent d'arrière en avant, et se distribuent à la peau de l'abdomen.

Branches collatérales des nerfs intercostaux. Ils fournissent sur leur trajet des *rameaux musculaires* et un *cutané perforant.* Les *rameaux musculaires* sont destinés aux muscles intercostaux et aux muscles larges de l'abdomen : aux obliques, au transverse et au grand droit de l'abdomen.

Le *rameau cutané perforant* des nerfs intercostaux se porte de dedans en dehors vers le milieu de la longueur de chaque espace intercostal, traverse les muscles correspondants : l'intercostal externe, le grand dentelé et plus bas les obliques de l'abdomen, et se termine par un rameau antérieur et par un autre postérieur, qui se distribuent à la peau de la partie latérale du thorax et de l'abdomen.

Le *premier intercostal* concourt à former le plexus brachial et lui envoie une branche très considérable qui représente le rameau perforant des autres nerfs intercostaux. La continuation du premier nerf intercostal ne présente du reste rien d'anormal, seulement le rameau intercostal proprement dit de ce nerf est très grêle.

Les rameaux cutanés des six premiers nerfs intercostaux traversent les intercostaux externes et le grand dentelé, et se divisent en un rameau antérieur et en un rameau postérieur. L'antérieur contourne le bord inférieur du muscle grand pectoral, pour se distribuer à la peau de la région mammaire, à la mamelle et à son mamelon. Le postérieur se distribue à la peau de la région scapulaire et du dos; celui du deuxième et du troisième nerf intercostal s'anastomose avec l'accessoire du cutané brachial interne et se distribue à la peau du bras et de l'aisselle.

Les rameaux cutanés des six derniers nerfs intercostaux, plus considérables que ceux des espaces supérieurs, traversent les muscles intercostaux externes et le muscle grand oblique, et se distribuent en avant à la peau de la région antérieure de l'abdomen jusqu'à l'hypogastre, et en arrière à celle de la région lombaire. Le rameau perforant cutané du douzième nerf intercostal descend verticalement vers le milieu de la crête iliaque et se termine à la peau de la région fessière (*cutané fessier supérieur*).

NERFS LOMBAIRES.

Les nerfs lombaires, au nombre de *cinq paires*, sortent par les trous de conjugaison de la région lombaire du rachis; le premier passe entre la première et la deuxième vertèbre lombaire; le cinquième, entre la cinquième vertèbre lombaire et la base du sacrum. Ils constituent un tronc très court, qui, ayant franchi le trou de conjugaison, se divise en deux branches, une antérieure et l'autre postérieure.

Les *branches postérieures*, moins considérables que les antérieures, se dirigent en arrière entre les apophyses transverses des vertèbres lombaires, envoient des rameaux aux muscles intertransversaires de cette région, et se terminent comme les branches postérieures des nerfs dorsaux, en se divisant en un rameau interne et en un rameau externe, qui se distribuent aux muscles profonds du dos, à la peau de la région lombaire et à celle de la région fessière.

Les *branches antérieures* augmentent de volume de haut en bas, s'anastomosent chacune par un ou par deux rameaux avec le grand sympathique, se dirigent en dehors entre le muscle carré lombaire et le grand psoas, fournissent des rameaux à ces muscles, se bifurquent et s'anastomosent entre elles, pour constituer le *plexus lombaire*.

PLEXUS LOMBAIRE.

Le plexus lombaire est constitué par l'ensemble des anastomoses que forment entre elles les branches antérieures des cinq paires lombaires.

Situation et rapports. Situé sur le côté de la région lombai de la colonne vertébrale, au devant des apophyses transverse et du muscle carré lombaire, il est en partie renfermé dans le couches profondes du muscle grand psoas.

Rétréci à son extrêmité supérieure, il s'élargit en bas et pré sente la forme d'un triangle à base inférieure.

Composition. La branche antérieure du premier nerf lombai se divise en trois branches : les deux supérieures constituer les nerfs abdominaux, l'inférieure s'unit à la branche antérieur du deuxième nerf lombaire; celle-ci s'anastomose avec le tro sième nerf lombaire et fournit les deux nerfs inguinaux; l branche antérieure du troisième nerf lombaire reçoit une ana stomose du deuxième et se divise en deux branches, qui s'unisser à deux branches du quatrième lombaire, pour former le ne crural et le nerf obturateur. Le quatrième lombaire envoie d plus une branche au cinquième, pour constituer le *nerf lombo sacré*, qui est le plus considérable du plexus lombaire, et se jett tout entier dans le plexus sacré.

Branches émergentes. Indépendamment des *rameaux muscula res* que le plexus lombaire fournit au *carré lombaire*, au *gran* et au *petit psoas*, il donne quatre branches collatérales et troi branches terminales. Les *branches collatérales* sont : le grand e le petit abdominal, l'inguinal interne et l'inguinal externe; le *branches terminales :* le lombo-sacré, le nerf obturateur et l nerf crural.

Branches collatérales. a) Le *grand abdominal* (*iléo-scrotal*) sor du premier nerf lombaire, descend obliquement en dehors su la face antérieure du carré lombaire, traverse l'insertion infé rieure du muscle transverse de l'abdomen, longe d'arrière en avan la crête iliaque entre ce muscle et le petit oblique, fournit de filets à ces muscles et un rameau perforant cutané pour la pea de la région fessière, s'anastomose avec le petit abdominal, e se termine au niveau de l'épine iliaque antérieure et supérieur en se divisant en un *rameau abdominal* et en un *rameau pubien* Le rameau abdominal se dirige transversalement en dedans entre les deux muscles obliques de l'abdomen, comme le dernier nerf intercostal avec lequel il s'anastomose, fournit des rameaux aux muscles obliques et au muscle droit de l'abdomen, et se termine à la peau de la région hypogastrique. Le rameau pubien longe l'arcade crurale, sort par l'anneau inguinal antérieur, et se distribue à la peau de l'aîne et de la région pubienne.

b) Le *nerf petit abdominal* (*iléo-inguinal*), plus grêle que le nerf grand abdominal, sort du premier nerf lombaire, descend obliquement en dehors, au devant du muscle iliaque, dans le tissu cellulaire sous-péritonéal, traverse le muscle transverse de l'abdomen au niveau de l'épine iliaque antérieure et supérieure, s'anastomose avec le nerf grand abdominal, se dirige en dedans entre le muscle transverse et le petit oblique, le long de l'arcade crurale, sort par l'anneau inguinal antérieur au-dessus du cordon spermatique ou du ligament rond, et se distribue à la peau de la région pubienne, de la racine de la verge et de la partie antérieure des bourses ou des grandes lèvres.

Ce nerf se jette quelquefois tout entier dans le nerf grand abdominal.

c) Le *nerf inguinal externe* (*inguino-cutané* ou *cutané externe de la cuisse*) sort du deuxième nerf lombaire, descend obliquement entre le muscle iliaque et son aponévrose, sort de l'abdomen par l'intervalle qui sépare les deux épines iliaques antérieures, croise l'extrémité supérieure du muscle couturier, traverse l'aponévrose crurale, et se distribue à la peau de la région externe de la cuisse jusqu'au genou.

d) Le *nerf inguinal interne* (*génito-crural*) sort du deuxième nerf lombaire, traverse d'arrière en avant le muscle grand psoas, descend sur la face antérieure de ce muscle, longe l'artère iliaque externe dans le tissu cellulaire sous-péritonéal et se termine en se divisant en deux rameaux; en *rameau interne* ou *scrotal* et en *rameau externe* ou *crural*. Cette division a lieu dans des points très variables et quelquefois les deux rameaux de terminaison sortent séparément du plexus lombaire.

Le *rameau interne* ou *scrotal* descend au devant de l'artère iliaque externe, pénètre dans le canal inguinal qu'il parcour avec le cordon spermatique, envoie des rameaux au muscle peti oblique et au muscle transverse de l'abdomen, au muscle cré master et au dartos, et se termine dans le fond des bourses, el se distribuant à la tunique vaginale, au testicule et à l'épididym où il concourt à former le plexus spermatique. Chez la femme, i accompagne le ligament rond, et se termine dans les grande lèvres.

Le *rameau externe* ou *crural* descend derrière l'arcade crurale croise l'artère circonflexe iliaque, traverse l'aponévrose crurale el dehors de l'artère de ce nom et se termine à la peau de la parti supérieure et antérieure de la cuisse. Ce rameau provient quel quefois de l'inguinal externe et remplace d'autres fois ce dernie nerf lui-même.

Branches terminales du *plexus lombaire*. Ce sont le nerf lombo sacré, le nerf obturateur et le nerf crural.

I. Nerf lombo-sacré. Ce nerf, formé par le cinquième nerf tou entier et par une branche du quatrième, descend en dedans de l symphyse sacro-iliaque et se jette dans le plexus sacré.

II. Nerf obturateur. Formé par une branche du troisième e du quatrième nerf lombaire, le nerf obturateur descend verticale ment derrière le muscle psoas, derrière les vaisseaux iliaque communs, sous la bifurcation de ces vaisseaux, longe la parc latérale du petit bassin, parcourt le canal sous-pubien et s termine à la région interne de la cuisse, en se distribuant a muscle obturateur externe, aux trois muscles adducteurs de l cuisse et au droit interne. Il envoie un rameau articulaire l'articulation coxo-fémorale et s'anastomose avec le nerf saphèn interne; ce rameau anastomotique descend sur la face postérieur du muscle moyen adducteur et se joint au saphène interne prè de l'anneau du troisième adducteur.

III. Nerf crural. Formé de la même manière que le nel obturateur, par une branche du troisième et du quatrième nel lombaire, le nerf crural, branche très considérable du plexu lombaire, descend verticalement, traverse d'abord le grand psoas parcourt ensuite le sillon formé par ce dernier muscle et l'iliaque, passe sous l'arcade crurale, en dehors de l'artère crurale, dont il est séparé par l'aponévrose lombo-iliaque, qui le fixe contre le muscle psoas-iliaque et qui se continue avec le feuillet profond de l'aponévrose. Arrivé à la partie supérieure de la région antérieure de la cuisse, il se termine en se divisant en un grand nombre de rameaux musculaires et cutanés.

Branches collatérales. Le nerf crural envoie des *rameaux* au *muscle psoas-iliaque* et fournit le *rameau* du *muscle pectiné.* Ce rameau passe derrière les vaisseaux cruraux et s'engage dans le côté externe du muscle.

Branches terminales. Ces branches sont musculaires et cutanées.

Les *branches musculaires* se rendent dans le droit antérieur, le vaste externe, le vaste interne de la cuisse et dans le muscle couturier. Les branches de ce dernier muscle ont reçu le nom de *musculo-cutanées*, parce qu'elles fournissent des rameaux perforants qui se rendent à la peau de la région antérieure de la cuisse. Quelques rameaux du vaste interne se terminent à l'articulation du genou.

Les *branches cutanées* se distribuent à la peau de la région antérieure et de la région interne de la cuisse. Une autre branche cutanée se rend à la peau de la jambe et du pied et a reçu le nom de *nerf saphène interne.*

Le *nerf saphène interne*, la plus volumineuse des branches terminales du nerf crural, descend dans la gaîne aponévrotique et sur le côté externe de l'artère crurale, croise cette artère en avant, au moment où elle traverse l'anneau du troisième adducteur, parcourt la gouttière formée par le tendon de ce muscle et par le vaste interne, derrière le couturier, passe sur le côté interne de l'articulation du genou, devient sous-cutané au point où le couturier devient tendineux, accompagne dès ce moment la veine saphène interne le long du bord interne du tibia, passe au devant de la malléole interne, et se termine au côté interne du pied, en s'anastomosant avec le rameau dorsal interne du nerf musculo-cutané, pour former le *nerf collatéral dorsal interne* du *gros orteil.*

A la cuisse, le nerf saphène interne s'anastomose avec le ne obturateur et avec la branche cutanée interne de la cuisse. A niveau de l'articulation du genou, il donne une *branche rotulien* qui traverse souvent le tendon du muscle couturier et se ren à la peau de la région rotulienne. Au-dessous de l'articulatio du genou, il se distribue à la peau de la région interne de l jambe et du pied.

NERFS SACRÉS.

Les nerfs sacrés, au nombre de *six paires*, se distinguent de autres nerfs rachidiens, en ce que leur division en branche an térieure et en branche postérieure a lieu dans le canal sacr lui-même, et que ces branches sortent par des ouvertures dis tinctes. Le sixième nerf sacré a aussi reçu le nom de *ne coccygien.*

Les *branches postérieures* des quatre premières paires des nerf sacrés sortent par les trous sacrés postérieurs; celles des deu dernières paires traversent la membrane fibreuse qui ferme l gouttière sacrée. Elles s'anastomosent entre elles et constituer le *plexus sacré postérieur* d'où partent les *rameaux cutanés* pou la peau de la région sacro-coccygienne et pour la région posté rieure des fesses; ces derniers sont nommés *cutanés postérieur de la fesse.*

Les *branches antérieures* des quatre premières paires des nerf sacrés pénètrent dans le petit bassin par les trous sacrés antérieurs celle de la cinquième paire passe à côté de l'articulation sacro coccygienne et la branche antérieure de la sixième paire ou d nerf coccygien, à côté de la première pièce du coccyx.

Ces branches, plus considérables que les postérieures, dim nuent de volume de haut en bas, s'anastomosent avec le gran sympathique et se bifurquent pour s'anastomoser entre elles. Le anastomoses des branches antérieures des quatre premiers nerf sacrés concourent à former le *plexus sacré;* celles des deux der niers, le *plexus hypo-gastrique.* Le nerf coccygien envoie un branche à la peau de la région ano-coccygienne.

PLEXUS SACRÉ OU ISCHIATIQUE.

Le plexus sacré est l'ensemble des anastomoses formées par les branches antérieures des quatre premiers nerfs sacrés et par le nerf lombo-sacré.

Situation, forme et rapports. Situé dans le petit bassin, entre le muscle pyramidal et les vaisseaux hypo-gastriques, le plexus sacré a une forme triangulaire à base interne, et s'étend des trous sacrés antérieurs jusqu'à la partie inférieure du grand trou sacro-sciatique où il se prolonge en *grand nerf sciatique,* qui est sa *branche terminale.*

Branches collatérales. Indépendamment des petits *rameaux musculaires* destinés au muscle pyramidal, au releveur de l'anus, à l'ischio-coccygien, à l'obturateur interne, aux jumeaux pelviens et au carré de la cuisse, le plexus sacré fournit : a) le *nerf fessier supérieur,* b) le *nerf fessier inférieur,* c) les *nerfs hémorrhoïdaux moyens* et d) le *nerf honteux commun.*

Le rameau du muscle obturateur interne sort du petit bassin par la partie inférieure du grand trou sacro-sciatique, contourne l'épine sciatique, rentre dans le petit bassin par le petit trou sacro - sciatique avec les vaisseaux honteux communs et se distribue à la partie inférieure du muscle obturateur interne.

Le nerf destiné aux jumeaux pelviens et au carré de la cuisse sort aussi par la partie inférieure du grand trou sacro-sciatique, au devant du nerf grand sciatique, descend contre l'os iliaque, passe au devant de la portion réfléchie du muscle obturateur interne, fournit des rameaux aux jumeaux pelviens et se perd dans la face antérieure du carré de la cuisse.

a) Le *nerf fessier supérieur,* fourni par le nerf lombo-sacré et par le premier nerf sacré, sort du petit bassin, par la partie supérieure de la grande échancrure sciatique, au-dessus du muscle pyramidal, accompagne l'artère fessière, et se recourbe en avant pour se distribuer au moyen fessier, au petit fessier et au tenseur du fascia-lata.

b) Le *nerf fessier inférieur* ou *petit sciatique* accompagne l'artère ischiatique, sort du petit bassin par la partie inférieure du grand trou sacro-sciatique, au-dessous du muscle pyramidal, derrière le nerf grand sciatique, et se divise en trois branches : en *branche musculaire*, qui se distribue à la face profonde du muscle grand fessier, en *nerf cutané postérieur* de la *cuisse* et en *nerf périnéal*.

Le *nerf cutané postérieur* de la *cuisse* descend verticalement, envoie au niveau du bord inférieur du muscle grand fessier quelques rameaux récurrents pour la peau de la fesse (*cutanés fessiers inférieurs*), traverse l'aponévrose sur la ligne médiane et se distribue à la peau de la région postérieure de la cuisse et de la partie supérieure de la jambe.

Le *nerf périnéal* se dirige en dedans, contourne en bas la tubérosité de l'ischion, envoie quelques rameaux à la peau de la partie supérieure de la région interne de la cuisse et se distribue à la peau du périnée et à la partie inférieure du scrotum. Chez la femme, il se termine dans les grandes lèvres.

c) Les *nerfs hémorrhoïdaux moyens* accompagnent l'artère hémorrhoïdale moyenne, sortent du troisième et du quatrième nerf sacré et se jettent dans le plexus hypo-gastrique, pour se rendre aux viscères renfermés dans le petit bassin.

d) Le *nerf honteux commun* ou *interne* accompagne l'artère de ce nom, sort du petit bassin par la partie inférieure du grand trou sacro-sciatique, au-dessous du muscle pyramidal, contourne l'épine sciatique, rentre dans le petit bassin par le petit trou sacro-sciatique, se place contre la face interne de la tubérosité interne de l'ischion, entre le muscle obturateur interne et son aponévrose, et se termine en se divisant en une *branche inférieure* ou *périnéale* et en une *branche supérieure* ou *dorsale* de la *verge*.

Dans ce trajet, le nerf honteux commun donne le *nerf hémorrhoïdal inférieur* ou *anal cutané;* ce nerf descend sur le côté du rectum, se distribue au muscle sphincter de l'anus et se termine dans la peau de la région anale.

La *branche terminale inférieure* ou *périnéale* accompagne l'artère périnéale superficielle, dans le triangle formé par le muscle bulbo-caverneux et le muscle ischio-caverneux, envoie des rameaux superficiels à la *peau* du *périnée*, des rameaux profonds à *tous les muscles* du *périnée* et au *bulbe* de *l'urèthre*, chez l'homme; au *bulbe* du *vagin* et à son *constricteur*, chez la femme, et elle se termine dans la *paroi postérieure* du *scrotum chez l'homme*, et dans les *grandes lèvres chez* la *femme*.

La *branche terminale supérieure profonde* ou *dorsale* de la *verge* accompagne l'artère de ce nom, monte le long de l'arcade pubienne, dans l'épaisseur de l'aponévrose périnéale profonde qu'il traverse sous la symphyse du pubis, gagne la face dorsale de la verge, envoie des *rameaux* aux corps caverneux pour s'unir au *plexus caverneux*, se dirige en avant, en dehors de l'artère correspondante, fournit des rameaux à la peau et au prépuce de la verge, et se termine dans la peau du gland et dans la partie antérieure de l'urèthre.

Chez la femme, la branche supérieure du nerf honteux commun est beaucoup plus grêle et se perd dans le clitoris et dans la partie supérieure des petites lèvres.

La *branche terminale* du *plexus sacré* est le *grand nerf sciatique*.

Grand nerf sciatique. Le nerf le plus considérable du corps, le grand nerf sciatique provient du nerf lombo-sacré et des quatre premiers nerfs sacrés. Il sort du bassin au-dessous du muscle pyramidal par le grand trou sacro-sciatique, descend derrière l'obturateur interne, les jumeaux pelviens et le carré de la cuisse, entre le grand trochanter et la tubérosité de l'ischion, au devant du grand fessier, pénètre dans la région postérieure de la cuisse, au devant de la longue portion du biceps, se porte verticalement en bas entre ce dernier muscle et les muscles demi-tendineux et demi-membraneux, derrière le grand adducteur de la cuisse, et se termine à la partie supérieure du creux du jarret, en se divisant en deux branches, en une branche interne, nommée *nerf sciatique poplité interne* ou *nerf tibial postérieur*, et en une branche externe, nommée *nerf sciatique poplité externe* ou *nerf péronier*.

Branches collatérales. Au moment où il pénètre dans la région postérieure de la cuisse, il fournit des *rameaux musculaires* aux deux chefs du muscle biceps crural, au muscle demi-tendineux, au muscle demi-membraneux et au grand adducteur; plus bas, il donne un *rameau* à *l'articulation* du *genou*.

Branches terminales. Ce sont le *nerf sciatique poplité externe* et le *nerf sciatique poplité interne*.

Nerf sciatique poplité externe ou péronier. Branche externe de la division du grand nerf sciatique, le nerf sciatique poplité externe ou péronier descend obliquement sur le côté externe du creux du jarret, derrière le tendon du muscle biceps crural, croise l'extrémité supérieure du jumeau externe, et passe au-dessous de la tête du péroné, entre cet os et le long péronier latéral, où il se termine en se divisant en deux branches : en *nerf musculo-cutané* et en *nerf tibial antérieur*.

Branches collatérales. Dans le creux du jarret, il fournit le *nerf saphène péronier*, et le *cutané péronier*. Au moment où il contourne le péroné, il donne des *rameaux musculaires* au muscle tibial antérieur et au muscle extenseur commun des orteils.

Le *nerf saphène péronier* naît dans le creux du jarret, descend derrière le jumeau externe, envoie une branche anastomotique au nerf saphène externe, vers l'origine du tendon d'Achille, traverse l'aponévrose au-dessous du mollet et se divise en un grand nombre de rameaux, qui accompagnent la veine saphène externe et qui se distribuent à la peau de la malléole externe et de la face externe du calcanéum. Dans quelques cas, il se jette tout entier dans le nerf saphène externe, branche du nerf sciatique poplité interne.

Le *rameau cutané péronier* naît du sciatique poplité externe derrière le condyle du fémur, descend sur le côté externe du jumeau externe et se distribue à la peau de la région externe de la jambe.

Les *rameaux musculaires* naissent au-dessous de la tête du péroné, contournent cet os et se portent de dehors en dedans, dans la face profonde de l'extrémité supérieure de l'extenseur commun des orteils et du muscle tibial antérieur.

Quelques *filets articulaires* se rendent à l'articulation fémoro-tibiale et à l'articulation péronéo-tibiale.

Branches terminales du nerf péronier. Le *nerf musculo-cutané*, branche externe de la division du nerf péronier ou sciatique poplité externe, descend entre les deux muscles péroniers latéraux, fournit des rameaux à ces muscles, traverse l'aponévrose jambière vers le milieu de la région antérieure de la jambe, entre le muscle court péronier latéral et le muscle extenseur commun des orteils, descend obliquement en dedans, au devant du ligament annulaire dorsal, et se termine sur le dos du pied en se divisant en deux branches, une interne et l'autre externe.

La branche interne (*n. cutané dorsal interne* du *pied*) s'anastomose avec le nerf saphène interne et avec le nerf pédieux ou tibial antérieur, envoie des rameaux à la peau du dos du pied, et fournit les *nerfs collatéraux dorsaux* du *gros orteil* et du *côté interne* du *deuxième orteil.*

La branche externe (*n. cutané dorsal externe* du *pied*) donne des rameaux à la peau du dos du pied et se sous-divise pour constituer le *nerf collatéral dorsal externe* du *deuxième orteil*, les *collatéraux dorsaux* du *troisième* et du *quatrième*, et le *collatéral dorsal externe* du *cinquième orteil.* Le rameau le plus externe s'anastomose avec le nerf saphène externe qui forme le nerf *collatéral dorsal externe* du *cinquième orteil.*

Le *nerf tibial antérieur*, branche interne de la division du nerf péronier, passe derrière l'extenseur commun des orteils, gagne la partie supérieure et externe du ligament interosseux, descend obliquement en dedans, au devant de ce ligament, entre le muscle tibial antérieur et l'extenseur propre du gros orteil, en dehors de l'artère tibiale antérieure, et se place ensuite successivement au devant et en dedans de cette artère, qu'il accompagne sous le ligament annulaire dorsal du tarse où il est croisé par le tendon de l'extenseur propre du gros orteil. Arrivé sur le dos du pied, il longe le côté externe de l'artère pédieuse et se termine en se divisant en deux rameaux. Le rameau interne continue le trajet primitif, envoie des filets aux articulations du tarse et aux muscles interosseux du premier espace, et se termine en s'anastomosant avec le nerf cutané dorsal interne, pour former le nerf collatéral dorsal externe du gros orteil et interne du deuxième orteil.

Le rameau terminal externe du nerf pédieux se dirige en dehors, et se termine dans la face profonde du muscle pédieux. Il envoie quelques filets aux articulations du tarse et à l'extrémité postérieure des muscles interosseux.

Dans son trajet le long du ligament interosseux de la jambe, le nerf tibial antérieur fournit des *rameaux musculaires* au muscle tibial antérieur, à l'extenseur commun des orteils et à l'extenseur propre du gros orteil.

Nerf sciatique poplité interne ou tibial postérieur. Branche interne de la division du grand nerf sciatique, le nerf sciatique poplité interne est beaucoup plus considérable que l'externe. Il descend verticalement entre les muscles jumeaux, dans le milieu du creux du jarret, sous l'aponévrose, en arrière et en dehors des vaisseaux poplités, qui le séparent de l'articulation du genou; il pénètre dans la région postérieure de la jambe, en passant sous l'anneau aponévrotique du muscle soléaire, descend entre le plan musculaire superficiel et le plan profond, étant appliqué contre ce dernier par le feuillet profond de l'aponévrose jambière, en dehors du tronc tibio-péronier et de l'artère tibiale postérieure, longe le bord interne du tendon d'Achille, passe derrière la malléole interne dont il est séparé par les vaisseaux tibiaux postérieurs et par les tendons du muscle long fléchisseur commun des orteils et du muscle tibial postérieur, et se termine en se divisant en deux branches : en *nerf plantaire interne* et en *nerf plantaire externe*.

Branches collatérales. Des branches collatérales du nerf tibial postérieur, les unes sont *musculaires* et les autres *cutanées*.

Les *branches musculaires* destinées aux muscles jumeaux, au plantaire grêle, au soléaire et au muscle poplité naissent dans le creux du jarret. Celles du muscle tibial postérieur, du long fléchisseur commun des orteils et du long fléchisseur propre du gros orteil naissent du nerf tibial postérieur immédiatement au-dessous de l'anneau aponévrotique du muscle soléaire. A ce point il envoie un rameau au muscle tibial antérieur, par l'extrémité supérieure du ligament interosseux.

Les *branches cutanées* sont le *nerf saphène externe* et le *rameau calcanéen interne*.

Le *nerf saphène externe* naît du tibial postérieur dans le creux du jarret, descend verticalement entre les muscles jumeaux, est fixé contre la réunion de ces muscles par une lame celluleuse, reçoit l'anastomose du nerf saphène péronier et traverse l'aponévrose jambière, immédiatement au-dessous de la masse charnue du mollet. Dès ce moment il accompagne la veine saphène externe, le long du côté externe du tendon d'Achille, derrière la malléole externe, donne des rameaux à la peau de la région malléolaire externe, à celle du côté externe du calcanéum et du dos du pied, et se termine en s'anastomosant avec le rameau externe du musculo-cutané, pour former le *collatéral dorsal externe* du petit orteil.

Le *rameau calcanéen interne* naît sur le côté interne du tendon d'Achille, traverse l'aponévrose jambière, descend le long de ce tendon, et se distribue à la peau de la région calcanéenne interne et de la face postérieure du talon.

Branches terminales du tibial postérieur. Le *nerf plantaire interne*, plus considérable que l'externe, se dirige directement en avant, entre la région plantaire moyenne et la région plantaire interne, fournit des *rameaux cutanés* pour la peau de cette région et des *rameaux musculaires* pour les muscles adducteur et court fléchisseur du gros orteil, pour le court fléchisseur commun des orteils et les deux premiers lombricaux, et il se termine, au niveau des articulations métatarso-tarsiennes, en se divisant en quatre branches, qui vont constituer les *nerfs collatéraux plantaires des trois premiers orteils* et du *côté interne du quatrième orteil* (comme le nerf médian à la main).

Le *nerf plantaire externe* accompagne l'artère plantaire externe; il se porte en dehors et en avant sous le calcanéum, entre le muscle court fléchisseur commun des orteils et l'accessoire du long fléchisseur commun, se recourbe en avant entre la région plantaire moyenne et la région plantaire externe, fournit des *rameaux cutanés* à ces régions, des *rameaux musculaires* au muscle accessoire du long fléchisseur commun des orteils, aux muscles abducteur et court fléchisseur du petit orteil, et arrivé au niveau de l'articulation métatarso-tarsienne du cinquième orteil, il se termine en se divisant en deux branches. La *branche superficielle* envoie des rameaux aux deux muscles lombricaux externes et se divise en trois branches, pour constituer les *nerfs collatéraux plantaires du cinquième orteil et du côté externe du quatrième.* La *branche profonde*, accompagne l'arcade artérielle plantaire, se recourbe en dedans et en avant au-dessus du muscle abducteur oblique du gros orteil, dans lequel elle se termine. Cette branche envoie des *filets articulaires* aux articulations du métatarse, et des *rameaux musculaires* aux muscles interosseux et à l'abducteur transverse du gros orteil. Le nerf plantaire externe ressemble, par sa distribution à la plante du pied, à la branche palmaire du nerf cubital.

Les nerfs collatéraux plantaires et dorsaux des orteils se distribuent de la même manière que ceux des doigts; seulement les nerfs collatéraux dorsaux sont aussi développés que les plantaires et s'étendent jusqu'à la phalange unguéale.

Le *système nerveux ganglionnaire* ou du grand sympathique est formé par les ganglions nerveux répandus dans tout le corps et par les fibres nerveuses qui en partent (1).

Mais on décrit sous le nom de *nerf grand sympathique* 1° la *série* de *ganglions*, qui, situés de chaque côté au devant de la colonne vertébrale, sont réunis par des filets de communication, et 2° les *plexus nerveux* qui accompagnent les artères dans les viscères et dans les divers organes du corps.

Le grand sympathique ainsi considéré se présente sous la forme d'un cordon ganglionnaire, situé de chaque côté au devant de la colonne vertébrale, et s'étendant de la tête jusqu'au coccyx où il se termine, en s'unissant à celui de l'autre côté par un ganglion médian, nommé *coccygien*, ou par un plexus nerveux qui le remplace.

Il s'anastomose avec les nerfs cérébro-spinaux, se distribue aux viscères, d'où son nom de *nerf* de la *vie végétative*, et il accompagne les artères en formant des plexus qui les enlacent. Les nerfs qui se terminent dans la couche musculaire des vaisseaux, ont reçu le nom de *nerfs vaso-moteurs*.

Il existe, en général, un ganglion vis-à-vis de chaque trou de conjugaison, mais dans la région cervicale, plusieurs de ces ganglions sont confondus et il n'en existe que deux ou trois.

Pour faciliter la description de ce nerf, on l'a divisé en portion *encéphalique*, *cervicale*, *thoracique* et *abdominale*.

La *portion encéphalique* est constituée par tous les ganglions qui se trouvent sur le trajet des nerfs crâniens et qui communiquent, soit avec le plexus carotidien interne, soit avec le ganglion cervical supérieur du grand sympathique; ce sont le *ganglion ophthalmique*, le *ganglion sphéno-palatin*, le *ganglion otique*, le *ganglion sous-maxillaire* et les *plexus* des *artères* de la tête. Nous avons décrit ces divers ganglions avec le nerf trijumeau. Les

(1) V. mon Manuel d'Anatomie générale, pag. 111.

plexus de la tête seront décrits avec les branches qui entouren les carotides et qui viennent du ganglion cervical supérieur. I nous reste donc à décrire la portion cervicale, thoracique e abdominale.

PORTION CERVICALE DU GRAND SYMPATHIQUE.

La portion cervicale du grand sympathique comprend deux ou trois ganglions et le cordon intermédiaire.

I. Ganglion cervical supérieur. Le ganglion cervical supérieur le plus considérable du grand sympathique, est situé au niveau des apophyses transverses de la deuxième et troisième vertèbre cervicale, au devant du muscle grand droit antérieur de la tête derrière la carotide interne, le nerf pneumo-gastrique et le grand hypoglosse.

Il est fusiforme, quelquefois cylindroïde ou lobulé.

Rameaux. Les rameaux du ganglion cervical supérieur comme ceux de tout autre ganglion, sont des *rameaux anastomotiques* avec les nerfs cérébro-spinaux, des *rameaux viscéraux* et des *rameaux artériels*, qui forment des plexus autour des artères.

Rameaux anastomotiques. Le ganglion cervical supérieur fournit des filets anastomotiques pour les trois ou les quatre premiers nerfs cervicaux, pour le nerf grand hypoglosse, pour le ganglion pétreux du glosso-pharyngien, pour le ganglion jugulaire et le ganglion plexiforme du pneumo-gastrique.

Rameaux visceraux. Ce sont les *rameaux pharyngiens*, qui concourent à former le *plexus pharyngien* avec les rameaux du glosso-pharyngien et du nerf pneumo-gastrique. Quelques uns s'unissent au nerf laryngé supérieur et concourent à former le plexus laryngé supérieur.

Rameaux artériels. 1° L'extrémité supérieure du ganglion cervical supérieur se prolonge en un gros nerf qui accompagne la carotide interne, c'est le *nerf carotidien.* Il se bifurque, pénètre dans le canal carotidien, et forme le *plexus carotidien interne* Ce plexus enlace l'artère carotide interne et s'étend jusques su les branches terminales de cette artère. Dans le sinus caverneux, où il prend aussi le nom de *plexus caverneux*, il présente souvent sur le côté externe de la carotide un petit ganglion, nommé *ganglion caverneux* ou *carotidien*.

Le plexus carotidien interne fournit les rameaux suivants, en allant de bas en haut :

a) Les *rameaux tympaniques*, qui se dirigent en arrière, traversent la paroi postérieure du canal carotidien, et s'anastomosent avec le rameau de Jacobson pour former le *plexus tympanique* sur la paroi interne de la caisse tympanique.

b) Les *rameaux anastomotiques* pour le *nerf trijumeau* et ses ganglions : ce sont des rameaux pour le ganglion de Gasser, pour sa branche ophthalmique, pour le ganglion ciliaire et le ganglion sphéno-palatin. L'oculo-moteur commun reçoit aussi un filet anastomotique.

c) Les *rameaux anastomotiques* pour le *nerf oculo-moteur externe*. Ces rameaux existent dans le sinus caverneux et sont assez considérables.

d) Les *rameaux* pour la *glande pituitaire*.

e) Le plexus ophthalmique, qui enlace l'artère de ce nom, et qui fournit souvent la racine grise du ganglion ciliaire. De ce plexus partent des filets nerveux qui accompagnent l'artère centrale de la rétine.

2° Le ganglion cervical supérieur fournit des rameaux au *plexus carotidien externe*. Ces rameaux, au nombre de deux à six, sont nommés *nerfs mous;* ils descendent le long de la carotide interne jusqu'à la bifurcation de la carotide primitive, forment là souvent le *ganglion intercarotidien*, et se rendent à l'artère carotide externe pour former le *plexus carotidien externe*. Ce plexus se sous-divise en autant de plexus accessoires qu'il y a de branches collatérales et terminales de la carotide externe : ainsi il y a un *plexus thyroïdien supérieur*, *lingual*, *facial*, etc. Ces plexus présentent souvent dans leur trajet de petits ganglions dont le siège n'est pas constant (*ganglia intercalaria*). Ils s'anastomosent souvent avec les nerfs cérébro-spinaux voisins. Ainsi le nerf facial communique fréquemment avec le plexus nerve de l'artère faciale. Ce même plexus envoie un rameau au gangli sous-maxillaire. Le plexus méningé moyen fournit la racine gri du ganglion otique.

3° Le ganglion cervical supérieur donne le *nerf cardiaq supérieur*. Ce nerf part de la partie inférieure du ganglion, de cend sur le côté interne du cordon intermédiaire du gran sympathique et se rend au plexus cardiaque. Il s'anastomo avec les rameaux cardiaques du nerf pneumo-gastrique, du ne récurrent et du nerf phrénique. Il naît quelquefois du cordo intermédiaire du grand sympathique, communique avec les ner laryngés, avec l'anse du grand hypoglosse et présente rareme la même disposition du côté droit et du côté gauche.

Le *cordon intermédiaire* du *grand sympathique*, ordinaireme unique quelquefois double, sort de l'extrêmité inférieure d ganglion cervical supérieur, et descend derrière le nerf pneum gastrique et la carotide primitive, au devant du grand droit ar térieur de la tête. Il envoie quelquefois un *rameau anastomotiq* au quatrième et au cinquième nerf cervical, et se termine dans l ganglion cervical moyen s'il existe, ou dans le ganglion cervic inférieur.

II. Ganglion cervical moyen. Beaucoup plus petit que le gar glion supérieur, le ganglion cervical moyen est situé en dedan ou au devant de l'artère thyroïdienne inférieure, un peu au dessus de l'artère sous-clavière. Il manque souvent.

Rameaux. Il fournit : a) des *rameaux anastomotiques* pour l cinquième et le sixième nerf cervical; b) des *rameaux artériels* qui enlacent l'artère thyroïdienne inférieure, forment le plexu de ce nom et se rendent au larynx, au pharynx et au corp thyroïde; et c) le *nerf cardiaque moyen* ou *grand cardiaque*. C nerf descend derrière la carotide primitive et l'artère sous-clavière pour se rendre au plexus cardiaque.

Le *cordon intermédiaire* qui unit le ganglion cervical moye au ganglion cervical inférieur est ordinairement double. L'un branche passe devant et l'autre derrière l'artère sous-clavière, d manière à former un anneau nerveux, nommé *anse* de *Vieussens.* Quelques anatomistes placent cette anse entre le ganglion cervical inférieur et le premier ganglion thoracique; mais elle est toujours formée par le cordon intermédiaire qui pénètre dans le ganglion cervical inférieur, soit que le ganglion moyen existe, soit qu'il manque.

III. Ganglion cervical inférieur. Ce ganglion est situé derrière l'artère sous-clavière, entre l'apophyse transverse de la septième vertèbre cervicale et le col de la première côte. Il a une forme irrégulière, souvent anguleuse et se trouve sur un plan un peu plus externe que celui du ganglion cervical moyen, qu'il surpasse toujours en volume.

Rameaux. Il fournit : a) des *rameaux anastomotiques* pour le septième et le huitième nerf cervical, pour le premier nerf dorsal, pour le pneumo-gastrique, le récurrent et le nerf phrénique; b) des *rameaux artériels*, qui enlacent l'artère sous-clavière et ses branches collatérales; parmi ces branches on distingue spécialement celles qui forment le *plexus vertébral* autour de l'artère de ce nom; c) le *nerf cardiaque inférieur* ou *petit cardiaque.* Ce rameau descend derrière l'artère sous-clavière, s'anastomose avec les rameaux du nerf récurrent et avec le grand nerf cardiaque, et se rend dans le plexus cardiaque.

Le *cordon intermédiaire* qui l'unit au premier ganglion thoracique est très court et manque quelquefois, lorsque les deux ganglions se touchent directement.

PORTION THORACIQUE DU GRAND SYMPATHIQUE.

La portion thoracique du grand sympathique est située de chaque côté de la colonne vertébrale, au devant des apophyses transverses et des têtes des côtes, derrière la plèvre costale et en dehors des organes renfermés dans le médiastin postérieur. A cette portion se trouvent annexés le plexus cardiaque, le plexus aortique, le plexus pulmonaire et le plexus œsophagien.

Ganglions thoraciques. Le *cordon latéral* renferme *onze gan-*

glions, nommés *ganglions thoraciques;* ces ganglions sont situés entre les têtes des côtes, diminuent de volume depuis le premier jusqu'au sixième, et augmentent à partir du septième. Leur forme, ordinairement anguleuse, est le plus souvent triangulaire.

Rameaux. Les ganglions thoraciques donnent : a) des *rameaux anastomotiques* aux nerfs intercostaux; chaque ganglion fournit un ou deux rameaux à chaque nerf intercostal, dans l'espace intertransversaire;

b) Des *rameaux artériels*, qui accompagnent les artères intercostales et s'unissent au plexus aortique; d'autres s'unissent aux plexus pulmonaires, et au plexus œsophagien. Par ces rameaux artériels, il s'établit une communication entre le grand sympathique du côté droit et celui du côté gauche. Le premier ganglion thoracique donne souvent le *nerf cardiaque inférieur.*

c) Les *rameaux viscéraux* forment le *grand* et le *petit nerf splanchnique.*

Le *nerf grand splanchnique* est formé par des rameaux qui partent du septième, huitième, neuvième et dixième ganglion, quelquefois du cinquième et sixième ganglion thoracique. Il descend obliquement en dedans sur le côté des corps des vertèbres dorsales inférieures, pénètre dans l'abdomen en traversant le pilier correspondant du diaphragme, et se termine au ganglion semi-lunaire du plexus solaire ou cœliaque.

Le *nerf petit splanchnique* naît des deux ou des trois derniers ganglions thoraciques, se porte en bas et en dedans, parallèlement au nerf grand splanchnique, pénètre dans l'abdomen, en dehors du précédent, et se termine par un rameau dans le plexus solaire et par un autre dans le plexus rénal.

Le *cordon intermédiaire* qui se rend d'un ganglion thoracique à l'autre, est court et souvent double. Il pénètre dans l'abdomen en traversant le pilier correspondant du diaphragme, entre le faisceau moyen et l'interne. Le grand sympathique du côté gauche entre souvent dans la cavité abdominale par l'ouverture aortique du diaphragme, à gauche de l'aorte.

Plexus de la portion thoracique. Ces plexus appartiennent en partie au système vasculaire, ce sont le *plexus cardiaque* et le *plexus aortique;* et en partie aux poumons et à l'œsophage, ce sont le *plexus pulmonaire* et le *plexus œsophagien.*

Plexus cardiaque. Le plexus cardiaque s'étend du bord convexe de la crosse de l'aorte jusqu'à la base du cœur. La plus grande partie est située entre la trachée-artère et la crosse aortique, une petite partie se trouve au devant de cette artère; de là sa division en *plexus cardiaque antérieur* et en *plexus cardiaque postérieur.*

Il est formé par le *nerf cardiaque supérieur, moyen* et *inférieur,* par les *rameaux cardiaques* du *nerf récurrent,* du *pneumo-gastrique* et du *grand hypoglosse* des deux côtés. Il renferme un ganglion, nommé *ganglion cardiaque* ou de *Wrisberg;* ce ganglion est situé sous le bord concave de la crosse de l'aorte, au niveau de la bifurcation de l'artère pulmonaire, et à droite du cordon fibreux qui remplace le canal artériel.

Le plexus cardiaque fournit *des rameaux :*

a) aux branches qui partent de la crosse aortique,

b) à l'artère pulmonaire,

c) aux veines-caves et aux veines pulmonaires,

d) aux artères coronaires du cœur. Ces rameaux accompagnent ces artères, constituent les *plexus coronaires* et se perdent dans la substance du cœur. Ils présentent sur leur trajet de petits ganglions.

Plexus aortique. Ce plexus naît en partie du plexus cardiaque, et en partie des ganglions thoraciques supérieurs, par des rameaux qui accompagnent les artères intercostales. Il embrasse l'aorte thoracique, envoie des filets au plexus œsophagien et se prolonge jusques dans l'abdomen, où il se continue avec le plexus cœliaque.

Les *plexus pulmonaires* et le *plexus œsophagien* dépendent spécialement du nerf pneumo-gastrique et reçoivent des rameaux sympathiques du plexus cardiaque et aortique, ainsi que des ganglions thoraciques supérieurs.

PORTION ABDOMINALE DU GRAND SYMPATHIQUE.

La portion abdominale du grand sympathique est composée des *cordons latéraux* et des *plexus* de l'aorte abdominale.

Ganglions abdominaux. Le cordon latéral est plus rapproché de la ligne médiane que celui du thorax et du cou. Il présente *cinq ganglions lombaires* et *cinq ganglions sacrés*.

Les *ganglions lombaires* sont placés en dedans et au devant de l'insertion vertébrale du muscle grand psoas.

Les *ganglions sacrés*, unis par des filets intermédiaires, sont situés en dedans des trous sacrés antérieurs; le *cinquième*, nommé *ganglion coccygien*, est situé au devant du coccyx; il est souvent remplacé par un petit plexus et sert de lien entre le grand sympathique du côté droit et celui du côté gauche.

Rameaux. Les *ganglions lombaires* fournissent : a) des *rameaux anastomotiques* pour les nerfs lombaires; ces rameaux sont quelquefois doubles pour chaque nerf lombaire; b) des *rameaux artériels*, qui accompagnent les artères lombaires et se rendent au plexus aortique abdominal.

Les *ganglions sacrés* donnent : a) des *rameaux anastomotiques* aux nerfs sacrés et b) des *rameaux viscéraux*, qui se jettent dans le plexus hypogastrique.

Plexus abdominaux. Les plexus nerveux du grand sympathique dans la cavité abdominale naissent tous du plexus considérable qui entoure l'aorte abdominale. Ce plexus est nommé *plexus aortique abdominal*. Il est le plus développé à son extrêmité supérieure, autour du tronc cœliaque, où il a reçu le nom de *plexus cœliaque*.

Le *plexus cœliaque*, le plus considérable du grand sympathique, est formé par les deux *nerfs splanchniques*, par la continuation du *plexus* de l'*aorte thoracique*, par une branche du *nerf pneumogastrique* du *côté droit*, et par des rameaux des *deux premiers ganglions lombaires*.

Il est situé au devant de l'aorte et des piliers du diaphragme, au niveau de l'anneau aortique de ce muscle, au-dessus du pancréas et autour du tronc cœliaque.

A cause de la disposition rayonnée des fibres qui en partent il a aussi reçu le nom de *plexus solaire*.

Parmi les ganglions qu'il renferme, on distingue de chaque côté un ganglion recourbé en forme de fer à cheval, ce sont les ganglions semi-lunaires. Ils sont situés sur les piliers du diaphragme et reçoivent les *nerfs grands splanchniques*.

Le *plexus cœliaque* fournit : a) Les plexus des *branches* du *tronc cœliaque*, ce sont le *plexus coronaire stomachique*, le *plexus hépatique* et le *plexus splénique*. Ils accompagnent les artères et se perdent dans les viscères correspondants.

b) Les *plexus diaphragmatiques*, qui accompagnent les artères diaphragmatiques inférieures. Celui du côté droit s'anastomose avec le nerf phrénique correspondant; et par là ce dernier nerf communique avec le plexus solaire.

Le plexus aortique abdominal se divise en plexus mésentérique supérieur, en plexus mésentérique inférieur, en plexus rénaux et en plexus spermatiques.

a) Le *plexus mésentérique supérieur* est impair, et se forme par un prolongement du plexus cœliaque et par un autre du plexus aortique. Il renferme moins de ganglions que le plexus cœliaque et se distribue avec l'artère mésentérique supérieure à l'intestin grêle et à la moitié droite du gros intestin.

b) Le *plexus mésentérique inférieur* est impair, accompagne l'artère de ce nom, et se distribue à la moitié gauche du gros intestin.

c) Les *plexus rénaux*, au nombre de deux, renferment peu de ganglions, sortent du plexus mésentérique supérieur et du plexus aortique, reçoivent une branche du nerf petit splanchnique, enlacent les artères rénales et se rendent aux reins. Ils envoient un prolongement aux capsules surrénales.

d) Les *plexus spermatiques* naissent du plexus aortique abdominal et du plexus rénal correspondant, accompagnent les vaisseaux spermatiques ou ovariques, et se terminent dans le testicule chez l'homme, et dans l'ovaire chez la femme.

Le *plexus aortique abdominal*, arrivé dans l'angle de division de l'aorte abdominale, prend le nom de *plexus hypogastrique supérieur*. Il se prolonge sur les vaisseaux iliaques primitifs et constitue de chaque côté dans le petit bassin le *plexus hypogastrique inférieur*.

Plexus hypogastrique. Le plexus hypogastrique est situé de chaque côté dans le petit bassin, sur les côtés du rectum et de la vessie chez l'homme, et du vagin chez la femme.

Il est formé par une partie du plexus aortique, par des branches du plexus mésentérique inférieur, par les nerfs hémorrhoïdaux moyens, qui sortent du troisième et du quatrième nerf sacré, et par des rameaux du cinquième et du sixième nerf sacré.

Le plexus hypogastrique accompagne l'artère hypogastrique et se divise en un grand nombre de plexus secondaires qui suivent les divisions de l'artère hypogastrique, ce sont :

a) Le *plexus hémorrhoïdal moyen*, qui s'unit à une branche du nerf honteux commun et se distribue à la partie inférieure du rectum.

b) Le *plexus utérin;* il passe entre les deux feuillets du ligament large, accompagne les artères utérines et se distribue à la face antérieure et postérieure de l'utérus.

c) Le *plexus vésico-vaginal*, pour la vessie, les vésicules séminales, la prostate, et chez la femme, pour le vagin.

d) Le *plexus caverneux;* ce plexus est une continuation du plexus vésical, traverse le ligament pubio-prostatique, gagne la racine de la verge, et se divise en une partie qui pénètre dans le corps caverneux de la verge, et en une autre qui constitue le plexus dorsal de la verge; chez la femme, ce plexus est destiné au clitoris.

BIBLIOGRAPHIE POUR LA DESCRIPTION DU SYSTÈME NERVEUX.

R. Vieussens, Neurographia universalis. Lugd. 1684. Fol. c. tab.

A. Monro, The anatomy of the human bones and nerves. Edinb. 1726. 8.

R. Martin, Institutiones nevrologicæ. Holmo et Lips. 1781. 8.

J. G. Haase, Cerebri nervorumque c. h. anatome repetita, c. duob. tab. Lips. 1781. 8.

A. Monro, Observ. on the structure and functions of the nervous system. Edinb. 1783. fol.

V. Malacarne, Neuro-encefalotomia. Pavia. 1791.

C. F. Ludwig, Scriptores neurologici minores. IV vol. Lips. 1791-1795.

G. Coopmans, Neurologia. Franequer. 1795. 8.

Ch. Bell, A series of engravings explaining the course of the nerves. Lond. 1816. 8.

F. Magendie et *A. Desmoulins*, Anatomie du système nerveux des animaux à vertèbres. Paris. 1825.

C. M. J. Langenbeck, Icones anatomicæ neurologiæ Fasc. I-III fol. 1826-30. Nervenlehre. Götting. 1831.

J. Swan, A demonstration of the nerves of the human body. Lond. 1830-1834. fol.

M. Münz, Handbuch der anatomie des menschl. Körpers mit Abbild. 4 thl. Würzburg. 1836. fol.

J. Quain and Wilson, The nerves, including the brain and spinal marrow, and organs of sense. Lond. 1837. fol.

R. Froriep, Icones nervorum. Weimar. 1850.

Longet, Anatomie et Physiologie du système nerveux. Paris. 1842. nov. édit. 1845.

Encéphale et moëlle épinière.

F. J. Gall et *G. Spurzheim*, Recherches sur le système nerveux en général et sur celui du cerveau en particulier. Paris. 1809-1819.

K. F. Burdach, Vom Bau und vom Leben des Gehirns. Leipzig 1819-1826. 4.

S. Th. Sömmering, De basi encephali et originibus nervorum Gött. 1778.

J. C. Wenzel, De penitiori structura cerebri et med. spin. Tubing. 1816. fol.

F. Arnold, Tabul. anat. Fasc. I. Icones cerebri et med. spin. Turici. 1838. fol.

F. Tiedemann, Das Hirn des Negers mit dem des Europäers und Orang Utangs verglichen. Heidelberg. 1837. 4.

A. Forg, Beiträge zur Kenntniss vom innern Baue der menschlichen Gehirns. Stuttgart. 1844. 8.

R. B. Todd, The descriptive and physiol. anatomy of the brain, spinal cord, etc. London. 1845.

Stilling et *Wallach*, Untersuchungen über die Textur des Rückenmarks. Leipzig. 1842. — Ueber die *medulla oblongata*. Erlangen. 1843. Ueber den Bau der varolischen Brücke. Jena 1846.

A. Kölliker, Handbuch der Gewebelehre des Menschen. Leipzig. 1852.

Nerfs crâniens.

A. Murray, sciagraphica nervorum capitis descriptio. Upsal. 1793-1798.

A. Scarpa, Commentarius de nervo spinali ad octavum cerebri accessorio c. tab. in act. ac med. chir. Vindob. tom. 1. 1788. — Tabulæ neurologicæ ad illustrandam historiam anat. cardiacorum nervorum, noni nervorum cerebri, glossopharyngei et pharyngei ex octavo cerebri. Ticin. 1794. fol.

J. C. Mayer, Ub. Gehirn. Rückenmark u. Nerven, in nov. act. ac. Leop. Car. N. C. vol. XVI. 1834.

F. Arnold, Icones nervorum capitis. Heidelberg 1834. fol.

Bidder, Neurologische Beobachtungen. Dorpat. 1836.

Faesebeck, Nerven des menschlichen Kopfes. Braunschweig. 1848.

Nerf grand sympathique.

C. G. Wutzer, De corp. hum. gangliorum fabrica atque usu. Berol. 1817. 4.

F. Arnold, Kopftheil des veget. Nervensystems. Heidelberg. 1830.

A. Scarpa, De nervorum gangliis et plexibus, in ejusd. annotat. Lib. II.

J. F. Lobstein, Comment. de nervi sympathetici hum. fabrica, usu et morbis. Paris. 1834.

Th. Krause, Synopsis icone illustrata nervorum systematis gangliosi in capite hominis. Hannoveræ. 1839. fol.

C. W. Wutzer, Uber die Verbindung der Intervertebralganglien und des Rückenmarks mit dem vegetativen Nervensystem. Müller's Archiv. 1842.

Bidder et *Volkmann*, Die Selbstständigkeit des sympatischen Nervensystems, durch anatom. Untersuchungen nachgewiesen. 1842. Leipzig.

C. A. Pieschel, De parte cephalica nervi sympathici. Lips. 1844. 8. (anat. du cheval.)

DEUXIÈME SECTION.

ORGANES DES SENS.

Les organes des sens sont destinés à nous informer des états divers de notre corps, et à nous faire connaître les qualités et les mutations des corps qui nous entourent, par la sensation spéciale que nous transmettent les nerfs.

Ils sont composés d'un appareil de physique et d'un nerf, destinés l'un à conduire l'impression extérieure ou l'excitant spécial du nerf, l'autre à communiquer cette impression à l'encéphale.

Il y a *cinq* organes de sens : la *peau*, organe du tact et du toucher, l'*organe* du *goût*, l'*organe* de l'*olfaction*, l'*organe* de la *vue* et l'*organe* de l'*ouïe*. Nous avons décrit la peau dans l'anatomie générale (1); il ne nous reste donc à décrire que les quatre derniers.

ORGANE DU GOUT.

Le goût siège spécialement dans la *muqueuse* de la *langue*, quoique cependant il s'étend encore à d'autres points de la muqueuse buccale.

LANGUE.

La langue, siège principal du goût, est un noyau musculaire tapissé de la muqueuse buccale, et pourvu d'un grand nombre de vaisseaux et de nerfs.

Situation. La langue occupe la cavité buccale, et est adhérente en partie à la paroi inférieure de cette cavité et en partie à l'os hyoïde.

Volume. Le volume de la langue est très variable; il n'existe aucun rapport entre ce volume et la taille de l'individu; mais son développement correspond à celui de la mâchoire inférieure dont il remplit la courbure, c'est pourquoi la langue de la femme

(1) V. mon Manuel d'Anatomie générale, pag. 181.

est en général plus petite que celle de l'homme. L'augmentation du volume qui produit une difficulté dans la formation de la parole, n'est souvent qu'apparente et dépend d'un prolapsus occasionné par une paralysie incomplète des muscles de la langue.

Direction. Dans sa moitié antérieure, elle suit la direction antéro-postérieure de la cavité buccale; mais dans sa portion postérieure, elle se recourbe en arrière et devient verticale descendante, avant d'arriver à l'os hyoïde. Son extrêmité postérieure est donc bien inférieure à son extrêmité antérieure.

Forme. La langue a une forme ovoïde à grosse extrêmité postérieure. En avant, à son extrêmité rétrécie, elle devient parabolique et se moule sur l'arcade alvéolaire inférieure. Aplatie de haut en bas, elle est mince près de son extrêmité antérieure, s'épaissit à sa base et s'amincit de nouveau près de son insertion à l'os hyoïde. Elle est symétrique dans le sens transversal.

Division. D'après cette configuration, on y distingue une *face supérieure*, une *face inférieure*, *deux bords*, une *base* et un *sommet* ou *pointe* de la *langue*.

Faces. La *face supérieure* ou dos de la langue est libre dans toute son étendue et répond à la voûte palatine, quand la cavité buccale est fermée. Cette face présente un sillon médian antéro-postérieur plus ou moins prononcé suivant les individus; elle est recouverte d'aspérités dans ses deux tiers antérieurs jusqu'au niveau de l'isthme du gosier; derrière ce point, elle est plus lisse et ne présente que quelques rugosités produites par le relief des glandes mucipares, situées près de la base de la langue.

Les aspérités des deux tiers antérieurs de la face dorsale sont formées par les *papilles* de la *langue*, qui, très développées vers le centre, présentent souvent en arrière une disposition assez régulière, suivant des lignes obliques d'arrière en avant et de dehors en dedans.

Les *papilles* de la *langue* n'occupent que les deux tiers antérieurs de la face dorsale et des bords de la langue et recouvrent toute la pointe de cet organe. D'après leur forme, on distingue trois espèces de papilles, ce sont : 1° les *papilles lenticulaires*, *caliciformes* ou *grosses papilles*, 2° les *papilles fongiformes* et 3° les *papilles coniques* et *filiformes*.

Les *papilles lenticulaires* ou *caliciformes* (papillæ circumvallatæ), les plus volumineuses de la langue, sont au nombre de huit à douze, et sont placées à l'union des deux tiers antérieurs avec le tiers postérieur de la face dorsale de la langue, au niveau de l'isthme du gosier. Elles sont disposées suivant deux lignes obliques en avant et en dehors, et réunies en arrière, sur la ligne médiane, en forme de V ouvert en avant. Les papilles lenticulaires sont formées chacune d'une éminence conoïde, à base libre et à sommet adhérent. Cette éminence est entourée par un repli circulaire de la muqueuse, moins élevé que la papille dont il est séparé par une rigole. La papille lenticulaire la plus considérable se trouve ordinairement à l'angle du V formé par ces papilles. Immédiatement derrière cet angle et quelquefois à son niveau se trouve une petite fossette, nommée *trou borgne*. Dans ce trou, qui manque quelquefois, s'ouvrent quelques glandes mucipares et on y rencontre quelquefois une papille lenticulaire atrophiée.

Les deux autres espèces de papilles, les *fongiformes* et les *coniques*, sont situées au devant des papilles lenticulaires. Les *fongiformes* (papillæ clavatæ) représentent de petits champignons à base libre et à sommet adhérent; elles ont une couleur rosée, sont reparties entre les papilles coniques et filiformes, et se trouvent à une distance d'un quart de ligne à une ligne les unes des autres. Plus nombreuses en avant qu'en arrière, elles forment une ligne continue à la pointe de la langue.

Les *papilles coniques* et *filiformes* ont la forme de prolongements conoïdes à sommet libre, sont très nombreuses, ont une longueur d'un quart de ligne, et donnent à la face dorsale de la langue son aspect velouté. Elles sont très nombreuses en avant et le long des bords, diminuent de longueur en arrière, mais s'alongent vers la ligne médiane.

La *face inférieure* de la langue, libre dans son tiers antérieur et le long des bords, est adhérente dans ses deux tiers postérieurs par les muscles qui se rendent de la langue à la mâchoire inférieure et à l'os hyoïde. Cette face, dépourvue de papilles saillantes, est lisse et présente sur la ligne médiane, au point d'union de sa partie libre avec sa partie adhérente, le *frein* ou *filet* de la *langue*, repli antéro-postérieur de la muqueuse buccale. De chaque côté du frein se trouvent les veines ranines.

Les *bords* de la langue sont libres, se continuent en arrière avec les piliers antérieurs du voile du palais, deviennent plus minces en avant, et présentent près de la base de la langue de petits plis verticaux et parallèles, séparés par des sillons étroits dans lesquels viennent s'ouvrir des glandes mucipares.

La *base* de la langue, limitée en arrière par l'épiglotte et par l'os hyoïde, se recourbe pour descendre verticalement vers l'os hyoïde, s'amincit successivement jusqu'à son insertion à cet os, et présente à son union avec l'épiglotte les replis glosso-épiglottiques, au nombre de trois : un médian plus considérable et deux latéraux à peine distincts. Ces replis sont formés par la muqueuse buccale, qui se porte de la face dorsale de la langue vers la face antérieure de l'épiglotte.

Le *sommet* ou *pointe* de la langue est aplati et arrondi, présente souvent des traces du sillon médian supérieur et inférieur, et répond aux dents incisives inférieures.

Structure. La langue est un organe musculaire, recouvert par une muqueuse, et renferme du tissu fibreux, qui sert de support au tissu musculaire, des glandes mucipares, des vaisseaux et des nerfs.

L'*appareil* de *support* ou la *charpente* de la langue est constitué par l'os hyoïde et par une lame de tissu fibreux qui occupe le milieu de la langue depuis sa base jusqu'à son sommet. Cette membrane, nommée *ligament hyo-glosse*, renferme du tissu jaune élastique, s'insère au bord supérieur du corps de l'os hyoïde, entre les muscles hyo-glosses, monte d'abord un peu et se prolonge ensuite sous forme d'une cloison verticale et antéro-postérieure dans le milieu de la langue jusqu'au sommet. Cette cloison renferme souvent près de l'os hyoïde du tissu cartilagineux et est composée alors de tissu fibro-cartilagineux; de là son nom de *cartilage lingual.* Cette cloison ne s'étend à la face dorsale que jusqu'à deux lignes au-dessous de la muqueuse; en bas, elle se continue insensiblement avec le tissu cellulaire adipeux qui sépare l'entrée des muscles génio-glosses dans la langue.

La *substance musculaire* de la langue provient en partie des muscles extrinsèques de la langue (v. Myologie, pag. 213), et est en partie constituée par des faisceaux musculaires intrinsèques.

Cette substance est composée de *fibres verticales*, *transversales* et *longitudinales* ou *antéro-postérieures.*

Les *fibres verticales*, situées près de la ligne médiane, sortent des muscles génio-glosses; celles qui sont placées plus en dehors, sont la continuation des fibres du muscle lingual et du muscle hyo-glosse. Ces fibres sont disposées par couches transversales et se terminent à la muqueuse dorsale par des fibres tendineuses.

Les *fibres transversales* prennent leur origine à la cloison fibreuse médiane, se dirigent en dehors entre les couches transversales des fibres verticales et se terminent à la muqueuse des bords et du dos de la langue. Cette couche est le plus développée près de la pointe. Quelques fibres transversales sortent du muscle stylo-glosse.

Les *fibres musculaires longitudinales* ou *antéro-postérieures* constituent un plan supérieur et un plan inférieur. Le plan supérieur, situé immédiatement sous la muqueuse du dos de la langue, est très mince et semble être la continuation de cette portion du muscle hyo-glosse qu'on a nommée chondro-glosse. Le plan inférieur, beaucoup plus considérable que le supérieur, est situé entre le muscle hyo-glosse et le génio-glosse et constitue le muscle lingual des auteurs.

Membrane muqueuse. La membrane muqueuse de la langue est une dépendance de la muqueuse buccale; elle quitte la face inférieure de la langue, pour former le plancher de la cavité buccale, et se continuer avec la muqueuse gencivale de l'arcade dentaire inférieure. A la face dorsale de la base de la langue, elle se porte vers l'épiglotte, forme les replis glosso-épiglottiques et continue avec la muqueuse du larynx; sur les côtés, avec celle du voile du palais et des parois latérales du pharynx.

La muqueuse qui tapisse la face inférieure et le tiers postérieur de la face dorsale de la langue, présente la même structure que le reste de la muqueuse buccale; elle est composée d'une couche dermatique mince, pourvue de papilles très peu saillantes et cachées par la couche d'épithéléon. Mais dans les deux tiers antérieurs de la face dorsale, cette muqueuse se modifie complétement. La couche d'épithéléon pavimenteux stratifié y est plus épaisse que dans tout le reste de la cavité buccale; elle devient cependant très mince au niveau des papilles fongiformes. La couche dermatique, plus vasculaire, devient plus dense et s'épaissit pour donner insertion aux fibres musculaires propres de la langue. Le tissu cellulaire sous-muqueux manque dans cet endroit ou est confondu avec la couche dermatique de la muqueuse.

Les papilles sont formées par des prolongements de la couche dermatique, entourés par l'épithéléon et pourvus de vaisseaux et de fibres nerveuses.

Les papilles coniques et filiformes renferment des prolongements dermatiques dont l'extrêmité libre est pourvue de plusieurs divisions ou de petites papilles, au nombre de cinq à vingt. Le tout est renfermé dans une gaîne d'épithéléon, qui, à son extrêmité libre, se divise à son tour en plusieurs prolongements filiformes, de manière à ressembler à un pinceau. Chaque papille reçoit à sa base une petite artère, qui se ramifie en vaisseaux capillaires ondulés et envoie dans chaque sous-division de papille une anse capillaire; de ces vaisseaux capillaires sort une petite veine. Les fibres nerveuses n'ont pu être poursuivies jusques dans l'extrêmité libre des papilles; mais à leur base, on trouve un fascicule de cinq à six fibres, qui se rendent vers l'extrêmité libre des papilles, deviennent plus grêles et se terminent d'une manière inconnue, soit en anse, soit par un bout libre.

Les papilles fongiformes sont constituées par des prolongements du derme, de la même forme que les papilles, et dont la surface est hérissée d'une grande quantité de petites élévations conoïdes.

Ces prolongements dermatiques sont recouverts par une très mince couche d'épithéléon, qui égalise leur surface et cache les élévations secondaires. Ils sont pourvus de vaisseaux et de nerfs, qui présentent la même disposition que dans les papilles conoïdes.

Les papilles lenticulaires et les replis de la muqueuse qui les entourent, offrent la même structure. Ce sont des éminences dermatiques, pourvues de petites papilles recouvertes d'une couche d'épithéléon, qui égalise en partie leur surface. Les artères envoient des anses capillaires dans chaque sous-division de la papille, comme dans les papilles coniques. Les nerfs présentent également la même disposition.

Glandes mucipares. Le plus grand nombre des glandes mucipares de la langue sont situées dans le tiers postérieur de sa face dorsale; elles y forment une couche continue d'un côté à l'autre et depuis les papilles lenticulaires jusqu'à l'épiglotte. Plus petites au devant du trou borgne que celles qui sont plus postérieures, elles s'étendent à une petite distance au devant des papilles lenticulaires jusques dans la substance musculaire de la langue.

Ces glandes, d'une demi-ligne à une ligne de grosseur, ont la structure des glandes acineuses composées, comme les glandes mucipares labiales. Leur conduit excréteur s'ouvre en entonnoir dans le fond de petits follicules simples, qui s'ouvrent entre l'épiglotte et les papilles lenticulaires. Ces follicules simples, semblables à des dilatations des conduits excréteurs des glandes mucipares composées, renferment dans leurs parois des follicules clos, distendus par un contenu jaunâtre, et formant le relief circulaire qui entoure leur orifice. Par là, ces glandes ressemblent à celles qui constituent les amygdales (v. Splanchnologie pag. 557). Quelques conduits excréteurs s'ouvrent directement dans le trou borgne et dans les sillons qui entourent les papilles lenticulaires.

Les glandes mucipares acineuses, situées près des bords latéraux de la base, s'ouvrent directement dans les sillons verticaux de ces bords.

A la face inférieure du sommet de la langue, de chaque côté de la ligne médiane, se trouve entre les fibres musculaires du lingual et du génio-glosse un groupe de glandes mucipares acineuses composées, dont les conduits excréteurs, au nombre de cinq à six, s'ouvrent sur le côté du frein de la langue. Ces glandes sont nommées *linguales* et ont d'abord été décrites par Blandin et ensuite par Nuhn. Fleischmann a décrit comme bourse muqueuse sublinguale la dilatation d'un de ces conduits.

Vaisseaux sanguins. Les *artères* sont fournies par les linguales; elles donnent chacune une artère dorsale de la langue, qui se rend plus particulièrement à la muqueuse dorsale. Ces artères produisent des réseaux capillaires autour des faisceaux primitifs des muscles, autour des vésicules des glandes mucipares, et envoient des anses capillaires dans les sous-divisions des papilles.

Les *veines* sont profondes et superficielles; les profondes accompagnent les artères; les superficielles, nommées *veines ranines,* sont situées à la face inférieure de chaque côté du frein de la langue.

Les *vaisseaux lymphatiques*, très nombreux, se rendent aux ganglions profonds supérieurs du cou.

Nerfs. La langue reçoit de chaque côté trois nerfs : le nerf *grand hypoglosse,* destiné aux muscles extrinsèques et intrinsèques de la langue; le *nerf lingual* du maxillaire inférieur et le rameau lingual du nerf *glosso-pharyngien.*

Le *nerf lingual* du maxillaire inférieur se distribue spécialement à la muqueuse des bords et du sommet de la langue.

Le nerf *glosso-pharyngien* se distribue à la muqueuse du tiers postérieur de la face dorsale, et peut être poursuivi jusques dans les papilles lenticulaires. Remak le premier a découvert de petits ganglions aux dernières divisions de ce nerf dans la langue.

Le nerf laryngé supérieur, branche du nerf pneumo-gastrique, envoie quelques filets à la muqueuse de la base de la langue.

Usages. La langue est le siège principal mais pas unique du goût; elle jouit en outre d'une sensibilité tactile très prononcée, surtout à sa pointe. Par ses mouvements, la langue concourt à la préhension des aliments et des boissons, à la mastication, l'insalivation, à la déglutition, à l'expuition, et à l'articulation de sons.

APPAREIL DE L'ODORAT.

L'appareil de l'olfaction est composé de deux parties : 1° d nez, et 2° des *fosses nasales.*

NEZ.

Le *nez*, organe protecteur de la membrane olfactive et servan de canal conducteur aux odeurs, occupe le milieu de la face.

Il a une forme pyramidale à base inférieure, son sommet dirig en haut se continue avec le front et a reçu le nom de *racine* d *nez.* Le *bord antérieur* ou *dos* du *nez*, très variable suivant le individus et les races, est rectiligne, convexe ou concave, et s termine en bas par une saillie arrondie, nommée le *lobule* du *nez* Les *parois latérales*, légèrement voutées en haut, s'excavent un peu plus bas, et se terminent à leur extrêmité inférieure et pos térieure par une surface légèrement convexe et mobile, nommée *aile* du *nez.* En dedans des ailes du nez, se trouvent les *narines antérieures*, orifices antéro-postérieurs qui conduisent dans les fosses nasales; ces orifices sont garnis de poils et sont séparés l'un de l'autre par la *sous-cloison* du *nez* ou bord inférieur de la cloison des fosses nasales.

Structure. Le nez est formé par une charpente osseuse et car tilagineuse, recouverte à l'extérieur par des muscles et par la peau, et à l'intérieur par la muqueuse nasale.

La *charpente osseuse* occupe la partie supérieure du nez et est constituée par les deux os nasaux, réunis par suture sur la ligne médiane, et par les apophyses montantes des maxillaires su périeurs.

La partie cartilagineuse se compose de cinq cartilages, dont deux pairs et un impair; ce sont les *cartilages latéraux*, les *car tilages* des *ailes* du *nez* et le *cartilage* de la *cloison.* Ces cartilages présentent la même structure microscopique que les cartilages permanents.

Le *cartilage* de la *cloison*, d'une forme triangulaire ou irrégulièrement quadrangulaire, occupe la partie antérieure et inférieure de la cloison des fosses nasales. Son bord supérieur et postérieur s'unit au bord inférieur de la lame perpendiculaire de l'ethmoïde et au bord antérieur du vomer, et il s'engage dans l'angle formé par ces deux os ; son bord inférieur est libre et concourt à former la sous-cloison ; son bord antérieur s'unit au bord interne des cartilages latéraux.

Les *cartilages latéraux*, d'une forme triangulaire, concourent à former les parois latérales du nez, et sont placés immédiatement au-dessus des ailes du nez. Leur bord supérieur et postérieur est uni par du tissu fibreux au bord inférieur des os nasaux ; leur bord inférieur, au cartilage de l'aile du nez ; et leur bord interne et antérieur s'unit à celui de l'autre côté et au bord antérieur du cartilage de la cloison.

Les *cartilages* des *ailes* du *nez*, au nombre de deux, un de chaque côté, commencent en arrière dans l'aile du nez par une extrémité rétrécie ou par deux ou par trois petits noyaux cartilagineux ; ils se dirigent en avant et en dedans, en s'élargissant, s'unissent par du tissu fibreux aux cartilages latéraux du nez, et arrivés au lobule du nez, ils se réfléchissent et se portent en arrière jusques près de l'épine nasale inférieure ; de cette manière ils interceptent sur la ligne médiane un espace linéaire, dans lequel est reçu le bord inférieur du cartilage de la cloison. Les cartilages des ailes du nez concourent ainsi à former le lobule et la sous-cloison du nez par leur partie réfléchie. Il existe souvent deux ou trois petits cartilages isolés dans les ailes du nez ; ils sont unis aux autres par du tissu fibreux.

Cette charpente osseuse et cartilagineuse est recouverte en dehors par les muscles propres du nez (v. myologie, pag. 183).

La *couche cutanée* est très adhérente aux cartilages des ailes du nez, par un tissu cellulaire dense sans graisse ; elle est recouverte d'un épiderme très mince, est pourvue de papilles très peu développées, de poils très fins, de glandes sudorifères très petites et de glandes sébacées très développées sur les ailes du nez. Cette peau se réfléchit dans l'intérieur des narines, où elle est garni de poils roides (vibrissæ), et elle se continue avec la muqueus nasale un peu au-dessous du bord inférieur des os nasaux.

En dedans, le nez est tapissé par la muqueuse olfactive.

FOSSES NASALES.

Les fosses nasales et ses arrières-cavités, formées d'une char pente osseuse (v. ostéologie, pag. 51), communiquent en arrièr avec le pharynx par les narines postérieures, et sont tapissée par une membrane muqueuse, nommée *membrane pituitaire* o de *Schneider*.

La *membrane pituitaire* tapisse la surface libre des fosses nasa les, se continue par les narines antérieures avec la peau; par le narines postérieures, avec la muqueuse pharyngienne, avec l muqueuse du voile du palais, et sur les côtés avec la muqueuse d la trompe d'Eustachi; elle envoie des prolongements dans toute les arrières-cavités qui communiquent avec les fosses nasales; et un pouce derrière l'épine nasale antérieure, elle descend dans l canal naso-palatin, pour se continuer avec la muqueuse palatin par un pertuis très rétréci, décrit d'abord par Stenson. Partou intimement unie au périoste, elle présente dans les fosses nasale une épaisseur de une à deux lignes, augmente de cette manièr le volume des cornets et de la cloison médiane, et rétrécit consi dérablement l'espace qu'on observe sur le squelette. Cette mu queuse est d'un rouge vif, très vasculaire, présente un aspec velouté et de petits plis peu marqués. Elle efface les inégalité de la surface des cornets osseux et rétrécit les orifices des arrière cavités. Dans le méat inférieur, elle se continue avec la muqueus du canal nasal et forme un petit repli ou valvule à l'orifice inf rieur de ce canal. Dans le méat moyen, elle rétrécit l'orifice d sinus maxillaire, tapisse cette cavité et s'engage par l'entonno de l'ethmoïde dans les cellules antérieures de cet os et dans sinus frontal. Dans le méat supérieur, elle pénètre dans les ce lules ethmoïdales postérieures et dans le sinus sphénoïdal. I membrane pituitaire est très mince et transparente dans les cavités accessoires des fosses nasales ; elle y prend l'aspect d'une séreuse et remplace le périoste dont elle n'est qu'une modification.

Structure de la membrane pituitaire. Cette muqueuse est tapissée par un épithéléon vibratile stratifié ; seulement la partie supérieure, au niveau de la distribution du nerf olfactif, n'est recouverte que par un épithéléon cylindroïde stratifié, dépourvu de cils vibratiles ; de là la division de cette muqueuse, par Todd et Bowmann, en *portion olfactive* et en *portion respiratoire,* qui s'étend dans les cavités accessoires.

La couche dermatique est très épaisse, ne renferme que peu ou point de fibres élastiques et est très riche en vaisseaux et surtout en veines, qui forment des plexus veineux très développés sur le cornet inférieur. Cette muqueuse est dépourvue de papilles, mais elle est abondamment pourvue de glandes mucipares. Dans les deux tiers inférieurs de son étendue dans les fosses nasales, elle renferme dans son épaisseur des glandes mucipares acineuses composées, d'un volume très variable, et semblables à celles de la muqueuse trachéenne. Dans son tiers supérieur, au contraire, existent des glandes particulières, décrites d'abord par Bowmann. Ce sont de petites glandes tubuleuses simples, composées d'un tube membraneux, homogène, rectiligne, terminé en cul-de-sac, et souvent contourné en spirale près de sa terminaison. Ces glandes ressemblent beaucoup aux glandes tubuleuses du gros intestin ; elles sont disposées par groupes linéaires ou elles sont isolées et dispersées entre les ramifications du nerf olfactif. Elles sont tapissées d'un épithéléon pavimenteux dont les cellules renferment un pigment brunâtre. De là en grande partie la couleur brunâtre de cette partie de la membrane pituitaire.

La muqueuse des arrières-cavités est dépourvue de glandes mucipares ; quelquefois cependant il en existe quelques unes éparses dans la muqueuse du sinus maxillaire.

Vaisseaux sanguins. La membrane pituitaire est très riche en vaisseaux sanguins dans les fosses nasales, et beaucoup moins dans les cavités accessoires. Ces vaisseaux forment à sa surface libre un réseau très serré, enlacent les glandes mucipares et se rendent à des plexus veineux très développés sur les cornets inférieurs. Les *vaisseaux lymphatiques* de cette membrane n'ont pas pu être injectés encore.

Nerfs. Dans la partie supérieure de la muqueuse nasale se distribuent les *nerfs olfactifs* (v. névrologie, pag. 803). A cette même membrane se rendent des rameaux du nerf trijumeau; ce sont le *rameau nasal interne* de la branche ophthalmique de Willis, les *nasaux postérieurs* et *supérieurs* du ganglion sphéno-palatin et le *nasal postérieur* et *inférieur* du grand nerf palatin.

Usages. Les fosses nasales font partie du conduit aérifère de l'appareil respiratoire, sont pourvues de la sensibilité tactile, et sont le siége unique de l'olfaction. Les cavités accessoires ne renfermant point des fibres des nerfs olfactifs, sont privées de toute sensibilité olfactive.

APPAREIL DE LA VISION.

L'appareil de la vision est composé des yeux, situés à la partie la plus élevée de la face, et protégés par les cavités orbitaires, les sourcils et les paupières.

Aux yeux sont attachés six muscles, destinés à leur imprimer des mouvements.

Un appareil de sécrétion, l'appareil des voiés lacrymales, sert à lubrifier la surface antérieure du globe de l'œil, et favorise l'exercice de ses fonctions.

La description de l'appareil visuel comprend donc indépendamment de celle de l'œil, la description des organes accessoires : 1° celle des organes de protection, les cavités orbitaires, les sourcils et les paupières; 2° celle de l'appareil locomoteur du globe de l'œil et 3° la description des voies lacrymales, organes de lubrifaction. Ces organes accessoires ont reçu le nom de *tutamina oculi*.

Les cavités orbitaires ont été décrites dans l'ostéologie (v. p. 52) et les muscles de l'œil, dans la myologie (v. pag. 190).

ORGANES ACCESSOIRES DE L'APPAREIL VISUEL.

Sourcils. Situés au niveau des arcades orbitaires supérieures, les sourcils séparent le front des orbites et constituent deux reliefs arqués, recouverts de poils courts, roides et dirigés en haut et en dehors. La peau des sourcils est très épaisse et recouvre le muscle frontal, l'orbiculaire des paupières et le muscle sourcilier.

Paupières. Les paupières sont deux replis cutanés mobiles, situés verticalement à l'entrée des orbites, pour protéger le globe oculaire. On distingue de chaque côté une *paupière supérieure* et une *inférieure*. Les paupières interceptent une ouverture à grand diamètre transversal, c'est la *fente palpébrale*, dont les extrêmités sont nommées *commissures* des *paupières* ou *angles* de l'*œil* (canthi). L'angle interne est arrondi, et l'externe aigu.

La paupière supérieure est plus longue que l'inférieure et elles présentent toutes deux un *bord adhérent*, un *bord libre* une *face cutanée* convexe et une *face orbitaire* concave.

Le *bord adhérent* de la paupière supérieure se continue avec la peau des sourcils; celui de l'inférieure avec celle des pommettes.

Le *bord libre* de la paupière supérieure est légèrement convexe, celui de l'inférieure un peu concave; dans l'espace de deux lignes du côté du nez, il est mousse, arrondi et dégarni de poils; cette portion est séparée du reste par un tubercule saillant, nommé *tubercule lacrymal*, présentant à son sommet un orifice appelé *point lacrymal*. Au delà de ces points chaque paupière présente à son bord libre une surface plane qu'on décrit comme taillée en biseau aux dépens de sa portion la plus profonde, mais qui ne présente réellement cette disposition qu'à la paupière supérieure.

L'angle antérieur du bord libre jusqu'au tubercule lacrymal est garni de *cils*, petits poils roides disposés sur deux ou trois rangs, plus nombreux, plus longs et plus forts à la paupière supérieure, et qui d'ailleurs se recourbent naturellement en avant vers la face cutanée de chaque paupière. Les follicules pileux des cils sont situés dans la couche de tissu cellulaire renfermé entre le cartilage tarse et le muscle orbiculaire; ces follicules pileux sont entourés de quatre, cinq ou six glandes sébacées, qui présentent la même structure que celles qui entourent les follicules pileux des autres parties du corps (1).

L'angle postérieur du bord libre des paupières présente une rangée de petits orifices appartenant aux *glandes* de *Meibomius*.

Structure des paupières. Les paupières sont constituées par différents plans superposés; ce sont en allant de dehors en dedans : 1° la peau doublée d'une couche de tissu cellulaire qui ne se remplit jamais de graisse, mais qui s'infiltre facilement de sérosité; 2° le muscle orbiculaire des paupières; 3° une mince couche de tissu cellulaire lâche, dans laquelle se trouvent près du bord libre les follicules pileux des cils; 4° les cartilages tarses et l'aponévrose palpébrale dont l'ensemble constitue la charpente des paupières; 5° les glandes de Meibomius situées à la face profonde des cartilages tarses; et 6° la conjonctive oculaire.

La *peau* des *paupières* et principalement la couche épidermique est très mince; elle est pourvue de petites papilles, de glandes sudorifères très peu développées, et de poils follets, très courts et fins, dont les follicules sont entourés de glandes sébacées.

Les *cartilages tarses* sont des fibro-cartilages, constituent la charpente des paupières et se moulent sur la face antérieure du globe oculaire. Le cartilage tarse supérieur est plus large et plus épais que l'inférieur, et tous deux se renflent un peu vers leur bord libre.

Ces cartilages sont fixés au pourtour de la base des orbites par une aponévrose résistante, divisée en *ligament palpébral supérieur*, *inférieur* et *externe*. Le tendon du muscle orbiculaire des paupières les fixe à l'apophyse montante des maxillaires supérieurs et a reçu le nom de *ligament palpébral interne*. Le bord adhérent du cartilage tarse supérieur donne aussi insertion au tendon du releveur de la paupière supérieure.

La *face antérieure* des cartilages tarses est recouverte par le

(1) V. mon Manuel d'Anatomie générale, pag. 188.

muscle orbiculaire des paupières, par l'intermédiaire d'une mince couche de tissu cellulaire, qui, à quelque distance de la fente palpébrale, renferme une petite quantité de tissu adipeux et devient beaucoup plus dense près du bord libre, où il renferme les follicules pileux des cils; à ce point aussi, les fibres du muscle orbiculaire deviennent plus adhérentes et constituent un faisceau distinct, nommé *muscle ciliaire* (Riolan).

La face postérieure des cartilages tarses est tapissée par la conjonctive et est creusée de sillons, pour loger les glandes de Meibomius, situées entre ces cartilages et la conjonctive.

Conjonctive. La peau, arrivée au bord libre des paupières, change de nature, devient muqueuse, et prend le nom de *conjonctive.* Cette membrane tapisse la face postérieure des paupières, et arrivée près des arcades orbitaires, elle se réfléchit sur le globe oculaire dont elle recouvre toute la face antérieure. D'après cette disposition la conjonctive est divisée en *palpébrale* et en *oculaire.*

La *conjonctive palpébrale* est une membrane très mince d'une couleur rose, très vasculaire, et très adhérente à la face postérieure des cartilages tarses. Comme toute autre muqueuse, elle est composée d'une couche dermatique recouverte de la membrane intermédiaire et d'une couche d'épithéléon. Au niveau des cartilages tarses, la conjonctive palpébrale est tapissée par un épithéléon pavimenteux stratifié, qui devient cylindroïde et vibratile près du bord adhérent des paupières et qui se transforme en pavimenteux stratifié sur le globe oculaire.

La conjonctive palpébrale est pourvue de papilles isolées ou disposées par groupes; elles sont très petites vers le bord libre des paupières, mais elles augmentent en longueur vers leur bord adhérent. Souvent elles sont difficiles à distinguer sur des pièces fraîches; mais on les reconnaît toujours au microscope sur des coupes très minces de cette muqueuse préalablement séchée.

Près de son point de réflexion sur le globe oculaire, au niveau du bord adhérent des paupières, la conjonctive palpébrale renferme des glandes mucipares composées; ce sont de petites glandes acineuses ou en grappes, du volume d'un cinquième de ligne; elles sont situées dans le repli oculo-palpébral de la conjonctive.

Les vaisseaux capillaires de la muqueuse palpébrale sont plus larges, forment des mailles plus serrées que dans la conjonctive oculaire, et envoient des anses ondulées dans les petites papilles; de là il résulte que ces dernières deviennent beaucoup plus apparentes sur des pièces injectées.

Les nerfs sont plus nombreux dans la conjonctive palpébrale que dans la muqueuse oculaire; ils se divisent, forment des plexus et les fibres primitives se bifurquent différentes fois, pour se terminer d'une manière encore indéterminée, soit en anse, soit par un bout libre.

La *conjonctive oculaire*, divisée en *scléroticale* et *cornéale*, est dépourvue de papilles et de glandes mucipares, renferme moins de vaisseaux et de nerfs que la conjonctive palpébrale et est recouverte d'un épithéléon pavimenteux stratifié dans toute son étendue. Au niveau de la cornée transparente, la conjonctive est réduite à sa membrane intermédiaire ou homogène, recouverte de l'épithéléon pavimenteux.

Caroncule lacrymale. En se repliant à l'angle interne, la conjonctive forme d'abord une petite saillie rouge, connue sous le nom de *caroncule lacrymale*, et plus en dehors, un simple repli vertical et semi-lunaire à concavité externe; ce repli est le vestige du grand repli muqueux qui, chez les animaux, porte le nom de troisième paupière ou membrane clignotante.

La caroncule lacrymale est composée d'un amas de glandes sébacées, qui ont la structure des glandes acineuses composées; elles s'ouvrent par groupes dans des follicules simples, qui renferment souvent de petits poils.

Glandes de Meibomius. Ces glandes, au nombre de vingt à trente pour chaque paupière, sont situées entre la conjonctive palpébrale et les cartilages tarses, dans les sillons creusés à la face postérieure de ces cartilages. Elles se présentent sous forme de lignes jaunâtres, verticales, parallèles, et légèrement tortueuses, qui, distantes l'une de l'autre d'un douzième de ligne environ, s'étendent du bord adhérent des cartilages tarses jusqu'au bord libre des paupières, où elles s'ouvrent sur l'angle postérieur de ce bord. Ces orifices sont disposés suivant une ligne étendue des tubercules lacrymaux jusqu'à la commissure externe des paupières.

Sous le point de vue de leur structure, ces glandes forment la transition entre les glandes simples et les glandes composées. Elles sont composées par un conduit excréteur en forme de tube vertical, sur les parois duquel viennent s'ouvrir dans toute la hauteur, des vésicules glandulaires sphériques ou pysiformes. Ces vésicules s'ouvrent tantôt isolément dans ce conduit, et tantôt elles sont réunies en grappe autour d'une petite branche du conduit principal. Formées par la membrane propre ou homogène des glandes, les glandes de Meibomius sont entourées d'un réseau capillaire très serré, qui se moule sur les acini et sur le conduit excréteur, à la surface externe de la membrane propre qui les constitue. Les vésicules glandulaires sont remplies de grandes cellules de graisse, à contours foncés et entièrement semblables à celles des glandes sébacées. Ces cellules, à mesure qu'elles approchent des orifices des glandes, crèvent et constituent une pulpe blanchâtre, composée de gouttelettes de graisse, et tout-à-fait semblable à la matière sébacée de la peau. Cette matière, nommée *chassie* (lema s. sebum palpébrale), sert à oindre le bord libre des paupières et s'oppose à l'écoulement des larmes.

Vaisseaux et nerfs des paupières. Les *artères* sont les deux palpébrales internes, fournies par l'ophthalmique, et les palpébrales externes, terminaison de la lacrymale. Elles sont placées dans l'épaisseur du ligament palpébral, derrière le muscle orbiculaire, et forment par leur rencontre deux arcades une pour chaque paupière; la concavité de ces arcades regarde le bord libre des paupières et en demeure éloignée de quatre à cinq lignes environ. Dans les paupières se rendent encore des rameaux de la temporale superficielle, de la sous-orbitaire et de la faciale.

Les *veines* vont se rendre les unes à l'ophthalmique et les autres à l'angulaire.

Les *nerfs* moteurs viennent du facial; les rameaux sensitifs, de la cinquième paire et spécialement du sus-orbitaire, du frontal interne, du nasal externe, du sous-orbitaire et du nerf lacrymal.

Usages. Les paupières et les cils servent à préserver le globe de l'œil contre les effets d'une lumière trop intense et contre l'entrée de corps étrangers. Par le clignotement, elles repartissent uniformément les larmes, le mucus et la matière huileuse des glandes de Meibomius, sur la face antérieure du globe oculaire, et y entretiennent ainsi l'humidité nécessaire à ses mouvements et à ses fonctions visuelles.

APPAREIL LACRYMAL.

La face postérieure des paupières, et la face antérieure du globe oculaire sont constamment humectées par les larmes. Les glandes qui secrètent ce liquide et l'appareil excréteur qui le conduit de l'angle interne de l'œil jusques dans les fosses nasales constituent l'appareil lacrymal. Il est composé : 1° des glandes lacrymales et de leurs conduits excréteurs, 2° des points et des conduits lacrymaux, et 3° du sac lacrymal et du canal nasal.

Glandes lacrymales. Ce sont des glandes acineuses composées destinées à la sécrétion des larmes.

Au nombre de deux de chaque côté, les glandes lacrymales, sont situées au-dessus de l'angle externe de l'œil et derrière le ligament palpébral. La *glande lacrymale supérieure* ou la *portion orbitaire* de quelques auteurs est située dans la fosse lacrymale de la face orbitaire du frontal, sur le côté externe et supérieur du globe oculaire; elle a une couleur jaune-rose, est légèrement convexe à sa face supérieure et concave à sa face inférieure. La *glande lacrymale inférieure*, aussi nommée *portion palpébrale*, est située au devant de la précédente, dans la portion externe de la paupière supérieure, entre le ligament palpébral supérieur, qui est en avant, et le tendon du releveur de la paupière, qui est en arrière; elle est unie à la glande lacrymale supérieure par un tissu cellulaire très dense.

Structure. Les glandes lacrymales présentent la structure des glandes composées en grappes; elle est tout-à-fait semblable à celle des glandes salivaires. Elles sont composées de lobules réunis par un tissu cellulaire dense. Ces lobules renferment les acini ou les vésicules formées par la membrane propre des glandes, sur la surface externe desquelles se ramifient les vaisseaux capillaires, et qui s'ouvrent par de petits pédicules dans les dernières divisions des conduits excréteurs. Ces branches ramifiées se réunissent successivement et constituent, pour les deux glandes à la fois, six à douze conduits excréteurs, qui se dirigent en bas et en dedans, et s'ouvrent suivant une ligne à concavité inférieure sur la conjonctive de la paupière supérieure, immédiatement au-dessus de l'angle externe de l'œil, près du point de réflexion de la conjonctive palpébrale sur le globe oculaire. Le conduit excréteur le plus inférieur s'ouvre ordinairement au-dessous de l'angle externe, de manière à conduire les larmes vers la face oculaire de la paupière inférieure.

Les conduits excréteurs sont formés par une membrane homogène, qui se continue avec les vésicules glandulaires et dont l'intérieur est tapissé par un épithéléon cylindroïde; la face externe de cette membrane est recouverte de tissu cellulaire renfermant des fibres élastiques et des fibres de noyaux.

Vaisseaux. Nerfs. Les *artères* sont fournies par l'artère lacrymale, branche de l'ophthalmique. Les *veines* s'ouvrent dans la veine ophthalmique. Les *nerfs* sortent du rameau lacrymal de l'ophthalmique de Willis et du rameau orbitaire du nerf maxillaire supérieur.

Points et conduits lacrymaux. Le bord libre des paupières présente près de son extrémité interne, à deux lignes environ en dehors de la commissure interne, un petit tubercule saillant offrant au sommet un petit orifice, nommé *point lacrymal*. Chaque paupière a son point lacrymal; l'inférieur plus large que le supérieur est dirigé en haut, tandis que ce dernier regarde en bas; pendant l'occlusion des paupières, ils se dirigent un peu en arrière et puisent les larmes dans le *lac lacrymal*, dépression circonscrite par la commissure interne et dont le fond est constitué par la caroncule lacrymale et par la membrane clignotante.

Les points lacrymaux sont les orifices des *conduits lacrymaux*. Ces conduits se dirigent d'abord verticalement dans le bord palpébral, l'un en haut et l'autre en bas, dans l'étendue d'un tiers de ligne, se dilatent un peu à ce point, se recourbent ensuite en dedans, embrassent la caroncule lacrymale, derrière le muscle orbiculaire et le ligament palpébral, et vont en convergeant s'ouvrir dans le sac lacrymal, en traversant la paroi externe et antérieure de ce sac, au niveau du tendon direct du muscle orbiculaire des paupières. Cette embouchure a lieu tantôt par un orifice unique et tantôt par deux orifices distincts. Les conduits lacrymaux ont une longueur de quatre lignes environ, et un diamètre d'un quart à un tiers de ligne.

Structure. Ces conduits sont formés par deux plans de tissu cellulaire mêlé avec des fibres élastiques; le plan externe est formé de fibres circulaires et le plan interne de fibres longitudinales. Janin et Pappenheim ont décrit des fibres musculaires circulaires autour des points lacrymaux et des fibres musculaires longitudinales dans les parois des conduits lacrymaux. La face interne est tapissée par une muqueuse recouverte d'un épithéléon pavimenteux; cette muqueuse se continue sur les points lacrymaux avec la conjonctive, et dans le sac lacrymal avec la muqueuse nasale.

A la face postérieure des conduits lacrymaux se trouve le *muscle lacrymal* ou de *Horner*. Il naît derrière le sac lacrymal à la crête verticale de l'os unguis, se dirige en avant et en dehors derrière le tendon direct du muscle orbiculaire, se bifurque, et s'insère à la face postérieure de chaque conduit, jusqu'à son point lacrymal. Il raccourcit ces conduits et porte les points lacrymaux en arrière, dans le lac lacrymal, pour y puiser les larmes.

Sac lacrymal. C'est un petit canal dont l'extrêmité supérieure se termine en cul-de-sac et dont l'extrêmité inférieure se continue avec le canal nasal. Légèrement aplati du côté externe, il remplit la gouttière lacrymale formée par l'os unguis et par l'apophyse montante du maxillaire supérieur. Il est donc situé en dedans et en arrière de la caroncule lacrymale et de l'angle interne de l'œil.

Rapports. Recouvert par le muscle orbiculaire des paupières, il est croisé transversalement en avant par le ligament palpébral interne ou le tendon direct de ce dernier muscle, de manière que le tiers supérieur du sac lacrymal se trouve au-dessus de ce tendon et les deux tiers inférieurs au-dessous. Du côté externe du sac se trouve le muscle lacrymal ou de Horner; du côté interne et postérieur, le sac lacrymal répond au périoste de la gouttière lacrymale et plus profondément encore, au méat moyen des fosses nasales. Les conduits lacrymaux s'ouvrent dans sa paroi externe, derrière le tendon direct du muscle orbiculaire.

Structure. Le sac lacrymal est formé par une membrane muqueuse épaisse, molle, rugueuse et rougeâtre, qui se continue en bas avec la muqueuse du canal nasal. Cette muqueuse, tapissée par un épithéléon vibratile, se continue avec la muqueuse des conduits lacrymaux et constitue souvent un repli semi-lunaire, au point de jonction du sac lacrymal avec le canal nasal; à ce point se trouve toujours un léger rétrécissement du conduit naso-lacrymal. La face externe de la muqueuse est recouverte par une couche de tissu cellulaire mêlé de fibres élastiques. On y distingue des fibres externes, qui sont circulaires ou en spirale, et des fibres internes longitudinales. Quelques anatomistes considèrent ces fibres comme de nature musculaire, parcequ'on a observé quelquefois que les fils introduits dans les fistules lacrymales, étaient fortement contournés sur eux-mêmes. A sa face externe et antérieure, le sac lacrymal est fortifié par une membrane fibreuse très forte, insérée à tout le pourtour de la gouttière lacrymale et se continuant en arrière avec le périoste de l'orbite. C'est cette membrane fibreuse qu'on a décrite comme formant la portion réfléchie du tendon du muscle orbiculaire des paupières.

Canal nasal. Le canal nasal est la continuation du sac lacrymal et s'étend jusques dans le méat inférieur des fosses nasales.

Légèrement aplati sur les côtés, le canal nasal a une longueur de dix lignes et un diamètre transversal de deux tiers de ligne.

Il se dirige en bas, en dehors et un peu en arrière, dans la paroi externe des fosses nasales.

Rapports. En dedans, il répond à la partie antérieure du méat moyen; et en dehors, au sinus maxillaire.

Structure. Il est constitué par le canal osseux du même nom, formé par l'apophyse montante du maxillaire supérieur, par l'apophyse lacrymale du cornet inférieur et par l'os unguis. La face interne de ce canal est tapissée par une membrane muqueuse épaisse, recouverte par un épithéléon vibratile; cette muqueuse se continue en haut avec celle du sac lacrymal, et en bas avec la muqueuse nasale; à l'orifice inférieure du canal nasal, dans le méat inférieur, la muqueuse nasale forme un repli semi-lunaire en forme de valvule, qui empêche l'air de pénétrer dans le canal nasal.

La face externe de la muqueuse du canal nasal est aussi recouverte de deux plans de fibres de tissu cellulaire. Les fibres les plus internes sont longitudinales, et les externes circulaires.

GLOBE DE L'OEIL.

Définition. Le globe ou bulbe de l'œil est un appareil de dioptrique qui conduit les rayons lumineux sur une membrane nerveuse, la rétine, destinée à recevoir les impressions de la lumière.

Situation. Il est situé, de chaque côté, dans la cavité orbitaire, et est un peu plus rapproché de la paroi interne que de l'externe. Il y est fixé par le nerf optique, par les muscles, par les vaisseaux, par la conjonctive, par les paupières et par la membrane orbito-oculaire. Il dépasse un peu la base de l'orbite, dans une étendue variable suivant les individus; par la disparition de la graisse à la suite d'un amaigrissement, l'œil est retiré dans sa cavité et les arcades orbitaires proéminent.

Volume. Le volume du globe oculaire varie très peu suivant les sujets ; c'est l'étendue de l'ouverture palpébrale qui le fait paraître plus ou moins volumineux. En ouvrant largement les paupières, le globe de l'œil paraît avoir plus de largeur qu'il n'en a réellement ; c'est que le blanc de l'œil n'est pas seulement constitué par la sclérotique, mais aussi par la conjonctive et par la membrane orbito-oculaire qui la recouvre, et qui se prolonge plus loin vers les angles des paupières.

Forme. Le globe de l'œil a la forme d'un sphéroïde, surmonté en avant d'un segment de sphère plus petite. Ce dernier segment forme environ le sixième antérieur du volume de l'œil.

La sphéricité de l'œil n'est cependant pas très régulière ; ainsi depuis le point situé immédiatement derrière l'insertion des muscles droits sur la sclérotique jusqu'à la cornée, la surface antérieure de l'œil est sensiblement aplatie ; d'où il résulte que le globe de l'œil, abstraction faite de la convexité plus grande de la cornée, est un peu comprimé et par conséquent plus court d'avant en arrière que d'un côté à l'autre. Le globe de l'œil est encore plus comprimé suivant son diamètre oblique de haut en bas et de dehors en dedans ; de manière qu'en définitive c'est le diamètre oblique de haut en bas et de dedans en dehors qui est le plus grand. Ainsi le diamètre antéro-postérieur et le diamètre transversal ont une longueur de dix lignes deux tiers ou de onze lignes. Le diamètre vertical a un tiers de ligne de moins, et le diamètre oblique de haut en bas et de dehors en dedans toujours un dixième à un cinquième de ligne de plus. Le diamètre oblique de haut en bas et de dedans en dehors n'a jamais moins de onze lignes et le plus souvent onze lignes et un tiers (Krause).

Le diamètre antéro-postérieur est nommé l'*axe* de l'œil. On distingue l'*axe visuel* ou *physiologique* et l'*axe* du *nerf optique* ou *anatomique*.

L'axe visuel est divisé en *interne* et en *externe*. L'interne s'étend du centre de la face postérieure de la cornée jusqu'au centre de la rétine ; l'externe part du centre de la face antérieure de la cornée et se termine au centre de la convexité postérieure de la sclérotique ; il passe en dedans de la tâche jaune de la rétine. C'est l'*axe optique*, suivant lequel on fixe ordinairement les objets.

L'axe anatomique ou du nerf optique est une ligne fictive étendue depuis l'entrée du nerf optique dans la sclérotique, par conséquent à une ligne et demie en dedans de l'extrêmité postérieure de l'axe visuel externe, jusqu'au centre de la cornée. Il croise l'axe visuel sous un angle d'environ 20°.

Dureté. Le globe de l'œil a naturellement une certaine dureté due à la réplétion de sa coque par les parties qu'elle contient.

Rapports. Recouvert en avant par la conjonctive et par les paupières, l'œil s'appuie sur un coussinet graisseux qui le sépare des muscles, des vaisseaux et des nerfs, mais dont il est séparé par la membrane oculo-orbitaire, qui joue à son égard le rôle d'une membrane fibro-séreuse.

Membrane oculo-orbitaire. Aussi nommée *membrane* de *Tenon*, elle naît de la gaîne fibreuse du nerf optique à son entrée dans la sclérotique, embrasse lâchement le globe de l'œil, envoie près de leur insertion sur la sclérotique une gaîne cellulaire à chaque muscle de l'œil, tapisse la face postérieure de la conjonctive oculaire près de son point de réflexion sur les paupières, et se confond ensuite avec l'aponévrose palpébrale, pour s'insérer avec elle au rebord orbitaire.

Composition de l'œil. L'œil est composé : 1° de *milieux transparents*, qui forment le noyau central ; et 2° de *membranes concentriques* et *emboitées*, qui se moulent sur les milieux transparents.

Les membranes de l'œil se recouvrent comme les lamelles d'un oignon de plante, d'où le nom de *bulbe* de l'*œil.* Ces membranes sont en allant de dehors en dedans, 1° la *sclérotique* et la *cornée transparente*, 2° la *choroïde* et l'*iris* et 3° la *rétine.*

Les milieux transparents remplissent la cavité centrale circonscrite par les membranes; ce sont 1° l'*humeur aqueuse*, 2° le *cristallin* et sa capsule et 3° l'*humeur vitrée*, entourée de la membrane hyaloïde (v. fig. 35). Nous décrirons successivement chacune de ces parties.

Fig. 35.

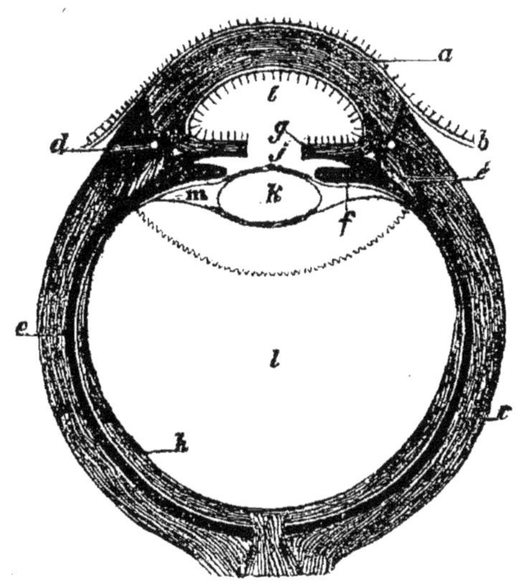

COUPE HORIZONTALE DE L'ŒIL.

a. Cornée transparente, *b.* conjonctive, *c.* sclérotique, *d.* canal de Fontana ou de Schlemm, *e.* choroïde, *é.* muscle tenseur de la choroïde ou ligament ciliaire, *f.* procès ciliaires, *g.* iris, *h.* rétine, *i.* chambre antérieure, *j.* chambre postérieure, *k.* cristallin et capsule cristalline, *l.* corps vitré et membrane hyaloïde, *m.* division de la membrane de Zinn et canal de Petit.

SCLÉROTIQUE.

La plus externe des membranes du globe oculaire, la sclérotique, aussi nommée *membrane albuginée*, est d'une couleur blanchâtre, de nature fibreuse, et détermine le volume et la forme du globe de l'œil. Elle constitue le *blanc* de l'œil.

Très épaisse en arrière, où elle se continue avec la gaîne fibreuse du nerf optique et dont elle n'est que l'épanouissement, la sclérotique s'amincit graduellement en avant, s'épaissit de nouveau à l'insertion des muscles de l'œil, et se continue directement avec la cornée transparente. De manière que la sclérotique constitue les cinq sixièmes postérieurs de la circonférence de l'œil, tandis que le sixième antérieur est complété par la cornée transparente. En général, on décrit une ouverture antérieure de la sclérotique, dont les bords seraient coupés en biseau au dépens de la face interne, pour s'appliquer sur la circonférenc de la cornée transparente, coupée en biseau d'avant en arrièı et de dehors en arrière; mais cette disposition est fictive et l sclérotique se continue directement avec la cornée transparente dont le tissu n'est qu'une modification de celui de la corné transparente.

En arrière, à une ligne et demie en dedans du centre d globe de l'œil, la sclérotique est traversée par le nerf optiqu dont le névrilème se continue avec cette membrane (v. fig. 35 Cette ouverture, coupée en entonnoir, est plus large en arrièı qu'en avant.

Rapports. Sa *face externe*, recouverte en avant par la coı jonctive oculaire, donne insertion, plus en arrière, aux mu cles de l'œil, et dans le reste de son étendue jusqu'au ne optique, elle est recouverte par la membrane oculo-orbitai dont elle est séparée par un tissu cellulaire très lâche et séreu

La *face interne* de la sclérotique répond à la choroïde, à l quelle elle est unie par des vaisseaux et des nerfs et dont el est séparée par une couche de tissu cellulaire très lâche, remp d'un pigment brunâtre. Cette couche a reçu le nom de *lamin fusca* ou de *toile arachnoïdienne* de l'œil, parcequ'elle constitu les débris d'une membrane séreuse qui existe chez le fœtus, qui est la continuation de l'arachnoïde cérébrale. Le pigmeı brunâtre de cette lamelle est composé de granules renferm dans des cellules pourvues de trois prolongements flexueux, e forme de trigones.

Structure. La sclérotique est composée de faisceaux de tiss cellulaire condensé; ces faisceaux s'entre-croisent dans toutes l directions, mais le plus grand nombre suit la direction antér postérieure et transversale. Ce tissu renferme des fibres élastiqu ou de noyaux, qui s'anastomosent et forment un réseau; celui-présente dans différents points de jonction, des renflements qu'o considère comme les débris des cellules, qui par leurs proloı gements ont donné naissance à ce réseau. Virchow considère réseau comme creux et comme servant à livrer passage au liquide du sang, parcequ'il se remplit quelquefois d'air par la dessiccation après la mort. Ces renflements et leurs prolongements constituent les *corpuscules étoilés* de Huschke.

Vaisseaux et nerfs. La sclérotique renferme très peu de vaisseaux sanguins. Elle reçoit de petits rameaux des artères ciliaires postérieures, qui la traversent près du nerf optique, pour se rendre dans la choroïde; et d'autres, qui, provenant des rameaux musculaires, la perforent près de la cornée transparente et se jettent dans le grand cercle iridien. Ces rameaux forment un réseau capillaire à mailles très larges, et très difficile à injecter à cause de la densité du tissu de la sclérotique.

Les nerfs de la sclérotique proviennent des nerfs ciliaires qui traversent la partie postérieure de cette membrane (Bochdalek).

CORNÉE.

Définition. La cornée constitue la membrane transparente de la partie antérieure du globe de l'œil.

Faces et rapports. La *face antérieure*, convexe, est elliptique à grand diamètre transversal; elle est tapissée par la conjonctive oculaire, réduite à l'épithéléon et à sa membrane intermédiaire (v. fig. 35).

La face postérieure, concave, est circulaire et un peu plus étendue que la face antérieure, parceque la sclérotique se continue avec la cornée suivant une ligne oblique d'avant en arrière et de dehors en dedans. Cette face répond à la chambre antérieure de l'œil et est recouverte par la membrane de Demours ou de Descemet, membrane homogène ou sans structure dont la surface libre est recouverte par un épithéléon pavimenteux.

Épaisseur. L'épaisseur de la cornée est uniforme dans toute son étendue, mais elle est très variable d'après les individus. En général, cette épaisseur est plus grande que celle de la partie antérieure de la sclérotique.

Canal de Schlemm. A la face interne du point de jonction de la sclérotique avec la cornée transparente, se trouve un sillon circulaire dans lequel est logée une petite veine. C'est l'espace occupé par cette veine qu'on a toujours décrit sous le nom de *canal* de *Fontana*.

Structure de la cornée. Elle est composée de trois couches, qui sont en allant d'avant en arrière : 1° la *conjonctive*, 2° la *membrane propre* de la cornée et 3° la *membrane* de *Descemet* ou de la chambre antérieure (v. fig. 35).

a) La *conjonctive* oculaire, arrivée à la circonférence de la cornée, se réduit à sa membrane intermédiaire et à son épithéléon. La membrane intermédiaire est homogène, sans structure, élastique (antérior élastic lamina de Bowmann) et très adhérente au tissu propre de la cornée, par des faisceaux de filaments très ténus, qui pénètrent obliquement dans ce tissu. La face antérieure de cette membrane est tapissée par un épithéléon pavimenteux stratifié. On ne peut démontrer cette couche qu'au moyen du microscope, et sur des coupes horizontales traitées par la soude caustique.

b) La *membrane propre* de la *cornée* présente une disposition lamelleuse; elle peut être divisée en un certain nombre de lamelles superposées; mais ces lamelles sont unies entre elles par des prolongements obliques, d'où résultent de petits espaces remplis de liquide et que Bowmann a décrits sous le nom de *cornéal tubes.* Cette division en lamelles est cependant entièrement artificielle, puisqu'il est possible d'en produire un nombre plus ou moins considérable, suivant l'adresse qu'on met à les séparer.

Ces lamelles sont composées de fibres transparentes, à contours distincts et d'une largeur de 0,002'''. Ces fibres sont rectilignes, légèrement ondulées, réunies en faisceaux qui s'entrecroisent dans chaque lamelle et se rendent de l'une lamelle à l'autre. Ces fibres se continuent avec celles de la sclérotique dont elles ne sont qu'une modification.

Mais ce tissu diffère cependant du tissu cellulaire en ce que par l'ébullition il se transforme en chondrine, ainsi que l'a démontré J. Müller.

Entre les faisceaux de ce tissu se trouvent des cellules étoilées dont les prolongements ramifiés s'anastomosent entre eux et constituent ainsi un réseau continu. Ce sont ces cellules que Virchow nomme *corpuscules* du *tissu cellulaire* et qui existent aussi en grande quantité dans la sclérotique, sous forme de dilatations sur le trajet des fibres élastiques. Il est très probable que le liquide nutritif qui imbibe la cornée se trouve en grande partie dans ce réseau, d'autant plus que dans certaines altérations de la cornée, ces cellules sont remplies de granules graisseux.

c) La *membrane* de *Descemet* ou de *Demours* recouvre la face postérieure de la cornée transparente; elle est composée d'une membrane homogène sans structure, recouverte par une seule couche d'épithéléon pavimenteux. La membrane homogène est transparente, mince et très élastique (postérior élastic lamina de Bowmann); dès qu'on la détache de la cornée transparente, elle s'enroule sur elle-même. Elle a une épaisseur de 0,008‴; et arrivée près de la circonférence de la cornée, elle se sépare en une multitude de fibrilles élastiques, qui se réfléchissent en partie sur le bord de l'iris, pour se confondre avec sa face antérieure, et se rendent en partie au ligament ciliaire (Bowmann). La couche d'épithéléon pavimenteux de cette membrane se continue sur la face antérieure de l'iris.

Vaisseaux sanguins de la cornée. La cornée transparente du fœtus humain est pourvue d'un réseau vasculaire très riche, comme l'ont démontré J. Müller et Henle. Mais ce réseau s'oblitère vers l'époque de la naissance, de manière que plus tard la cornée transparente est complétement dépourvue de vaisseaux. Cependant elle est recouverte d'un réseau capillaire, près de sa circonférence, dans l'étendue d'une demi-ligne environ. Les vaisseaux capillaires de 0,004‴ de diamètre sortent de la sclérotique et de la conjonctive qui la recouvre, s'avancent sur le tissu propre de la cornée, dans une étendue d'une demi-ligne environ, et se terminent en formant une ou deux séries d'arcades. Gerlach a injecté sur un œil de bœuf des vaisseaux capillaires du plus petit calibre, et qui accompagnaient les fibres nerveuses dans l'épaisseur de la cornée transparente. Römer de Vienne a injecté sur un œil sain de l'homme, un réseau vasculaire très serré qui recouvre toute la cornée. Cette pièce injectée a été décrite dans le journal d'Ammon V. 21. Pl. I, fig. 9-11. Mais ce n'était qu'une disposition tout-à-fait anormale et plus fréquente peut-être chez les animaux.

Nerfs. Schlemm a le premier décrit les nerfs de la cornée transparente. Ce sont des filets qui sortent des nerfs ciliaires, traversent la partie antérieure de la sclérotique et se rendent dans la circonférence de la cornée. Ces rameaux se rendent de tous côtés vers le centre de cette membrane, s'anastomosent entre eux et forment un plexus central. Les fibres propres de ces nerfs deviennent pâles et transparentes, de manière à ne point nuire au passage des rayons lumineux.

CHOROIDE.

La choroïde est une membrane cellulo-vasculaire, d'une couleur noirâtre, située en dedans de la sclérotique et étendue jusques près de la circonférence de la cornée transparente.

La choroïde a une épaisseur d'un quinzième de ligne environ, près de l'entrée du nerf optique, où elle présente une ouverture circulaire pour donner passage à la substance médullaire de ce nerf. De ce point elle se porte en avant en s'amincissant, et se termine près de la circonférence de la cornée, en formant le *corps ciliaire.* Ce corps lui-même est composé du *ligament ciliaire* ou *muscle tenseur* de la *choroïde* (Brücke) et des *procès ciliaires* formant la *couronne ciliaire.*

Rapports. La *face externe*, convexe, répond à la face concave de la sclérotique, à laquelle elle est unie par la lamina fusca ou toile arachnoïdienne, par des vaisseaux et des nerfs. Cette face est rugueuse et présente des stries rayonnées, ce qui dépend de la disposition rayonnée des petites artères et surtout des petites veines.

La *face interne*, concave, répond à la rétine; elle est veloutée et recouverte d'une couche continue de pigment noir.

Structure. Après avoir enlevé le pigment de la face interne de la choroïde sous forme d'une membrane, on voit que cette face interne, ainsi dépourvue de pigment, est pâle, unie, lisse et pourvue d'un réseau capillaire très serré. De là la séparation de la choroïde en trois couches superposées. L'*externe*, située immédiatement sous la sclérotique, est la plus épaisse; elle est composée des vaisseaux les plus considérables de la choroïde, de petites artères et de petites veines, réunies par du tissu cellulaire embryonnaire, dans lequel se trouvent éparpillées des cellules pigmentaires étoilées.

La *couche moyenne* de la choroïde, située sous la précédente, a reçu le nom de *membrane* de *Ruysch;* elle est composée par le réseau capillaire de la choroïde et par une membrane homogène qui le renferme. Cette membrane est dépourvue de pigment.

La couche la plus interne est constituée par le pigment noir. Elle est formée par un seul plan de cellules hexagonales, pourvues d'un noyau clair et remplies de granules pigmentaires (1). Dans l'albinisme, les granules manquent et les cellules forment une couche d'épithéléon pavimenteux.

Vaisseaux de la choroïde. Les *artères ciliaires postérieures courtes* naissent par deux petits troncs de l'artère ophthalmique et d'autres proviennent d'une branche collatérale de cette artère; elles se sous-divisent et traversent, au nombre de quinze à vingt, la partie postérieure de la sclérotique près du nerf optique et pénètrent dans la choroïde. Arrivées dans cette membrane, elles se portent parallèlement en avant, dans la couche la plus externe, se divisent souvent par dichotomie, envoient sur ce trajet des ramuscules nombreux dans le réseau capillaire de la couche moyenne de la choroïde ou de la membrane de Ruysch, et vont se terminer enfin dans les procès ciliaires et dans l'iris. Les rameaux artériels les plus externes de la choroïde, deviennent très ténus par des divisions successives; mais au lieu de se con-

(1) V. mon Manuel d'Anatomie générale, pag. 76.

rameaux; ceux-ci se portent parallèlement vers l'extrêmité libre de ces replis, et y forment un réseau capillaire très serré, qui constitue la partie principale des procès ciliaires. De ce réseau partent des veines qui traversent le bord adhérent des procès et se rendent dans les veines vorticellées.

Ces vaisseaux sont réunis par du tissu cellulaire lâche, qui disparaît complétement au niveau du réseau capillaire. A ce point, il n'y a plus qu'une substance hyaline et homogène, remplie d'un grand nombre de jeunes noyaux.

La face interne des procès ciliaires est tapissée par une couche de pigment, composée de cellules hexagonales, semblables à celles de la face interne de la choroïde. Ce pigment manque, chez l'adulte, sur les bords de ces replis, tandis qu'il existe sur ceux de l'enfant nouveau-né.

Sur la couche de pigment se trouve un simple plan de cellules polygonales, pourvues d'un noyau et d'un contenu granuleux. Ce plan a été considéré par quelques anatomistes comme la continuation de la rétine. A la face interne de ce plan existe une membrane homogène très mince, qui est la continuation de la membrane décrite par Pacini sous le nom de *membrane délimitante*, située entre la rétine et le corps hyaloïde.

IRIS.

L'iris est un disque membraneux situé verticalement derrière la cornée transparente, entre cette membrane et la sclérotique; formant un diaphragme qui sépare la chambre antérieure de la chambre postérieure. Il présente en dedans de son centre la *pupille* ou *prunelle*, ouverture circulaire destinée à livrer passage à la lumière.

Cette membrane a une épaisseur d'un cinquième de ligne, au milieu de l'espace compris entre la pupille et sa circonférence externe; elle devient plus mince en dehors et en dedans.

Par sa grande circonférence, l'iris est inséré dans l'angle compris entre les procès ciliaires et le muscle ciliaire; il y est fixé par des vaisseaux, des nerfs, et par les fibrilles élastiques qui terminent la membrane de Descemet. Ce sont ces fibres que Bowmann nomme les *piliers* de l'*iris;* comme plusieurs de ces fibres servent aussi d'insertion aux fibres du muscle iridien, il en résulte une connexion intime entre ce dernier muscle et l'iris.

La *petite circonférence* est libre, circonscrit la pupille, présente un diamètre d'une à deux lignes, et se dilate ou se rétrécit par les contractions de l'iris.

La *face antérieure* est libre, plane, et légèrement convexe en avant. Elle est diversement colorée d'après les individus, forme la paroi postérieure de la chambre antérieure de l'œil et est parcourue par des stries grisâtres ou jaunâtres qui se portent parallèlement de la grande vers la petite circonférence.

La *face postérieure*, également libre, forme la paroi antérieure de la chambre postérieure, et répond en arrière aux procès ciliaires. Elle est veloutée et tapissée par une couche épaisse de pigment, nommée *membrane uvée.*

Structure de l'iris. L'iris est formé par trois couches de tissus différents. L'*antérieure* est constituée par un simple plan d'épithéléon pavimenteux, qui fait suite à celui de la membrane de Descemet et qui s'arrête à l'ouverture pupillaire.

La couche *postérieure* de l'iris est formée par la *membrane uvée*, couche épaisse de pigment qui se continue avec celui des procès ciliaires. Cependant cette membrane est constituée par plusieurs couches superposées de cellules pigmentaires d'une forme hexagonale. L'ensemble des contours des cellules les plus superficielles représente au microscope une ligne continue que quelques anatomistes décrivent comme la continuation de la membrane délimitante de Pacini.

La *couche moyenne* est constituée par le *tissu propre* de l'*iris.* Elle est la plus épaisse des trois et se distingue par sa richesse en vaisseaux et en nerfs. Cette couche est principalement composée de fibres musculaires organiques, offrant le même aspect que celles du muscle ciliaire. D'après la direction de ces fibres, on y distingue un *muscle constricteur* et un *muscle dilatateur* de la *pupille.*

Le muscle constricteur de la pupille entoure circulairement l'ouverture pupillaire; sa portion interne, dans l'étendue d'un quart de ligne de la pupille, fait saillie à la face postérieure de l'iris; on la distingue même à l'œil nu sur les iris bleus dont on a enlevé l'uvée. La portion externe, d'un quarantième de ligne de largeur, fait saillie à la face antérieure.

Le muscle dilatateur de la pupille est composé de fibres rayonnées, qui se rendent parallèlement du muscle constricteur de la pupille vers la grande circonférence de l'iris, où elles s'insèrent par un tissu cellulaire dense, au point d'union de la cornée avec la sclérotique, aux parois du canal de Schlemm, et peut-être aux fibrilles élastiques qui terminent la membrane de Descemet. Ce point d'insertion est décrit sous le nom de *ligament pectinéal*.

A l'union des fibres circulaires avec les fibres rayonnées, celles-ci ne s'arrêtent pas brusquement, mais elles se continuent insensiblement avec les premières, en changeant de direction.

Les fascicules des fibres musculaires des deux muscles de l'iris sont réunis par des vaisseaux et par un tissu cellulaire semblable à celui de la choroïde. Ce tissu, plus abondant dans le muscle dilatateur, recouvre surtout la face antérieure de ce muscle, et est souvent rempli de pigment renfermé dans des cellules étoilées. C'est de la présence et de la quantité de ce pigment que dépend la variété des couleurs de l'iris. Ainsi il manque complétement dans les yeux bleus, dont la couleur dépend de la membrane uvée, qui apparaît par la transparence de la couche moyenne de l'iris. Ces cellules pigmentaires étoilées existent en petite quantité à la surface de l'iris d'un brun-clair; mais elles sont, au contraire, très abondantes dans l'iris d'un brun-foncé.

Des amas isolés de ces cellules forment les taches roussâtres de l'iris.

Vaisseaux de l'iris. Les *artères* de l'iris sont fournies par les *artères ciliaires longues* et par les *artères ciliaires antérieures*. Les artères ciliaires longues, au nombre de deux, une de chaque côté, sortent de l'artère ophthalmique et traversent la sclérotique près de l'entrée du nerf optique; elles se dirigent en avant entre cette membrane et la choroïde, au niveau du diamètre transversal de l'œil, sont contournées en spirale sur ce trajet, et arrivées au muscle ciliaire, elles se divisent chacune à angle droit en deux branches, qui s'unissent à celles de l'autre artère et aux rameaux des artères ciliaires courtes, de manière à former le *grand cercle artériel* de l'iris. De la périphérie de ce cercle, indépendamment des ramuscules destinés au muscle ciliaire, partent quinze à vingt rameaux ondulés, qui pénètrent dans l'épaisseur de l'iris, et constituent par leurs anastomoses, à quelque distance de la pupille, le *petit cercle artériel* de l'iris. Ce cercle donne naissance aux ramuscules les plus ténus, qui se rendent parallèlement vers le bord pupillaire, où ils se recourbent et se continuent avec les veines.

Les *artères ciliaires courtes*, très variables en nombre et en calibre, prennent leur origine de la lacrymale, de la sus-orbitaire ou des artères musculaires. Elles traversent séparément la sclérotique près de la cornée, passent par le muscle ciliaire ou tenseur de la choroïde, auquel elles envoient quelques ramuscules et se jettent dans le grand cercle artériel de l'iris.

Les vaisseaux capillaires de l'iris forment un réseau tout-à-fait semblable à celui des muscles sans stries transversales, par lequel ils enlacent les fibres musculaires organiques de cette membrane.

Les *veines* de l'*iris* se rendent en partie directement aux vaisseaux vorticellés de la choroïde; en partie, elles constituent les *veines ciliaires postérieures longues*, qui accompagnent les artères du même nom; et en partie, elles se rendent dans la *veine circulaire* logée dans le canal de Fontana, d'où sortent les *veines ciliaires antérieures*, pour s'unir aux veines musculaires de l'orbite.

Nerfs. Les nerfs de l'iris sortent des *nerfs ciliaires*. Ceux-ci sortent du ganglion ciliaire et du rameau nasal de l'ophthalmique, traversent, au nombre de vingt environ, la partie postérieure de la sclérotique près du nerf optique, envoient des ramuscules à la sclérotique et à la choroïde, s'aplatissent et se dirigent en avant entre ces deux membranes, constituent par les anastomoses de quelques petites branches un plexus logé à la face interne de la sclérotique, et pénètrent dans le muscle tenseur de la choroïde où s'anastomosant fréquemment ensemble, ils forment un plexus très serré, dans lequel Bochdalek a le premier observé des corpuscules ganglionnaires. De ce plexus partent des ramuscules pour le muscle tenseur de la choroïde, d'autres pour la cornée transparente et d'autres pour l'iris. Les nerfs de l'iris se rendent au muscle constricteur et au dilatateur de la pupille et s'y terminent d'une manière encore inconnue.

RÉTINE.

Définition. La rétine est la *membrane nerveuse* de l'œil; elle renferme l'épanouissement du nerf optique et constitue la partie essentielle du globe de l'œil.

Situation. Elle est située immédiatement sous la choroïde et se moule sur le corps vitré. Elle est lâchement unie à ces parties et s'étend de l'entrée du nerf optique, avec lequel elle se continue, jusqu'à l'origine des procès ciliaires de la choroïde, point qu'on a nommé *ora serrata*, où elle se termine par un bord légèrement festonné (margo *undulato-dentatus s. ora serrata retinæ*), qui est très adhérent à la choroïde en dehors, et à la membrane hyaloïde en dedans.

Elle est molle, présente une couleur blanchâtre, a une épaisseur d'un seizième de ligne près du nerf optique, et s'amincit en avant.

Faces. La *face externe*, convexe, répond à la choroïde; la *face interne*, concave, embrasse le corps hyaloïde. Cette dernière face présente au niveau de l'entrée du nerf optique une petite élévation, nommée *papille* du nerf optique (papilla s. colliculus nervi optici).

En dehors et à côté de cette papille se trouvent deux petits plis transverses, de deux lignes de longueur et d'une demi-ligne de hauteur (*plicæ centrales*), et qui n'existent pas sur le vivant. Entre ces plis se trouve un petit point discoïde, où la rétine est plus transparente et laisse voir le pigment noir de la choroïde, de manière qu'on l'a considéré pendant longtemps pour un trou de la rétine (*foramen centrale Sœmmeringii*). Ce point transparent est entouré d'une zône jaunâtre, nommée la *tache jaune* (macula lutea), et il occupe le point central de la rétine, à une ligne et demie en dehors du centre de la papille du nerf optique.

Structure. La rétine se compose de différentes couches : 1° de la membrane de Jacob formée par la couche de bâtonnets et de cônes; 2° de la couche des corps nucléïformes; 3° de la couche de substance grise; 4° de l'épanouissement du nerf optique et 5° de la membrane délimitante de Pacini.

a) La *membrane* de *Jacob* ou la *couche* de *bâtonnets* occupe la face externe de la rétine, dont elle se détache sous forme de flocons, lorsqu'on la secoue dans l'eau, après avoir enlevé la sclérotique et la choroïde.

Elle est composée de deux éléments, les *bâtonnets* et les *cônes*. Les *bâtonnets* sont de petits cylindres ou des prismes, homogènes et incolores, transparents et fragiles, qui, très serrés les uns contre les autres, sont placés perpendiculairement à la surface de la rétine; ils ont une longueur de 0,012‴ — 0,015‴ et se modifient complétement sous l'influence de l'eau; ils se renflent, s'enroulent sous forme d'une petite sphère, ou se divisent en plusieurs fragments. Leur extrêmité externe est légèrement renflée.

Les *cônes* sont placés au milieu de l'épaisseur de la couche de bâtonnets, et constituent de petits renflements pysiformes ou conoïdes d'une largeur de 0,0045‴. L'extrêmité externe renflée, se rétrécit brusquement et se continue avec un petit cylindre, semblable à un bâtonnet; l'extrêmité interne s'effile en un prolongement très ténu. Dans le renflement des cônes se trouve un petit corps conoïde, opaque et reluisant, d'une longueur de 0,003‴.

Le nombre des cônes varie suivant les points de la rétine; dans la partie antérieure de cette membrane, ils se trouvent à une très petite distance les uns des autres, et sont séparés par plusieurs bâtonnets juxtaposés (v. fig. 36. A). Ils forment au niveau de la tache jaune une couche continue et n'y sont point mêlés de bâtonnets (v. fig. 36. B). Examinée de face, cette couche se présente au microscope, sous forme de petits polygones transparents, serrés les uns contre les autres et entremêlés de cercles plus grands, qui indiquent l'existence des cônes, et dont l'intérieur offre un petit point clair, correspondant au prolongement effilé par lequel ils se terminent (fig. 36).

Fig. 36.

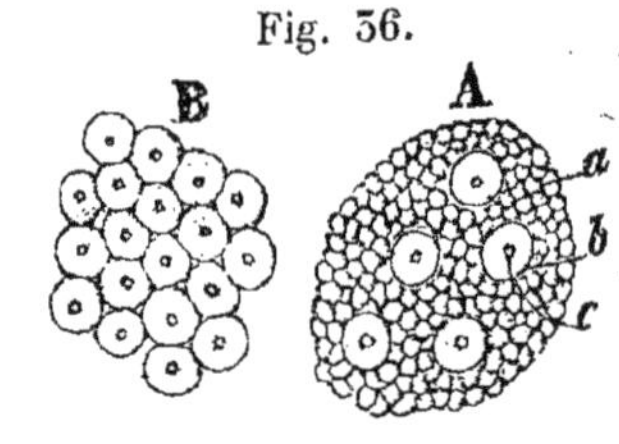

A. Membrane de Jacob vue de face, a. bâtonnets, b. cônes, c prolongement des cônes, B. Cônes de la tache jaune (Kölliker).

b) La *couche* des *corps nucléïformes* (stratum granulosum) est composée de noyaux granuleux de 0,002'''— 0,004''' de diamètre. Sur des préparations traitées par l'acide chromique, Kölliker prétend avoir observé que ce sont de petites cellules bipolaires dont l'un prolongement se dirige en dehors, et l'autre en dedans. Les prolongements externes se continuent avec ceux des bâtonnets et les internes se terminent à la face interne de la rétine. Cette couche manque au niveau du centre de la tache jaune d'où dépend la transparence de ce point.

c) La *couche* de *substance grise* est formée d'une matière fondamentale, essentiellement granuleuse comme la couche corticale de l'encéphale, et d'un grand nombre de *corpuscules ganglionnaires* multipolaires. Ces corpuscules ont une forme arrondie ou alongée, un diamètre de 0,006''' — 0,016''', et sont pourvus d'un noyau transparent et d'un ou de deux nucléoles. Ces cellules, qui manquent complétement à l'entrée du nerf optique, sont toutes pourvues d'un à six prolongements, semblables à ceux des cellules ganglionnaires du cerveau, et qui, en se ramifiant plusieurs fois, se continuent avec les véritables fibres nerveuses variqueuses de l'expansion du nerf optique, de telle manière que ces fibres nerveuses prennent leur origine dans les cellules nerveuses de la rétine (Kölliker). Au niveau de la tache jaune, les cellules nerveuses forment neuf à douze rangées, et ne sont pas recouvertes par les fibres du nerf optique. Toutes les parties qui concourent à former la tache jaune sont imprégnées d'un pigment jaune.

d) La *couche* de l'*épanouissement* du *nerf optique*, située en dedans de la précédente, est constituée par les fibres propres de ce nerf. Le nerf optique, arrivé au globe de l'œil, se sépare de son névrilème, qui se continue avec la sclérotique, et il perfore cette membrane et la choroïde par sa substance médullaire, dont les fibres variqueuses et grêles comme celles de l'encéphale s'épanouissent dans la rétine. Ces fibres se dirigent en rayonnant dans tous les sens, et forment ainsi une couche continue jusqu'au bord antérieur de la rétine. Elles manquent cependant entièrement au niveau du corps jaune, où les cellules nerveuses sont placées immédiatement sous la membrane limitante. Dans ce trajet, les fibres du nerf optique forment des fascicules qui s'entre-croisent et s'unissent à angle aigu, et elles se terminent d'une manière inconnue, d'après les uns en anse, et d'après Kölliker aux cellules nerveuses de la couche granuleuse. Cette terminaison doit cependant être successive d'arrière en avant, puisqu'on voit que la rétine diminue d'épaisseur dans le même sens.

Jusqu'à présent on n'a pu démontrer aucune communication directe entre les fibres du nerf optique et les prolongements des cellules de la couche granuleuse, prolongements qui se continuent d'un autre côté avec ceux des bâtonnets et des cônes.

e) La *membrane délimitante* est homogène, transparente, et d'une très grande délicatesse. Elle tapisse la face interne de la rétine, celle des procès ciliaires dont elle est séparée par un plan de cellules que quelques anatomistes considèrent comme la continuation de la rétine, et elle recouvre la face postérieure de l'iris, pour se terminer au bord pupillaire de cette membrane.

Vaisseaux de la rétine. L'*artère centrale* de la *rétine*, branche de l'artère ophthalmique, se dirige par le centre du nerf optique dans le globe de l'œil, et arrivée à la face interne de la rétine sur la papille du nerf optique, elle se divise en quatre ou cinq rameaux, qui vont en divergeant en avant dans l'épaisseur de la rétine. Ces rameaux, situés d'abord immédiatement sous la membrane délimitante, se ramifient dans la couche de substance grise jusqu'au bord antérieur de la rétine. Les vaisseaux capillaires qui sortent des dernières divisions, forment un réseau à mailles très larges, irrégulièrement arrondies et alongées; les plus antérieurs se jettent tous dans une veine circulaire (circulus venosus retinæ), qui occupe le bord antérieur de la rétine.

Les *veines* naissent de ce cercle veineux, accompagnent les divisions artérielles, chaque division artérielle étant unie à une division veineuse, et arrivées à la papille du nerf optique, elles se réunissent pour constituer la *veine centrale* de la *rétine*, qui traverse le centre du nerf, pour se rendre à la veine ophthalmique.

Plusieurs anatomistes font partir de l'artère centrale de la rétine, une petite branche qui traverse d'arrière en avant le corps hyaloïde, pour se distribuer à la paroi postérieure de la capsule cristalline; mais cette branche n'existe que chez le fœtus, et s'oblitère après la naissance.

CORPS HYALOÏDE OU VITRÉ.

Définition. Le corps vitré est une substance transparente et réfringente qui occupe tout l'espace compris entre la rétine et le cristallin.

Forme et Rapports. Convexe dans la plus grande partie de son étendue, il répond à la face concave de la rétine. En avant, il présente une fossette pour loger le cristallin et il y est intimement uni à la paroi postérieure de la capsule cristalline.

Structure. Le corps vitré est composé de la *membrane hyaloïde* et de l'*humeur vitrée.*

L'humeur vitrée est parfaitement transparente et a la consistance d'une gelée peu épaisse. Elle renferme une grande quantité d'eau, un peu d'albumine, et environ une partie et demie de sel marin sur cent parties de substance vitrée.

La *membrane hyaloïde* entoure l'humeur vitrée et présente assez de résistance pour conserver la forme du corps vitré après qu'il a été extrait de l'œil, pourvu qu'on le place dans l'eau. Cette membrane est très mince, lisse, homogène et dépourvue de vaisseaux et de nerfs. Ce n'est que sur des pièces durcies dans l'acide chromique ou dans l'acétate de plomb qu'on voit partir des prolongements de cette membrane vers l'intérieur du corps vitré. D'après Hannover ces prolongements divisent ce corps, à la manière des cloisons d'une orange, en un grand nombre de secteurs. Brücke, au contraire, a vu des prolongements qui se recouvrent de dehors en dedans, comme les pellicules d'un bulbe de plante. Mais à l'état frais, on ne distingue par le microscope aucun prolongement.

Membrane et zône ciliaire de Zinn. Arrivée au bord antérieur de la rétine, la membrane hyaloïde adhère intimement à ce bord, s'épaissit et se porte vers le cristallin. Cette portion de la membrane hyaloïde a été considérée, par les uns, comme une membrane distincte (membrane de Zinn), et par les autres, comme le *ligament suspenseur* du *cristallin* (Retzius et Bowmann). Elle est d'abord en rapport intime avec les procès ciliaires de la choroïde, forme un cercle de plis et de sillons successifs qui s'engrènent avec les sillons et les replis des procès ciliaires. Ce cercle de plis et de sillons de la partie antérieure de la membrane hyaloïde a reçu le nom de *couronne ciliaire* de *Zinn*. Près de la circonférence du cristallin, cette membrane se sépare en deux feuillets, un antérieur et l'autre postérieur.

Le *feuillet antérieur* (*ligament suspenseur* du *cristallin*. Bowmann) s'unit à la paroi antérieure de la capsule du cristallin, l'épaissit et la fortifie. C'est par l'intermédiaire de ce feuillet que les procès ciliaires sont unis au cristallin. Le *feuillet postérieur*, plus mince que l'antérieur, s'unit à la paroi postérieure de la capsule du cristallin, de manière que la substance vitrée vient en contact immédiate avec la face postérieure de cette capsule. Entre ces deux feuillets ainsi séparés, règne tout autour de l'appareil cristallinien une cavité, nommée *canal* de *Petit*. Ce canal est rempli d'un liquide séreux et peut être injecté avec du mercure, de l'air ou de la gélatine colorée, en traversant avec la seringue la paroi antérieure ou la paroi postérieure de ce canal.

Vaisseaux. Après la naissance, le corps hyaloïde est dépourvu de vaisseaux. Chez le fœtus, il y a un rameau de l'artère centrale qui traverse d'arrière en avant le centre du corps hyaloïde, dans un canal particulier, nommé *canal hyaloïdien* par Cloquet, pour se distribuer à la paroi postérieure de la capsule du cristallin. Mais ce vaisseau s'oblitère un peu avant la naissance, et il ne reste du canal hyaloïdien qu'une petite fossette, qui répond à la papille du nerf optique.

CRISTALLIN.

Définition. Le cristallin, principal organe réfringent de l'œil, est un corps lenticulaire transparent et incolore.

Situation. Il est situé au devant du corps vitré et derrière la pupille, dans l'axe de l'œil. Il est fixé dans cette situation par un dédoublement de la membrane hyaloïde.

Forme. Le cristallin a la forme d'une lentille biconvexe, dont la face postérieure est plus bombée que l'antérieure. Le diamètre antéro-postérieur, au niveau de la partie la plus convexe, est de deux lignes environ; le diamètre transversal, de quatre lignes.

Rapports. La *face antérieure* répond à la pupille et à l'uvée de l'iris. Le point central de cette face se trouve à un dixième de ligne du centre de la pupille, et à une ligne du milieu de la face postérieure de la cornée.

La *face postérieure*, plus convexe que l'antérieure, est reçue dans la fossette que présente la face antérieure du corps hyaloïde. Elle se trouve à six lignes environ de la tache jaune de la rétine.

La circonférence, large et arrondie, répond en dehors au canal de Petit, et en avant à l'extrêmité libre des procès ciliaires.

Structure. Le cristallin, enveloppé par une *membrane propre* nommée *capsule cristalline*, est formé par une *substance propre*.

La *capsule* du *cristallin* est une membrane transparente, incolore et homogène, n'offrant aucune trace de structure. Elle ressemble pour sa structure à la membrane de Descemet et comme celle-ci, elle est très élastique; lorsqu'on l'incise, elle revient sur elle-même et concourt ainsi à expulser le cristallin, qu'elle entoure étroitement, sans y adhérer en aucun point.

La paroi antérieure de la capsule cristalline, tapissée à sa face antérieure par une simple couche d'épithéléon pavimenteux, est plus épaisse que la postérieure : elle a 0,006''' d'épaisseur, tandis que la dernière n'a que 0,003'''. La paroi postérieure se confond avec la membrane hyaloïde.

Humeur de Morgagni. En incisant la capsule cristalline, il sort avec le cristallin une très petite quantité de liquide visqueux et transparent, qui entoure toute sa surface et qu'on nomme *humeur de Morgagni.* Ce liquide, examiné au microscope, est composé de grandes cellules d'une pâleur extrême, et pourvues d'un noyau granuleux. Elles ont un diamètre de 0,007''' — 0,012''' et deviennent beaucoup plus apparentes, par l'addition d'une petite quantité d'acide acétique.

Substance du cristallin. La substance du cristallin est transparente et augmente de consistance de la périphérie vers le centre. Elle est incolore dans le jeune âge et présente une teinte jaune dans la vieillesse.

Cette substance est composée de fibres très pâles comme les cellules de l'humeur de Morgagni ; ces fibres ont une forme hexagonale, sont aplaties, et ont une largeur de 0,0036''' — 0,0025''' (1). Elles sont serrées les unes contre les autres et forment des couches concentriques, semblables aux pellicules d'un bulbe de plante.

Les fibres de chaque couche s'étendent de la face antérieure vers la face postérieure ; mais elles ne se continuent point entre elles près du centre, là elles se touchent seulement par leurs extrémités et d'une manière différente sur les deux faces. De là il résulte que lorsque les fibres se raccourcissent par l'effet des acides, de l'alcool ou de l'ébullition, leurs extrémités s'écartent et laissent entre elles une fente. Sur la face antérieure d'un cristallin durci dans l'alcool ou par l'ébullition, apparaissent trois

(1) V. mon Manuel d'Anatomie générale, pag. 77.

fentes qui partent du centre (v. fig. 37); sur la face postérieure, elles sont au nombre de quatre et représentent une croix en sautoir. Cette disposition indique que les extrémités de chaque fibre ne se trouvent pas au niveau des mêmes points sur les deux faces, mais que les fibres les plus longues ou celles qui partent du centre d'un segment antérieur, au lieu d'arriver au point central de la face postérieure, deviennent les plus externes et par conséquent les plus courtes des segments de cette face. De cette manière toutes les fibres d'une même couche ont une même longueur.

Fig. 37.

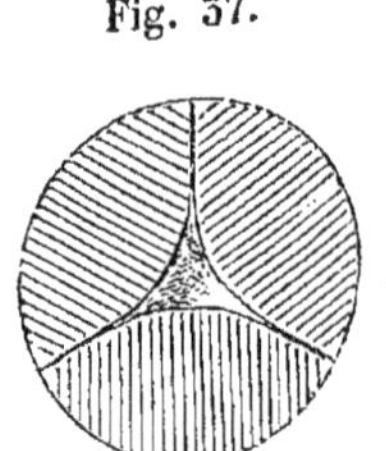

Face antérieure d'un cristallin durci.

Vaisseaux et nerfs. La capsule et la substance du cristallin sont entièrement dépourvues de vaisseaux et de nerfs. La membrane capsulaire est imbibée du liquide environnant, et fournit ainsi à la substance cristalline la matière nutritive qui lui est nécessaire. Des anatomistes ont prétendu que les cellules de l'humeur de Morgagni constituent l'état embryonnaire des fibres du cristallin; mais après la naissance on ne rencontre aucun état transitoire entre ces cellules et les fibres du cristallin. Kölliker les considère comme faisant partie d'un épithéléon qui tapisse la face postérieure de la paroi antérieure du cristallin; et après la mort, ces cellules se gonfleraient et se détacheraient par l'effet d'une trop grande quantité d'eau, qui a traversé la membrane capsulaire. Il est vrai que sur un cristallin enlevé d'un animal vivant, ces cellules sont souvent réunies en une couche continue, ce qui semble prouver en faveur de cette opinion.

HUMEUR AQUEUSE.

Définition. L'humeur aqueuse est un liquide limpide et incolore qui remplit tout l'espace compris entre la cornée transparente et le cristallin. Elle entoure de tous côtés l'iris.

L'humeur aqueuse a une pesanteur spécifique de 1,0053, un pouvoir réfringent de 1,3366, et est composée de 98 p. c. d'eau et de 2 parties de sel marin, de matières extractives et d'une très petite quantité d'albumine ; c'est la même composition chimique que celle de l'humeur vitrée, mais la quantité d'eau a augmenté.

Ce liquide tient l'iris et le cristallin à une distance convenable de la cornée transparente ; dès qu'il est sorti de l'œil, l'iris et le cristallin se placent contre la cornée transparente. Il ne se trouve pas renfermé dans des loges cloisonnées, car tout le liquide s'écoule par une simple piqûre.

Chambres de l'œil. L'espace occupé par l'humeur aqueuse est divisé par l'iris en *chambre antérieure* et en *chambre postérieure.* Elles communiquent entre elles par la pupille.

La *chambre antérieure* est limitée en avant par la cornée transparente, en arrière par la face antérieure de l'iris et par la pupille. Elle est tapissée en avant et sur les côtés par la membrane de Descemet dont l'épithéléon seul se continue sur la face antérieure de l'iris.

La *chambre postérieure* est limitée en avant par la face postérieure de l'iris et par la pupille, en arrière par le cristallin, en dehors et en arrière par la couronne ciliaire. La membrane délimitante de Pacini sépare l'humeur aqueuse du pigment.

Le diamètre antéro-postérieur de cette chambre n'est que d'un dixième de ligne dans l'axe de l'œil, et d'une demi-ligne entre l'uvée et les procès ciliaires.

Membrane pupillaire. Chez le fœtus, jusqu'au huitième mois de la vie intra-utérine, la pupille est fermée par une membrane très mince et très vasculaire, nommée *membrane pupillaire.* Ses vaisseaux sont la continuation de ceux de l'iris et s'oblitèrent au moment de sa disparition. Les vaisseaux de cette membrane communiquent encore avec ceux de la *membrane capsulo-pupillaire*, qui n'existe aussi que chez le fœtus, et qui s'étend de la circonférence de la capsule cristalline jusqu'à l'union de la membrane pupillaire avec l'iris.

APPAREIL DE L'AUDITION.

L'appareil de l'audition est composé de *l'oreille*, située de chaque côté du crâne.

L'*oreille*, comme le globe de l'œil, est formée, 1° par une *partie essentielle*, le *nerf acoustique*, dont l'épanouissement dans le labyrinthe est impressionné par les vibrations sonores; et 2° par un *appareil accessoire*, destiné à recueillir, à renforcer et à conduire ces mêmes vibrations.

Une très petite partie de cet appareil, et qui est d'ailleurs d'une importance très secondaire, se voit à l'extérieur du crâne. La plus grande partie est renfermée dans les cavités de l'os temporal.

Division. L'oreille est divisée : 1° en *oreille externe*, 2° en *oreille moyenne* et 3° en *oreille interne* ou *labyrinthe*.

OREILLE EXTERNE.

L'oreille externe, destinée à recueillir et à renforcer les ondes sonores, occupe la paroi latérale du crâne; elle a la forme d'un entonnoir à sommet interne, et est composée du *pavillon* de l'*oreille* et du *conduit auditif externe*.

PAVILLON DE L'OREILLE. D'une forme ovalaire à grosse extrêmité supérieure, le pavillon de l'oreille est inséré sur la paroi latérale du crâne sous un angle de 32°.

Sa face externe, concave, est pourvue de reliefs et de dépressions; la face interne, convexe, présente des enfoncements qui répondent aux éminences de la face externe.

Reliefs et dépressions de la face externe. Le rebord contourné en dehors qui encadre la partie postérieure et supérieure du pavillon, a reçu le nom d'*hélix*, qui se termine à l'extrêmité inférieure de l'oreille par une partie molle, le *lobule*. Dans la concavité de l'hélix se trouvent inscrits un sillon, *sillon* de l'*hélix*, et un deuxième relief, parallèle au précédent; c'est l'*anthélix* dont l'extrêmité antérieure se bifurque et circonscrit la *fosse naviculaire* ou fossette de l'anthélix. L'extrémité inférieure de l'anthélix se termine, au contraire, par un petit tubercule, nommé *antitragus*, en face duquel se trouve le *tragus*, situé sous l'extrémité antérieure de l'hélix, et qui sous forme d'un opercule triangulaire recouvre l'entrée du conduit auditif externe. Le bord postérieur du tragus et l'antérieur de l'antitragus sont réunis par une échancrure arrondie. Entre ces deux dernières éminences et l'anthélix se trouve la *conque*, fossette profonde de la face externe du pavillon dont la partie supérieure est croisée obliquement par la *racine* de l'hélix, et dont la partie antérieure présente l'entrée du conduit auditif externe.

Structure. Le pavillon a pour charpente un *fibro-cartilage*, est pourvu de *muscles intrinsèques* et est recouvert par la peau.

Fibro-cartilage. Il constitue la partie fondamentale du pavillon qu'il représente dans ses saillies et ses dépressions, à l'exception du lobule et du rebord de l'hélix, qui sont entièrement cutanés. Il présente dans la conque des ouvertures qui livrent passage à des vaisseaux et à des nerfs, et une forte incisure qui s'étend entre l'antitragus et l'extrémité antérieure de l'hélix.

Muscles intrinsèques du pavillon. 1° Le *grand muscle* de l'*hélix* recouvre la face antérieure de l'extrémité antérieure de l'hélix jusqu'à sa courbure. 2° Le *petit muscle* de l'*hélix* recouvre sa racine dans la conque. 3° Le *muscle* du *tragus* est placé sur la face externe du tragus. 4° Le *muscle* de l'*antitragus* s'insère à la face externe de l'éminence du même nom. 5° Le *muscle transverse*, composé de faisceaux pâles, occupe la face interne ou convexe du pavillon et s'étend de l'éminence correspondant à la conque jusqu'à celle de la fosse naviculaire.

On ne peut distinguer aucun mouvement qui dépend de la contraction de ces muscles. Certains individus même n'en présentent aucune trace. La description de leur action ne peut donc être qu'hypothétique.

Peau du pavillon. Cette peau se continue insensiblement avec celle des parties voisines; partout très mince et transparente, elle adhère intimement à la face externe du pavillon, et forme à elle seule avec une mince couche de tissu adipeux, le lobule du pavillon et le bord libre de l'hélix.

Elle présente des *glandes sébacées* très développées dans la fosse naviculaire et dans la conque. Les poils, très abondants à la périphérie, prennent un développement considérable au tragus.

Vaisseaux et nerfs. Les *artères* sont fournies par les auriculaires antérieures et par l'auriculaire postérieure. Les *veines* se rendent dans la veine temporo-maxillaire. Les *nerfs* proviennent de l'auriculaire principal du plexus cervical et du rameau auriculo-temporal du nerf maxillaire inférieur.

Conduit auditif externe. Canal cartilagineux et osseux, il se continue, en dehors, avec la partie antérieure de la conque et avec le tragus; et en dedans, il est limité par la membrane du tympan.

Il est dirigé de dehors en dedans et d'arrière en avant, en décrivant un léger arc de cercle à concavité inférieure.

Il est elliptique de haut en bas et d'avant en arrière. Sa longueur est d'un pouce environ. La paroi supérieure est plus courte que l'inférieure, parceque la membrane du tympan est placée obliquement de haut en bas et de dehors en dedans, de manière à empiéter sur la paroi supérieure.

Structure. Le conduit auditif externe est composé d'une *portion cartilagineuse* et d'une *portion osseuse.*

La *portion cartilagineuse* forme la partie externe du conduit, dans l'étendue de quatre à cinq lignes, et se continue avec le fibro-cartilage du pavillon au niveau de la partie inférieure de la conque et du tragus. Ce cartilage n'existe qu'au niveau de la paroi inférieure, et présente deux incisures, nommées *incisures de Santorini;* elles sont perpendiculaires à la longueur du conduit auditif externe et sont fermées par du tissu fibreux. La paroi supérieure de cette portion est constituée par du tissu fibreux. La portion cartilagineuse est unie au pourtour du conduit auditif osseux par un tissu cellulaire dense, la portion fibreuse ou supérieure est fixée à la racine de l'apophyse zygomatique.

La *portion osseuse* occupe les deux tiers internes du conduit auditif externe, et appartient à l'os temporal. Chez l'enfant nouveau-né la portion osseuse manque et est remplacée par un anneau osseux, qui encadre la membrane du tympan et qu'on a nommé *os tympanique*.

Peau et glandes. L'intérieur du conduit auditif externe est tapissé par une continuation de la peau du pavillon, qui devient plus mince à mesure qu'elle s'avance dans le canal, et elle se termine en cul-de-sac dans le fond du conduit, où elle tapisse la membrane du tympan. Cette peau est pourvue de poils très fins dont les follicules sont entourés de glandes sébacées; elle est unie aux parties sous-jacentes par un tissu cellulaire dense et rare, dans lequel sont logées les *glandes cérumineuses*. Ces glandes sont de petits corps sphériques ou ovoïdes, d'une couleur jaune brunâtre et destinées à sécréter le *cérumen*, matière onctueuse, jaunâtre et amère, composée de graisse, d'albumine et de matières extractives.

Les glandes cérumineuses sont des glandes tubuleuses pelotonnées, et ressemblent par leur structure aux glandes sudorifères. Leur conduit excréteur, très court relativement à celui des glandes sudorifères, s'élargit insensiblement vers les parties profondes, s'entortille plusieurs fois sur lui-même et constitue ainsi le corps glandulaire, en se terminant en cul-de-sac. Formé par une membrane homogène, entourée à l'extérieur de fibres longitudinales de tissu cellulaire, il est rempli de cellules à contours foncés, semblables à celles des glandes de Meibomius.

Les orifices de ces glandes s'ouvrent dans le conduit auditif externe à partir d'un dixième de ligne en dedans de l'orifice externe de ce conduit jusqu'à un cinquième de ligne de la membrane du tympan.

OREILLE MOYENNE.

L'oreille moyenne, aussi nommée *cavité* ou *caisse* du *tympan*, *tambour*, est une cavité circulaire, déprimée de dehors en dedans, située dans l'épaisseur du tiers moyen environ du rocher, entre le conduit auditif externe auquel elle fait suite, et l'oreille interne, qui est en dedans.

Fermée en dehors par la membrane du tympan, elle est remplie d'air, communique en avant avec le pharynx, par la trompe d'Eustache, et en arrière avec les cellules mastoïdiennes. En haut, elle répond à la cavité crânienne; et en bas, à la base du crâne.

Elle présente à examiner une *paroi externe*, une *paroi interne*, une *circonférence*, les *osselets* de l'*ouïe* qu'elle renferme, et leurs *muscles*.

La *paroi externe* est spécialement formée par la *membrane du tympan*, qui est reçue dans un encadrement osseux, constitué chez le fœtus par l'anneau tympanique. Sur la partie postérieure de ce bord osseux se trouve, au niveau du milieu de la membrane tympanique, une petite ouverture qui livre passage à la corde du tympan.

Membrane du tympan. Située à l'extrêmité interne du conduit auditif externe, la membrane du tympan est circulaire, très mince, concave à sa face externe, et convexe du côté de la caisse du tympan. Sur cette dernière face est fixé le manche du marteau. Cette membrane a une direction oblique de haut en bas et de dehors en dedans.

Structure. La membrane du tympan est composée par trois feuillets, un externe, un moyen et un interne.

Le *feuillet externe* est formé par l'épiderme de la peau du conduit auditif externe; l'*interne* est une dépendance de la muqueuse qui tapisse la cavité tympanique; cette muqueuse, réduite à sa membrane intermédiaire et à son épithéléon, fixe le manche du marteau contre le feuillet moyen.

Le *feuillet moyen* est constitué par le tissu propre de la membrane tympanique. C'est du tissu cellulaire condensé dont les fibres ont en partie une direction circulaire et en partie une direction rayonnée et oblique; les fibres les plus externes se continuent avec le périoste et forment un faisceau circulaire plus épais que le reste de la membrane, c'est l'*anneau cartilagineux* de quelques anatomistes.

Les *vaisseaux* et les *nerfs* se ramifient dans le feuillet moyen ; les vaisseaux capillaires sont très étroits et forment un réseau à mailles très larges. Les veines beaucoup plus nombreuses que les artères présentent également une disposition réticulée.

Paroi interne de la caisse du tympan. Située vis-à-vis de la membrane du tympan, elle répond à l'oreille interne ou labyrinthe et principalement au vestibule. Elle a la même direction oblique que la membrane du tympan.

Elle présente : 1° en haut et en arrière une petite fossette, dans laquelle se trouve la *fenêtre ovale*, à grand diamètre antéro-postérieur; cette ouverture est occupée, à l'état frais, par la base de l'étrier et établit une communication entre la caisse du tympan et le vestibule. 2° Au-dessous de la fenêtre ovale, le *promontoire*, saillie triangulaire à base antérieure; elle correspond au commencement du premier tour du limaçon et présente un sillon vertical ramifié, destiné au rameau anastomotique de Jacobson. 3° Au-dessus et un peu en arrière de la fenêtre ovale, un *relief antéro-postérieur* du canal de Fallope. 4° Derrière la fenêtre ovale, la *pyramide*, éminence triangulaire destinée à loger le muscle de l'étrier, et dont le sommet dirigé en avant est percé d'une ouverture qui livre passage au tendon de ce muscle. 5° Au-dessous de la partie postérieure du promontoire, la *fenêtre ronde*, petite ouverture dirigée en dehors et en arrière, placée au fond d'une cavité irrégulièrement triangulaire; elle est fermée, à l'état frais, par une membrane mince (tympanum secundarium), et s'ouvre dans la rampe tympanique du limaçon.

Circonférence. La *partie supérieure* s'élargit un peu et sert à loger la tête du marteau et le corps de l'enclume; la *partie inférieure*, très étroite, répond à la face inférieure du rocher. *En arrière*, la circonférence présente l'entrée des *cellules mastoïdiennes*, petites cavités nombreuses et irrégulières, communiquant les unes avec les autres, et occupant tout l'intérieur de l'apophyse mastoïde; elles sont destinées à agrandir la cavité du tympan. La *partie antérieure* de la circonférence présente l'ouverture tympanique de la trompe d'Eustache, au-dessus de laquelle se trouve le canal destiné au muscle interne du marteau. Ces conduits sont séparés par une lamelle osseuse, saillante et recourbée, appelée *bec de cuiller*. Au-dessous de ces conduits se trouvent quelques petites ouvertures qui font partie de la fente glénoïdale, et qui livrent passage à la corde du tympan, au muscle antérieur du marteau, à quelques vaisseaux et à des filets nerveux.

Trompe d'Eustache. C'est un canal en partie osseux et en partie cartilagineux qui fait communiquer la caisse du tympan avec le pharynx.

Trajet et direction. La trompe d'Eustache commence par une extrêmité étroite à la partie antérieure du tympan, au-dessous du canal destiné au muscle interne du marteau; de là elle se dirige en avant, en dedans et en bas contre la paroi externe du canal carotidien, pour s'ouvrir sur la paroi latérale du pharynx, immédiatement derrière l'extrêmité postérieure du cornet inférieur. Cette ouverture dans le pharynx est évasée et a reçu le nom de *pavillon* de la trompe.

Ce canal a une longueur d'un pouce et demi, une largeur de trois lignes à son ouverture évasée, et se rétrécit en arrière, de manière que dans sa portion osseuse il ne présente plus qu'un calibre d'une demi-ligne.

Structure. La *portion osseuse* constitue le quart postérieur de la trompe d'Eustache et s'étend de la caisse du tympan jusqu'à l'angle rentrant antérieur formé par le rocher et par la circonférence de la portion squammeuse du temporal.

La *portion cartilagineuse* forme les trois quarts antérieurs de la trompe d'Eustache et se termine au pavillon par un renflement. La paroi inférieure de cette portion est seule constituée par un fibro-cartilage, la paroi supérieure étant entièrement fibreuse. Cette portion est unie au temporal et à l'épine du sphénoïde par du tissu cellulaire condensé.

La trompe d'Eustache est tapissée à l'intérieur par une membrane muqueuse, recouverte d'un épithéléon vibratile et pourvue de glandes mucipares simples. Cette muqueuse est la continuation de la muqueuse pharyngienne et se prolonge dans l'intérieur de la caisse du tympan.

Osselets de l'ouïe. La caisse du tympan renferme quatre osselets, qui forment une chaîne articulée, étendue de la paroi externe à la paroi interne du tympan, et servant à transmettre au labyrinthe les vibrations de la membrane tympanique; ces osselets sont : 1° le *marteau*, 2° l'*enclume*, 3° l'*os lenticulaire* et 4° l'*étrier*.

a) *Marteau*. Il est le plus antérieur, le plus externe et le plus considérable des osselets de l'ouïe; sa *tête*, arrondie et encroutée de cartilage, est dirigée en arrière et en bas, et s'articule avec l'enclume. Au-dessous et au devant de la tête se trouve une partie rétrécie, c'est le *col;* ces deux parties sont placées au-dessus de la membrane du tympan, dans une dilatation de la cavité tympanique. Le *manche* du marteau part à angle droit du col, descend verticalement, devient successivement plus grêle et s'insère sur le milieu de la face interne de la membrane du tympan, en passant entre sa tunique moyenne et interne; de cette manière, le marteau tend cette membrane et la rend convexe en dedans. La partie antérieure du col donne naissance à l'*apophyse grêle* de *Raw*, laquelle se dirige en avant et un peu en bas, et s'engage dans la scissure de Glaser, où elle donne insertion au muscle antérieur du marteau. La *petite apophyse* naît à la face externe de l'origine du manche, se dirige en dehors et s'étend jusques sur le bord supérieur de la membrane du tympan.

b) *Enclume*. Il présente un *corps* et *deux apophyses*, disposées de manière à représenter une petite dent molaire. Le *corps* est situé dans la portion dilatée du tympan, derrière la tête du marteau, avec laquelle il s'articule.

L'*apophyse supérieure*, la plus courte, se dirige en arrière; l'*apophyse inférieure*, beaucoup plus longue, descend verticalement, derrière le manche du marteau, se dirige un peu en dedans, et arrivée vers le milieu de la hauteur de la caisse tympanique, elle se termine à l'os lenticulaire.

c) *Os lenticulaire*. C'est un petit tubercule osseux et arrondi, placé entre le sommet de l'apophyse inférieure de l'enclume et l'étrier.

L'oreille interne, renfermée dans le rocher du temporal, est située entre l'oreille moyenne, qui est en dehors, et le conduit auditif interne, qui est en dedans.

L'épanouissement du nerf acoustique a lieu sur un appareil membraneux, renfermé dans des cavités osseuses. De là la distinction de l'oreille interne en *labyrinthe osseux* et en *labyrinthe membraneux*. Le labyrinthe osseux est composé : 1° du *vestibule*, 2° des *canaux demi-circulaires* et 3° du *limaçon*.

I. Vestibule. Situé entre le limaçon, qui est en avant, et les canaux demi-circulaires, qui sont en arrière, le vestibule est une petite cavité ovoïde, alongée d'avant en arrière, d'une longueur de deux lignes et d'une hauteur de trois lignes. Sa paroi externe répond à la caisse du tympan; sa paroi interne, au fond du conduit auditif interne.

Fossettes. Il présente dans sa cavité deux fossettes, une antérieure et l'autre postérieure et supérieure; l'antérieure, nommée *fossette demi-sphérique*, répond au limaçon; la postérieure et supérieure, appelée *fossette demi-ellipsoïde*, reçoit les ouvertures des canaux demi-circulaires. Ces deux fossettes sont séparées en haut et en dedans par un petit relief ou un léger rétrécissement.

Ouvertures. La paroi externe présente la *fenêtre ovale* fermée à l'état frais par la base de l'étrier; en avant se trouve l'ouverture de la *rampe vestibulaire* du *limaçon*. La paroi postérieure présente les *cinq orifices* des canaux demi-circulaires. Indépendamment de ces grandes ouvertures, on y rencontre en arrière et en haut l'*orifice* de l'*aqueduc* du *vestibule*; en bas et en dedans, trois groupes de petits pertuis qui communiquent avec le fond du conduit auditif interne et livrent passage aux filets du nerf acoustique.

II. Canaux demi-circulaires. Situés dans la partie postérieure et externe du rocher, ils sont au nombre de trois : *deux verticaux* et un *horizontal*. Les verticaux sont distingués en *supérieur* et en *postérieur*; l'horizontal a aussi reçu le nom d'externe. Situés de telle manière que leurs plans sont perpendiculaires les uns aux autres, ils ont un calibre de trois quarts de ligne.

Ils forment environ les deux tiers d'une ellipse, et s'ouvrent chacun par deux ouvertures dans le vestibule; mais les canaux verticaux ont une ouverture commune et leur ouverture isolée présente une dilatation ampullaire.

a) Le *canal vertical supérieur* est le plus antérieur et le plus considérable des trois; convexe en haut, il est dirigé de dehors en dedans et d'avant en arrière. Il produit une saillie notable sur la face supérieure du rocher. Son extrêmité antérieure et externe se dilate en ampoule et s'ouvre isolément à la partie supérieure et externe du vestibule; son extrêmité postérieure et interne s'unit à une extrêmité du canal vertical postérieur et s'abouche avec lui dans le vestibule, par une ouverture commune.

b) Le *canal vertical postérieur*, situé plus bas que le précédent, est convexe en arrière et en dehors. Il est placé parallèlement à la face interne du rocher, et forme avec le canal vertical supérieur un angle ouvert en dehors et en arrière, dans lequel est reçu le canal demi-circulaire horizontal. Son extrêmité supérieure s'unit à une branche du canal vertical supérieur, pour s'ouvrir par une ouverture commune dans le vestibule. Son extrêmité inférieure se dilate en ampoule et s'ouvre séparément dans le vestibule, immédiatement au-dessous de l'ouverture non ampullaire du canal horizontal.

c) Le *canal horizontal*, le plus court et le plus large des trois, est situé horizontalement entre les deux précédents; sa convexité est dirigée en dehors et en arrière. Par sa branche antérieure, il se dilate en ampoule et s'ouvre dans le vestibule entre la fenêtre ovale et l'extrêmité ampullaire du canal vertical supérieur; par sa branche postérieure, non ampullaire, il s'abouche au-dessous de l'ouverture commune aux deux canaux verticaux.

III. Limaçon. Situé au devant du vestibule, il fait saillie sur la paroi interne de la caisse du tympan, et il est contourné en spirale, comme la coquille de l'animal dont il porte le nom. Par sa base, il répond au conduit auditif interne; et par son sommet, il regarde en dehors et en avant.

Il est formé : 1° par un *canal* contourné en spirale et 2° par un *axe osseux*, nommé *columelle;* cet axe est placé horizontalement de dedans en dehors.

Le *canal*, circonscrit par une paroi osseuse, nommée *lame des contours*, décrit autour de la columelle deux tours et demi, qui se recouvrent à moitié, de manière qu'ils forment une petite saillie dirigée en avant et en dehors. Dans le dernier demi-tour, la columelle ou axe osseux manque, et le canal est contourné sur lui-même, de manière que la lame des contours forme à cet endroit un petit *entonnoir* osseux dont la base répond au sommet du limaçon, et qui paraît continuer la columelle.

Lame spirale et rampes. Le canal osseux contourné autour de la columelle est conoïde, c'est-à-dire, qu'il se rétrécit successivement de la base vers le sommet du limaçon. La cavité de ce canal est divisée en deux parties, par une lame qui se rend perpendiculairement de la columelle vers la lame des contours. Cette lame de séparation a reçu le nom de *lame spirale;* les cavités qu'elle sépare sont nommées *rampes*, distinguées en *inférieure* ou *tympanique* et en *supérieure* ou *vestibulaire*. Celle-ci s'ouvre dans le vestibule, tandis que la rampe tympanique aboutit à la fenêtre ronde, où elle est séparée de la caisse du tympan par le *tympanum secundarium*. C'est au niveau de ces ouvertures que commence la lame spirale et de là, elle se porte en spirale autour de l'axe osseux vers le sommet du limaçon. Cette lame adhère partout sur l'axe osseux; mais près du sommet, au niveau de l'entonnoir, elle se termine par un petit crochet à bord concave libre, de manière à figurer une petite ouverture qui fait communiquer les deux rampes.

La lame spirale est en partie *osseuse* et en partie *membraneuse;* la portion osseuse, très large à son origine, se rétrécit graduellement vers le sommet du limaçon, où elle se termine par un petit crochet; dans le premier tour de spire, la portion osseuse constitue toute la largeur de la lame spirale; mais dans le reste de son étendue, elle est complétée par la portion membraneuse, qui s'élargit ainsi successivement, de manière à constituer la plus grande partie de la lame spirale, dans le dernier demi-tour du limaçon. Les deux faces de la lame spirale sont creusées de sillons qui reçoivent les rameaux du nerf acoustique.

Columelle. Axe osseux du limaçon, elle est dirigée de dedans en dehors et a une forme conoïde dont la base répond au fond du conduit auditif interne. La columelle est percée de trous qui donnent passage aux filets de la branche limacienne du nerf acoustique et qui se rendent successivement vers la lame spirale. L'ouverture du sommet de la columelle donne passage au dernier rameau de cette branche nerveuse.

Le canal du limaçon et la lame spirale sont tapissés par un périoste très mince, recouvert d'un épithéléon pavimenteux. La portion membraneuse de la lame spirale renferme contre le bord de la portion osseuse un liséré de cartilage, en dehors duquel elle n'est formée que par la juxta-position des deux feuillets du périoste qui s'étendent de la portion osseuse vers la lame des contours. Le périoste de la cavité du limaçon se continue avec celui du vestibule et il tapisse la face interne de la membrane tympanique secondaire de la fenêtre ronde. Cette membrane est formée de trois tuniques : d'une externe, formée par l'épithéléon de la muqueuse du tympan ; d'une interne, continuation du périoste du limaçon ; et d'une moyenne, fibreuse, insérée au pourtour de la fenêtre ronde.

Toute la cavité du limaçon est remplie par le même liquide que celui qui entoure le labyrinthe membraneux ; c'est le *liquide* de *Cotugno* ou la *périlymphe* de Breschet. Ce liquide communique avec celui du vestibule osseux, par l'ouverture de la rampe vestibulaire.

L'*aqueduc* du *limaçon* est un petit canal veineux ; il commence dans la rampe tympanique, près de la fenêtre ronde, se porte en arrière et en bas, et se termine au bord postérieur du rocher, dans une petite fossette triangulaire, située au devant de la fosse jugulaire.

Labyrinthe membraneux. La cavité du vestibule et des canaux demi-circulaires osseux renferme un appareil membraneux, qui constitue le labyrinthe membraneux, divisé en *vestibule membraneux* et en *canaux demi-circulaires membraneux.*

Le *vestibule membraneux* est composé de deux petits sacs logés dans les fossettes du vestibule osseux; ce sont le *saccule* l'*utricule*. Le saccule est logé dans la fossette demi-sphériqu l'utricule dans la fossette demi-elliptique. Ce dernier, beaucou plus considérable que le saccule, reçoit les ouvertures des c naux demi-circulaires membraneux, et communique ainsi av leur cavité. Ces petits sacs ne communiquent point entre eu mais ils sont remplis par le *liquide* de *Scarpa*, liquide transp rent et visqueux, nommé par Blainville *vitrine auditive*. Ils re ferment une poussière calcaire fine, nommée *otoconie* ou *otol thes;* c'est une substance cristalline, formée de carbonate et c phosphate de chaux unis à une petite quantité de matière animal

Les *canaux demi-circulaires membraneux* sont logés dans le canaux osseux du même nom, qu'ils ne remplissent pas compl tement. Ils présentent une ampoule à une de leurs extrêmités s'ouvrent par cinq ouvertures dans l'utricule, les canaux verticau ayant une ouverture commune. Ils sont remplis par le *liquide* d *Scarpa* ou l'*endolymphe* de Breschet, qui communique avec l même liquide de l'utricule.

Le labyrinthe membraneux n'occupe pas tout l'espace du ve tibule et des canaux demi-circulaires osseux; il reste entre eu un espace qui est rempli par le *liquide* de *Cotugno*. Ce liquide es transparent, semblable à l'humeur aqueuse de l'œil, et s'éten par l'ouverture vestibulaire du limaçon dans toute l'étendue d cette cavité. Celui des deux rampes communique ensemble pa l'ouverture située en dedans de la terminaison de la lame spirale

Structure. La cavité du vestibule et des canaux demi-circula res est tapissée par un périoste très mince, recouvert d'un épi théléon pavimenteux.

Les petits sacs du vestibule et les canaux demi-circulaires mem braneux sont formés par une couche externe de fibres très fines entre lesquelles se trouve éparpillé un pigment semblable à celu de la lamina fusca de la choroïde; en dedans de cette couch existe une membrane homogène, recouverte d'un épithéléon pa vimenteux, qui est en contact avec le liquide de Scarpa.

Nerf acoustique. Ce nerf, étant arrivé au fond du conduit au ditif interne, se divise en deux branches, en une *branche vestibulaire* et en une *branche limacienne.*

La *branche vestibulaire*, moins considérable que la branche limacienne, se divise en quatre branches, qui pénètrent dans le vestibule, pour se terminer au labyrinthe membraneux. La plus considérable se distribue dans les parois de l'utricule; les trois autres (nerfs ampullaires) se rendent chacune à une ampoule des canaux demi-circulaires membraneux. Sur les ampoules, elles arrivent à un petit pli, se divisent et forment des plexus, deviennent plus grêles, et se terminent dans la membrane homogène par des extrêmités libres.

La *branche limacienne* envoie d'abord une petite branche au saccule du vestibule, pénètre ensuite dans les petits canaux de la columelle et se termine en envoyant successivement des fibres dans la lame spirale. Ces fibres traversent d'abord la portion osseuse de cette lame, s'étalent à la manière d'un éventail, forment des plexus dans lesquels se trouvent des corpuscules ganglionnaires bipolaires, et se terminent dans la portion membraneuse par des extrêmités libres.

Vaisseaux. Les artères de l'oreille interne sont fournies par une petite branche de l'artère basilaire; elle accompagne le nerf acoustique, se rend au limaçon et au vestibule, et envoie des rameaux aux ampoules des canaux demi-circulaires membraneux. Les veines accompagnent les divisions de cette artère et une autre traverse l'aqueduc du vestibule, qui s'ouvre à la face postérieure du rocher.

BIBLIOGRAPHIE POUR LA DESCRIPTION DES ORGANES DES SENS.

Langue.

Gerdy, De la structure de la langue. Recherches d'anat. Paris. 1823.

P. F. Blandin, Sur la structure de la langue. Archiv. génér. de méd. 1823.

E. H. Weber, Uber die einfachen Drüschen, oder Bälge der Zunge, in Meckel's Archiv. 1827, pag. 280.

J. E. Gabler, De linguæ papillis etc. Diss. Berol. 1827.

F. L. Fleischmann, De novis sub lingua bursis mucosis. Norimb. 1841.

F. J. C. Mayer, Neue Untersuchungen aus dem Gebiet der Anatomie und Physiologie. Bonn. 1842.

Todd's Cyclopœdia of anatomy. Art. Tongue par Hyde Salter. 1850.

J. Zaglas, on the muscular structure of the tongue of man and certain of mammalia; annals of anat. and Phys. by Goodsir 1850.

Appareil de l'olfaction.

C. N. Schneider, De catarrhis libri IV. Viteb. 1660-1664.

J. D. Santorini, De naso, in ejusd. observ. anat.

A. Scarpa, Disquisitiones anatom. de auditu et olfactu. Ticini. 1785.

S. Th. Sömmering, Abbildungen der menschlichen Organe des Geruches. Frankfurt am Main. 1809. fol.

H. Cloquet, Diss. sur les odeurs, sur le sens et les organes de l'olfaction. Paris. 1815.

D. F. Eschricht, De functionibus nervorum faciei et olfactus organi. Hafn. 1826. 8.

Appareil de la vision.

J. G. Zinn, Descriptio anat. oculi hum. icon. illust. Gottingæ. 1755. 4. et 1780.

S. Th. Sömmering, Abbildungen des menschlichen Auges. Frankfurt am Main. 1801. fol.

D. G. Kieser, De anamorphosi oculi. Gott. 1804.

J. Döllinger, Illustratio ichnographica ocul. hum. Wirceburgi. 1817.

D. W. Sömmering, De oculorum hominis animaliumque sectione horizontali. cum IV tab. Gott. 1818.

F. Arnold, Anat. und physiol. Untersuchungen über das Auge des Menschen. Heidelberg. 1832.

Valentin, Feinere Anatomie der Sinnesorgane, Rep. 1836. 1837. und *Gewebe* in Wagner's Handwörterb.

Th. Ruete, Lehrbuch der Ophthalmologie, Braunschweig. 1848.

Pappenheim, Die specielle Gewebslehre des menschl. Auges. Berlin. 1842.

E. Brücke, Anat. Beschreibung des menschlichen Augapfels. Berlin. 1847.

Appareil de l'audition.

G. J. Duverney, Traité de l'organe de l'ouïe, Paris. 1683.

R. Vieussens, Traité de la structure de l'oreille, Toulouse. 1714.

A. Scarpa, Disquisitiones anatom. de auditu et olfactu Ticin. 1789.

S. Th. Sömmering, Icones organi audit. humani. Fcft a. M. 1806.

Th. Buchanan, Physiological Illustrations of the Organ of Hearing. Lond. 1828.

G. Breschet, Recherches anatom. et physiol. sur l'organe de l'ouïe, etc. Paris. 1836. 4.

J. Hyrtl, Vergleichende anat. Untersuchungen über das innere (und mittlere) Gehörorgan des Menschen und der Säugethiere. Prag. 1845.

Wharton Jones, The Organ of Hearing, dans Todd's Cyclopædia.

A. Corti, Recherches sur l'organe de l'ouïe des mammifères. Zeitschrift f. Wiss. Zool. III, p. 109.

Stannius, Uber die gangliöse Natur des Nervus acusticus, in Gött. Nachrichten. 1850. n° 16. ibid. 1851. n° 17.

FIN.

TABLE DES MATIÈRES.

DEUXIÈME SECTION.

LA SYNDESMOLOGIE. 100

TROISIÈME SECTION.

LA MYOLOGIE ET L'APONÉVROLOGIE. 171

SECOND LIVRE.

APPAREIL CIRCULATOIRE.

PREMIÈRE SECTION.

ANGÉIOLOGIE.

DEUXIÈME SECTION.

DES ARTÈRES. 378

TROISIÈME SECTION.

DES VEINES.

QUATRIÈME SECTION.

DES VAISSEAUX LYMPHATIQUES.

TROISIÈME LIVRE.

PREMIÈRE SECTION.

APPAREIL DIGESTIF.

DEUXIÈME SECTION.

APPAREIL RESPIRATOIRE.

TROISIÈME SECTION.

APPAREIL URINAIRE.

QUATRIÈME SECTION.

APPAREIL GÉNÉRATEUR.

QUATRIÈME LIVRE.

PREMIÈRE SECTION.

NÉVROLOGIE.

DEUXIÈME SECTION.

ORGANES DES SENS.

FIN.

ERRATA.

Page	32	ligne	18	éminence articulaire	*lisez* :	éminence jugulaire.
»	55	»	1	du sinus maxillaire	»	de l'os maxillaire.
»	58	»	18	côtes	»	cartilages costaux.
»	71	»	19	radius	»	cubitus.
»	121	»	9	interne	»	externe.
»	209	»	24	sterno-thyroïdien	»	sterno-hyoïdien.
»	238	»	6	côte	»	vertèbre.
»	248	»	7	sus-épineux	»	sous-épineux.
»	385	»	21	droit	»	gauche.
»	389	»	17	carotide externe	»	carotide primitive.
»	430	»	34	court abducteur	»	long abducteur.
»	488	»	8	collatérale interne	»	collatérale externe.
»	512	»	19	aux veines du pouce	»	veines du petit doigt.
»	565	»	32	de la langue	»	de la glande.
»	638	»	24	thyroïdien	»	thyro-hyoïdien.
»	777	»	26	quatre lobules	»	trois lobules.
»	794	»	30	extrêmité postérieure	»	extrêmité interne.
»	843	»	4	occipital interne	»	occipital externe.
»	867	»	19	collatéral dorsal externe	»	dorsal interne.
»	885	»	30	de dehors en dedans	»	de dedans en dehors.
»	910	»	6	cornée transparente	»	sclérotique.
»	919	»	4	muscle iridien	»	muscle ciliaire.

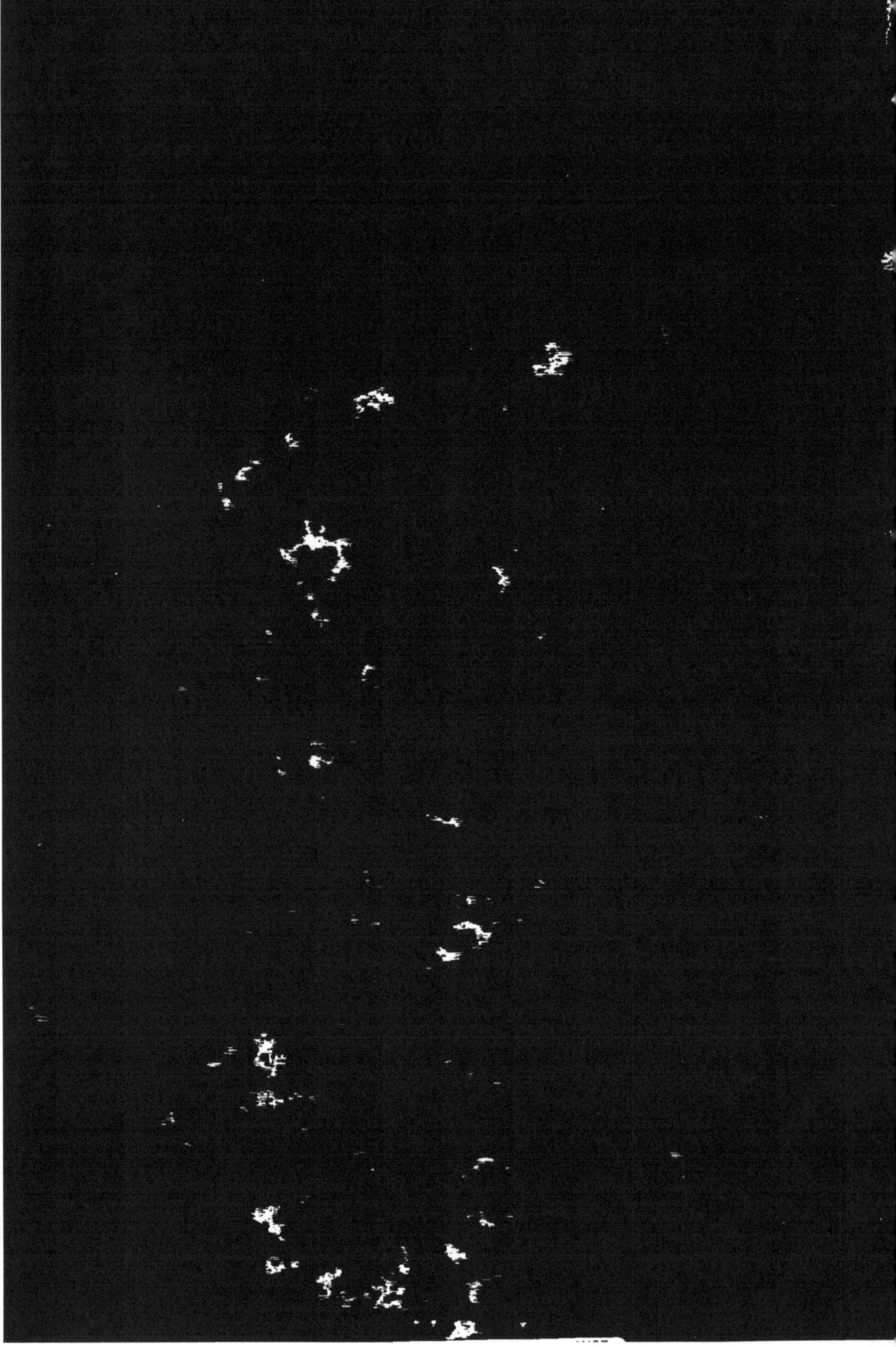

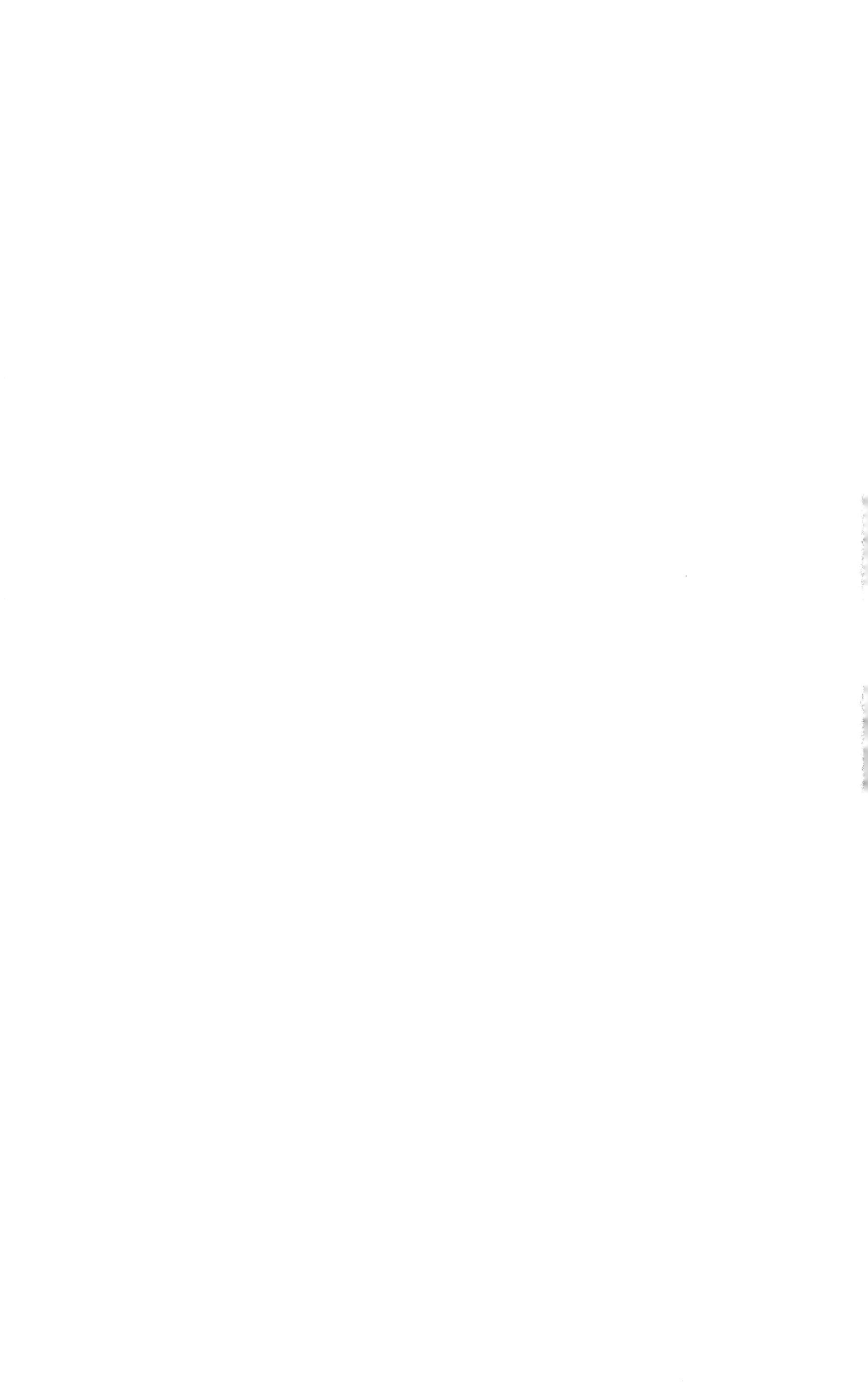

www.ingramcontent.com/pod-product-compliance
Ingram Content Group UK Ltd.
Pitfield, Milton Keynes, MK11 3LW, UK
UKHW020257200726
13857UKWH00001B/10